Lehrbuch der
Geburtshilfe

Lehrbuch der Geburtshilfe

einschließlich der geburtshilflichen Operationen

Für die Ausbildung des Studenten – Für die Weiterbildung des Arztes – Mit Lernzielangaben und 421 Prüfungsfragen

Herausgegeben von Gerhard Martius

Begründet von Heinrich Martius

Bearbeitet von
P. Husslein, R. Kaiser, G. Martius, J. Martius, M. Obladen,
K.-H. Wulf

12., neubearbeitete Auflage
428 teils farbige Abbildungen, 117 Tabellen

1988
Georg Thieme Verlag Stuttgart · New York

Zeichnungen: A. Cornford

1. Auflage 1948	1. italienische Auflage 1953
2. Auflage 1952	1. italienische Auflage
	(Nachdruck) 1958
3. Auflage 1956	
4. Auflage 1959	1. spanische Auflage 1960
5. Auflage 1962	
6. Auflage 1964	1. polnische Auflage 1961
7. Auflage 1971	
8. Auflage 1974	1. rumänische Auflage 1966
9. Auflage 1977	
10. Auflage 1981	
11. Auflage 1985	

CIP-Titelaufnahme der Deutschen Bibliothek

Lehrbuch der Geburtshilfe : einschl. d. geburtshilfl.
Operationen ; für d. Ausbildung d. Studenten ; für
d. Weiterbildung d. Arztes ; mit Lernzielangaben u.
421 Prüfungsfragen / hrsg. von Gerhard Martius.
Begr. von Heinrich Martius. Bearb. von P. Husslein
... – 12., neubearb. Aufl. – Stuttgart ; New York :
Thieme, 1988
NE: Martius, Gerhard [Hrsg.]; Martius, Heinrich
[Begr.]; Husslein, Peter [Mitverf.]

© 1948, 1988 Georg Thieme Verlag
Rüdigerstraße 14, D-7000 Stuttgart 30
Printed in Germany

Satz und Druck: Tutte Druckerei GmbH, Salzweg
(gesetzt auf Monotype Lasercomp)

ISBN 3-13-375312-6   1 2 3 4 5 6

Wichtiger Hinweis:

Medizin als Wissenschaft ist ständig im
Fluß. Forschung und klinische Erfahrung
erweitern unsere Kenntnisse, insbesondere
was Behandlung und medikamentöse Therapie anbelangt. Soweit in diesem Werk eine
Dosierung oder eine Applikation erwähnt
wird, darf der Leser zwar darauf vertrauen,
daß Autoren, Herausgeber und Verlag größte Mühe darauf verwandt haben, daß diese
Angabe genau dem **Wissensstand bei Fertig-
stellung des Werkes** entspricht. Dennoch ist
jeder Benutzer aufgefordert, die Beipackzet-
tel der verwendeten Präparate zu prüfen, um
in eigener Verantwortung festzustellen, ob
die dort gegebene Empfehlung für Dosierun-
gen oder die Beachtung von Kontraindikationen gegenüber der Angabe in diesem
Buch abweicht. Das gilt besonders bei selten
verwendeten oder neu auf den Markt ge-
brachten Präparaten und bei denjenigen, die
vom Bundesgesundheitsamt (BGA) in ihrer
Anwendbarkeit eingeschränkt worden sind.
Benutzer außerhalb der Bundesrepublik
Deutschland müssen sich nach den Vorschriften der für sie zuständigen Behörde
richten.

Anschriften

Univ. Doz. Dr. Peter Husslein
1. Univ. Frauenklinik
Spitalgasse 23
A-1090 Wien

Prof. Dr. med. Rolf Kaiser
ehem. Direktor der Univ.-Frauenklinik Köln
Seutterweg 17
7900 Ulm

Prof. Dr. med. Gerhard Martius
Chefarzt der Geburtsh.-Gynäk. Abteilung
Martin-Luther-Krankenhaus
Caspar-Theyss-Str. 27/29
1000 Berlin 33

Priv.-Doz. Dr. med. Joachim Martius
Universitäts-Frauenklinik
Josef-Schneider-Str. 4
8700 Würzburg

Prof. Dr. med. Michael Obladen
Kinderklinik der Freien Universität Berlin
Univ.-Klinikum Charlottenburg
Heubnerweg 6
1000 Berlin 19

Prof. Dr. med. Karl-Heinrich Wulf
Direktor der Universitäts-Frauenklinik
und Hebammenschule
Josef-Schneider-Str. 4
8700 Würzburg

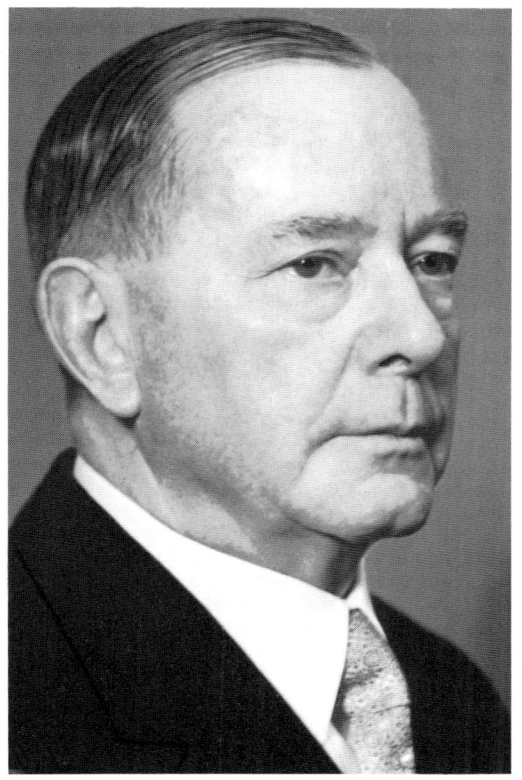

Bruno Hauff

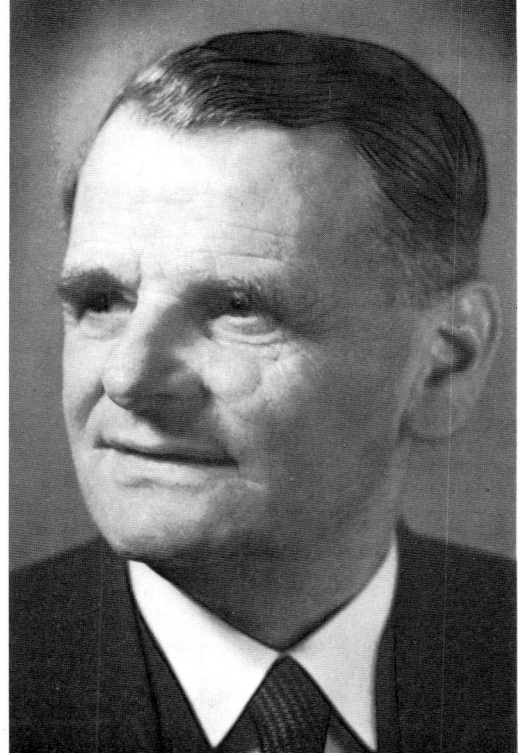

Heinrich Martius

In Dankbarkeit gedenken wir an dieser Stelle des Herausgebers der 1. bis 6. Auflage, Prof. Dr. med. Dr. med. h.c. *Heinrich Martius*, und seines langjährigen Freundes, des ehemaligen Inhabers des Georg Thieme Verlages, Dr. med. h.c., Dr. med. h.c. *Bruno Hauff*. Ihrem Andenken ist auch die 12. Auflage dieses Buches gewidmet.

Die enge Freundschaft von *Heinrich Martius* und *Bruno Hauff* findet ihren Ursprung in der gemeinsamen Arbeit an diesem Buch. Später führte sie zu einer erfolgreichen Zusammenarbeit bei der Herausgabe zahlreicher Lehrbücher unseres Faches.

Vorwort

Mit dem Erscheinen der „Geburtshilflich-perinatologischen Operationen" im Jahr 1986 haben sich Verlag und Herausgeber darum bemüht, den Lehrbüchern und Operationslehren unseres Faches einen neuen, insbesondere drucktechnisch veränderten und damit didaktisch verbesserten Stil zu geben. Nachdem sich dies bewährt hat, haben wir auch die 12. Auflage dieses Lehrbuches zur Neugestaltung genutzt. Dies bedeutet, daß nicht nur der zweifarbige Neusatz erforderlich wurde. Auch die Abbildungen und Tabellen wurden an das didaktische Prinzip angeglichen.

Die 12. Auflage gab uns aber zugleich die Gelegenheit, andere zusätzliche Änderungen vorzunehmen. Bereits das Inhaltsverzeichnis läßt erkennen, daß das Buch neu gegliedert wurde. Die Neuformulierung des gesamten Textes erlaubte es zudem, neue pathogenetische, diagnostische und therapeutische Erkenntnisse dort einzufügen, wo sie der Leser erwartet. So wurden u.a. die Anatomie und Physiologie durch Prof. *Kaiser* so dargestellt, daß die Inanspruchnahme anderer Lehrbücher jetzt unnötig geworden ist. Dem Kapitel über die Schwangerenvorsorge wurde die prägravide Vorsorge als neue Aufgabe des Geburtshelfers vorangestellt. Die pränatale Diagnostik wurde durch die Darstellung der heutigen Möglichkeiten der pränatalen Therapie ergänzt. Im Kapitel über die extrauterine Nidation hat Prof. *Wulf* die Möglichkeiten der tubenerhaltenden Chirurgie, aber auch die der Methotrexatbehandlung berücksichtigt. Die klassischen Kapitel über den regelrechten und regelwidrigen Geburtsmechanismus wurden durch die Aufnahme zusätzlicher Darstellungen der vaginalen Tastbefunde didaktisch wirkungsvoll ergänzt. Die Überarbeitung der regelwidrigen Schwangerschaftsdauer in Form der Frühgeburt und Übertragung machte es möglich, neue Erkenntnisse der Tokolyse und der Lungenreifeinduktion – u.a. unter Verwendung der Ambroxoltherapie – und auch die Pessarthe-

rapie der Zervixinsuffizienz einzufügen. Diese wenigen Beispiele mögen zeigen, daß sich alle Autoren darum bemüht haben, in allen Teilen der Neuauflage den derzeitigen Erkenntnisstand unseres Faches wiederzugeben.

Das Ausscheiden von Prof. *Kuhn* und der tragische Tod von Prof. *Ewerbeck* stellten uns vor die Aufgabe, neue Mitarbeiter zu gewinnen. Besonderer Dank gilt an dieser Stelle Univ. Doz. Dr. *P. Husslein* von der 1. Univ. Frauenklinik in Wien, der die Kapitel über die maternen Schwangerschaftsveränderungen und die Erkrankungen in der Schwangerschaft übernommen und neu formuliert hat. Weiterhin war es möglich, das heute für jeden Geburtshelfer klinisch wichtige und interessante Kapitel über die genitalen und extragenitalen Infektionen in ihrer Bedeutung für die Schwangere und das Kind von Priv. Doz. Dr. *J. Martius* von der Univ. Frauenklinik Würzburg für die Neuauflage darstellen zu lassen. Die Physiologie und Pathologie des Neugeborenen hat liebenswürdiger Weise Prof. *M. Obladen*, Leiter der perinatologischen Abt. d. Univ. Kinderklinik Berlin, als Autor übernommen. Von ihm wurde auch auf die derzeit bestehenden organisatorischen Probleme während der Perinatalzeit dankenswerterweise eingegangen. Schließlich danke ich Herrn Dr. *M. Renk* für die tabellarische Zusammenstellung der „risikolosen", „risikoarmen" und „kontraindizierten Medikamente" in der Gravidität und während der Laktation, die dem Buch mit dieser 12. Auflage im Anhang angefügt wurde.

Ein wichtiges Anliegen war es den Autoren, in den jeweiligen Kapiteln zu Formulierungen zu kommen, die dem Leser über die Vermittlung des derzeitigen Erkenntnisstandes hinaus eine Hilfe bei Regelwidrigkeiten bzw. Erkrankungen sein können, die die Patientin, aber auch den Juristen oftmals zu unberechtigten Haftpflichtansprüchen verleiten. Es seien hier nur die plazentogene Hypoxie bei der Beckenendlagengeburt, die Kombinationsblutungen in der Nachgeburtsperiode und die puerperale Bekkenringlockerung genannt. So kann diese Neuauflage vielleicht auch dem Juristen, aber auch dem medizinischen Gutachter mehr als bisher eine Hilfe sein.

Es ergibt sich für den Herausgeber an dieser Stelle wieder und dieses Mal in besonderem Maße die Aufgabe, allen, die bei der Gestaltung der 12. Auflage des Buches mitgewirkt haben, vielfältigen Dank zu sagen. Insbesondere richtet sich dieser an den Georg Thieme Verlag und mit ihm an Herrn Dr. med. h.c. *Günther Hauff* und zwar insbesondere dafür, daß Herausgeber und Mitarbeiter so kurz nach einer intensiven Überarbeitung des Buches für die 11. Auflage im Jahr 1985 wiederum die Gelegenheit hatten, das Buch von Grund auf neuzugestalten und zwar so, daß didaktisch und inhaltlich ein völlig neues „Lehrbuch der Geburtshilfe" entstehen konnte. An dieser Arbeit waren alle Abteilungen des Verlages mit großer Liebenswürdigkeit

und ständiger Hilfsbereitschaft beteiligt, Herrn *Adrian Cornford* kommt das Verdienst zu, in kurzer Zeit alle Abbildungen und Tabellen der neuen didaktischen Form angepaßt zu haben. Es sei an dieser Stelle aber auch erwähnt, daß es nicht als Selbstverständlichkeit angesehen werden kann, daß sich alle an dieser 12. Auflage beteiligten Autoren dem neuen Darstellungsprinzip untergeordnet und sich damit der Mühe unterzogen haben, die erforderliche Neuformulierung des Textes vorzunehmen.

Es sind gute und zugleich vielfältige Wünsche, die auch dieses Mal die 12. Auflage auf ihrem Weg zu den Studenten, den in der Facharztausbildung stehenden Assistenten, den Dozenten für ihre didaktische Tätigkeit und den in der Praxis oder Klinik stehenden Kollegen begleiten! Ihnen allen möge das Lehrbuch Geburtshilfe in dieser neuen Form eine noch bessere Hilfe in der täglichen Arbeit sein.

Berlin, im September 1988   *Gerhard Martius*

Inhaltsverzeichnis

6 Pränatale Diagnostik und Therapie 141

G. Martius

7 Regelwidrigkeiten des mütterlichen Organismus in der Schwangerschaft 153

P. Husslein

8   Genitale und extragenitale Infektionen in der Schwangerschaft 200

J. Martius

9   Pathomorphologie der Plazentation, Nidation und Frühentwicklung 232

14   Pathologie der Geburt

G. Martius

19 Physiologie des Wochenbettes und der Laktation 533

R. Kaiser und G. Martius

20 Pathologie des Wochenbettes und der Laktation 547

R. Kaiser und G. Martius

21 Müttersterblichkeit und perinatale Sterblichkeit 565

G. Martius

22 Medikamente in der Schwangerschaft 576

1 Anatomie und Physiologie der weiblichen Fortpflanzungsorgane

R. Kaiser

Lernziel

Das Verständnis der Veränderungen der Topographie als Folge der Schwangerschaftsveränderungen an den Genitalorganen ist an die Kenntnis der normalen Anatomie gebunden. Sie wird dem Lernenden im ersten Kapitel ebenso vermittelt wie die physiologischen Grundlagen. Die Kenntnisse des Funktionskreises der Ovarien während des menstruellen Zyklus ermöglichen das Verständnis der Voraussetzungen für den Eintritt einer Gravidität. Dabei ist es wichtig zu wissen, welche Hormone in welcher Konzentration zusammenwirken und wie die Regel- und Rückkopplungsmechanismen ablaufen. Am Endometrium werden unter dem Einfluß der Ovarialhormone die regelrechten Nidationsbedingungen geschaffen.
Zur Überprüfung des Lernerfolges sind am Ende des Kapitels dem Leser 13 Aufgaben gestellt. Die Kontrolle darüber, ob die Aufgaben richtig gelöst wurden, sollte dadurch erfolgen, daß die Antworten schriftlich niedergelegt werden, um sie erst dann mit dem Inhalt dieses Kapitels zu vergleichen.

Anatomie

Äußere Genitalorgane

Die äußeren Geschlechtsorgane sind diejenigen Teile des weiblichen Genitalapparates, die außerhalb des kleinen Beckens liegen; sie werden als

Vulva

bezeichnet. Zu den äußeren Genitalorganen gehören (Abb. 1):

- Schamberg (Mons pubis) mit querverlaufender Haarbegrenzung,
- große Schamlippen (Labia majora pudendi) mit der Rima pudendi,
- kleine Schamlippen (Labia minora pudendi),
- Scheidenvorhof (Vestibulum vaginae) mit dem Schwellkörper (Bulbus vestibuli),
- Kitzler (Klitoris),
- Jungfernhäutchen (Hymen),
- große Vorhofsdrüsen (Glandulae vestibulares majores),
- Skene-Vorhofsdrüsen,
- äußere Harnröhrenöffnung (Ostium urethrae externum) mit dem Harnröhrenwulst.

Die Vulva verschließt den Eingang der Vagina, das

Ostium (Introitus) vaginae.

Dieses ist von einem ausgedehnten System von Muskeln und Schwellkörpern umgeben. Bei der

Virgo

wie auch bei der deflorierten Frau liegen die Labien auch bei weit gespreizten Beinen aneinander. Die Harnröhrenöffnung ist eng und durch den Hymenalsaum vom Ostium vaginae getrennt. Der hohe

Damm

wird vorn von der intakten, einen flachen Bogen bildenden *hinteren Kommissur* der beiden großen Schamlippen begrenzt, während sich einwärts das Frenulum als Verbindung der beiden kleinen Labien bei deren Entfaltung anspannt. Bei der

Para

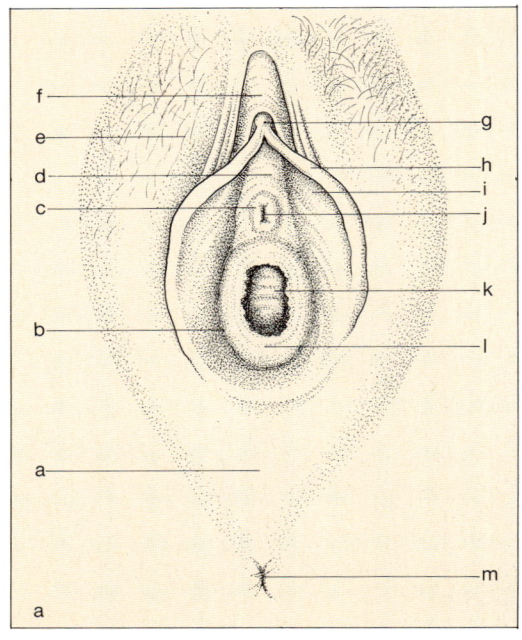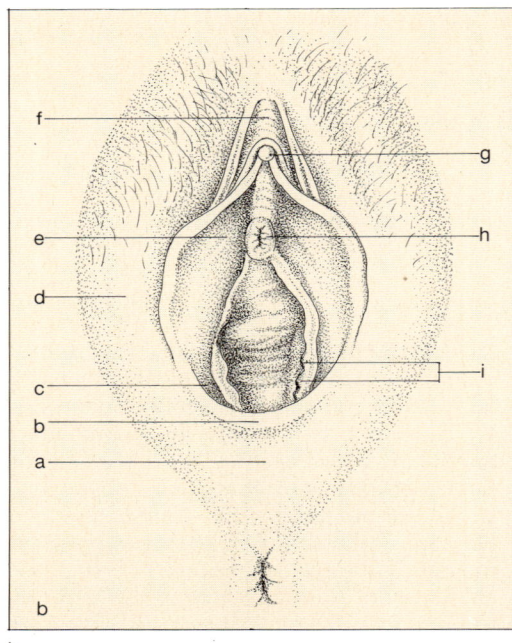

a   b

Abb. 1a   Vulva bei der Virgo
a = Perineum, b = Orificium gland. vestib. maj., c = Ductus paraurethrales, d = Vestibulum vaginae,
e = Labium majus pudendi, f = Praeputium clitoridis, g = Glans clitoridis, h = Frenulum clitoridis,
i = Labium minus pudendi, j = Ostium urethrae externum, k = Ostium vaginae, l = Hymen, m = Anus

Abb. 1b   Vulva bei der Para
a = Praeputium clitoridis, b = Commissura labiorum, c = Orificium gland. vestib. maj., d = Columna
rugarum, e = Labium majus pudendi, f = Labium minus pudendi, g = Glans clitoridis, h = Ductus
paraurethrales, i = Carunculae hymenales

klafft die Vulva etwas, ohne daß die Labien gespreizt werden. Die Harnröhrenöffnung liegt im
Bereich des Harnröhrenwulstes, der beim Pressen bis in das Niveau der Vulva kommt und oft
zutage tritt. Der Damm ist niedriger geworden,
die hintere Kommissur narbig und mehr dem
After genähert. – Der

Hymen

und seine Öffnung weisen große Unterschiede in
Form, Weite, Dicke und Festigkeit auf. Man
unterscheidet den Hymen anularis (ringförmig),
semilunaris (halbmondförmig), septus (mit
Scheidewand), cribriformis (siebförmig), fim-
briatus (gefranst, gezähnt) und carnosus (flei-
schig).

Vom **forensischen Standpunkt** aus wichtig ist die Tatsache, daß Weite und Beweglichkeit der Hymenalöffnung sowie Dicke und Einrißfestigkeit sehr verschieden sind; dadurch können Schwierigkeiten entstehen

in der Beurteilung, ob bereits eine Immissio penis
stattgefunden hat.

Bei der **gynäkologischen Untersuchung** ist die
Hymenalöffnung der *Virgo* für die Einführung
des Fingers gewöhnlich zu eng; manchmal läßt
sich jedoch die innere vaginale Untersuchung
auch ohne Einriß und Schmerzen durchführen.
Frische Deflorationsverletzungen sind leicht zu
erkennen, besonders mit dem Kolposkop. Aber
auch ältere Deflorationsnarben sind auf diese
Weise feststellbar. – Die bei der Kohabitation
eingerissene Hymenalhaut hat bei der

deflorierten Frau

gewöhnlich ihre glatten Ränder und die enge
Öffnung verloren. Die Einrisse sind in sehr verschiedener Anzahl und Tiefe vorhanden und gehen teilweise bis auf den Grund des Hymens,
fehlen aber bei guter Dehnbarkeit des Gewebes
manchmal ganz. Bei der Frau, die geboren hat,

ist die Hymenalhaut bis auf kleine, warzenförmige Reste, die

Carunculae myrtiformes,

zerstört (s. Abb. 1).

Vagina

Die Vagina ist ein Durchgangsorgan, das der Aufnahme und Ablagerung des bei der Kohabitation gelieferten Spermas, dem Abfluß des Menstrualblutes und des Zervixsekretes sowie dem Durchtritt des Geburtsobjektes während der Geburt dient. Sie stellt somit die Verbindung zwischen den äußeren und inneren Geschlechtsteilen her. Die Länge der vorderen Scheidenwand beträgt 10 cm, die der hinteren etwa 12 cm. – Bei der nulliparen Frau ist die Scheidenhaut fein gefältelt. Bei der Frau, die geboren hat, ist sie geglättet, die querverlaufenden Falten sind gröber und an einem säulenförmigen Längswulst der vorderen und hinteren Scheidenwand, der

Columna rugarum anterior et posterior,

angeordnet. In das Scheidengewölbe oder die Fornix vaginae ragt der Scheidenteil des Uterus, die *Portio vaginalis uteri*, wobei das Scheidengewölbe vorne flacher ist als hinten. Über der Vagina liegt nach vorn die Excavatio vesicouterina und hinten die Excavatio rectouterina oder der *Douglas-Raum.*

Die

Vaginalwand

weist eine äußere, längsverlaufende und eine innere, zirkulär verlaufende Schicht von glatter Muskulatur auf. Sie enthält viele elastische Fasern und ist mit mehrschichtigem Plattenepithel ausgekleidet. Drüsen fehlen; der Feuchtigkeitsgehalt wird durch Transsudation von Gewebsflüssigkeit aufrechterhalten. Das *Vaginalepithel* ist ein nichtverhornendes vielschichtiges Plattenepithel. Die unterste Lage stellt das Stratum cylindricum dar, dann kommen das Stratum spinosum profundum und das Stratum spongiosum superficiale. Den oberen Abschluß des Epithels bildet das Stratum corneum, das unter dem Einfluß der Ovarialhormone ausgeprägte Veränderungen durchmacht (s. Abb. 22 u. 23).

Das Vaginalepithel übernimmt eine Schutzfunktion gegenüber eindringenden Außenkeimen. Das saure Milieu mit einer Wasserstoffkonzentration von pH 4 ist für die Vermehrung der

Döderlein-Vaginalbazillen

günstig, während pathogene Bakterien, abgesehen von manchen Pilzarten, nicht gut gedeihen und weitgehend verdrängt werden. Diese *biologische Funktion* der Vagina kommt dadurch zustande, daß das in den Plattenepithelien enthaltene *Glykogen* durch fermentative Wirkung in Zucker (Maltose und Dextrose) umgewandelt und der Zucker zu *Milchsäure* vergoren wird. Eine herabgesetzte Schutzfunktion besteht, wenn durch einen Östrogenmangel wenig Glykogen und damit ungenügend Milchsäure vorhanden ist. Dies wird auch als der „Selbstreinigungsmechanismus der Vagina" bezeichnet.

Innere Geschlechtsorgane
(Abb. 2)

Der **Uterus** entsteht als symmetrisch angelegtes Organ aus den beiden Müller-Gängen. Anatomisch und funktionell sind zu unterscheiden (Abb. 3 u. 4):

– Corpus uteri,
– Isthmus uteri (Zwischenstück),
– Cervix uteri.

Der Uterus wiegt während der Geschlechtsreife 40–60 g. Das Korpus ist glatt und kugelig.

Das **Corpus uteri** wird außen vom Perimetrium, einem Serosaüberzug, innen vom Endometrium begrenzt. Die Hauptmasse besteht aus

Myometrium,

das mit Elementen des Bindegewebes, mit den Gefäßen und den Nerven ein funktiontüchtiges Ganzes bildet. Die Länge der schmalen, spindelförmigen, glatten *Muskelzelle* beträgt im nichtgraviden Uterus 40–90 μm. Sie ist von einer Zy-

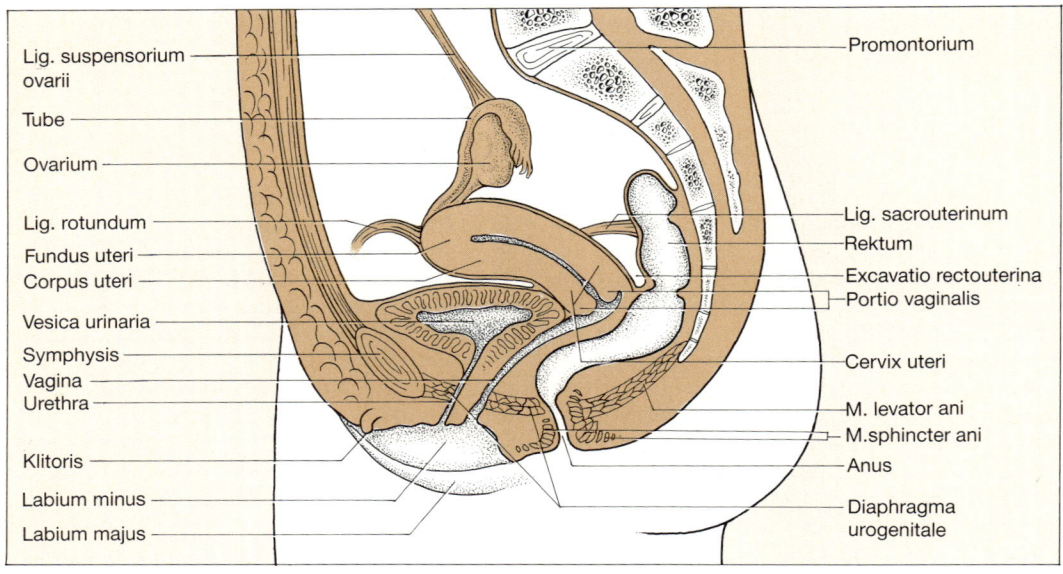

Abb. 2   Sagittalschnitt durch das weibliche Becken (nach *Kaiser* u. *Pfleiderer*)

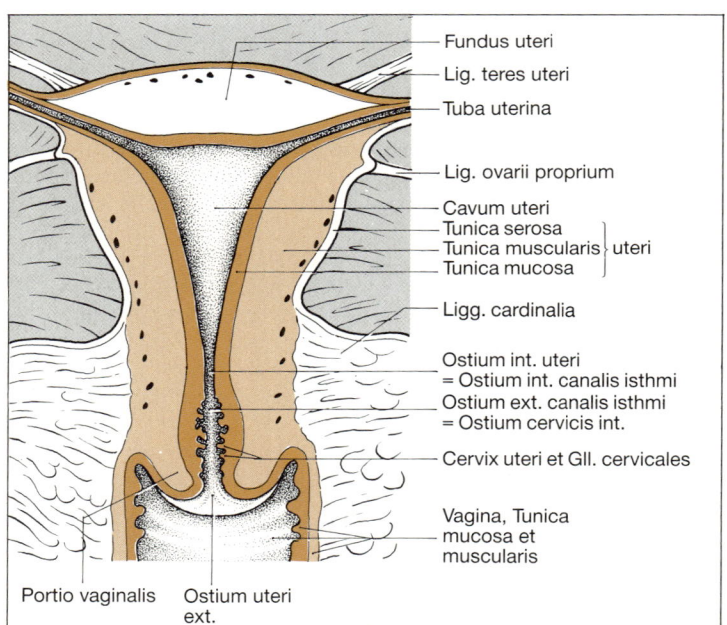

Abb. 3
Frontalschnitt durch den Uterus
(²/₃ der normalen Größe)
(nach *Kaiser* u. *Pfleiderer*)

toplasmamembran umhüllt und im nichtgraviden Zustand strukturarm. Im Corpus uteri
macht der *Volumenanteil der Muskulatur* etwa
28% aus; mehr als ⅔ werden also von Bindege-
websstrukturen, Gefäßen und Nerven einge-

nommen. Die Muskelbündel des kräftigen Stratum vasculare, des weitaus größten Teils der
Uteruswand, bilden im Corpus uteri ein engver-
wobenes, dreidimensionales Netzwerk (WAG-
NER und WETZSTEIN) (Abb. 5). Die endome-

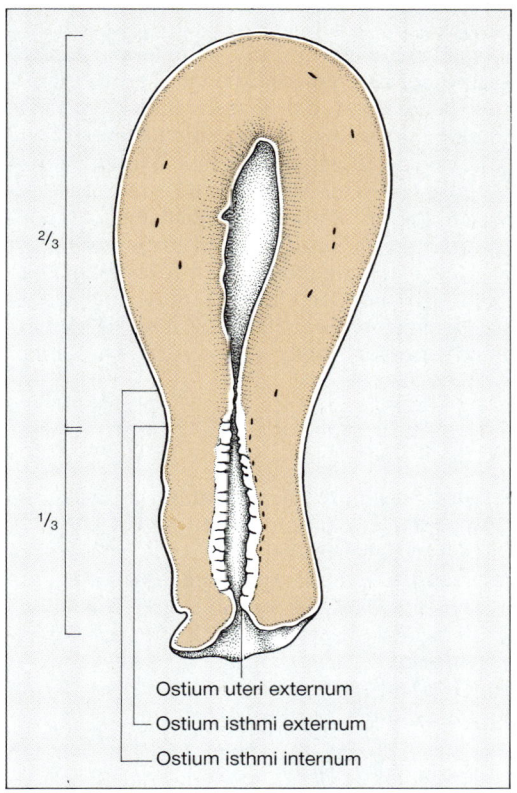

Abb. 4 Die anatomischen Abschnitte des Uterus mit ihren Bezeichnungen im Sagittalschnitt (nach *Kaiser* u. *Pfleiderer*)

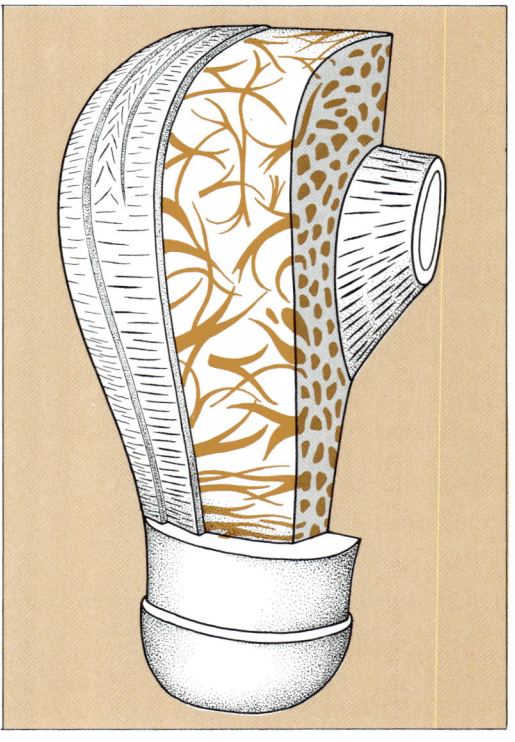

Abb. 5 Modell der Muskelarchitektur im Korpus- und im Isthmusabschnitt des menschlichen Uterus. Mitte: Stratum vasculare; verzweigte netzartig verbundene Muskelbündel, im Korpus in allen Verlaufsrichtungen, gegen den Isthmus zu vorwiegend flach ansteigend und zirkulär. Links: Stratum supravasculare, rechts: Stratum subvasculare (nach *Wetzstein*)

triumnahen Muskelbündel verlaufen zirkulär, die äußeren Muskellagen längs. Die Muskelfasern enthalten *kontraktile Proteine*, die sich aus Myosin und Aktin zusammensetzen. Der nichtgravide Uterus enthält etwa 4 mg kontraktiles Protein. Das mechanische Leistungsvermögen der Uterusmuskulatur beträgt nur einen Bruchteil des Leistungsvermögens der Skelettmuskulatur.

Das

Endometrium,

die Gebärmutterschleimhaut, kleidet das Cavum uteri wie eine Tapete aus (Tunica mucosa). Wir unterscheiden eine Lamina basalis und eine Lamina functionalis. Die *Lamina basalis* sitzt dem Myometrium unmittelbar auf. Sie hat eine

durchschnittliche Dicke von 0,5 mm, meist englumige Drüsen und ein faserreiches Stroma sowie Gefäße. Die *Lamina functionalis* schließt sich lumenwärts an diese Grundschicht an. Sie enthält dieselben Strukturelemente. Die Oberfläche der Funktionalis bildet ein einschichtiges Zylinderepithel, das an den Drüsenausführungsgängen direkt in das Drüsenepithel übergeht. Zwischen den normalen Drüsenepithelien findet man auch eine Variationsform, die sog. „hellen Zellen". Die Drüsenepithelien produzieren Glykogen und Lipide. Das Schleimhautstroma besteht aus einem retikulären Bindegewebe, das von zahlreichen Blutgefäßen aus der A. und V. uterina durchzogen und versorgt wird. Der Aufbau der Funktionalis des Endometriums ist von der Einwirkung der Ovarialhormone abhängig (s. Mensueller Zyklus, S. 11 ff).

Das Zwischenstück oder das untere Uterinsegment, der sog.

Isthmus uteri,

hat eine Höhe von etwa ½ cm (Abb. 4). An seinem Übergang zum Corpus uteri befindet sich das Ostium internum des Zervikalkanals. Die *Muskulatur* nimmt im Isthmus nur 15% der Gewebsmasse ein. Die Muskelbündel sind hier dünner als im Corpus uteri und verlaufen vorwiegend flach oder zirkulär. Die *Schleimhaut des Isthmus uteri* ähnelt weitgehend der des Endometriums. Sie ist nur erheblich schmäler, bis zu 1 mm dick und beteiligt sich in geringem Ausmaß an den zyklischen Veränderungen. Die Drüsen sind kurz, das Stroma dicht.

Der Halsteil des Uterus, die

Cervix uteri,

besteht aus einem in die Scheide hineinragenden Teil, der Portio vaginalis, und einem supravaginalen höhergelegenen Teil (Abb. 3). Das Collum uteri macht normalerweise etwa ein Drittel des Gesamtorganes aus. Der Muskelanteil beträgt nur 8%.

Der in die Vagina hineinragende Teil der Zervix, die

Portio vaginalis,

ist bei der nulliparen Frau schmächtig, zapfenförmig, der *Muttermund* klein und grübchenförmig. Bei Frauen, die geboren haben, wird die plumpe und kolbige Portio durch einen quergespaltenen Muttermund in zwei Muttermundslippen geteilt. Der Muttermund kann nach Geburten so weit klaffen, daß sich die Zervikalschleimhaut im Sinne eines Ektropiums bei der Spiegeleinstellung darstellt. In forensischer Beziehung ist bei der Urteilsbildung über früher durchgemachte Geburten aufgrund des Muttermundbefundes immer eine große Zurückhaltung am Platze.

Die Schleimhaut der Cervix uteri, die

Endozervix,

ist etwa 3–4 mm dick und durch ausgedehnte *Kryptenbildung* stark zerklüftet (Abb. 3 u. 4). Das Oberflächenepithel besteht aus schleimproduzierenden Zylinderepithelien. Die tubulären Drüsen sind vielfach verästelt und von hohen Drüsenzellen ausgekleidet. Histologisch faßbare zyklische Veränderungen gibt es nur in geringem Umfang; dagegen treten deutliche Veränderungen in der Sekretqualität auf (S. 20).

Der **Bandapparat** des Uterus besteht aus den Ligg. cardinalia, Lata, rotunda und Sacrouterina (Abb. 2 u. 3).

Tube (Eileiter)

Der Eileiter oder die Salpinx (Falloppio-Tube) liegt in der Umschlagstelle des Lig. latum und mündet mit seinem Ostium uterinum beiderseits im Tubenwinkel des Cavum uteri (Abb. 6). Er ist 11–14 cm lang. Man unterscheidet drei Teile:

– Pars interstitialis oder intramuralis, die durch die Uteruswand hindurchläuft,
– Pars isthmica, den engen, nahe dem Uterus gelegenen Teil,
– Pars ampullaris, den sich allmählich nach außen erweiternden Teil mit dem Infundibulum tubae und dem Ostium abdominale tubae.

Das

Infundibulum tubae

besteht aus einem Kranz von Fimbrien, von denen die größte als Fimbria ovarica zum Ovarium zieht und längsverlaufende Muskelfasern enthält (M. attrahens). Das abdominale Ende der Tube hängt an einer Bauchfellduplikatur,

dem Lig. suspensorium ovarii, in dem die A. ovarica verläuft. Durch die nach dem Abdomen zu geöffnete Tube ist die Bauchhöhle offen mit der Außenwelt über die Uterushöhle und Vagina in Verbindung.

Die Tubenwand besteht aus Mukosa, Muskularis und Serosa. In der Pars interstitialis befindet sich *keine Muskulatur*. Hier wird die Uterusmuskulatur wirksam. Im isthmischen Teil liegen wie in jedem peristaltischen Transportorgan eine innere stärkere Ringfaserschicht und eine äußere schwächere Längsfaserschicht vor. Der Eitransport in diesem Teil der Tube geschieht auf peristaltischem Wege. Im ampullären Teil der Tube ist die Muskulatur für den Auffangmechanismus spiralig konstruiert (KNEER).

Die *Schleimhaut*, die

Endosalpinx,

weist sehr viele, mit Nebenfalten versehene

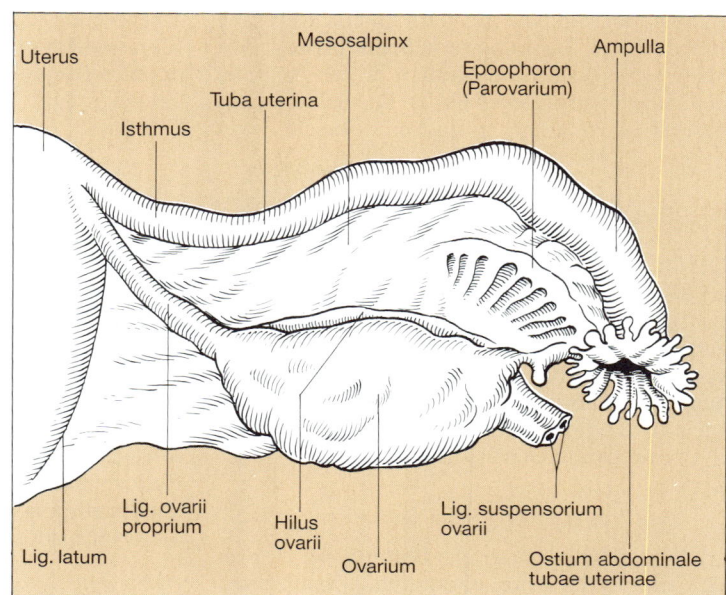

Abb. 6   Die rechtsseitigen Adnexe. Außer dem Eileiter sieht man das Ovar, die Aufhängebänder und die Mesosalpinx mit dem Epoophoron (⁵⁄₄ der natürlichen Größe) (aus *R. Kaiser, A. Pfleiderer:* Lehrbuch der Gynäkologie, 15. Aufl. Thieme, Stuttgart 1985)

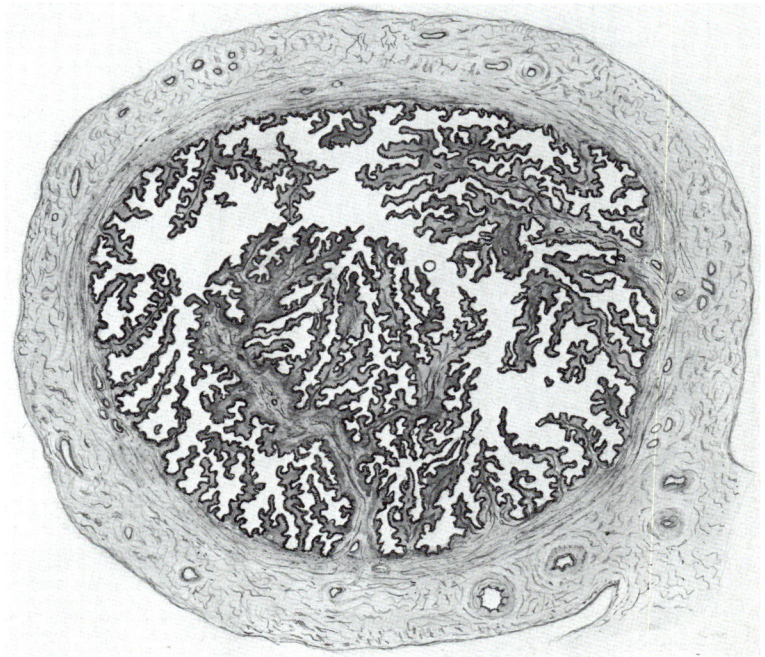

Abb. 7   Querschnitt durch den ampullären Teil des Eileiters. Im Lumen ist maßstabgerecht das kleine Ei eingezeichnet (15fache Vergr.)

Längsfalten auf, die auf dem Querschnitt eine sternförmige Lichtung erkennen lassen. Am stärksten ist das Faltensystem in der Ampulle der Tube ausgebildet (Abb. 7). Die Schleimhaut besteht aus einer einfachen Schicht von Zylinderepithel, das sezerniert und dessen Flimmerhaare uteruswärts schlagen. Am abdominalen Rand der Fimbrien grenzt die Schleimhaut der Tube unmittelbar an das Epithel der Serosa.

Ovarien

Die Ovarien stellen sich im geschlechtsreifen Alter als etwa $4 \times 2 \times 1$ cm große, mandelförmige, paarige Organe von 7–14 g Gewicht dar. Sie liegen an der Rückseite des Lig. latum und werden vom Mesovarium gehalten. Der weitere *Aufhängemechanismus* erfolgt über das Lig. suspensorium ovarii beckenwandwärts und das Lig. ovarii proprium uteruswärts (Abb. 7).
Zur

Blutversorgung der Ovarien

erhalten diese das arterielle Blut aus der *A. ovarica*, die aus der Aorta abdominalis stammt und durch das Lig. suspensorium ovarii führt, sowie aus dem ovariellen Ast der A. uterina. Das venöse Blut der Ovarien wird aus dem Plexus pampiniformis zur *V. ovarica* geleitet, die es über das Lig. suspensorium ovarii auf der rechten Seite direkt und auf der linken Seite indirekt über die V. renalis in die V. cava inferior befördert. Auch die Lymphgefäße der Ovarien sind im Lig. suspensorium ovarii lokalisiert. Die *Nerven* aus dem Plexus renalis und den mesentericus superior gelangen entlang der Gefäße durch den *Hilus* in die Ovarialsubstanz (JAKOBOVITS, WATZKA).

Am Ovarium unterscheidet man folgende **Schichten** (Abb. 8):

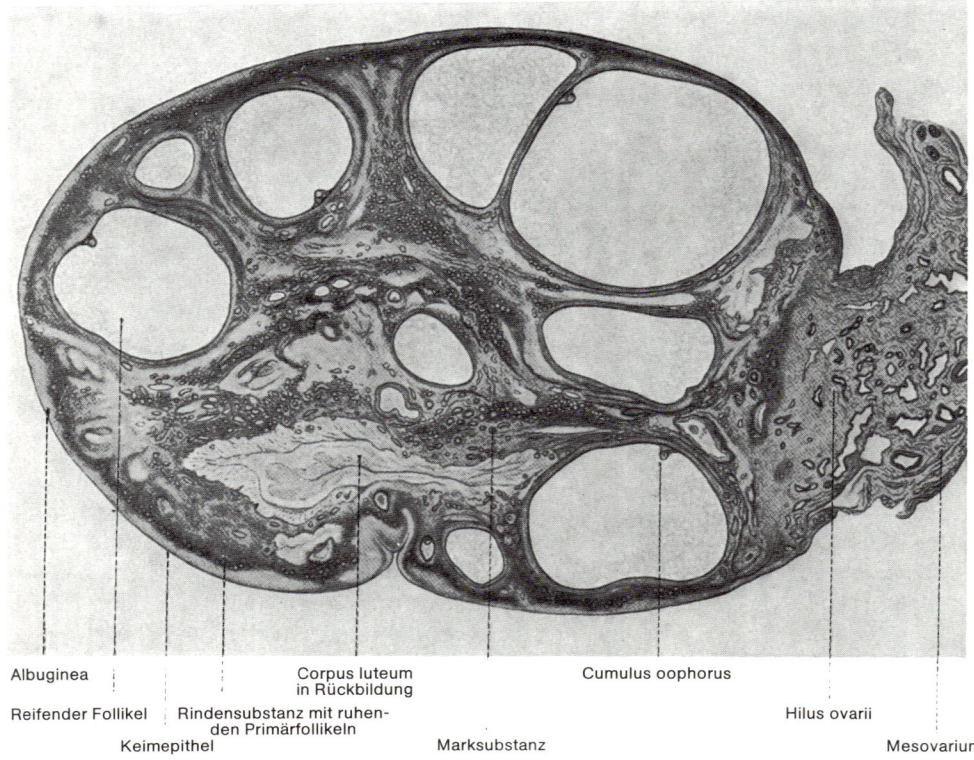

Albuginea   Corpus luteum in Rückbildung   Cumulus oophorus

Reifender Follikel   Rindensubstanz mit ruhenden Primärfollikeln   Hilus ovarii

Keimepithel   Marksubstanz   Mesovarium

Abb. 8   Schnitt durch den Eierstock eines 19jährigen Mädchens nach *Stieve* (5fache Vergr.)

– *Keimepithel:* Es überkleidet den ins Abdomen hineinragenden Teil des Ovariums und geht aus dem Zölomepithel hervor.
– *Tunica albuginea:* eine dichte Bindegewebsschicht.
– *Rindensubstanz:* In ihr liegen die Primordialfollikel zwischen dichtgelagerten Bindegewebszellen. Follikel in den fortgeschritteneren Entwicklungsstadien sind von der Oberfläche in Richtung nach der Marksubstanz verlagert. Je nach Funktionszustand kann auch ein Corpus luteum oder Corpus albicans vorhanden sein.
– *Marksubstanz:* Sie ist aus lockerem Bindegewebe aufgebaut mit vielen Gefäßen und marklosen Nerven. Im retroperitoneal gelegenen Hilus lassen sich meistens auch Hiluszellen, die morphologisch mit den Leydig-Zellen der Testes übereinstimmen, nachweisen.
– *Embryonale Residuen:* Dazu gehören das *Rete ovarii* mit unregelmäßig geformten Gängen im lateralen Ovarialhilus sowie das *Epoophoron* oder *Parovarium*, ein Überrest der Urnierengänge im Hilus bzw. in der Mesosalpinx.

Der

generative (germinative) Anteil der Ovarien

ist der, in dem die Reifung der Follikel, die Ovulation und die Corpus-luteum-Bildung stattfinden. In der 8. Woche des embryonalen Lebens differenziert sich die Urgonade in Ovarien oder Hoden. Im 3. Monat bilden sich die Rinden-

und die Marksubstanz aus. Bei der Geburt sind durch den Einfluß des Choriongonadotropins neben Primärfollikeln auch einige reifende Follikel nachzuweisen. Jedes der beiden Ovarien des neugeborenen Mädchens enthält einen Vorrat von etwa 500000 Primärfollikeln (Abb. 8). Im ganzen sind also 1000000 Oozyten vorhanden, die bis in das Pubertätsalter mit etwa 200000 deutlich weniger werden. Mit dem Beginn der Geschlechtsreife wächst ein Teil der Primärfollikel durch Größenzunahme und Vermehrung der Follikelepithelzellen zum Sekundärfollikel heran. Durch weiteres Wachstum und Ausbildung eines mit dem Liquor folliculi gefüllten Hohlraums entstehen dann Tertiärfollikel. Gelbkörper werden frühestens nach der Menarche gefunden.

Die

Follikel

als Träger der Eizellen machen im Laufe ihrer Entwicklung verschiedene Stadien durch. Es sind zu unterscheiden:

– *Primärfollikel*, umgeben von einer einfachen Schicht von platten Follikelepithelzellen (Abb. 9).
– *Sekundärfollikel* mit zylindrischen Follikelepithelzellen in mehreren Lagen (Abb. 9).
– *Tertiärfollikel* mit dem Liquor folliculi und dem Cumulus oophorus, der das Ei pelottenförmig umgibt (Abb. 10).
– *Reifefollikel (Graaf-Follikel)*, etwa 16 bis 24 mm groß, mit folgenden Bestandteilen (Abb. 11):

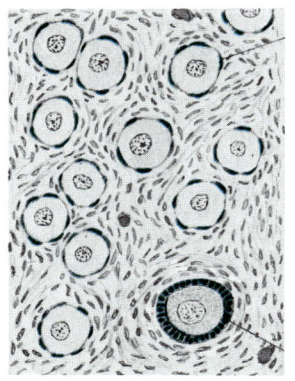

Primär-
follikel

Follikel-
epithel

Sekundär-
follikel

Abb. 9   Ovarialgewebe im Schnitt mit Primärfollikeln in der Rindensubstanz (150fache Vergr.)

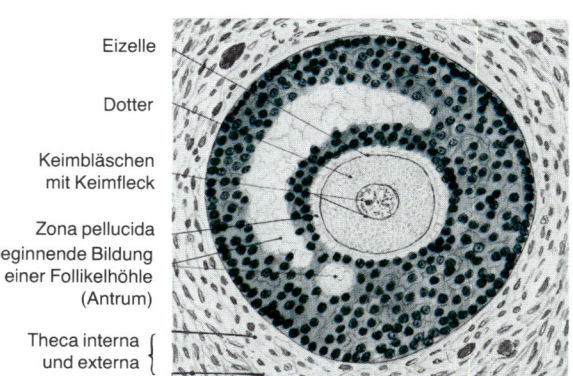

Eizelle

Dotter

Keimbläschen
mit Keimfleck

Zona pellucida
beginnende Bildung
einer Follikelhöhle
(Antrum)

Theca interna
und externa {

Abb. 10   Ovarialgewebe im Schnitt mit einem Tertiärfollikel (Bläschenfollikel). Granulosaepithel blau (150fache Vergr.)

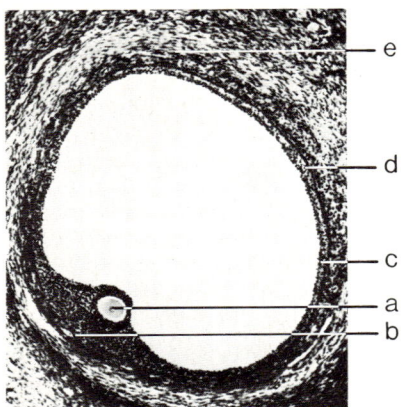

Abb. 11 Reifefollikel mit Oozyt (a), Cumulus oophorus (b), Granulosazellschicht (c), Theca interna (d) und Theca externa (e); Silberimprägnation (nach *Shettles*)

- Theca externa folliculi = äußere faserreiche Bindegewebshülle,
- Theca interna folliculi = innere zell- und gefäßreiche, kapselartig angeordnete Gewebsschicht,
- Membrana granulosa = das wandständig gewordene mehrschichtige, zylindrische Follikelepithel, etwa 8 bis 18 gefäßlose Zellreihen,
- Cumulus oophorus = der das Ei tragende Hügel,
- Liquor folliculi.
- *Atretische Follikel* mit kleinen, degenerierten Zellen, hyalinen Narben und teilweise zystischer Umwandlung.

Aus dem sich nach der Ovulation aus dem gesprungenen Follikel entwickelnden

Corpus luteum menstruationis

lassen sich *vier Stadien der Reife* mit den folgenden Kriterien unterscheiden:

- *Proliferationsstadium:* Granulosa- oder Follikelepithelzellschicht mit großen Zellen von graugelber bis gelber Farbe durch Anreicherung von Lipoid und Karotin, keine Kapillaren.
- *Vaskularisationsstadium:* Granulosazellschicht von Kapillaren durchsetzt; Blutungen im Inneren des Gelbkörpers.
- *Blütestadium* (Abb. 12): Ausbildung von großen Granulosaluteinzellen und Thekaluteinzellen mit bläschenförmigen Kernen; dazwischen gallertartiger Kern.
- *Regressionsstadium* (s. Abb. 8): zunehmende Zellauflösung, Anreicherung von hyalinen Substanzen und von Neutralfetten im Plasma.
- *Corpus albicans:* Durchsetzung des rückgebildeten Gelbkörpers mit proliferierenden Fibroblasten. Verschmelzung mit der umgebenden Eierstocksubstanz.

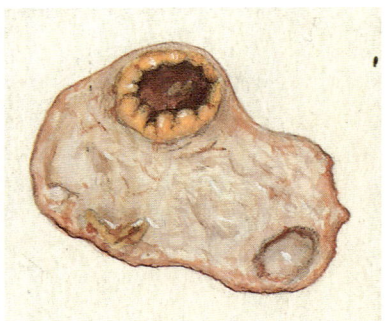

Abb. 12 Corpus luteum im Blütestadium (Ovarquerschnitt)

Mamma

Die Brustdrüse ist als Hautorgan ein Abkömmling der Schweißdrüsen. Sie besteht aus dem Drüsenkörper sowie Fett- und Bindegewebe. Das

Drüsengewebe

liegt zwischen einer oberflächlichen und tiefen Faszienschicht und ist durch den Retromammärraum auf dem Thorax etwas verschieblich. Die Drüsen bestehen aus den Azini und den Milchgängen. Jeweils 20–40 Azini sind mit ei-

nem Milchgang in Verbindung, die Einheit wird als Lobulus oder Drüsenläppchen bezeichnet. Die Milchgänge setzen sich fort in die Milchsinus und schließlich in 8–15 Ausführungsgänge. Die Brustdrüse enthält weiterhin das

Myoepithel

als kontraktiles Element, das die Milchabgabe bewirkt. Die myoepithelialen Zellen kleiden die Azini und die Milchgänge aus. Ihre Funktion ist hormonabhängig. Das

Gefäßbindegewebe (Corpus fibrosum)

besteht aus dem interlobulären Stützgewebe und dem intralobulären, endokrin ansprechbaren „Mantelgewebe". Es dringt zwischen das Maschenwerk der einzelnen Milchgänge ein, wobei seine Masse erheblich variiert. Die Stabilität der Brustdrüse ist durch die

Cooperschen Septen

gewährleistet, die die Drüseneinheiten durchziehen. Der Anteil des

Fettgewebes

nimmt im Laufe des Lebens relativ zu. Form und Größe der Brust hängen nicht unwesentlich von der Fetthülle unter der Brusthaut und über der Faszie des M. pectoralis major ab.

Die Milchgangsöffnungen münden in feinen Vertiefungen der

Mamille

oder Papilla mammae. Vor dem Eintritt in die Papille bestehen spindelförmige Ausbuchtungen des Lumens, die als *Sinus lactiferus* bezeichnet werden. Die Mamille ist von einer Epidermisschicht ausgekleidet und enthält glatte Muskulatur, die eine Erektion der Brustwarze ermöglicht. Um die Papillenbasis zieht eine feine, ringförmige Furche. Der

Warzenhof

oder Areola mammae ist etwa markstückgroß und wie die Papille von einer dünnen, pigmentreichen, rosa bis dunkelbraunen Haut bekleidet. Bei manchen Frauen findet sich um die Areola ein Ring schwächer pigmentierter, nach der Peripherie zu abblassender Haut, die sekundäre Areola. Auf dem Warzenhof sind die

Montgomeryschen Talgdrüsen

oder Glandulae areolares sichtbar, die modifizierte Talgdrüsen darstellen. Sie zeichnen sich als feine Höckerchen in wechselnder Zahl und Gruppierung ab.

Die *nervöse Versorgung* der Mamma erfolgt durch Hautnerven mit sensorischen sympathischen Nervenfasern.

Gegen die vordere Achselfalte erstreckt sich mitunter ein etwas stärker entwickelter Fortsatz von Drüsen und Bindegewebe, der hier eine Vorwölbung, die **Oberbrust**, sichtbar werden läßt. Relativ häufig findet man auch an anderen Stellen der Axilla versprengtes Brustdrüsengewebe.

Physiologie

Funktionskreis der Ovarien

Die Ovarialfunktion unterliegt einem komplizierten Regulationsmechanismus, dessen übergeordnete Zentren im

Hypothalamus

lokalisiert sind. Von diesen Arealen gehen zahlreiche Verbindungen zu anderen Abschnitten des Zentralnervensystems, beispielsweise zum limbischen System, aus. Hier werden auch die vom Großhirn kommenden Reize auf das vegetative Nervensystem und auf das endokrine System umgeschaltet. Die Hauptaufgabe des Hypothalamus ist es, die verschiedensten Funktionskomplexe zu einer einheitlichen Leistung zu koordinieren.

Das

Sexualzentrum

liegt im Nucleus arcuatus, dem mediobasalen Anteil des Hypothalamus. Ein spezielles Ovulationszentrum existiert beim Menschen wahrscheinlich nicht. Von diesem kleinzelligen hypophysennahen Gebiet gehen lange, zarte Fasern zum Hypophysentrichter.

Stoffe, mit denen der Hypothalamus die Abgabe von Hypophysenvorderlappenhormonen steuert, werden als

Releasing-Hormone (RH)

bezeichnet (Abb. 13). Sie gelangen über die in der *Eminentia mediana* entspringenden Portalgefäße zu den hypophysären Rezeptoren. Das

Gonadotropin-releasing-Hormon Gn-RH

ist wahrscheinlich *eine* Substanz, die auch als LH-RH bezeichnet wird. Es handelt sich um ein

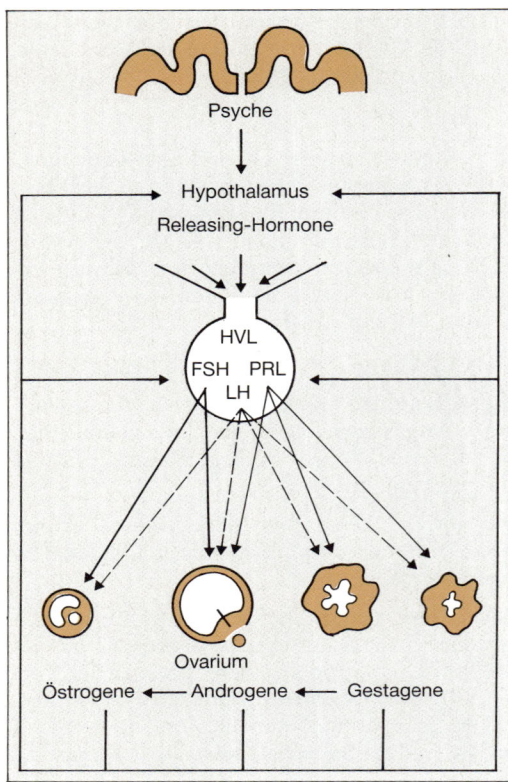

Abb. 13   Zentrale Steuerung der Ovarialfunktion im Zyklus mit Rückkoppelungsmechanismus

Dekapeptid (SCHALLY). Die Sekretion dieses Neuroinkretes läuft in Intervallen ab. Es kann beispielsweise beeinflußt werden durch Neurotransmittersubstanzen wie Dopamin, durch Endorphine und Östrogene über Katecholöstrogene. Gn-RH löst die Abgabe von FSH und LH durch den Hypophysenvorderlappen aus. Für die Regelung der Prolaktinausschüttung existiert ein Hemmstoff, der

Prolaktin-inhibiting-Faktor (PIF).

Er entspricht in seiner Wirkung dem Dopamin. Die Stimulation von Prolaktin erfolgt im wesentlichen unter dem Einfluß vom *Thyreotropin-releasing-Hormon (T-RH)*. Der

Hypophysenvorderlappen

nimmt etwa zwei Drittel der Gesamthypophyse ein. In den Funktionskreis der Ovarien sind speziell die

Gonadotropine,

und zwar das follikelstimulierende Hormon FSH und das luteinisierende Hormon LH, eingeschaltet. Als Glykoproteide setzen sie sich aus Aminosäuren und einem 5- bis 15%igen Kohlenhydratanteil zusammen. Ihr Molekulargewicht liegt bei 28000 (LH) und 34000 (FSH). Als Bildungsort werden die zyanophilen Deltazellen des Hypophysenvorderlappens angesehen.

Das

humane Prolaktin (hPRL)

ist ein einfaches Protein mit einem Molekulargewicht von 24000. Es übt wahrscheinlich auch beim Menschen einen stimulierenden Effekt auf die Progesteronsynthese aus und ist damit luteotrop; außerdem werden Milchgangswachstum und die alveoläre Sekretion in der Mamma durch Prolaktin angeregt.

Ovarien

Neben der germinativen oder **generativen** Aufgabe erfüllen die Ovarien durch die Bildung hormonaler Wirkstoffe auch eine

ovarielle endokrine Funktion.

Sie dienen dem normalen Ablauf der Fortpflanzungsvorgänge, aber auch der normalen Geschlechtsentwicklung und der Gesunderhaltung des Individuums. Durch diese Doppelfunktion unterscheiden sich die Keimdrüsen wesentlich von anderen Organen des Körpers.

Der Ausdruck „**Hormone**" stammt von BAYLISS und STARLING und bedeutet Treibstoffe. Die ovariellen Sexualhormone sind nicht geschlechtsspezifisch; d. h., sie werden sowohl im weiblichen wie auch im männlichen Organismus gebildet. Es handelt sich dabei um Steroidhormone, die sich vom Zyklopentanoperhydrophenanthrenring ableiten (BUTENANDT).

Im Ovar werden die folgenden **Hormongruppen** gebildet:

Die

Östrogene

sind in der Lage, beim kastrierten Nagetier die Zeichen der Brunst auszulösen. Sie besitzen 18 C-Atome und sind durch einen aromatischen Ring A und durch eine Hydroxylgruppe an C3 charakterisiert. An C13 befindet sich eine anguläre Methylgruppe (Abb. 14). Zu den klassischen Östrogenen gehören *Östradiol, Östron* und *Östriol* als ihr Metabolit. Der Syntheseweg

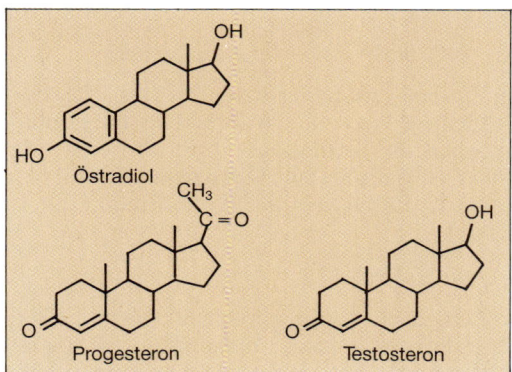

Abb. 14 Strukturformeln von Östradiol, Progesteron, Testosteron

in der fetoplazentaren Einheit ist in Kap. 3 dargestellt. Es gibt jedoch noch eine große Zahl weiterer Östrogene im Organismus der Frau. Bildungsstätten sind die Theca-interna-Zellen und die Granulosazellen der Follikel. Im Blutkreislauf befinden sich 2% der Östrogene in freier Form, 98% an Globulin, überwiegend an das sexhormonbindende Globulin (SHBG), gebunden. In der Leber werden Östrogene vor allem mit Glukuronsäure verestert und in dieser konjugierten Form mit dem Harn und mit der Galle ausgeschieden (DICZFALUSY u. LAURITZEN).

Die

Gestagene

haben wie die Nebennierenrindensteroide 21 C-Atome. Das weitaus wichtigste natürliche Gestagen ist das *Progesteron* mit 2 Ketogruppen an C 3 und C 20; außerdem wurden im Ovarium noch 2 weitere natürliche Gestagene, die 3-Ketopregnenole, nachgewiesen (ZANDER). Bildungsstätte der Gestagene sind mit Sicherheit die Granulosa- und die Thekaluteinzellen. Progesteron wird in der Leber rasch inaktiviert. Der wesentliche Metabolit im Harn ist Pregnandiolglukuronid.

Die Vertreter der

Androgene

haben 19 C-Atome. Das wirksamste Androgen ist Testosteron, das auch in den Ovarien in Spuren vorhanden ist. Das wichtigste ovarielle Androgen stellt Androstendion dar. Als Bildungsstätte werden die Thekazellen und die Hiluszellen des Ovariums diskutiert. Ein wesentlicher Teil der Androgene wird im Harn als Fraktion der 17-Ketosteroide ausgeschieden.

In der **Biosynthese der Ovarialsteroide** entstehen aus angebotenem Cholesterin zunächst Gestagene, dann Androgene und schließlich Östrogene. Die Androgene spielen damit als Vorstufen in der Östrogensynthese eine wichtige Rolle (Abb. 13).

Für das Verständnis des Regelmechanismus ist es wichtig zu wissen, daß die Ausschüttung von Releasing-Hormonen und der Gonadotropine durch die Sexualhormone in Form eines

Rückkoppelungmechanismus

beeinflußt wird. Dies kann entweder im Sinne der Verstärkung als *positiver Feedback* oder im Sinne der Hemmung als *negativer Feedback* geschehen. Im wesentlichen steuert das Ovarium seine eigene Funktion, indem es durch seine zyklisch sezernierten Steroide die für Follikelreifung, Ovulation und Corpus-luteum-Bildung notwendige gonadotrope Stimulierung kontrolliert, und zwar auf allen Ebenen der hypothalamisch-hypophysär ovariellen Achse (LEYENDECKER u. NOCKE). Es besteht auch eine kurze Rückkoppelung zwischen den Ovarialsteroiden und dem Ovarium einerseits und dem Hypophysenvorderlappen andererseits sowie zwischen den Gonadotropinen und ihren Rezeptoren im Hypothalamus (Abb. 13).

Mensueller Zyklus

Mensueller Zyklus in Abhängigkeit der Gonadotropine und Ovarialhormone

Die Hormone aus dem Funktionskreis der Ovarien zirkulieren im peripheren Blut in extrem niedrigen Konzentrationen. Die zyklischen Schwankungen sind das Ergebnis modulierender Einflüsse von Ovarialsteroiden auf hypophysärer Ebene im Rahmen des Feedback-Mechanismus. Die hypothalamische

Gn-RH-Sekretion

erfolgt während des menstruellen Zyklus in 60- bis 90minütigen Intervallen (zirchoral). Dieser pulsatilen Gn-RH-Abgabe kommt eine permissive stimulierende Funktion im Zyklus zu. Zielorgane von Gn-RH sind die FSH- und LH-Rezeptoren im Hypophysenvorderlappen. Die

FSH-Konzentration

fällt im Plasma vom Höchstwert vor und während der Menstruation konstant ab, unterbrochen von einem leichten Anstieg in der Zyklusmitte, der dem ausgeprägten Gipfel der

LH-Konzentration

im Plasma entspricht. Im übrigen ist die LH-Basiskonzentration weitgehend konstant. Die Mengenangabe bezieht sich auf mlE/ml (Abb. 15).

Die radioimmunologisch bestimmten Ausscheidungswerte im Harn betragen während der Ovulationsphase 5–20 IE FSH und 60–80 IE LH/24-Std.-Urin.

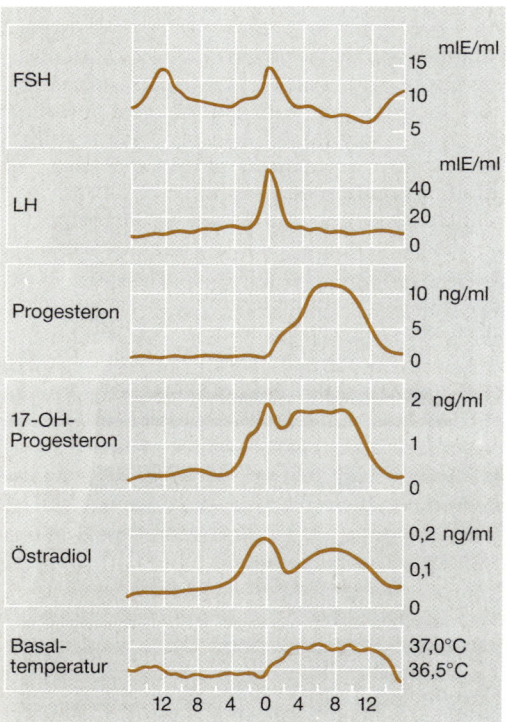

Abb. 15 Die Konzentration von Gonadotropinen und Ovarialsteroiden im Plasma in bezug auf den Basaltemperaturverlauf und auf den Ovulationstermin (LH-Gipfel) (nach *Geiger*)

Die

Prolaktinkonzentration

im Plasma weist in der ersten Zyklushälfte relativ niedrige Werte auf. Während der Lutealphase liegen die Serumkonzentrationen eindeutig höher. Ein parallel zum Östrogenmaximum verlaufender Prolaktingipfel ist inkonstant (Tab. 1, S. 543).

Östradiol-17β

erreicht nach kontinuierlichem Anstieg Konzentrationen bis maximal 300 pg/ml (1,10 nmol/l) Serum am Tag vor dem LH-Gipfel. Nach dem drastischen Abfall der Werte kommt es dann noch zu einem angedeuteten zweiten Gipfel eine Woche später. Die Östrogenausscheidung im Harn läßt denselben Verlauf erkennen. Dabei ergibt sich eine Relation zwischen Östradiol : Östron : Östriol von 1 : 2 : 3 (Abb. 16).

Die

Progesteronkonzentration

im Plasma steigt diskret schon vor dem LH-Peak an, um ihr Maximum in der Mitte der zweiten Zyklushälfte aufzuweisen. Ähnlich verhält sich 20-Hydroxyprogesteron, während 17-Hydroxyprogesteron bereits deutlich gegen Ende der ersten Zyklushälfte vermehrt nachgewiesen werden kann. *Pregnandiol*, das hauptsächlichste Abbauprodukt von Progesteron, wird vor allem während der zweiten Zyklushälfte mit einem Maximum von durchschnittlich 4 mg (12,5 µmol)/24-Std.-Urin eine Woche vor der Menstruation ausgeschieden (Abb. 16).

Die

Testosteronkonzentration

im Plasma weist ebenfalls ein Maximum in der Zyklusmitte auf. Die Werte liegen zwischen 300 und 900 pg/ml (1,04–3,12 nmol/l). Die Tagesausscheidungen von Testosteron im Harn machen 4–18 µg (13,9–62,4 nmol) aus. Die *17-Ketosteroidausscheidung*, die vor allem Androgenmetaboliten aus der Nebenniere erfaßt, zeigt mit durchschnittlich 10 mg (35 µmol)/24-Std.-Harn keine nennenswerten Schwankungen während des Zyklus.

Die

Tagesproduktion an Östrogenen

liegt zwischen 0,1 mg und 0,4 mg (0,35 bis

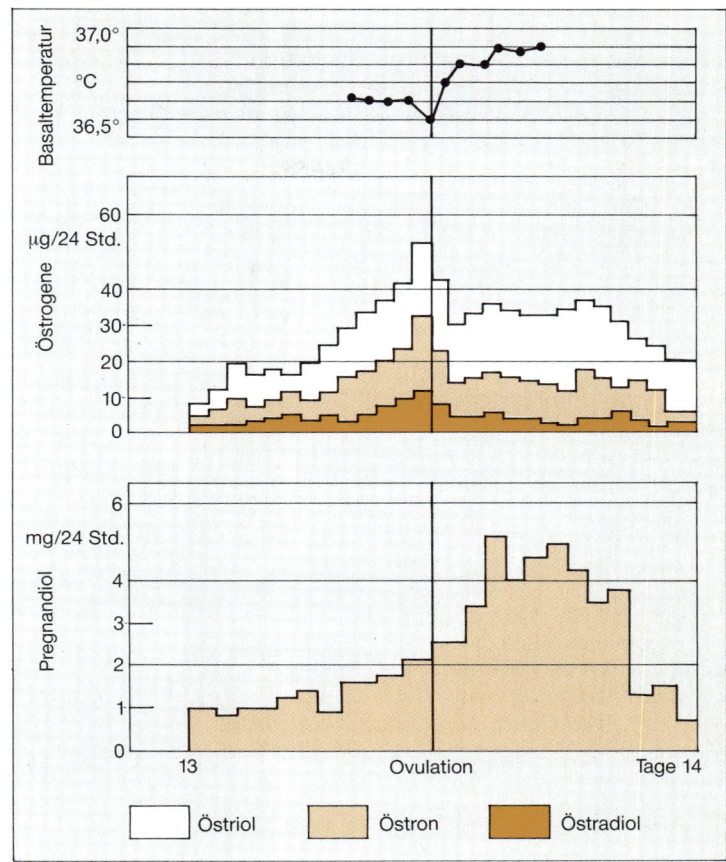

Abb. 16
Basaltemperaturverlauf,
Ausscheidung von fraktio-
nierten Östrogenen und
Pregnandiol während des
Zyklus (nach *Kaiser*)

1,4 µmol) während des Zyklus, wobei in der zweiten Hälfte insgesamt mehr Östrogene gebildet werden als in der ersten. Die

Progesterontagesproduktion

macht in etwa 20–25 mg (64–80 µmol) aus, die des *Testosterons* 0,5 mg (1,7 µmol), während die gesamte

Androgentagesproduktion

bei etwa 20 mg (70 µmol) liegt.

Endokrine Regulation des menstruellen Zyklus

Im Zyklus tragen alle Follikel ab Sekundärstadium zur Produktion von Östrogenen bei, wobei unter FSH-Einfluß die Aromatisation von Androgenen vor allem in den Theca-interna-Zellen abläuft. Der zu Beginn des Zyklus relativ hohe FSH-Spiegel induziert die Reifung von

Sekundärfollikeln, wobei im allgemeinen einer dieser Follikel einen Wachstumsvorsprung gewinnt. Parallel hierzu kommt es während der

Follikelphase

zu einem kontinuierlichen Anstieg der ovariellen Östrogenproduktion und zu einer stetigen Auffüllung hypophysärer LH-Speicher, während die LH-Plasmakonzentration niedrig bleibt. Der

Reifefollikel

ist gekennzeichnet durch einen hohen *Rezeptorgehalt* für FSH und LH, die Follikelflüssigkeit erreicht 1800 ng/ml (6,6 µmol/l) Östradiol-17β und 7000 ng/ml (22 µmol/l) Progesteron. Auch die *Prostaglandine* PgE und PgF liegen in hohen Konzentrationen in der Follikelflüssigkeit vor; sie führen zu Kontraktionen bei der Abgabe des Oozyten. Wahrscheinlich verhindert der im Reifefollikel gebildete

Hemmfaktor Inhibin

durch eine Beeinflussung der FSH-Sekretion das Heranreifen weiterer Follikel. Diese peptidartige Substanz wird von den Granulosazellen in die Follikelflüssigkeit und in die Peripherie abgegeben.

Präovulatorisch überschreitet die ovarielle Östrogenproduktion einen bestimmten Schwellenwert, auf den das zyklische Sexualzentrum durch eine

positive Feedback-Wirkung

mit einer vermehrten Sekretion von Gonadotropin-releasing-Hormon reagiert. Die Folge ist eine zunehmende Entleerung des Hypophysenvorderlappens an LH, in geringerem Maße auch an FSH, was sich in dem größeren LH- und in dem kleineren FSH-Gipfel äußert. Der LH-Peak ist offensichtlich primär für die

Ovulationsauslösung

verantwortlich. Die Terminierung geschieht wahrscheinlich auch noch mit Hilfe von Progesteron, das zu Beginn der LH-Ausschüttung vermehrt sezerniert wird. Die LH-Ausschüttung in Zyklusmitte weist eine weitgehende Dauer- und Mengenkonstanz auf, die einen streng kontrollierten Vorgang anzeigen. Während der

Lutealphase

wird dann wieder eine langsame Auffüllung der hypophysären LH-Speicher beobachtet. Die kontinuierlich ansteigende luteale Progesteronsekretion und die nach der Ovulation wieder zunehmende Östrogensynthese entfalten nunmehr eine synergistische

negative Feedback-Wirkung.

Die in dieser Phase besonders hohe Progesteronkonzentration verlangsamt die Intervalle der Freisetzung von Gn-RH im Sexualzentrum. Durch diesen Mechanismus bricht bei ausbleibender Befruchtung die luteale Steroidsynthese zusammen. Die

Luteolyse

läuft unter dem Einfluß der vermehrt gebildeten *Prostaglandine* ab.

Durch Hormonentzug kommt es zur

Menstruation.

Gleichzeitig wird damit die Bremswirkung auf die hypothalamische Region gelockert und der erneute Beginn der Follikelreifung für den nächsten Zyklus ermöglicht.

Zyklische Veränderungen am Ovarium und den Erfolgsorganen

Im

Ovarium

verläuft die *Follikelreifung in 3 Stadien:*

1. Rekrutierung einer Kohorte mit gleichmäßigem Heranwachsen von Follikeln, beginnend am Ende des vorausgehenden Zyklus, etwa bis zum Ende der Menstruation;
2. Selektionsphase für den Reifefollikel bis zum 7. Zyklustag;
3. Dominanzphase des Reifefollikels bis zur Ovulation.

Für den zyklischen Ablauf ist also die Heranbildung eines Reifefollikels, der von REGNIER DE GRAAF 1672 erstmals beschrieben wurde, bestimmend.

Der

Graaf-Follikel

ragt über die Ovarialoberfläche erkennbar vor, er ist kugelig und etwa 2 cm im Durchmesser groß. Im reifenden Follikel findet eine sehr lebhafte Zellteilung statt, präovulatorisch sind die Mitosen wieder seltener. Die Thekazellschicht zeigt bezüglich Breite und Dichte eine erhebliche Variabilität; zu Beginn der *Ovulation* ist bereits eine auffallende Hyperämie festzustellen. Sie erreicht ihr höchstes Ausmaß 24 Stunden nach der Ovulation und stellt ein transitorisches Phänomen dar. Die Zellen des Eihügels weichen zu Beginn der Ovulation auseinander; dadurch wird die Eizelle aus dem Kontakt mit ihrer Umgebung gelöst und verläßt zusammen mit den an ihr haftenden Zellen der Corona radiata den Cumulus oophorus. Unmittelbar vor der Ovulation prägt sich in der Follikelwand ein gefäßloser heller Fleck, das sog. **Stigma** aus. An dieser Stelle kommt es zur Ruptur, wobei die dünne Membran ringförmig einreißt (Abb. 17).

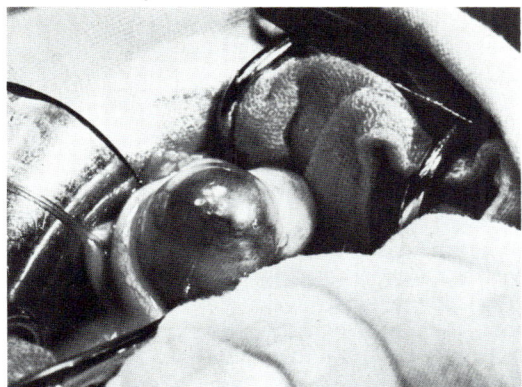

Abb. 17   Sprungreifer Graafscher Follikel, etwa 12 Stunden vor dem höchsten LH-Spiegel im Serum während eines normalen Zyklus in situ (aus *P. Kemeter, F. Friedrich, G. Breitenecker*. In: Human Ovulation, hrsg. von *E. S. E. Hafez*. Elsevier. Amsterdam 1979)

Für die Andauung der Follikelwand und die

Follikelruptur

mit Ausstoßung des Eizell-Kumulus-Komplexes spielt ursächlich der Anstieg proteolytischer Enzyme wie Kollagenase und Plasmin sowie die Zunahme der Prostaglandinkonzentration in der Follikelflüssigkeit eine bestimmende Rolle. Die Follikelflüssigkeit tritt relativ langsam und anhaltend aus (Abb. 18); der Vorgang dauert wenige Minuten. Nach der Ovulation kollabiert die Follikelwand. Der Zeitpunkt der Eiabgabe liegt im vollwertigen ovulatorischen Zyklus gewöhnlich 14 Tage ante menstruationem (KNAUS).

Die

Eizelle (Oozyt)

mit einem Durchmesser von 80 μm, die sich seit der Geburt in der Prophase der ersten Reifeteilung befindet, erfährt durch den LH-Stimulus den weiteren Ablauf der Meiose.

Unmittelbar nach der Ovulation wird die Entwicklung anderer Follikel durch die Progesteronbildung gehemmt; in die Granulosazellschicht sprossen sofort Kapillaren ein, die Luteinisierung beginnt.

Der

Gelbkörper

(s. Abb. 12) erreicht innerhalb von etwa 3 Tagen sein Blütestadium. Bleibt eine Befruchtung aus,

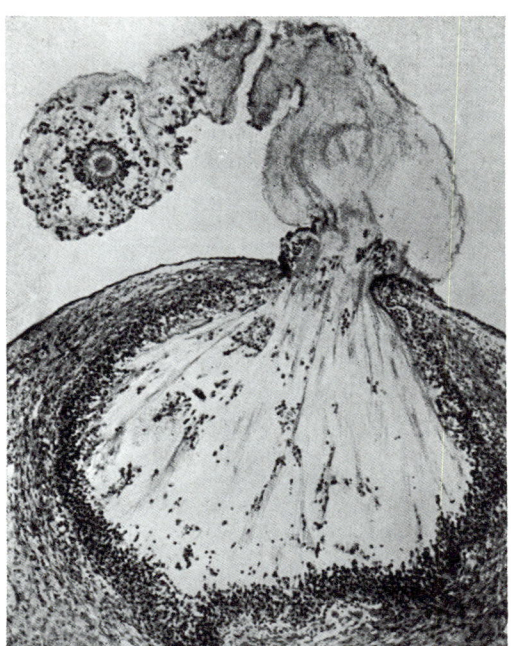

Abb. 18   Schnitt durch den Follikel aus dem Ovarium eines Kaninchens unmittelbar nach der Ovulation. Die Zellen des Cumulus oophorus sind in der Follikelflüssigkeit weit verstreut. Lediglich die die Corona radiata bildenden Zellen bleiben mit der Oberfläche der Eizelle in engem Kontakt (aus *R. J. Blandau*: Clin. Obstet. Gynec. 10 [1967] 347)

so setzt etwa 4 Tage vor der Menstruation die Rückbildung ein, und zwar durch Eigenregulation (s. S. 16).

Die Wirkung der Steroidhormone an den **Erfolgsorganen** läuft auf

Rezeptorebene

ab. Unter dem FSH-Einfluß kommt es zu einer Aktivierung des genetischen Materials, als deren Folge die spezifische intrazelluläre *Proteinsynthese* gesteuert wird. Für den Zyklus gilt, daß unter Gonadotropineinfluß jeweils zunächst der zytoplasmatische Rezeptor bereitgestellt wird, bevor die Hormonkonzentration im Plasma ihr Maximum erreicht. Durch diese Phasenverschiebung sind die Voraussetzungen für eine optimale Wirksamkeit gegeben.

An der

Tube

nimmt die einzellige Schicht der Tubenschleimhaut während der Follikelphase an Dicke zu. Das Verhältnis *Flimmerzellen* zu Drüsenzellen wird zugunsten der ersteren verschoben. Die Situation ändert sich nach der Ovulation mit einer ständigen Zunahme von Drüsenepithelien, die zu einer *sekretorischen Funktion* befähigt sind. Das Tubensekret spielt beim Befruchtungsvorgang und bei der Ernährung des befruchteten Eies eine wichtige Rolle. Die *Kontraktilität der Tubenmuskulatur* wird durch Östrogene gesteigert. Progesteron hat den gegenteiligen Effekt. Pro Minute können bis zu 12 Kontraktionen auftreten.

Das

Myometrium

ist postmenstruell relativ derb, der Uterus infolgedessen relativ klein. Während der zweiten Zyklushälfte tritt eine Vergrößerung der Uteruswand durch Zellhypertrophie auf. Während der Menstruation erfolgt wieder eine Rückbildung. Der *Tonus* ist zu Beginn des Zyklus am größten. In der zweiten Zyklushälfte hemmt Progesteron die Erregungsvorgänge des Uterus (KNAUS), in erster Linie durch Verringerung der Natriumpermeabilität in der Zellmembran (JUNG). Während Oxytocin und Prostaglandin $F_{2\alpha}$ die Kontraktilität fördern, wirkt Prostazyklin (PGI_2) relaxierend auf das Myometrium, indem es in hohen Konzentrationen gebildet wird.

Die zyklischen Veränderungen am

Endometrium

wurden erstmals von HITSCHMANN u. ADLER beschrieben. Die zeitliche Korrelation zwischen den zyklischen Vorgängen am Ovarium und am Endometrium ist seit den Arbeiten von SCHRÖDER bekannt. Demnach entspricht der Follikelphase am Ovarium die *Proliferationsphase* oder „erste Wachstumsphase" am Endometrium, der Corpus-luteum-Phase die *Sekretionsphase* oder „zweite Wachstumsphase". Die *Regressionsphase* leitet in die *Desquamationsphase* über, die der Menstruation entspricht. An sie schließt sich die *Regenerationsphase* an.

Die Östrogenwirkung führt bis zum Follikelsprung in der sog.

Proliferationsphase

eine volle Proliferation herbei. In der Funktionalis entwickeln sich schmale gestreckte Drüsenschläuche, das Epithel ist zylindrisch

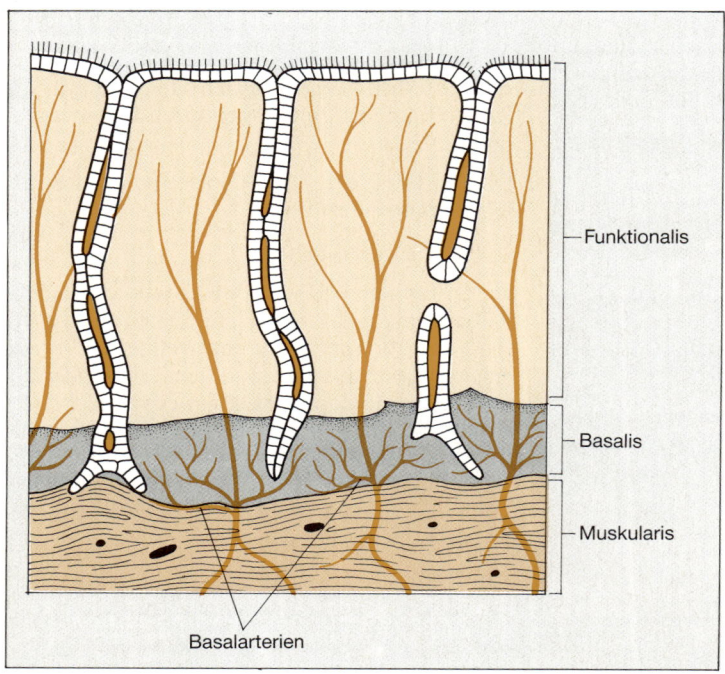

— Funktionalis

— Basalis

— Muskularis

Basalarterien

Abb. 19
Proliferationsphase des Endometriums

(Abb. 19) und weist mit einem Maximum am 10. Zyklustag zahlreiche *Mitosen* auf. Die Kerne sind dicht gedrängt. Das Stroma wird zunehmend durchsaftet, die Durchblutung verstärkt. *Nach der Ovulation* treten durch das gleichzeitige Einwirken von Östrogenen und Progesteron in der sog.

Sekretionsphase

eine funktionelle Leistung der Epithelzellen sowie eine Hypertrophie der Stromazellen auf. Mitosen werden in nennenswertem Umfang nur noch zu Beginn beobachtet. Der Progesteroneinfluß äußert sich schon vom Zeitpunkt der Ovulation an in einer **Glykogenbildung** unterhalb der Epithelkerne, die sich histologisch ohne Spezialfärbung in Form von basalen Sekretvakuolen darstellt. Diese sind 4 Tage post ovulationem am stärksten ausgebildet. Mit fortschreitender Differenzierung erfolgt eine zunehmende Bildung von *Zellsekreten*, vor allem von Schleimstoffen, die sich im Drüsenlumen ansammeln. Der Kern wandert zur Basis. Die Drüsen nehmen eine geschlängelte Form, sog. „Sägeblattform", an (Abb. 20). Vom 8.–10. Tag nach dem Eisprung an bilden sich *Spiralarterien*. Die Bindegewebszellen erfahren prämenstruell eine *prädeziduale Umwandlung*. – Bereits in der letzten Zykluswoche beginnt die

Regressionsphase.

In ihrem Verlauf kommt es durch Flüssigkeitsverlust, Degeneration und Auflösung der strukturellen Bestandteile zur Regression der Schleimhaut. Der Blutstrom im Spiralarteriensystem ist verlangsamt. Von den Enzymen zeigen die alkalische Phosphatase sowie andere Fermente aus dem intermediären Kohlenhydratstoffwechsel oder aus der Atmungskette eine Aktivitätsabnahme. Hohe $PGF_{2\alpha}$-Konzentrationen lösen durch Vasokonstriktion und Hypoxie die menstruellen Veränderungen aus. – Die

Menstruation als Desquamationsphase

beginnt in den fundusnahen Abschnitten. Die Gefäße werden durch degenerative Wandpro-

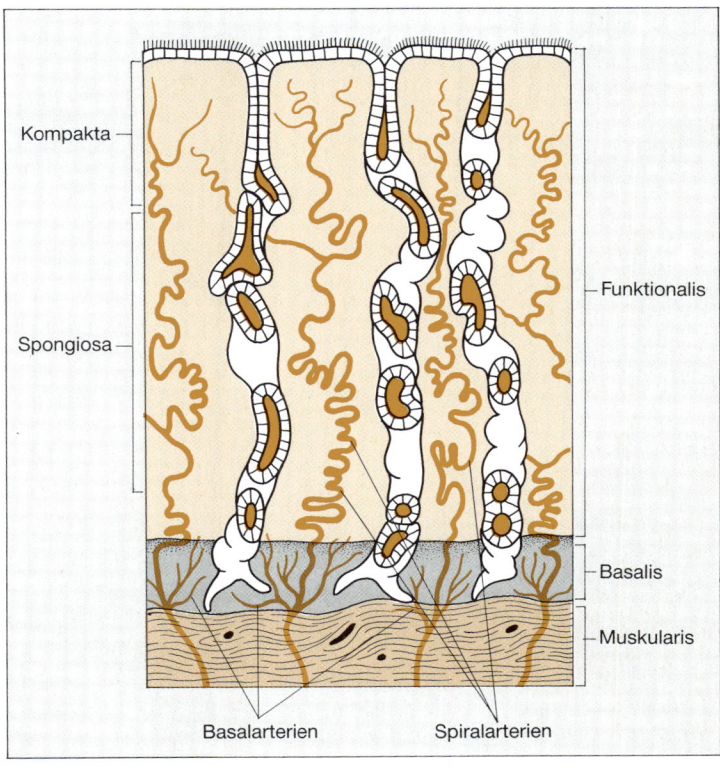

Abb. 20   Sekretionsphase des Endometriums

zesse brüchig und durchlässig. Das Blut kann entweder direkt ins Cavum uteri durchbrechen oder zunächst konfluierende Hämatome bilden. Das zur Abstoßung kommende Gewebe besteht aus spärlichen Gewebspartikeln. Das *Menstrualblut* ist defibriniert. Die regressiv veränderte Schleimhaut gibt einen als Citofibrinokinase bezeichneten Gewebeaktivator ab. Dadurch wird das fibrinolytische System aktiviert und der Blutplasmabestandteil Plasminogen in Plasmin oder Fibrinolysin übergeführt. Bei der Menstruation sickert das normale koagulationsfähige Blut über die „Tapete" des regressiv veränderten Endometriums und gelangt mit der dort freigesetzten Citofibrinokinase in Kontakt. Am intrauterinen Koagulum erfolgt dadurch eine *Fibrinolyse*. Als thrombozytärer Aggregationshemmer ist Prostazyklin zusätzlich an diesem Wirkungsmechanismus beteiligt. Es verursacht auch die Vasodilatation der Spiralarterien als wesentlichen Faktor für den Blutverlust. Das *Menstrualsekret* besteht zu zwei Dritteln aus Blut und zu einem Drittel aus Genitalsekreten. Die Stärke der Blutung schwankt zwischen 50 ml und 150 ml bei Frauen mit einem normalen Zyklus im geschlechtsreifen Alter, die Dauer der Periode zwischen 3 und 5 Tagen. – Die östrogenabhängigen Aufbauvorgänge führen während der

Regenerationsphase

zum Sistieren der Blutung. Es kommt zur Epithelisierung der Wunde sowie zur Regeneration der Endstrombahn durch Aussprossen neuer Kapillaren.

Im Bereich der

Cervix uteri

stellt sich das *Zervixdrüsenfeld* morphologisch während der Geschlechtsreife im wesentlichen immer in der gleichen Weise dar. Demgegenüber ist das *Zervixsekret* mit seinen Glykoproteid-Filamenten und seiner Netzfaser-(Mizellen-)Struktur eindeutig zyklischen Veränderungen unterworfen. Der Mukus ist ein Hydrogel mit einer wäßrigen und einer viskösen Phase. Ein reichlicher, klarer, leukozytenarmer Zervikalschleim mit niedriger Viskosität und hohem Wassergehalt entspricht einer guten Östrogenwirkung. Die Absonderung erreicht ihr Maximum im Zyklus unmittelbar vor dem Follikelsprung. Der Schleim läßt sich hier zu zentimeterlangen Fäden in Form der sog. **Spinnbarkeit** ausziehen (Abb. 21). Im getrockneten Ausstrich findet man zu diesem Termin die typischen Farnkrautkristalle am stärksten ausgeprägt (Abb. 22). Die Weite des Zervikalkanals ist in der präovulatorischen Phase des Zyklus ebenfalls am größten, was an der Zunahme des Durchmessers des *äußeren Muttermundes* sichtbar wird. Unter diesen Voraussetzungen kann der Zervixschleim von den Spermatozoen optimal durchwandert werden. – Während der zu-

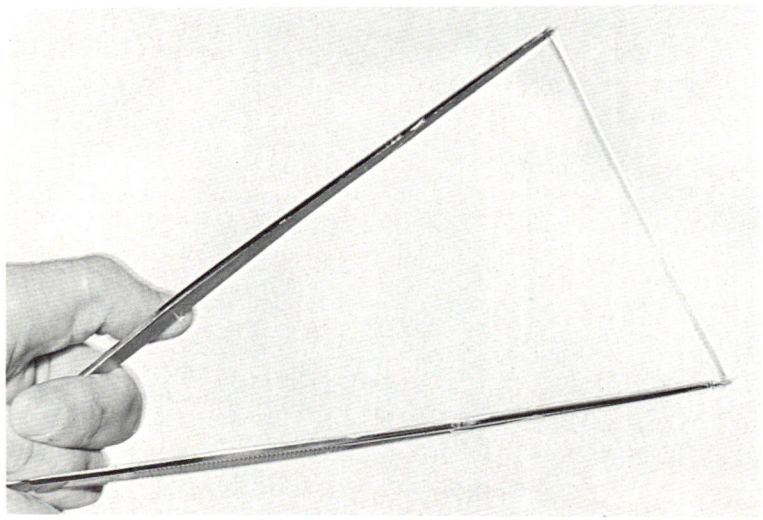

Abb. 21   Spinnbarkeit des Zervixsekrets in der präovulatorischen Phase

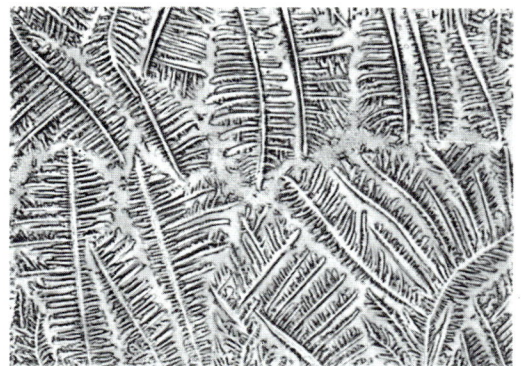

Abb. 22   Präovulatorische Farnkrautkristallisation im Zervikalschleim

sätzlichen *Progesteronwirkung* in der Corpus-luteum-Phase wird das Zervixsekret hoch viskös, zähflüssig, opaleszierend und für Spermatozoen praktisch undurchdringbar. Die Spinnbarkeit und die Kristallisation im Trockenpräparat lassen zunehmend nach, der Muttermund verkleinert sich wieder.

Die Veränderungen der Cervix uteri als Parameter hormonaler Wirkungen werden heute vielfach durch ein Score-System nach Insler beurteilt. Dieser

Zervixindex

setzt sich zusammen aus: Mukusproduktion, Spinnbarkeit, Farnkrautphänomen und Weite des Zervikalkanals (S. 20).

Die

Vagina

mit den Zellformationen in Form der Basal-, Parabasal-, Intermediär- und äußere bzw. innere Superfizialzellschicht unterliegt ebenfalls einer ständigen, endokrin beeinflußten Regeneration von der Basalzellschicht her. Da die Hormonempfindlichkeit der Scheide sehr groß ist, sind hier leicht hormonalbedingte Veränderungen zu erkennen. Charakterisiert wird das Zellbild durch Größe und Lagerung der Epithelien, Zahl der Kernpyknosen, Färbbarkeit des Zytoplasmas und das Verhalten der Zellränder. Das

vaginale Zellbild der Follikelphase

ist gekennzeichnet durch große, flach ausgebreitete polyedrische Zellen, vorwiegend eosinophil mit kleinen pyknotischen Kernen (Superfizial-

zellen) oder vesikulären Kernen (große Intermediärzellen) aus den obersten Schichten des Epithels und wenig Leukozyten (Abb. 23). Diese Kriterien sind am stärksten ausgebildet in der präovulatorischen und ovulatorischen Phase. Sie äußern sich in einem hohen Karyopyknose- und Eosinophilie-Index. Demgegenüber weist das

vaginale Zellbild der Corpus-luteum-Phase

bei vermehrter Leukozytenzahl vor allem mittelgroße, vorwiegend zyanophile, in Häufchen zusammenliegende Zellen mit gefälteten und eingerollten Rändern und größeren vesikulären Kernen aus der oberen Intermediärschicht auf (Abb. 24).

Die

Entwicklung der Mammae

während der Pubertät läuft in Form der *Mammogenese* ab. Für das Wachstum der Milchgänge und Alveolen sind Östrogene, Progesteron und Prolaktin erforderlich; das Mammaparenchym enthält entsprechende Hormonrezeptoren. Beginnend etwa 2 Jahre vor der Me-

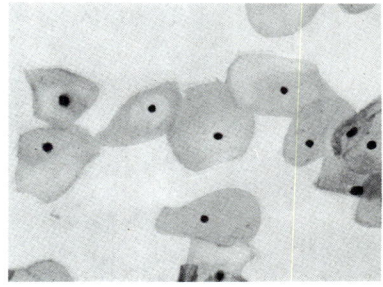

Abb. 23   Folliküläres Zellbild des Vaginalepithels

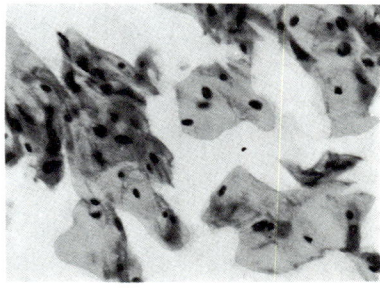

Abb. 24   Luteales Zellbild des Vaginalepithels

narche, ist ein Gangwachstum zu beobachten, für das zunächst die Östrogene überwiegend verantwortlich sind. Mit der Normalisierung des *Zyklus* bedingt die synergistische Wirkung von Östrogenen und Progesteron die regelrechte Ausbildung von Milchgängen und Alveolen. Zeichen dieser Entwicklung sind die Proliferation der Endsprossen (Drüsenläppchen) und die prämenstruelle Sekretion. Die höchste DNA-Synthese ist während der Corpus-luteum-Phase zu beobachten. Die Mammae weisen hier auch ihr größtes Volumen auf (DÖRING). Die Neigung zu Schwellung und Spannungsgefühl wird vor allem der Prolaktinwirkung zugeschrieben, sie verschwindet wieder mit Einsetzen der Menstruation.

Extragenitale zyklische Veränderungen

Von den im Zyklus beobachteten hormonal bedingten Veränderungen von Körperfunktionen sind folgende erwähnenswert:

Die

Basaltemperaturkurve

(Abb. 25) zeigt im Zyklus einen biphasischen Verlauf. Die Temperatur hält während der Follikelphase ein niedriges Niveau um 36,6 °C. Die Ovulation fällt oft mit einem Temperaturtief 1–3 Tage vor der Temperaturerhöhung zusammen. Die Hyperthermie kann steil in Form eines Temperatursprungs, aber auch allmählich, treppenförmig erfolgen: Sie bleibt mit geringen Schwankungen über etwa 13 Tage um 37 °C bestehen, um dann vor der Periode wieder nachzulassen. Der *postovulatorische Temperaturanstieg* ist auf den Einfluß des Progesterons zurückzuführen, das eine hypertherme Wirkung auf das Temperaturzentrum ausübt. Die Dauer der prämenstruellen Hyperthermie ist weitgehend konstant und beträgt im Mittel 13–14 Tage (DÖRING).

Am

Gefäßsystem

erfolgt unter der zunehmenden *Östrogenwirkung* im Zyklus eine Weiterstellung der Arteriolen, die Strömungsgeschwindigkeit und die Kapillarresistenz nehmen zu, die Hautdurchblutung steigt, und die Sauerstoffausnützung des peripheren Blutes ist verbessert. Es kommt zu einer leichten Hydrämie. *Progesteron* führt

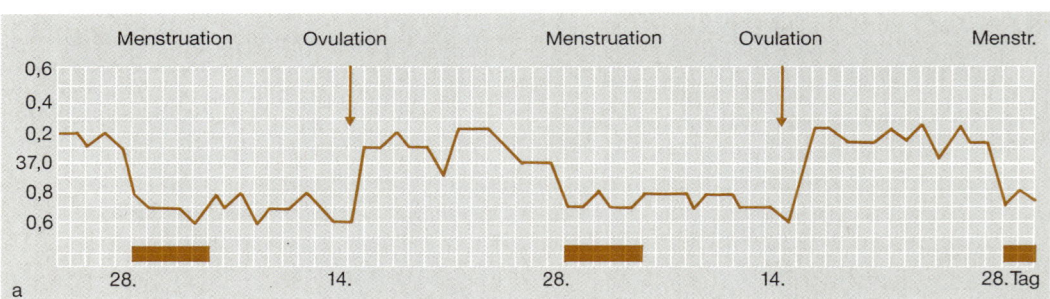

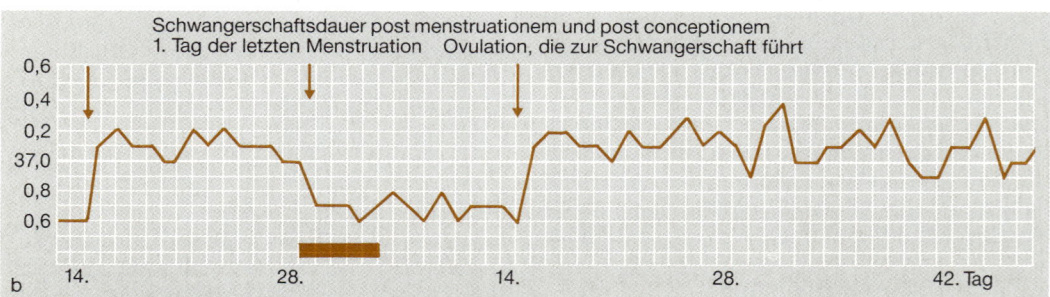

Abb. 25   Verlauf der Basaltemperaturkurve der Frau
a) bei normalem biphasischem Zyklus,
b) in der Frühgravidität

demgegenüber im Zyklus zu einer verstärkten Blutfülle durch Weiterstellung der Gefäßwände, die Permeabilität wird erhöht.

Die

Pulsfrequenz

ist prämenstruell am höchsten und fällt mit Beginn der Menstruation wieder ab. Die Blutdruckwerte liegen vor der Periode am höchsten.

Das

Blut

läßt ebenfalls zyklische Veränderungen der einzelnen Bestandteile erkennen. Die Erythrozytenkonzentration ist z. Z. der Ovulation am niedrigsten; die Retikulozyten sind prämenstruell reduziert. Während des Menstruationsbeginns tritt im weißen Blutbild eine leichte Linksverschiebung mit Vermehrung der Lymphozyten auf. Die eosinophilen Leukozyten sind am häufigsten vor der Menstruation und am seltensten während der Ovulation nachzuweisen. – Die zyklusabhängigen Veränderungen der

Atmung

zeigen, daß die alveoläre CO_2-Spannung während der Ovulation am niedrigsten ist. Die Alkalireserve sinkt vor der Menstruation ab. – Von den

endokrinen Drüsen

zeigt die Schilddrüse prämenstruell oft eine Vergrößerung. – Die

Gelenke und Bänder des Beckens

erfahren unter dem Einfluß der Ovarialhormone eine Auflockerung, die an einer Verbreiterung der Schamfuge prämenstruell röntgenologisch erkennbar sein kann. – Die

vegetative Reaktionslage

ist in der ersten Zyklushälfte durch einen Parasympathikotonus und in der zweiten Zyklushälfte durch einen Sympathikotonus charakterisiert. Während der Corpus-luteum-Phase ist die Motorik des Magen-Darm-Traktes herabgesetzt; es besteht ein Trend zur Obstipation. Im

Wasser- und Mineralhaushalt

bewirken Östrogene eine Natrium- und Wasserretention durch Einlagerung von vorwiegend extrazellulärem Wasser. Progesteron hat einen geringen diuretischen Effekt; sein Entzug kann zur Flüssigkeitsretention führen. Östrogene verursachen auch eine positive Kalzium- und Phosphorbilanz. – Bezüglich des Eiweißstoffwechsels kommt den Östrogenen eine anabole, d. h. eiweißaufbauende und stickstoffretinierende Wirkung zu. – Der Cholesterinspiegel ist intra menstruationem am niedrigsten. Bezüglich der

psychischen Verfassung

besteht, abgesehen von konstitutionsgebundenen Besonderheiten, während der Östrogenphase im allgemeinen Ausgeglichenheit und Wohlbefinden. In der prämenstruellen Phase sind dagegen depressive Stimmungslagen, Reizbarkeit und gesteigerte Antriebhaftigkeit sowie psychomotorische Hemmungen relativ häufig (MARTIUS u. GRUSON). Insgesamt besteht ein prämenstruelles Leistungsminimum (DÖRING).

Literatur

Anderson, T. J.: Mitotic activity in the breast. J. Obstet. Gynaecol. 4, Suppl. 2 (1984) 114

Bettendorf, G.: Die Ovulation. Arch. Gynäkol. 202 (1965) 132

Braendle, W.: Physiologie des Menstruationszyklus. Arch. Gynecol. 242 (1987) 549

Citoler, P.: Embryologie und Morphologie der Genitalorgane. In Kaiser, R., G. F. B. Schumacher: Menschliche Fortpflanzung. Thieme, Stuttgart 1981 (S. 2)

Dallenbach-Hellweg, G.: Endometrium. Springer, Berlin 1981

Döring, G. K.: Über Veränderungen des Brustvolumens im Cyclus. Arch. Gynäkol. 18 (1953) 51

Geiger, W.: Ovar. In Deck, K. A.: Endokrinologie. Thieme, Stuttgart 1976

Jakobovits, A.: Endokrinologie des Ovars. Barth, München 1965

Jung, H.: Erregungsphysiologie des Uterus. Arch. Gynäkol. 202 (1965) 14

Kaiser, R.: Ovarialfunktion und genitale Erfolgsorgane. In Kaiser, R., G. F. B. Schumacher: Menschliche Fortpflanzung. Thieme, Stuttgart 1981

Kaiser, R., A. Pfleiderer: Lehrbuch der Gynäkologie, 15. Aufl. Thieme, Stuttgart 1985

Kneer, M.: Anatomie und Funktion der Muskulatur des menschlichen Eileiters. Zbl. Gynäkol. 71 (1949) 1236

Labhart, A.: Klinik der inneren Sekretion. Springer, Berlin 1978

Lippert, T. H.: Die Prostaglandine in der reproduktiven Physiologie. Klin. Wschr. 55 (1977) 515

Leyendecker, G., W. Nocke: Die endokrine Regulation des menstruellen Zyklus. Fortschr. Med. 94 (1976) 1910

Martius, H.: Grundlagen der Gynäkologie. Thieme, Stuttgart 1950

Martius, G., G. Gruson: Psychomotorische Veränderungen im Verlauf des Menstruationszyklus. Arch. Gynäkol. 192 (1960) 464

Netter, F. H.: Farbatlanten der Medizin, 2. Aufl., Bd. III: Genitalorgane. Thieme, Stuttgart 1987

Peters, F.: Prolaktin und Erkrankungen der Brust. Urban & Schwarzenberg, München 1986

Prechtel, K., G. Rudzki: Histomorphologisch nachweisbare Brustdrüsenveränderungen während des biphasischen Ovarzyklus. Geburtsh. u. Frauenheilk. 33 (1973) 370

Rauscher, H.: Ovulation (Morphologie). Arch. Gynäkol. 202 (1965) 121

Runnebaum, B., T. Rabe: Gynäkologische Endokrinologie. Springer, Berlin 1987

Schally, A. V., A. J. Kastin: Die hypothalamischen Hormone, welche die Freisetzung der Hypophysenhormone stimulieren oder hemmen. Triangel (Dtsch.), 9 (1969) 19

Schmidt-Matthiesen, H.: Das normale menschliche Endometrium. Thieme, Stuttgart 1963

Schulz, K. D.: Prolaktin im Organismus der Frau. Geburtsh. u. Frauenheilk. 34 (1974) 475

Schulz, K. D.: Neuroendokrine Regulation der Ovarialfunktion und Biosynthese der Ovarialsteroide. In Kaiser, R., G. F. B. Schumacher: Menschliche Fortpflanzung. Thieme, Stuttgart 1981 (S. 19)

Semm, K., W. Michelmann, L. Mettler: Derzeitiger Stand der In-vitro-Fertilisation. Gynäkol. u. Geburtsh. 4 (1985) 27

Soost, H.-J., S. Baur: Grundriß und Atlas der gynäkologischen Zytodiagnostik, 4. Aufl. Thieme, Stuttgart 1980

Tausk, M., J. H. H. Thijssen, T. B. van Wimersma Greidanus: Pharmakologie der Hormone, 4. Aufl. Thieme, Stuttgart 1986

Watzka, M.: Ovarium. In Borgmann, W.: Handbuch der mikroskopischen Anatomie des Menschen. Bd. VII/3. Springer, Berlin 1957

Wetzstein, R.: Der Uterusmuskel: Morphologie. Arch. Gynäkol. 202 (1965) 1

Zahradnik, H. P., J. Neulen, M. Breckwoldt: Eicosanoide und Menstruation. Arch. Gynecol. 242 (1987) 575

Zander, J., K. Holzmann: Der menstruelle Zyklus. In Käser, O., V. Friedberg, K. G. Ober, K. Thomsen, J. Zander: Gynäkologie und Geburtshilfe, Bd. I. Thieme, Stuttgart 1969

Aufgaben

1. Wie sind Hymen und Vagina bei der Nullipara und der Para beschaffen?
2. Welche Bedeutung kommt den Döderleinschen Milchsäurebazillen in der Vagina zu?
3. Nennen Sie die Ansatzpunkte der folgenden Bandverbindungen im Bereich des weiblichen Genitale:

   – Lig. suspensorium ovarii
   – Lig. ovarii proprium
   – Lig. teres uteri

4. Was verstehen wir unter einem Sekundärfollikel?
5. Welche Aufgabe kommt dem follikelstimulierenden Hormon FSH der Hypophyse zu?
6. Nennen Sie die beiden wichtigsten ovariellen Steroide und beschreiben Sie deren Funktion!
7. Was sagt uns der Begriff des „Rückkoppelungsmechanismus"?
8. Beschreiben Sie den Vorgang der Ovulationsauslösung!
9. Welche Veränderungen treten am Endometrium im Verlauf des mensuellen Zyklus auf?
10. Welche diagnostische Bedeutung kommt dem Phänomen der Spinnbarkeit des Zervixschleimes zu?
11. Welche Rolle spielen die Prostaglandine an den weiblichen Fortpflanzungsorganen?
12. Welche Hormone und welche morphologischen Entwicklungen bestimmen die Mammogenese?
13. Welche Bedeutung hat die Basaltemperaturmessung für die Bestimmung der Ovulation und damit für die Errechnung des Geburtstermines?

2 Physiologie der Fortpflanzung

Physiologie der Zeugung und Frühentwicklung des Schwangerschaftsproduktes

R. Kaiser

Lernziel

Das Verständnis für die Physiologie der Zeugung und Frühentwicklung setzt die Kenntnis der periodischen Fruchtbarkeit der Frau und die Vorgänge zur Bereitstellung ausreichend funktionstüchtiger Spermatozoen voraus. Für die Befruchtung von Bedeutung sind Vorgänge wie Spermatozoenpenetration, Kapazitation und Akrosomreaktion.

Weitere Kenntnisse sind erforderlich über den Ort der Fertilisation, die Reifungsteilungen der Gameten und die Verschmelzung der Vorkerne. Eine normale Frühentwicklung setzt eine zeitlich richtige Folge der mitotischen Teilung und den Austausch von Stoffen mit der Umgebung zur Energiegewinnung voraus.

Fertilität der Frau

Zwischen der Menarche, also der ersten Blutung, die gewöhnlich zwischen dem 13. und 14. Lebensjahr auftritt, und der Menopause, also dem Zeitpunkt der letzten Periode, die durchschnittlich um das 50. Lebensjahr abläuft, erstreckt sich die Phase einer hohen Fertilität bei der Frau auf den Zeitraum zwischen dem 20. und 35. Lebensjahr. Herabgesetzt ist demnach die Fertilität vor allem in den ersten Jahren nach der Menarche, die noch zur Pubertät zählen, sowie zunehmend ab Ende 30 bis zur Menopause. Diese Phasen sind gekennzeichnet durch einen hohen Prozentsatz an anovulatorischen und pathologisch-ovulatorischen Zyklen (Abb. 1). Die

Konzeptionschance

beträgt bei Frauen mit Kinderwunsch, die noch nicht schwanger waren, Ende des 4. Dezenniums (> 35 J.) innerhalb eines Jahres nur noch etwa 50% gegenüber 75% bei Frauen im 3. Dezennium (SCHWARTZ u. MAYAUX). Jenseits des 50. Lebensjahres sinkt die Wahrscheinlichkeit für eine Empfängnis auf unter 1 : 20 000 ab. Ex-

tremfälle von Schwangerschaften bei Mädchen unter 10 Jahren mit einer Pubertas praecox und bei Frauen nach dem 50. Lebensjahr sind jedoch mehrfach mitgeteilt worden. Die Zahl der Oozyten in den Ovarien ist in diesem Alter auf einige wenige Hundert zurückgegangen. Die

periodische Fruchtbarkeit der Frau

erstreckt sich jeweils auf nur wenige Tage im Zyklus (OGINO; KNAUS). Wird eine Befruchtung angestrebt, so muß deshalb die fertile Phase, d.h. das Konzeptionsoptimum, beachtet werden. Die präovulatorische und ovulatorische Phase erstrecken sich über einen Zeitpunkt von 48 bis 72 Stunden. Daraus ergibt sich ein

Konzeptionsoptimum

in Abhängigkeit von der Zykluslänge:

a) *im vierwöchigen Zyklus* zwischen dem 12. und 14. Tag p.m., mit einem Maximum am 13. Tag;

b) *bei einer kürzeren Zyklusdauer* entsprechend einige Tage früher, bei einer *verlängerten Zy-*

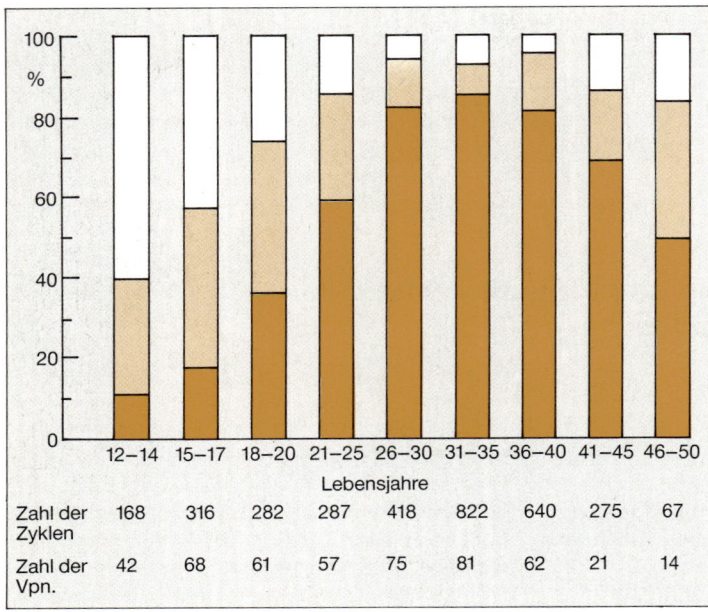

Lebensjahre	12–14	15–17	18–20	21–25	26–30	31–35	36–40	41–45	46–50
Zahl der Zyklen	168	316	282	287	418	822	640	275	67
Zahl der Vpn.	42	68	61	57	75	81	62	21	14

Abb. 1   Die Ovarialfunktion zwischen Menarche und Menopause. Frequenz an vollwertigen ovulatorischen ■, insuffizienten ovulatorischen □ und anovulatorischen Zyklen □ (nach *Döring*)

klusdauer eine entsprechende Anzahl von Tagen später.

Der verläßlichste Indikator für die bevorstehende Ovulation ist der Beginn des LH-Anstiegs, der 1–1½ Tage vor der Ruptur des Follikels stattfindet. Der

LH-Peak

läßt sich in Urin und Plasma nachweisen. Die Ovulation läuft etwa 10–12 Stunden nach dem LH-Peak und 24–36 Stunden nach dem Östradiol-Peak ab (s. Kap. 1, Abb. 15).

Ein weiterer zuverlässiger Parameter zum Nachweis des Konzeptionsoptimums ist die

sonographische Darstellung des Reifefollikels

mit einem Durchmesser von 25 mm direkt vor der Ovulation. Das Schnittbild gibt auch die Beschaffenheit des Cumulus oophorus wieder (Abb. 2).

Klinisch wird der Ovulationstermin nur von wenigen Frauen durch den sog.

Mittelschmerz

empfunden. Das Konzeptionsoptimum dokumentiert sich jedoch in den Tagen vor und während der Ovulation an den hormonalen Erfolgs-

organen, die unter einer maximalen Östrogenwirkung stehen. Die sog. präovulatorische und ovulatorische Phase ist charakterisiert durch bestimmte Kriterien, die einem starken Östrogeneffekt entsprechen (RAUSCHER). Die semiquantitative Angabe des **Zervixindex** nach Insler, der die Mukusproduktion, die Spinnbarkeit, das Farnkrautphänomen und die Weite des Zervikalkanals berücksichtigt, erlaubt eine genaue Verlaufsbeurteilung dieser Vorgänge. *Folgende Zeichen sprechen für die fruchtbaren Tage:*

– Das *Zervixsekret* ist reichlich und dünnflüssig und läßt sich zu zentimeterlangen Fäden auseinanderziehen. Die optimale Spinnbarkeit beträgt etwa 10 cm; außerdem ist das Farnkraut- oder Arborisationsphänomen am stärksten ausgebildet (s. Kap. 1, Abb. 21 u. 22).
– Der *Muttermund* zeigt seine größte Weite im Verlauf des Zyklus.
– Das *vaginalzytologische Bild* wird von großen, einzeln liegenden Zellen mit pyknotischen Kernen beherrscht (s. Kap. 1, Abb. 23).
– Die *Morgentemperatur* erreicht ihren Tiefpunkt im Verlauf des Zyklus (s. Kap. 1, Abb. 25).

Das Auftreten von

Frühkonzeptionen

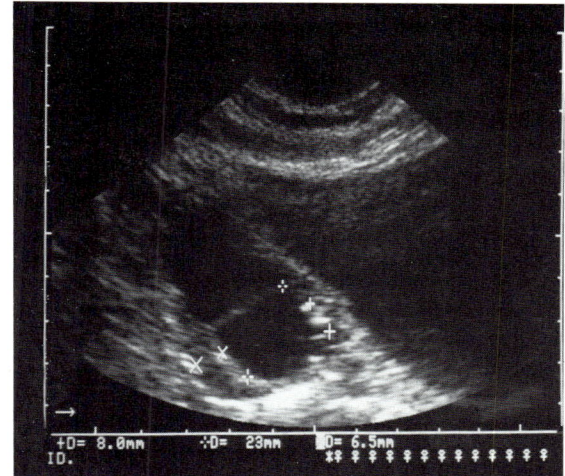

Abb. 2 Präovulatorischer Follikel (23 × 20 × 23 mm) mit Cumulus-oophorus-Komplexen (+ − +), hypodensem Halo und unregelmäßig begrenztem echogenem Rand (× − ×) als Ausdruck der präovulatorischen Veränderungen im Bereich von Theka- und Granulosazellschichten (aus *K. Diedrich: Neue Wege in Diagnostik und Therapie der weiblichen Sterilität.* Enke, Stuttgart 1987)

weist auf das Vorkommen von frühen Ovulationen hin. Dies bedeutet, daß die Eiabgabe in dem betreffenden Zyklus durch stimulierende Einflüsse, beispielsweise durch eine Zervixreizung (BICKENBACH u. Mitarb.), vorverlegt werden kann. Provozierte oder violente Ovulationen, wie sie bei Kaninchen, Feldhasen, Wieseln, Frettchen und Katzen vorkommen, gibt es beim Menschen aber nicht. – Eine

Spätkonzeption

ist nur möglich bei einer Spätovulation. So können endokrine Störungen oder psychische Belastungen den zyklischen Ablauf so weit hemmen, daß die Eiabgabe aus dem Ovar einige Tage später als gewöhnlich erfolgt. – Die postovulatori-

sche Phase bedeutet die Zeit der

physiologischen Unfruchtbarkeit.

Sie ist am besten erkennbar am Anstieg der Basaltemperaturkurve (s. Kap. 1, Abb. 25). Das Zervixsekret wird viskös und für Spermatozoen unpassierbar. Am Vaginalepithel bilden sich die Kriterien der Corpus-luteum-Phase aus (s. Kap. 1, Abb. 24).

Eine **Superfetation**, d. h. eine Konzeption während einer bereits bestehenden Schwangerschaft, gibt es nicht, da weder *parazyklische Ovulationen* vorkommen (KNAUS) noch das Zervixsekret ein Eindringen von Spermien in die oberen Genitalabschnitte zuläßt.

Eine **Superfekundation**, d. h. die Befruchtung von zwei verschiedenen Eizellen während eines Ovulationstermins durch Spermatozoen von zwei verschiedenen Kohabitationen, ist dagegen möglich.

Geschlechtszellen

Das für die *geschlechtliche Fortpflanzung* Wesentliche ist die Abgabe der Geschlechtszellen (Gameten) aus den Gonaden. Der Oozyt befindet sich bei der Ovulation zunächst noch im „Ovulat", während die Spermatozoen nach der Ejakulation einen Bestandteil des „Spermas" ausmachen.

Die

weibliche Eizelle (Oozyt)

hat im Primordialfollikel einen Durchmesser von 40 μm und erreicht im Reifefollikel einen

Durchmesser von 120 μm (Tab. 1). Damit wird die Eizelle zur größten Zelle des menschlichen Organismus und mit dem bloßen Auge eben sichtbar. Ihr Volumen ist etwa 250 000mal so groß wie das der Samenzelle. Im einzelnen besteht die Eizelle aus folgenden Substraten (Abb. 3):

– *Zellkern* (Keimbläschen): mit chromatinreichem Nukleolus (Keimfleck),
– *Ooplasma* (Dotter): mit Deutoplasma (Nährmaterial) und Protoplasma (Aufbaumaterial),

Tabelle 1 Übersicht über die Entwicklung und Größe der Eifollikel (nach *Stieve*)

		Durchmesser des Oozyten	Durchmesser des ganzen Follikels
Primärfollikel	1. Ruheperiode	35– 40 µm	45 µm
Sekundärfollikel	⎱ Wachstumsperiode ⎰	40–100 µm	50–200 µm
Tertiär-(Bläschen-)Follikel		100–130 µm	200 µm–8 mm
Tertiär-(Bläschen-)Follikel	2. Ruheperiode	110–130 µm	5– 8 mm
Tertiär-(Bläschen-)Follikel	Reifeperiode	110–130 µm	8–15 mm
Sprungreifer Follikel		110–130 µm	20–25 mm

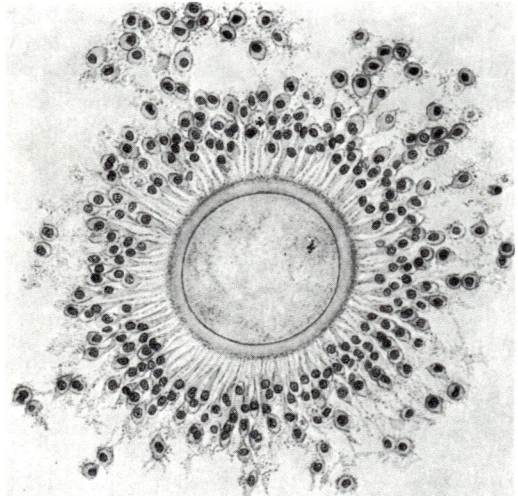

Abb. 3   Menschliches Ei mit Corona radiata, Cumulus oophorus und Zona pellucida. Stadium der ersten Reifeteilung mit Teilungsspindel (250fache Vergr.) (nach *Stieve*)

– *Zona pellucida* (Oolemma): glasklare Hülle mit einer Dicke von 20–30 µm, die vor allem Mukopolysaccharide enthält.

Das

Ovulat

setzt sich zusammen aus dem Follikelsaft, mit dem das Ei in die Tube gespült wird, dem Oozyten und der Corona radiata. Letztere hat wahrscheinlich eine Ernährungsfunktion. Sie umgibt das Ei in der ersten Zeit nach der Ovulation in Form einer mehrschichtigen Lage (Abb. 3).

Die männlichen Geschlechtszellen, die

Spermatozoen

(Abb. 4), 1677 von JOHAN HAM entdeckt, gehören zu den kleinsten Zellen des menschlichen Organismus. Sie bestehen aus Kopf, Hals, Verbindungsstück und Schwanz. Die Gesamtlänge eines Spermatozoons beträgt 50–60 µm, also etwa die Hälfte des Durchmessers der Eizelle. Der birnenförmige Kopf als Träger der Keimsubstanz ist 4–5 µm lang, 3 µm breit und 1 µm dick. Der Hals enthält die beiden Zentriolen. Das Verbindungsstück gilt als das Bewegungszentrum der Spermatozoen (KOËL).

Während des Differenzierungsprozesses von den Spermatiden zu den Spermatozoen müssen drei Vorgänge gleichzeitig und regelrecht ablaufen, nämlich die Akrosombildung, die Kernkondensation und die Schwanzbildung. Der vordere Teil des Spermatozoenkopfes ist von einer beutelartigen Struktur umgeben, die

Akrosom

genannt wird. Dabei handelt es sich um eine lysosomale Organelle, deren innerste Schicht, die innere akrosomale Membran, der Nuklearmembran aufliegt (Abb. 5). Die äußere akrosomale Membran umschließt den Inhalt des Akrosoms. Ihr liegt die Oberflächenmembran als Oberflächenschicht auf. Das Akrosom enthält Enzyme, von denen einige bei der Vereinigung des Spermatozoons mit der Eizelle beteiligt sind (S. 34) und bestimmt außerdem die Form der Spermatozoen. Im Normalfall entsteht es aus einer Akrosomenblase unmittelbar auf dem Spermatidenkern.

Durch die Beobachtung von CASPSERSSON u. Mitarb. (1970), wonach Teile des Y-Chromosoms durch die Einwirkung von alkylierenden Fluorochromen (Quinakrinderivaten) eine charakteristische Fluoreszenz aufweisen, ist es heute möglich,

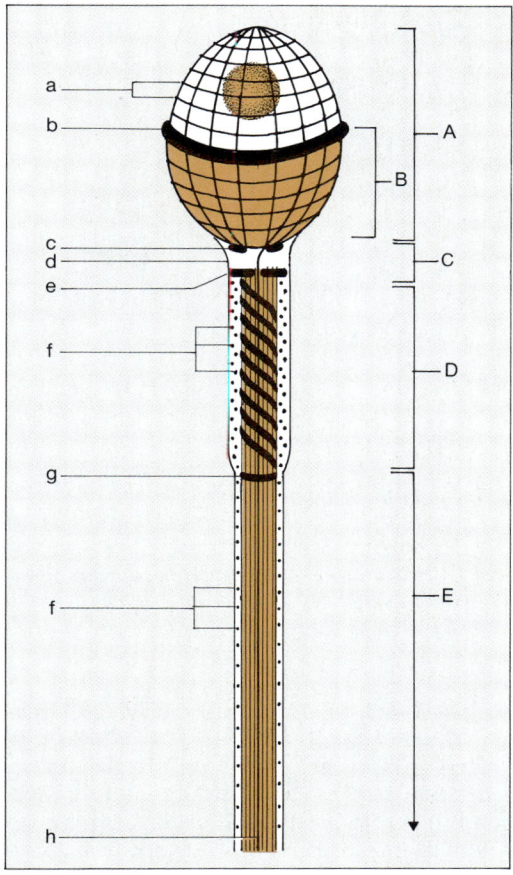

Abb. 4   Samenfaden vom Menschen ohne Akrosom (nach *Joel* u. *Stieve*)

a = Mikrosomen und
    Fibrillen,
b = Äquatorialsegment,
c = proximales Zentriol,
d = Zwischenmasse,
e = distales Zentriol,
f = Mikrosomen,
g = Schlußring,
h = Zentralfibrille

A = Kopf mit Vakuole,
B = Becherhülse,
C = Hals,
D = Verbindungsstück
    mit Achsenfäden,
    Spiralfäden und
    Plasmahülle,
E = Schwanz

Y-tragende Spermatozoen

im Ejakulat zu erkennen. Abb. 6 zeigt das sog. F-Body (Fluoreszenzkörperchen) oder Y-Chromatin, das sich als deutlich fluoreszierender Punkt darstellt. Von den Y-chromatin-negativen Spermatozoen wird angenommen, daß sie Träger des X-Chromosoms sind (BARLOW u. VOSA; PAWLOWITZKI u. PEARSON; KAISER u. Mitarb.). Der Prozentsatz von Y-chromatin-

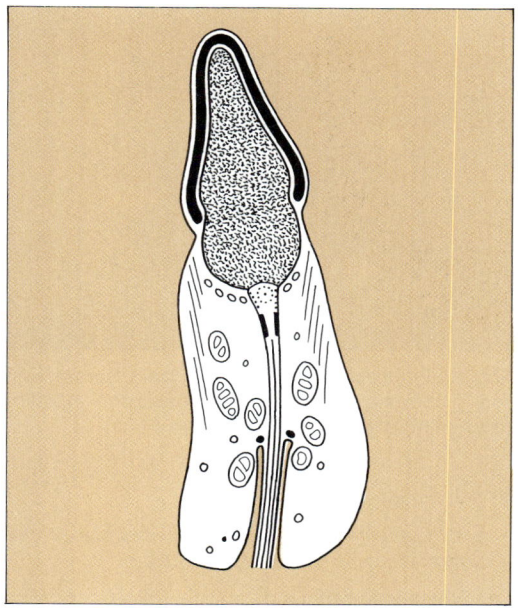

Abb. 5   Entstehung der Akrosomkappe aus der Akrosomblase (nach *Holstein*). Schichtaufbau von außen nach innen: Plasmamembran, äußere akrosomale Membran, Akrosom, innere akrosomale Membran

positiven Spermatozoen im Ejakulat beträgt im Durchschnitt 46%. Die Prozentzahlen im Zervixsekret liegen im In-vitro-Penetrationstest höher, nämlich bei etwa 55% (KAISER u. Mitarb.) (Abb. 7).

Das

Ejakulat

enthält nur einen kleinen Volumenanteil an *zellulären Elementen*, nämlich Spermatozoen, Spermiogenesezellen, Leukozyten und Makrophagen. Der weitaus größere Teil besteht aus einer viskösen Flüssigkeit, dem sog. *Seminalplasma* oder Spermaplasma oder Samenflüssigkeit. Das inhomogene Gemisch aus Sekretionsprodukten der akzessorischen Geschlechtsdrüsen stammt zu einem Drittel aus der Prostata und zu zwei Dritteln aus den Bläschendrüsen. Die Anteile aus Nebenhoden und Cowperschen Drüsen sind mengenmäßig sehr gering. Frisches Ejakulat ist unhomogen und flockig, wird aber durch die Aktivität proteolytischer Enzyme aus der Prostata im Verlauf von 15–20 Minuten verflüssigt. Die *Zusammensetzung des Ejakulats*

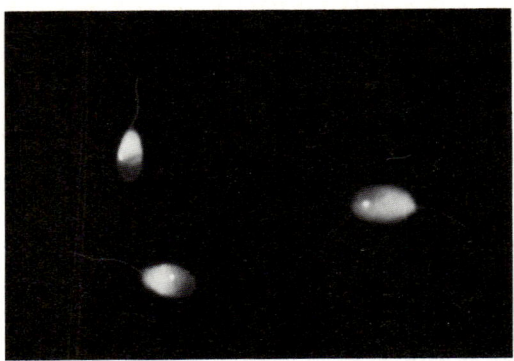

Abb. 6 Fluoreszenzmikroskopische Darstellung von Y-chromatinpositiven Spermatozoen (1500fache Vergr.) (nach *Kaiser* u. Mitarb.)

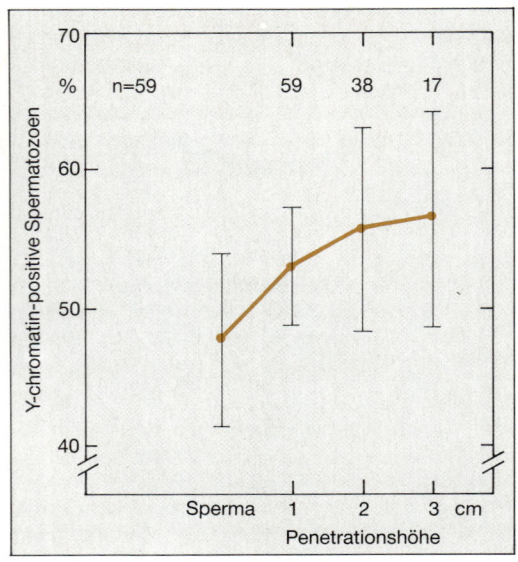

Abb. 7 Prozentsatz Y-chromatin-positiver Spermatozoen im Ejakulat und im Zervikalsekret (nach *Kaiser* u. Mitarb.)

ist wie folgt:

– *Spermaplasma:* flüssiger Anteil des Ejakulats,
– *Spermatozoen:* zellulärer Anteil.

Die **Normospermie** ist durch die folgenden Werte charakterisiert:

– Zahl der Spermatozoen: 60–120 Mill./ml $(60–120 \cdot 10^9/l)$,
– Morphologie der Spermatozoen: 80–85% normal konfiguriert,
– Motilität der Spermatozoen: 70–80% beweglich (volle Beweglichkeit 4–6 Stunden).

Die wichtigsten physikalischen und chemischen **Eigenschaften des Spermas** sind folgende:

Aussehen: milchtrüb; *Geruch:* süßlich-fad; *Volumen:* 2–5 ml; spezifisches *Gewicht:* 1,028; *pH-*

Wert: 7,2–7,8; *Verflüssigung:* nach 2–15 Minuten; *Gesamteiweißgehalt* 6–8 g% (60–80 g/l); *Fruktosegehalt* (als Indikator für die *androgene Aktivität*): 1000–4500 µg/ml (5,6–25,0 mmol/l). Außerdem finden sich im Sperma noch Aminosäuren, organische Säuren (Zitronensäure, Milchsäure), Fermente (Hyaluronidase), Prostaglandine und anorganische Bestandteile (TONUTTI u. Mitarb., VASTERLING).

Voraussetzungen für eine Potentia generandi

Eine **Zeugungsfähigkeit** liegt vor, wenn bei Mann und Frau bestimmte anatomische und funktionelle *Voraussetzungen* erfüllt sind; dazu gehören:

1. *Von seiten der Frau:*
   a) Durchgängigkeit der Genitalorgane vom Ostium vaginae bis zum abdominalen Ostium der Tube,
   b) Fehlen von Entzündungserscheinungen im Bereich der Schleimhäute,
   c) vollwertige Produktion an Ovarialhormonen und ein normales Reaktionsvermögen der genitalen Erfolgsorgane,
   d) Abgabe einer intakten Eizelle,
   e) physiologischer Implantationsplatz.

2. *Von seiten des Mannes:*
   a) Produktion von ausreichend funktionstüchtigen Spermatozoen,
   b) normale Androgenproduktion der Leydig-Zellen in den Testes,
   c) Durchgängigkeit des Epididymis und des Vas deferens,
   d) normale Zusammensetzung des Prostata- und Bläschendrüsensekretes,
   e) Potentia coeundi.

Die Besamung der Frau, die

Kohabitation,

wird durch die reflektorische Ejakulation abgeschlossen. Hierbei wird zuerst das Sekret der

Prostata, dann die spermatozoenhaltige Flüssigkeit aus dem Nebenhodenschwanz und dann das Sekret der Bläschendrüsen entleert. Dreiviertel aller Spermatozoen befinden sich im ersten Drittel des Gesamtejakulates. Die Spermatozoen legen in jeder Sekunde einen ihrer eigenen Körperlänge entsprechenden Weg von etwa 50 µm zurück. Eine derartige Geschwindigkeit wird, umgerechnet auf den Menschen, beim 100-m-Kraulschwimmen mit 1,7 m pro Sekunde eben erreicht.

Für die

Spermatozoenpenetration

müssen einige Voraussetzungen erfüllt sein. Das Vaginalmilieu liegt mit Werten von pH 4–5 normalerweise im sauren Bereich. Hier sterben die Spermatozoen im allgemeinen innerhalb einer Stunde ab. Im oberen Scheidendrittel macht sich jedoch der Einfluß des alkalischen Zervixsekretes mit einem pH-Wert von 7–8,5 bemerkbar. Das Sekret der Zervix hat somit eine puffernde Wirkung im hinteren Fornixbereich und begünstigt damit die Spermatozoenpenetration. Unter normalen Bedingungen werden zwischen 120 und etwa 200 Millionen Spermatozoen bei der Kohabitation in die Vagina eingebracht und großenteils in der hinteren Fornix vaginae vor der Portio deponiert. Dabei dient das hintere Vaginalgewölbe als *Ejakulatpool*, in den die nach hinten gerichtete Portio eintaucht. Die erste Fraktion des Ejakulates enthält die höchste Konzentration an Spermatozoen. Der größte Anteil des Ejakulatvolumens fällt dem Vaginalreflux sowie lytischen Prozessen anheim.

Nach der Kohabitation steigt über etwa 90 min die Anzahl der Spermatozoen in der

Cervix uteri

kontinuierlich an und fällt dann langsam über

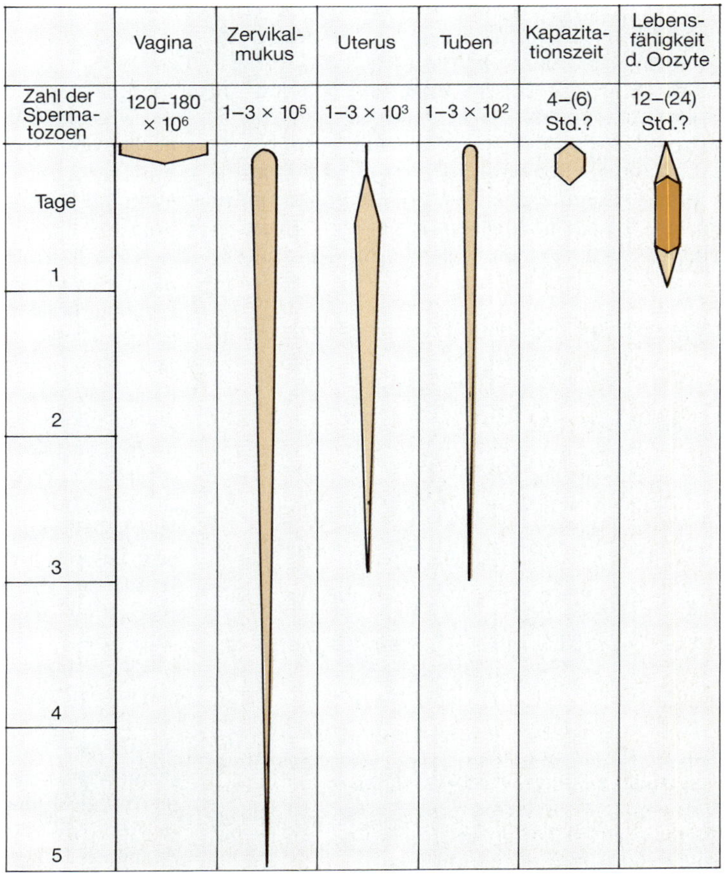

	Vagina	Zervikal-mukus	Uterus	Tuben	Kapazita-tionszeit	Lebens-fähigkeit d. Oozyte
Zahl der Spermatozoen	$120–180 \times 10^6$	$1–3 \times 10^5$	$1–3 \times 10^3$	$1–3 \times 10^2$	$4–(6)$ Std.?	$12–(24)$ Std.?
Tage						
1						
2						
3						
4						
5						

Abb. 8
Spermatozoenpassage durch den Zervikalkanal. Konzentration der Spermatozoen in den einzelnen Abschnitten des weiblichen Genitaltraktes in Abhängigkeit von der Penetrationsdauer (nach *Krebs*)

Stunden und Tage wieder ab (Abb. 8). Die Gesamtzahl von Spermatozoen in der Cervix uteri schwankt zwischen einigen 100 000 und wenigen Millionen. Das Eindringen der Spermatozoen in den Zervikalkanal wird während des Konzeptionsoptimums dadurch erleichtert, daß der Mukuspfropf in die Scheide hineinreicht, leicht penetrierbar und für die Motilität der Spermatozoen richtunggebend ist. Dabei übt der Zervikalmukus eine *Filterfunktion* aus, indem atypisch geformte Spermatozoen weitgehend an einer weiteren Aszension gehindert werden. Die *Pufferfunktion* des Zervikalmukus betrifft nicht nur den oberen Vaginalanteil; vielmehr gewährleistet sie auch das Überleben der Spermatozoen im Bereich der Zervix. Daraus ergibt sich die außerordentlich bedeutsame

Reservoirfunktion der Zervix.

Vom Hauptstrom des migrierenden Spermatozoenschwarmes wandert ständig eine gewisse Anzahl von Spermatozoen seitlich ab und füllt die zervikalen Krypten als weiteren Aufenthaltsort. Größe und Volumen der Krypten erreichen ihr Maximum während des Konzeptionsoptimums. Aus diesem Reservoir werden die Spermatozoen sukzessive freigesetzt und bilden somit über einen längeren Zeitpunkt den Nachschub für die bereits in die höheren Genitalabschnitte aszendierten (Abb. 9). Sie können mindestens 3, aber wahrscheinlich bis zu 7 Tagen in den Krypten der Cervix uteri ihre Motilität behalten. Die Reservoirfunktion erklärt die Möglichkeit einer Befruchtung bei Kohabitationen einige Tage vor der Ovulation.

Die Cervix uteri hat schließlich eine *energieliefernde Funktion*. Unter den Prostaglandinen bewirkt $PGF_{2\alpha}$ eher eine Spermatozoen-Motilitätssenkung.

Die Lebensdauer der Spermatozoen im

Corpus uteri

wird mit 10–20 Stunden angenommen. Die Aszension der Spermatozoen wird wahrscheinlich durch die uterinen Kontraktionen unterstützt. Außerdem sind Prostaglandine aus dem Seminalplasma unterstützend wirksam. Dadurch entsteht eine „*Pumpaktion*" mit der Aufgabe, die Spermatozoen im Cavum uteri gleichmäßig zu verteilen und den Weitertransport in die Tuben zu ermöglichen. Die maximale Anzahl der Spermatozoen beträgt einige Tausend.

Am Spermatozoentransport innerhalb der

Tuben

sind mehrere Faktoren beteiligt. Dazu gehören: die Eigenmotilität der Spermatozoen, die Tubenmotilität mit 8–12 Kontraktionen pro Minute während der Ovulationsphase, die Bewegung der Zilien in der Endosalpinx und die Zirkulation der Tubenflüssigkeit. Die ersten Spermatozoen erreichen die Tube vermutlich bereits nach 5 Minuten. Die relativ geringe Zahl von einigen Hundert, die schließlich nach oben gelangen (Abb. 8), zeigt den enormen Selektionsprozeß während des Vorgangs der Spermatozoenpenetration über eine Strecke von knapp 20 cm im weiblichen Genitaltrakt. Der *Orgasmus* fördert die Aszension. Im Tubensekret liegt offenbar ein günstiges Milieu vor, da bis zu 50 Stunden nach der Kohabitation noch bewegliche Spermatozoen in den Eileitern festgestellt worden sind. Bei ihrer Wanderung durch die Tube müssen die Spermatozoen gegen den Flimmerschlag der Epithelien anschwimmen. Die Tubenpassage ist nur präovulatorisch optimal möglich. Wahrscheinlich hat der Übergang zwischen der Pars isthmica und der Pars ampullaris des Eileiters eine sphinkterartige Funktion. Im ampullären Ende der Tube kommt es zu einer diffusen Ausbreitung von Spermatozoen in dem weitverzweigten Labyrinth der Tubenfalten, wodurch das Auffinden des Eies erleichtert wird (KNEER; Abb. 10). Zum Zeitpunkt der Ovula-

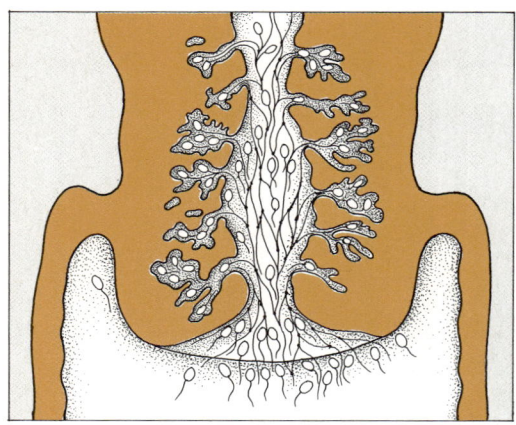

Abb. 9   Präovulatorische Cervix uteri nach Spermatozoenpenetration. Weiter Muttermund, weites Netzwerk des Mukus mit aszendierenden Spermatozoen, zahlreiche, große Krypten als Spermatozoendepots (nach *Moghissi*)

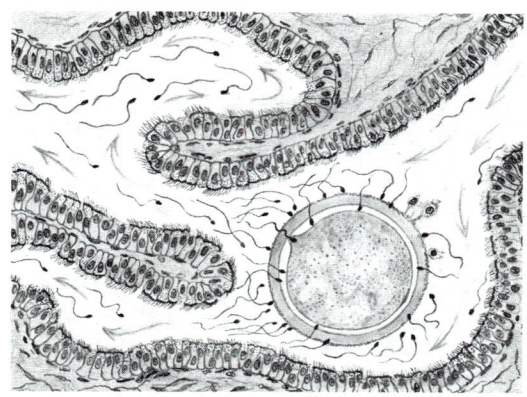

Abb. 10 Zilienbesatz im ampullären Teil des Eileiters, uteruswärts gerichtet. Durch Sekretbewegungen optimale Verteilung der Spermatozoen zwischen alle Falten. Eindringen eines Spermatozoons durch den perivitellinen Spalt in das Ei

tion legt sich die trichterförmige abdominale Öffnung der Eileiter mit ihren wie Polypenarme gestalteten Fimbrien um den Eierstock und nimmt das Ei direkt auf (Abb. 11 u. 12).

Legt man die Beobachtungen bei verschiedenen Tieren zugrunde, so erlangen die Spermatozoen während ihrer Wanderung durch den weiblichen Genitaltrakt über die

Kapazitation

ihre Befruchtungsfähigkeit (AUSTIN u. CHANG).

Die Geschwindigkeit dieses physiologischen Reifungsprozesses hängt offenbar vom endokrinen Funktionszustand der weiblichen Genitalorgane ab. So wird unter Progesteroneinfluß die Kapazitierung der Spermatozoen völlig unterbunden, während sich unter dem Einfluß von Östrogen die für die Kapazitierung notwendige Zeitspanne verkürzt. Eine morphologische Veränderung der Spermatozoen durch den Kapazitierungsvorgang ist nicht erkennbar. Es handelt sich vielmehr um die Bindung oder Entfernung von Membranbestandteilen wie Glykoproteinen und Lipiden sowie um Beeinflussungen des Membranpotentials. Diese Veränderungen im Aufbau der Plasmamembran erfolgen hauptsächlich im Bereich der akrosomalen Kappe und des äquatorialen Segmentes. Weiterhin ist bekannt, daß beim Menschen Befruchtungen nur möglich sind, wenn die Spermatozoen in engen Kontakt mit dem Endometrium kommen; d. h. die Inhibitoren im Samenplasma und an der Spermatozoenoberfläche können offenbar durch das Endometrium entfernt werden (KREBS) (Abb. 13). Die alleinige Passage durch den zervikalen Mukus genügt mit Sicherheit nicht, die Spermatozoen befruchtungsfähig zu machen.

Bringt man kapazitierte Spermatozoen wieder in Kontakt mit Seminalplasma, so verlieren sie ihre Befruchtungsfähigkeit. Diese

Dekapazitation

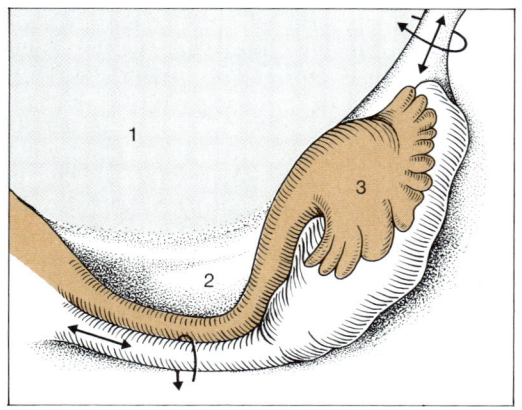

Abb. 11 Eiabnahmemechanismus. Die Fimbrien (3) legen sich auf die mediane Fläche des Eierstocks, der sich an seinen Bändern um die Längsachse gedreht hat. Abdomen (1), Lig. latum (2)

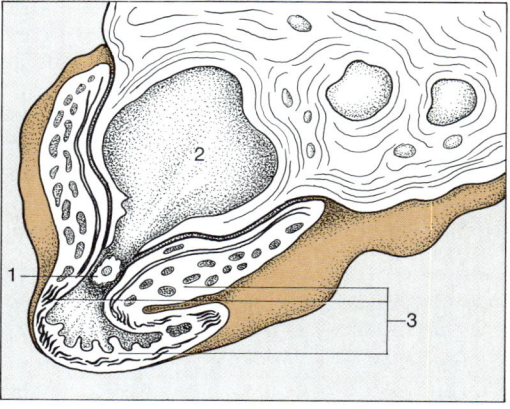

Abb. 12 Eiabnahmemechanismus im Schnitt. Der vom Fimbrientrichter umgriffene Eifollikel (2) ist eröffnet, das freigewordene Ei (1) mit seiner Corona radiata wird in die Tube (3) abgegeben bzw. mit der Follikelflüssigkeit herausgespült

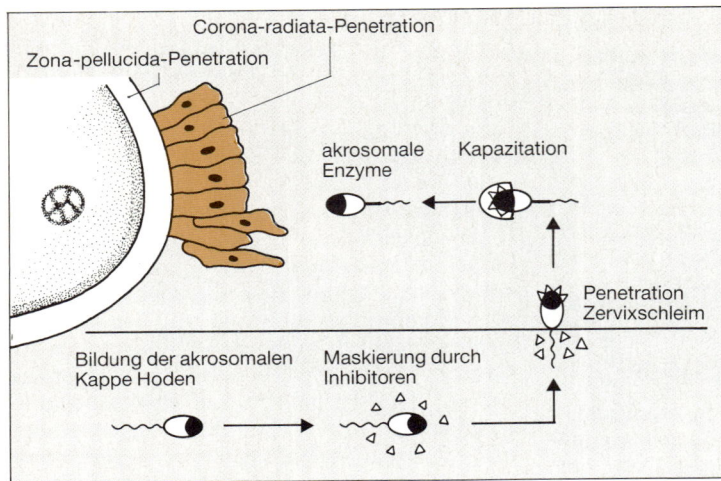

Abb. 13   Dekapazitation der
Spermatozoen im Seminal-
plasma durch Inhibitoren;
Kapazitation in den oberen
Genitalabschnitten und akrosomale Reaktion am Sper-
matozoenkopf mit Abgabe von
Akrosin vor der Befruchtung
(nach *Krebs*)

erfolgt in der Weise, daß der Spermatozoenkopf wieder mit dem Dekapazitationsfaktor beladen wird. Der letztere Vorgang ist beim Menschen bewiesen (HIRSCHHÄUSER u. BAUDNER). Er stabilisiert die Plasmamembran des Spermiums und verhindert ein frühzeitiges Erreichen des Fusionsvermögens. Bei der In-vitro-Fertilisation wird der Dekapazitationsfaktor durch eine „Waschung" der Spermatozoen in einem Kulturmedium entfernt.

Befruchtungsvorgang

Es ist davon auszugehen, daß die

Befruchtungsfähigkeit der Eizelle

höchstens 12 (bis 24) Std. nach der Ovulation besteht, die der Spermatozoen indessen 2–4 Tage, unter günstigen Bedingungen bis zu 7 Tagen. Wenn die Spermatozoen die Eizelle im ampullären Teil der Tube erreichen, ist diese noch von Zellen des Cumulus oophorus, der zellärmeren äußeren Schicht und der Corona radiata, der zelldichten inneren Schicht, umgeben. Diese Zellen haben Fortsätze, die durch die Zona pellucida hindurchgehen. Die durchschnittlich 10 µm dicke Zona pellucida ist gut für größere Moleküle penetrierbar, sie besitzt speziesspezifische Rezeptoren für Spermatozoen. Sie stellt auch die Barriere gegen eine Polyspermie, also die Fertilisation durch mehr als eine Samenzelle dar. Sie verändert sich im Sinne einer „Verhärtung", sobald das erste Spermatozoon eingedrungen ist. Zwischen der Zona pellucida und der Oberfläche des Ooplasmas befindet sich der perivitelline Raum. Während der Passage des Spermatozoons durch den Cumulus oophorus und die Corona radiata der Eizelle kommt es zu morphologischen Veränderungen am Spermakopf.

Die vor Beginn des Befruchtungsvorganges ablaufenden Veränderungen am Kopf des Spermatozoons, die für die Durchdringung der Zona pellucida als Voraussetzung angesehen wird, werden als

akrosomale Reaktion

bezeichnet. Haben die Spermatozoen das Ei rechtzeitig in der Tube angetroffen, so kommen sie zunächst mit dem Cumulus oophorus in Kontakt. Sie erhalten hier wahrscheinlich einen richtungweisenden Effekt, während eine Nährfunktion der Corona radiata nicht bewiesen ist. Lange vor der Dispersion des Cumulus oophorus haben Spermatozoen diesen durchdrungen und sind im Bereich der Zona pellucida angekommen. Dies wird möglich, weil sich am Kopf des Spermatozoons die *Akrosomenkappe* (s. Abb. 5) durch Vesikulation der Akrosomenmembran auflöst; der Spermatozoonkopf wird auf diese Weise „entkleidet". Im Akrosom sind die Enzyme Hyaluronidase, Neuraminidase und das trypsinähnliche *Akrosin* lokalisiert. Diese freigewordenen Stoffe befähigen das kapazitierte Spermatozoon, die den Oozyten umgebenden Zellschichten und Membranen zu durchdringen. Für die Bedeutung des Akrosins für die Passagemöglichkeit der Zona pellucida durch das kapazitierte Spermatozoon spricht die Tatsache, daß das dem Akrosin sehr ähnliche Trypsin die Zona pellucida aufzulösen vermag. Das ebenfalls enzymatisch wirksame subakrosomale Material wird vom Spermatozoon nicht abgestoßen. Epididymale, frisch ejakulierte oder dekapazitierte Spermatozoen stoßen ihr Akrosom bei Kontakt mit der Zona pellucida nicht ab, da das Akrosom hier an den Inhibitorkomplex gebunden ist.

Das Eindringen eines Spermatozoons in das Ei wird als

Imprägnation

bezeichnet. Dabei nimmt zunächst der Spermatozoonkopf Kontakt mit dem Ooplasma auf; er wird von Mikrovilli bedeckt. Anschließend erfolgt auch die Integration des Spermatozoonschwanzes. Dieser wird mit seiner Hülle und seinen Fibrillen im Ooplasma aufgelöst.

Bei der

Konjugation

ist an der Kernverschmelzung nur ein Spermatozoonkopf beteiligt, dessen Vorkern sich mit dem Pronukleus der Eizelle vereint. Der männliche Pronukleus bewegt sich ebenso wie der weibliche Pronukleus langsam auf das Zentrum der weiblichen Eizelle zu. Die Pronuklei bleiben zunächst durch eine dünne Ooplasmaschicht getrennt, bis sie sich voll entwickelt haben.

Geschlechtsdeterminierung und physiologisches Geschlechtsverhältnis

Die präkonzeptionelle Geschlechtsdeterminierung stützt sich derzeit noch weitgehend auf Hypothesen. Nicht unbegründet sind Vorstellungen, die durch die

Zeitwahl der Kohabitationen

die nachgewiesene unterschiedliche Penetration von Andro- und Gynospermatozoen im weiblichen Genitaltrakt berücksichtigen. So sollen wenige Stunden vor der Ovulation häufiger Knabengeburten, 2–3 Tage vor der Ovulation dagegen häufiger Mädchengeburten zu erwarten sein. Die Erklärung für die raschere Penetration liegt in der etwa 7% kleineren Masse von Androspermatozoen infolge eines um 3% geringeren DNA-Gehaltes im Vergleich mit Gynospermatozoen. Die Insemination angereicherter Andro- oder Gynospermatozoen zur Geschlechtsbeeinflussung ist bis heute nicht erfolgversprechend und aus ethischen Gründen zweifelhaft.

Vorliegende Angaben über das

primäre physiologische Geschlechtsverhältnis

schwanken erheblich. Dies hängt damit zusammen, daß die Verlustrate an befruchteten Eizellen um bis zu 60% angenommen wird und die

Sex-Ratio bei Spontanaborten eine noch weitgehend unbekannte Größe darstellt. Entgegen bisherigen Vorstellungen scheinen mehr weibliche Früchte zugrunde zu gehen, womit das Übergewicht männlicher Neugeborener mit einer *sekundären Sex-Ratio* von 105 : 100 erklärt werden könnte.

Reifungsteilung der Gameten

Die **weibliche Keimzelle** des Reifefollikels macht 4 Teilungsstadien durch, die als Pro-, Meta-, Ana- und Telophase bezeichnet werden. Nach der Prophase die bereits im Fetalleben abläuft, tritt die Eizelle bis zur Geschlechtsreife in ein Ruhestadium (Diktyotän). Erst kurz vor der Eiabgabe setzt an dem zur Ovulation bestimmten Oozyten die Metaphase ein. In diesem Stadium verharrt die Eizelle bis zur Ovulation. Dann kommt es zum Auseinanderrücken der Chromosomenspalthälften und bei der

1. Reifungsteilung

im Rahmen der Meiose zur Ablösung der ersten Polzelle. Erst wenn die Befruchtung eingeleitet wird, d. h. beim Kontakt des Spermatozoons mit der Vitellinmembran, vollzieht sich die

2. Reifungsteilung.

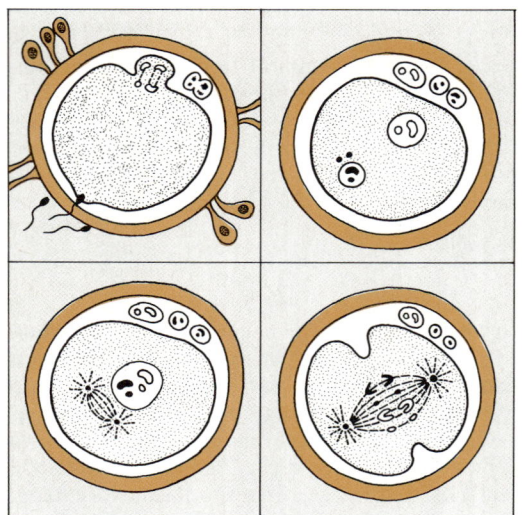

Abb. 14   Fertilisation in der Tube I. Oozyte zweiter Ordnung mit Zona pellucida und Resten der Corona radiata. Stadium der Imprägnation. Abstoßung des 2. Polkörperchens

Abb. 15   Fertilisation in der Tube II. 3 Polkörperchen durch Teilung des 1. Polkörperchens. Weiblicher Eikern und männlicher Eikern mit 2 Zentrosomen aus dem Spermatozoenhals

Abb. 16   Fertilisation in der Tube III. Befruchtung (Konjugation) durch Verschmelzung des weiblichen und männlichen Eikerns, zwischen den Zentrosomen die Kernspindel

Abb. 17   Fertilisation in der Tube IV. Die Chromosomen haben sich durch Längsspaltung in ihrer Zahl verdoppelt. Sie werden durch die Kernspindel auseinandergezogen – beginnende Zellteilung

Bei ihr ordnen sich die Chromosomen des peripher gelagerten Kerns in der Äquatorialplatte an und beginnen, auf den halben Satz reduziert, in Richtung auf die Pole der Spindel abzuwandern. Haben die Chromosomen die Pole erreicht, so kommt es mit dem Eindringen der Samenzelle in das Ooplasma zur Abschnürung des zweiten Polkörperchens (Abb. 14), das seinen Zusammenhang mit dem Dotter der Eizelle verliert. Damit ist ein haploider Chromosomensatz im sog. Pronukleus entstanden (Abb. 15).

Auch die **männliche Keimzelle** hat bis zur Konjugation 2 Reifungsteilungen durchgemacht, so daß das reife Spermatozoon ebenfalls nur einen haploiden Chromosomensatz besitzt. Aus den Spermatogonien werden durch die

1. Reifungsteilung (Äquationsteilung)

die Spermatozyten 2. Ordnung oder Präspermatiden, die sich durch die

2. Reifungsteilung (Reduktionsteilung)

in die Spermatiden und schließlich in die ausgereiften Spermatozoen teilen.

Mit der Verschmelzung der weiblichen und männlichen Vorkerne ist der Fertilisationsvorgang abgeschlossen und der diploide Chromosomensatz und damit die für den Menschen typische Zahl von 46 Chromosomen wiederhergestellt (Abb. 16).

Frühentwicklung in der Tube

Zur Zeit der Ausstoßung ist die Eizelle noch von einem Schwarm von 3000–4000 Cumulusoophorus- und Corona-radiata-Zellen (Abb. 3) umgeben. Durch die enzymatische Aktivität der Tubenschleimhaut wird dann die Zona pellucida des primären Oozyten vollständig von den Corona-radiata-Zellen befreit (s. Abb. 18). Bei der Konjugation in der Tube kommt es einmal zur Determination der genetischen Merkmale des entsprechenden Individuums und außerdem zu einem Teilungs- (Abb. 17) und Wachstumsimpuls für die *Zygote* (ZIMMER).

Durch mitotische Teilungen erhöht sich die Zahl der Tochterzellen (Blastomeren) gleichmäßig, ohne die Gesamtmasse der Zygote zu verändern. Die Teilungen führen aber zu einer Vergrößerung der Membranoberfläche um etwa 25%. Morphologisch zeigt sich dies an einer erhöhten Aktivität des Golgi-Feldes.

Die ersten

Teilungsschritte der Gamete

laufen nach einem strengen Zeitschema ab, wie dies die Erfahrungen bei der extrakorporalen Befruchtung gezeigt haben. Die einzelnen Stadien werden nach der Konzeption in den folgenden Abständen erreicht:

- Zweizellstadium   26–36 Stunden
- Vierzellstadium   40–48 Stunden
- Achtzellstadium   48–62 Stunden
- Sechzehnzellstadium   63–72 Stunden

Das frühe

Morulastadium

ist somit nach durchschnittlich 60 Stunden und das fortgeschrittene Morulastadium von 32 Zellen nach etwa 75 Stunden erreicht (Abb. 18). Bei der In-vitro-Fertilisation besteht hier bereits eine erhebliche Minusdifferenz der Reifung von 1–1½ Tagen. Zwischen dem Acht- und dem Sechzehnzellstadium beginnt die Differenzierung der Blastomeren in einen inneren, zum Embryoblasten werdenden und einen äußeren zum Trophoblasten werdenden Zellanteil.

Das

Blastulastadium

entsteht etwa 4 Tage nach der Befruchtung. Zu diesem Zeitpunkt gelangt die Blastozyste mit einer bereits differenzierten Trophoblast- und Embryoblastschicht in den Uterus (Abb. 18).

Das Ei hat als schwere, mit Nahrungsstoffen im Dotter versehene Zelle keine eigene Fortbewegungsfähigkeit. Der

Transport

erfolgt passiv in erster Linie durch Kontraktionen der Tubenmuskulatur, die hormonal, wahrscheinlich über Prostaglandinderivate, gesteuert werden. Das Tubensekret wird entsprechend dem Entwicklungsstadium vermehrt gebildet, es bewegt sich fimbrienwärts, während die Zilien der Zellen der Endosalpinx uteruswärts gerichtet sind (s. Abb. 10). Während der ersten Entwicklungsdissoziation nimmt die Zygote auch energieliefernde Stoffe und Sauerstoff aus dem Tubensekret auf (FRIZ; KOESTER). Sie stellt also keinen autarken Zellverband dar, sondern ist von physikalischen und biochemischen Faktoren ihrer Umgebung abhängig. Zur

Energiegewinnung

dienen besonders Pyruvat und Laktat sowie Glukose und Aminosäuren. Dieser Versorgungsmechanismus ohne festen Kontakt des Konzeptionsproduktes mit der Mutter dauert bei den verschiedenen Spezies ähnlich lang, nämlich etwa 3–7 Tage.

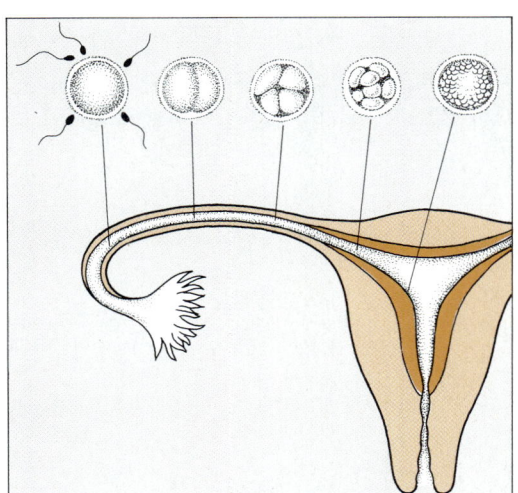

Abb. 18 Frühentwicklung in der Tube bis zum Blastulastadium, kurz vor der Nidation. Die befruchtete Eizelle bleibt während ihrer Wanderung durch die Tube von der Zona pellucida umgeben. Stoffaufnahme aus dem umgebenden Tubensekret (nach *Zimmer*)

Literatur

Austin, C.R., M.C. Chang: Hormonal Regulation of Sperm Capacitation. Advances in Biosciences. Vieweg, Braunschweig 1970

Barlow, P., C.G. Vosa: Die Y-chromosome in human spermatozoa. Nature (Lond.) 266 (1970) 961

Broer, K.H.: Spermatozoenmigration im weiblichen Genitaltrakt. In Kaiser, R., G.F.B. Schumacher: Menschliche Fortpflanzung. Thieme, Stuttgart 1981 (S. 100)

Citoler, P.: Embryologie und Morphologie der Genitalorgane. In Kaiser, R., G.F.B. Schumacher: Menschliche Fortpflanzung. Thieme, Stuttgart 1981 (S. 2)

Diedrich, K.: Neue Wege in Diagnostik und Therapie der weiblichen Sterilität. Enke, Stuttgart 1987

Döring, G.K., C. Hossfeld: Physiologie der Fortpflanzung. In Gauer, O.H., K. Kramer, R. Jung: Physiologie des Menschen, Bd. XVII: Endokrinologie und Fortpflanzung. Urban & Schwarzenberg, München 1972

Elert, R.: Der Mechanismus der Eiabnahme im Laparoskop. Zbl. Gynäkol. 69 (1947) 383

Friz, M.: Zur Physiologie der Befruchtung. Geburtsh. u. Frauenheilk. 20 (1960) 1024

Herrmann, W.B.: Sekrete des männlichen Genitaltraktes und Spermatozoentransport. In Kaiser, R., G.F.B. Schumacher: Menschliche Fortpflanzung. Thieme, Stuttgart 1981 (S. 92)

Hirschhäuser, C., S. Baudner: Immunologic localization of the human seminal plasma protease inhibitor in human spermatozoa. Fertil. and Steril. 23 (1972) 393

Holstein, A.F.: Licht- und elektronenmikroskopische Untersuchungen von Akrosomfehlbildungen bei Spermatiden und Spermatozoen des Menschen. In Insler, V., G. Bettendorf: The Uterine Cervix in Reproduction. Thieme, Stuttgart 1977

Joel, Ch.: Studien am menschlichen Sperma. 2. Aufl. Schwabe, Basel 1953

Kaiser, R., G. F. B. Schumacher: Menschliche Fortpflanzung. Thieme, Stuttgart 1981

Kaiser, R., K. H. Broer, P. Citoler, B. Leister: Nachweis y-chromatin-positiver Spermien im Zervixsekret beim In-vitro-Penetrationstest. Geburtsh. u. Frauenheilk. 34 (1974) 426

Knaus, H.: Die Physiologie der Zeugung des Menschen, Maudrich, Wien 1953

Kneer, M.: Anatomie und Funktion der Muskulatur des menschlichen Eileiters. Zbl. Gynäkol. 71 (1949) 1236

Koester, H.: Tierexperimentelle Untersuchungen zur Frage der Tubensekretion. Geburtsh. u. Frauenheilk. 24 (1964) 346

Krebs, D.: Stand der Kenntnisse über die Befruchtungsvorgänge. Arch. Gynäkol. 224 (1977) 47

Krebs, D.: Immunologie der Implantation und Frühentwicklung. In Kaiser, R., G. F. B. Schumacher: Menschliche Fortpflanzung. Thieme, Stuttgart 1981 (S. 120)

Krebs, D.: Reproduktion. Störungen in der Frühgravidität. In Wulf, K. H., H. Schmidt-Matthiesen: Klinik der Frauenheilkunde und Geburtshilfe. Urban & Schwarzenberg, München 1985

Ludwig, H., P. F. Tauber: Human Fertilization. Thieme, Stuttgart 1978

Moghissi, K. S.: Sperm migration through the human cervix. In Insler, V., G. Bettendorf: The Uterine Cervix in Reproduction. Thieme, Stuttgart 1977

Rauscher, H.: Die Ermittlung der präovulatorischen Phase durch Simultanuntersuchung von Vaginalabstrich und Cervix. Geburtsh. u. Frauenheilk. 16 (1956) 890

Schumacher, G. F. B.: Die Sekrete des weiblichen Genitaltraktes. In Kaiser, R., G. F. B. Schumacher: Menschliche Fortpflanzung. Thieme, Stuttgart 1981 (S. 70)

Shettles, L. B.: Physiologie der Konzeption. In Käser, O., V. Friedberg, K. G. Ober, K. Thomsen, J. Zander: Gynäkologie und Geburtshilfe, Bd. I. Thieme, Stuttgart 1969

Zimmer, F.: Beginn des Lebens. Dtsch. Ärztebl. 65 (1968) 449

Aufgaben

1. Welche Kriterien sprechen für das Vorliegen des Konzeptionsoptimums?
2. Was sind die Voraussetzungen für den Eintritt einer Konzeption?
   – von seiten der Frau?
   – von seiten des Mannes?
3. Was verstehen wir unter dem Begriff der „Kapazitation"?
4. Wie verläuft die Akrosomreaktion zu Beginn des Befruchtungsvorgangs?
5. Die Vereinigung der Gameten in der Tube wird bezeichnet:
   – als Ovulation?
   – als Imprägnation?
   – als Konjugation?
   – als Nidation?
6. Erklären Sie die übrigen Begriffe der Aufgabe 5!
7. Wie erfolgt der Transport der Zygote durch die Tube zum Uterus?
8. Nach welchem Zeitschema läuft die mitotische Teilung der befruchteten Eizelle ab?
9. Durch welche Veränderungen der Morula kommt es zur Bildung der Blastozyste?

Implantation und Plazentation

K.-H. Wulf

Lernziel

Ausreichende Kenntnisse der Frühentwicklung des befruchteten Eies während der Tubenpassage und im Verlauf des Nidationsvorganges sind die Voraussetzung für das Verständnis zahlreicher Regelwidrigkeiten während der Gravidität und der Entbindung. Hierbei kommt der Trophoblastdifferenzierung mit anschließender Ausbildung zur reifen, funktionstüchtigen Plazenta besondere Bedeutung zu. So kann eine Gefährdung des Kindes als Folge einer Baustörung im Bereich der Plazenta oder auch als Folge einer Dysfunktion nur eine verstehende pathogenetische Deutung finden, wenn die physiologischen Geschehnisse während der Implantations- und Plazentationsphase zuvor erlernt wurden. Dies gilt insbesondere für
- die Formanomalien der Plazenta z.B. in Form der Nebenplazenta oder der Insertio velamentosa,
- die Lokalisationsstörungen der Plazenta z.B. in Form der Placenta praevia oder der Zervixplazenta,
- die Funktionsstörungen der Plazenta in Form der das Kind vordergründig gefährdenden Plazentainsuffizienz infolge einer Einschränkung des Stofftransportes bzw. des Gasaustausches.

Präimplantationsphase

Über die Vorgänge bei der Besamung (Imprägnation) der menschlichen Eizelle und über die Frühstadien der Keimentwicklung (Blastogenese) sind wir heute durch In-vitro-Beobachtungen an künstlich befruchteten Oozyten und durch die histologische Untersuchung frisch implantierter Blastozysten (Keimblasen) gut informiert. Wir verfügen über einen fast lückenlosen, korrelativen Zeitplan von der Ovulation bis zur Plazentation (Tab. 2).

Die

Frühentwicklung des befruchteten Eies

erfolgt während der Tubenpassage (S. 36). Die Zygote erreicht das Cavum uteri im späten Morulastadium oder als junge Blastozyste 3–4 Tage nach der Imprägnation.

Im Cavum uteri erfolgt die

Tabelle 2   Zeitplan der Eientwicklung in den ersten 3 Wochen nach der Befruchtung (nach *Shettles* und *Schmidt-Matthiesen*)

Zeit post ovulationem	Vorgänge		Zeit post ovulationem	Vorgänge	
	Imprägnation		6.–7. Tag	Differenzierung des Trophoblasten	
1. Tag	Konjugation				
2. Tag	Reifungsteilung			a) Synzytiotrophoblast	Implantation
3. Tag	Furchung (Morula)	Prä-implantation		b) Zytotrophoblast	
4. Tag	Faltung (Blastula)		10. Tag	Avillöse Blutlakunen	
5. Tag	Polarisierung der Blastozyste			Primordialzotten	
	a) Trophoblast		14. Tag	Chorionzotten	Plazentation
	b) Embryoblast		21. Tag	Umbilikalkreislauf	

Weiterentwicklung der Blastozyste

noch unter dem Einfluß und innerhalb der Grenzen der intakten *Membrana pellucida*. Am 20. Zyklustag, d. h. 6 Tage nach der Ovulation, wird die Glashaut zunächst im Bereich des exzentrisch gelegenen Embryoblasten durch undulierende Trophoblastfortsätze perforiert. Die Aufsprengung der Membrana pellucida wird unterstützt durch den intraovulären Wachstumsdruck und durch digestive Potenzen des Uterussekretes. Zur Zeit des ersten Kontaktes mit dem Uterusepithel ist die Blastozyste morphologisch und funktionell eindeutig polarisiert. Der Embryoblast ist auch *Implantationspol*. Hier liegt das Zentrum der Trophoblastaktivität. Bevorzugtes

Nidationsareal

ist die fundusnahe Uterushinterwand. An dieser Stelle ist auch das Endometrium in seiner zyklischen Entwicklung gegenüber anderen Mukosabezirken zeitlich voraus. Das primäre Einnistungsfeld bestimmt den späteren Plazentasitz. Wir kennen nicht die Kräfte, die das implanta-tionsreife Ei in die prospektive Nidationsregion leiten (s. Placenta praevia, S. 265).

In der Präimplantationsperiode befindet sich das

Endometrium

im Stadium der zyklusgerechten Sekretion (prägravide Phase). Konzeptionstypische Veränderungen fehlen noch. Am Ende der 3. Zykluswoche ist der Höhepunkt der sekretorischen Aktivität in den Drüsenepithelien erreicht. Das Stroma ist vor allem im oberen Funktionalisbereich, der späteren Zona compacta deciduae, durch ein substratreiches Ödem aufgelockert. Es entwickelt sich aus niedermolekularen Stoffwechselprodukten eine resorptionsfähige interzelluläre Grundsubstanz von geringer Viskosität. Diese Stromaveränderungen sind schon als *Vorbereitung für den Nidationsprozeß* zu verstehen. Subepithelial unmittelbar unter der Kavumoberfläche entsteht, ausgehend von den Spiralarterien, ein hochdifferenziertes, dichtes Kapillarnetz mit zartwandigen Lakunen.

Implantationsphase

Die Implantation beginnt mit der *ersten Kontaktaufnahme*, dem breitbasigen Verkleben der Blastozyste am Embryonalpol mit der Endometriumoberfläche. Sie umfaßt das Durchdringen des Epithels und die Einnistung des Eies in den oberen Funktionalisabschnitten sowie die Dezidualisation (Abb. 19–24). Die

Implantation

ist vollzogen, wenn sich Trophoblast und Endometrium funktionell und gestaltlich zu einem festen System verbunden haben, zeitlich ungefähr gegen Ende der 2. Entwicklungswoche (14. Tag post ovulationem). Die ersten Phasen der Nidation sind ihrem Wesen nach ein invasives Vordringen und von der destruierenden Ausbreitung bösartiger Tumoren prinzipiell kaum zu trennen. Die proteolytischen und mukolytischen Potenzen des Trophoblasten führen nach Auflösung der azellulären Glashaut zur Verdrängung des Oberflächenepithels und zum tiefen Eindringen in das Stroma. Die Invasion wird durch die prägravide Auflockerung der

Epitheldecke und der Stromagrundsubstanz begünstigt.

Die Trophoblastaggression ist offenbar auch wichtig für die *Adaptation der uterinen Spiralarterien* und *-arteriolen* im Bereich der Implantation. Nach dem Konzept von BROSENS u.

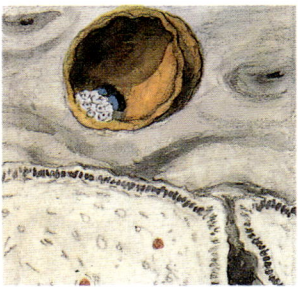

Abb. 19   Blastozyste mit Trophoblastschale (gelb), mit der exzentrisch gelegenen Zellmasse (weiß) und den kappenartig aufsitzenden Entodermzellen (blau)

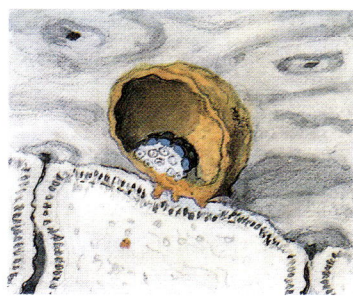 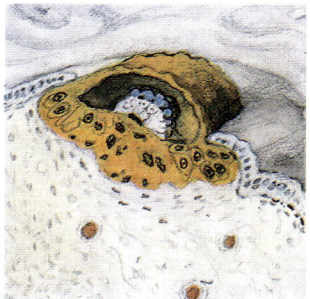 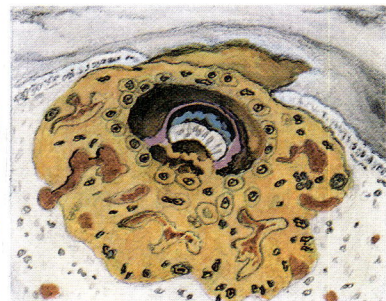

Abb. 20   Kontaktaufnahme und Eindringen der Blastozyste in das Epithel der Uterusschleimhaut

Abb. 21   7 Tage altes, halbimplantiertes Ei. Der Trophoblast am embryonalen Pol der Blastozyste ist in den Zytotrophoblasten mit gut abgrenzbaren Zellen und in den Synzytiotrophoblasten differenziert

Abb. 22   9 Tage altes, fast völlig implantiertes Ei. Der Zytotrophoblast hat sich um die Zystenhöhle herumgruppiert. Der stärker wuchernde Synzytiotrophoblast zeigt blutgefüllte Lakunen. Unterhalb der inneren Zellmasse (weiß) formiert sich die Amnionhöhle. Das extraembryonale Mesoderm (violett) bildet die Dottersackanlage

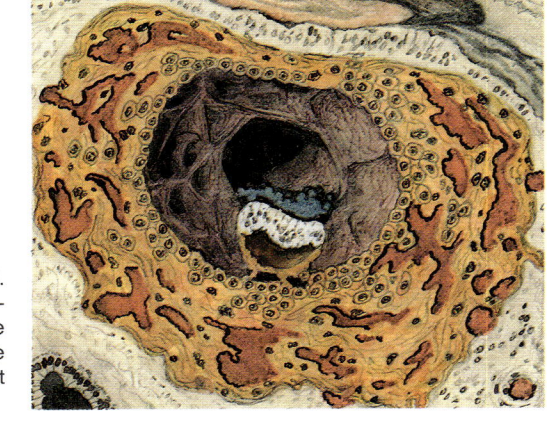

Abb. 23   11 Tage altes, vollständig implantiertes Ei. Das Gebärmutterschleimhautepithel hat den Implantationsdefekt wieder vollständig ersetzt. Die zellige Trophoblastschale wächst in die Peripherie und bildet die Primordialzotten. Das Synzytium ist jetzt voll vaskularisiert

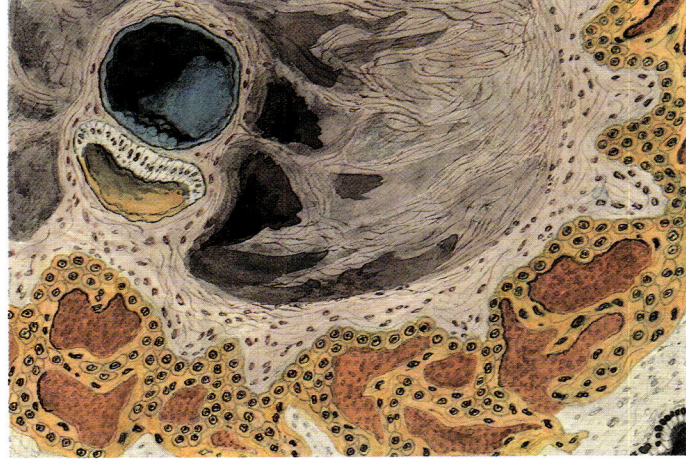

Abb. 24   Teilreproduktion eines 13 Tage alten Eies. Der Zytotrophoblast ist weiter zentripetal vorgewachsen, er übertrifft an Masse das Synzytium. Das Mesoderm dringt in die Primordialzotten hinein, das extraembryonale Mesoderm hat sich in das lockere Magma reticulare und in die festeren Partien des Rand- und Haftmesoderms ausdifferenziert

Mitarb. (1974) zerstört der Zytotrophoblast die elastischen Faserlamellen in den Gefäßen und führt so zu einer anhaltenden Dilatation.

Während der Nidation erfolgt die

Differenzierung des Trophoblasten

in die innere *Zytotrophoblastschicht*, die die Embryonalanlage umgibt, und in den äußeren keilförmigen *Synzytiotrophoblasten*, den eigentlichen Resorptions- und Implantationstrophoblasten. Durch die Sprossung des Synzytiotrophoblasten entsteht ein ausgedehntes, kommunizierendes Lakunensystem, eng verzahnt mit den inselförmigen Resten maternen Gewebes.

2–3 Tage nach dem Implantationsbeginn setzt – zunächst perivaskulär – die

Dezidualisation

ein. Die Ausbildung der Dezidua ist zusammen mit der Neubildung einer hochpolymeren Grundsubstanz als Konsolidierungsvorgang für das frisch implantierte Ei zu verstehen. Gleichzeitig wird durch die regulative Potenz des Endometriums die *Grenze genenüber dem Trophoblasten* abgesteckt. Durch diese materne Schutzfunktion unterscheidet sich die Implantation des Trophoblasten vom autonomen Geschwulstwachstum. Bei *gestörtem Gleichgewicht* zwischen Stabilisierung des Endometrium und Proliferationstendenz des Trophoblasten ent-

stehen die pathologischen Nidationsformen der Frucht (s. Placenta accreta, Placenta increta, S. 425).

Als genetisch nicht identisches, wenn auch homologes Gewebe müßte das Schwangerschaftsprodukt an der Kontaktfläche mit dem maternen Gewebe eine heftige Transplantationsreaktion auslösen und schließlich abgestoßen werden. Einzelheiten der Schutzmechanismen, die die

immunbiologische Toleranz

und damit den Erhalt der Gravidität gewährleisten, sind auf S. 67 besprochen.

Die

Stoffaufnahme des implantierten Eies

durchläuft verschiedene Phasen. Zunächst erschwert die Verdichtung der Stromgrundsubstanz die Stoffaufnahme. Durch Kontaktdestruktion des Trophoblasten werden etwa eine Woche nach Implantationsbeginn die sinusoidalen maternen Bluträume in der Dezidua eröffnet und mit den Trophoblastlakunen verbunden. *Damit ist der Übergang von der histotrophen Versorgungsphase zur hämatotrophen eingeleitet.* In den peripher gerichteten Zytotrophoblastfortsätzen bilden sich jetzt die Anlagen der Primordialzotten, die wenig später vaskularisiert werden. Die *prävillöse Phase der Implantation ist dann abgeschlossen*, es beginnt die Plazentation.

Plazentationsphase

Als

Plazenta

bezeichnen wir die innige Verbindung der dezidual umgewandelten Mucosa uteri mit der fetalen Zottenhaut, dem Chorion, zum Zwecke des intensiven Stoffaustausches. Der Mutterkuchen besteht somit aus maternen *und* fetalen Gewebsanteilen. Ziel der Plazentation ist es, die biologische Individualität des Keimlings bei möglichst engem Kontakt des maternen und fetalen Gefäßsystems zu bewahren. Die Plazenta ist ein Organ der Trennung und des Austausches zugleich. Infolge der tiefen Implantation des menschliches Keimes (intradeziduale Implantation) entsteht die

Decidua capsularis

(Abb. 25) in Form eines zur Uterushöhle hin ge-

richteten schmalen Deziduasaumes. Als

Decidua basalis

werden die Schleimhautbezirke unter der Implantationsstelle, als

Decidua parietalis

die wandständige Auskleidung des Cavum uteri bezeichnet (Abb. 25). Im 3. Schwangerschaftsmonat füllt der wachsende Keimling die Uterushöhle vollkommen aus. Die Decidua capsularis verschmilzt mit der Decidua parietalis. Das Cavum uteri ist dann verödet. Von diesem Zeitpunkt an ist auch eine Spermaaszension mit Nachempfängnis (Superfetatio) nicht mehr möglich (S. 27).

Anfangs ist das implantierte Ei ringsherum mit Zotten besetzt. Wegen der besseren Ernäh-

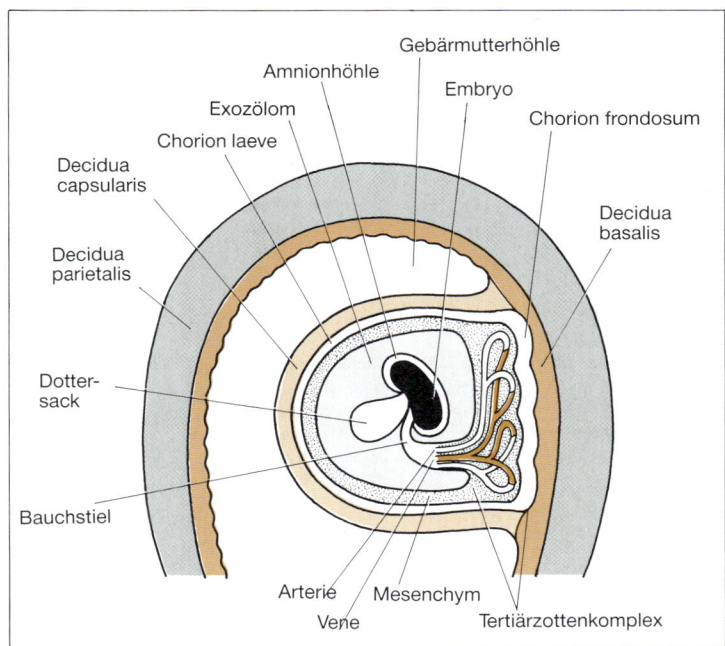

Gebärmutterhöhle

Amnionhöhle

Embryo

Exozölom

Chorion frondosum

Chorion laeve

Decidua capsularis

Decidua basalis

Decidua parietalis

Dotter-sack

Bauchstiel

Arterie   Mesenchym

Vene   Tertiärzottenkomplex

Abb. 25 Sagittalschnitt durch den Uterus (nach *Lemtis*)

rungsbedingungen kann sich der basale, dem Endometrium zugewandte Trophoblast intensiver entwickeln als der kapsulare. So entstehen schon frühzeitig polare Unterschiede auch im Wachstum der Fruchtblasenhüllen, die schließlich in Form der

Zottenreduktion

zur Ausbildung der zottenreichen Plazenta, dem *Chorion frondosum*, und zum Zottenverlust im übrigen Chorion, dem *Chorion laeve*, führen (Abb. 26).

Als

Zottenreifung bzw. Fetalisierung

bezeichnen wir einen Reifungsprozeß der plumpen gefäßlosen Primärzotten, der zu einer Vergrößerung der aktiven Austauschfläche und zur Reduzierung der trennenden Membranen führt (Abb. 27) (HÖRMANN). Die Veränderungen bestehen im wesentlichen in einer weitreichenden Verzweigung des Zottenbaumes mit Vergrößerung der Zottenzahl und Abnahme der Zottendurchmesser sowie in einer fortschreitenden Verdrängung des lockeren villösen Stromas als „Platzhaltergewebe" durch ein kapilläres Gefäßsystem.

Die **Dickenzunahme der Plazenta** ist mit dem 5. Monat praktisch abgeschlossen, später ist nur noch ein Flächenwachstum nachweisbar. Paral-

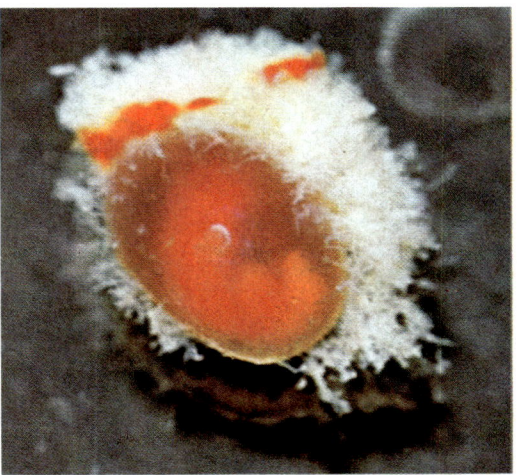

Abb. 26 In toto ausgestoßenes menschliches Ei der 16. Schwangerschaftswoche. Die Zottenreduktion mit der Differenzierung in Chorion laeve (glatt–unbehaart) und Chorion frondosum (dicht belaubt) hat begonnen. Der Embryo ist durch die Eihäute sichtbar.

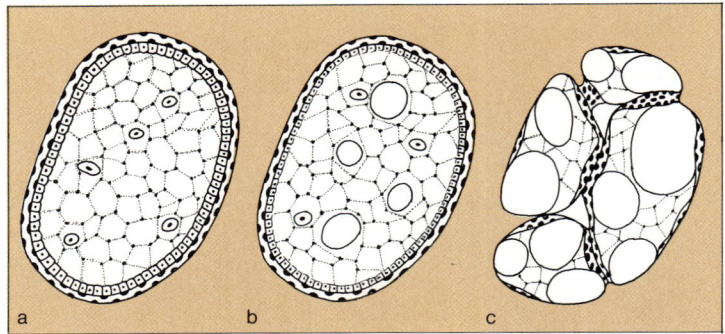

Abb. 27   Ausreifung einer Chorionzotte. a) Unreife Zotte, doppelreihige Trophoblastüberziehung, keine Gefäße. b) Nicht mehr ganz vollständige doppelreihige Trophoblastüberziehung, kapilläre Vaskularisierung. c) Präpartuale Verkleinerung der Zottendurchmesser; im gleichen Areal 4 kleine Zotten mit sinusoidal umgewandelten Kapillaren und verschobenen Kernen (äußeres Skelett), dazwischen synzytiokapilläre Stoffwechselmembran: Ausreifung (aus *V. Becker* u. Mitarb.: Die Plazenta des Menschen. Thieme, Stuttgart 1981)

lel zur Differenzierung der Zotten bildet sich ein Stützgerüst aus dezidualen Septen, fibrösen Gefäßmanschetten und kollagenen Fasersystemen zur Stabilisierung und Drucksicherung des Plazentagewebes.

Literatur

Bargmann, W.: Histologie und mikroskopische Anatomie des Menschen, 7. Aufl. Thieme, Stuttgart 1977

Becker, V.: Funktionelle Morphologie der Placenta. Arch. Gynäkol. 198 (1963) 3

Becker, V.: Funktionelle Morphologie der Plazenta. In Käser, O., F. Friedberg, K. G. Ober, K. Thomsen, J. Zander: Gynäkologie und Geburtshilfe. Bd. II/1. Thieme, Stuttgart 1981 (S. 2.1)

Becker, V., Th. H. Schiebler, F. Kubli: Die Plazenta des Menschen. Thieme, Stuttgart 1981

Beer, A. E., R. E. Billingham: The Immunobiology of Mammalian Reproduction. Prentice Hall, Englewood Cliffs/ N. J. 1976

Boyd, J. D., W. J. Hamilton: The Human Placenta. Heffer, Cambridge 1970

Brosens, I., W. B. Robertson, H. G. Dixon: The physiological response of the vessels of the placental bad to normal pregnancy. J. Pathol. Bacteriol. 93 (1967) 569

Diedrich, K., H. van der Ven, D. Krebs: Physiologie der Reproduktion. In Wulf, K.-H., H. Schmidt-Matthiesen: Klinik der Frauenheilkunde und Geburtshilfe, Bd. 3. Urban & Schwarzenberg, München 1985 (S. 3)

Edwards, R. G., C. W. S. Howe, M. H. Johnson: Immunobiology of Trophoblast. Cambridge University Press, London 1975

Hertig, A. T., J. Rock, E. C. Adams: A description of 34 human ova within the first 17 days of development. Amer. J. Anat. 98 (1956) 435

Hörmann, G., H. Lemtis: Die menschliche Placenta. In Schwalm, H., G. Döderlein: Klinik der Frauenheilkunde und Geburtshilfe, Bd. III. Urban & Schwarzenberg, München 1965

Schmidt-Matthiesen, H.: Das normale menschliche Endometrium. Thieme, Stuttgart 1963

Schneider, J.: Immunologische Überlegungen zur Plazentation des Menschen. Fortschr. Med. 92 (1974) 1016–1020; 1105–1108

Schumann, R.: Morphologie und Pathomorphologie der Plazenta. In Wulf, K.-H., H. Schmidt-Matthiesen: Klinik der Frauenheilkunde und Geburtshilfe, Bd. 4. Urban & Schwarzenberg, München 1986 (S. 329)

Shettles, L. B.: Ovum humanum. Urban & Schwarzenberg, München 1960

Shettles, L. B.: Die Befruchtung beim Menschen. Arch. Gynäkol. 198 (1963) 240

Snoeck, J.: Le placenta humain. Masson, Paris 1958

Strauss, F.: Die normale Anatomie der menschlichen Placenta. In Uehlinger, E.: Handbuch der speziellen pathologischen Anatomie und Histologie, Bd. VII/5. Springer, Berlin 1967

Villee, C. A.: The Placenta and Fetal Membranes. Williams & Wilkins, Baltimore 1960

Wilkin, P.: Contribution a l'étude de la circulation placentaire d'origine foetale. Gynécol. et Obstét. 53 (1954) 239

Wulf, K.-H.: Physiologie und Pathophysiologie der Plazenta und der Eihäute. In Käser, O., V. Friedberg, K. G. Ober, K. Thomsen, J. Zander: Gynäkologie und Geburtshilfe, 2. Aufl., Bd. II/1. Thieme, Stuttgart 1981 (S. 2.25)

Aufgaben

1. Welche geweblichen Veränderungen ermöglichen die Implantation der Zygote im Endometrium?
2. Was verstehen wir unter dem Begriff der „Dezidualisation"?
3. Beschreiben Sie die verschiedenen Phasen der Ernährung des Eies im Verlauf der Präimplantations- und Implantationsphase!
4. Erläutern Sie den Vorgang der Zottenreduktion und die sich aus ihr ergebende Differenzierung von Chorion frondosum und Chorion laeve!
5. Was verstehen wir unter der Decidua capsularis, basalis und parietalis?
6. Welche typischen Veränderungen im Bereich der Zotten führen zur Reifung der Zotten?
   Erklären Sie zugleich den Begriff der „Fetalisierung der Zotten"!

3 Morphologie und Physiologie der Plazenta

Funktionelle Morphologie der Plazenta

K.-H. Wulf

Lernziel

Die Plazenta ist ein morphologisch und funktionell hochdifferenziertes „Organ auf Zeit". Für den Lernenden ist es zunächst von Bedeutung, daß er bereits die im Bereich der physiologischen Variationsbreite auftretenden makroskopischen Formvarianten kennenlernt, um von ihnen echte Baustörungen abgrenzen zu können. Das Bauprinzip der Plazenta ist streng deren vielfältigen funktionellen Aufgaben unterworfen. Für die intrauterine Versorgung des Kindes hat verständlicherweise die Gefäßversorgung des Organs die größte Bedeutung, von der zugleich die Zirkulation des maternen Blutes im intervillösen Raum und des fetalen Blutes im intravillösen Raum bestimmt werden. Die Barriere zwischen beiden Kreislaufsystemen wird als „synzytiokapilläre Stoffwechselmembran" beschrieben. Für das Verständnis der Plazentafunktion sind schließlich ausreichende Kenntnisse der gegebenen Möglichkeiten des Stoffaustausches zwischen maternem und fetalem Blut erforderlich. Hierbei handelt es sich sowohl um eine passive, den Gesetzen der Diffusion unterliegenden Stoffbewegung, als auch um einen Stofftransport unter Inanspruchnahme einer aktiven Zelleistung im Bereich der Stoffwechselmembran.

Zum Schluß des Kapitels wird der Lernende mit den morphologischen und funktionellen Gegebenheiten im Bereich der Paraplazenta, der Eihäute und der Amnionflüssigkeit sowie der Nabelschnur vertraut gemacht. Das Verständnis der funktionellen Morphologie der Plazenta bildet die Grundlage vor allem für die Diagnostik und Therapie der klinisch hochbedeutsamen Leistungsminderung der Plazenta.

Bau der reifen Plazenta

Die reife Plazenta ist ein scheibenförmiges Organ von meist kreisrunder Form (Durchmesser etwa 20 cm, Dicke etwa 2 cm) und schwammiger Konsistenz. Sie wiegt mit Nabelschnur ohne Eihäute etwa 500 g. Flächenausdehnung und Dickenwachstum der Plazenta sind stark abhängig von den jeweiligen Nidationsbedingungen.

Es gibt eine Fülle von **Bau- und Formanomalien** der Plazenta. Die wichtigsten Varianten sind die gelappte oder geteilte Plazenta (Placenta bi-, tri- oder multilobulata partita, Placenta succenturiata [Nebenplazenta]), Placenta circummarginata oder -vallata (siehe Placenta extrachorialis), die Placenta membranacea und die Ring- oder Gürtelplazenta (Placenta anularis). Abweichungen von der normalen Gestalt der Plazenta sind zumeist die Folge einer ungünstigen Nidationsstelle, z. B. nach intrauterinen Eingriffen, Endometritiden oder auch bei submukösen Myomen. *Klinische Bedeutung* erlangen diese Anomalien dadurch, daß mit ihnen eine intrauterine Mangelversorgung des Kindes einhergehen kann bzw., daß sie als Hinweis auf eine Implantationsstörung mit nachfolgender Funktionsschwäche der Plazenta zu gelten haben. Zudem können sie die Ursache von Lösungsstörungen und damit von Blutungen in der Nachgeburtsperiode sein.

Die

fetale Plazentaseite

ist durch den transparenten Amnionüberzug mit spiegelnder Oberfläche und durch den Nabelschnuransatz mit den sich unter dem Amnion verteilenden umbilikalen Gefäßen gekennzeichnet. Die

materne Plazentafläche

zeigt zahlreiche Furchen, durch die die Plazentafläche in 20–30 verschieden große Areale, die *Kotyledonen*, unterteilt wird. Vor der Lösung der Plazenta sind die Sulci mit Gerüstelementen in Form der basalen Septen ausgefüllt. Das

Parenchym

als spezifisches Plazentagewebe liegt zwischen der aus dem Trophoblast entstehenden *Chorionplatte* und der im Endometrium verankerten *Basalplatte*. Das Parenchym ist durch Septen unvollständig gekammert (Abb. 1 u. 2). Die

Kotyledonen

bestehen aus einer oder mehreren Funktions- bzw. Strömungseinheiten, die in Anlehnung an andere Organe – z. B. das Nephron – auch *Plazentome* genannt werden (SCHUHMANN). Die Kotyledonen bilden sich aus einem in der Chorionplatte verwurzelten Zottenstamm, der sich baum- oder wurzelknollenartig verzweigt. Einzelne Spitzenäste sind als Haftzotten in der Basalplatte befestigt. Die Mehrzahl der Zotten ist indessen frei und flottiert dichtgepackt im Zwischenzottenraum. Die Gesamtoberfläche der Resorptionszotten beträgt in der reifen Plazenta etwa 10–15 m^2. Mit dem Zottenbaum entwickelt sich auch das fetale intraplazentare Gefäßsystem.

Die doppelte **Gefäßversorgung der Plazenta** ist sowohl für die Aufrechterhaltung des fetalen als auch des maternen plazentaren Kreislaufes verantwortlich. Die

Blutzufuhr zur Plazenta vom Kind

erfolgt durch zwei Arterien allantoider Genese über die Nabelschnur. Nach Erreichen der Plazenta anastomosieren die Hauptgefäße, teilen

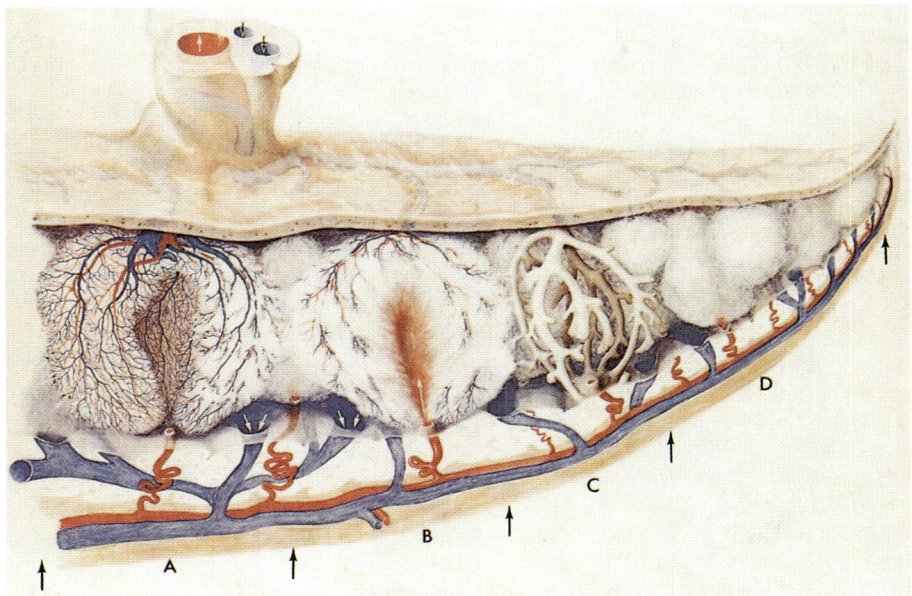

Abb. 1   A = Schematische Darstellung des Kapillarnetzwerkes einer Kotyledone mit zentralem, zottenarmem Raum und zuführender materner Spiralarterie. B = Schematische Darstellung einer Kotyledone mit dichtem Netzwerk terminaler Zotten. C = Kotyledonengrundgerüst mit Zottenstämmen 1., 2. und 3. Ordnung. D = Kotyledonen ohne zentralen Raum und ohne direkten Kontakt zur Decidua basalis (nach *Freese*)

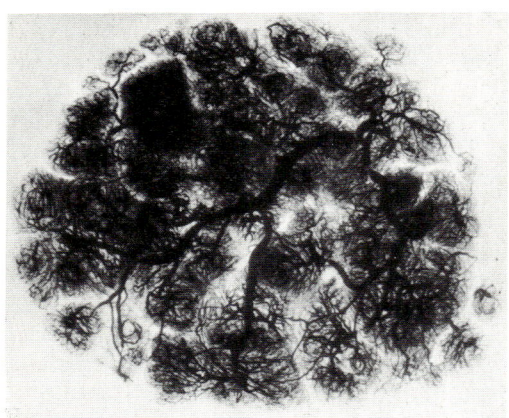

Abb. 2 Röntgenbild einer von der Nabelvene aus mit Kontrastmittel gefüllten reifen Plazenta. Darstellung der fetalen Strömungseinheiten bis in die Peripherie (aus *G. Hörmann, H. Lemtis*: Die menschliche Placenta. In *Schwalm, H., G. Döderlein*: Klinik der Frauenheilkunde und Geburtshilfe. Urban & Schwarzenberg, München 1965)

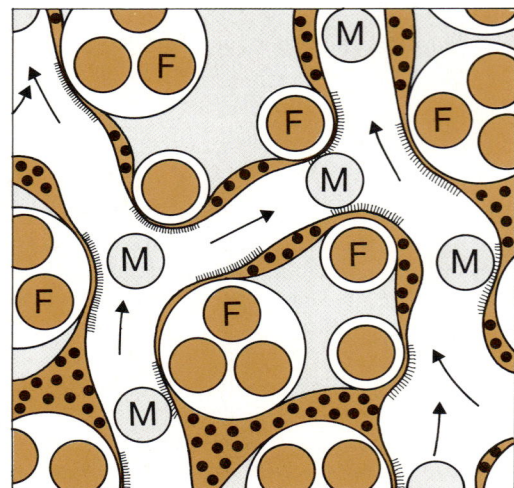

Abb. 3 Endzottenkomplex einer reifen Plazenta in schematischer Darstellung. Zottenkapillaren mit fetalen Erythrozyten (F) und intervillösem Kapillarsystem mit maternen Erythrozyten (M). Zahlreiche synzytiokapilläre Stoffwechselmembranen mit bürstenförmigen Mikrovilli. Zottenbrücken mit Kernhaufen (aus *G. Hörmann, H. Lemtis*: Die menschliche Placenta. In *Schwalm, H., G. Döderlein*: Klinik der Frauenheilkunde und Geburtshilfe. Urban & Schwarzenberg, München 1965)

sich in mehrere Segmentarterien und verlaufen in der Chorionplatte direkt unter dem Amnion unter Abgabe einzelner Äste in die Kotyledonen bis zum Plazentarand. Die Kotyledonenhauptgefäße münden kronenartig in subkotyledonäre Äste aus. Die Arterien der Kotyledonen sind morphologisch Endarterien ohne Anastomosen. Arterieller und venöser Schenkel der Zottengefäße sind durch ein paravaskuläres dichtes Kapillarnetz und durch die sinusoiden Kapillaren der Zottenperipherie verbunden. Das *intraplazentare fetale Gefäßsystem* faßt durchschnittlich 100 ml. – Das

materne Blut

fließt im Zwischenzottenraum. Dieses intervillöse Gefäßsystem ist kein großer dreidimensionaler „Blutsee" mit träger Strömung, kein „Überlaufgefäß", sondern ein *sinusoides Kapillarsystem* mit raschem Blutwechsel (Abb. 3). Der Zustrom erfolgt über uteroplazentare Spiralarterien am Boden der einzelnen Zwischenzottenkammern (s. Abb. 1). Nach röntgenkinematographischen Bildern steigt das Blut im zottenarmen Zentrum der Kotyledonen zur Chorionplatte auf und gelangt dann auf dem Rückweg langsam fließend durch die zottenreiche Peripherie zu den Venenöffnungen im Bereich der Basalplatte zurück. Als gemeinsames Expansionsgefäß der einzelnen Kammern funktioniert

der subchoriale Sinus. Der *zirkuläre Randsinus* ist keine Hauptabflußbahn. Eine gesetzmäßige Anordnung der maternen und fetalen Blutwege zueinander, etwa im Sinne eines Gegenstromprinzips wie in der Labyrinthplazenta des Kaninchens, ist in der Topfplazenta des Menschen nicht verwirklicht. Offenbar folgt das materne Blut weniger präformierten, festen Wegen, sondern fließt, dem jeweiligen Druckgefälle folgend, in variablen Bahnen. Dabei tritt es nacheinander mit zahlreichen Zottenkapillaren in Kontakt (multivillöses Strombahnsystem bzw. Kreuzstromsystem: Abb. 4) (WILKIN; BARTELS u. Mitarb.; MOLL). Der *intervillöse Raum* enthält etwa 200 ml Blut. Dies entspricht einem Anteil am Plazentavolumen von 25%.

In der hämochorialen Plazenta des Menschen sind maternes und fetales Blut durch die

„synzytiokapilläre Stoffwechsel-membran"

(HÖRMANN) getrennt. Die Barriere ist in der reifen Plazenta etwa 2–4 µm stark und besteht aus mehreren Schichten fetalen Gewebes (Abb. 5).

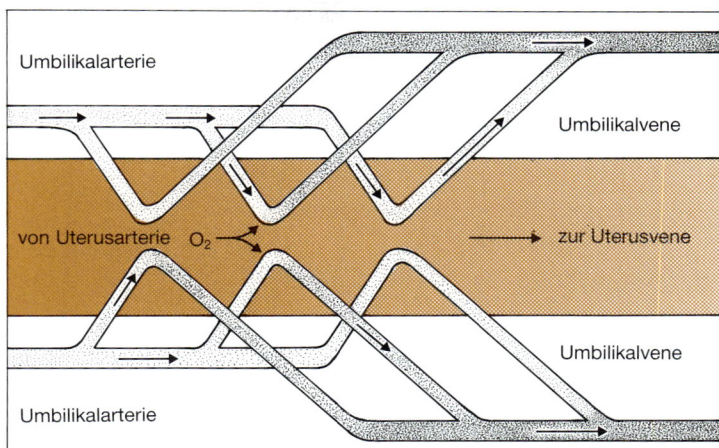

Abb. 4 Oxygenierung des fetalen Blutes und Desoxygenierung des maternen Blutes in einer Vielzotten-plazenta. Der Sauerstoff-sättigungsgrad entspricht der Punktedichte

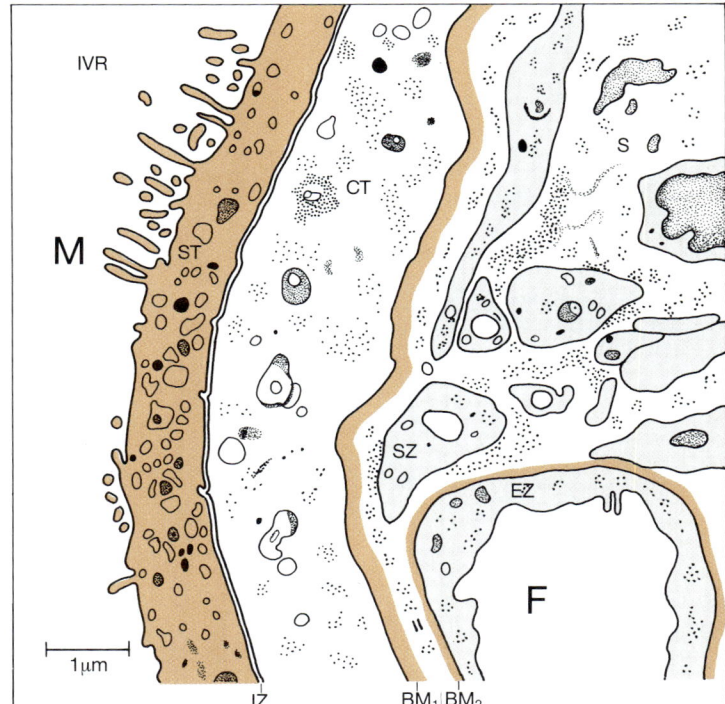

Abb. 5 Elektronenoptische Darstellung (schematisch) der Austauschmembranen und Diffusionsstrecken in der reifen Plazenta des Menschen (nach *Bergeest*)

M   = materne Blutbahn,
F   = fetale Blutbahn,
IVR   = intervillöser Raum,
C   = Kapillare,
ST   = Synzytiotrophoblast,
CT   = Zytotrophoblast,
S   = Stroma,
SZ   = Stromazelle,
EZ   = Endothelzelle,
BM₁   = Basalmembran von CT,
BM₂   = Basalmembran von C,
IZ   = Interzellularspalt

Physiologie der Plazenta

Die Bedeutung der Plazenta als **Organ des Stoff-austausches** ist nicht mit ihrer passiven Membran- und Filterfunktion erschöpft. Das Plazen-tagewebe zeichnet sich vielmehr durch einen re-gen Stoffumsatz mit mannigfachen katabolen und anabolen Eigenleistungen aus. Dafür spre-chen die reiche Enzymausstattung, die Häufung von Mitochondrien als Indikatoren für die Zellaktivität – vor allem im Synzytiotrophoblasten – und der hohe Sauerstoffeigenbedarf des Plazentagewebes in vitro.

Nach dem Verhalten der synzytiokapillären Membran während der Passage eines Stoffes gibt es zwei

Grundprinzipien des plazentaren Stoffaustausches,

und zwar (Tab. 1 u. Abb. 6–8):

– passive Stoffbewegung,
– aktiver Stofftransport.

Die

passive Stoffbewegung

ist nicht mit einem Energieverbrauch gekoppelt, die Substanzen werden durch die Passage nicht verändert. Diese physikalischen Vorgänge bestehen vor allem in „*einfacher Diffusion*", seltener in „*erleichterter Diffusion*" und ausnahmsweise in *Diapedese* oder *Filtration*.

Hervorstechendes Kennzeichen des passiven Stoffaustausches ist der Transport entlang einem **Konzentrations**- oder **Druckgefälle** (Abb. 6). Die Richtung der passiven Stoffbewegung wird ausschließlich von den treibenden Druckgradienten bestimmt.

Das physikalische Grundgesetz der Diffusion, des freiwilligen Transportes eines gelösten Körpers in einem Lösungsmittel, ist in den **Fick-Gleichungen** for-

Tabelle 1   Austauschvorgänge in der Plazenta

Mechanismen	Substanzen
1. Passive Stoffbewegung	
a) einfache Diffusion	Gase (O_2, CO_2, Inhalationsnarkotika); Lösungswasser, Harnstoff; körperfremde Substanzen – lipophile Medikamente (Molekulargewicht < 600)
b) erleichterte Diffusion	Glukose, Milchsäure, Elektrolyte?
c) Diapedese – Filtration	Blutzellen, Makromoleküle, hydrophile Medikamente
2. Aktiver Stofftransport	
a) enzymatische Prozesse	anorganische Ionen, Aminosäuren, Hydrationwasser, Vitamine
b) Pinozytose (Phagozytose)	Proteine, Lipoide, Makromoleküle

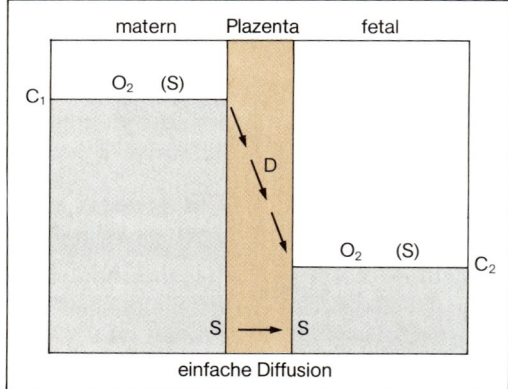
einfache Diffusion

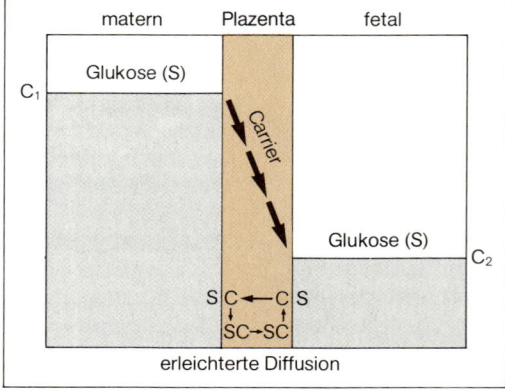
erleichterte Diffusion

Abb. 6–8 Transportmechanismen der Plazenta (aus *O. Käser* u. Mitarb.: Gynäkologie und Geburtshilfe, 2. Aufl., Bd. II/1. Thieme, Stuttgart 1981)
Abb. 6 Transport durch einfache Diffusion. Der Stoffübertritt erfolgt entlang einem Konzentrationsgefälle (C_1—C_2)

Abb. 7 Transport durch erleichterte Diffusion. Der Stoffübertritt (z. B. von Glukose) erfolgt entlang dem Konzentrationsgefälle (C_1—C_2), wobei Carrier (C) den Transport beschleunigen. Die Substanz (S) verbindet sich in der Membran mit Trägermolekülen zu einem reversiblen Komplex (SC)

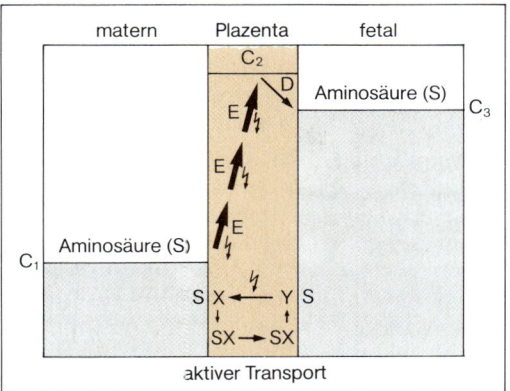

Abb. 8   Stoffübertritt durch aktiven Transport. Der Stoffübertritt (z. B. von Aminosäuren) erfolgt 2-stufig: zunächst Anreicherung in der Membran von C_1 auf C_2 durch energieverbrauchende (E) aktive Zellleistung, dann passive Bewegung zum Feten entlang dem Druckgradienten (C_2–C_3) per diffusionem (D). Ein Carrier mit hoher Affinität (X) verbindet sich mit dem Substrat zu einem reversiblem Komplex (SX). Während des Transports verwandelt sich der Carrier in ein Molekül mit niedriger Affinität (Y), der Komplex löst sich auf. Die Transformation von Y zu X verbraucht Energie ($\frac{4}{7}$)

muliert. Diese Gesetze besagen für den Stoffaustausch in der Plazenta, *daß die diffundierenden Substanzmengen (fester Stoff oder Glas) direkt proportional sind der Austauschfläche, dem diaplazentaren Druck- oder Konzentrationsgefälle, der Kontaktzeit und einer Diffusionskonstanten. Die Substanzmenge verhält sich umgekehrt proportional zur Diffusionsstrecke.* Die **Druckdifferenzen** sind vor allem abhängig von der Konzentration des betreffenden Stoffes in der A. uterina, vom maternen und fetalen Plazenta-Minutenvolumen, vom Eigenverbrauch der Plazenta und von der Utilisation durch das fetale Gewebe. Im **Diffusionskoeffizienten** sind die speziellen Diffusionsbedingungen für einen bestimmten Stoff in einem bestimmten Medium zusammengefaßt. Der Diffusionskoeffizient ist in erster Linie eine Funktion der Teilchengröße, der Fettlöslichkeit und der Ionisation der diffundierenden Substanz, zugleich aber auch abhängig von der Leitfähigkeit der Diffusionsstrecke, die der freien Molekülbewegung den Diffusionswiderstand entgegensetzt. Entsprechend ihrem Aufbau aus Lipoproteiden wirkt die Plazentamembran als Lipoidbarriere, Protein-Makromolekülsieb und Grenzflächenspannungsfeld. *Ein diffusibler Stoff wird daher die Plazentaschranke um so leichter passieren können, je kleiner seine Moleküle sind, je besser fettlöslich er ist und je weniger ionisiert er vorliegt.*

Der **diaplazentare Austausch aller gasförmigen Sub-** **stanzen** einschließlich der aktuellen Blutgase (O_2 und CO_2), der Inhalationsnarkotika sowie des Lösungswassers und fast aller körperfremden Substanzen (Medikamente) läßt sich durch die Gesetze der einfachen Diffusion erklären. Der Transfer anderer, generell diffusibler Stoffe zeigt eine Reihe eigentümlicher Phänomene. So ist z. B. die Diffusionsgeschwindigkeit der *Glukose* wesentlich größer, als nach den Gesetzen der Diffusion zu erwarten wäre (Abb. 7). Auch wird das natürlich vorkommende d-Glukosemolekül schneller ausgetauscht als die gleich großen 1-Glukose- und d-Fruktoseteilchen. Zudem ist die Transportkapazität der Membran auch bei genügendem Konzentrationsgefälle begrenzt, und einzelne Substanzen können sich an der Austauschfläche verdrängen, z. B. Laktose und Glukose. Diese Erscheinungen der *Struktur-* und *Stereospezifität*, der *Absättigung* und *kompetitiven Hemmung* sind an die vitalen Funktionen der Zellen gebunden.

Die Beschleunigung des Transportes hat zur Annahme beweglicher *Trägermoleküle* in den Zellmembranen geführt. Durch lockere Bindung an diese hypothetischen „Carrier", die durch Wärmebewegung in großer Geschwindigkeit zwischen den Grenzflächen oszillieren, werden die Glukosemoleküle bevorzugt ausgetauscht. Der Vorgang wird

„erleichterte Diffusion"

genannt (Abb. 7).

Der **Übetritt intakter makrokorpuskulärer Elemente** (Erythrozyten, Lymphozyten) per diapedesin erfolgt durch Trophoblastdefekte oder größere Membranporen, vielleicht unter aktiver amöboider Mithilfe der Korpuskeln.

Für bestimmte Stoffe ist der diaplazentare Austausch durch die Gesetze der Diffusion nicht zu erklären. Ihr Transfer ist nur in Form eines

aktiven Stofftransportes

mit Hilfe einer aktiven Zelleistung möglich. Entweder handelt es sich um primär wenig permeable hochmolekulare Substanzen oder um die Anreicherung eines Stoffes im fetalen Blut entgegen einem fetomaternen Konzentrationsgradienten. Der aktive Transport kann mit einem Umbau des betreffenden Stoffes verbunden sein (Abb. 8).

Einzelheiten des aktiven Transportes, insbesondere die Vorgänge auf molekularer Ebene, sind noch weitgehend unbekannt. Als Arbeitshypothese wird auch hier ein Membran-Carrier oder -Pumpsystem diskutiert. Die Hilfsmechanismen schleusen die Substanz, z. B. Aminosäuren, durch die Trophoblastmembran und reichern diese im Zellinnern an. Von dort gelangen die

Stoffe dann per diffusionem in die Zottenkapillaren. Die Aminosäurekonzentration ist im fetalen Blut etwa doppelt so hoch wie im maternen, sie kann im Zytoplasma der Trophoblastzellen auf das 20fache angereichert sein. Der erste Teil der Transportstrecke würde demnach durch aktive und der zweite Teil durch passive Vorgänge überbrückt werden. Die aktive Zelleistung besteht in einem enzymatischen Prozeß, als Energiequelle wirkt offenbar ATP.

Auch die sog.

Pinozytose

ist ein aktiver enzymatischer Transportvorgang. Pinozytose wird vornehmlich beobachtet bei höher molekularen Stoffen, wie z. B. Lipo- und Glykoproteiden und bei Immunglobulinen. Die Substanzen werden durch Invagination der Zellmembran aufgenommen, erscheinen dann als Mikroeinschlußkörperchen im Zellplasma und werden ins fetale Blut wieder freigegeben.

Der aktive Transport ist ebenso wie die erleichterte Diffusion gekennzeichnet durch die Erscheinung der Stereospezifität, der Absättigung und der kompetitiven Hemmung der Transportsysteme. Die vitalen Trophoblastfunktionen können durch Stoffwechselgifte inhibiert werden. Limitierende Faktoren dieser Zelleistung sind der molekulare Sauerstoff sowie die Redoxpotentiale der energieübertragenden Enzymsysteme (s. Plazentainsuffizienz, S. 283).

Auch für den

diaplazentaren Transfer von Makromolekülen

in Form von Antikörpern wird ein aktiver Transportmechanismus angenommen. Grundsätzlich sind alle *Immunantikörper* plazentagängig, im einzelnen bestehen jedoch erhebliche Unterschiede. Für die vergleichsweise niedermolekularen *IgG-Antikörper* (Molekulargewicht ca. 160 000) ist die Konzentration im Nabelschnurblut höher als im Schwangerenblut. Da weder der Fetus noch die Plazenta IgG-Antikörper bilden können, muß ein maternofetaler Transfer bestehen. Offenbar werden die IgG-Moleküle zunächst an der Zellmembran des Zytotrophoblasten absorbiert und dann mittels Pinozytose durch das Epithel geschleust. Der Absorptionsvorgang ist kompetitiv hemmbar und unterliegt einer Sättigungskinetik. Die niedermolekulare Fraktion stellt etwa 90% der maternen Gammaglobuline, darunter die neutralisierenden Antikörper, die Antitoxine und auch die inkompletten Rh-Antikörper, die nach Sensibilisierung der Mutter in großen Mengen diaplazentar transportiert werden.

Hochmolekulare *IgM-Antikörper* (Molekulargewicht ca. 900 000) sind im Nabelschnurblut nur in niedriger Konzentration vorhanden. Das liegt nicht nur an der geringeren Permeabilität, sondern auch an der höheren Abbaurate im fetalen Blut. Die Halbwertszeiten liegen zwischen 1 und 8 Tagen. Die Hämagglutinine des AB0-Systems sind IgM-Antikörper. Ihre Konzentration im Nabelschnurblut ist entsprechend niedrig.

Als Maß für die Durchlässigkeit der Plazentamembran gilt die Plazentapermeabilität, d. h. der Transfer pro Zeiteinheit und mittlerer Konzentrationsdifferenz. Entscheidend für die Versorgung des Fetus ist die Transportkapazität und damit die

Effizienz des plazentaren Austauschsystems,

d. h. der Konzentrationsanstieg in der V. umbilicalis im Verhältnis zum in die Plazenta einströmenden maternen und fetalen Blut. Unter *plazentarer Clearance* wird die absolute Menge fetalen Blutes verstanden, welche pro Zeiteinheit der Konzentration des maternen arteriellen Blutes angeglichen wird.

Limitierende Faktoren der Transferraten sind die Permeabilität und die plazentare Durchblutung. Je größer die Konzentrationsänderung im Nabelschnurblut während der Plazentapassage ist, desto stärker ist der Austausch flußlimitiert; je kleiner die Konzentrationsänderung ist, desto ausgeprägter ist die Permeabilitätslimitierung. Der Austausch von Stoffen mit hoher Permeabilität, wie z. B. Sauerstoff, ist vorwiegend durchblutungslimitiert. Für Natrium mit niedriger Permeabilität dagegen spielt die Durchblutung eine nur untergeordnete Rolle. Dazwischen stehen Stoffe, die in gleichem Maße von der Permeabilität, als auch von der Durchblutung abhängig sind wie z. B. die Glukose. Für die meisten Substanzen vollzieht sich an der Plazentamembran ein wirklicher Austausch, d. h. ein Transport in beiden Richtungen. Entscheidend für die Bilanzuntersuchungen ist dann der sog. *Nettotransfer*, d. h. der Transportüberschuß.

Trotz vieler neuer Einzelergebnisse ist unser Bild

über die quantitativen Verhältnisse des Stoff-austausches in der Plazenta nach wie vor lük-kenhaft. Relativ gut informiert sind wir über den

plazentaren Gasaustausch.

Quantitativ ist der *Gasstoffwechsel des Fetus* vergleichbar dem eines Erwachsenen in Ruhe oder bei leichter körperlicher Arbeit. Der O_2-Minutenverbrauch beträgt 4–5 ml/kg Körper-gewicht. Auch bei O_2-Überangebot an die Mut-ter nimmt der O_2-Verbrauch des Schwanger-schaftsproduktes nicht zu. Für einen spezifi-schen O_2-Minderbedarf besteht kein Hinweis. Die relative Leistungsfähigkeit, bezogen auf die zu versorgende Gewichtseinheit oder besser den O_2-Minutenbedarf, ist für die Lungen- und Pla-zentaatmung größenmäßig vergleichbar.

Ungünstiger sind die Arbeitsbedingungen in der Plazenta, das **Diffusionsmilieu:** Die Diffusions-fläche ist kleiner, die Diffusionsstrecken sind länger, und die Konvektion beträgt im Spender-wie im Empfängersystem nur etwa ein Zehntel der Durchblutung und Belüftung der Lunge. Schwächer sind auch die treibenden Kräfte (Po-tentialdifferenzen) in der Plazenta: Die mittlere O_2-Spannung im intervillösen Kapillarsystem beträgt nur etwa 40 Torr (5,33 kPa) gegenüber 100 Torr (13,3 kPa) im Alveolarraum. Einem O_2-Spannungsverlust des maternen Blutes von

etwa 60 Torr (8,0 kPa) (A. uterina = 96 Torr [12,7 kPa], V. uterina = 35 Torr [4,67 kPa]) steht ein Spannungsgewinn des fetalen Blutes von nur 15 Torr (2,0 kPa) gegenüber (A. umbilicalis = 15 Torr [2,0 kPa], V. umbilicalis = 30 Torr [4,0 kPa]). Diese großen Gradienten entstehen durch Druckverlust infolge Aufsättigung des fetalen Hämoglobins, durch Mischblut infolge zirkula-torischer Verteilungsstörungen und durch Dif-fusionswiderstände (Abb. 7).

Die Diffusionsbedingungen in der Plazenta sind durch den O_2-Niederdruck treffend gekenn-zeichnet. Es gibt wirksame

Hilfsmechanismen der Atmung,

Vorrichtungen, die den Sauerstofftransport von der Mutter zum Fetus erleichtern:

- erhöhte O_2-Affinität des fetalen Blutes, ein Ausdruck des O_2-Bindungsvermögens,
- erhöhte O_2-Kapazität des fetalen Blutes, ein Maßstab für die maximale O_2-Aufnahmefä-higkeit,
- größere O_2-Ausschöpfbarkeit des fetalen Blutes, ein Hinweis auf die Utilisation der hä-matogenen Atmungsreserven,
- physiologische Tachykardie des Fetus.

Als Maßstab für die O_2-Affinität gilt der sog. *Halbsättigungsdruck*, d.h. diejenige O_2-Spannung, bei der 50% des Hämoglobins mit

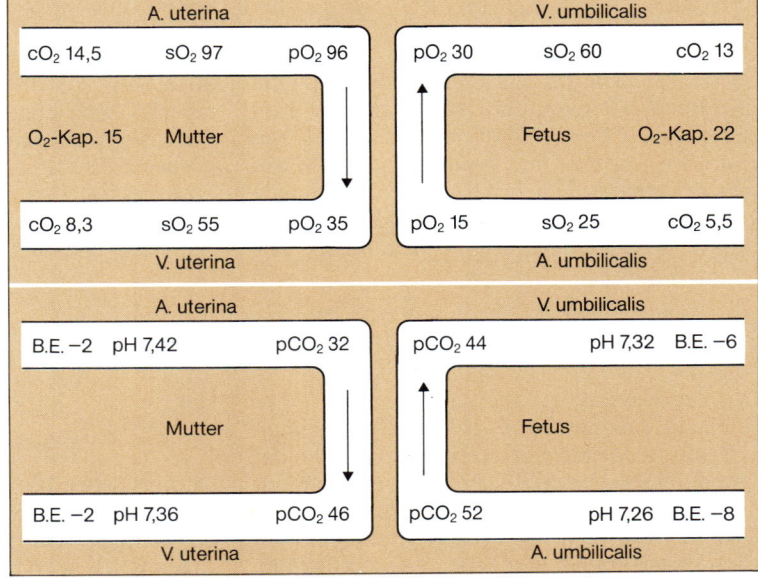

Abb. 9
Diaplazentare feto(F)-ma-terne (M) Wechselbezie-hungen.
Oben: Sauerstoffaustausch,
Unten: Säure-Basen-Gleich-gewicht
pO_2 = Sauerstoffpartial-druck in Torr (kPa),
sO_2 = Sauerstoffsätti-gung in %,
cO_2 = Sauerstoffgehalt in Vol. %,
O_2-Kap. = Sauerstoff-kapazität in Vol. %,
pH = Wasserstoffkonzen-tration,
pCO_2 = Kohlendioxidpar-tialdruck in Torr (kPa),
cCO_2 = Kohlendioxidge-halt in Vol. %,°
B. E. = Basenüberschuß in mval/l

Sauerstoff gesättigt sind. Dieser T_{50}-Wert beträgt für Schwangerenblut 26–27 mmHg (3,47–3,60 kPa) und für Nabelschnurblut 22–25 mmHg (2,93–3,33 kPa). Graphisch gesprochen bedeutet das: die S-förmige O_2-Bindungskurve für fetales Blut verläuft am Halbsättigungspunkt um ca. 4–5 mmHg (0,533–0,667 kPa) links von der Kurve für maternes Blut. Entscheidend für das O_2-Bindungsvermögen von Vollblut unter Standardbedingungen ist offenbar die Struktur der Hämoglobinmoleküle und der Gehalt an Diphosphorglyzerat (DPG) in den Erythrozyten. PG-Entzug erhöht die O_2-Affinität.

Die Bedeutung der hämatogenen Hilfsmechanismen für den Gasaustausch in der Plazenta sollte jedoch nicht überschätzt werden. Das zeigt auch die Geburt gesunder, nicht asphykti-

scher Kinder bei Hämoglobinopathien und nach intrauteriner Austauschtransfusion mit Erwachsenenblut bei Erythroblastosen.

Erfolgsorgan der Plazentaatmung ist das fetale Blut. Im **Nabelschnurblut** besteht zur Zeit der Geburt eine arterielle und venöse Hypoxämie, Hyperkapnie und Azidose (Abb. 9). Trotz der niedrigen O_2-Spannung ist ein signifikanter Milchsäureüberschuß als Ausdruck einer gesteigerten anaeroben Glykolyse im fetalen Blut nicht nachweisbar. Es besteht vielmehr ein Laktatgefälle von der Mutter zum Fetus. Die *metabolische Azidose im Nabelschnurblut* zur Zeit der Geburt ist vorwiegend maternen Ursprungs, für den Fetus also exogen („**Infusionsazidose**") (S. 346). Erst bei schwerer Hypoxie entwickelt der Fetus eine endogene metabolische Azidose (s. Plazentainsuffizienz).

Eihäute

Die Eihäute umgeben die Frucht als geschlossener, doppelwandiger Sack. Die Embryonalhüllen sind eine selbständige Bildung des jungen Keimes. Sie erfüllen Schutz- und Stoffwechselfunktion zugleich. Durch primäre, flächenhafte Faltung des Fruchtsackes bilden sich zwei Schichten: das äußere Chorion und das innere Amnionblatt (s. Kap. 2, Abb. 25).

Die Aufgabe des fetomaternen Kontaktes ist dem

Chorion

übertragen. Die Plazenta als spezielles Organ des Sauerstoffaustausches ist mit ihren definitiven Zotten (Chorion frondosum) ein Teil dieses chorialen Systems. Das avillöse Chorion (Chorion laeve) stellt einen fast lückenlos zusammengefügten Epithelverband dar. Beide Zellformationen weisen auch elektronenoptisch alle

Merkmale einer aktiven Stoffwechselleistung auf, einschließlich pinozytotischer Vakuolen. Chorion laeve und Decidua parietalis sind eng miteinander verzahnt. Durch Vermittlung des Chorion-Dezidua-Komplexes existieren via Fruchtwasser echte fetomaterne Kontakte auch außerhalb der Plazenta. Diese Verbindungen werden unter dem Begriff **Paraplazenta** zusammengefaßt (PETRY).

Das

Amnion

kleidet die Fruchthöhle tapetenartig aus. Die innere Oberfläche ist spiegelglatt, eine Endothelzellschicht. Sie erfüllt abdichtende, sekretorische und resorptive Funktionen. Ein dichtes Fasernetz sichert die hohe Zerreißfestigkeit. Zwischen Amnion und Chorion liegt eine leicht verschiebliche, bindegewebige *Intermediärzone*.

Fruchtwasser

Das Fruchtwasser (Liquor amnii) ist eine graugelbliche, anfangs klare, später trübe Flüssigkeit mit suspendierten Vernixflocken. In der ersten Schwangerschaftshälfte ist die Amnionhöhle vor allem ein Wasserbett, in dem der zarte Keimling schwerelos schwimmt, geschützt gegen Austrocknung und mechanische Insulte.

Die

Fruchtwassermenge

beträgt in der 20. Woche ca. 500 ml, das sind etwa ⅔ des Uterusinhaltes. Es besteht demnach physiologisch eine relative Polyhydramnie. Der Austausch erfolgt zu diesem Zeitpunkt vor al-

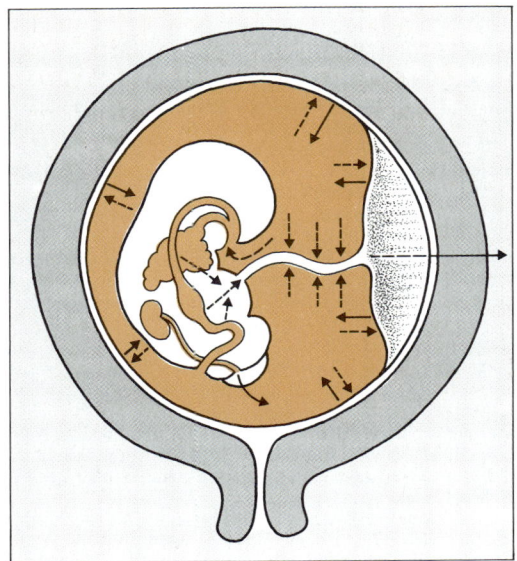

Abb. 10   Schematische Darstellung der Fruchtwasserdynamik in der zweiten Schwangerschaftshälfte. Sekretion (ausgezogene Pfeile): Amnionepithel, Nieren; Resorption (gestrichelte Pfeile): Amnionepithel, Nabelschnur, Lungen und Magen-Darm-Trakt

lem paraplazentar über die Eihüllen direkt zwischen Mutter und Fruchthöhle. In der zweiten Schwangerschaftshälfte nimmt das Fruchtwasser stärker zu mit einem Maximum von durchschnittlich 1500 ml in der 38. Woche. Später geht die Menge wieder zurück, wöchentlich um etwa 100 ml vor allem bei Übertragung. Von der 12. Woche der Gestation ab ist der Fetus selbst in den Fruchtwasserkreislauf zunehmend eingeschaltet. Am Ende der Tragzeit beträgt die Passage durch die Frucht sicher 40%.

Das Fruchtwasser ist ein ausgesprochen dynamisches Substrat (Abb. 10). In 2–3 Stunden wird die gesamte Flüssigkeitsmenge ersetzt. Die

Erneuerungsgeschwindigkeit

beträgt für die Elektrolyte (Na, K) etwa 8 Stunden. Die *Bildung* erfolgt anfangs durch das Amnionepithel, später auch von den fetalen Nieren. Die *Resorption* erfolgt direkt über die Eihäute zur Mutter oder indirekt über Nabelschnur, Darm oder Respirationstrakt zum Fetus. Die Haut des Fetus ist am Fruchtwasseraustausch allenfalls in den ersten Schwangerschaftsmonaten beteiligt. Wegen des schnellen Wasserwechsels können schon geringe Bilanzstörungen zwischen Produktion und Resorption zu pathologischen Fruchtwassermengen führen (S. 277). Der Mechanismus des Austausches ist im einzelnen noch weitgehend unbekannt.

Die **Produktion** des Fruchtwassers ist zum Teil sicher eine aktivsekretorische Leistung des Amnionepithels, während die Resorption, vor allem durch physikalische Kräfte, passiv im Sinne der Osmose erfolgt. Austauschmodus und Übertragungswege können für einzelne Substanzen sehr unterschiedlich sein. Die aktuellen Blutgase (O_2, CO_2), Glukose und Milchsäure gelangen nur indirekt über den Fetus in das Fruchtwasser, während z. B. Harnstoff direkt in das Fruchtwasser wechseln kann.

Zahlreiche Versuche, die Analyse der Fruchtwasserbestandteile für die Diagnostik der funktionellen Kapazität der fetoplazentaren Einheit zu nutzen, blieben unbefriedigend. Ausnahmen bilden die Bestimmungen der Phospholipide im Fruchtwasser zur Abschätzung der Lungenreife und die Spektralphotometrie des Fruchtwassers zur Erfassung der Bilirubinpigmente bei der Blutgruppeninkompatibilität. Zunehmende Bedeutung erlangt die Fruchtwasseranalyse im Rahmen der pränatalen Diagnostik angeborener Fehlbildungen und Erbleiden.

Nabelschnur

Die Nabelschnur (Funiculus umbilicalis) verbindet die Plazenta mit der Frucht. Sie ist am Ende der Schwangerschaft durchschnittlich 50–60 cm lang bei einem Durchmesser von 15–20 mm. Die Nabelschnur führt

drei Gefäße,

und zwar zwei muskelstarke *Arterien* allantoider Genese, die sich um eine weite, dünnwandige *Vene* ranken (Abb. 11). Außerdem trifft man am fetalen Ende Reste des Allantois- und Dotterganges. Die Gefäßstrukturen sind in ein lockeres, sulziges embryonales Bindegewebe, die

Wharton-Sulze

eingebettet. Der ganze Nabelschnurstrang ist vom Amnion überzogen. Meistens ist die Nabelschnur spiralig gedreht. Durch unregelmäßi-

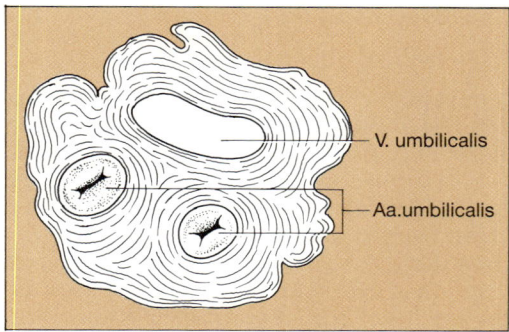

Abb. 11 Nabelschnurquerschnitt mit dem Lumen der V. umbilicalis und den starken Polsterungen in den beiden Aa.umbilicales

Literatur

Bargmann, W.: Histologie und mikroskopische Anatomie des Menschen, 7. Aufl. Thieme, Stuttgart 1977

Bartels, H., H. Wulf: Physiologie des Gasaustausches in der Placenta des Menschen. In Linneweh, F.: Fortschritte der Pädologie, Bd. I. Springer, Berlin 1965

Bartels, H., K. Riegel, J. Wenner, H. Wulf: Perinatale Atmung. Springer, Berlin 1972

Becker, V.: Funktionelle Morphologie der Placenta. Arch. Gynäkol. 198 (1963) 3

Becker, V., Th. H. Schiebler, F. Kubli: Die Plazenta des Menschen. Thieme, Stuttgart 1981

Boyd, J. D., W. J. Hamilton: The Human Placenta. Heffer, Cambridge 1970

Hörmann, G., H. Lemtis: Die menschliche Placenta. In Schwalm, H., G. Döderlein: Klinik der Frauenheilkunde und Geburtshilfe, Bd. III. Urban & Schwarzenberg, München 1965

Künzel, W.: Transfermechanismen in der Plazenta. In Wulf, K.-H., H. Schmidt-Matthiesen: Klinik der Frauenheilkunde und Geburtshilfe, Bd. 4. Urban & Schwarzenberg, München 1986 (S. 431)

Moll, W.: Physiologie der Plazenta. In Becker, V.: Die Plazenta des Menschen. Thieme, Stuttgart 1981

Ortmann, R.: Morphologie der menschlichen Placenta. Anat. Anz. 106/107 (1960) 27

Petry, G.: Die Morphologie der außerhalb der Placenta bestehenden feto-maternen Kontakte. Arch. Gynäkol. 198 (1963) 74

Schindler, A. E.: Physiologie und Pathophysiologie des Fruchtwassers. In Wulf, K.-H., H. Schmidt-Matthiesen: Klinik der Frauenheilkunde und Geburtshilfe, Bd. 4. Urban & Schwarzenberg, München 1986, S. 374

Schuhmann, R., R. Borst, G. Geier, H. Kraus: Über die Plazentone der reifen menschlichen Plazenta. Geburtsh. Perinatol. 8 (1977) 13

Snoeck, J.: Le placenta humain. Masson, Paris 1958

Strauss, F.: Die normale Anatomie der menschlichen Placenta. In Uehlinger, E.: Handbuch der speziellen pathologischen Anatomie und Histologie, Bd. VII/5. Springer, Berlin 1967

Villee, C. A.: The Placenta and Fetal Membranes. Williams & Wilkins, Baltimore 1960

Wilkin, P.: Contribution a l'étude de la circulation placentaire d'origine foetale. Gynécol. et Obstét. 53 (1954) 239

Wulf, K.-H.: Physiologie und Pathophysiologie der Plazenta und der Eihäute. In Käser, O., V. Friedberg, K. G. Ober, K. Thomsen, J. Zander: Gynäkologie und Geburtshilfe, 2. Aufl., Bd. II/1. Thieme, Stuttgart 1981 (S. 2.26)

ge Schlängelung der Nabelschnurgefäße und Anhäufung sulzigen Gewebes können knotige Verdickungen der Nabelschnur entstehen, die sog.

falschen Nabelschnurknoten.

Gewöhnlich, und zwar in 70% aller Fälle, findet sich die

Insertion der Nabelschnur

in der Mitte der Plazenta (Insertio centralis oder paracentralis). Seltener sind laterale oder häutige Einpflanzungen (Insertio marginalis oder velamentosa). **Insertionsanomalien** sind häufig mit Form- und Bauvarianten der Plazenta und mit Nabelschnurgefäßaplasien verbunden. Es werden vermehrte Aborte und kongenitale Mißbildungen beobachtet. Die ungeschützt in den Eihäuten verlaufenden fetalen Gefäße bei mehrteiliger Plazenta oder Insertio velamentosa können unter der Geburt rupturieren (s. Blasensprung, S. 283, fetale Blutung, S. 417).

Aufgaben

1. Beschreiben Sie das Bauprinzip der reifen Plazenta!
2. Was bezeichnen wir als „Chorionplatte" und als „Basalplatte" der Plazenta?
3. Wie erfolgt die materne und die fetale Gefäßversorgung der Plazenta?
4. Was verstehen wir unter dem „intravillösen" und dem „intervillösen Gefäßraum"?
5. Welche Transportmechanismen benutzt die Plazenta für den Stoffaustausch zwischen maternem und fetalem Blut?
6. Erläutern Sie den Begriff der „erleichterten Diffusion"!
7. Sind Ihnen Hilfsmechanismen der Atmung bekannt, die den Gasaustausch zwischen Fetus und Mutter sicherstellen?

8. Was beinhaltet die sog. Infusionsazidose des Fetus?
9. Welche beiden Eihautanteile umschlie-ßen den Fruchtsack?
10. Auf welche Weise erfolgt die Fruchtwas-serbildung?
11. Wie groß ist die Fruchtwassermenge am Ende der Gravidität:

- 100 ml?
- 300 ml?
- 800−1000 ml?

12. Welche Aufgaben hat das Fruchtwasser für Mutter und Fetus zu erfüllen?
13. Welche Gefäße führt die Nabelschnur?
14. Was ist die Wharton-Sulze?

Endokrinologie und Immunologie der Plazenta

R. Kaiser

Lernziel

Von der Plazenta geht in der Schwanger-schaft eine enorme Hormonproduktion aus, die Proteohormone ebenso betrifft wie Ste-roidhormone. Sie erklärt die Umstellungen des weiblichen Organismus in der Schwan-gerschaft. Von besonderem Interesse sind die engen Verflechtungen zwischen plazen-tarem und fetalem Steroidstoffwechsel im Rahmen der „fetoplazentaren Einheit". Kenntnisse über Produktionsrate und Hor-monkonzentrationen stellen die Basis zur endokrinen Beurteilung von nutritiven Pla-zentastörungen dar.

Immunologisch liegt beim Schwanger-schaftsprodukt ein Transplantat vor, das trotz paternaler Antigene nicht ausgestoßen wird. Von Interesse sind die heutigen Vor-stellungen über den Immunschutz des Fe-tus, die auf blockierende Mechanismen des mütterlichen Organismus hindeuten.

Endokrinologie

Die

endokrine Funktion der Plazenta

ist durch die Bildung der folgenden Hormone charakterisiert:

1. *Steroidhormone:*
   a) Östrogene,
   b) Progesteron.
2. *Proteohormone:*
   a) humanes Choriongonadotropin (HCG).
   b) humanes Chorionsomatomammotropin (HCS) oder humanes Plazentalaktogen (HPL).

Die

endokrine Funktion des Fetus

ergibt sich aus den Aufgaben der sog. *fetopla-zentaren Einheit* (DICSFALUSY u. Mitarb.) und der Hormonproduktion seiner endokrinen Drü-sen. Das

Endokrinium des maternen Organismus

macht unter dem Einfluß der Plazentahormone charakteristische Veränderungen durch und ge-währleistet über das Corpus luteum graviditatis die Frühentwicklung der Schwangerschaft; auch andere endokrine Drüsen erfahren gesta-tionsbedingte Umstellungen (s. Kap. 4).

Mit der Schwangerschaft eng assoziiert ist die Bildung von *Proteinen* in Fetus, Plazenta und mütterlichem Organismus, deren quantitativer Nachweis praktische Bedeutung erlangt hat (S. 66).

Steroidhormone

Die plazentaren Steroidhormone gelangen zu 80–90% in den maternen, zu 10–20% in den fetalen Kreislauf. Ausgeprägte arteriovenöse Konzentrationsdifferenzen des Nabelschnurbluts bestätigen den plazentaren Ursprung der Steroidhormone.

Das Prinzip der

fetoplazentaren Einheit

beruht darauf, daß die Plazenta ein inkomplettes endokrines Organ darstellt und ihre Enzymausstattung für eine *Steroidbiosynthese*, wie sie für die Schwangerschaft typisch ist, nicht ausreicht. So fehlen ihr wichtige Enzyme für die Neusynthese von Steroidhormonen aus dem Grundbaustein Azetat; sie ist auf Vorstufen angewiesen, die vom fetalen und mütterlichen Kompartiment geliefert werden. Der *fetale Organismus* weist eine komplette Enzymausstattung auf, die eine Neusynthese von

Präkursoren der Steroidhormone

erlaubt, und zwar vor allem in der fetalen Nebenniere, deren Weiterverarbeitung nach dem Transport über die Nabelarterien in der Plazenta geschieht. Der Fetus kann außerdem zu seinem eigenen Schutz die von der Plazenta angebotenen hochaktiven Steroidhormone in der eigenen Leber durch zahlreich vorhandene

Enzymsysteme sehr schnell in Metaboliten umwandeln, was einer mehr oder weniger starken *Inaktivierung* gleichkommt. Die Stoffwechselprodukte, die wiederum in die Plazenta zurücktransportiert werden, entstehen vor allem durch Bildung von Sulfatverbindungen und durch Hydroxylierungsvorgänge. Nur die funktionelle Einheit von Fetus und Plazenta erlaubt somit im Zusammenspiel beider Kompartimente den Aufbau des charakteristischen Steroidmilieus in der Schwangerschaft.

Die

Bildung plazentarer Östrogene

erfolgt im synzytialen Anteil des Zottenapparates, und zwar in freier Form. Die größte Bedeutung haben die 3 „klassischen" Östrogene, nämlich Östradiol-17β, Östron und Östriol; ihre biologische Wirkung verhält sich etwa wie 1 : 10 : 100. Die *Tagesproduktion* an Östrogenen macht am Ende der Schwangerschaft 50–150 mg aus, woran Östriol den Hauptanteil hat.

Zur **Östrogensynthese** benützt die Plazenta im mütterlichen und besonders im fetalen Organismus präformierte Steroide, von denen das C19-Steroid *Dehydroepiandrosteronsulfat (DHEAS)* das wichtigste ist. Diese Vorstufen werden von der mütterlichen und später auch von der fetalen Nebenniere (Abb. 12) an die Pla-

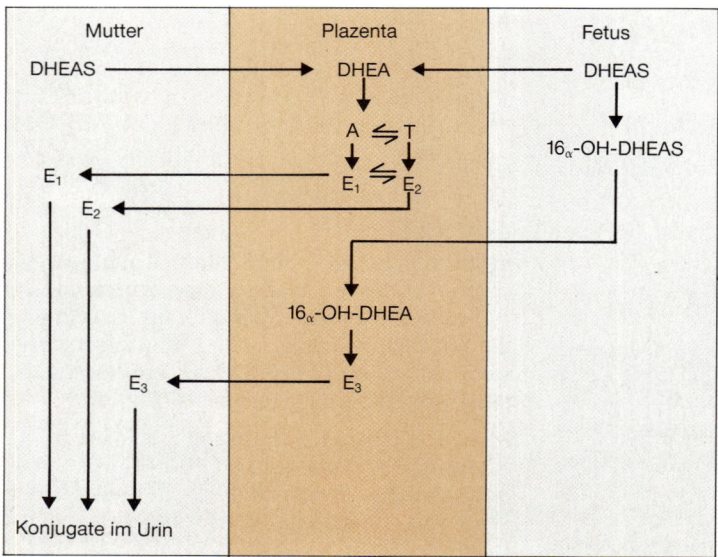

Abb. 12
Bildung und Stoffwechsel von Östrogenen in der materno-fetoplazentaren Einheit
DHEA = Dehydroepiandrosteron,
DHEAS = Dehydroepiandrosteronsulfat
A   = Androstendion,
T   = Testosteron,
E_1 = Östron,
E_2 = Östradiol,
E_3 = Östriol

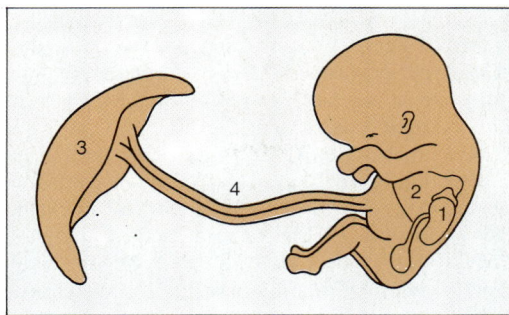

Abb. 13 Der Östriolstoffwechsel in der Schwangerschaft (nach *Ostergard*)
1 = fetale Nebenniere (Produktion von Dehydroepiandrosteronsulfat) (DHEAS)
2 = fetale Leber (Bildung von 16-OH-DHEAS aus DHEAS),
3 = Plazenta (Umwandlung von 16-OH-DHEA zu Östriol),
4 = Fruchtwasser (Vorhandensein von Östriolkonjugaten)

zenta geliefert, wobei die Bedeutung der fetalen Nebennierenrinde im Verlauf der Schwangerschaft ständig zunimmt. Am Ende der Tragzeit produziert die fetale Nebenniere etwa 75 mg (204 mmol) DHEAS, die mütterliche demgegenüber nur 10–25 mg (27–68 mmol)/24 Stunden (LAURITZEN).

Östradiol-17β und Östron

entstehen im wesentlichen über die Zwischenstufe Androstendion als Ergebnis der Aromatisierung von DHEAS in der Plazenta. 40% stammen aus maternem und 60% aus fetalem DHEAS. Im *fetalen Blut* liegen Östradiol und Östron zu gleichen Teilen frei oder als Steroidsulfate vor. Der größte Teil dieser Östrogene gelangt in die mütterliche Zirkulation und wird mit dem Schwangerenurin ausgeschieden (Abb. 12).

Östriol

wird vor allem über den „neutralen" Stoffwechselweg synthetisiert. Die Plazenta selbst ist zu einer Hydroxylierung an C16 nicht befähigt. Die Entstehung von 16-OH-DHEAS erfolgt in der fetalen Leber. Nach Hydrolyse in der Plazenta wird 16α-OH-DHEAS zu Östriol aromatisiert (DICSFALUSY) (Abb. 12 u. 13). Das von der Plazenta abgegebene Östriol stammt zu 90% vom fetalen 16-OH-DHEAS ab. Weitere Synthesewege über Östron, Östradiol-17β und Epi-

östriol in der Plazenta und im mütterlichen Organismus spielen also keine große Rolle.

Die Bestimmung der

Östrogenkonzentrationen im Blutplasma

ist seit der Einführung radioimmunologischer Bestimmungsmethoden möglich geworden. Durch Koppelung an Proteinträgersubstanzen wirken die Steroidhormone als Haptene, so daß spezifische *Antiseren* hergestellt werden können, die den Nachweis geringster Konzentrationen an Steroidhormonen erlauben.

Die *Konzentrationskurven* von freiem Östron, Östradiol-17β und Östriol im Plasma unterscheiden sich nicht wesentlich innerhalb der ersten 10 Schwangerschaftswochen. Zur Beurteilung der *Frühschwangerschaft* hat insbesondere die Bestimmung von *Östradiol-17β* im Plasma praktische Bedeutung gewonnen. Der *Normbereich* ist im 1. Trimenon durch folgende Grenzwerte charakterisiert:

– 5. Woche 0,05–0,3 ng/ml
– 7. Woche 0,3 –1,2 ng/ml
– 10. Woche 0,8 –2,2 ng/ml

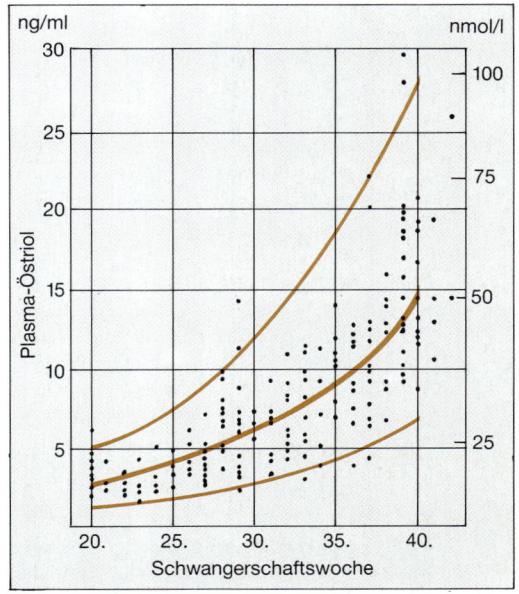

Abb. 14 Plasmakonzentration des freien Östriols in der zweiten Schwangerschaftshälfte (nach *Künzig*)

Am *Ende der Tragzeit* werden für Östradiol-17β 15–30 ng/ml gemessen, für freies *Östron* 10–20 ng/ml. Die Werte des freien Östriols liegen durchschnittlich bei 10–15 ng/ml (34.7–52.0 nmol/l) Plasma (KÜNZIG, Abb. 14), die des Gesamtöstriols bei 180 ng/ml (624 nmol/l) Plasma. Eine erniedrigte oder absinkende Konzentration bedeutet eine intrauterine Gefährdung des Fetus. Das

Nabelschnurblut

enthält Östriol als Sulfatverbindung in 10fach höherer Konzentration als das materne Blut. Im

Schwangerenharn

kommen die ausgeschiedenen Östrogene fast ausschließlich als Konjugate vor (Abb. 15 u. 16). Unter den Gesamtöstrogenen hat Östriolglukuronid wegen seiner doppelt so hohen renalen Clearance-Rate mit 70–80% einen weitaus größeren Anteil als die Konjugate von Östradiol und Östron.

Eine Differenzierung der Östriolausscheidung während der Frühschwangerschaft ergibt, daß bei einem Schwangerschaftsgelbkörper etwa die doppelte Menge im Harn eliminiert wird gegenüber einem zyklischen Gelbkörper. Ab der 3. Woche nach der Konzeption stammt das ausgeschiedene Östriol zunehmend auch vom Trophoblasten. Der Anteil des unter Einbeziehung des Embryos gebildeten und ausgeschiedenen Östriols vergrößert sich ab der 5. Woche nach der Konzeption besonders rasch. Durchschnittlich steigt die Konzentration von Östriol im Verlauf der Schwangerschaft durch die bessere Nieren-Clearance (BROWN) um das 1000fache an gegenüber dem 100fachen bei Östron und Östradiol (Abb. 15). Da Östriol ein spezifisches Produkt der Enzymaktivität des Fetus und der Plazenta darstellt, besitzt sein Nachweis Aussagekraft bei der Überwachung von Risikoschwangerschaften, speziell im 3. Trimenon (S. 288). Abb. 16 gibt den Normbereich der Gesamtöstrogenausscheidung wieder, bei der Östriol die dominierende Rolle spielt.

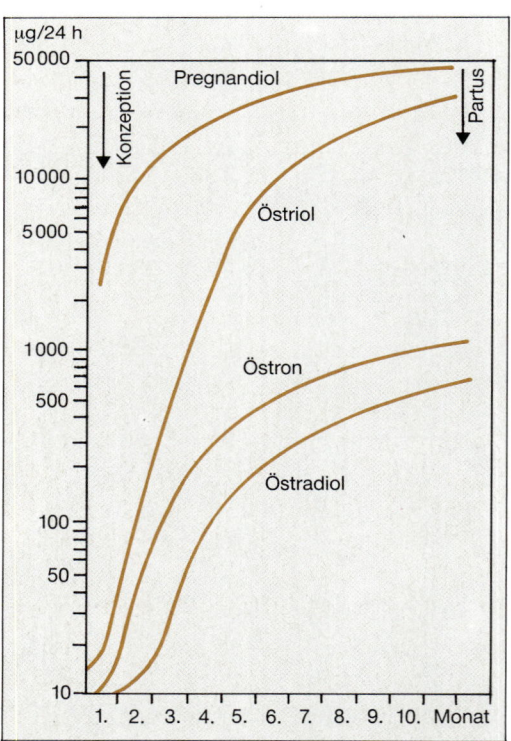

Abb. 15 Durchschnittliche Konzentration von Östrogenkonjugaten und Pregnandiolglukuronid im Harn während der Schwangerschaft (nach *Kaiser*)

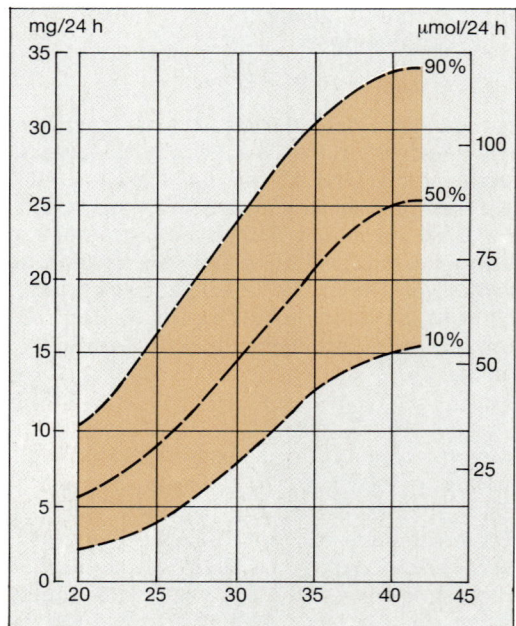

Abb. 16 Normbereich der Gesamtöstrogenausscheidung im 24-Std.-Harn während der zweiten Schwangerschaftshälfte (nach *Künzig*)

Die **Bedeutung der Östrogene** betrifft die

Stimulation des Wachstums

von Genitalorganen und Mamma, die Förderung des uteroplazentaren Blutflusses, die Stimulation der Zervixreifung, die Synthese steroidbindender Globuline sowie die intrazelluläre Wassereinlagerung und die Zunahme des Plasmavolumens. Gegenüber dem Zyklus sind die Östrogenwirkungen nur graduell verstärkt.

Die

Bildung von Progesteron

findet im *Corpus luteum graviditatis* und von Anfang an auch im *Trophoblasten* statt. Ab Ende des 2. Monats reicht die Eigenproduktion des synzytialen Chorionepithels zur Erhaltung der Schwangerschaft aus. Die *Tagesproduktion* liegt in der zweiten Schwangerschaftshälfte zwischen 200 und 500 mg (0,64 und 1,6 mmol) (ZANDER). Die

Progesteronsynthese

geht zu 60–90% vom maternen Cholesterin aus, aus dem Pregnenolon entsteht (Abb. 17). Das über Pregnenolon synthetisierte Progesteron wird auf der einen Seite über die plazentanahen Uterusvenen in die mütterliche Zirkulation abgegeben. Auf der anderen Seite gelangt es über die Nabelvene in den Fetus, in dem ein aktiver und organspezifisch differenzierter Proge-

steronstoffwechsel stattfindet. Durch Reduktion zu 20α-OH-Progesteron und durch Veresterung zu Sulfokonjugaten von 17-Hydroxyprogesteron und Pregnenolon entstehen weniger aktive Umwandlungsprodukte, die dann durch die Nabelarterie abtransportiert werden. Die Plazenta synthetisiert aus diesen Steroiden teilweise wieder Progesteron (Abb. 17).

Die **Konzentration des Progesterons** nimmt von etwa 20 ng/ml (64 nmol/l) im 2. Monat auf 90 ng/ml (290 nmol/l) am Ende der Gravidität zu. Der Nachweis hat zur Beurteilung der normalen und pathologischen *Frühschwangerschaft*, insbesondere in Kombination mit der HCG- und Östradiol-17β-Bestimmung eine praktische Bedeutung (RUNNEBAUM). Als *Normbereich* im 1. Trimenon gelten Konzentrationen zwischen 15–30 ng/ml.

Das definitive **Abbauprodukt des Progesterons**, das

Pregnandiol,

wird im Harn der Schwangeren in großen Mengen ausgeschieden. Die entsprechende Progesteronproduktion beträgt etwa das 7fache. Die Pregnandiolausscheidung nimmt von durchschnittlich 4 mg (12,5 μmol) während der Corpus-luteum-Phase im Zyklus auf durchschnittlich 40 mg (125 μmol) am Ende der Schwangerschaft, also insgesamt um das 10fache zu

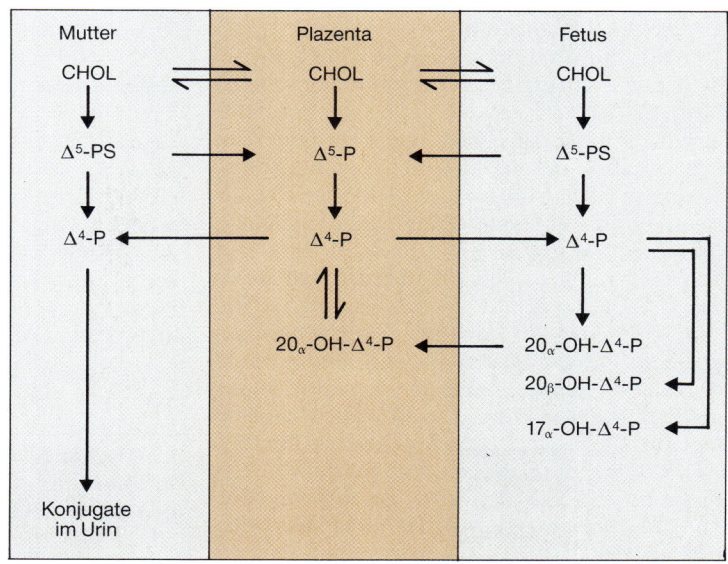

Abb. 17 Bildung und Stoffwechsel von Progesteron in der maternofetoplazentaren Einheit
Chol = Cholesterin,
△5-P (Pregnenolon),
△5-PS = Pregnenolonsulfat,
△4-P = Progesteron und
Derivate

(Abb. 15). Ein Abfall der Pregnandiolaus-scheidung vor der Geburt findet nicht statt (KAISER). Die Konzentration an Östrogenen steigt im Verlauf der Schwangerschaft um ein Vielfaches mehr an als die des Pregnandiols (Abb. 15). Ein Teil des plazentaren Progesterons wird auch *im Fetus* in Pregnandiol umgewan-delt, jedoch nicht wie im mütterlichen Organis-mus als Glukuronid, sondern als Sulfat konju-giert. Für den Stoffwechsel des Progesterons im Fetus sind die Leber und die Nebennierenrinden maßgeblich. Die

Bedeutung des Progesterons

in der Schwangerschaft ergibt sich daraus, daß Progesteron-Östrogen-Kombinationen die Ausstoßung von nicht-entwicklungsfähigen Schwangerschaftsprodukten (Abortiveier) ver-zögern und dadurch eine „missed abortion" verursachen können. Progesteron ist zumindest in den ersten Wochen ein für die Schwanger-schaft essentielles Hormon; die Entfernung des Corpus luteum führt zum Abort. Es schafft die Voraussetzung für eine normale Implantation der befruchteten Eizelle und spielt möglicher-weise eine Rolle bezüglich der Kontraktilität des Myometriums (s. Kap. 4, S. 72) und ist an der Regulation von Mammogenese und Laktogene-se beteiligt (s. Kap. 4, S. 75). Die Wirkung ver-läuft über spezifische *Rezeptoren*, an die sich die Steroidhormone binden und dann Wechselwir-kungen mit dem Chromatin des Zellkerns einge-hen.

Proteohormone

Die plazentaren Proteohormone stellen im Ge-gensatz zu den plazentaren Steroidhormonen *organspezifische Verbindungen* dar, die von an-deren endokrinen Drüsen praktisch nicht gebil-det werden. Es bestehen jedoch enge strukturel-le Beziehungen zu den Proteohormonen des Hy-pophysenvorderlappens.

Das

humane Choriongonadotropin (HCG)

setzt sich als Glykoproteid aus Aminosäuren und Kohlenhydraten zusammen; sein Moleku-largewicht beträgt etwa $59\,000 \pm 400$. Chemi-sche Struktur und biologische Wirkung ähneln derjenigen von hypophysärem Luteinisierungs-hormon (LH) (S. 12). Wie alle Glykoproteide besteht es aus einer Alpha- und Beta-Unterein-heit, wobei nur die Beta-Untereinheit hormon-spezifisch ist. Die Alphakette besteht aus 92, die Betakette aus 145 Aminosäuren, der Kohlenhy-dratanteil beträgt etwa 30%. Im Blut der Schwangeren sind jedoch überwiegend kom-plette HCG-Moleküle nachzuweisen. Als *Bil-dungsstätte* von HCG wird der Trophoblast an-gesehen (PHILIPP; THOMSEN u.a.). Die Produk-tionsrate folgt im wesentlichen der Entwicklung des Zytotrophoblasten, der mit Wahrscheinlich-keit auch den eigentlichen Syntheseort darstellt. Die *Halbwertszeit* beträgt einige Stunden. Die metabolische Clearancerate ist sehr niedrig. 10–25% der produzierten HCG-Mengen wer-den mit dem Urin ausgeschieden. Auf dem

Nachweis von HCG

beruhen die spezifischen Schwangerschaftsteste (S. 100). Bereits zum Zeitpunkt der ersten aus-gebliebenen Menstruation ist mit empfindlichen Methoden der Nachweis von HCG möglich. Die Konzentrationen im Plazentagewebe, im mütterlichen Armvenenblut und im mütterli-chen Harn zeigen im Verlauf der Gravidität ein weitgehend paralleles Verhalten. Die Konzen-tration im mütterlichen Plasma beträgt in der 5. Woche durchschnittlich 5000 IE/l, in der 7. Woche 50 000 IE/l, um in der 10.–12. Woche sein Maximum von 100 000 IE/l zu erreichen (Abb. 18). Diese Werte sind für die Diagnostik der normalen und gestörten Frühschwanger-schaft von besonderem Interesse. Die *Urinwerte* liegen zum ausgebliebenen Periodentermin bei 100 IE/l, in der 5. Woche im Mittel bei 2000 IE/l, in der 7. Woche bei 30 000 IE/l und erreichen ihr Maximum in der 10.–12. Woche mit 100 000 IE/l (Abb. 18). *Nach dem 4. Monat* liegen die Durchschnittswerte bei 2 µg/ml Plasma und bei 20 000 IE/24-Std.-Urin (GEI-GER) (Abb. 18 u. 19).

In der *fetalen Nabelvene* beträgt die HCG-Plas-makonzentration etwa 1/300 derjenigen des mütterlichen Plasmas. Die Konzentration in der Nabelarterie liegt signifikant niedriger (GEIGER u. Mitarb.). Die

biologische Bedeutung des HCG

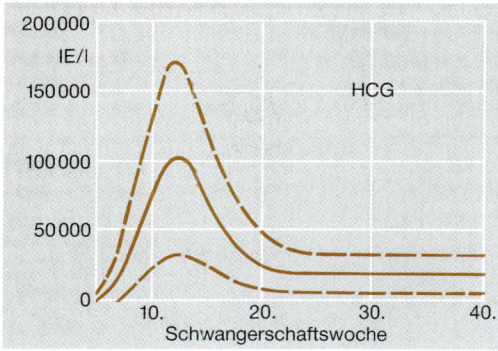

Abb. 18 Normbereich der Choriongonadotropin (HCG)-Ausscheidung während der Schwangerschaft in IE/l (nach *Keller*)

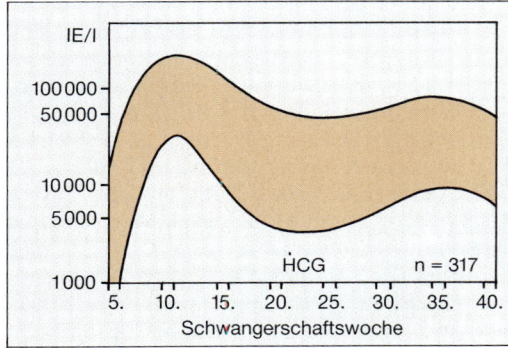

Abb. 19 Normbereich der Plasma-HCG-Konzentration bei normalem Schwangerschaftsverlauf (nach *Gerhard* u. *Runnebaum*).

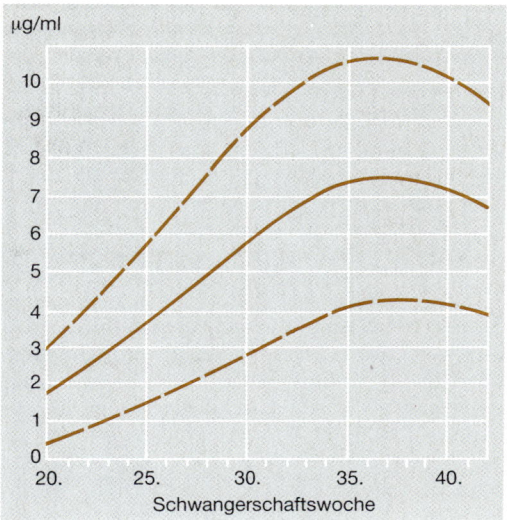

Abb. 20 Normbereich der Konzentration an HPL während der zweiten Schwangerschaftshälfte in µg/ml Plasma (nach *Geiger*).

besteht in der Erhaltung der Funktion des Corpus luteum, das die Progesteron- und Östrogensynthese weiterhin gewährleistet und das Eintreten einer Menstruationsblutung verhindert. Da nach der 7. Schwangerschaftswoche das Corpus luteum bereits entfernt werden kann, ohne daß es zu einer Unterbrechung der Schwangerschaft kommt, ist es sehr wahrscheinlich, daß HCG auch noch andere biologische Wirkungen ausübt. Gedacht wird vor allem an einen Einfluß auf die Hormonbildung der fetalen Gonaden und auf die Steroidproduktion der fetalen Nebennierenrinde. Diese Funktionen werden später von den übergeordneten Hormonen FSH, LH und ACTH in der fetalen Hypophyse übernommen.

Nach internationaler Übereinkunft hat das

1962 von JOSIMOWICH und MCLAVEN sowie von ITO und HIGASHI entdeckte plazentare Wachstumshormon seit 1968 den offiziellen Namen

humanes Chorion-Somatomammotropin (HCS)

(humanes Plazentalaktogen, HPL). Dieses Proteid besteht wie das hypophysäre Wachstumshormon aus 190 Aminosäuren. Sein Molekulargewicht beträgt 21 500. Die *Bildungsstätte* ist der Synzytiotrophoblast. Ein spezielles Erfolgsorgan läßt sich bis heute nicht definieren. Weniger als 1/1000 der produzierten HCS-Menge wird mit dem Urin ausgeschieden. Mit einer Produktionsrate von 3 g/Tag ist es das mengenmäßig bedeutendste Hormon der Spätschwangerschaft. Die *Konzentration* im maternen Plasma nimmt von der 5. Woche bis zum Ende der Gravidität kontinuierlich zu und beträgt dann etwa 6000 ng/ml (µg/l) Serum (Abb. 20). Im Tierversuch besitzt das Hormon eine *Wirkung* auf das Wachstum, die Mammaentwicklung, die Milchbildung und die Gelbkörperbildung. Ob alle diese Teilfunktionen auch für den Menschen von Bedeutung sind, läßt sich noch nicht beurteilen. Ähnlich wie das Wachstumshormon STH entfaltet auch HCS anabole, lipolytische und insulinogene Stoffwechselwirkungen. Es funktioniert den mütterlichen Metabolismus zugunsten des Kindes um, indem es beispielsweise die vorhandene Glukose dem Fetus zur Verfügung stellt. HCS ist dadurch in gewisser Beziehung diabetogen, so daß der Glukosetoleranztest im letzten Schwangerschaftsdrittel bereits bei einer geringgradigen Insuffizienz des Inselzellorganes pathologisch ausfällt. Mit Sicherheit hat HCS auch eine erythropoetische Wirkung, die zu einem Anstieg der Erythrozytenzahlen des Plasmavolumens sowie zu einer Steigerung des Eiseneinbaus in die Erythrozyten führt.

Unter Abwägung aller Gesichtspunkte wird man wohl sagen können, daß hormonale Parameter wie HCS und Östriol ihren Platz bei der *Überwachung der Risikoschwangerschaft* als adjuvante Methoden haben, allerdings nicht im Sinne eines weitgestreuten Screenings. Die wesentliche Indikation liegt bei *nutritiven Störungen*. Dabei ist die Wahl des Parameters weniger wichtig als der richtige Einsatz in Form von *Serienbestimmungen* (s. Kap. 7).

Hormone im Fruchtwasser

Proteohormone und Steroidhormone sind im Fruchtwasser in ansteigenden Konzentrationen während der Schwangerschaft nachzuweisen. Dabei gelangen die *plazentaren Proteohormone HCG und HCS* vermutlich direkt über das Amnion ins Fruchtwasser (GEIGER). Der *Steroidhormongehalt der Amnionflüssigkeit* wird hauptsächlich durch die fetale Urinausscheidung bestimmt (TIKKANEN u. ADLERKREUTZ, SCHIND-

Tabelle 2   Durchschnittliche Hormonkonzentrationen im Fruchtwasser am Ende der Gravidität in µg/l

HCG	200	Östriol	1500
HCS	200	Östriolvorstufen	
Progesteron	40	(16-OH-Dehydro-	
		epiandrosteron,	1300
Pregnandiol	140	16-Ketoandro-	
		stendiol)	

LER u. RATENASOPA). Die durchschnittlichen Hormonkonzentrationen im Fruchtwasser am Ende der Gravidität sind in Tab. 2 wiedergegeben.

Weitere Proteohormone

Fast alle der bislang bekannten hypothalamischen und hypophysären Proteohormone sind mit immunchemischen Methoden auch in der Plazenta gefunden worden. Dies gilt für das Gonadotropin-releasing-Hormon (Gn-RH), das Corticotropin-releasing-Hormon (C-RH), das Thyreotropin-releasing-Hormon (T-RH), das Follitropin (FSH), das Thyreotropin (TSH), das Corticotropin (ACTH), das Melanotropin (MSH) das Wachstumshormon (GH) und das Prolaktin (PRL). Da bei den meisten Substanzen plazentare Synthese und plazentare Sekretion bisher nicht nachgewiesen werden konnten, fehlen letztlich die Voraussetzungen für die Einordnung als gesicherte plazentare Hormone.

Fetale Erfolgsorgane der Plazentahormone

Durch die Einwirkung des Choriongonadotropins kommt es zu einer

Stimulierung der fetalen Gonaden.

Die Follikelreifung in den fetalen Ovarien geht bis zum Tertiärfollikel (Abb. 21). Beim männlichen Fetus werden die Leydig-Zellen zur Bildung von Testosteron angeregt, so daß eine *pränatale Geschlechtsbestimmung* im Fruchtwasser des 2. Trimenon möglich ist. Beim neugeborenen Mädchen hat sich der

Uterus

durch die plazentaren Steroidhormone auf gut Pflaumengröße entwickelt. Das Endometrium zeigt vom 6. Fetalmonat an östrogenbedingte

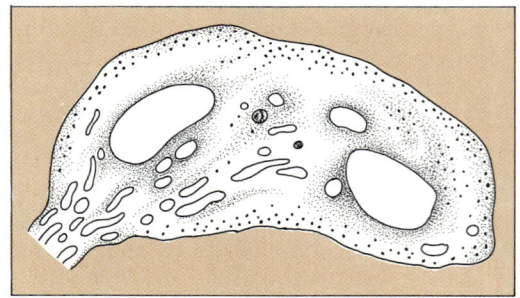

Abb. 21   Schnitt durch den Eierstock eines neugeborenen Mädchens. In der Randzone zahlreiche Primärfollikel. Ausbildung einzelner Sekundär- und Tertiärfollikel. Im Hilus zahlreiche Gefäße (10fache Vergr.)

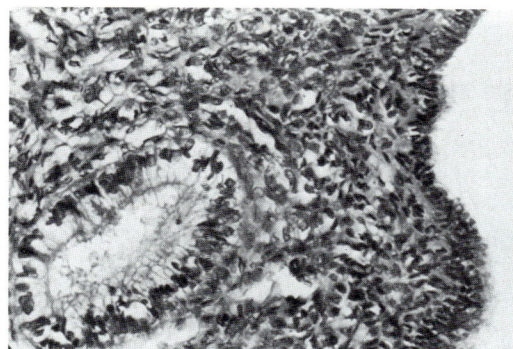

Abb. 22 Fetales Neugeborenenendometrium mit sezernierender Drüse (150fache Vergr.)

Proliferationszeichen und ab 8. Monat auch Sekretionszeichen in Form einer basalen Vakuolenbildung. In den spärlichen Drüsen entspricht die Entwicklung zum Zeitpunkt der Geburt etwa dem 18.–19. Zyklustag bei der geschlechtsreifen Frau (Abb. 22). Der Hormonentzug nach der Geburt bedingt in 3% eine makroskopisch wahrnehmbare und, 10- bis 20mal so häufig, eine okkulte Blutung aus dem Endometrium (KAISER u. GRÄSSEL) (Abb. 23). Die

Brustdrüsen

sind bei beiden Geschlechtern so weit entwikkelt, daß es parallel zum Milcheinschuß bei der

Mutter zu einer ödematösen Schwellung der Brust und zu einer Entleerung der sog. „Hexenmilch" kommen kann (S. 512).

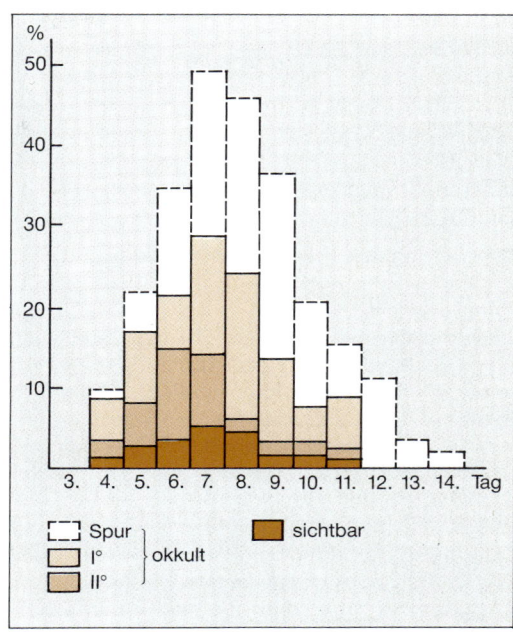

Abb. 23 Prozentuale Häufigkeit und Stärke der uterinen Neugeborenenblutung innerhalb der ersten 14 Lebenstage (nach *Kaiser* u. *Grässel*)

Basaltemperatur

Die Morgentemperaturkurve in der Schwangerschaft ist dadurch charakterisiert, daß zunächst die Hyperthermie der Corpus-luteum-Phase des Zyklus bestehenbleibt bzw. noch ein leichter weiterer Anstieg auf mindestens 37,2 °C stattfindet (Ab. 24). Vom 4. Monat an beginnt die Temperatur kontinuierlich abzufallen bis auf sehr niedrige Werte um 36,4 °C im 10. Monat.

Die **Ursache des Temperaturrückganges** trotz der ansteigenden Progesteronkonzentration ist noch nicht eindeutig geklärt. Für eine Gewöhnung des Temperaturzentrums an Progesteron spricht die Tatsache, daß

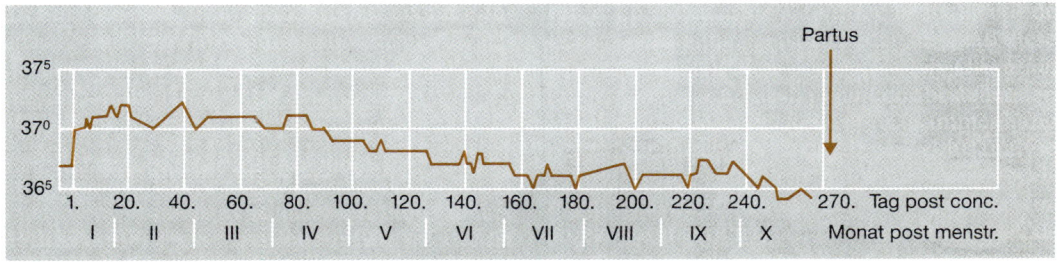

Abb. 24 Verlauf der Basaltemperaturkurve während der Schwangerschaft (nach *Kaiser*)

eine Erhöhung der in der Schwangerschaft einmal abgesunkenen Temperatur mit Progesteron oder anderen hypertherm wirkenden Gestagenen nicht mehr oder nur in ganz geringem Umfang möglich ist. Möglicherweise tragen die hohen Östrogenmengen dazu bei, daß das Temperaturzentrum vom 4. Monat der Schwangerschaft an immer mehr auf Gestagene refraktär wird.

Schwangerschaftsproteine

Im Verlauf der Schwangerschaft werden vom mütterlichen Organismus, vom Fetus und der Plazenta verschiedene Proteine gebildet, die sich sonst nicht oder nur in Spuren nachweisen lassen (BOHN; GRUD/ZINSKAS; TEISNER; SEPPELÄ).

Von den **fetalen Proteinen** wird das

α_1-Fetoprotein (AFP),

ein Glykoprotein mit einem Molekulargewicht von 65000, in einer bestimmten ontogenetischen Entwicklungsphase gebildet. Die AFP-Synthese findet zunächst im embryonalen Dottersack statt. Sie wird in der 5.–7. Woche zunehmend von der Leber übernommen, die bis zur Geburt der Hauptproduktionsort bleibt. Die *Konzentrationen im fetalen Serum sind* mit 1 mg/ml (g/l) und *im Fruchtwasser* mit 10 µg/ml (mg/l) um die 10. Schwangerschaftswoche am höchsten. Sie fallen dann bis zur Geburt kontinuierlich ab. Im *mütterlichen Serum* dagegen steigt die AFP-Konzentration erst nach der 12. Schwangerschaftswoche langsam an und erreicht in der 22. Woche den Gipfelwert von 200 ng/ml (µg/l). – Die *physiologische Bedeutung* des AFP liegt wahrscheinlich auf dem immunologischen Sektor (S. 67) in Form einer Beteiligung an der Unterdrückung der mütterlichen Immunantwort auf den histoinkompatiblen Embryo oder Fetus. Die klinische Bedeutung betrifft die *Aufdeckung von kindlichen Neuralrohrdefekten* wie Spina bifida und Anenzephalus und von Bauchwanddefekten durch den Nachweis der erhöhten Konzentration im Fruchtwasser nach Amniozentese (S. 147). Erniedrigte Werte im mütterlichen Serum werden gehäuft bei *Trisomien* beobachtet (DAVENPORT u. MACRI).

Das

karzinoembryonale Antigen (CEA)

wird vom Fetus gebildet. Es ist ein Glykoprotein mit einem Molekulargewicht von 200000 und einem Kohlenhydratanteil von 55%. Es hat bereits verbreitete Anwendung in der *Tumordiagnostik* gefunden (GOLD u. FREEDMAN).

Als **plazentares Protein** ist das

schwangerschaftsspezifische β_1-Glykoprotein (SP 1)

ein Peptid mit einem Molekulargewicht von 90000 und 28% Kohlenhydratanteil (BOHN). Es wird vom Synzytiotrophoblasten synthetisiert und ins Blut abgegeben, wo es etwa ab der 3. Woche nach der Ovulation nachgewiesen werden kann. Seine Konzentration steigt gegen Ende der Schwangerschaft bis zu 200 µg/ml (mg/l) mütterliches Serum an. Der Anteil im Fruchtwasser beträgt etwa 1% davon (WÜRZ u. Mitarb.).

Während die biologische Funktion noch unbekannt ist, bedeutet der Nachweis von SP1 einen *Parameter für die Plazentafunktion*. Außerdem dient SP1 als „*Tumormarker*", da es, ebenso wie HCG, von Chorionepitheliomen und anderen malignen Tumoren gebildet wird.

Das **materne Protein**, das

schwangerschaftsassoziierte α_2-Glykoprotein (α_2 PAG)

stellt ein aus zwei Peptidketten bestehendes Protein mit 12% Kohlenhydratanteil dar. Es hat ein Molekulargewicht von 360000 und wird von den mütterlichen Leukozyten und wahrscheinlich auch in der Leber produziert. Seine normalerweise geringe Konzentration steigt während der Schwangerschaft und bei malignen Prozessen an. Die biologische Bedeutung wird in einer *immunsuppressiven Wirkung* gesehen.

Immunologie

Schwangerschaftsprodukt als Transplantat

Die Plazenta ist die Stelle, an welcher fetales und mütterliches Gewebe direkt aufeinandertreffen, wobei der Trophoblast unmittelbar in das mütterliche Blut eintaucht. Als Individuum der gleichen Spezies kann das Schwangerschaftsprodukt als

homologes Transplantat

angesehen werden, wobei der Uterus den Transplantationsort darstellt (ZIMMER u. PARKS). Für den mütterlichen Organismus stellt es aber insofern fremdes Gewebe dar, als es genetische Faktoren des Vaters in sich trägt. Demnach liegt ein

haplo-identisches Allotransplantat

vor; das heißt, es ist haplo-different.

Immunschutz des Fetus

Das zentrale Problem der immunologischen Beziehung zwischen Mutter und Kind ist der Immunschutz des Fetus. Die paternalen Antigene müßten zu Abstoßungsreaktionen führen, was aber durch wirksame Mechanismen eines Immunschutzes verhindert wird. Eine allseits befriedigende Erklärung für dieses Phänomen gibt es aber bis heute nicht. Im Vordergrund der Diskussion stehen *materne Faktoren* und Besonderheiten des *Trophoblastgewebes*.

Gegen die Vorstellung, daß von den **maternen Faktoren**, die am Immunschutz beteiligt sind, der

Uterus

selbst ein „immunologisch privilegiertes" Organ darstellt, spricht die Tatsache, daß bei einer Extrauteringravidität ebenfalls keine Abstoßung des Schwangerschaftsproduktes auftritt. Fraglich ist außerdem, ob vom schwangerschaftsassoziierten

α_2-Glykoprotein

eine Immunsuppression in relevantem Umfang ausgeht (s. oben). Ähnliches gilt für die Annahme, daß

Kortisol

infolge seiner erhöhten Konzentration die immunologische Reaktionsbereitschaft des schwangeren Organismus herabsetzen könnte.

Das heute am meisten akzeptierte Konzept der schwangerschaftsbedingten Immuntoleranz gegen paternale Antigene sieht vor, daß das Immunsystem der Mutter den Fetus erkennen muß, um einen Schutzmechanismus zu bilden.

Die

Immunerkennung

wäre demnach die Voraussetzung der Akzeptanz. Tatsächlich findet ein solches „Erkennen" auch statt. Dies zeigt sich darin, daß Mütter bei einer normalen Schwangerschaft spezifisch sensibilisiert werden gegen die paternalen Antigene des Fetus. Die Abstoßung findet jedoch nicht statt, da sich im Serum der Mutter

blockierende Faktoren (BF)

bilden. Diese Reaktion geht offenbar von Antigenen aus, die sowohl auf dem Trophoblasten als auch auf Erwachsenen-Lymphozyten vorkommen (TLX-Antigene). Eine Hypothese besagt, daß diese blockierenden Antikörper die Antigene der Plazentaoberfläche besetzen und diese *maskieren*, ohne selbst toxisch wirksam zu sein. Abb. 25 zeigt, daß in dem speziellen Immunsystem der Mutter der *afferente Teil* der Erkennung des Fremdgewebes dient und der *efferente Teil* der Immunantwort durch Antikörper blockiert wird, so daß es nicht zu einer Ablösungsreaktion kommt. Die Bildung schützender Antikörper ermöglicht nach diesen Vorstellungen somit die immunologische Toleranz gegen das „Fremdgewebe" (NEUMEYER; KUHN; GÖTZE; HINNEY). Die fehlende Bildung blockierender Antikörper soll eine der Ursachen *habitueller Aborte* sein. Aus diesem Grund werden in neuerer Zeit Transfusionen von Leukozyten des Ehemanns durchgeführt, um die Bildung blockierender Faktoren in solchen Fällen zu induzieren.

Von den **plazentaren immunologisch bedeutsa-**

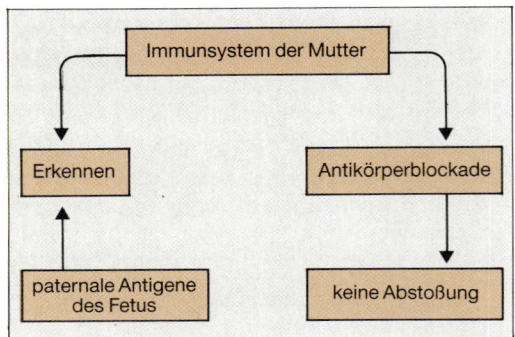

Abb. 25   Paternale Antigene des Fetus aktivieren im Immunsystem der Mutter blockierende Faktoren, die eine Abstoßung verhindern

men Faktoren wird immer wieder das Trophoblastgewebe in die Diskussion einbezogen. Es stellt sich die Frage nach der

Trophoblastantigenität

und damit nach deren Erkennung oder Nichterkennung durch das materne Immunsystem. Während die Antigenität des fetalen Gewebes ab der 6. Schwangerschaftswoche gesichert ist, bestehen über den Antigencharakter des Trophoblastgewebes noch unterschiedliche Meinungen.

Der Hypothese von SIMMONS u. RUSSEL, wonach der Trophoblast kein Transplantationsantigen aufweisen soll, stehen Untersuchungen entgegen, die eine schwach ausgeprägte Antigenwirkung wahrscheinlich machen. Ein für die Plazenta organspezifisches Antigen ist aber bisher noch nicht dargestellt worden (KREBS).

Eine weitere Hypothese geht davon aus, daß Trophoblastantigene vom mütterlichen Organismus nicht erkannt werden. Die Ursache könnte in *Zellfusionen zwischen Trophoblast- und Deziduazellen* liegen, die bereits bei der Implantation der Blastozyste zustande kommen und die nicht nur das Zytoplasma, sondern auch die Kerne betreffen. Eine derartige Zellfusion wäre danach der erste Schritt, der verhindert, daß der mütterliche Organismus die fetalen Antigene als „fremd" erkennt und damit eine Abstoßung unterbleibt. Die Immunantwort wäre dann blockiert.

Lokale immunsuppressorische Wirkungen gehen außerdem vom Progesteron und den spezifischen Proteohormonen *HCG* und *HCS* aus, die

vom Trophoblasten gebildet werden. Der Immunschutz des Fetus läßt sich auch mit dem Vorhandensein einer *Barriere* zwischen mütterlichem und fetalem Gewebe im Bereich der *Trophoblastschicht* erklären. Tatsächlich existiert auf der menschlichen Plazenta eine *Fibrinoidschicht*, die von den Trophoblastzellen gebildet wird. Bei der Substanz handelt es sich offenbar um ein Mukopolysaccharid. Nach SCHNEIDER ist es jedoch unwahrscheinlich, daß bei einem so langdauernden und großflächigen Kontakt – auch lediglich schwach ausgeprägte – Antigene von den mütterlichen Lymphozyten nicht erkannt werden. Dies um so mehr, als besonders im letzten Schwangerschaftsdrittel Trophoblastzellverbände in den mütterlichen Organismus gelangen und überwiegend in der Lunge abgefiltert werden. Es erscheint somit fraglich, ob die Fibrinoidschicht tatsächlich eine immunologisch inerte Sperrsubstanz (KIRBY) darstellt. Möglicherweise trägt der *Fetus* selbst mit zur Hemmung der mütterlichen Immunantwort bei durch die Bildung von Eiweißkörpern entsprechend dem α_1-Fetoprotein (S. 67).

Zusammenfassend kann heute als gesichert gelten, daß das Trophoblastgewebe selbst Träger von Transplantatantigenen ist (SCHNEIDER; WEITZEL). Die Reaktion des mütterlichen Immunsystems im Sinne einer Blockade scheint aber noch nicht definitiv geklärt zu sein.

Literatur

Boden, H.: Die Antigene der menschlichen Plazenta. Klin. Wschr. 53 (1975) 547

Bohn, H.: Nachweis und Charakterisierung von Schwangerschaftsproteinen in der menschlichen Plazenta, sowie ihre quantitative immunologische Bestimmung im Serum schwangerer Frauen. Arch. Gynäkol. 210 (1971) 440

Braendle, W., D. Gräßlin, H. Ch. Weise: HCG-Chemie, Biologie und Klinik. Endokrinologie-Informationen 7 (1983) 15

Brock, D. J. H., R. G. Sutcliffe: Alpha-fetoprotein in the antenatal diagnosis of anencephaly and spina bifida. Lancet 1972/II, 197

Brown, H. C.: The renal clearance of endogenous estrogens in late pregnancy. J. clin. Invest. 43 (1964) 295

Davenport, D. M., J. N. Macri: Clinical significance of low maternal serum – fetoprotein. Amer. J. Obstet. Gynecol. 146 (1983) 657

Dibbelt, L., E. Kuss, J. Zander: Die Hormone der Plazenta. In Käser, O., V. Friedberg, K. G. Ober, K. Thomsen, J. Zander: Gynäkologie u. Geburtshilfe, 2. Aufl., Bd. I. Thieme, Stuttgart 1987

Dicsfalusy, E., S. Mancuso: Oestrogen metabolism in pregnancy. In Klopper, A., E. Dicsfalusy: Foetus and Placenta. Blackwell, Oxford 1969

Geiger, W.: Methodik und Ergebnisse radioimmunologischer Bestimmungen von HCG, HCS, STH und TSH aus mütterlichen und kindlichen Körperflüssigkeiten während Schwangerschaft, Geburt und Wochenbett. Fortschr. Geburtsh. Gynäkol. 52 (1974) 1

Geiger, W., A. Debus: Die Verteilung von Alpha-Fetoprotein auf verschiedene Körperflüssigkeiten von Mutter und Kind; Hinweise für eine Produktion in der Plazenta. In Husslein, H.: Gynäkologie und Geburtshilfe. Egermann, Wien 1977

Gerhard, I., B. Runnebaum: Aussagewert von HCG-, HPL-, Progesteron- und Östriol-Bestimmungen bei Frauen mit drohender Fehlgeburt. Geburtsh. u. Frauenheilk. 38 (1978) 785

Grud/Zinskas, J.G., B. Teisner, M. Seppelä: Pregnancy Proteins. Academic Press, New York 1982

Kaiser, R.: Über die Änderung des Oestrogen/Pregnandiol-Quotienten im Verlauf der Gravidität. Arch. Gynäkol. 192 (1960) 428

Kaiser, R.: Die Reaktion des mütterlichen und fetalen Endometrium auf die Hormone der Placenta. Arch. Gynäkol. 198 (1963) 128

Kaiser, R., W. Geiger: Untersuchungen zur Differenzierung zwischen materner, plazentarer und embryonaler Hormonbildung. Geburtsh. u. Frauenheilk. 30 (1970) 307

Kaiser, R., G. Grässel: Frequenz und Stärke der uterinen Neugeborenenblutung. Geburtsh. u. Frauenheilk. 31 (1971) 69

Keller, P.J.: Hormonanalytik bei Risikoschwangerschaften. Gynäkol. Prax. 10 (1986) 229

Kirby, D.R.S.: Immunological aspects of implantation. In Hubimont, P.O., F. Leroy, C. Robyn, P. Leleux: Ovo-Implantation. Human Gonadotropins and Prolactin. Karger, Basel 1970

Krebs, D.: Immunologie in Gynäkologie und Geburtshilfe (Moderatorbericht, hrsg. von J. Schneider). Arch. Gynäkol. 219 (1975) 505

Künzig, H.J., W. Geiger: Estrogens. In Keller, P.J.: Biochemical Methods for Monitoring Risk Pregnancies, Contributions to Gynecology and Obstetrics. Karger, Basel 1976

Kuss, E.: Spektrophotometrische Bestimmungen der Gesamtöstrogene im Urin von Schwangeren. In Breuer, H., D. Hamel, H.L. Krüskemper: Methoden der Hormonbestimmung. Thieme, Stuttgart 1975

Lauritzen, Ch.: Biochemische Methoden zur Überwachung von Schwangerschaft und Risikogeburt. Diagnostik 9 (1976) 453

Neumeyer, H., W. Kuhn, O. Götze, B. Hinney: Zur Prävention habitueller Aborte durch Buffycoat-Transfusionen. Z. Geburtsh. Perinatol. 189 (1985) 197

Runnebaum, B., E. Gerhard: Diagnostische und prognostische Bedeutung von Hormonbestimmungen in der ersten Schwangerschaftshälfte. Gynäkologe 16 (1983) 155

Schindler, A.E., V. Ratenasopa: Profile of steroids in amniotic fluid of normal and complicated pregnancies. Acta endocrinol. (Kbh.) 59 (1968) 239

Schneider, J.: Genitalorgane. In Vorlaender, K.O.: Praxis der Immunologie. Thieme, Stuttgart 1976; 2. Aufl. 1983

Simmons, R.L., P.S. Russel: The immunologic problem of pregnancy. Amer. J. Obstet. Gynecol. 85 (1963) 583

Thomsen, K., R. Willemsen: Histochemische Untersuchungen über die Produktionsorte der Choriongonadotropine. Acta endocrinol. (Kbh.) 30 (1959) 161

Tikkanen, M.J., H. Adlerkreutz: Oestriol conjugates in amniotic fluid. Qualitative and quantitative aspects, including preliminary studies in Rh-Isoimmunization. Acta endocrinol. (Kbh.) 73 (1973) 555

Weitzel, H.: Die Schwangerschaft als Transplantationsphänomen. Med. Fakultät Bonn, 1975

Würz, H., W. Geiger, H.J. Künzig, A. Jabs-Lehmann, A. Bohn, G. Lüben: Radioimmunoassay of SP1 (Pregnancy-specific β1-Glycoprotein) in maternal blood and in amniotic fluid in normal and pathologic pregnancies. J. perinat. Med. 9 (1981) 67

Zander, J.: Die Hormone der Plazenta. In Käser, O., V. Friedberg, K.G. Ober, K. Thomsen, J. Zander: Gynäkologie und Geburtshilfe, Bd. I. Thieme, Stuttgart 1967

Zimmer, F., J. Parks: Die Schwangerschaft als immunologisches Problem. Fortschr. Med. 85 (1967) 973; 1013

Aufgaben

1. Was verstehen wir unter dem Begriff der plazentaren Einheit?

2. Wo werden die Vorstufen für die plazentare Östrogensynthese gebildet?

3. Was ist über Molekulargewicht, chemische Struktur und biologische Wirkung von HCG bekannt?

4. Welche Hormonbestimmungen spielen zur Beurteilung der Frühschwangerschaft und welche zur Diagnostik von Plazentainsuffizienz und Dystrophie in erster Linie eine Rolle?

5. Wie ist der Verlauf der Basaltemperaturkurve in der Frühgravidität?

6. Wie häufig ist die uterine Neugeborenenblutung und wie kommt sie zustande?

7. Wo wird α-Fetoprotein gebildet und worin liegt die klinische Bedeutung seines Nachweises?

8. Wie ist der Immunschutz des Fetus im maternen Organismus zu erklären?

4 Schwangerschaftsveränderungen des maternen Organismus

Genitale und Endokrine Schwangerschaftsveränderungen

R. Kaiser

Lernziel

Die Umstellung der weiblichen Fortpflanzungsorgane einschließlich der Mamma kommt in der Schwangerschaft ganz überwiegend durch luteale, plazentare und hypophysäre Hormone zustande; aber auch mechanische Faktoren spielen eine Rolle. Eine effektive Schwangerschaftsbetreuung setzt die genaue Kenntnis dieser Auswirkungen voraus.

Auch das übrige endokrine System paßt sich den Schwangerschaftsverhältnissen an, vielfach durch Vergrößerung der Organe und erhöhte funktionelle Leistung. Pathologische Reaktionen müssen, ausgehend vom Normstatus, rechtzeitig erkannt werden.

Genitale Schwangerschaftsveränderung

Vulva, Vagina

Schon zu Beginn der Schwangerschaft nehmen Ostium vaginae und Vagina infolge der verstärkten Blutfülle und der Auflockerung eine weiche, samtartige Oberfläche mit violetter Farbe an. Das Gewebe wird turgeszenter, dehnbarer und wärmer. Die

Lividität des Introitus,

die schon im Prämenstruum angedeutet auftreten kann, gehört zu den frühesten, dem Auge zugänglichen *Schwangerschaftszeichen* nach dem Ausbleiben der Menstruation. Durch die Weiterstellung der Venenlumina kann es auch zur Bildung von Varizen an Ostium, Vulva und Vagina kommen. Vulva, Vagina, Damm und der gesamte Beckenboden werden aufgelockert, der Urethralwulst hypertrophiert. In der Vaginalwand zeigt sich eine deutliche Vergrößerung der Muskel- und Bindegewebszellen (STIEVE). Das Netz der kollagenen Fasern wird weitmaschiger, das der elastischen Fasern dichter. Das glykogenreiche

Vaginalepithel

ist im Bereich der Intermediärschicht hypertrophiert, die oberflächliche Zellschicht dagegen verhältnismäßig dünn mit wenig Kornifikationserscheinungen. In der Vagina findet sich in der Gravidität vermehrt Scheidensekret in Form von Transsudat und abgeschilferten Epithelien. Das zytologische Schwangerschaftsbild zeigt als Charakteristikum die sog. *Navikularzellen* mit kahnartiger Form aus der Intermediärschicht. Relativ selten ist der sog. „östrogene Typ" mit zahlreichen Superfizialzellen. Bei reichlichem Vorkommen von Döderlein-Stäbchen kann es zu einer bakteriellen Zytolyse kommen. Um den *Geburtstermin* findet man oft verwaschene Superfizialzellen und reichlich Leukozyten. Bei Übertragungen können parabasale Zellen auftreten.

Uterus

Der Uterus erreicht bis zum Ende der 8. Schwangerschaftswoche Gänseeigröße und bis zur 12. Woche Mannsfaustgröße. Am Ende der 16. Woche steigt er aus dem kleinen Becken in das große Becken aufwärts und kann oberhalb der Symphyse getastet werden. Von diesem Zeitpunkt an wird das Wachstum durch den

Stand des Fundus uteri

beurteilt. Er erreicht in der 24. Woche p.m. die Nabelhöhe, in der 36. Woche p.m. den Rippenbogen. Am Ende der Gravidität ist er 2 Querfinger unter dem Rippenbogen zu tasten (S. 104). Die exakteste Beurteilung der Uterusgröße und der Geräumigkeit des Cavum uteri ermöglicht die

sonographische Biometrie

einschl. der Bestimmung des Fruchtblasendurchmessers (S. 111).

Die

Form des Uterus

wird innerhalb der ersten 2–3 Monate durch die Einnistungsstelle beeinflußt, indem der kugelige Uteruskörper an der Stelle der Nidation eine Ausladung in Form des Piskacek-Schwangerschaftszeichens aufweist. Die Ursache dieses Phänomens ist die lokale Einwirkung der Plazentahormone auf die Uterusmuskulatur. Das zunehmende Längenwachstum führt zu einer eiförmigen Gestalt des Uterus. Die *Oberfläche* hat sich bis zum Ende der Gravidität um das 30fache vergrößert (Abb. 1). Das

Myometrium

vermehrt seine Masse im Verlauf der Gravidität um etwa das 20- bis 30fache und zwar von etwa 30–60 g auf 1000–1500 g. Die Muskelzellen nehmen in ihrer Länge um das 10- bis 40fache und in ihrer Breite um das 3fache zu. Die *Dicke des Myometriums* beträgt im Korpusbereich in der Frühschwangerschaft 2–3 cm, in der fortgeschrittenen Schwangerschaft dagegen 1–2 cm oder noch weniger. Durch ihr netzartiges Gefüge (s. Kap. 1, Abb. 4) kann die Uterusmuskulatur auf den auszutreibenden Inhalt einen kon-

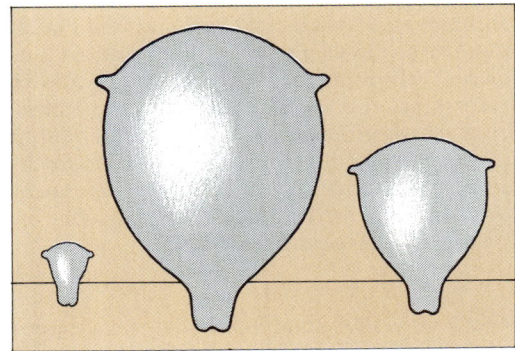

Abb. 1 Proportionsgerechte Darstellung von menschlichen Uteri im geschlechtsreifen nichtschwangeren, hochschwangeren und Post-partum-Zustand (nach *Zimmer*)

zentrischen Druck ausüben. Verschiebliche Spiralen, wie sie von GOERTTLER als kontinuierliche Einheit postuliert wurden, existieren über größere Strecken sicher nicht (WETZSTEIN).

Die *Ursache der Uterusvergrößerung* ist nach ZIMMER in zwei Vorgängen zu finden:

– Wachstum des Uterusgewebes,
– Dilatation des Uterus.

Das schwangerschaftsbedingte Muskelwachstum ist in erster Linie durch eine *Hypertrophie* der vorhandenen Myometriumzellen charakterisiert (KNAUS). Da die Zellkernzahlen im wesentlichen unverändert bleiben, bedeutet dies, daß Zellneubildungen beim Menschen gegenüber dem Wachstum durch Hypertrophie keine große Rolle spielen (STRAUSS). Damit würde übereinstimmen, daß die Wachstumsverhältnisse im Bereich der Dezidua ebenfalls keine nennenswerte Hyperplasie von Drüsen- und Stromazellen erkennen lassen (KAISER).

Verantwortlich für das Wachstum des Uterusgewebes ist im 1. Trimester allein der *hormonale Stimulus* von seiten der Östrogene und des Progesterons. In dieser Zeit erfolgt auch die starke Vermehrung der Muskulatur im Gebärmutterkörper um etwa 70% (DUBRAUSZKY). Der *me-*

chanische Reiz kann erst ab 4. Monat wirksam werden, wenn die wachsende Frucht die Gebärmutter zu dehnen beginnt; er führt zu einer sog. *Arbeitshypertrophie*.

Die **Dilatation des Uterus** ist zum einen vom intrauterinen Druck abhängig, der 6–10 mmHg beträgt, zum anderen von den mechanischen Eigenschaften, nämlich der Elastizität und Plastizität. Durch die elastische Dehnung und die plastische Verformung des Myometriums wird der Widerstand, den die Uteruswand dem Innendruck entgegensetzt, verringert und dadurch eine Anpassung des Fruchthalters an die wachsende Frucht ermöglicht (ZIMMER). Das Innenvolumen vergrößert sich etwa um das 600- bis 800fache des Ausgangswertes. Das

Bindegewebsgerüst

besteht in erster Linie aus kollagenen Fasern (CRETIUS), in deren Zwischenräumen sich die sog. Grundsubstanz befindet. Der Uterus ist in hohem Maße ein bindegewebiges Organ (NARIK); so beträgt das Verhältnis Muskulatur : Bindegewebe in der Schwangerschaft 42 : 58 (DUBRAUSZKY). Die Wachstumsvorgänge an der Uterusmuskulatur wären nicht möglich, wenn nicht die

uterinen Gefäße

während der Gravidität an Länge und Durchmesser zunehmen würden. Es resultieren eine hormonalbedingte Wandhypertrophie und Weiterstellung der Lumina. Die ursprünglich korkzieherartig angelegten Arterien zeigen einen zunehmend gestreckten Verlauf. Nach der Entlee-

rung des Uterus drehen sich die Arterien wieder spiralig auf (v. MASSENBACH). Der gravide Uterus enthält fast das Doppelte an

kontraktilen Proteinen

(Aktin-Myosin) wie der nichtgravide (SCHWALM u. Mitarb.; HASSELBACH). Diese sind in den Muskelfibrillen lokalisiert und stellen den „Motor" der *Kontraktionen* dar (CRETIUS). Als „Treibstoff" werden energiereiche Phosphatverbindungen benützt. Die uterine

Erregungsausbreitung

erfolgt myogen (ALVAREZ u. CALDEYRO-BARCIA). Ein histologisch nachweisbarer Pacemaker (Schrittmacher) existiert zwar nicht, doch wird angenommen, daß die physiologische Wehe meistens ihren Ausgang von der Tubenecke nimmt (S. 312 u. Abb. 16, S. 309). Die Motilität des Muskels wird durch das sog. „Membranpotential" beeinflußt (JUNG), das von der intrazellulären und extrazellulären Konzentration verschiedener Ionen abhängig ist. Jede Verminderung des Membranpotentials durch Abnahme des intrazellulären Kaliums steigert die Erregbarkeit und verursacht ein sog. „Aktionspotential". Diese Vorgänge erfahren ihre Regulation durch Steroidhormone, Oxytocin und Prostaglandine. Dabei steigern *Östrogene* die Synthese von Oxytocinrezeptoren und damit die Oxytocinempfindlichkeit. Dem *Progesteron* wird eine Hemmwirkung auf die Kontraktilität des Uterus zugeschrieben (CSAPO), wobei eine Beeinflussung der Prostaglandinsynthese möglich erscheint. *Oxytocin* führt zu einer Steigerung der

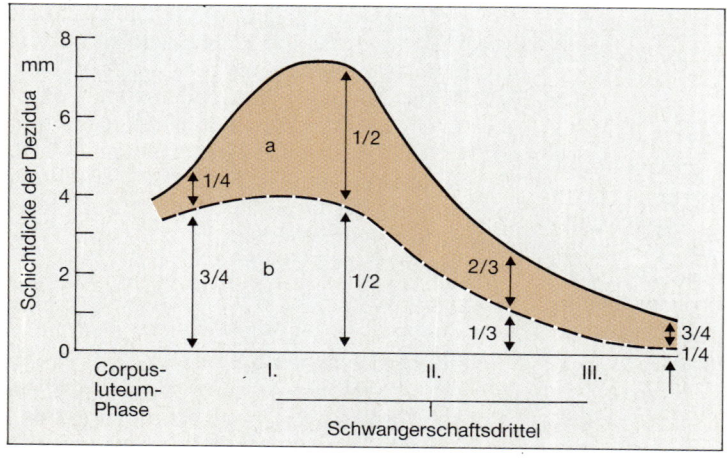

Abb. 2   Die Schichtdicke der Dezidua vom Zeitpunkt der Nidation bis zum Ende der Schwangerschaft (nach *Kaiser*)
a = Anteil der Kompakta,
b = Anteil der Spongiosa

Prostaglandinaktivität

als Voraussetzung für die Aufrechterhaltung einer Kontraktilität. Die Oxytocinausschüttung kann durch zentrale Impulse oder reflektorisch über Zervix und Mamma ausgelöst werden.

Besonders auffallend sind die Veränderungen am

Endometrium.

Im Falle einer Konzeption entwickelt sich aus dem sekretorischen Endometrium des Zyklus die Dezidua. Sie erreicht den Höhepunkt ihrer Ausdehnung im 3. Monat mit einer Schichtdicke von etwa 7 mm (Abb. 2). Zu diesem Zeitpunkt nimmt das *Stratum compactum* bereits etwa die Hälfte der Schichtdicke der Dezidua ein. Die protoplasma- und glykogenreichen Deziduazellen füllen hier das interglanduläre Bindegewebe fast vollkommen aus (Abb. 3). Die Drüsenepithelien sind im Vergleich zu denen in der Sekretionsphase erheblich abgeflacht, funktionsarm und weisen eine kuboide Form auf. Im *Stratum spongiosum* mit seinem spärlichen Stroma wird das histologische Bild von dem stark hypertrophierten und hochsezernierenden Drüsenparenchym beherrscht. Es treten Papillenbildungen auf der Innenseite der geschlängelten Drüsenschläuche auf. Da während der gesamten Gravidität eine gestagenbedingte Proliferationsruhe besteht (KAISER), lassen die Drüsenepithelien in ihrer Funktion zunehmend nach und flachen ab. Im letzten Drittel der Gravidität stellen sich die Drüsen in der Kompakta und in der Spongiosa als schmale, endothelartig ausgekleidete Spalträume dar. Das interglanduläre Gewebe ist überwiegend mit Deziduazellen ausgefüllt. Die Abnahme der Schichtdicke wird

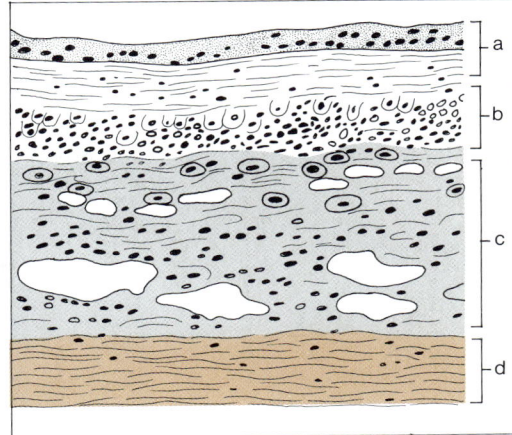

Abb. 4   Schnitt durch die Uteruswand, die Dezidua und die Eihüllen im 10. Schwangerschaftsmonat (171fache Vergr.)
a = Amnion,   c = Dezidua,
b = Chorion,   d = Muskulatur

durch die Dilatation im Verlauf der Gravidität verursacht (Abb. 4).

Das untere Uterinsegment, der

Isthmus uteri,

gehört von der 14. Schwangerschaftswoche an zum Brutraum. Der innere Muttermund ist dann mit dem Orificium externum canalis isthmi identisch. Unter der Geburt erfährt der Isthmus insofern wieder funktionell eine Änderung, als er dann nicht mehr zum kontraktilen Anteil des Corpus uteri gehört, sondern zum passiv gedehnten „Durchtrittsschlauch" und somit funktionell wieder zur Cervix uteri. Der Isthmus hat also funktionell eine sehr wichtige Bedeutung zwischen dem Corpus und der Cervix uteri.

Unter der Geburt ist diese Gewebsgrenze zwischen dem aktiv sich kontrahierenden Korpusteil und dem passiv sich dehnenden unteren Uterinsegment durch eine Furche tastbar, die nach BANDL als

Retraktionsfurche

bezeichnet wird. Das untere Uterinsegment ist am Ende der Gravidität etwa 6–9 cm breit. Sein Muskelanteil beträgt 42% (DUBRAUSZKY). An der

Cervix uteri

macht die Vermehrung des Muskelgehaltes in

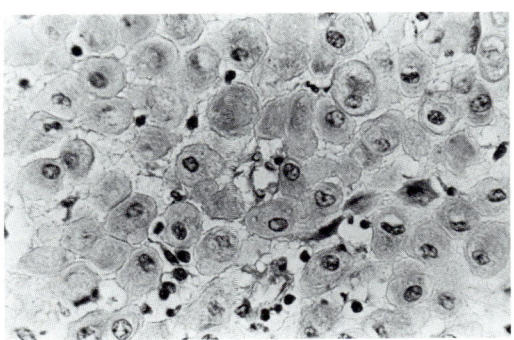

Abb. 3   Deziduazellen im Endometrium des 4. Schwangerschaftsmonats (300fache Vergr.)

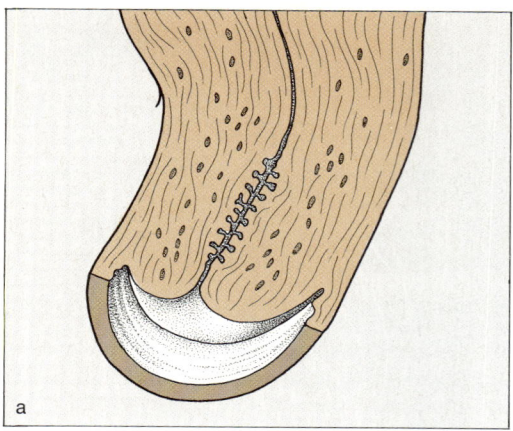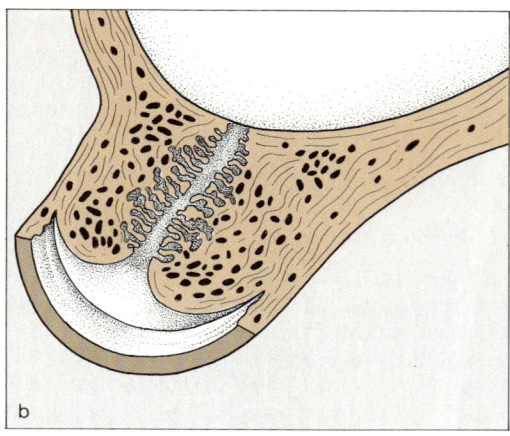

Abb. 5   Vergleich der Zervix einer nichtschwangeren Frau (a) mit einer Zervix am Geburtstermin (b). Halbschematisch. Bei (b) starke Vaskularisierung des Gewebes sowie schleimgefüllte, tiefe Buchten und nur durch dünne Septen getrennte „Hohlräume" in der Endozervix (nach *Cretius*)

der Gravidität etwa 10% aus. 90% der graviden Zervix bestehen aus *Bindegewebe*. Die Zervix enthält damit weniger Muskulatur, so daß Kontraktionen hier eine relativ geringe Rolle spielen. Die Umwandlung der während der Schwangerschaft relativ derben Zervix in ein aufgelockertes weiches Organ vor der Geburt ist mit Veränderungen innerhalb des Bindegewebes, z. B. mit einer Depolymerisation einer vorher hochpolymeren Kittsubstanz und mit einer Wasseraufnahme zu erklären (CRETIUS). Unter den Steroidhormonen übt vor allem Östriol einen auflockernden Effekt an der Zervix aus. Insbesondere geht jedoch vom Prostaglandin E eine Förderung von

Zervixreifung

und Zervixerweiterung aus.
Die

Schleimhaut der Zervix

hypertrophiert in der Gravidität. Ihre Dicke beträgt 0,5 cm. Nicht selten ist sie als Schwangerschaftsektropium sichtbar. Für die Gestation

typisch sind die papillären Drüsenstrukturen mit Plattenepithelmetaplasien und Vakuolenbildungen des Epithels.
Am

zervikalen Gefäßsystem

entsteht eine erhebliche Blutkonduktion. Diese Blutfülle bildet eine Art Schwellkörper. Durch die Wandverdünnung unter der Entbindung wird der Schwellkörper entleert (Abb. 5a u. b).
Auch die

Bänder des Uterus,

die meistens als gefäßführende Bauchfellduplikaturen angelegt sind, werden in ihrem inneren Gewebsverband gelockert und wachsen an Dikke und Länge heran und folgen der Exkursion des Uterus bis in den oberen Teil der Bauchhöhle. Durch diese Veränderungen im Gefüge des Gewebes gewinnen die Genitalorgane, der Damm und der Beckenboden eine solche Dehnbarkeit und Entfaltbarkeit, daß sie unter der Geburt dem großen Geburtsobjekt Durchlaß gewähren können.

Tuben

Die Tuben verlassen bereits im 4. Monat das kleine Becken. Es tritt eine gewisse Streckung der sonst geschlängelten Eileiter auf. Die *Muskelzellen* und die *bindegewebigen Anteile* hypertrophieren während der Gravidität. Eine

vermehrte Durchblutung äußert sich unter anderem in der Ausbildung breitlumiger Venen sowie ödematöser Fimbrien. Das **Tubenepithel** ist flach, der *Flimmerbesatz* vielfach verlorengegangen, das *Stroma* z. T. dezidual umgewandelt.

Ovarien

Die Ovarien vergrößern sich auch ohne Berücksichtigung des Schwangerschaftsgelbkörpers im 1. Trimester der Schwangerschaft. Die Stromazellen hypertrophieren, sie können unter dem Keimepithel eine deziduale Umwandlung aufweisen. Das Bindegewebe ist aufgelockert und verstärkt vaskularisiert. Vom 2. Drittel der Schwangerschaft an werden die Ovarien infolge der ruhenden Funktion wieder kleiner, die Follikel vielfach kleinzystisch.

Der

Schwangerschaftsgelbkörper

vergrößert sich noch in geringem Umfang bis zur 8. Woche. Im Zentrum kann sich Flüssigkeit ansammeln. Die Thekaluteinzellschicht hypertrophiert, in den Granulosaluteinzellen finden sich vermehrt Vakuolen. Degenerationserscheinungen beginnen gewöhnlich zwischen dem 2. und 3. Monat, wobei jedoch außerordentlich starke individuelle Unterschiede bestehen. Die Regression bezieht sich sowohl auf degenerative Veränderungen im Bereich der Granulosa- und Thekaluteinzellen wie auch auf den Schwund von Gefäßen; es setzt eine bindegewebige Organisation ein.

Mamma

Die Volumenzunahme der Mammae in der Schwangerschaft ist vor allem auf das sich ausdehnende Drüsengewebe zurückzuführen, während Fett- und Bindegewebe zurückgedrängt werden. Durch Dehnung und erhöhte Kortisolkonzentration kann es ähnlich wie an der Bauchhaut zur Striaebildung kommen. Die

Areola

zeigt eine Hyperpigmentation.

Auch wenn im 1. Trimenon noch durch Aussprossungen neue Drüsenfelder entstehen, so sind doch für die

Schwangerschaftsentwicklung

besonders ab 2. Trimenon die Vorgänge Zellhypertrophie, Hyperämie und Milchsynthese bestimmend. Auf diese Weise können sich die großen, kräftig durchbluteten und durchsafteten Drüsenlappen ausbilden. Die alveolären Zellen entwickeln sich zu einem präsekretorischen kubischen Epithel. Das Plasma der Drüsenzellen wird von Ribosomengruppen besiedelt. Die Mitochondrien schwellen an. An einigen Stellen ist zu diesem Zeitpunkt schon eine Kolostrumbildung vorhanden. Zu Beginn des letzten Trimenons haben die Drüsenschläuche und Endkammern bereits weitgehend ihre endgültige Größe erreicht, die Ansprechbarkeit des Mammaparenchyms auf die Plazentasteroide und Prolaktin läßt nach. Der Reifungsprozeß ist im wesentlichen abgeschlossen. Dies betrifft vor allem die

Laktogenese

als Voraussetzung für die postpartuale Milchproduktion (s. S. 542).

Die morphologischen Veränderungen an den Mammae sind das Ergebnis der Stimulation durch die plazentaren Sexualsteroide, Östrogene und Progesteron und das adenohypophysäre Prolaktin. Wirksam sind auch supportive Stoffwechselhormone wie Insulin, Kortisol, Thyreoidhormon, Parathormon und Wachstumshormon. Die Hemmung des sekretorischen Prolaktineffektes durch die Plazentahormone wird während der Schwangerschaft als

„Milchbremse"

wirksam.

Extragenitale endokrine Drüsen

Die normale Schwangerschaft geht mit tiefgreifenden Veränderungen im Hormonhaushalt einher (s. S. 57 ff). Hierfür sind auch die endokrinen Drüsen des mütterlichen Organismus verantwortlich zu machen. Die Frucht gewinnt schon sehr früh die Fähigkeit zur selbstregulativen Stabilisierung eines hormonalen Milieus, welches ihr eine weitgehend störungsfreie Entwicklung im mütterlichen Organismus erlaubt. Im folgenden sollen nur die Funktionsänderungen besprochen werden, die sich an den extragenitalen und nichtfetalen endokrinen Drüsen abspielen.

Hypophyse

Der **Hypophysenvorderlappen** (HVL) wird in der Schwangerschaft etwa um das Doppelte vergrößert, hervorgerufen durch eine Vermehrung und Vergrößerung der Hauptzellen, die man daher auch als *Schwangerschaftszellen* bezeichnet; wahrscheinlich stammen sie von den chromophoben Zellen des HVL ab.

Die Produktion der gonadotropen Hormone

FSH und LH

ist durch die negative Rückkoppelung der plazentaren Sexualsteroide auf die hypothalamisch-hyophysäre Achse stark gehemmt; die Suppression erreicht ihr Maximum am Ende der Gravidität. Die Produktion von adenohypophysärem

Prolaktin

in den vermehrten und vergrößerten laktotrophen Zellen ist demgegenüber erhöht. Die Prolaktinkonzentration im Plasma liegt ab der 10. Schwangerschaftswoche über den Zykluswerten. Das Maximum des Anstiegs wird am Ende der Tragzeit erreicht mit einem Durchschnittswert von etwa 200 ng/ml (µg/l) Plasma (Abb. 6 u. Kap. 20, Tab. 1). Prolaktin- und Östrogenspiegel weisen eine ausgesprochene Parallelität auf. Dies betrifft auch die stark abfallende Hormonkonzentration nach der Geburt (s. Kap. 20, Abb. 1). Die wesentliche Bedeutung des Prolak-

tins liegt in seiner stimulierenden Wirkung auf das Drüsenparenchym der Mamma, insbesondere bei der Laktogenese (S. 541) und der Galaktopoese (S. 541).

Wahrscheinlich besteht während der Gravidität eine vermehrte Sekretion des adrenokortikotropen Hormons

ACTH.

Das Proteohormon mit einem Molekulargewicht von 30 000 konnte identifiziert werden. ACTH passiert nicht die Plazenta.

Die Hypophysenvorderlappen-Hormone, das

Wachstumshormon (STH) und thyreotrope Hormon (TSH),

zeigen weder gegenüber den Normalkollektiven noch im Verlauf der Gravidität Konzentrationsveränderungen. Die Plasmawerte liegen stets bei 2–3 ng/ml (µg/l) STH und bei 6–7 µE/ml (mE/l) TSH. Die Höhe der Urinausscheidung ist für beide Hormone minimal.

Der **Hypophysenhinterlappen (HHL)** beteiligt sich nicht an der Hypertrophie des Vorderlappens. Die Bildung von

Oxytocin und Vasopressin

findet in den Nuclei supraoptici und Nuclei paraventriculares statt.

Diese Oktapeptide werden dann längs des Tractus supraopticohypophysialis in die Neurohypophyse transportiert und dort gespeichert. Auffallenderweise ist ein vermehrter Gehalt an *Oxytocin* im Blut der Kreißenden nicht nachzuweisen. Ebensowenig ist gesichert, daß das *Vasopressin*, das antidiuretische Hormon des Hypophysenhinterlappens, vermehrt produziert wird. Offenbar sind der Schwangerschafts- und Geburtsablauf weniger durch eine vermehrte Sekretion der Hypophysenhinterlappenhormone beeinflußt als durch eine Änderung der Reizschwelle der Korpusmuskulatur gegenüber Oxytocin (S. 309).

Eine Zunahme der hypophysären Produktion an

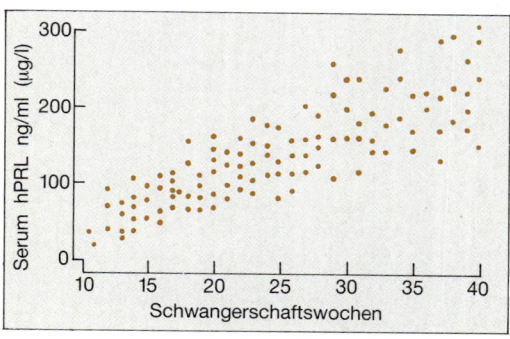

Abb. 6 Prolaktinkonzentrationen im Serum von Schwangeren (nach *Hardt* u. Mitarb.)

Melanophorenhormon (MSH)

erklärt die für die Gravidität typische vermehrte Melaninablagerung in der Haut und damit die zu beobachtenden Hyperpigmentierungen. Das Ausmaß der Veränderungen ist konstitutionsabhängig sehr unterschiedlich. So neigen dunkelhaarige Frauen vermehrt und verstärkt zu Hyperpigmentierungen. Bevorzugte Hautbezirke sind diejenigen, die bereits eine Pigmentierung aufweisen wie z. B. der Warzenhof, die Vulva und die Umgebung des Afters. An anderen Stellen treten bisher nicht vorhandene Pigmentierungen auf wie z. B. in der Mittellinie des Unterbauches in Form der *Linea fusca* aber auch an alten Operationsnarben. Sonnenbestrahlung fördert das Auftreten der Hyperpigmentierungen. Nach der Entbindung bilden sie sich im Verlauf von mehreren Wochen zurück.

Schilddrüse

Im Verlauf der Gravidität kommt es zu einer palpablen, aktiven Vergrößerung der Schilddrüse bis zum Dreifachen. Der histologische Aufbau ist durch eine starke Vergrößerung der Follikel, durch eine Hyperplasie des Follikelepithels und eine Anreicherung von Kolloid charakterisiert. Der

Jodstoffwechsel

verändert sich im Sinne eines relativen Jodmangels. Ursächlich spielt der Anstieg der renalen Jodid-Clearance sowie die Vermehrung des Flüssigkeitsvolumens im Organismus eine Rolle. Eine erhöhte Jodspeicherung durch die hyperplastische Schilddrüse läßt sich mittels des Radiojod-Testes nachweisen.

Während die hypophysäre Sekretion von TSH kaum erhöht ist, wird eine Konzentrationssteigerung des Gesamtanteils der

Schilddrüsenhormone

beobachtet. Da der freie Anteil von Thyroxin und Trijodthyronin keine auffälligen Veränderungen zeigt, erfolgt eine Zunahme der

Proteinbindung

der Schilddrüsenhormone durch das schilddrüsenhormonbindende Globulin TBG. Dadurch bleibt insgesamt der Zustand der Euthyreose der Schilddrüsenfunktion in der Schwangerschaft erhalten. Die Erhöhung des

Grundumsatzes

im letzten Schwangerschaftsdrittel um etwa 20% steht wahrscheinlich weniger im Zusammenhang mit einer Funktionssteigerung der Schilddrüse als mit dem vermehrten Sauerstoffbedarf im Uteroplacentargebiet. Eine Plazentagängigkeit der Schilddrüsenhormone besteht praktisch nicht. Dasselbe gilt für TSH. Offensichtlich ist der Fetus mit seiner Schilddrüsenfunktion autonom. Jodid passiert die Plazenta ohne Schwierigkeiten.

Nebenschilddrüse

In der Schwangerschaft entwickelt sich eine funktionelle Hyperplasie der Epithelkörperchen in den Nebenschilddrüsen. Das

Parathormon

wird vermehrt während des letzten Schwangerschaftsdrittels gebildet. Dadurch paßt sich der Organismus dem erhöhten

Bedarf an Kalzium

an. Etwa 30 g Kalzium müssen täglich zusätzlich zur Verfügung stehen. Die Konzentration des Gesamtkalziums im Serum ist durch die schwangerschaftsbedingte Hypoalbuminämie wegen des gebundenen Anteils etwas erniedrigt, die des freien, also biologisch wirksamen Kalziums, weist während der Schwangerschaft keine Veränderung auf. Die Plazenta ist für Parathormon und Thyreokalzitonin undurchlässig, jedoch am Kalziumtransfer von der Mutter zum Fetus aktiv beteiligt.

Nebennierenrinde

Die deutliche Gewichtszunahme der mütterlichen Nebennierenrinde betrifft besonders die Zona fasciculata.

Mit fortschreitender Schwangerschaft steigt die Produktionsrate von

Kortisol

in gebundener und in freier Form an, so daß die Plasmawerte immer erhöht sind. Die Konzentration des mengenmäßig dominierenden unkonjugierten Gesamtkortisols liegt außerhalb der Gravidität bei 20–25 µg/100 ml (0,55–0,69 µmol/l) Plasma, in der Gravidität bei 30–50 µg (0,83–1,38 µmol/l) und unter der Geburt bei 50–70 µg (1,38–1,93 µmol/l). Der Fetus ist an der Produktion von Kortikosteroiden mit etwa einem Zehntel beteiligt; die Nabelvene enthält etwas mehr Kortisol als die Nabelarterien (CAWSON u. Mitarb.). Der progrediente Anstieg des Kortisols im Blut läßt sich zu einem wesentlichen Teil mit dem schwangerschaftsbedingten Anstieg von

Transkortin

erklären. Dieses Transportglobulin wird unter dem Einfluß des ansteigenden Östrogenspiegels in der Schwangerschaft vermehrt gebildet. Der eiweißgebundene Kortisolanteil ist vermutlich biologisch inaktiv. Der ebenfalls erhöhte Spiegel von freiem Kortisol erklärt das Auftreten von leicht

cushingoiden Zügen

und auch Striaebildungen während der Schwangerschaft. Ein ausgeprägter physiologischer Hyperkortizismus mit dem Auftreten von eindeutigen Morbus-Cushing-Symptomen liegt jedoch offensichtlich nicht vor. Wahrscheinlich konkurrieren die hohen Progesteronmengen mit Kortisol auf zellulärer Ebene. Mit dem Einsetzen der Wehentätigkeit bedingt der

Geburtsstreß

einen reversiblen Anstieg der Kortisolplasmakonzentration bei der Mutter.

Das natriumretinierende Hormon der Nebennierenrinde, das

Aldosteron

wird bei gesunden Graviden in mehrfacher Menge ausgeschieden gegenüber Nichtschwangeren (STARK). Die Plasmawerte zeigen ein paralleles Verhalten. Die Konzentration von nichtkonjugiertem Gesamtaldosteron macht vor der Geburt etwa 800 pg/ml (2,2 nmol/l) Plasma aus. Außerhalb der Schwangerschaft liegen die Werte bei etwa 120 pg/ml (0,33 nmol/l) (KATZ u. Mitarb.). Trotz dieser erheblich vermehrten Aldosteronproduktion kommt es während der normalen Schwangerschaft nicht zu einer pathologischen Natriumretention. Man kann daraus schließen, daß im schwangeren Organismus Aldosteron weitgehend gebunden ist. Als weitere mögliche Erklärung kommt neben der Eiweißbindung der Aldosteronantagonismus des in großen Mengen zur Verfügung stehenden Progesterons in Frage.

Literatur

Cretius, K.: Adaptive Vorgänge an den Genitalorganen. In Käser, O., V. Friedberg, K. G. Ober, K. Thomsen, J. Zander: Gynäkologie und Geburtshilfe, 2. Aufl., Bd. II/1. Thieme, Stuttgart 1981

Csapo, A., H. Jaffin, T. Kerenyi: Volume and activity of the pregnant human uterus. Amer. J. Obstet. Gynecol. 85 (1963) 819

Dubrauszky, V.: Weitere Beobachtungen zum Aufbau der Uteruswand in der Schwangerschaft. Arch. Gynäkol. 202 (1965) 41

Hardt, W., M. Schmidt-Gollwitzer, H. Commichau, J. Nevinny-Stickel: Regulation der Prolaktin-Sekretion während der Schwangerschaft und im Wochenbett. Neue Aspekte der Laktationshemmung. Gynäkol. Prax. 2 (1978) 581

Hasselbach, W.: Die contractilen Strukturen der Uterusmuskulatur. Arch. Gynäkol. 202 (1965) 23

Husslein, P.: Unser heutiges Wissen über den Geburtsbeginn. Geburtsh. u. Frauenheilk. 45 (1985) 575

Jung, H.: Erregungsphysiologie des Uterus. Arch. Gynäkol. 202 (1965) 14

Katz, F. H., P. Beck, E. L. Makowski: The reninaldosteron system in mother and fetus at term. Amer. J. Obstet. Gynecol. 118 (1974) 51

Keller, P. J.: Die Schwangerschaft. In Labhart, A.: Klinik der inneren Sekretion. Springer, Berlin 1978

Martius, H.: Grundlagen der Gynäkologie. Thieme, Stuttgart 1950

Massenbach, F.: Die arterielle Gefäßversorgung des Uterus. Geburtsh. u. Frauenheilk. 5 (1943) 197

Peters, F.: Prolaktin und Erkrankungen der Brust. Urban & Schwarzenberg, München 1986

Plotz, E. J., O. Bellmann, G. Leyendecker: Endokrine Erkrankungen und Schwangerschaft. In Käser, O., V. Friedberg, K. G. Ober, K. Thomsen, J. Zander: Gynäkologie und Geburtshilfe, 2. Aufl., Bd. II/2. Thieme, Stuttgart 1981

Schmidt-Matthiesen, H.: Das normale menschliche Endometrium. Thieme, Stuttgart 1963

Schwalm, H., K. Cretius, G. Lange: Die kontraktilen Proteine (Actin-Myosin) im Uterusmuskel. Arch. Gynäkol. 185 (1955) 527

Stieve, H.: Muskulatur und Bindegewebe in der Wand der

menschlichen Gebärmutter außerhalb und während der Schwangerschaft, während der Geburt und des Wochenbetts. Z. mikr.-anat. Forsch. 17 (1929) 371

Strauss, G.: Histoplanimetrische Untersuchungen zu den graviditätsbedingten Wachstums- und Rückbildungserschei-

nungen der Uterusmuskulatur. Arch. Gynäkol. 202 (1965) 49

Zimmer, F.: Die Uterusvergrößerung in der Schwangerschaft. Arch. Gynäkol. 202 (1965) 31

Aufgaben

1. Welche typischen Schwangerschaftsveränderungen finden sich am Introitus vaginae und an der Portio vaginalis?
2. Welche morphologischen und physikalischen Veränderungen vollziehen sich am Myometrium während der Gravidität?
3. Welche Veränderungen erfährt das Endometrium in der Gravidität, die mit dem Begriff der „Dezidua" belegt werden?
4. Was bezeichnen wir als „Bandl-Retraktionsfurche"?
5. Welche Funktion kommt nach heutiger Ansicht dem Corpus luteum graviditatis zu?
6. Nennen Sie die morphologischen und funktionellen Schwangerschaftsveränderungen der Mamma.
7. Wie verändert sich der Grundumsatz durch den Eintritt einer Gravidität?
8. Nennen Sie die wichtigsten Lokalisationsformen für die in der Schwangerschaft auftretenden Hyperpigmentationen!
9. Wie ist es zu erklären, daß die erhöhten Konzentrationen von Hormonen aus den extragenitalen Drüsen in der Schwangerschaft keine Überfunktionssymptome zur Folge haben?

Extragenitale Schwangerschaftsveränderungen des mütterlichen Organismus

P. Husslein

Lernziel

Die Schwangerschaft ist eine Herausforderung an den Kreislauf, die Nieren- und Lungenfunktion der Schwangeren sowie an deren Stoffwechsel und hormonelles Gleichgewicht. Dazu finden eine Reihe von Adaptationsvorgängen statt, deren Kenntnis wichtig ist, um

a) bestimmte Gefahrenmomente frühzeitig erkennen zu können;
b) Beschwerden der Schwangeren, die in der Schwangerenvorsorge vorgebracht werden, aber auch objektiv erhobene, pathologische Befunde mit Hilfe der „veränderten Physiologie" zu erklären und
c) einen nicht geringen Teil der Schwangerschaftserkrankungen dann als Entgleisung zu verstehen.

Damit bildet dieser Abschnitt die Basis der Bewältigung der vielfältigen Aufgaben, denen der Arzt bei der Betreuung der Schwangeren im Rahmen der Schwangerenvorsorge begegnet wird.

Die **Adaptation des mütterlichen Organismus** an die Erfordernisse der Schwangerschaft ist ein physiologischer Vorgang, der nicht nur die Genitalorgane mit ihrer unmittelbaren Umgebung betrifft, sondern zu *generalisierten* einschneidenden Veränderungen des mütterlichen Organismus führt. Ausreichende Kenntnisse dieser Veränderungen sind die Voraussetzung dafür, bestimmte Befunde, die außerhalb der Schwangerschaft als pathologisch angesehen werden müssen, nicht fehlerhaft zu interpretieren. Sie sind aber auch notwendig, um zwischen Physiologie im Sinne von sinnvoller Adaptation und Pathologie im Sinne der Überforderung des mütterlichen Organismus unterscheiden zu können. Auch wenn eine Schwangerschaft grundsätzlich als physiologischer Vorgang anzusehen ist, ist es doch wichtig, die Grenzen der Leistungsfähigkeit zu erkennen, um als betreuender Arzt die Gesundheit von Mutter und Kind zu gewährleisten.

Kardiovaskuläre Veränderungen

Zur Aufrechterhaltung einer optimalen Hämodynamik bei erheblich vergrößertem Gesamtge-
fäßquerschnitt kommt es während der Schwangerschaft zu einer

Steigerung des zirkulierenden Blut-
volumens

um rund 30–40%, d.h. um durchschnittlich
1,5–2 l. Die Zunahme des Blutvolumens beginnt nach der 12. Schwangerschaftswoche und
erreicht zwischen 32. und 36. Woche ihr Maximum. Eine Normalisierung tritt bei nichtpatho-
logischem Blutverlust während der Geburt etwa
10–14 Tage post partum auf.

Da das Plasmavolumen um durchschnittlich
30–40%, die Erythrozytenmasse aber nur um
knapp 20% ansteigt, ergibt sich daraus zwangsläufig eine *relative Verminderung des Erythrozy-
tenvolumens*, die sich bei der Bestimmung der
Hämoglobin- und Erythrozytenkonzentration
bzw. des Hämatokrits nachweisen läßt. Die so
entstandene

Schwangerschaftshydrämie

ist physiologisch, ja sogar notwendig. Das Ausbleiben dieses *relativen* Hämoglobinabfalles,
beispielsweise bei der Gestose, kann als ein frühes Warnzeichen für eine fehlerhafte Adaptation des mütterlichen Organismus angesehen
werden. Der Grenzwert für diese physiologische
relative Anämie liegt bei 12 mg%; Hämoglobin-
werte darunter sprechen für eine echte behandlungsbedürftige Anämie.

Die Zunahme des Blutvolumens schützt die Mutter
u. a. vor den Folgen einer möglichen Blutung sub partu. Außerdem kommt es dadurch zu einer besseren
Nierenfiltration, und die fetale Hitzeproduktion kann
besser aufgefangen werden. Die Zunahme des Ery-
throzytengesamtvolumens hingegen ist für einen besseren Sauerstofftransport notwendig.

Nahezu parallel zur Steigerung des zirkulierenden Blutvolumens kommt es auch zu einer

Zunahme des Herzminuten-
volumens.

Dieses steigt bis zur 30. und 32. Woche deutlich,
danach nur mehr leicht an (KÜNZEL) (Abb. 7).
Das Herzminutenvolumen (HMV) ist das Produkt aus Herzfrequenz und Schlagvolumen.
Ganz zu Beginn der Schwangerschaft ist die Zunahme des HMV vornehmlich auf einen Anstieg

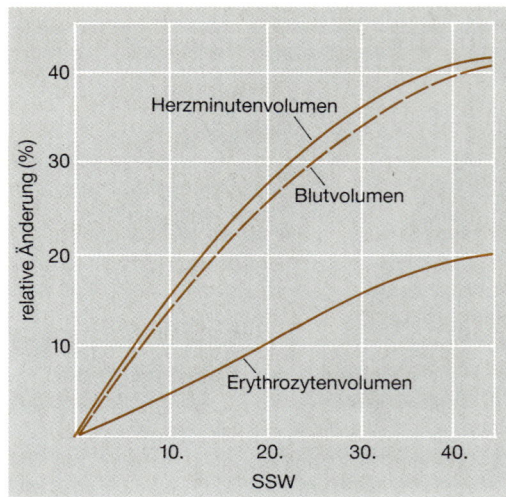

Abb. 7   Relative Zunahme von Herzminutenvolumen, Blutvolumen und Erythrozytenvolumen während der normalen Schwangerschaft (nach *Künzel*)

der *Herzauswurfleistung* zurückzuführen, während mit fortschreitender Schwangerschaft die
Herzfrequenz um durchschnittlich 10–15 Schlä-
ge pro Minute gegenüber dem nichtschwangeren Zustand ansteigt. Um die 30. Woche wird
hierfür ein Maximum erreicht, und es kommt
zum Termin hin zu einem leichten Abfall.

Der **Blutdruck** stellt besonders im Hinblick auf
das Krankheitsbild der Spätgestose eine äußerst
wichtige Kreislaufgröße dar, deren exakte Bestimmung allerdings sehr schwierig ist. Seine
Höhe ist abhängig vom Herzminutenvolumen,
der zirkulierenden Blutmenge, dem Gefäßfas-
sungsraum, dem peripheren Widerstand, der
Blutviskosität und der Elastizität der großen
Arterien. Dabei wird der *systolische Druck* stark
von den elastischen Eigenschaften großer Arterien beeinflußt und reflektiert vor allem das
Herzschlagvolumen, während der *diastolische
Druck* das Verhalten des Gesamtgefäßwider-
standes bzw. dessen Änderungen widerspiegelt
(FRIEDBERG).

Es ist bekannt, daß der Blutdruck einer Schwangeren
im Sitzen am höchsten und in Seitenlage am niedrigsten ist. Außerdem besteht eine 10–12-mmHg-Dif-
ferenz zwischen oberem und unterem Arm in Seitenlage. Daraus wird ersichtlich, wie wichtig die *Konsistenz*
in der Art der Blutdruckmessung für eine genaue Er-

fassung eventueller Blutdruckveränderungen ist. Ein weiterer erschwerender Faktor ist darin zu sehen, daß die individuellen Ausgangswerte für verschiedene Schwangere außerordentlich stark variieren und zumeist nicht bekannt sind. Eine Veränderung des Blutdruckverhaltens kann daher nur bei bekanntem Ausgangswert richtig beurteilt werden.

Ganz allgemein kann allerdings davon ausgegangen werden, daß während der unkomplizierten Schwangerschaft ein leichter

Blutdruckabfall

(5–10 mmHg systolisch und 10–15 mmHg diastolisch) zu beobachten ist. Daraus resultiert eine geringe Zunahme der Blutdruckamplitude. Dieser Blutdruckabfall ist zum Großteil durch eine *Abnahme des peripheren Gesamtwiderstandes*, vor allem um die 24. Schwangerschaftswoche, zu erklären. Mit fortschreitender Gravidität steigt dann der periphere Widerstand an und erreicht in der 40. Woche wieder normale Werte. Der periphere Widerstand verhält sich also umgekehrt proportional zum Herzminutenvolumen, so daß eine zusätzliche Herzbelastung verhindert wird. Diese Umstellungen im mütterlichen kardiovaskulären System führen aufgrund einer linearen Proportionalität zwischen Blutvolumen und Herzvolumen zu einer

Vergrößerung des Herzens.

Auch die Kontraktilität des Myokards nimmt aller Wahrscheinlichkeit nach zu. Unter anderem kommt es durch den durch die intraabdominelle Verdrängung bedingten Zwerchfellhochstand auch zu einer Verdrängung des Herzens aus seiner normalen Lage nach oben, vorne und links bei gleichzeitiger Abdrehung der elektrischen Hauptachse im Gegenuhrzeigersinn. Daraus erklären sich gewisse

Alterationen des EKG,

die fälschlich als eine Rechtsherzbelastung bzw. eine Koronarinsuffizienz interpretiert werden können. Gelegentlich auftretende, zumeist *ventrikuläre Extrasystolen* monofokalen Ursprungs sind völlig normale Veränderungen während der Schwangerschaft. Auch *systolische Geräusche*, die bei ca. 10–20% aller Schwangeren als Folge von Turbulenzen im Ausflußtrakt des rechten und/oder linken Herzens entstehen, sind normal, erschweren aber zwangsläufig die Diagnose einer Herzerkrankung in der Schwangerschaft (GOESCHEN). Bei bekannter Herzerkrankung kann davon ausgegangen werden,

daß Stenosegeräusche lauter, Insuffizienzgeräusche hingegen leiser werden.

Der **zentrale Venendruck** befindet sich in der Schwangerschaft an der oberen Grenze des Normbereiches (4–8 cm H_2O). In der unteren Körperhälfte kommt es jedoch in den späten Stadien der Schwangerschaft zu einer sehr deutlichen

Steigerung des Venendruckes

auf 10–25 cm H_2O. Hieraus, wie aus einer gewissen Obstruktion der Lymphbahnen und einem verminderten onkotischen Plasmadruck resultieren die so oft zu beobachtenden *Knöchelödeme* vor allem in der Spätschwangerschaft, denen aber zunächst noch keinerlei pathophysiologische Bedeutung zukommt (S. 82 u. 157). All diese hämodynamischen Veränderungen können bei entsprechender Disposition zu einer mehr oder minder ausgeprägten

Varikosis der unteren Körperhälfte

führen. Typische Lokalisationen sind die Venen der unteren Extremitäten, aber auch solche im Bereich der Vagina, Vulva und Hämorrhoidalvenen. Nachdem in der Schwangerschaft außerdem eine plasmatische Hyperkoagulabilität vorliegt, besteht bei vielen Schwangeren eine *Thrombose- bzw. Thrombophlebitisneigung*. Sinnvolle prophylaktische Maßnahmen zur Beeinflussung von Varizen bzw. zur Verhinderung der Ausbildung einer Thrombose sind körperliche Bewegung, das Tragen von Kompressionsstrümpfen, aber auch das Vermeiden eines Staus im Bereich der unteren Extremitäten, beispielsweise durch lange Autofahrten oder Flugreisen sowie allzulanges Verharren in der vertikalen Position.

Die geschilderten Veränderungen der verschiedenen Kreislaufgrößen während der Schwangerschaft sind in ihrer Zweckmäßigkeit klar und einleuchtend, auch wenn ihre direkten Ursachen zum heutigen Zeitpunkt nicht erkennbar sind. Das Maximum der Herzbelastung liegt somit im 7.–8. Monat, so daß das Herz danach noch ein bis zwei Monate Zeit hat, um sich auf die neue, zwar kurze, aber extreme Belastung unter der Geburt einzustellen. All dem ist bei der Betreuung herzkranker Schwangerer Rechnung zu tragen; andererseits ist die Kenntnis dieser Veränderungen wichtig, um nicht fälschlicherweise die Diagnose „Herzerkrankung" zu stellen (Tab. 1).

Tabelle 1   Veränderungen der normalen Schwangerschaft, die als Herzerkrankung fehlgedeutet werden können (nach *Cruikshank* u. *Hays*)

Symptome
  – geringe Belastbarkeit
  – Atemnot
  – „schwere Beine"

Befunde
  – periphere Ödeme
  – Varizen (Beinvenen, Hämorrhoiden)
  – auskultatorische und phonographische Veränderungen (Verstärkung des 1. und 2. Herztones, Auftreten eines 3. Herztones)
  – systolisches Geräusch – Querverlagerung des Herzens im Thoraxröntgen
  – verstärkte Gefäßzeichnung im Bereich der Lunge
  – EKG-Veränderungen (Abdrehung der Herzachse nach links, unspezifische ST-Senkung, T-Abflachung)

Unter der Geburt kommt es zu einer deutlichen Steigerung des Herzminutenvolumens vornehmlich und in linearer Abhängigkeit von der Intensität der Wehenakme, und zwar deshalb, weil unter der Wehe 300–500 ml Blut aus dem Uterus in die Zirkulation gepreßt werden. Daraus resultiert eine Zunahme des Herzauswurfs von 10–15%. Schmerz und Nervosität führen zusätzlich zu einem verstärkten Gefäßtonus, der allerdings durch eine effektive Analgesie abge-

fangen werden kann. Nachdem auch der periphere Gesamtwiderstand nach der Meinung der meisten Autoren erhöht ist, ist die

extreme Herzbelastung sub partu

ersichtlich (ELKAYAM u. GLEICHER). Zunächst kommt es zu einer Zunahme sowohl des systolischen als auch des diastolischen Blutdruckes vor allem während der Austreibungsperiode durchaus auf Werte bis 190 mmHg. Diese hohen arteriellen Drücke gehen nach Abklingen der Wehe sehr schnell wieder zurück. Entsprechend der raschen Aufeinanderfolge der Wehen wiederholt sich dieses Ereignis viele Male innerhalb kurzer Zeit, was eine außerordentliche Belastung des Herzens und der großen Gefäße während dieser Phase bedeutet. Darauf ist bei der Behandlung entsprechend vorgeschädigter Schwangerer zu achten und die Geburt beispielsweise durch die Zangenextraktion operativ zu beenden. Außerdem ist der zusätzliche Einfluß der muskulären Arbeit der Kreißenden während der Preßwehen und die Beeinflussung des Kreislaufgeschehens durch Angst und Schmerzempfindung zu berücksichtigen.

Im Wochenbett kommt es zu einer Zunahme des Herzminutenvolumens vornehmlich durch eine Mobilisierung extrazellulärer Flüssigkeit. Da es zumeist zur Entwicklung einer Reflexbradykardie kommt, ist diese Herzminutenvolumen-Zunahme vornehmlich durch eine Erhöhung des Schlagvolumens ausgelöst.

Hämatologische Veränderungen

Während der normalen Schwangerschaft nimmt der *Gesamtkörperwassergehalt* u. a. in Abhängigkeit vom Ausgangskörpergewicht kontinuierlich zu. Genaue Bestimmungen sind äußerst schwierig; man kann aber davon ausgehen, daß fast 50% der durchschnittlichen Gewichtszunahme von 10–12 kg während der Schwangerschaft auf die Wasserzunahme entfällt (Tab. 2).

Diese Flüssigkeitsvermehrung ist zum Teil durch eine veränderte Wasserbindungsfähigkeit der im Interstitium enthaltenen Grundsubstanz verursacht und ist wahrscheinlich hormonell (vornehmlich durch Östrogene und Testosteron) bedingt. Der Sinn dieser Wasseransammlung im Interstitium ist in dessen Verwendung als Puffer zu sehen, wenn die Steuerung der Flüssigkeitsbilanz (Durst, Überwässerung) gestört ist.

Trotz der physiologischen Polyglobulie als Folge einer gesteigerten Erythropoese kommt es durch die noch stärkere Zunahme des Plasmavolumens zu einer *relativen physiologischen*

Tabelle 2   Aufschlüsselung der während einer normalen Schwangerschaft im mütterlichen Organismus retinierten 4–5 l Gesamtkörperwasser (nach *Friedberg*)

Zunahme der interstitiellen Flüssigkeit	ca. 2500 ml
Zunahme des Plasmavolumens	ca. 1500 ml
Zellwasser von neugebildetem Gewebe	ca. 700 ml
Gesamtvolumen	ca. 4700 ml

Anämie in der Schwangerschaft (S. 82). Die durchschnittliche Zunahme des Erythrozyten-volumens um rund 20–25% ist vom Ausmaß einer Eisensubstitution abhängig. So fand LUND eine durchschnittliche Zunahme des Ge-samthämoglobins der Schwangeren bis zu 15% ohne Eisengabe im Gegensatz zu 23% mit Ei-sensubstitution. Es ist davon auszugehen, daß auch bei normaler Ernährung im Laufe der un-komplizierten Schwangerschaft ein gewisser

Eisenmangel

auftritt. Der Grund dafür liegt im *erhöhten Ei-senbedarf* von zusätzlich 800–1200 mg während der Schwangerschaft und der Laktation. Um diese zusätzliche Menge bereitstellen zu kön-nen, kommt es zu einer Zunahme der Eisenre-sorption aus dem Darm von 10% im Nicht-schwangerenzustand um das Dreifache auf 30%. Dies reicht jedoch zumeist nicht aus, so daß nach der Entleerung der mütterlichen Ei-senspeicher vor allem im letzten Trimenon doch häufig ein Eisenmangel auftritt, wobei der fetale Eisenbedarf mit dessen Gewicht korreliert. Be-sonders disponiert dafür sind Frauen, bei denen infolge rasch aufeinanderfolgender Geburten oder starker Menstruationsblutungen schon vor der Schwangerschaft eine manifeste Eisen-mangelanämie oder ein sog. larvierter Eisen-mangel vorgelegen hat. Darunter versteht man einen Eisenmangel, bei dem die Hämoglobin-werte noch im unteren Normbereich liegen, bei der Bestimmung der Eisenkonzentration jedoch erniedrigte Werte gefunden würden. Neben ei-ner Eisenmedikation wird eine Substitution von 500 μg/Tag *Folsäure* empfohlen, um den Mehr-bedarf von täglich 800–1000 μg zu ersetzen (MATZKIES u. Mitarb.).

Während der unkomplizierten Schwangerschaft kommt es zu einer geringfügigen

Erhöhung der Leukozytenzahl.

Werte zwischen 10 000 und 15 000 pro mm^3 sind durchaus als physiologisch anzusehen. Dies ist bei der Notwendigkeit, einen mütterlichen In-fekt – beispielsweise eine Chorioamnionitis – frühzeitig zu erkennen, zu berücksichtigen. Durch die während der Entbindung ablaufen-den entzündlichen Veränderungen im Bereich des Endometriums oder des Vaginaltraktes (z. B. durch die Episiotomie) kann intra und post partum eine weitere kurzfristige Steigerung der Leukozytenzahl stattfinden. Dies erschwert

zwangsläufig die Diagnostik einer Infektion auch im Wochenbett. Normalwerte werden un-gefähr eine Woche nach der Geburt wiederer-reicht.

Außer einem kurzfristigen Anstieg unmittelbar post partum bleibt die durchschnittliche

Thrombozytenzahl

während der unkomplizierten Schwangerschaft unverändert. Auch Adhäsionsfähigkeit und Re-traktion der Blutplättchen zeigen keine Abwei-chungen von der Norm.

Blutgerinnung

In der Schwangerschaft und unter der Geburt werden an den physiologischen Ablauf der Koa-gulation und Fibrinolyse, der durch ein komple-xes Zusammenspiel von Gefäßwandthrombo-zyten und plasmatischen Gerinnungsfaktoren erreicht wird, hohe Anforderungen gestellt. In der unkomplizierten Schwangerschaft kommt es

– zu einem Anstieg der Fibrinogenspiegel auf Werte um 400–600 mg%,
– zu einer Zunahme der Konzentration der Faktoren VII, VIII und X.

Gleichzeitig besteht eine gewisse

– Depression des fibrinolytischen Systems.

Aus all diesen Veränderungen resultiert eine

Hyperkoagulabilität

die jedoch unter normalen Bedingungen nicht mit einer Zunahme der Thrombosegefahr ein-hergeht. Erst Störungen des Gleichgewichts zwischen Blutfluß, Gefäßwand und Blutgerin-nung können zur Ausbildung von thromboem-bolischen Komplikationen führen. Gerade im *Wochenbett* besteht dafür ein erhöhtes Risiko. Darauf muß bei einer operativen Geburtsbeen-digung (Sectio), bei Immobilisierung (Symphy-senruptur), aber auch bei der früher geübten Form des Abstillens mit hohen Dosen von Östrogenen geachtet werden (v. HUGO u. GRAEFF; KUHN u. GRAEFF).

Störungen der Blutgerinnung können bei be-stimmten Schwangerschaftspathologien einen dramatischen Verlauf nehmen. Dies gilt vor al-lem für die *vorzeitige Lösung* der normal inse-rierten Plazenta, für den lange zurückliegenden *intrauterinen Fruchttod*, bei *Fruchtwasserembo-lien*, beim *Endotoxinschock* und bei der *Prä-eklampsie*.

Lungenfunktion

Die subjektiv am stärksten auffallende Veränderung der Lungenfunktion während der Schwangerschaft ist die häufig als unangenehm empfundene

Dyspnoe

(GOESCHEN). Dieses bereits in der Frühgravidität zu beobachtende Phänomen kann nicht allein auf die zunehmende Größe des Uterus zurückzuführen sein, da sie schon im 1. Schwangerschaftsdrittel auftreten kann.

Während der Schwangerschaft kommt es zu einer Zunahme des Atemzugvolumens und des Atemwegwiderstandes sowie zu einer Verminderung des Residualvolumens. Das um 30–40% angestiegene Atemminutenvolumen führt bei kleineren Residualvolumen der Lunge zu einer effektiveren Durchmischung in der Alveole. Nachdem der O_2-Verbrauch im Verlaufe der Gravidität um rund 20%, das Atemminutenvolumen aber um mehr als 40% steigt, kommt es nachfolgend zu einer Zunahme der alveolären und arteriellen pO_2-Spannung, vor allem aber zu einer Abnahme des CO_2-Partialdrucks. Dies wiederum führt zu einer *Zunahme des CO_2-Gradienten* zwischen Fetus und Mutter, was den Transfer von CO_2 vom Fetus zur Mutter erleichtert (WILSON). Der mütterliche pH-Wert bleibt durch die vermehrte renale Bikarbonatausscheidung konstant (CRUIKSHANK u. HAYS).

Veränderungen im Harntrakt

Neben einer geringen Vergrößerung der Nieren ist die

Dilatation der Nierenbecken und Ureteren

die wichtigste anatomische Veränderung während der Schwangerschaft. Diese Erweiterung betrifft vornehmlich den oberen Abschnitt der Ureteren und hier vor allem den rechten. Als Ursachen spielen die Verdrängung durch den schwangeren Uterus und die Verminderung des Uretertonus durch Progesteron die entscheidende Rolle. Aus diesen anatomischen Veränderungen ergibt sich, daß während der Schwangerschaft eine *Keimaszension* in das Nierenbecken, beispielsweise bei asymptomatischer Bakteriurie oder bei akuter Zystitis, begünstigt wird. Außerdem ist eine Interpretation eines intravenösen Pyelogramms bzw. der Sonographie während der Schwangerschaft erschwert.

Die anatomische Nähe der Harnblase zum Uterus führt vornehmlich im 2. und 3. Schwangerschaftsdrittel häufig zu Kompressionen der Harnblase von außen, was sich für die Schwangere als

Pollakisurie

manifestiert.

Während der Schwangerschaft kommt es zu einer 30–40%igen Erhöhung der *Nierendurchblutung*, zu einer Steigerung der *glomerulären Filtrationsrate* um 30–40% und zu einer Änderung der *tubulären Funktion*. Diese Veränderungen erreichen bereits am Ende des 1. Trimenons ihr Maximum, das bis zum Geburtstermin weitgehend konstant gehalten wird. Als Ursache dafür sind die Vermehrung des Blutvolumens, die dadurch bedingte Herabsetzung des onkotischen Druckes des Blutplasmas, die Erhöhung des Herzminutenvolumens und möglicherweise auch die Wirkung von Progesteron zu nennen.

Daraus ergeben sich einige, klinisch relevante Veränderungen.

1. Renale Glukosurie: Bei etwa 20% aller Schwangeren läßt sich eine Glukosurie nachweisen. Im Durchschnitt werden dabei 350 mg Glukose pro 24-Std.-Harn ausgeschieden. Als Ursache der renal bedingten Schwangerschaftsglukosurie wird eine Vermehrung der glomerulären Filtrationsrate mit einer entsprechend erhöhten Glukosefiltration im Primärharn bei gleichbleibender oder leicht gesenkter tubulärer Rückresorptionskapazität angenommen. Deshalb kann eine Harnzuckerbestimmung nicht zur Verlaufsuntersuchung einer Diät- oder Insulinbehandlung in der Schwangerschaft herangezogen werden. Außerdem begünstigt die hohe Glukosekonzentration im Harn zusätzlich die Ausbildung eines Harnwegsinfektes.

2. Aminosäurenverlust: Vornehmlich aufgrund der verminderten Rückresorptionsfähigkeit der Tubuli kommt es während der Schwangerschaft zu zum Teil beträchtlichen *Aminosäureverlusten.* Das kann vor allem bei Frauen mit stärkerer Unterernährung bedeutsam sein. Zusammen mit dem erhöhten Glukosegehalt resultiert auch eine erhöhte Aminosäurekonzentration des Harns, die eine ursächliche Rolle für die Ausbildung einer Pyelonephritis gravidarum hat.

3. *Schwangerschaftsproteinurie:* Auch bei gesunden nichtschwangeren Personen passieren geringe Mengen, vor allem niedermolekulare Albumine, das Glomerulonfilter. Sie werden jedoch bei der Tubuluspassage weitgehend wieder rückresorbiert. Übersteigt die Proteinpermeation durch das Glomerulonfilter in den Primärharn jedoch ein bestimmtes Maß, so können diese Proteine während der Tubuluspassage nicht mehr vollständig rückresorbiert werden, was bei ca. 20% der Schwangeren zur sog.

„physiologischen Schwangerschaftsproteinurie"

führt. Relativ willkürlich hat man hierbei 300 mg im 24-Std.-Harn als obere Grenze festgelegt. Proteinmengen über diesem Grenzwert werden als pathologisch angesehen.

4. *Salz-Wasser-Metabolismus:* Die Regulation des *Salz- und Wassermetabolismus* ist während der Schwangerschaft einer großen Belastung ausgesetzt. Durch die Erhöhung der glomerulären Filtrationsrate kommt es zu einer Tendenz,

Natrium auszuscheiden. Als Gegenregulator dazu fungiert vornehmlich Aldosteron, dessen Plasmaspiegel bis zum fünffachen Wert bei Nichtschwangeren erhöht ist, was zu einer massiven

Rückresorption von Natrium

im Tubulus führt. Dadurch wird auch der natriuretische Effekt des Progesterons ausgeglichen. Kommt es nun beispielsweise im Rahmen einer Gestose zu einer Verminderung der glomerulären Filtrationsrate, so führt dies wegen der konstant erhöhten tubulären Resorption von Natrium zu einer *Kochsalz- und Wasserretention* und den im Rahmen der Gestose häufig beobachteten Ödemen.

Die

erhöhte Plasmareninaktivität

(eine der Ursachen der vermehrten Aldosteronproduktion) würde unter normalen Bedingungen zu einer deutlichen Blutdrucksteigerung führen. Der Organismus schützt sich dagegen durch eine verminderte Empfindlichkeit der Gefäße Angiotensin gegenüber (GANT u. Mitarb.). Diese verminderte Empfindlichkeit ist beispielsweise bei der Gestose gestört und unter Umständen zur Frühdiagnostik geeignet (S. 157).

5. Zusätzlich kommt es noch zu einem vermehrten Verlust von *Folsäure und Vitamin B$_{12}$.*

Gastrointestinaltrakt

Die meisten Frauen erleben eine deutliche

Appetitsteigerung

vor allem im 1. Trimenon. Dabei handelt es sich um ein physiologisches Empfinden, dem durch die Empfehlung, zusätzlich 300 kcal. pro Tag einzunehmen, Rechnung getragen wird.

Während der Schwangerschaft kommt es – offenbar als Folge der vermehrten Östrogenwirkung – zu einer Proliferation der Blutgefäße im Bereich des Parodontiums, woraus eine vermehrte Blutungsneigung der Gingiva resultiert. Abhängig vom Grad des lokalen Reizzustandes treten häufig entzündliche Veränderungen auf, die sog.

Gingivitis hypertrophicans,

die bei Vorhandensein infizierter Gewebsta-

schen oft zu einer beträchtlichen Hypertrophie der Schleimhaut führt. Bilden sich zugleich Angiogranulome, so entsteht die typische

Schwangerschaftsepulis

in Form tumorartiger Gewebshypertrophien zwischen den Zähnen, mit Neigung zu Schmerzen und Blutungen. Die Verminderung der Spontansekretion der Glandula submandibularis und der erniedrigte pH-Wert des Speichels führen zu einer deutlichen Zunahme der Anfälligkeit der schwangeren und stillenden Frau für

Zahnkaries.

Tritt während der Schwangerschaft die Notwendigkeit einer Zahnextraktion auf, so ist diese in Leitungsanästhesie bedenkenlos durchzuführen.

Durch die Tonusverminderung während der Schwangerschaft, die an nahezu allen Hohlorganen zu beobachten ist, klagen Schwangere häufig über ein

Sodbrennen.

Ihre Therapie besteht in der Vermeidung der Horizontallage nach dem Essen und der Einnahme von *Antazida*. Bei unzureichendem Verschluß des kardiooösophagealen Sphinkters kann vor allem in horizontaler Lage nach dem Essen ein Reflux von Magensaft in den Ösophagus erfolgen und die Ausbildung einer

Refluxösophagitis

begünstigen. Dies gewinnt vor allem dann klinische Bedeutung, wenn in der Schwangerschaft, unter der Geburt, oder unmittelbar post partum eine Narkose erforderlich ist. Wegen der *verlängerten Magenentleerungszeit* kann nicht davon ausgegangen werden, daß 4–6 Stunden nach der letzten Mahlzeit der Magen vollständig entleert und damit die

Aspirationsgefahr

beseitigt ist. Deshalb ist während der Schwangerschaft in der Regel die *Intubationsnarkose* zu bevorzugen.

Neben der verminderten Sekretion von Magensäure und der erhöhten Sekretion von Mukus ist die verlängerte Magenentleerungszeit für das seltene Auftreten von Magengeschwüren in der Schwangerschaft verantwortlich.

Eine charakteristische Beschwerde vieler Schwangerer ist die

Obstipation.

Die Reduzierung der Peristaltik betrifft hier vor allem das Kolon. Als Ursache ist – wie auch bei anderen Hohlorganen – die tonussenkende Wirkung des Progesterons auf die glatte Muskulatur anzunehmen. In der Spätschwangerschaft kann auch eine mechanische Obstruktion und die erhöhte Wasserrückresorption im Kolon als Folge der hohen zirkulierenden Aldosteronwerte als Ursache angesehen werden. Die Therapie besteht in der Empfehlung schlackenreicher Kost. Versagt diese, ist die Verschreibung von Quellmitteln erlaubt.

Die *Gallenblasenkapazität* ist während der Schwangerschaft deutlich erhöht. Da auch die Entleerungsrate vermindert und der Sättigungsgrad des Cholesterins in der Gallenflüssigkeit erhöht ist, besteht während der Schwangerschaft eine Neigung zur

Gallensteininformation.

Während der Schwangerschaft ist die Leber zwar durch zusätzliche fetale Metaboliten einer größeren Belastung unterworfen, diese wird jedoch ohne Ausbildung von Funktionsstörungen oder Dekompensationserscheinungen toleriert. Aus der geringen Erhöhung der alkalischen Phosphataseaktivität, dem gelegentlich erhöhten Serumspiegel von Bilirubin, der Zunahme der Konzentration von Cholesterin, aber auch dem Auftreten von

Spider naevi bzw. eines Palmarerythems

kann nicht auf eine Leberfunktionsstörung geschlossen werden (TEICHMANN u. Mitarb.). Dafür spricht auch, daß sich z. B. eine Virushepatitis in der Schwangerschaft nicht verschlechtert.

Haut

Bei der Mehrzahl aller Schwangeren finden sich vorwiegend am Bauch, den Hüften, auf den Brüsten und am Gesäß streifenförmige Hautatrophien, sog.

Striae.

Die Farbe der Striae ist während der Gravidität blaurot bis purpurrot, ihre Konsistenz ist weich. Nach dem Wochenbett bilden sie sich zurück und bleiben als grauweiße silberglänzende narbenähnliche Gebilde erhalten (Abb. 8). Ursache ist die passive Dehnung der Haut unter gleich-

zeitiger Einwirkung von Kortison. Dabei spielen rassisch-konstitutionelle Elemente eine große Rolle. Eine vermehrte Gewichtszunahme ist zwar nicht ursächlich für die Ausbildung von Striae verantwortlich, sie verstärkt jedoch die Ausbildung dieser von Frauen oft gefürchteten Hautveränderungen. Ob eine Massage bzw. die Applikation von Fettsäuren prophylaktisch das Entstehen solcher Schwangerschaftsstreifen verhindern mag, wird zumindest von Dermatologen bezweifelt. Rund drei Viertel aller Schwangeren weisen im dritten Drittel der

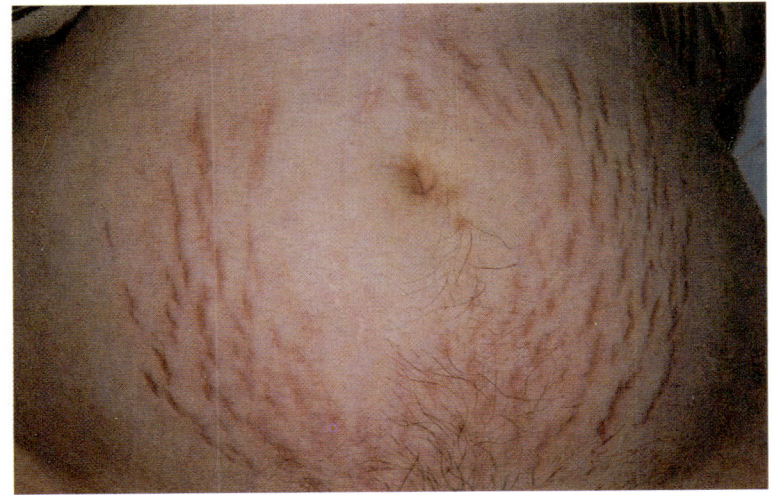

a

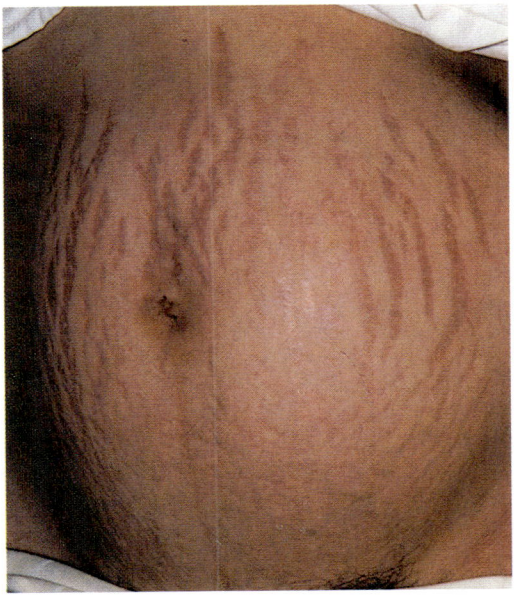

b

Abb. 8 a) Hellrote, „frische" Striae am Ober- und
Unterbauch. b) zusätzlich angedeutete Linea fusca

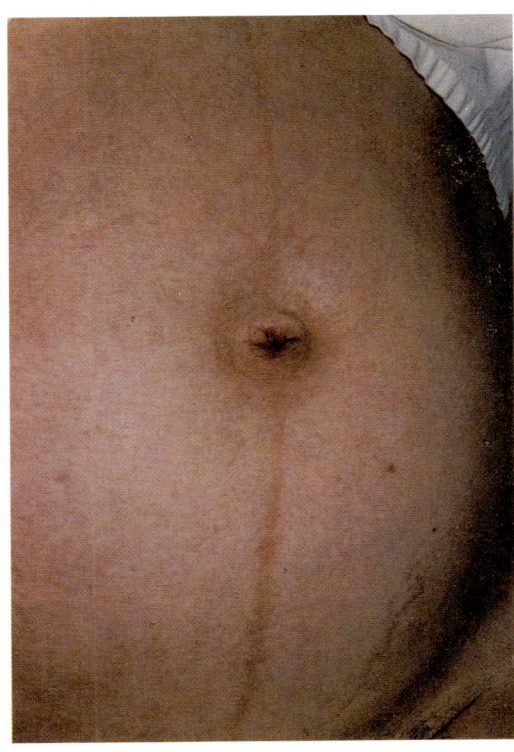

Abb. 9 Linea fusca und Hyperpigmentierung im
Nabelbereich

Schwangerschaft eine vermehrte

Pigmentation der Haut

auf, die sich gewöhnlich nach der Entbindung wieder zurückbildet. Dunkelhaarige Frauen neigen vermehrt zu einer solchen Hyperpigmentierung. Bevorzugte Hautbezirke sind diejenigen Körperpartien, die bereits eine Pigmentierung aufweisen, wie z.B. der Warzenhof, die Vulva und die Umgebung des Afters. Oft treten sie aber auch an anderen Stellen wie z.B. in der Mittellinie des Unterbauches in Form der *Linea fusca* (Abb. 9), aber auch an alten Operationsnarben auf. Nach der Entbindung bilden sich diese Veränderungen im Verlauf von mehreren Wochen wieder zurück. Als Ursache nimmt man eine vermehrte Produktion des melanozytenstimulierenden Hormons aus der Hypophyse an, wobei eine additive Wirkung von Progesteron diskutiert wird. Auf ähnlichen Ursachen beruht auch die Tatsache, daß es während der Schwangerschaft sowohl zu einer Vergrößerung bestehender *Pigmentnaevi* wie auch zu einer

Neubildung von kleineren *Leberflecken* kommt. Besonders störend empfinden Schwangere das sog.

Chloasma uterinum,

eine schmetterlingsförmige, um die Nase angeordnete fleckförmige Überpigmentierung des Gesichtes. Obwohl sich diese nach der Entbindung meist vollständig zurückbildet, sollte den Schwangeren geraten werden, intensive Sonnenbestrahlung zu vermeiden bzw. Lichtschutzsalben zu verwenden (WONG u. ELLIS).

Fast physiologisch ist in den letzten Monaten der Gravidität und nach der Entbindung ein leichter

Verlust des Kopfhaares.

Meist bemerkt die Schwangere dies im Wochenbett. Die Ätiologie ist unklar. Eine Behandlungsmöglichkeit besteht nicht. Zumeist normalisiert sich das Wachstum der Haare nach einigen Monaten vollständig.

Hals-Nasen-Ohren-(HNO-)Bereich

Als Ursache für Veränderungen im HNO-Bereich sind die hohen Östrogenspiegel und die veränderten Kreislaufbedingungen, insbesondere die verstärkte Durchblutung, venöse Stauungen und Wasserretentionen im Gewebe anzunehmen. Schwindel, allergische Rhinitis, Heiserkeit, aber auch Geschmacks- bzw. Geruchsveränderungen, sind während der normalen Schwangerschaft häufig zu beobachten (HANSEN u. Mitarb.); all diese Veränderungen

bedürfen keiner speziellen Therapie und verschwinden post partum zumeist vollständig. Bei starker Belästigung der Schwangeren durch eine

vasomotorische Rhinitis

ist gegen die lokale Applikation von Antihistaminika bzw. Kortisonpräparate nichts einzuwenden. Die systemische Resorption dürfte dabei so gering sein, daß eine Teratogenität nicht in Erwägung gezogen werden muß.

Stoffwechsel

Die Schwangerschaft führt im gesamten Stoffwechsel der Mutter zu tiefgreifenden Veränderungen. Diese sind als Anpassung an die Belastung durch das zunehmende Wachstum der fetoplazentaren Einheit zu verstehen. Da unter anderem die Schwankungsbreite der Normwerte während der Schwangerschaft häufig größer ist, ist eine Abgrenzung gegenüber pathologischen Veränderungen oft schwierig.

Kohlenhydratstoffwechsel

Die Regulation der zirkulierenden mütterlichen Blutglukosespiegel ist von zentraler Bedeutung

für die regelrechte Entwicklung des Fetus. Zu niedrige Spiegel gefährden dessen Ernährung, zu hohe können vor allem in der Embryonalperiode zu Fehlbildungen führen. Der Transfer mütterlicher Glukose zum Kind ist durch einfache, allerdings beschleunigte Diffusion zu erklären. Dieser ständige Übertritt mütterlicher Glukose zum Fetus führt zu einem geringen Absinken der durchschnittlichen Glukosekonzentration im mütterlichen peripheren Blut. Während der Schwangerschaft kommt es nach Verabfolgung von Glukose zu einem vermehrten Anstieg des Plasmainsulins, wohl als Folge der hohen zirkulierenden Menge von Progesteron. Nachdem aber gleichzeitig die Empfindlichkeit peripherer Gewebe gegenüber Insulin reduziert ist, wirkt die Schwangerschaft ganz allgemein *diabetogen*. Bei der gesunden Schwangeren ohne anamnestische Belastung mit intaktem Inselorgan kann diese Herausforderung jedoch abgefangen werden. Schwangere mit einem **latenten Diabetes** hingegen zeigen, evtl. vorübergehend, eine Manifestation ihrer Erkrankung, die allerdings post partum wieder verschwindet. Es ist erwiesen, daß diese Frauen im späteren Verlauf ihres Lebens gehäuft an Diabetes erkranken, was in der Beratung Berücksichtigung finden soll.

Fettstoffwechsel

In der normalen Gravidität kommt es zu einer *Vermehrung der Blutlipide*. Zweck dieses vornehmlich durch HPL, Östrogene und Kortisol verursachten Anstiegs ist es, die freien Fettsäuren als zusätzliche Energiereserven zu nutzen. Die Kenntnis dieser Veränderungen ist wichtig, um falsche Interpretationen von Laborwerten zu vermeiden; so steigen beispielsweise Triglyzeride und Cholesterin während der Schwangerschaft um ungefähr 50% an.

Eiweißstoffwechsel

Für den komplexen Vorgang des Wachstums und der Entwicklung des Fetus ist die Versorgung mit Aminoverbindungen von großer Bedeutung. Dadurch ist erklärlich, daß in Populationen mit chronischem Proteinmangel die Kinder gehäuft retardiert sind. Um diesen Proteintransfer zum Fetus zu ermöglichen, ist eine *positive Stickstoffbilanz* während der Schwangerschaft notwendig. Dabei dürfte die täglich retinierte Stickstoffmenge während der Schwangerschaft bei etwas mehr als 1 g liegen. Obwohl es während der Schwangerschaft zu einer Zunahme der Serumproteine kommt, führt die Schwangerschaftshydrämie zu einer Verminderung des Gesamteiweißes. Durch eine in ihren Ursachen unbekannte Verschiebung des Albumin-Globulin-Quotienten kommt es außerdem zu einer leichten *Erhöhung der Blutsenkungsgeschwindigkeit*, was diesen Parameter zur Erkennung einer Entzündung während einer Schwangerschaft als ungeeignet erscheinen läßt.

Elektrolytstoffwechsel

Eine gesunde Schwangere retiniert während der Gravidität vermehrt Natrium, Kalzium, Kalium, aber auch Magnesium und Zink. Die meisten Autoren stehen heute auf dem Standpunkt, daß der gesamte Mehrbedarf bei normaler Ernährung gedeckt ist (DUDENHAUSEN). Lediglich Eisen sollte, wie auf S. 83 diskutiert, vor allem im 2. Trimenon zusätzlich eingenommen werden, obwohl immer wieder auf die Vorteile einer Magnesiumsubstitution (3 × 1,8 g Magnesiumaspartat pro Tag) im Hinblick auf eine Verminderung der Früh- und Mangelgeburtenrate hingewiesen worden ist (CONRADT).

Psychische Veränderungen

Schwangerschaft, Geburt und Wochenbett sind Perioden im Leben einer Frau, die nicht nur vermehrte Leistungsansprüche an den Körper, sondern auch an die *Psyche* stellen. Aufgrund der unterschiedlichen sozialen und psychischen Bedingungen können die seelischen Veränderungen während der Schwangerschaft allerdings nicht so präzise angegeben werden wie die somatischen. Bei einer psychisch gesunden und reifen Frau stellt sich der Wunsch nach einer Schwangerschaft wie ein natürliches, durch ihre Mütterlichkeit, d.h. unter anderem durch ihre Fähigkeit zur altruistischen Liebe, erklärbares Empfinden dar. Die Intensität der Gefühle während dieser Lebensperiode ist allerdings so gewaltig, daß jede Schwangerschaft bis zu einem gewissen Grad als *Wendepunkt* in der seelischen Entwicklung einer Frau angesehen werden kann (SCHUMACHER).

Die meisten Schwangeren empfinden während der Frühgravidität, möglicherweise hormonell bedingt, gewisse

Alterationen des vegetativen Nervensystems.

Diese können sich durch häufige *Schlafstörungen*, Antriebsminderung, *Launen*, bis zu depressiver Verstimmung und generell einem *schlechten Allgemeinbefinden* ausdrücken. Diese Irritabilität und Affektlabilität können zu erheblichen Problemen im Bereich der zwischenmenschlichen Beziehungen führen; vom Ehemann wird dafür ein besonderes Verständnis zu erwarten sein.

Häufig kommt es mit dem Bemerken der Kindesbewegungen oder aber durch Visualisierung des Kindes im Ultraschall zu einer gewissen *psychologischen Stabilisierung*, so daß die Spätschwangerschaft zumeist durch Ausgeglichenheit, einer gewissen Stimmungsgehobenheit und ganz allgemein durch besseres seelisches Befinden charakterisiert ist (STAUBER). Für diese Phase ist auch ein verstärkter Aufbau der seelischen Beziehung zum Kind zu beobachten, die mit einer gewissen *Introversion* vergesellschaftet sein kann; die Schwangere braucht in dieser Phase Zeit für sich und ihre Psyche. Diese Umorientierung wird um so erfolgreicher gelingen, je besser die Partnerbeziehung ist; oft kommt es aber auch zu Eheschwierigkeiten bzw. zumindest zu einer Neuorientierung der Ehepartner zueinander. Die werdende Mutter erwartet eine besonders starke emotionelle Zuwendung ihres Mannes, was sich aber nicht unbedingt im sexuellen Verhalten widerspiegeln muß. Zumeist kommt es sogar zu einer Abnahme der sexuellen Libido.

Psychische Ausnahmesituationen, wie z.B. Partnerlosigkeit bei ledigen Müttern, seelische Unreife bei besonders jugendlichen Schwangeren, führen zu einer schwierigeren Identifikation mit der neuen Rolle, zu einem verstärkten Ablehnen derselben und oft aus mehr oder weniger psychischen Ursachen zu gehäuften *Früh- und Mangelgeburten*.

Die stärkste psychische Belastung bedeutet für die Frau verständlicherweise die Entbindung. Dabei steht vor allem die sich während der Wehen steigernde

Angst

im Vordergrund. Dabei kann es zu dem von READ beschriebenen Angst-Spannung-Schmerz-Syndrom kommen, das sich auf den weiteren Verlauf der Geburt sehr ungünstig auswirken kann. Eine systematische *psychophysische Vorbereitung* in den letzten Schwangerschaftsmonaten gehört daher zu den wichtigsten Aufgaben der Schwangerenvorsorge. Gelegentlich kann aber intra partum diese Fehlentwicklung nur durch medikamentöse- bzw. Leitungsanalgesie durchbrochen werden.

Die nach außen auffallendste psychische Erscheinung unter der Geburt ist die

Regression der Gebärenden,

das Zurückfallen in kindliche Verhaltensweisen. So klammern sich die Kreißenden oft an die Hand der gerade in ihrer Nähe befindlichen Person, als wäre es die Hand ihrer Mutter, um durch diese Verhaltensmuster Geborgenheit zu erlangen und ihre Ängste überwinden zu können. Dadurch wird die Bindungsfähigkeit an Arzt und Hebamme gefördert, was von diesen für eine gute Beeinflussung und Führung zum Wohle der Kreißenden ausgenützt werden kann. Zusätzlich kommt es, vor allem gegen Ende der Geburt, zu einer Einengung des Bewußtseins der Gebärenden. Dies ermöglicht im positiven Sinne eine konzentrierte Zuwendung zu den Hilfspersonen; die Gebärende bezieht allerdings auch alles auf sich, worüber etwa Schwestern und Ärzte während dieser Zeit reden.

Für viele Frauen ist die Geburt trotz des Schmerzerlebens bei retrospektiver Betrachtungsweise eines der größten und beglückendsten Erlebnisse in ihrem Leben, einerseits durch das Gefühl der Leistung, andererseits durch die beglückende Beziehung zum Kind, die sich unmittelbar nach der Entbindung einstellt. Zur Erleichterung der Knüpfung einer solchen Mutter-Kind-Beziehung ist ein

frühes Anlegen

an die Brust von großer Bedeutung, da die unmittelbare postpartuale Phase durch eine besondere Sensibilität der Mutter charakterisiert ist.

Im späteren Verlauf des **Wochenbettes** gesellen sich zu Freude und Stolz über das Kind häufig auch Ängste, Insuffizienzgefühl und Enttäuschung hinzu. Dies kann unter Umständen zu stärkeren Entlastungsreaktionen führen, einem Verhalten, das durch besondere psychische Labilität gekennzeichnet ist. Ein solcher „Heultag" tritt zumeist um den dritten postpartualen Tag ein und betrifft vor allem Erstgebärende und unverheiratete Frauen. Bei „rooming in" sind solche Veränderungen viel seltener zu beobachten (PRILL).

Literatur

Conradt, A.: Neuere Modellvorstellungen zur Pathogenese der Gestose unter besonderer Berücksichtigung des Magnesium-Mangels. Z. Geburtsh. Perinatol. 188 (1984) 49

Cruikshank, D. P., P. M. Hays: Maternal physiology in pregnancy. In Gabbe, S. G., J. R. Niebyl, J. L. Simpson: Obstetrics; Normal and Problem Pregnancies. Churchill-Livingstone, London 1986 (pp. 137–156)

Dudenhausen, J. W.: Allgemeine Beratung der Schwangeren. In Künzel, W., K.-H. Wulf: Die normale Schwangerschaft, Klinik der Frauenheilkunde und Geburtshilkunde, Bd. IV. Urban & Schwarzenberg, München 1986 (S. 81–88)

Elkayam, U., N. Gleicher Cardiovascular physiology of pregnancy; In Elkayam, U., N. Gleicher: Cardiac Problems in Pregnancy. Alan R. Liss, New York 1982 (pp. 5–26)

Friedberg, V.: Physiologische Veränderungen des Gesamtorganismus. In Käser, O., V. Friedberg, K. G. Ober, K. Thomsen, J. Zander: Gynäkologie und Geburtshilfe, 2. Aufl., Bd. II/1. Thieme, Stuttgart 1981 (S. 3.31–3.70)

Fuchs, A.-R.: Endocrinology of lactation. In Fuchs, F., A. Klopper: Endocrinology of Pregnancy, 3rd ed. Harper & Row, Philadelphia 1983 (pp. 271–292)

Fuchs, F.: Endocrinology of parturition. In Fuchs, F., A. Klopper: Endocrinology of Pregnancy, 3rd ed. Harper & Row, Philadelphia 1983 (p. 247)

Gant, N. F., G. L. Daley, S. Chand, P. J. Whalley, P. C. MacDonald: A study of angiotensin II pressor response throughout primagravid pregnancy. J. clin. Invest. 52 (1973) 2682–2689

Goeschen, K.: Dyspnoe. In Martius, G., M. Schmidt-Gollwitzer: Differentialdiagnose in Geburtshilfe und Gynäkologie. Thieme, Stuttgart 1984 (S. 202–205)

Goeschen, K.: Extragenitale materne Symptome in der Gravidität. In Martius, G., M. Schmidt-Gollwitzer: Differentialdiagnose in Geburtshilfe und Gynäkologie. Thieme, Stuttgart 1984 (S. 185–262)

Grantly, Dick-Read: Mutter werden ohne Schmerz. Hoffmann & Campe, Hamburg 1958

Hansen, L., S. M. Sobol, T. I. Abelson: Otolaryngologic manifestations of pregnancy. J. Fam. Pract. 23 (1986) 151–155

von Hugo, R., H. Graeff: Das Gerinnungssystem in der Schwangerschaft und beim Neugeborenen. In Künzel, W.,

K.-H. Wulf: Die gestörte Schwangerschaft, Klinik der Frauenheilkunde und Geburtsheilkunde, Bd. V. Urban & Schwarzenberg, München 1986 (S. 185–192)

Husslein, P.: Die Bedeutung von Oxytocin und Prostaglandinen für den Geburtsmechanismus beim Menschen. Wien. Klin. Wschr. 96/22, Suppl. 155 (1984)

Kuhn, W., H. Graeff: Gerinnungsstörungen in der Geburtshilfe, 2. Aufl. Thieme, Stuttgart 1977

Künzel, W.: Herz-Kreislauf-System während der Schwangerschaft. In Künzel, W., K.-H. Wulf: Die normale Schwangerschaft, Klinik der Frauenheilkunde und Geburtshilfe, Bd. IV. Urban & Schwarzenberg, München 1986 (S. 395–410)

Lund, C. J.: Studies on the iron deficiency anaemia of pregnancy, including plasma volume, total hemoglobin in treated and untreated normal and anaemic patients. Amer. J. Obstet. Gynecol. 62 (1951) 947

Matzkies, F., B. Webs, M. Baumann, H. Holzinger, H. Dorguth, V. Claus: Tagespläne zur Ernährung während Schwangerschaft und Stillzeit sowie unter Normalbedingungen. Fortschr. Med. 101 (1977) 678

Prill, H. J.: Psychologie und Psychopathologie der Schwangeren, Gebärenden und Wöchnerin. In Käser, O., V. Friedberg, K. G. Ober, K. Thomsen, J. Zander: Gynäkologie und Geburtshilfe, 2. Aufl., Bd. II/1. Thieme, Stuttgart 1981 (S. 3.71–3.92)

Schumacher, W.: Psychiatrische Störungen. In Künzel, W., K.-H. Wulf: Die gestörte Schwangerschaft. Klinik der Frauenheilkunde und Geburtshilfe, Bd. V. Urban & Schwarzenberg, München 1986 (S. 365–373).

Stauber, M.: Psychosoziale Aspekte der Schwangerenberatung. In Künzel, W., K.-H. Wulf: Die normale Schwangerschaft, Klinik der Frauenheilkunde und Geburtshilfe, Bd. IV. Urban & Schwarzenberg, München 1986 (S. 89–95)

Teichmacher, W., F. Hauzeur, R. During: Lebererkrankungen und Schwangerschaft: Teil 1 – Die Leber in der normalen Schwangerschaft, Zbl. Gynäkol. 107 (1985) 1105–1113

Wilson, A.: Pulmonary Physiology of Pregnancy. In Elkayam, U., N. Gleicher: Cardiac Problems of Pregnancy. Liss, New York 1982, pp. 27–34)

Wong, R. C., C. N. Ellis: Physiologic skin changes in pregnancy. J. Amer. Acad. Dermatol. 10 (1984) 929–940

Aufgaben

1. Nennen Sie die wichtigsten kardiovaskulären Adaptationsveränderungen während der Gravidität!
2. Welche Veränderungen des Blutes liegen der Schwangerschaftshydrämie zugrunde?
3. Wieso stellt die Austreibungsperiode eine besondere Belastung für das Herz der Kreißenden dar und wie kann man dem entgegentreten?
4. Wieso besteht in der Gravidität bzw. im Wochenbett eine besondere Thrombosebzw. Thrombophlebitisneigung?
5. Nennen Sie einige der Bedingungen in der Gravidität, die das Auftreten von Varikositäten insbesondere an den unteren Extremitäten begünstigen!
6. Legen es die Belastungen des Eisenstoffwechsels in der Gravidität nahe, eine Eisenmedikation zu empfehlen?
7. Wie ist es zu erklären, daß bei über 20% aller Schwangeren zumindest passager eine Glukosurie nachweisbar ist und welche klinischen Konsequenzen ergeben sich daraus?
8. Nennen Sie die Veränderungen der Lungenfunktion in der Gravidität, die den Gasaustausch zwischen Fetus und Mutter begünstigen!
9. Nennen Sie Schwangerschaftsveränderungen, die infolge der Tonusverminderung im Bereich der glatten Muskulatur auftreten und diskutieren Sie die sich daraus ergebenden klinischen Konsequenzen!
10. Was versteht man unter „physiologischer Schwangerschaftsproteinurie"?
11. Wie sind der Salz- und Wasserhaushalt in der Gravidität geregelt?
12. Wieso leiden Schwangere häufig unter Zahnkaries?
13. Nennen Sie typische Hautveränderungen in der Gravidität!
14. Nennen Sie einige charakteristische psychische Schwangerschaftsveränderungen!
15. Worauf muß man bei einer Narkose während der Gravidität Rücksicht nehmen?
16. Was versteht man unter „Chloasma uterinum"?

5 Vorsorge vor und während der Gravidität, prägravide Vorsorge, Schwangerenvorsorge

G. Martius

Lernziel

Die Prävention sollte bei einer geplanten Schwangerschaft schon vor der Konzeption beginnen. Auf diese Weise ist es möglich, die Bedingungen für den Verlauf der Schwangerschaft und der Entbindung günstiger zu gestalten. Sinn und Ziel der notwendigen vorbeugenden Maßnahmen werden im einzelnen dargelegt.

Die Darstellung der ,,Schwangerenvorsorge'' enthält alle diagnostischen Maßnahmen, die der Früherkennung und damit auch der rechtzeitigen Therapie von Komplikationen während der Gravidität dienen. Für die tägliche Praxis ist es dabei sinnvoll, zwischen obligat und fakultativ erforderlichen Untersuchungen zu unterscheiden. Die ersteren stellen ein Mindestmaß an Diagnostik dar, während die fakultativen Kontrollen aufgrund der jeweiligen Situation individuell indiziert werden. Die Effektivität der Schwangerenvorsorge ist an der Verminderung der perinatalen Morbidität und Mortalität abzulesen.

Ein sorgfältiges Studium dieses Kapitels vermag den Lernenden zu befähigen,

- eine Patientin vor einer geplanten Gravidität zu beraten und die erforderlichen diagnostischen Maßnahmen zu veranlassen,
- eine Schwangere unter Berücksichtigung der zur Verfügung stehenden Diagnostik zu überwachen,
- genitale und extragenitale Gefährdungen der Mutter so frühzeitig zu erkennen, daß sie einer Therapie zugeführt werden können,

- geburtshilfliche Regelwidrigkeiten, wie z. B. eine geburtsmechanische Anomalie, zu einem Zeitpunkt zu diagnostizieren, zu dem eine Prophylaxe noch sinnvoll ist.

Der Lernende sollte aufgrund der nachfolgenden Darstellung zu der Überzeugung gelangen, daß eine sorgfältig durchgeführte Schwangerenvorsorge die Basis für einen weitgehend störungsfreien Verlauf der Gravidität und damit für die Geburt eines gesunden Kindes bildet.

Die **Prävention** hat auch in der Geburtshilfe seit den 40er Jahren und zwar vor allem durch den Hinweis auf die Notwendigkeit von Vorsorgeuntersuchungen während der Gravidität durch G. DÖDERLEIN zunehmend an Bedeutung gewonnen. Das Bemühen um die organisatorische und inhaltliche Optimierung der Schwangerenvorsorge ist bis heute nicht zum Abschluß gekommen (S. 96). Eine neue präventive Aufgabe ist für den Geburtshelfer in Form der *prägraviden Beratung* von Frauen entstanden, die den Arzt vor dem Beginn einer Schwangerschaft aufsuchen. Die Grundlage hierfür bildet die Tatsache, daß Graviditäten in zunehmendem Maße aus unterschiedlichen Motiven geplant werden, wobei zugleich für die Schwangerschaftsplanung heute anwendbare und wirksame Methoden zur Verfügung stehen. Es bedarf an dieser Stelle keiner Erklärung der Tatsache, daß die Sicherheit für einen ungestörten Verlauf einer Schwangerschaft durch eine präkonzeptionelle Beratung erhöht werden kann.

Prägravide Vorsorge

Vorsorge für eine geplante Schwangerschaft

Die Grundlage für eine effektive prägravide Vorsorge muß durch den Arzt, wie bei allen prophylaktischen Maßnahmen, durch die

Erhebung der Anamnese

geschaffen werden. Sie hat vor allem den Zweck, für die diagnostischen Maßnahmen zu einer sinnvollen Indikationsstellung zu kommen. Das vordergründige Ziel, bestehende Risiken zu erkennen, ist mit der Erhebung der Anamnese am sichersten zu erreichen, wenn sie – weitgehend systematisiert – die in der Tab. 1 zusammengestellten *potentiellen Gefährdungen von Mutter und Kind* beachtet (GOESCHEN u. SCHNEIDER; SALING; LANGNICKEL).

Die Notwendigkeit der Erkennung organischer

Tabelle 1   Potentielle Gefährdungen von Mutter und Kind als prophylaktische Aufgabe der prägraviden Vorsorge

Extragenitale Erkrankungen
– organische Erkrankungen
– Endokrinopathien (Dysthyreose, Diabetes mellitus)

Genitale Erkrankungen
– Fehlbildungen
– Tumoren (Ovar, Uterus)
– Malignome (Zervix, Mamma)
– Ovarialinsuffizienz

Erhöhtes genetisches Risiko
– angeborene Fehlbildungen
– genetisch determinierte Erkrankungen (angeborene Stoffwechselstörung)
– Chromosomenanomalien

Erhöhtes Infektionsrisiko
– erhöhte Infektionsexposition
– unzureichender Immunschutz (z. B. Röteln)
– manifeste oder latente Infektionen (Tuberkulose, Kolpitis, Hepatitis)

Gefährdende Lebensgewohnheiten
– Genußmittel (Rauchen, Alkohol)
– Drogenabhängigkeit
– Medikamenteneinnahme
– Reisen
– Ernährungsgewohnheiten

Vorausgegangene Antikonzeption
– orale Kontrazeptiva
– Intrauterinspirale

und funktioneller

extragenitaler Erkrankungen

ergibt sich schon aus der Tatsache (Tab. 2), daß bei der Schwangeren über die Hälfte der lebensbedrohlichen Komplikationen durch das mehr oder weniger zufällige Auftreten von „Erkrankungen in der Schwangerschaft" verursacht wird. Als Beispiele seien hier die *Herzerkrankungen* genannt, bei denen entschieden werden muß, ob nicht die Gravidität eine nicht mehr kompensierbare Belastung darstellt bzw., ob nicht einer prägraviden – evtl. operativen – Therapie der Vorzug vor der Behandlung in der Gravidität zu geben ist. Bei *vorausgegangenen Nierenerkrankungen* ist eine sorgfältige Funktionsdiagnostik notwendig, um die Gefahr der Pfropfgestose für die Mutter und die der Plazentainsuffizienz für das Kind abschätzen zu können. *Endokrinopathien* wie z. B. eine Schilddrüsendysfunktion oder ein Diabetes mellitus bedürfen der medikamentösen Korrektur, wobei Medikamentenwahl und Dosierung bereits die Belange der Gravidität berücksichtigen sollten.

Der rechtzeitigen Erkennung und Behandlung

genitaler Erkrankungen

kommt verständlicherweise vor einer geplanten Gravidität besondere Bedeutung zu (Tab. 2). *Genitale Fehlbildungen* werden häufig erst nach einer vorausgegangenen Fehl- oder Frühgeburt bekannt. Die Frage, unter welchen Bedingungen eine operative Korrektur indiziert ist, muß streng individualisiert und damit eher mit Zurückhaltung beantwortet werden. Dies gilt auch für einen *Uterus myomatosus*, zumal Kausalitäten mit früheren vergeblichen Graviditäten nicht ohne weiteres hergestellt werden können. *Ovarialtumoren* müssen von einer bestimmten Größe an und vor allem bei sonographisch nachweisbaren Innenechos exstirpiert werden. Diagnostisch zu beachten sind weiterhin *Zervixverletzungen* einschl. vorausgegangener *Konisationen, zervikale Präkanzerosen* und *Mammakarzinome*. Das strikte Konzeptionsverbot bei früheren Karzinomen einschl. des Mammakarzinoms ist durch Untersuchungen der letzten Jahre relativiert worden.

Bei entsprechender anamnestischer Belastung durch ein früheres Auftreten von angeborenen Fehlbildungen bzw. genetisch determinierten

Tabelle 2   Die wichtigsten prophylaktischen Aufgaben der prägraviden Vorsorge

---

Internistische Kontrollen

(indiziert aufgrund des Verdachtes auf eine extragenitale Erkrankung)

Gynäkologische Untersuchung

(Tumoren, Infektionen, Fehlbildungen)

Infektionen
- HAH-Rötelntest
- Lues-Suchreaktion
- Toxoplasmose ⎤
- Listeriose   ⎬ indizierte serologische Kontrollen
- HIV-Infektion ⎦
- Vaginalabstrich, evtl. Erregerkultur
  (unspez. Kolpitis, Soor, Trichomoniasis, B-Streptokokken, Chlamydien, Mykoplasmen, bakterielle Vaginose)

Änderung gefährdender Lebensgewohnheiten

(Rauchen, Alkoholkonsum, Eßgewohnheiten)

Klärung pharmakogener Gefährdungen

(Medikamenteneinnahmen)

Klärung eines genetischen Risikos

Beratung über Konzeptionsoptimum

Erkrankungen kommt der

Klärung des genetischen Risikos

durch gezielte genetische Untersuchungen mit nachfolgender Beratung des Ehepaars große Bedeutung zu. Besteht keine Notwendigkeit, von einer (weiteren) Gravidität abzuraten, so ergibt sich zumindest die Möglichkeit der gezielten pränatalen Diagnostik.

Ein

erhöhtes Infektrisiko

mit entsprechend erhöhter Gefährdung der Schwangeren, aber auch des Kindes durch eine infektiöse Embryopathie bzw. Fetopathie, kann evtl. vor der Gravidität erkannt werden, und zwar aufgrund der folgenden anamnestischen bzw. klinischen Besonderheiten (Tab. 2):

- erhöhte Infektionsexposition (z. B. Tätigkeit auf einer Infektionsstation),
- unzureichender Immunschutz (z. B. für Röteln),
- Bestehen einer Infektion (z. B. Kolpitis, Tuberkulose usw.).

Die *Konsequenzen* im Rahmen der präkonzeptionellen Beratung müssen in einem Wechsel der beruflichen Beschäftigung, in der Vornahme aktiver Schutzimpfungen unter einer ausreichend sicheren Antikonzeption und selbstverständlich in der Therapie manifester, aber auch latenter Infektionen bestehen. Größere Bedeutung haben einige *Kolpitiden* wie die bakterielle Vaginose, die B-Streptokokken-Infektionen und die Chlamydia-trachomatis-Infektionen der Zervix erlangt, seitdem für sie pathogenetische Zusammenhänge mit der Chorioamnionitis und damit mit dem vorzeitigen Blasensprung und der Frühgeburt, aber auch mit einer Plazentitis und postnatalen Infektionen der Mutter und des Kindes bekannt geworden sind (PETERSEN; JENNY; HOYME; J. MARTIUS).

Weit gefaßt werden sollte die anamnestische Exploration zur Erkennung

gefährdender Lebensumstände.

Sie bemüht sich, übermäßige physische Belastungen etwa durch die Berufstätigkeit, aber auch durch Reisen zu klären, einen gefährdenden Verbrauch von Genußmitteln (Rauchen, Alkohol) und von *Medikamenten* aufzudecken und zu korrigieren. Demgegenüber ist bekannt, daß die *Ernährungsgewohnheiten* relativ selten Anlaß zu einer prägraviden Korrektur sein müssen.

Die Notwendigkeit einer

Bestimmung des Konzeptionsoptimums

wird ebenfalls aus der Anamnese abgeleitet (Tab. 2). Sie ist indiziert, wenn die Lebensumstände die Ursache seltener Kohabitationen sind, weiterhin bei einer Oligospermie des Mannes, aber auch bei einer „geplanten Gravidität" nach vorausgegangenen Aborten und schweren Plazentainsuffizienzen. Hier gibt z. B. die *Basaltemperaturkurve* die Möglichkeit, durch frühzeitig eingeleitete prophylaktische Maßnahmen einen neuerlichen Abort zu verhindern bzw. durch eine exakte Terminbestimmung die Grundlage für eine rechtzeitige (vorzeitige) Schwangerschaftsbeendigung zu schaffen.

Eine im Rahmen der prägraviden Vorsorge immer wieder gestellte Frage ist die nach dem erforderlichen

zeitlichen Intervall nach Antikonzeption,

d. h. nach der notwendigen „Wartezeit" bis zur Konzeption. Die im einzelnen auf S. 128 diskutierten, umfangreichen Untersuchungen von DÖRING erlauben die Empfehlung, daß nach dem Absetzen oraler Kontrazeptiva bzw. nach der Entfernung einer Intrauterinspirale ein schwangerschaftsfreies Intervall von 1–2 Monaten ausreichend ist, daß aber zugleich für Graviditäten, die unmittelbar nach Beendigung der Kontrazeption eintreten, nicht mit einer erhöhten Gefährdung von Mutter oder Kind zu rechnen ist.

Zusammenfassend ist darauf hinzuweisen, daß die „prägravide Vorsorge" im Einzelfall in der Lage ist, die Sicherheit für den Verlauf der Schwangerschaft und der Entbindung zu erhöhen, indem potentielle Gefährdungen korrigiert und bestehende Erkrankungen vorzeitig behandelt werden. Dieses neue Aufgabengebiet darf indessen nicht Anlaß zur Polypragmasie z. B. durch den Rat zur operativen Korrektur unbedeutender genitaler oder extragenitaler Befunde sein.

Schwangerenvorsorge

Unter dem Begriff der **„Schwangerenvorsorge"** werden alle Maßnahmen zusammengefaßt, die der Gesunderhaltung von Mutter und Kind bzw. der frühzeitigen Erkennung von Regelwidrigkeiten während der Gravidität dienen. Der wichtigste Teil ist die regelmäßige und sorgfältige Durchführung der erforderlichen diagnostischen Maßnahmen, die der Feststellung und Überwachung der Schwangeren einschl. der sonographischen und laborärztlichen Kontrollen dienen. Die „Mutterschaftsrichtlinien" tragen dafür Sorge, daß die im Rahmen der Schwangerenvorsorge erforderlichen Maßnahmen eine Regelleistung im Sinne der RVO darstellen (vgl. „Neufassung der Mutterschaftsrichtlinien" vom 7. Okt. 1971).

Die

Bedeutung der Schwangerenvorsorge

ist jederzeit anhand der perinatalen Morbidität und Mortalität zu demonstrieren (Tab. 3). In zahlreichen statistischen Untersuchungen konnte nachgewiesen werden, daß die perinatalen Ergebnisse eine eindeutige Abhängigkeit von Frequenz und Umfang der Vorsorgeuntersuchungen aufweisen (FLATTERS; HÜTER; MEINRENKEN; ZIMMER; RYAN u. Mitarb.). Der positive Einfluß der Schwangerenvorsorge hat dabei vor allem zwei Gründe, und zwar:

– die *Vermeidung der Frühgeburt* durch die frühzeitige Erkennung materner Regelwidrigkeiten, die eine positive Korrelation zur vorzeitigen Schwangerschaftsbeendigung haben,

Tabelle 3   Perinatale Ergebnisse in Abhängigkeit von der Zahl der Vorsorgeuntersuchungen in der Gravidität (n = 3018) (Statistik von *G. M. Ryan* u. Mitarb., Memphis/Tenn. USA, 1979)

	Zahl der Vorsorgeuntersuchungen	
	0–3 n = 1054	4 und mehr n = 1964
Untergewichtigkeit (< 2500 g)	15,8 %	9,9 %
Totgeburten	21,8 ‰	7,1 ‰
postnatale Sterblichkeit	25,6 ‰	6,1 ‰
perinatale Sterblichkeit	47,4 ‰	13,2 ‰

– die *rechtzeitige Erkennung der Plazentainsuffizienz*, die die wichtigste Gefahr für das ungeborene Kind darstellt.

Den Beweis hierfür liefert die Tatsache, daß die perinatale Sterblichkeit zu 80% durch frühgeborene und dystrophe Kinder belastet wird. Der protektive Effekt der Vorsorgeuntersuchungen für die Mutter wird daraus erkennbar, daß etwa 50% der maternen Todesfälle durch extragenitale Erkrankungen bedingt ist, deren Behandlung ebenfalls in erster Linie durch eine frühe Erkennung sichergestellt werden kann.

Um so größere Bedeutung kommt den Bemühungen der Geburtshelfer und auch des Gesetzgebers zu, die

Inanspruchnahme der Schwangerenvorsorge

weiterhin zu verbessern. Sie kann bis heute nicht als

befriedigend angesehen werden. Wir können davon ausgehen, daß nur 58% aller Schwangeren die in den Mutterschaftsrichtlinien angebotenen 10 Vorsorgeuntersuchungen in Anspruch nehmen. Nach den Untersuchungen von SELBMANN u. HOLZMANN wurden in der Bundesrepublik nur 47,7% der Erstgebärenden und 40,1% der Mehrgebärenden „gut" bis „sehr gut" überwacht! Der **Einfluß des Sozialstatus** wird daraus deutlich, daß bis zur 17. Schwangerschaftswoche 90% der verheirateten Erstgebärenden, aber nur 50% der Alleinstehenden aus niedrigem sozialen Milieu die Vorsorgeuntersuchungen in Anspruch nehmen. Noch ungünstiger ist die Situation bei ausländischen Frauen mit hohem sozialen Risiko (KOLLECK u. Mitarb.; OETER u. Mitarb.). – Die *Berufstätigkeit* bedeutet indessen eher eine positive Selektion hinsichtlich der Inanspruchnahme der Schwangerenvorsorge: die Vorsorgeuntersuchungen werden von beruflich tätigen Frauen frühzeitiger und mit größerer Regelmäßigkeit genützt (BARTHOLOMEYCZIK u. RASPER).

Die Empfehlungen für eine sinnvolle

Frequenz der Vorsorgeuntersuchungen

lassen sich in der folgenden, mnemotechnisch einprägsamen *Regel* zusammenfassen (SALING):

– **4**wöchentliche Untersuchungen in den ersten **4** Monaten,
– **3**wöchentliche Untersuchungen in den folgenden **3** Monaten,
– **2**wöchentliche Untersuchungen in den folgenden **2** Monaten,
– wöchentliche Untersuchungen im letzten Monat.

Die *erste Untersuchung* sollte mit Rücksicht auf die notwendige exakte Terminbestimmung, die evtl. erforderlichen Maßnahmen im Rahmen der pränatalen Diagnostik und die rechtzeitige Beratung der Schwangeren spätestens nach dem zweiten Ausbleiben der Menstruation erfolgen.

Die nachfolgend zu besprechenden

Aufgaben der Schwangerenvorsorge

lassen sich in den folgenden wesentlichen Punkten zusammenfassen:

– Erhebung der Anamnese,
– Allgemeinuntersuchung,
– Verifizierung der Schwangerschaft mit exakter Terminbestimmung,
– Indikationsstellung zu pränatal-diagnostischen Maßnahmen,
– Beratung der Schwangeren,
– Vorbereitung auf die Geburt.

Der Dokumentation der vor bzw. während der Gravidität erhobenen Befunde, aber auch der Kommunikation zwischen dem betreuenden und entbindenden Gynäkologen dient der

Mutterpaß

in der 1985 überarbeiteten Form. Die Bedeutung dieses „Instrumentes zur Sicherung einer optimalen Schwangerenbetreuung" ist unter der Voraussetzung einer sorgfältigen Eintragung der anamnestischen, diagnostischen und therapeutischen Daten unbestritten (KOSCHADE u. Mitarb.).

Anamnese

Auch in der Geburtshilfe bildet die Anamnese die Grundlage jeglicher Diagnostik und Therapie. Zum einen schafft sie die Möglichkeit, die individuell geprägte Adaptation des maternen Organismus an den vermehrten Leistungsanspruch durch die Gravidität zu erkennen. Zum zweiten gibt sie dem Geburtshelfer Gelegenheit, Kontakt mit der Patientin aufzunehmen und ihr Vertrauen zu erwerben.

Eine Übersicht über die **Aufgaben der geburtshilflichen Anamnese** ist in der Tab. 4 enthalten.

Die Voraussetzung für die Bestimmung des jeweiligen Schwangerschaftsalters und damit für die Bestimmung des physiologischen Schwan-

gerschaftsendes ist eine sorgfältige

Zyklusanalyse.

Findet hierfür lediglich die Angabe der Schwangeren über den ersten Tag der letzten Periode Berücksichtigung, so ist zu bedenken, daß diese in Abhängigkeit von der *vorletzten Ovulation* aufgetreten ist und deshalb mit der bestehenden Schwangerschaft in keinem Zusammenhang steht! Nur durch eine sorgfältige Zyklusanalyse gelingt es, die zeitlichen Zusammenhänge zwischen letzter Periode und der Ovulation, die zur Konzeption geführt hat, zu rekonstruieren. Zugleich können auf diese Weise mit einer gewissen Wahrscheinlichkeit Früh- und Spätovulatio-

Tabelle 4   Aufgaben der Anamnese

1. Zyklusanalyse

- Menarche
- Zykluslänge und -regelmäßigkeit
- erster Tag der letzten Periode (Stärke?)
- Ovulationstermin (Basaltemperatur?)
- Kohabitationstermine

2. Schwangerschaftsanamnese

- Schwangerschaftszeichen und -beschwerden
- organspezifische subjektive Symptome
- Blasen- und Darmfunktion
- Fluor
- Körperpflege und Ernährung

3. Vorausgegangene Erkrankungen

- Organerkrankungen
- Infektionskrankheiten
- stationäre Behandlungen, Operationen
- vorausgegangene Sterilität

4. Vorausgegangene Schwangerschaften und Geburten

- Fehlgeburten bzw. Interruptiones (Abrasionen)
- Verlauf früherer Schwangerschaften
- Verlauf früherer Geburten (Geburtsdauer, Operationen, Blutungen, Geburtsgewichte)
- bei vorausgegangener Schnittentbindung: Muttermundweite z. Z. der Operation, Operationstechnik, Indikation, postoperativer Verlauf
- Schicksal der Kinder (Fehlbildungen, Ikterus, Todesursachen einschl. Plazentabefund)

5. Familienanamnese, soziologische Anamnese

- familiäres Auftreten von Krankheiten
- genetische Belastung
- geburtshilfliche Besonderheiten
- Berufstätigkeit
- evtl. Vaterschaftsfragen

---

nen erkannt werden (S. 113). Weiterhin sollten *Zyklusanomalien*, die vor der Gravidität bestanden haben, Berücksichtigung finden. Eine Spätmenarche sowie funktionelle Blutungen sind als Hinweis auf eine Ovarialinsuffizienz zu werten. Sie können die Ursache einer **Endometriuminsuffizienz** und damit von Störungen bei der Nidation bzw. Plazentation sein. *Plazentainsuffizienzen*, aber auch *Formanomalien der Plazenta* werden in diesen Graviditäten gehäuft beobachtet. Schließlich kann eine Spätmenarche die Folge eines *Infantilismus* mit seinen vielfältigen Wirkungen auf die Fortpflanzungsvorgänge etwa in Form der Neigung zu Fehl- und Frühgeburten, zur EPH-Gestose und zu Wehenanomalien sein.

Über die Zyklusanalyse gelingt es schließlich, eine von der Patientin angegebene letzte Periode als

menstruationsähnliche Blutung in der Gravidität

zu erkennen. Sie tritt nach der Konzeption mit einer Häufigkeit von 2,3%, in verminderter Stärke in 3,75% auf (HUSSLEIN; KNÖRR). Ihre Bedeutung besteht darin, daß durch sie ein zu später Beginn der Gravidität vorgetäuscht werden kann.

Das Ausbleiben der Periode, d. h. eine

Amenorrhö,

bei einer gesunden Frau mit bisher regelrechtem Menstruationszyklus, ist bereits ein wichtiger

Hinweis auf das Bestehen einer Gravidität. Dies gilt insbesondere dann, wenn kurzfristig vorausgegangene Änderungen des Lebensrhythmus (Reisen, Klimawechsel, Ernährungsumstellungen) und auch schwere Erkrankungen als Ursache einer *Streßamenorrhö* ausgeschlossen werden können.

Die anamnestische Angabe über das Auftreten von

typischen Schwangerschaftsbeschwerden

wird ebenfalls zur Erkennung einer bestehenden Gravidität herangezogen. Oftmals treten schon in den ersten Wochen so ausgeprägte Veränderungen wie Spannen der Mammae, abnorme Gelüste und auch vegetative Veränderungen in Form von Kreislaufstörungen, Müdigkeit und vermehrtem Speichelfluß auf, daß hieraus auf eine Gravidität geschlossen werden kann.

Eine wichtige Aufgabe der Anamnese ist schließlich die Frage nach

vorausgegangenen Erkrankungen bzw. Operationen,

da wir auf diese Weise evtl. Einschränkungen einzelner Organfunktionen erkennen und eine gezielte internistische Diagnostik indizieren können. Eine gleichwertige Bedeutung hat die anamnestische Eruierung

organspezifischer Symptome

für die erforderliche Erkennung *extragenitaler Erkrankungen*, die eine Gefährdung vor allem der Mutter in der Gravidität bedeuten können.

Die mit der Schwangerenvorsorge angestrebte prognostische Beurteilung der Gravidität wird schließlich durch detaillierte Kenntnisse über

vorausgegangene Graviditäten und Entbindungen

erleichtert. Vorausgegangene *Aborte* und *Frühgeburten* lenken den Verdacht auf eine Nidationsstörung oder auch auf eine Zervixinsuffizienz, ein intrauteriner Fruchttod auf eine *Plazentainsuffizienz*, ein Icterus gravis auf eine *Blutgruppeninkompatibilität*. Überdurchschnittliche Geburtsgewichte sind als Symptom des *Diabetes mellitus* bekannt. Es ist zu erken-

nen, *daß die Diagnostik und Therapie während der Gravidität um so sinnvoller gestaltet werden kann, je sorgfältiger die Erhebung der Anamnese erfolgt und je mehr der Geburtshelfer über Kenntnisse der pathogenetischen Zusammenhänge mit anamnestischen Besonderheiten verfügt.*

Zur Beurteilung der individuellen, genetisch und peristatisch bestimmten Konstitution sind schließlich die

familiäre und soziologische Anamnese

eine Hilfe. Es ist bekannt, daß einige geburtshilfliche Anomalien familiär gehäuft vorkommen. Die besonderen *sozialen Bedingungen* müssen nicht selten Anlaß zu gezielter Hilfe sein, um auch auf diese Weise Einfluß auf den Verlauf der Gravidität nehmen zu können.

Untersuchungen in der Frühgravidität

Ein unerläßlicher Teil der Schwangerenvorsorge in der Frühgravidität stellt die

Allgemeinuntersuchung

mit der Kontrolle der extragenitalen Organfunktionen dar. Ihre Bedeutung wird schon daraus deutlich, daß die extragenitalen Erkrankungen die wichtigste Todesursache im Verlauf der Gravidität darstellen (GOECKE). Zugleich ist es uns auf diese Weise möglich, zu einer

konstitutionellen Beurteilung

der Schwangeren zu kommen. Dies ist für den Geburtshelfer von Interesse, da die Bewältigung der Fortpflanzungsvorgänge einer ausgesprochen konstitutionellen Prägung unterliegt. Der Erfahrene vermag bereits aufgrund des Erlebens der Persönlichkeit der Schwangeren, d. h. über die Beurteilung ihres Körperbaues und ihrer Verhaltensweise, zu wichtigen prognostischen Aussagen zu kommen: Er weiß, daß bei der ausgeglichenen entspannten Pyknika deutlich seltener spastische Dystokien auftreten als bei der ängstlichen Asthenika und der zu diskoordinierten Wehen neigenden androiden Schwangeren (A. MAYER; G. MARTIUS). Die alleinige Beurteilung der *körperbaulichen Besonderheiten* führt zu der prognostischen Bewertung, daß die grobknochige virile Schwangere wegen des Raummangels im kleinen Becken eher geburtsmechanische Schwierigkeiten er-

warten läßt als die zartknochige grazile Frau und dies entgegen den Erwartungen aufgrund der Beckenmaße! Die Diagnose eines Virilismus kann durch die auf den Unterbauch übergreifende Schambehaarung und den mangelhaften Hüftschwung eine Bestätigung erfahren.

Die **erste Untersuchung** soll möglichst nach dem ersten, spätestens jedoch nach dem zweiten Ausbleiben der Menstruation erfolgen, zumal ihr neben der

Bestätigung der Gravidität

auch die Aufgabe der exakten Feststellung des Schwangerschaftsalters und damit des Geburtstermines zukommt. Es ist zu beachten, daß die diagnostischen Möglichkeiten zur Feststellung und auch der Kontrolle der Intaktheit einer Gravidität in den letzten Jahren eine wesentliche Ausweitung erfahren haben (Tab. 5). Hieran haben die hochempfindlichen β-HCG-Teste, vor allem aber die Vaginalsonographie großen Anteil (REMPEN u. FEIGE) (S. 112). So kann mit letzterer bereits von der 4. Woche p. m., also z. Z. der zu erwartenden Periode, mit hoher Sicherheit ein intrauteriner Endometriumring mit Chorionhöhle und von der 6. Woche p. m. an, d. h. etwa 2 Wochen eher als mit der abdominalen Sonographie, die Vitalität des Embryo nachgewiesen und so auch eine extrauterine Nidation weitgehend ausgeschlossen werden.

Tabelle 5   Früherkennung der Gravidität: diagnostische Methoden und Ergebnisse

I. Anamnese

– Amenorrhö
– subjektive Symptome der Frühgravidität (Änderungen im Allgemeinzustand, Brustspannen, Appetitänderungen, Speichelfluß usw.)

II. Gynäkologische Palpation

– Vergrößerung und Auflockerung des Uterus
– Hegar-Zeichen
– Piskaček-Zeichen
– Noble-Zeichen
– Osiander-Zeichen
– Gaus-Wackelportio
– Lividität des Introitus vaginae

III. Immunologischer Schwangerschaftstest

– Testempfindlichkeit < 500 IE/l: positiv ab 10. Tag p. c.
– Testempfindlichkeit 500–800 IE/l: positiv ab 2 Wochen p. c. (z. Z. der zu erwartenden Menstruation)
– Testempfindlichkeit 1000 IE/l: positiv ab 3. Woche p. c.

IV. Sonographie

Abdominale Sonographie
– Amnionhöhle ab 6. Woche p. m. häufig, ab 7. Woche immer darstellbar
– Embryonalnachweis: ab 7. Woche p. m.
– Vitalitätskriterien (Bewegungen, Herzaktionen): ab 7.–8. Woche

Vaginale Sonographie
– Endometriumring mit Chorionhöhle ($\varnothing$ = 2 mm): ab 4. Woche p. m.
– Dottersack ($\varnothing$ = 2–3 mm): ab 5. Woche p. m.
– Embryonalnachweis mit Herzaktionen (Embryolänge 3–5 mm): ab Ende der 6. Woche p. m.
– Amnionhöhle innerhalb der Chorionhöhle: Ende der 7. Woche p. m.

Mit großer Sicherheit ist das Erkennen einer Gravidität bei der gesunden, normal menstruierenden Frau zumeist bereits mit Hilfe der *Anamnese* möglich, und zwar aufgrund der Angabe einer Amenorrhö sowie der subjektiven Schwangerschaftszeichen. Die *gynäkologische Untersuchung* vermag dies dann unter Berücksichtigung der genitalen Schwangerschaftszeichen (S. 103) ohne weiteres zu bestätigen.

Dies bedeutet, daß in diesen Fällen zusätzliche diagnostische Maßnahmen, und zwar vor allem ein immunologischer Schwangerschaftstest, schon aus Kostengründen überflüssig werden. Hieraus ergibt sich, daß eine

Indikation zum Schwangerschaftstest

nur dann gegeben ist, wenn das Bestehen einer Schwangerschaft aufgrund der Anamnese und der gynäkologischen Untersuchung nicht zu sichern und zugleich deren *Verifizierung aus medizinischen Gründen* ohne Zeitverlust erforderlich ist. Die wichtigsten Indikationen sind:

– Verdacht auf eine Extrauteringravidität,
– Notwendigkeit einer frühzeitig nach der Konzeption einsetzenden substituierenden Hormontherapie (z. B. nach vorausgegangener Windmole als angenommene Folge einer Corpus-luteum-Insuffizienz (sog. geplante Gravidität),
– vor dringend erforderlichen röntgenologischen bzw. nuklearmedizinischen Maßnahmen in der 2. Zyklushälfte im geschlechtsreifen Alter,
– vor der Verabfolgung potentiell teratogener Medikamente,
– zur Verlaufskontrolle nach Blasenmole bzw. Chorionepitheliom.

Die **immunologischen Schwangerschaftsreaktionen**, die heute zur Anwendung kommen, beruhen als sog. *β-HCG-Teste* auf dem Nachweis des im Trophoblast gebildeten und mit dem Harn ausgeschiedenen Choriongonadotropin (HCG). Die Verwendung spezifischer, mit der Betakette des choriogenen Gonadotropins reagierender Antikörper verhindern weitgehend LH-Kreuzreaktionen und damit falsch-positive Ergebnisse bei einer hypophysären Hypergonadotropie. Die Antigen-Antikörper-Reaktion der klinisch gebräuchlichen Teste wird bei den *Hämagglutinations*- bzw. *Latex-Agglutinations-Hemmtesten* mittels eines Indikatorsystems sichtbar gemacht (WIDE u. GEMZELL (Abb. 1–3): Der zu untersuchende Harn wird mit einem Anti-HCG-Serum zusammengebracht, durch das vorhandenes β-HCG gebunden wird. Den nachfolgend zugesetzten, HCG-tragenden Erythrozyten bzw. Latexpartikeln stehen keine freien Antikörper mehr zur Verfügung: eine Agglutination bleibt damit bei im Harn vorhandenem β-HCG aus. Dies bedeutet (Abb. 2 u. 3):

– bei ausbleibender Agglutination ist der Test positiv,
– bei eintretender Agglutination ist der Test negativ.

Andere HCG-Teste bedienen sich zur Sichtbar-

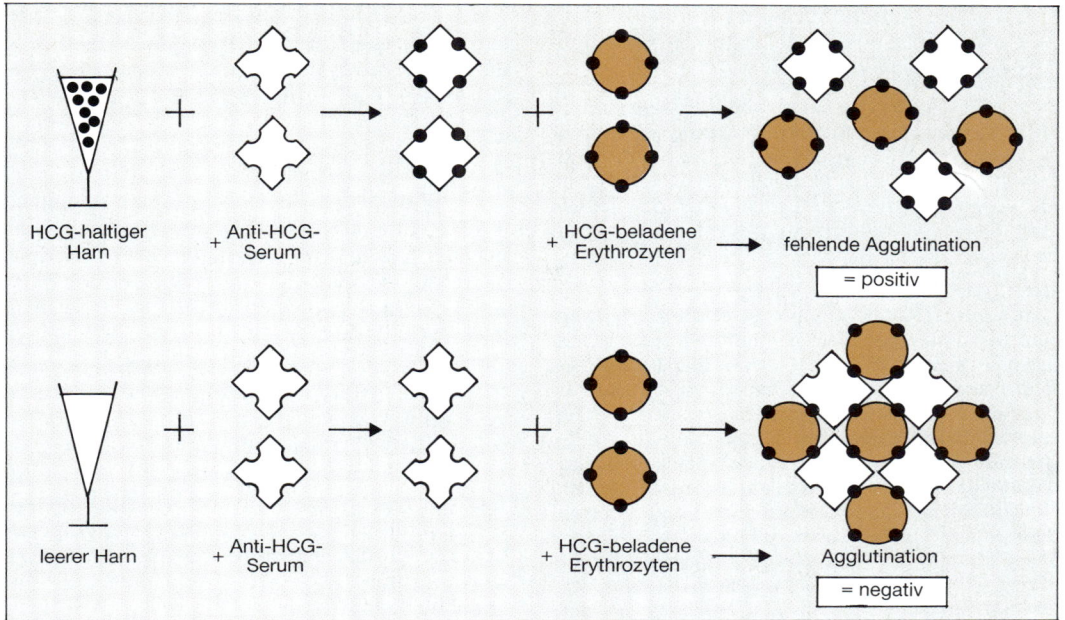

Abb. 1 Hämagglutinations-Hemmtest als immunologische Schwangerschaftsreaktion (nach *Loewit*)

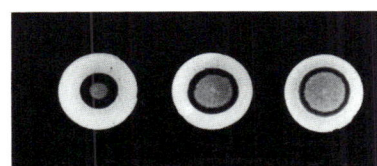

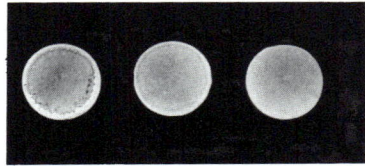

Abb. 2a Positiver Hämagglutinations-Hemmtest. Die nicht agglutinierten Erythrozyten sind in Form eines dunklen, scharf begrenzten Ringes sedimentiert

Abb. 2b Negativer Hämagglutinations-Hemmtest. Die Erythrozyten sind agglutiniert. Die Sedimentation ist ausgeblieben

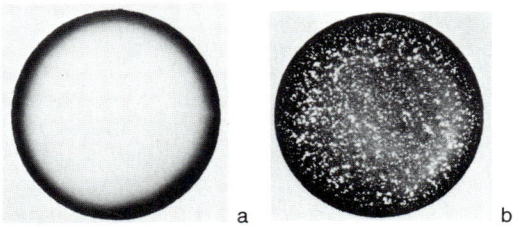

Abb. 3a Positiver Latex-Agglutinations-Hemmtest: fehlende Agglutination

Abb. 3b Negativer Latex-Agglutinations-Hemmtest: eingetretene Agglutination. Immunologischer Schwangerschaftsnachweis in Form des Latex-Agglutinations-Hemmtestes mit einer Empfindlichkeit von 1500–2500 IE/l (Pregnex, Hoffmann-La Roche AG)

machung der Antigen-Antikörper-Reaktion eines enzymatischen Farbwechsels.

Bei der Vielzahl der angebotenen Schwangerschaftsteste ist es unbedingt erforderlich, die **Testempfindlichkeit** zu beachten. Die jeweilige Titereinstellung und damit die mit dem jeweiligen Test nachweisbare β-HCG-Menge erklären den unterschiedlichen Zeitpunkt, zu dem im Verlauf der Frühgravidität ein positiver Reaktionsausfall zu erwarten ist:

– bei einer Testeinstellung auf 1000 IE/l ist etwa von der 3. Woche p.c. mit einem positiven Schwangerschaftstest zu rechnen,

– bei einem Titer von 500–800 IE/l wird der Test etwa zum Zeitpunkt des Ausbleibens der Menstruation positiv,

– mit einer Empfindlichkeit von < 500 IE/l kann die Gravidität um den 10. Tag p. c. nachgewiesen werden.

Der HCG-Nachweis mittels des ^{125}J-markierten HCG in Form eines **Radioreceptorassay** weist ebenfalls eine hohe HCG-Spezifität auf. Die Empfindlichkeit ist zudem bei einer Reagibilität bei 25 IE/l hoch. Die Anwendung dieser Teste ist an das Vorhandensein eines Isotopenlaboratoriums gebunden (SAXENA u. LANDEMAN).

Die Kenntnis des Zeitpunktes eines vom Arzt oder von der Patientin selbst ausgeführten Schwangerschaftstestes und dessen quantitativer Empfindlichkeit kann für die **Geburtsterminbestimmung** Bedeutung erlangen: Sie erlaubt die Aussage, daß die Gravidität bei Ausführung des Testes ein von der Testempfindlichkeit abhängiges Mindestalter gehabt haben muß. Eine sonst evtl. fragliche Wachstumsretardierung des Kindes oder eine auf andere Weise nicht zu verifizierende Terminüberschreitung lassen sich auf diese Weise evtl. bestätigen oder auch ausschließen. Der Zeitpunkt des Positivwerdens eines in der Frühgravidität angestellten Schwangerschaftstestes wird deshalb für die *konditionierte Geburtsterminbestimmung* herangezogen (S. 114).

Eine weitere Möglichkeit zur **Verifizierung einer Schwangerschaft**, aber auch zur **Bestimmung des Schwangerschaftsalters**, ist die Auswertung einer von der Patientin geführten

Basaltemperaturkurve.

Das diagnostische Kriterium für eine bestehende Gravidität ist die Verlängerung der hyperthermen Phase mit einem Temperaturniveau von 0,6°C über dem der präovulatorischen Phase auf 16 Tage und mehr (Abb. 25, S. 22). Auf diese Weise läßt sich mit einer Zuverlässigkeit von > 97% eine Gravidität erkennen. Zugleich ist aus ihr der *Ovulationstermin* und damit exakt die jeweilige Schwangerschaftsdauer p. c. zu errechnen (S. 115). Bei einer anzunehmenden erhöhten Gefährdung des Kyema, z. B. als Folge einer Corpus-luteum- oder Endometriuminsuffizienz, schafft die Beachtung der Basaltemperaturkurve ähnlich wie ein frühzeitig angestellter Schwangerschaftstest die Möglichkeit zur hormonalen Substitution (s. Habitueller Abort).

Vaginale Untersuchung in der Frühgravidität

Die vaginale Untersuchung bedarf in keiner Phase der Gravidität einer besonderen Indikationsstellung! In der Frühgravidität wird sie auf dem gynäkologischen Untersuchungsstuhl in Form der bimanuellen Palpation einschl. der Spekulumeinstellung vorgenommen. Sie beginnt mit der

Inspektion und Spekulumeinstellung,

die im Introitusbereich die typische livide Verfärbung und samtartige Oberfläche der Schleimhäute (Abb. 4), aber auch variköse Veränderungen und Symptome einer Kolpitis erkennen lassen. Aber auch die *asymptomatische Besiedlung der Vagina mit pathogenen Keimen* muß in Hinblick auf die Chorioamnionitis und die infektbedingte Frühgeburt sowie wegen der bei ihr bekannten Häufung materner puerperaler und postpartualer neonataler Infektionen mehr als bisher Beachtung finden (HOYME; J. MARTIUS; PETERSEN) (S. 222). So ist auch die in die Mutterschaftsvorsorge aufgenommene *Soorprophylaxe* zu verstehen. Bei nichtoriginärem Portioepithel bzw. bei längere Zeit zurückliegender Vorsorgeuntersuchung ist schließlich die Schwangerenvorsorge durch die *Smear-Entnahme* mehr

als bisher als Gelegenheit zur Früherkennung des Portiokarzinoms zu nutzen (ISBELL u. GROVER).

Die bei jeder Vorsorgeuntersuchung zu wiederholende

palpatorische Zervixkontrolle

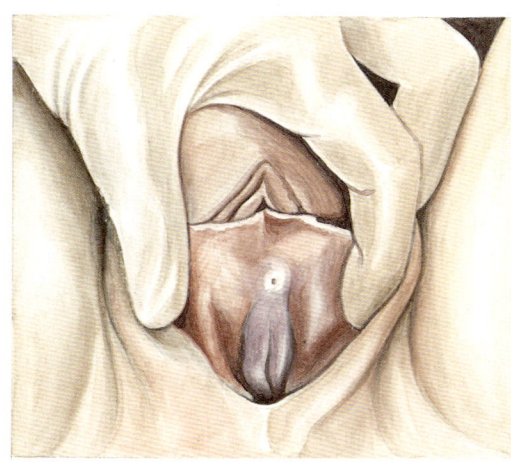

Abb. 4   Livide Verfärbung des Ostium vaginae

bewertet in erster Linie deren Verschlußfunktion. Hierzu werden Länge, Konsistenz und vor allem der Zustand des äußeren und inneren Muttermundes kontrolliert. Eine Verkürzung auf weniger als 2 cm sowie eine beginnende trichterförmige Dilatation des inneren Muttermundes bzw. ein klaffender äußerer Muttermund müssen als Hinweise auf einen drohenden Spätabort bzw. eine Frühgeburt gewertet werden.

Die **bimanuelle Palpation** hat zunächst die Aufgabe der

Beurteilung von Größe und Lage des Uterus

(Abb. 5). Die Organgröße ist in den ersten 5–6 Wochen p. m. kaum verändert zu finden. Im Verlauf der 10. Woche p. m. wird der Uterus etwa gänseeigroß, um mit der 12. Woche mit dem Fundus den Beckeneingang zu erreichen – Eine von der Norm abweichende *Retroflexio uteri* bedarf zunächst lediglich der kurzfristigen Kontrolle, zumal sich der Uterus im weiteren Verlauf der Gravidität so gut wie immer spontan aufrichtet, die persistierende Retroflexio uteri gravidi eher die Ausnahme darstellt. Ein wichtiges **Schwangerschaftszeichen** in der Frühgravidität ist der bei der bimanuellen Untersuchung erkennbare

Konsistenzwechsel des Uterus.

Der Zustand des Organes wechselt während einer über mehrere Minuten fortgesetzten Palpation von der Konsistenz einer Vollgummiplatte in diejenige eines porösen Schaumgummis. Ein weiterer wichtiger Hinweis auf das Bestehen einer Gravidität ist das

Hegar-Schwangerschaftszeichen

(Abb. 5). Es beruht auf der unterschiedlichen Konsistenz von Portio und Isthmus uteri. Die starke Auflockerung des Isthmus läßt bei dem Untersucher den Eindruck entstehen, daß sich die äußeren und die vom vorderen Scheidengewölbe aus tastenden inneren Finger berühren können. Der Befund ist ausschließlich bei einer schwangerschaftsbedingten Uterusvergrößerung zu erheben und zwar besonders deutlich in der 9.–11. Woche p. m. (BÖRNER). Zu Fehldiagnosen gibt dieses Phänomen Anlaß, wenn die härtere Portio für den nicht vergrößerten Uterus und das weiche Corpus uteri für eine Ovarialzyste gehalten werden (Abb. 6). Diffe-

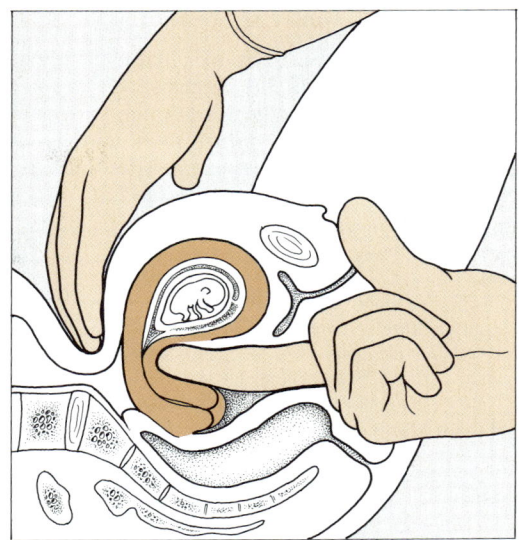

Abb. 5   Bimanuelle Untersuchung in der Frühgravidität mit positivem Hegar-Schwangerschaftszeichen

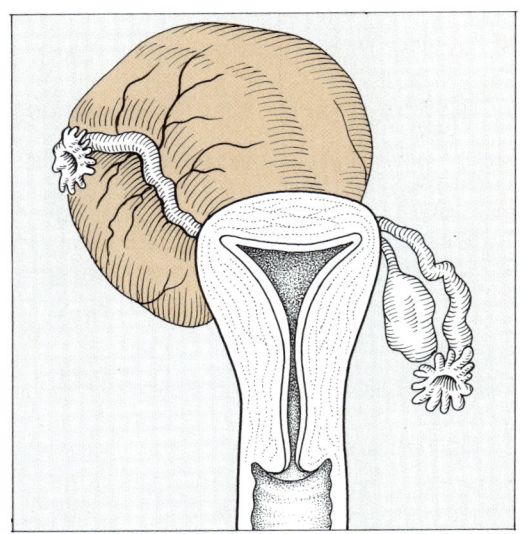

Abb. 6   Rechtsseitige Ovarialzyste. Der Palpationsbefund bei positivem Hegar-Symptom oder einer rechtsseitigen weichen Ausladung des schwangeren Uterus (Piskaček-Symptom) kann mit dem Befund bei einer dem Uterus dicht anliegenden Ovarialzyste verwechselt werden

rentialdiagnostisch kann hier der für den schwangeren Uterus typische Konsistenzwechsel weiterhelfen. – Bei der bimanuellen Palpation ist schließlich in der 2.–4. Woche p. m. das

Piskaček-Schwangerschaftszeichen*

in Form einer einseitigen weichen Ausladung des Corpus uteri ein beachtenswerter Befund (Abb. 7). Sie ist die Folge der lokalen Progesteronwirkung aus dem Trophoblasten an der Nidationsstelle, die hier eine vermehrte Nachgiebigkeit des Myometrium zur Folge hat.

Weitere Schwangerschaftskriterien, die bei der gynäkologischen Untersuchung gefunden werden können, sind:
– *Noble-Zeichen:* vom seitlichen Scheidengewölbe aus tastbare seitliche Ausladung des Corpus uteri,
– *Osiander-Zeichen:* vom seitlichen Scheidengewölbe aus tastbare Pulsationen der Aa.uterinae,
– *Gaus-Wackelportio:* auffallende Beweglichkeit der Portio gegen das Corpus uteri,
– *Lönne-Katheterzeichen:* Anstoßen des Katheters an der Uterusvorderwand bei dessen Einführen in die Blase,
– *Pschyrembel-Stock-Tuch-Zeichen:* Portio wie ein fester Kern mit weicher Umhüllung zu tasten.

---

*Nach der ersten Beschreibung durch R. L. DICKINSON im Jahre 1892 in der amerikanischen Literatur auch als „Dickinson-Zeichen" bekannt (MUNSICK).

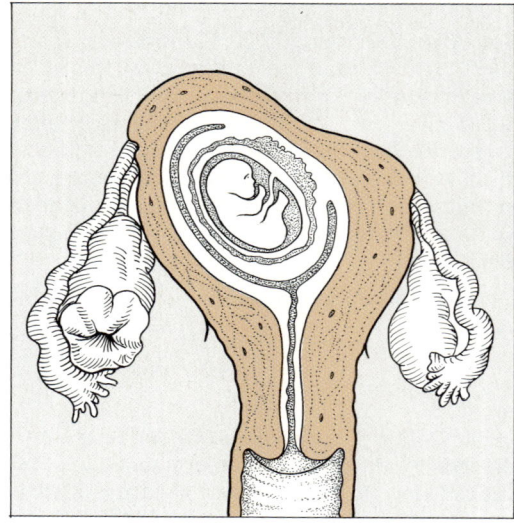

Abb. 7   Piskaček-Schwangerschaftszeichen.   Der Uterus zeigt in der Frühgravidität eine einseitige weiche Ausladung an der Stelle der Implantation

Äußere palpatorische Untersuchung

Etwa von der 20. Schwangerschaftswoche p.m. wird die Patientin auf einem Untersuchungssofa kontrolliert. Neben der obligaten vaginalen Portiokontrolle erfolgt die palpatorische Befunderhebung jetzt mittels der folgenden Handgriffe:

– 4 Leopold-Handgriffe,
– Zangemeister-Handgriff,
– gleichzeitige innere und äußere Untersuchung,
– Palpation des Beckens.

Beim

1. Leopold-Handgriff

tasten beide Hände mit ihren ulnaren Kanten den *Höhenstand des Fundus uteri* (Abb. 8). Die zu erhebenden Befunde sind in der Abb. 12 dargestellt. Sie werden in erster Linie zur Bestimmung des Schwangerschaftsalters und bei sicherem Schwangerschaftsalter zur Erkennung einer *Übergröße des Uterus* als Hinweis auf eine fetale Makrosomie, ein Hydramnion oder eine Mehrlingsgravidität herangezogen.

In Ergänzung zum 1. Leopold-Handgriff erfolgt die Größenbestimmung des Uterus zunehmend durch die

Messung des Symphysen-Fundus-Abstandes nach Westin

(Abb. 13), zumal ihre Sicherheit für die Terminbestimmung und die Erkennung fetaler Wachstumsanomalien eher größer ist: Bei Wachstumsakzelerationen liegen die Abstandswerte ab der 24. Woche, bei Wachstumsretardierungen ab der 31. Woche außerhalb der einfachen Streubreite der Normalkurve (KINDT u. Mitarb.). Zugleich korrelieren die Abstandswerte auffallend gut mit Normabweichungen bei der sonographischen Fetometrie (CNATTINGIUS u. Mitarb.; BERG).

Durch den

2. Leopold-Handgriff

wird mit den seitlich flach aufgelegten Händen die *Stellung des Rückens* kontrolliert (Abb. 9). Der Rücken des Kindes ist zumeist an der flachen Seite des Abdomens zu finden. Weiterhin gibt der Handgriff Auskunft über die Größe des

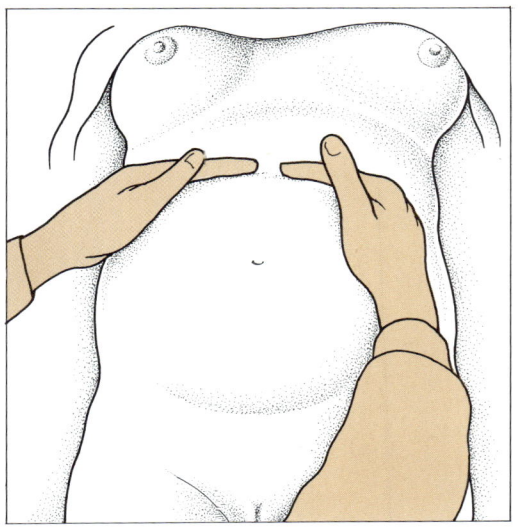

Abb. 8   Erster Leopold-Handgriff

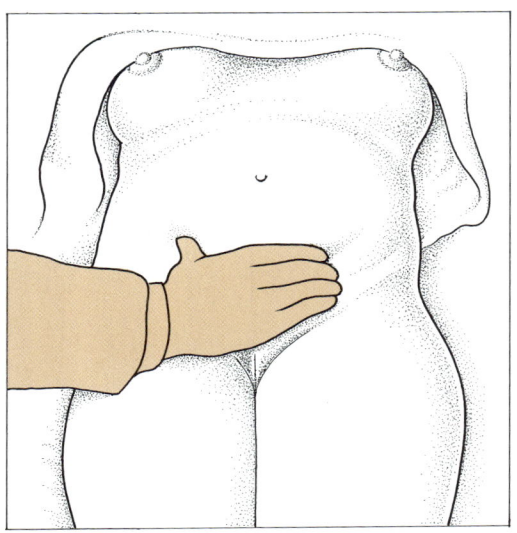

Abb. 10   Dritter Leopold-Handgriff

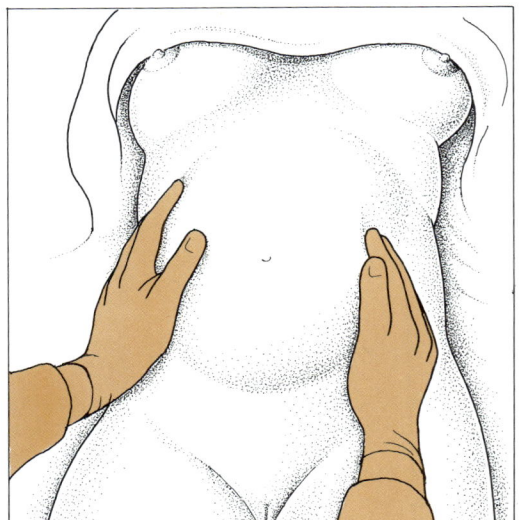

Abb. 9   Zweiter Leopold-Handgriff

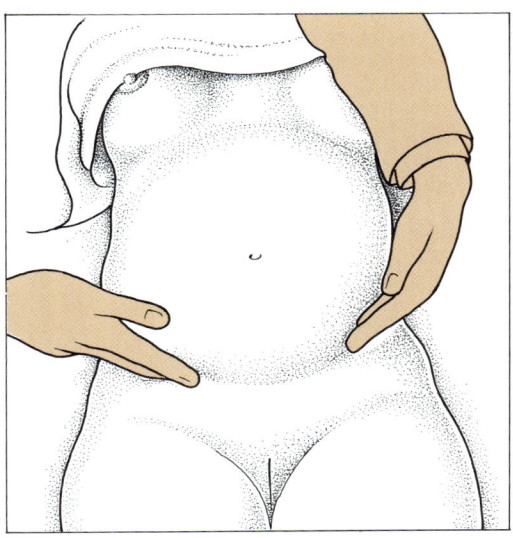

Abb. 11   Vierter Leopold-Handgriff

Kindes, die Fruchtwassermenge und den Basaltonus des Myometrium.

Beim

3. Leopold-Handgriff

faßt die weit geöffnete Hand den vorangehenden Teil oberhalb der Symphyse und bewegt diesen ruckartig hin und her (Abb. 10). Der Kopf wird an seinem Anschlagen an den Fingern, dem

Ballottement erkannt und von dem führenden Beckenende unterschieden. Der Handgriff dient damit der Diagnose der Poleinstellung.

Für den

4. Leopold-Handgriff

dreht sich der Untersucher mit dem Rücken zum Kopf der Schwangeren und setzt die Fingerspitzen beiderseits seitlich oberhalb des Lei-

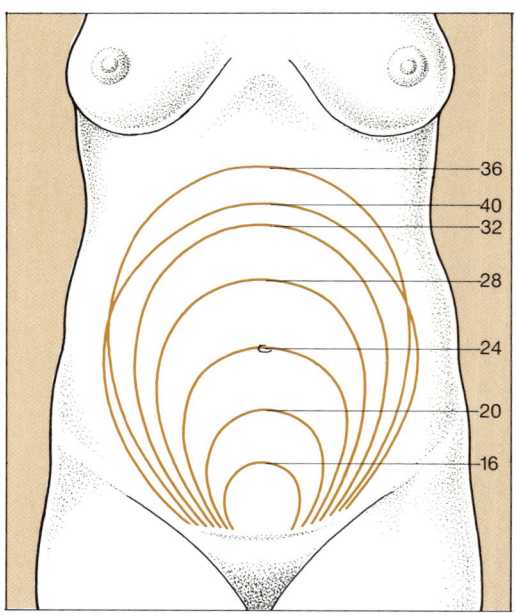

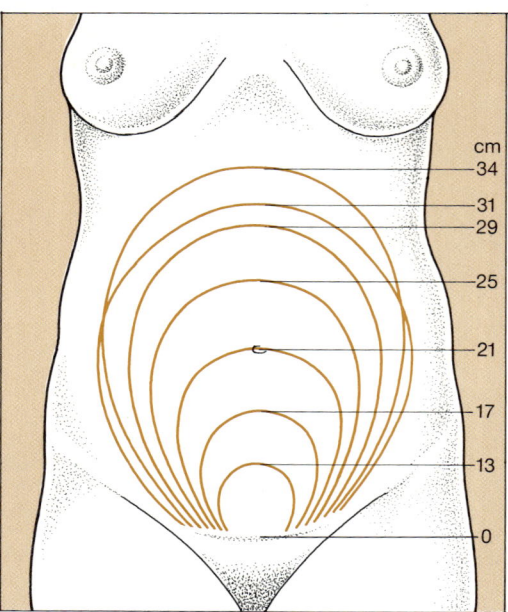

Abb. 12   Höhenstand des Fundus uteri in den verschiedenen Schwangerschaftswochen:
16. Woche: 3 Querfinger über der Symphyse,
20. Woche: 3 Querfinger unterhalb des Nabels,
24. Woche: in Nabelhöhe,
28. Woche: 3 Querfinger über dem Nabel,
32. Woche: zwischen Nabel und Processus xipho-
ideus,
36. Woche: am Rippenbogen,
40. Woche: 1–2 Querfinger unter Rippenbogen

Abb. 13   Höhenstand des Fundus uteri in cm in den
verschiedenen Schwangerschaftswochen

stenbandes auf. Durch langsames Vordringen in
Richtung auf den vorangehenden Teil können
dessen Beziehungen zum Beckeneingang und
damit dessen Höhenstand kontrolliert werden
(Abb. 11).

Beckendiagnostik

Die Beckendiagnostik dient der Erkennung eines Mißverhältnisses zwischen Geburtsobjekt
und knöchernem Geburtskanal. Für das diagnostische Vorgehen sind zu unterscheiden:

– anatomische Beckendiagnostik,
– funktionelle Beckendiagnostik.

In der Schwangerschaft muß sich der Geburtshelfer zunächst auf die

anatomische Beckendiagnostik,

die Feststellung formaler Baustörungen, beschränken. Hierzu stehen ihm die folgenden
diagnostischen Verfahren zur Verfügung:

– Beurteilung der Michaelis-Raute,
– Austastung des Beckens,
– röntgenologische Pelvimetrie,
– sonographische Pelvimetrie.

Die anatomische Beckendiagnostik hat aus zweierlei
Gründen an Bedeutung verloren: Zum einen stellen
die schweren Formanomalien des Beckens heute eine
Rarität dar. Zum zweiten haben die Beckenanomalien
als Ursache von Geburtsstörungen lange Zeit ohne
Zweifel eine Überbewertung erfahren. Aus diesen
Gründen können wir uns im Rahmen der Schwangerenvorsorge auf wenige diagnostische Maßnahmen
zur Erkennung eines engen Beckens beschränken.

Die **Michaelis-Raute** ist ein symmetrisches, rautenför-
miges Viereck über dem Kreuzbein. Der obere Punkt
wird durch ein Grübchen über dem Dornfortsatz des
4. Lumbalwirbels, die seitlichen Punkte durch Grübchen über den Spinae iliacae posteriores superiores
gebildet; der untere Punkt entspricht dem Beginn der
Interglutealfalte. Bei normal gestaltetem Becken stellt
die Raute ein gleichseitiges Viereck dar. Über die
Formabweichungen s. Abb. 56 u. 61 (Kap. 14).

Bei der **Austastung des Beckens** sind vordergründig die

Aushöhlung der Kreuzbeinvorderfläche, die Steißbeinstellung und die Spinae ischiadicae zu beachten. Einen Hinweis auf ein querverengtes Becken gibt die Erreichbarkeit der seitlichen Anteile der Linea terminalis. Demgegenüber ist auch bei einer erheblichen Verkürzung der Conjugata vera das Promontorium nicht mit dem untersuchenden Finger erreichbar!

Die **röntgenologische Pelvimetrie** hat die an sie gestellten Forderungen nicht erfüllt und gilt auch heute als ein zu unsicheres Prognostikum bei der Indikationsstellung zur Schnittentbindung beim engen Becken (BARTON u. Mitarb.). Die Sitzaufnahme nach ALBERT u. H. MARTIUS und die Profilaufnahme nach GUTHMANN geben zwar präzise Auskunft über Form und Größe des Geburtskanales. Aber auch hiermit kommt der Geburtshelfer nur zu unsicheren geburtsprognostischen Aussagen, da bei geringen Maß- und Formanomalien weniger die Absolutwerte den Geburtsverlauf bestimmen als die Größe des Geburtsobjektes und dessen geburtsmechanische Adaptation. Die röntgenologische Beckendiagnostik ist deshalb in den letzten Jahren mehr und mehr durch die funktionelle Geburtsprognostik ersetzt worden. Einige Geburtshelfer empfehlen die Profilaufnahme nach wie vor vor der vaginalen Leitung einer *Beckenendlagengeburt*, um vor allem Rotationshindernisse für den nachfolgenden Kopf im kleinen Becken auszuschließen. Eine dosissparende und zugleich exakte Darstellung der geburtsmechanisch wesentlichen Beckenmaße gelingt mit der **Computertomographie**. Nachdem es kaum noch möglich ist, während der Gravidität die Zustimmung zu einer röntgenologischen Untersuchung zu erhalten, stellt auch für diese Art der anatomischen Beckendiagnostik die postpartuale pathogenetische Klärung mechanischer Dystokien, z.B. nach schweren Zangen- oder Vakuumextraktionen, die wichtigste Indikation dar.

Bei jeder röntgendiagnostischen Maßnahme in der Gravidität haben die **potentiellen somatischen und genetischen Strahlenschäden** Berücksichtigung zu finden. Von den somatischen Schäden hat vor allem die Tumor- bzw. Leukämieinduktion Bedeutung. Nach STEWART u. Mitarb. ist bei einer Dosis von 2 R (0,5 mCi/kg) bis zum 10. Lebensjahr mit einer Zunahme um 100% zu rechnen. FRISCHKORN erwartet bei einer 5%igen Frequenz röntgendiagnostischer Maßnahmen in der Gravidität einen induzierten Tumortodesfall im Kindesalter auf 100000 Entbindungen.

Aber auch die *genetischen Schäden* haben Beachtung zu finden, da sich bei allen röntgendiagnostischen Maßnahmen im Bereich des Abdomens in der Gravidität jeweils zwei Gonadenpaare im Strahlengang befinden. An der Dosisabhängigkeit der Mutationsrate besteht kein Zweifel. Eine „unschädliche Minimaldosis" kann indessen auch nicht angenommen werden, da grundsätzlich jeder Treffer über eine Ionisation zur Mutation führen kann (H. MARTIUS; G. SCHUBERT u. HENKE). – Bei Verwendung von Hochleistungsfolien

vermögen wir heute mit *Strahlendosen* von 60 mR (15,5 µCi/kg) auszukommen (FROST). Wie erheblich aber in verschiedenen Kliniken die Gonadenbelastung in Abhängigkeit von den technischen Bedingungen schwankt, hat SEELENTAG mit der Angabe eines unteren Grenzwertes von 57 mR (14,7 µCi/kg) und eines oberen Grenzwertes von 1180 mR (304 µCi/kg) gezeigt.

Mit Rücksicht auf die möglichen Strahlenschäden bereiten uns heute die **nicht-geburtshilflich indizierten röntgendiagnostischen Maßnahmen** weit größere Sorgen, die bei Frauen im gebärfähigen Alter bei nicht beachteter Frühgravidität vorgenommen werden. Die häufigste Indikation sind gastrointestinale und urologische Krankheitssymptome. Um entsprechende strahleninduzierte Schädigungen zu vermeiden, müssen alle entsprechenden diagnostischen Verfahren im gebärfähigen Alter zum einen streng indiziert und zum zweiten möglichst nur in der 1. Zyklushälfte bzw. bei negativem Ausfall eines β-HCG-Testes zur Anwendung kommen.

In der **sonographischen Pelvimetrie** ist schon heute die Möglichkeit der Bestimmung der inneren Beckenmaße unter Verzicht auf ionisierende Strahlen zu erkennen (KRATOCHWIL; SCHLENSKER; BUSS u. ANSTETT). Sie erfolgt unter Verwendung eines Compound-Scanners, mit größerer diagnostischer Ergiebigkeit mit dem vaginalen Panorama-Scanner (DEUTINGER u. BERNASCHEK). Die gleichzeitige sonographische Bestimmung der fetalen Schädeldurchmesser erlaubt bis zu einem gewissen Grade eine funktionelle Beckendiagnose. Bei der gleichzeitigen sonographischen Messung der Conjugata vera und des bp-Kopfdurchmessers wird es als prognostisch günstig angesehen, wenn die Conjugata vera

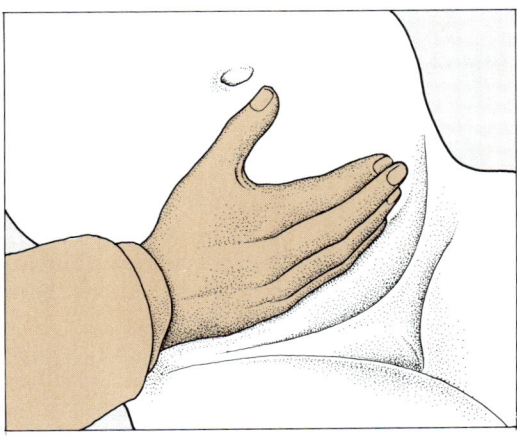

Abb. 14   Zangemeister-Handgriff

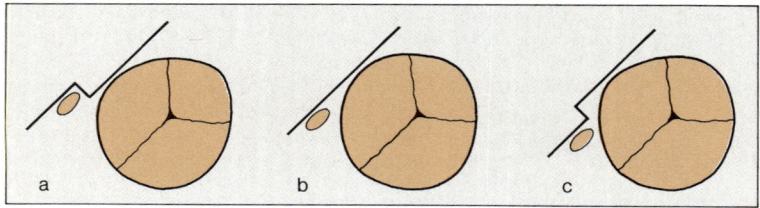

Abb. 15 Die möglichen Tastbefunde beim Zangemeister-Handgriff:
a = normaler Tastbefund: Kopf überragt die Symphysenhinterfläche nicht, b = Kopf überragt gering,
c = Kopf überragt deutlich

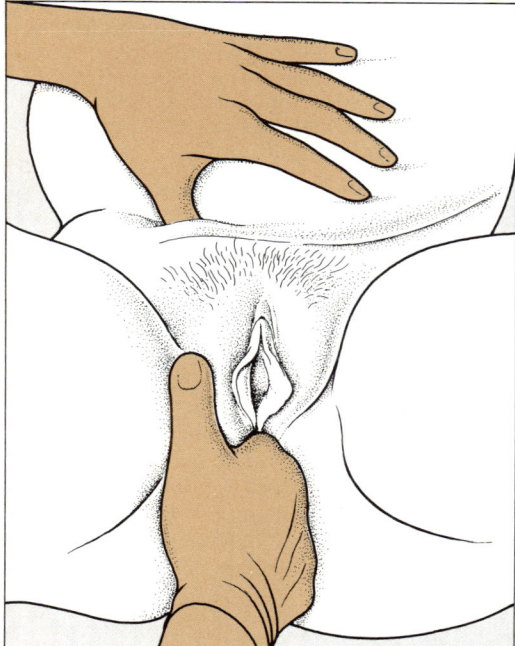

Abb. 16 Gleichzeitige innere und äußere Abtastung von Becken und Kopf

– bei der Erstgebärenden 15 mm,
– bei der Mehrgebährenden 10 mm

größer ist als der biparietale Durchmesser des kindlichen Kopfes. Besonders wichtig ist dies für die Prognose bei Beckenendlagengeburten, bei denen eine palpatorische funktionelle Beckendiagnose nicht möglich ist.

Auf die **äußere Beckenmessung** mit dem Beckenzirkel verzichten wir wie die meisten Geburtshelfer seit Jahren, da die aus ihr abzuleitenden Aussagen über das Beckenlumen große Unsicherheiten aufweisen (Hosemann).

Der am Ende der Gravidität bzw. nach Wehenbeginn vorgenommenen

funktionellen Beckendiagnostik

kommt im Vergleich zu den Methoden der anatomischen Beckendiagnostik eine ungleich größere Aussagekraft zu, da mit ihr die *individuellen geburtsmechanischen Bedingungen* überprüft werden. Hier stehen die folgenden Handgriffe zur Verfügung:

Der bereits beschriebene

4. Leopold-Handgriff

vermag über den momentanen Höhenstand wie auch über die Propulsion unter dem Einfluß der Wehen zu entscheiden. – Der

Zangemeister-Handgriff

(Abb. 14) prüft, ob der vorangehende Kopf die Symphysenvorderfläche überragt, im Niveau der Symphyse steht oder als normaler Befund hinter der Symphyse bleibt (Abb. 15). Aussagekräftig ist dies jedoch nur unter einer Wehe bzw., wenn in der Wehenpause der Kopf mit der 2. Hand kräftig in den Beckeneingang gedrückt wird (P. Müller). – Gleiches gilt für die

kombinierte innere und äußere Untersuchung

(Abb. 16). Auch bei ihr wird der Kopf durch die äußere Hand der vaginal tastenden Hand entgegengedrückt, so daß neben dem Höhenstand zugleich die Aufnahmefähigkeit des Beckens beurteilt werden kann. Dieses Vorgehen läßt sich mit einem „geburtsmechanischen Maßnehmen" vergleichen.

Obligate Zusatzuntersuchungen

Im Rahmen der Schwangerenvorsorge sind die dargestellten klinischen Untersuchungen regelmäßig durch einige diagnostische Maßnahmen zu ergänzen, die in Verbindung mit der Anamneseerhebung in erster Linie die Erkennung schwangerschaftsspezifischer Erkrankungen zum Ziel haben. Sie stellen mit ausreichender Wahrscheinlichkeit sicher, daß Risikofaktoren erkannt und einer gezielten, d. h., im Einzelfall indizierten Diagnostik zugeführt werden.

Die

Bestimmung des Körpergewichtes

zeigt unter physiologischen Bedingungen einen Gewichtsanstieg von 250–400 g/Woche bzw. von 1–1½ kg/Monat. Im einzelnen setzt sich die **regelrechte Gewichtszunahme** von 15–20% des Ausgangsgewichtes wie folgt zusammen:

– Kind	3,0–3,5 kg
– Fruchtwasser	ca. 0,5 kg
– Myometrium	ca. 1,0 kg
– Nachgeburt	ca. 0,5 kg
– Uterus mit Inhalt	4,5–5,5 kg
– Physiologische Ödematisierung	4,0–6,0 kg
– Mammavergrößerung	ca. 0,5 kg
– Physiologische Gewichtszunahme	9,0–12,0 kg

In der *Frühgravidität* kommt es infolge des Appetitmangels und des Erbrechens eher zu einem mäßigen Gewichtsverlust. Im weiteren Verlauf der Gravidität spricht ein gleichmäßig zu starker Gewichtsanstieg für eine *überkalorische Ernährung*, eine kurzfristige übermäßige Gewichtszunahme für eine *vermehrte Wasserretention*. Einer Gewichtszunahme von > 4 kg zwischen der 20. und 30. Woche gilt als Hinweis auf die Entstehung einer Spätgestose.

Eine der wichtigsten diagnostischen Maßnahmen stellt die

Blutdruckmessung

dar. Sie hat die Erkennung der Hypotonie und auch einer Hypertonie sicherzustellen, da beide Regelwidrigkeiten für Mutter *und* Kind eine Gefährdung im weiteren Verlauf der Gravidität darstellen. Die **Messung** erfolgt im Sitzen und zumindest bei dem Verdacht auf eine Hypertonie auch in den Abendstunden, da anderenfalls die bevorzugt im Liegen und gegen Morgen auf-

tretenden Blutdrucksenkungen dazu führen, daß eine Hypertonie übersehen wird. Für die Festlegung des diastolischen Wertes gilt der Zeitpunkt des Leiserwerdens und nicht des Aufhörens des Korotkoff-Geräusches. Elektronische Blutdruckmeßgeräte sind aus diesem Grunde nicht geeignet.

Eine

Schwangerschaftshypotonie

besteht, wenn der systolische Blutdruck auf Werte von 110 mmHg und weniger absinkt. Unbehandelt führt sie zu einer signifikanten Häufung von Frühgeburten, aber auch von fetalen Dystrophien und damit zu einer Erhöhung der perinatalen Morbidität und Mortalität, Komplikationen, die durch eine rechtzeitig eingeleitete Therapie, z. B. unter Verwendung von Dihydroergotamin, weitgehend vermieden werden können (KÜNZEL; GOESCHEN u. Mitarb.; GRÜNBERGER u. Mitarb.; LIPPERT u. BÖHM; RIMBACH u. HEILIGENSTEIN). Es besteht kein Zweifel daran, daß diese Schwangerschaftskomplikation im Rahmen der Schwangerenvorsorge bis heute zu wenig Beachtung findet.

Von einer

Hypertonie in der Schwangerschaft

sprechen wir unabhängig von deren Pathogenese (S. 156) bei einer Steigerung des systolischen Blutdruckes auf 140 mmHg (18,7 kPa) und/oder bei einer Erhöhung des diastolischen Blutdruckes auf Werte von 95 mmHg (12,7 kPa) und mehr. Die Hypertonie bedeutet in jedem Fall eine erhebliche Gefahr, und zwar für die Mutter in Form der Eklampsie, des Nierenversagens und der Apoplexie, für das Kind in Form der präplazentaren und plazentaren Insuffizienz. So sind die Bemühungen der Vergangenheit um die Früherkennung dieser Erkrankung der Schwangeren verständlich. Es wurden

Testmethoden zur Hypertoniediagnose

entwickelt (FRIEDBERG u. Mitarb.; CONRADT u. Mitarb.), die die an sie gestellten Forderungen jedoch nur bedingt erfüllen konnten:

– *Harnsäure im Serum:* Als Gefährdung hinsichtlich der Entstehung einer H-Gestose gelten bis zur 32. Woche Werte von 3,6 ng/dl, nach der 32. Woche Werte von 5,0 ng/dl (CHESLEY u. WILLIAMS).

– *Gestoseselektionstest mit Partusisten:* In linker Seitenlagerung wird nach i. v. Injektion von 25 µg Partusisten ein Abfall des diastolischen Blutdruckes von mehr als 30 mmHg als nichtsuspekt angesehen, während eine Blutdrucksenkung unter 30 mmHg als suspekt hinsichtlich einer Gestoseentwicklung gilt (CONRADT U. Mitarb.).

– *Lagerungs- bzw. Roll-over-Test (ROT):* Nach linker Seitenlagerung führt die Rückenlage bei Gestosegefährdeten zu einem Blutdruckanstieg um 20 mmHg (2,67 kPa). Die Bedeutung dieses Symptomes als Kriterium der späteren Gestoseentwicklung konnte nicht bestätigt werden (GANT u. Mitarb.; GUDSON u. Mitarb.; MARSHALL u. NEWMAN; SCHOENFELD u. Mitarb.; PRENZLAU u. Mitarb.).

– *MAD-II-Wert:* Der zwischen der 18. und 26. Woche nach der Formel

$$MAD = \frac{2 \times diastol. RR + systol. RR}{3}$$

bestimmte mittlere arterielle Blutdruck zeigt eine Gestosegefährdung, wenn er auf 90 mmHg und mehr ist (PAGE u. CHRISTIANSON).

– *Angiotensin-II-Test:* Die Gestosegefährdung wird aus der Angiotensin-II-Menge abgeleitet, die zu einem Anstieg des diastolischen Blutdruckes um 20 mmHg führt (GANT u. Mitarb.). Dieser Test wird heute als einziger aussagekräftige Gestoseselektionstest akzeptiert (LÜBBERT; KRAEMER u. GÖRETZLEHNER).

Die **Indikationsstellung zu einem Gestoseselektionstest** wird im wesentlichen aus der Anamnese und zwar aus vorbestehenden Hypertonien sowie Graviditäten mit Smal-for-date-babies bzw. unklaren perinatalen Todesfällen abgeleitet. Für die anamnestisch unbelastete Schwangere bleibt indessen die regelmäßige Blutdruckkontrolle ein ausreichendes prognostisches Kriterium!

Die obligat bei jeder Kontrolle während der Gravidität notwendige

Urinuntersuchung

erfolgt mittels eines kombinierten Teststreifens (z. B. Combur[9]-Test, Boehringer, Mannheim). Mit ihm können im frisch gelassenen Urin das pathologische Vorkommen von Nitrit, Leukozyten, Eiweiß, Glukose, Keton, Urobilinogen, Bilirubin und von Blut erkannt und der pH-Wert bestimmt werden.

Die Tatsache, daß etwa ein Drittel aller Schwangeren einen Hämoglobinwert < 11 g% (110 g/l) aufweist, macht es erforderlich, etwa alle 8 Wochen eine

Hämoglobinbestimmung

vorzunehmen. Unterhalb eines Hb-Wertes von 10 g% (100 g/l) wird zur Differenzierung der Anämie ein

Differentialblutbild

angefertigt. Sicherer wird die Anämie indessen durch die

Bestimmung des Serumferritinspiegels

erkannt. WAGNER u. Mitarb. konnten zeigen, daß nur in 33% eine manifeste Eisenmangelanämie mit Hilfe des Hämoglobinwertes, in 67% mittels der prozentualen Transferrin-Eisensättigung, in 90% dagegen an einem niedrigen Serumferritinspiegel erkannt werden kann. Als *Normalwerte* gelten bei Frauen 30–150 ng/ml. Ein Wert < 10–40 ng/ml entspricht einem latenten, ein Wert < 10 ng/ml einem manifesten Eisenmangel. Die exakte Diagnostik ist deshalb von großer Bedeutung, da bei der Eisenmangelanämie die Frequenz der Pyelonephriden, der H-Gestosen, der Früh- und Totgeburten und der puerperalen Infektionen signifikant erhöht ist. Bei Blutungen in der Gravidität und in der Nachgeburtsperiode befinden sich zudem anämische Frauen in einer ungünstigeren Ausgangssituation (GÖLTNER; ZILLIAKUS u. PUTKINEN).

Die schon bei der ersten Vorsorgeuntersuchung zu indizierende

Blutgruppenbestimmung

und zwar sowohl der ABO-Gruppen als auch des Rh-Faktors D hat zum einen die Sicherstellung rechtzeitiger Bluttransfusionen zum Ziel. Zum zweiten dient sie der Diagnose einer Blutgruppeninkompatibilität.

Die bei unbehandelter materner Lues bis zu 99% betragende hohe intrauterine Infektionsrate der Kinder macht es erforderlich, bei jeder Schwangeren frühzeitig eine

Lues-Suchreaktion

– z. B. mittels des TPHA-Testes (Treponema-pallidum-Hämagglutinationstest) mit hoher Spezifität für die treponemenspezifischen IgM-Antikörper – zu veranlassen. Ist dieser Test positiv, so ist zur Bestätigung der FTA-ABS-Test (Fluoreszenz-Treponema-Antikörper-Absorptionstest) erforderlich, der etwa 3 Wochen nach der Ansteckung positiv ausfällt. Es ist zu beachten, daß unspezifisch reaktive Befunde bei Diabetikerinnen, Leberkranken, beim Herpes genitalis und beim systemischen Lupus erythematodes vorkommen.

Der

Röteln-Hämagglutinations-hemmtest (HAH)

prüft die Rötelnimmunität der Schwangeren und gibt damit Auskunft über die Gefährdung des Kindes bei einem Rötelnkontakt der Mutter. Ein ausreichender Schutz ist anzunehmen, wenn der Titer 1 : 32 und mehr beträgt. Bei einem Titer von 1 : 16 und weniger ist die Spezifität der Antikörper mittels des *Hämolysin-Gel-Testes (HIG)* zu prüfen. Bei fehlender bzw. unzureichender Immunität und Kontakt mit einem Rötelnkranken ist unverzüglich ein Rötelnimmunglobulin zu geben und zwar innerhalb von 7 Tagen nach der Exposition. Die Kontrolle der IgM-Antikörper und des Titerverlaufes geben einen Hinweis auf die Manifestation der Infektion. Schließlich sollte bei einer unzureichenden Immunität an die Möglichkeit der Impfung im Wochenbett gedacht werden.

Ultraschalluntersuchungen in der Frühgravidität

Die **klinischen Aufgaben** der Ultraschalluntersuchung lassen sich für die Frühgravidität in den folgenden wesentlichen Punkten zusammenfassen:

– Nachweis der Gravidität,
– Kontrolle der Vitalität,
– Bestimmung des Gestationsalters.

Die Möglichkeit, eine intrauterine Gravidität durch die Ultraschalluntersuchung nachzuweisen, ist vom Gestationsalter, von dem verwendeten Gerät (Compound-Scanner, Real-time-Scanner, Vaginalsonographie) und von der Füllung der Harnblase abhängig. Bei der Vaginalsonographie wird als Kriterium der intrauterinen Nidation als erstes der

Endometriumring mit der Chorionhöhle

etwa z. Z. der zu erwartenden Periode, mit dem Compound-Scanner manchmal von der 5. Woche p. m., mit ausreichender Sicherheit von der 7. Woche p. m. an erkennbar, wobei der Compound-Scanner im Vergleich zum Real-time-Scanner einen zeitlichen Vorsprung von einigen Tagen garantiert (HACKELÖER). Der

Nachweis des Embryo,

der mit einer Länge von 2–3 mm dem kreisrunden Dottersack dicht anliegt, ist mit der Vaginalsonographie vom Ende der 5. Woche p. m., durch die Abdominalsonographie mit ausreichender Sicherheit von der 7. Woche p. m. an darstellbar. Die Intaktheit der Gravidität kann indessen erst als bewiesen gelten, wenn der mit der Vaginalsonographie von der 6. Woche an, mit der Abdominalsonographie von der 7.–8. Woche p. m. an mögliche Nachweis der folgenden

Vitalitätskriterien der Gravidität

gelingt:

– runde, scharf begrenzte Amnionhöhle mit einem dem Gestationsalter entsprechenden Durchmesser (s. unten);
– Embryo mit einer dem Gestationsalter entsprechenden Scheitelsteißlänge;
– embryonale Spontanbewegungen evtl. nach Weckversuch durch Stoßpalpation etwa von der 9. Woche p. m. an (bei abgestorbenem Embryo nur passives Nachpendeln);
– embryonale Herzaktionen mit fast 100%iger Sicherheit vom Ende der 7. Woche p. m. an;
– Größenzunahme von Embryo und Amnionhöhle bei wiederholten Untersuchungen

(HACKELÖER; HANSMANN; JOUPPILA; JUNG). Der Nachweis der Vitalitätskriterien ist wesentlich, z. B. für die Entscheidung über das therapeutische Vorgehen bei einem drohenden Abort, aber auch bei der zeitlichen Indikationsstellung für prophylaktische Maßnahmen bei habituellen Aborten.

Für die bedeutsame frühzeitige

Bestimmung des Gestationsalters

stehen in der Frühgravidität die folgenden Parameter zur Verfügung:

– *mittlerer Amniondurchmesser (MAD)* (Abb. 17): Auf diese Weise kann mit einer Zuverlässigkeit von 68% das Gestationsalter auf 1 Woche genau angegeben werden;
– *Flächen- bzw. Volumenbestimmung der Fruchthöhle* bei entsprechender Ausrüstung des Ultraschallgerätes;

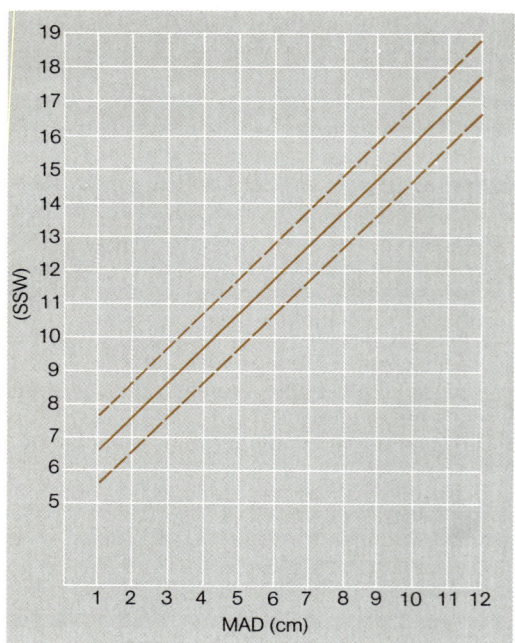

Abb. 17   Mittlerer   Fruchthöhlendurchmesser
(MAD) in Abhängigkeit vom Schwangerschaftsalter
(nach *Hackelöer* u. *Hansmann*)

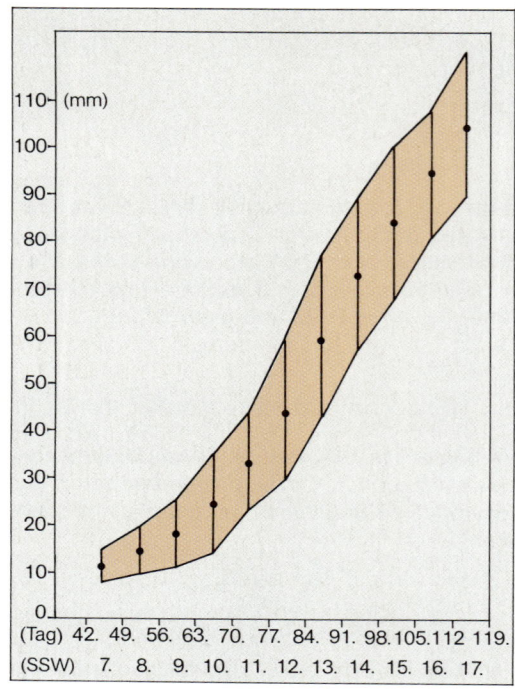

Abb. 18   Fetale Scheitel-Steiß-Länge in Abhängigkeit vom Schwangerschaftsalter (nach *Hackelöer* u.
Hansmann)

– *Scheitel-Steiß-Länge:* Sie ist der Bestimmung des Gestationsalters mittels des MAD überlegen und zwar vor allem bei Verwendung eines Real-time-Scanners. Bei einer einmaligen Messung gelingt die Bestimmung des Schwangerschaftsalters bei einer Zuverlässigkeit von 95% mit einer Genauigkeit von ± 5 Tagen, bei drei Messungen von ± 3 Tagen (HACKELÖER u. HANSMANN; SCHMIDT u. Mitarb.) (Abb. 18);
– *Kephalometrie:* Sie gelingt mit klinisch verwertbarer Zuverlässigkeit in Einzelfällen nach der 9. Woche p.m., so gut wie immer indessen von der 12. Woche p.m. an (S. 117).

Die im 1. Trimenon vorgenommene Bestimmung des Gestationsalters hat für die Fehlbildungsdiagnose, vor allem aber für die Erkennung einer fetalen Wachstumsretardierung aufgrund einer Plazentainsuffizienz und der

fetalen Makrosomie erhebliche diagnostische Bedeutung erlangt.

Eine weitere Verbesserung der Ultraschalldiagnostik in der Frühgravidität ist von der

Vaginalsonographie

zu erwarten und zwar in Hinblick auf die Erkennung der Intaktheit der Gravidität und einer extrauterinen Nidation. Dies ergibt sich daraus, daß mit dieser Methode

– am Ende der 4. Woche p.m. der Fruchtsack erkennbar ist,
– am Ende der 5. Woche p.m. der darstellbare Dottersack eine Molenschwangerschaft ausschließt,
– am Ende der 6. Woche der Embryo sichtbar und an ihm die Scheitel-Steiß-Länge meßbar wird,
– die extrauterine Nidation am Ende der 6. Woche p.m. zu sehen ist.

Bestimmung des Entbindungstermins

Die Errechnung des physiologischen Endes der Gravidität und damit des „voraussichtlichen Entbindungstermins" ist eine wichtige Aufgabe der Schwangerenvorsorge. Sie gibt die Möglichkeit, die erhobenen Befunde in Abhängigkeit vom jeweiligen Alter der Gravidität zu bewerten. Zugleich schafft sie die Grundlage für eine notwendige Begrenzung der Schwangerschaftsdauer z. B. bei einer intrauterinen Gefährdung des Kindes. Schließlich ermöglicht die Terminbestimmung eine zeitgerechte Anwendung der Bestimmungen des Mutterschutzgesetzes. Die

Schwangerschaftsdauer,

die Zeit zwischen der Konzeption und der Geburt des Kindes, beträgt beim Menschen im Mittel 267 Tage, 38 Wochen bzw. 9 ½ Mondmonate. Sie wird auch als

Schwangerschaftsdauer post conceptionem

bezeichnet. Zum Vergleich sind in der Tab. 6 die Tragzeiten einiger Tiere vom Zeitpunkt der Belegung an berechnet aufgeführt.

Beim Rehwild kommt es nach der Brunft Anfang August mit Rücksicht auf die Kitze in Form der sog. **Vortragezeit** zu einer Entwicklungsruhe des implantierten Eies. An sie schließt sich die **Austragezeit** an, die etwa bis Ende Mai dauert. Eine ähnliche Besonderheit ist beim Dachswild bekannt.

Die Frage nach dem **Beginn der Schwangerschaft** hat in den letzten Jahren erneut in den Diskussionen über die nidationshemmende Wirkung der Intrauterinspiralen und damit über deren Einstufung als „Antikonzipiens" oder als „Interruptiomethode" eine Rolle gespielt. Dementsprechend wurde der Zeitpunkt un-

terschiedlich, und zwar für die Vereinigung der Gameten in der Tube von den einen, für die uterine Nidation von den anderen angegeben. In diesem Zusammenhang verdient der Hinweis von ZIMMER u. BRUSIS Beachtung, daß die Zeit der Eiwanderung nach der Konjugation bei allen Tieren artunspezifisch etwa 6 Tage dauert, daß die Tragzeit nach der Nidation indessen artspezifisch geprägt ist.

Die Tatsache, daß wir für die Bestimmung des Gestationsalters nur bei einer begrenzten Zahl von Schwangeren auf einen bekannten Ovulations- bzw. Konzeptionstermin zurückgreifen können, macht es in der täglichen Praxis immer wieder erforderlich, eine

Schwangerschaftsdauer post menstruationem

diagnostisch in Anspruch zu nehmen. Sie wird vom 1. Tag der letzten regelrechten Menstruation an berechnet und beträgt 281,51 Tage, 40 Wochen oder 10 Mondmonate (HOSEMANN). Diese Zeitangaben haben jedoch nur ihre Gültigkeit bei Frauen, bei denen vor dem Eintritt der Gravidität ein regulärer 28tägiger Zyklus bestanden hat: Nur bei ihnen können wir davon ausgehen, daß die Ovulation und damit die Konzeption am 14. Zyklustag erfolgt sind. Jede *Abweichung von einem regelmäßigen 28tägigen Zyklus* ist bei der fertilen Frau (!) ganz der präovulatorischen Follikelphase anzulasten, da bei ihr zum Zeitpunkt des Eintrittes der Gravidität eine regelrechte Corpus-luteum-Phase bestanden haben muß (Abb. 19). Die in Abhängigkeit von der Zykluslänge variierende „Schwangerschaftsdauer post menstruationem" bestätigt dies (Abb. 20). Jede Berechnung des „Gestationsalters post menstruationem" hat deshalb eine sorgfältige Analyse des prägraviden Zyklus zur Voraussetzung.

Bei der medizinischen Bedeutung der exakten Bestimmung des Gestationsalters, z. B. zur Erkennung und therapeutischen Beeinflussung einer intrauterinen Gefährdung des Kindes und zugleich unter Berücksichtigung der aufgezeigten rechnerischen Probleme, muß es unser Bestreben sein, für die „Terminbestimmung" alle Bedingungen (= „Konditionen") in die Berechnungen einzubeziehen, die aus der Anamnese oder aufgrund der Untersuchungen als diagnostisch bedeutend zu eruieren sind. Auf diese Weise gelingt es, zu einer genaueren, sog.

Tabelle 6 Tragzeiten von einigen Haustieren, Laboratoriumstieren und wildlebenden Säugetieren

Maus	3 Wochen
Hase, Kaninchen	4 Wochen
Katze	8–9 Wochen
Meerschweinchen, Hund	9 Wochen
Schwein	17 Wochen
Ziege, Schaf	21 Wochen
Dam- und Rotwild	35–37 Wochen
Menschenaffe	36 Wochen
Pferd	48 Wochen
Esel	51 Wochen
Kamel	48–56 Wochen
Elefant	87–90 Wochen

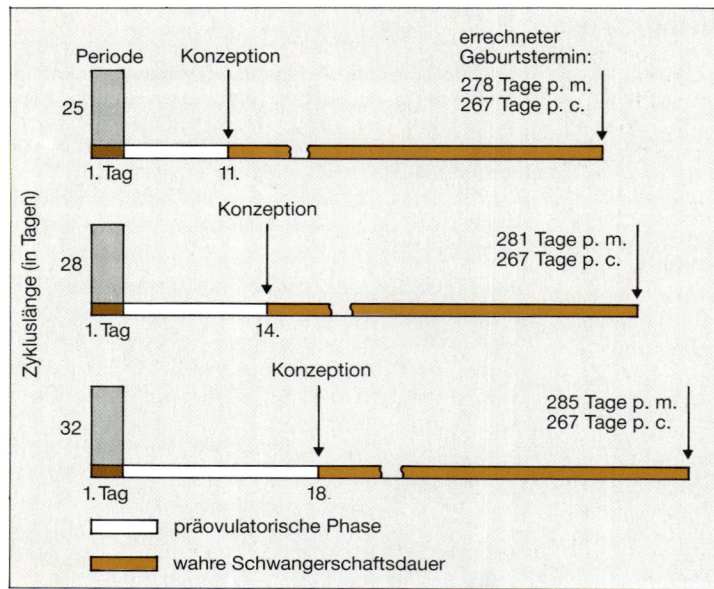

Abb. 19
Schwangerschaftsdauer post menstruationem und post conceptionem.
Die Schwangerschaftsdauer post menstruationem wird durch die Zykluslänge mitbestimmt. Die Abweichung von einem 28tägigen Zyklus geht dabei ganz zu Lasten der präovulatorischen Phase. Die Schwangerschaftsdauer post conceptionem bleibt indessen von der Zykluslänge unbeeinflußt

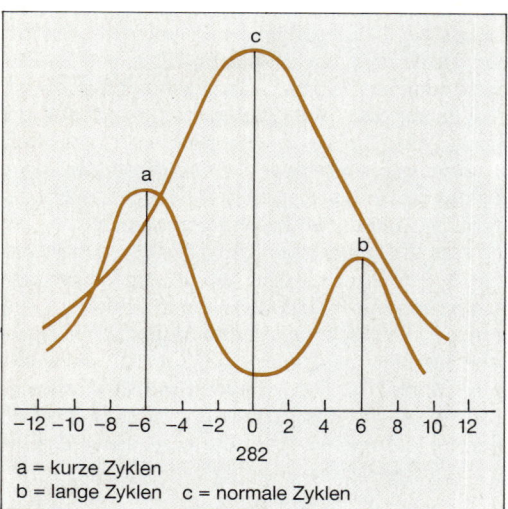

Abb. 20 Abhängigkeit der Schwangerschaftsdauer post menstruationem von der Zykluslänge (nach *Hosemann*)

a = kurze Zyklen
b = lange Zyklen   c = normale Zyklen

len Besonderheiten der bestehenden Gravidität weitgehend berücksichtigen (G. MARTIUS). Als *verwertbare Konditionen* stehen im Verlauf der Gravidität dem Arzt zur Verfügung:

– Länge und Regelmäßigkeit des Menstruationszyklus,
– bekannter Konzeptionstermin (Kohabitation, Auswertung einer vorhandenen Basaltemperaturkurve),
– Zeitpunkt des positiven Ausfalles eines immunologischen Schwangerschaftstestes (Titer des HCG-Testes beachten!),
– Zeitpunkt des sonographischen Nachweises der Gravidität,
– Ergebnisse der embryofetalen Biometrie (Werte des bp-Durchmessers, des Thoraxdurchmessers, des abdominalen Querdurchmessers und der sonographischen Gewichtsschätzung,
– sonographische Plazentareife,
– sonographisch bestimmte Fruchtwassermenge.

Die in Ermangelung anderer Daten notwendige

konditionierten Bestimmung des Gestationsalters

und damit zu einem

„konditionierten Geburtstermin"

zu kommen, Berechnungen, die die individuel-

Terminbestimmung post menstruationem

benutzt die sog. **erweiterte Naegele-Regel**, die vom 1. Tag der letzten normalen Periode unter gleichzeitiger Berücksichtigung der Abwei-

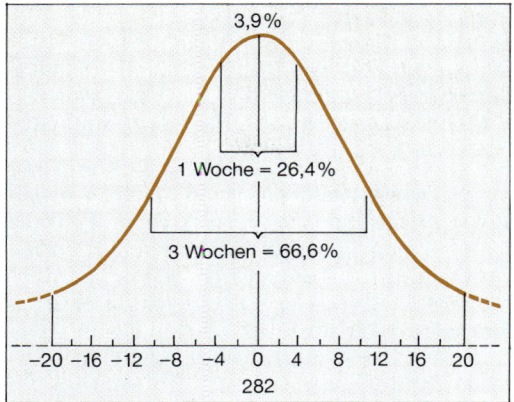

Abb. 21 Treffsicherheit der Naegele-Regel. Die Glockenkurve läßt die Wahrscheinlichkeit erkennen, mit der ein Kind zu dem mit der Naegele-Regel errechneten Termin bzw. in einem diesen Termin umgebenden Zeitraum geboren wird (nach *Hosemann*)

chung von einem normalen 28tägigen Zyklus ausgeht. Sie lautet: 1. Tag der letzten Periode + 7 Tage – 3 Monate (+ 1 Jahr) $\pm$ X Tage, wobei X die Anzahl der Tage angibt, um die der Zyklus kürzer oder länger als 28 Tage gedauert hat.

Die Naegele-Regel stellt damit eine mathematische Formel dar, die davon ausgeht, daß die Ovulation am 14. Tag nach dem 1. Tag der letzten Periode eingetreten ist und zur Konzeption geführt hat. Bei einem verkürzten oder verlängerten Zyklus wird eine regelrechte Dauer der postovulatorischen Corpus-luteum-Phase unterstellt und deshalb die Abweichung vom physiologischen 28tägigen Zyklus der Follikelphase zugerechnet. Die *Treffsicherheit* dieser rechnerischen Terminbestimmung beträgt für den 282. Tag, dem Maximum der Verteilungskurve, nur 3,9%. In dem Zeitraum vom 279. bis zum 285. Tag, also in die „wahrscheinliche Woche", fallen nur 26,4%, in die Zeit von 3 Wochen um den errechneten Termin nur 66,6% und erst in die Zeit von $\pm$ 14 Tagen etwa 80% der Entbindungen (Abb. 21). *Die klinische Bedeutung der alleinigen Anwendung der Naegele-Regel zur Terminbestimmung wird damit stark eingeschränkt.*

Die

Terminbestimmung post conceptionem

erfolgt unter Berücksichtigung des Konzeptionstermins, der z. B. aufgrund einer vorgelegten Basaltemperaturkurve oder aufgrund seltener, evtl. gezielter Kohabitationen bekannt ist, in Anlehnung an die Naegele-Regel nach der Formel: Konzeptionstermin – 7 Tage – 3 Monate (+ 1 Jahr).

Die Berücksichtigung des

ersten Auftretens fühlbarer Kindsbewegungen

vermag die Terminbestimmung zu unterstützen, da mit einer immer wieder überraschenden Präzision die Bewegungen

– bei der Erstgebärenden in der 20. Woche p. m.,
– bei der Mehrgebärenden in der 18. Woche

als erstmals bemerkt angegeben werden.

Über weitere Befunde, die zur Konditionierung des Gestationsalters bzw. des Entbindungstermins berücksichtigt werden sollten, und zwar über

– die palpatorisch festgestellte Uterusgröße (S. 104),
– den Symphysen-Fundus-Abstand (S. 104)
– die Ergebnisse der embryofetalen Biometrie (S. 111 u. 117),

wurde bereits an anderer Stelle dieses Buches berichtet.

Eine zusätzliche Erleichterung der Bestimmung des Gestationsalters und der Festlegung des voraussichtlichen Entbindungstermins bedeutet die **Benutzung eines Schwangerschaftsrechengerätes**, wie z. B. des Rechenschiebers „Gesta-Control" von POPP (Fa. IWA-F) oder des Gravidarium nach ESCHER u. KÄTSCH. Mit ihnen können nach der Einstellung des 1. Tages der letzten Periode bzw. des 14. Tages auf den bekannten Konzeptionstermin die wichtigsten Daten synoptisch miteinander verglichen werden. Einige der modernen Rechengeräte enthalten bereits die der jeweiligen Schwangerschaftsdauer zuzuordnenden sonographischen Meßwerte.

Schwangerschaftsdauer unter forensischen Aspekten

Bei **Vaterschaftsprozessen** wird an den als Gutachter fungierenden Geburtshelfer die Frage gestellt, ob ein Mann unter Berücksichtigung eines bestimmten Kohabitationstermins als Erzeuger des Kindes in Betracht kommt oder als solcher ausgeschlossen werden kann (BEITZKE u. Mitarb., PODLESCHKA, BICKENBACH). Die gesetzliche Grundlage für die zu treffende Entscheidung bildet der § 1717 BGB, der die Unterhaltspflicht für uneheliche Kinder und die Ehelichkeit der in einer Ehe geborenen Kinder regelt:

„Als Vater des unehelichen Kindes im Sinne der §§ 1708–1716 gilt, wer der Mutter innerhalb der Empfängniszeit beigewohnt hat, es sei denn, daß auch ein anderer ihr innerhalb dieser Zeit beigewohnt hat. Eine Beiwohnung bleibt jedoch außer Betracht, wenn es den Umständen nach offenbar unmöglich ist, daß die Mutter das Kind aus dieser Beiwohnung empfangen hat. Als Empfängniszeit gilt die Zeit vom 181. Tag bis zum 302. Tag vor dem Tage der Geburt des Kindes mit Einschluß sowohl des 181. als des 302. Tages.''

Die Geburt eines lebenden Kindes ist damit nach Auffassung des Gesetzgebers frühestens nach 181 Tagen, längstens nach 302 Tagen als möglich anzuerkennen. *Für die Geburt eines reifen Kindes* gilt die kürzeste bisher beobachtete Tragzeit von 229 Tagen p. c. (HEYN). Ein Überschreiten der festgelegten Grenzen ist ein seltenes Ereignis; es stellt andererseits heute nicht mehr zwingend ein Hindernis für die Anerkennung einer Vaterschaft dar. Die Fälle mit *sicherer Unterschreitung des 181. Tages* wurden von DÖRING zusammengestellt. Überschreitungen wurden häufiger mitgeteilt (V. SCHUBERT: 323 Tage p. c. bzw. 337 Tage p. m.; KRIEGER: 326 Tage p. c. mit Anerkennung durch ein erbbiologisches Gutachten; u. a.). Tragzeitbestimmungen mit Hilfe der Basaltemperaturmessung haben in neuerer Zeit allerdings wieder erhebliche Bedenken gegenüber der Haltbarkeit dieser Fälle aufkommen lassen (DÖRING).

Ein im Rahmen eines Vaterschaftsprozesses vom Geburtshelfer zu erstellendes

Vaterschaftsgutachten

bedient sich variationsstatistischer Wahrscheinlichkeiten. Dabei wird versucht, die Wahrscheinlichkeit einer errechneten Schwangerschaftsdauer für die Reifemerkmale des Kindes (Länge, Geburtsgewicht, f. o. Kopfumfang) zu bestimmen (HOSEMANN, GÄRTNER). Bei mehreren in Frage kommenden Vätern (sog. Mehrverkehrszeugen) werden für die verschiedenen Konzeptionstermine die Wahrscheinlichkeiten gegenübergestellt.

Als **Nebenumstände**, die der Gutachter zu berücksichtigen hat, sind Auftreten und Stärke der letzten Periode, Besonderheiten des Zyklus, Verwendung antikonzeptioneller Maßnahmen, der Beginn subjektiver Schwangerschaftsveränderungen, die ersten Kindsbewegungen und Befunde aus der Frühschwangerschaft (Uterusgröße, Schwangerschaftstest) zu nennen. Mit ihrer Hilfe gelingt es immer wieder einmal, eine Kohabitation, die nach der variationsstatistischen Prüfung nicht als unmöglich abzulehnen ist, für die Zeugung des Kindes als „den Umständen nach offenbar unmöglich'' in Betracht kommend abzulehnen.

Eine weitere Möglichkeit zur Klärung einer fraglichen Vaterschaft ist in Form eines

Blutgruppengutachtens

gegeben. Seine Aufgabe ist der Ausschluß einer nicht möglichen Vaterschaft. Sie gelingt heute bei Berücksichtigung aller Blutgruppen bzw. -faktoren, der Serumgruppen und der Fermentgruppen (z. B. saure Erythrozytenphosphatase) in 95% (WENDT). Die Ausschlußwahrscheinlichkeit für einen Nicht-Vater läßt sich schließlich durch die Bestimmung der *Leukozytenantigene* (HLA-System = human leucocyte antigene) auf 99% erhöhen (JÖRGENSEN).

Als **positiver Vaterschaftsnachweis** kann heute die Untersuchung mehrerer serologischer Merkmale (erythrozytäre Antigene, Serumproteine, Enzyme, HLA-System) gewertet werden, da sie eine hohe Individuumspezifität aufweisen. Bleiben dennoch Unsicherheiten, so steht nach dem 3. Lebensjahr das auf anthropologischen Untersuchungen basierende

erbbiologische Gutachten

zur Verfügung. Ein methodischer neuer Weg, der beim Vaterschaftsnachweis in der frühen Gravidität etwa bei dem Verdacht auf eine Vergewaltigung bzw. beim Inzest die Indikation zur Interruptio zu stellen vermag, ist schließlich die *HLA-Bestimmung an fetalen, aus dem Fruchtwasser gewonnenen Fibroblasten.*

Bei Vaterschaftsgutachten muß es der Gutachter vermeiden, sich durch den Juristen auch in Fällen zu einer Entscheidung treiben zu lassen, in denen eine unumstößliche Gewißheit nicht zu erlangen ist. Gelingt es auch mit Hilfe der medizinischen und statistischen Befunde nicht, zu einem Urteil zu kommen, so ist es besser, den Richter auf die Grenzen gutachterlicher Entscheidungsmöglichkeiten hinzuweisen, als aus unsicheren Voraussetzungen scheinbar eindeutige Schlußfolgerungen zu ziehen und so evtl. von der Wahrheit abzuweichen (BICKENBACH).

Ultraschalluntersuchungen im 2. und 3. Trimenon

Eine wichtige Aufgabe der Ultraschalluntersuchungen im 2. und 3. Trimenon ist die Fetometrie. Sie hat zum einen das Ziel der *Kontrolle des Gestationsalters* und damit des bei früheren Kontrollen bestimmten voraussichtlichen Entbindungstermins. Größere Bedeutung kommt der Methode bei bekanntem Gestationsalter für die *Erkennung von Wachstumsanomalien des Fetus*, und zwar sowohl der Wachstumsretardierung als auch der fetalen Hypertrophie zu. Über die *sonographische Fehlbildungssuche* wird im Rahmen der „Pränatalen Diagnostik" berichtet (S. 144).

Die **Ultraschallfetometrie** erfolgt primär durch die

Messung des biparietalen Kopfdurchmessers

(Abb. 22). So gut wie immer gelingt sie vom Ende der 12. Woche p.m. an mit ausreichender Genauigkeit. Die Wachstumsrate beträgt im 2. Trimenon etwa 0,46 mm/Tag, im 3. Trimenon etwa 0,22 mm/Tag. in den letzten 12 Wochen 1,7–2,0 mm/Woche. Die Sicherheit für die Bestimmung des Entbindungstermins ist besonders groß, wenn die 1. Messung bis zur 28. Woche bzw. vor dem Erreichen eines bp-Durchmessers von 8,0 cm erfolgt, da vor dieser Zeit weder konstitutionelle noch plazentogene Einflüsse gegeben sind. Liegen frühe Meßdaten nicht vor, so kann im 2. und 3. Trimenon eine ausreichende Sicherheit der Terminbestimmung durch mehrere Messungen im Abstand von jeweils 2 Wochen erreicht werden.

Für die Gewichtsbestimmung wie auch für die Erkennung einer Wachstumsretardierung muß die Bestimmung des bp-Durchmessers durch die

Messung des Thoraxquerdurchmessers

ergänzt werden (Abb. 23), zumal das Thoraxmaß bei einer plazentaren Versorgungsstörung in stärkerem Maße negativ beeinflußt wird als die Kopfmaße (SCHMIDT u. Mitarb.). Die Messung erfolgt im Bereich der unteren Thoraxapertur in der Ebene der Herzspitze bzw. kranial der Einmündungsstelle der V. umbilicalis in den Sinus portae. Die Wachstumsrate beträgt etwa konstant 0,43 mm/Tag.

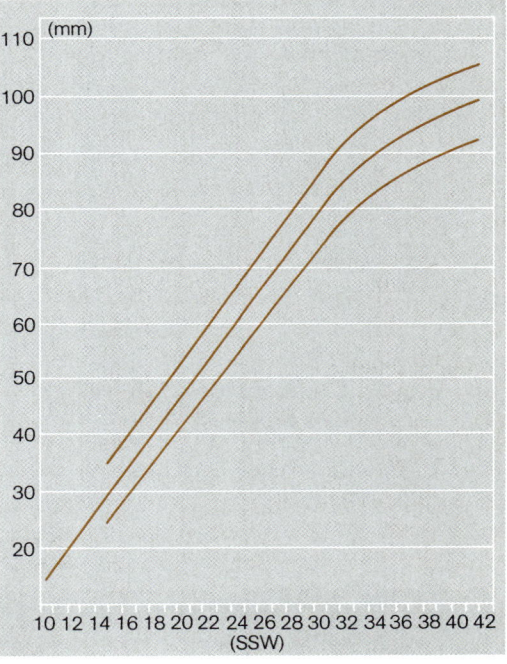

Abb. 22   Biparietaler Kopfdurchmesser in Abhängigkeit von der Schwangerschaftsdauer (nach *Hansmann* 1976)

sung erfolgt im Bereich der unteren Thoraxapertur in der Ebene der Herzspitze bzw. kranial der Einmündungsstelle der V. umbilicalis in den Sinus portae. Die Wachstumsrate beträgt etwa konstant 0,43 mm/Tag.

Eine zusätzliche Sicherung der Gewichtsschätzung und damit der intrauterinen Entwicklung erlaubt die wiederholte

Messung des größten Abdominalquerdurchmessers,

und zwar in Höhe der unteren Nierenpole (SCHILLINGER u. Mitarb.). Die Tatsache, daß die Bestimmung einzelner Körpermaße für die Erkennung fetaler Wachstumsanomalien zumeist

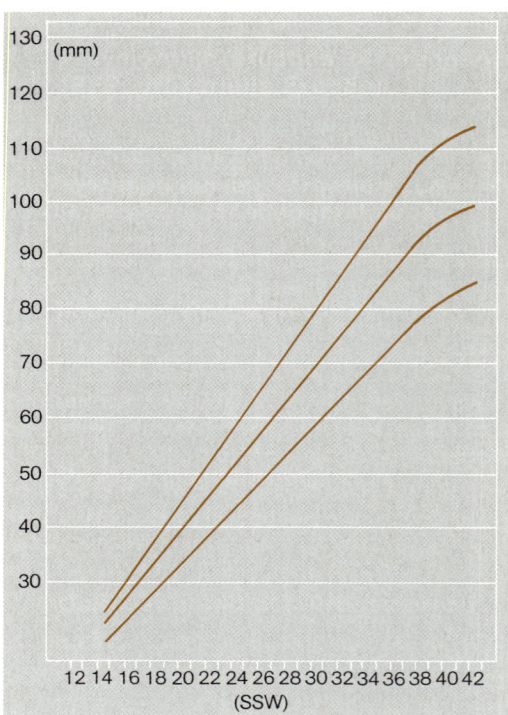

Abb. 23   Thoraxdurchmesser in Abhängigkeit von der Schwangerschaftsdauer (nach *Hansmann*)

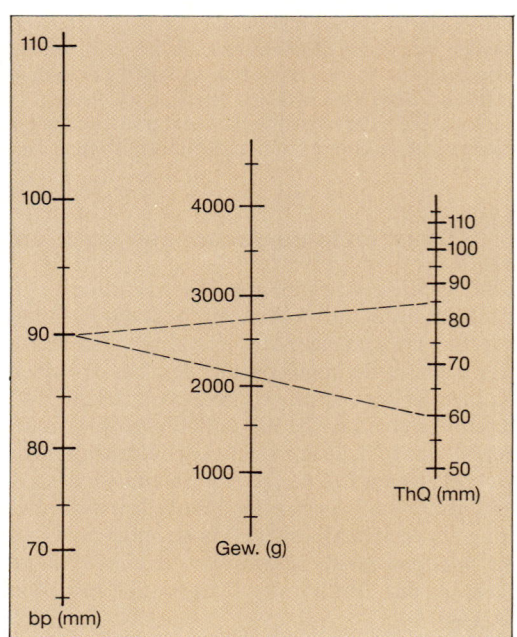

Abb. 24   Nomogramm für die Gewichtsbestimmung. Die Verbindung der Meßwerte von bp-Durchmesser (links) und Thoraxquerdurchmesser (rechts) zeigt auf der mittleren Achse das Schätzgewicht an (nach *Hansmann*)

unzureichend ist, macht es verständlich, daß sowohl bei dem Verdacht auf eine Retardierung, als auch bei einer anzunehmenden fetalen Hypertrophie die Erstellung eines

sonographischen Somatogramms

empfohlen wird (HOFFBAUER). Dabei sollte bedacht werden, daß sich ein erster Hinweis auf eine fetale Wachstumsanomalie häufig aus der

sonographischen synoptischen Beurteilung des Kindes

ergibt. Der Untersucher darf es deshalb nicht unterlassen, sich durch die Betrachtung des Kindes in Form eines Übersichtsbildes einen Eindruck von Form und Größe des Kindes zu verschaffen, aus dem der erforderliche Umfang der Fetometrie abgeleitet werden kann. Besondere Bedeutung kommt einer solchen synoptischen Betrachtung des Kindes bei der

sonographischen Gewichtsschätzung

zu, die in der heute gebräuchlichen Form mit

Hilfe eines Nomogramms (Abb. 24) unter Berücksichtigung von nur zwei Maßen erfolgt, und von der wir wissen, daß sie bei der fetalen Hypotrophie aufgrund einer chronisch-nutritiven Plazentainsuffizienz eher zu große, vor allem aber bei der fetalen Hypertrophie zu niedrige Gewichte angibt! Die Abweichungen vom Realgewicht betragen in den mittleren Gewichtsbereichen indessen in 80% der Fälle weniger als 10%, eine Genauigkeit, die für geburtshilfliche Entscheidungen als ausreichend anzusehen ist. Bei der Beckenendlage ist zu beachten, daß die sonographische Gewichtsschätzung infolge des häufig bestehenden langen, schmalen Kopfes im Vergleich zum Realgewicht zu niedrige Werte ergibt.

Aus dem Gesagten ergibt sich, daß die

Wachstumskontrolle des Fetus

sowohl durch wiederholte Bestimmungen von Einzelmaßen, als auch aufgrund der Gewichtsschätzung erfolgen kann. Der Beginn dieser Untersuchungen sollte möglichst vor der

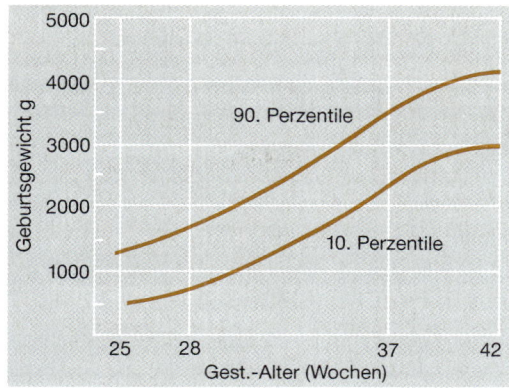

Abb. 25 Perzentilenschema des intrauterinen Wachstums (nach *Lubchenko*)

28. Woche liegen, da sich intrauterine Wachstumsanomalien – abgesehen von Kindern mit schweren Fehlbildungen – so gut wie immer erst im 3. Trimenon manifestieren, so daß früher erhobene Werte zum Vergleich herangezogen werden können. Zur Bewertung werden Wachstumsdiagramme unter Verwendung von Perzentilen herangezogen (Abb. 25) (HOSEMANN; LUBSCHENKO). Ein Kind mit einem geschätzten Fetalgewicht < 10 Perzentile wird als hypotroph, ein Kind mit einem Gewicht > 90 Perzentile als hypertroph bezeichnet. Schließlich steht zur Erkennung von Wachstumsstörungen die

Bestimmung des Kopf-Thorax-Index

zur Verfügung. Er beträgt am Ende der Gravidität 1 : 1. Ein hoher Index, entsprechend einer *relativen Makrozephalie*, muß den Verdacht auf ein retardiertes Rumpfwachstum bei chronischer Plazentainsuffizienz bzw. bei absolut hohen Schädelmaßen auf einen Hydrozephalus, ein kleiner Index, = *relative Mikrozephalie*, auf eine Makrosomie, z. B. bei einer Fetopathia diabetica bzw. bei absolut zu kleinen Schädelmaßen; auf eine Mikrozephalie lenken.

Eine weitere Aufgabe der Ultraschalluntersuchungen im 2. bis 3. Trimenon besteht in der

sonographischen Plazentadarstellung.

Die Bewertung der Organgröße, insbesondere der *Plazentadicke*, hat für die Diagnostik des Hydrops fetus universalis, z. B. infolge einer Rh-Inkompatibilität, evtl. aber auch für die Diagnose des Diabetes mellitus Bedeutung. – Die

Lokalisation der Plazenta ermöglicht die Verifizierung einer Placenta praevia und erleichtert zugleich die Entscheidung über das therapeutische Vorgehen (S. 267). – Bei einer *vorzeitigen Plazentalösung* schließlich, sind die sonographisch kontrollierte Ausdehnung und Größenentwicklung des retroplazentaren Hämatoms wesentliche prognostische Parameter.

Über den Nachweis von Strukturveränderungen in der Plazenta erscheint es weiterhin bis zu einem gewissen Grade möglich, zu einer Aussage über die

„sonographische Plazentareife"

und damit technisch einfach über die Plazentafunktion zu kommen (GRANNUM u. Mitarb.; WINSBERG, LÜCKERT u. Mitarb.; KAZZI u. Mitarb.; KÖPERNIK u. SCHWARZ; VERMEULEN u. Mitarb.). Vor allem bei der gut zugänglichen Vorderwandplazenta sind sonographisch die folgenden *Reifestadien* zu erkennen (Abb. 26):

– *Stadium 0:* scharf begrenzte Chorionplatte ohne Undulationen bei gleichmäßig granulierter Plazentastruktur (1. Trimenon);
– *Stadium 1:* leichte Undulationen der Chorionplatte (beginnende Septierung) mit unregelmäßig verstreuten, parallel zur Längsachse verlaufenden Verdichtungen in der Plazenta (etwa bis 32. Woche);
– *Stadium 2:* kommaförmige Septierungen der Chorionplatte, die noch nicht die Basalplatte erreichen (etwa bis 36. Woche);
– *Stadium 3:* Die echodichten Septierungen der Chorionplatte erreichen die Basalplatte. Im Plazentagewebe echofreie zirkuläre Zonen, Verlust der Granulierung (etwa ab 36. Woche = Bild der reifen Plazenta).

Das *vorzeitige Auftreten* von Plazentaveränderungen entsprechend dem Stadium 3 sollte als ein Hinweis auf eine sich verschlechternde Plazentafunktion gewertet werden und deshalb Anlaß zu weiteren Kontrollen der Plazentafunktion sein (vor allem endokrinologische und kardiographische Überwachung der Plazenta bzw. des Kindes) (QUILAN u. Mitarb.).

Die

Kontrolle der Fruchtwassermenge

gehört heute im 2. und 3. Trimenon zur sonographischen Basisuntersuchung (MANNING u. Mitarb.). Dies gilt schon deshalb, da seit langem bekannt ist, daß sowohl die Polyhydramnie, als

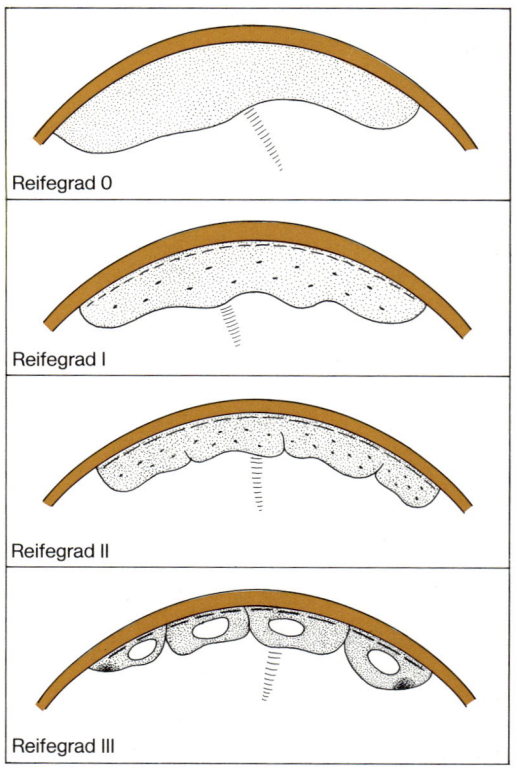

Reifegrad 0

Reifegrad I

Reifegrad II

Reifegrad III

Abb. 26   Echomorphologische Veränderungen der Plazentastrukturen als Ausdruck der Organreifung

auch die Oligohydramnie mit einer signifikanten Erhöhung der perinatalen Morbidität und Letalität korreliert ist (BASTIDE u. Mitarb.; PRITCHARD u. MCDONALD; LEUCHT u. Mitarb.; RABE u. Mitarb.).

Die für eine **Polyhydramnie** sprechenden sono-

graphischen Befunde werden unterschiedlich angegeben: Sie wird angenommen,

– wenn das größte Fruchtwasserdepot deutlich größer ist als der thorakoabdominale Durchmesser des Fetus,
– wenn die Fruchtwasseransammlung über dem Rücken des Kindes deutlich breiter ist als 2 cm,
– wenn infolge der Fruchtwasservermehrung ein 2. Fetus bequem in das Cavum uteri passen würde (HOLLÄNDER; REMPEN).

Das bei einer Polyhydramnie gehäufte Vorhandensein fetaler Mißbildungen (ca. 20%), aber auch eines maternen Diabetes mellitus zeigen, welche *diagnostischen Konsequenzen* aus einem entsprechenden sonographischen Befund zu ziehen sind. Die erhöhte Frequenz spätgestotischer Symptome ist indessen die Folge der dehnungsabhängigen uteroplazentaren Ischämie und nicht deren Ursache.

Eine **Oligohydramnie** wird einmal bei der synoptischen sonographischen Betrachtung erkannt. Weitere Hinweise sind:

– eine Verringerung der Fruchtwassermenge über dem Rücken des Kindes auf deutlich weniger als 2 cm (der Rücken liegt der Kavumwand unmittelbar an),
– das Vorkommen von Fruchtwasserdepots, deren Durchmesser 2–3 cm nicht übersteigt.

Die Oligohydramnie muß als mögliches Begleitsymptom einer Plazentainsuffizienz, aber auch schwerer Fehlbildungen – insbesondere im Bereich der Urogenitalorgane mit verminderter bzw. behinderter Harnausscheidung – sehr ernst genommen werden und deshalb zu sorgfältig indizierten diagnostischen Konsequenzen führen.

Antepartuale Kardiotachographie (CTG)

Die apparative Herztonschreibung wird heute in zunehmendem Maße auch zur Überwachung des Kindes *vor dem Einsetzen der Wehen* herangezogen (HALBERSTADT u. SCHUMANN; FISCHER; HAMMACHER; HEINRICH; SMOLKA u. PHELAN). Sie hat das Ziel, respiratorische Funktionseinschränkungen der Plazenta zu erkennen. Eine *Indikation* zu dieser Untersuchung ist gegeben, wenn sich aufgrund der Anamnese oder der im Rahmen der Schwangerenvorsorge erhobenen Befunde ein Hinweis auf eine antepartuale

Hypoxiegefährdung des Kindes ergibt. Die primär-chronische Plazentainsuffizienz mit dem möglichen Übergang in eine Einschränkung der respiratorischen Versorgung des Kindes ist damit am häufigsten Anlaß zur antepartualen Kardiotachographie.

Die **Untersuchungsfrequenz** richtet sich einmal nach der angenommenen Schwere der fetalen Gefährdung sowie nach dem jeweils bei der letzten Kontrolle erhobenen CTG-Befund. Sie schwankt zwischen wöchentlichen Wiederholungen nach einem sog. reaktiven Nonstreß-Test (s. unten) und täglich mehrfachen Wiederholungen bis hin zum Dauer-CTG.

Die beim antepartualen CTG zu beachtenden **Kurvensymptome** entsprechen verständlicherweise weitgehend denen des subpartualen CTG. Dennoch haben sich einige *typische Gefährdungssymptome* herauskristallisiert, die am häufigsten bei einer präpartualen Gefährdung des Kindes gesehen werden (HEINRICH; SLOMKA u. PHELAN; HALBERSTADT u. SCHUHMANN). Es sind dies:

- Einschränkung der Oszillationsamplitude, inbesondere die „silente Kurve";
- Verminderung der Nulldurchgänge auf < 5/min bzw. der Gipfelpunkte auf < 2/min;
- Fehlen von Herztonakzelerationen z.Z. gleichzeitig registrierter Kindsbewegungen bzw. uteriner Kontraktionen;
- ansteigende bzw. anhaltende Tachykardie > 160 Spm., und zwar vor allem in Verbindung mit einer Einschränkung der Oszillationsamplitude;
- Auftreten variabler bzw. später Dezelerationen (insbesondere beim Streßtest).

Der

präpartuale Nonstreß-Test (NST)

gilt im Rahmen der antepartualen Kardiotachographie als Screening-Methode bei Hinweisen auf eine respiratorische Versorgungsinsuffizienz des Kindes (Abb. 27). *Er ist als „reaktiv" und damit als normal anzusehen*, wenn 2 Kindsbewegungen/10 min registriert werden, bei denen jedesmal Akzelerationen von > 15 Spm. auftreten (Abb. 27). Weitere Hinweise auf ein intrauterines Wohlbefinden des Kindes sind eine Oszillation > 10 Spm. sowie eine Basalfrequenz von 120–160 Spm. Beim reaktiven Nonstreß-Test und dem Fehlen schwerer Gefährdungssymptome wird eine Testkontrolle nach 1 Woche als ausreichend angesehen (HAMMACHER; BARRETT u. Mitarb.; BÁRTFAI u. KOVÁCS; RICHTER u. Mitarb.).

Bleibt der *Nonstreß-Test nichtreaktiv*, d.h. fehlen im CTG die Symptome der normalen Reaktionsfähigkeit des Kindes, so wird ein

Streß- bzw. Belastungstest

angeschlossen. Diesen Tests liegt die Überlegung zugrunde, daß eine induzierte materne Kreislaufbelastung bzw. uterine Kontraktion die respiratorische Versorgungseinschränkung des Fetus über eine uteroplazentare Minderdurchblutung manifest werden lassen (Abb. 28). Es sind die folgenden **Belastungsteste** empfohlen worden:

- Exercise-Test (HON) bzw. Step-Test (STEMBERA) in Form einer Kreislaufbelastung durch Treppensteigen,
- Kniebeugen-Belastungstest (SALING) durch 10–15 Kniebeugen,
- Oxytocinbelastungstest (HAMMACHER),
- Belastungstest mit Oxytocinnasenspray (HOHMANN u. Mitarb.),
- Mamillenstimulationstest.

Beim

Oxytocinbelastungstest

wird nach einer CTG-Kontrolle in Ruhelage Oxytocin per infusionem (1 IE/250 ml physiol. Kochsalzlösung) beginnend mit 0,4 mE zugeführt. Bis zum Auftreten uteriner Kontraktionen wird die Dosis alle 10 Min. um 0,4 mE gesteigert.

Der

Belastungstest mit Oxytocin-Nasenspray

verwendet den Oxytocinnasenspray (Fa. Sandoz) mit 4 IE/Spraystoß. Nach einmaliger Gabe von 8 IE treten bei etwa zwei Drittel der Patientinnen innerhalb von 10 Min. uterine Kontraktionen auf. In Einzelfällen sind bis zu 4 Spraystöße erforderlich (HOHMANN u. Mitarb.).

Beim

Mamillenstimulationstest (MST)

wird zunächst die eine Mamille mit den Fingerspitzen, die mit Öl eingerieben sind, durch die Patientin selbst gereizt. Tritt nach 5 Min. keine Wehe auf, so erfolgt das gleiche Vorgehen auf der anderen Seite. Wird auch danach keine Wehe beobachtet, so werden beide Mamillen gleichzeitig gerieben, aber nicht länger als 5 Min. In 85% wird auf diese Weise ein auswertbares und aussagekräftiges Belastungs-CTG gewonnen.

Für alle Belastungstests gilt die Regel, daß die CTG-Überwachung bis etwa 30 Min. nach dem Sistieren der induzierten Wehen fortgesetzt werden sollte.

Die **Beurteilung des Belastungs-CTG** erfolgt

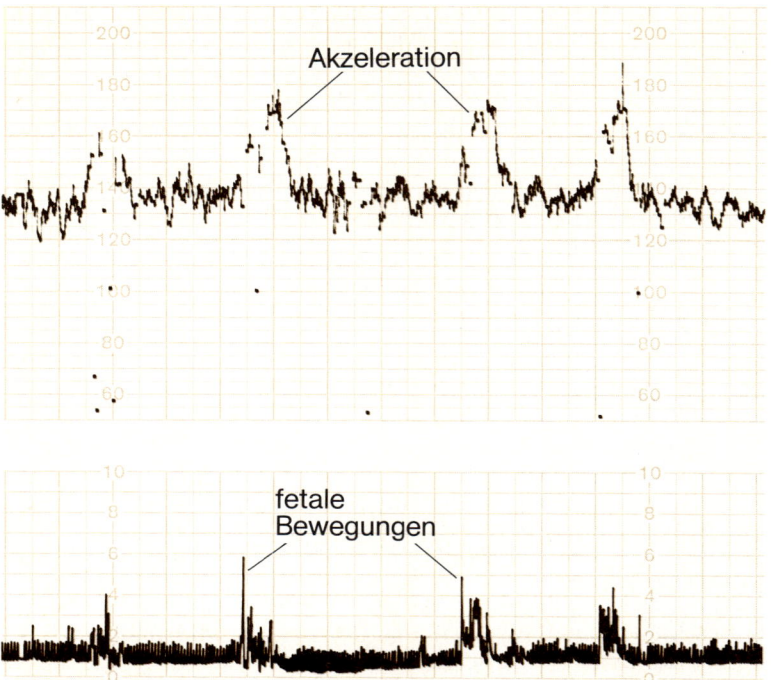

Abb. 27
Präpartualer Nonstreß-Test. Normales antepartuales Kardiotachogramm. Bei einer normalen Basalfrequenz um 140 Spm. und breiter Oszillation treten zeitgleich mit den Kindsbewegungen (untere Tokographiekurve) deutliche Herztonakzelerationen auf

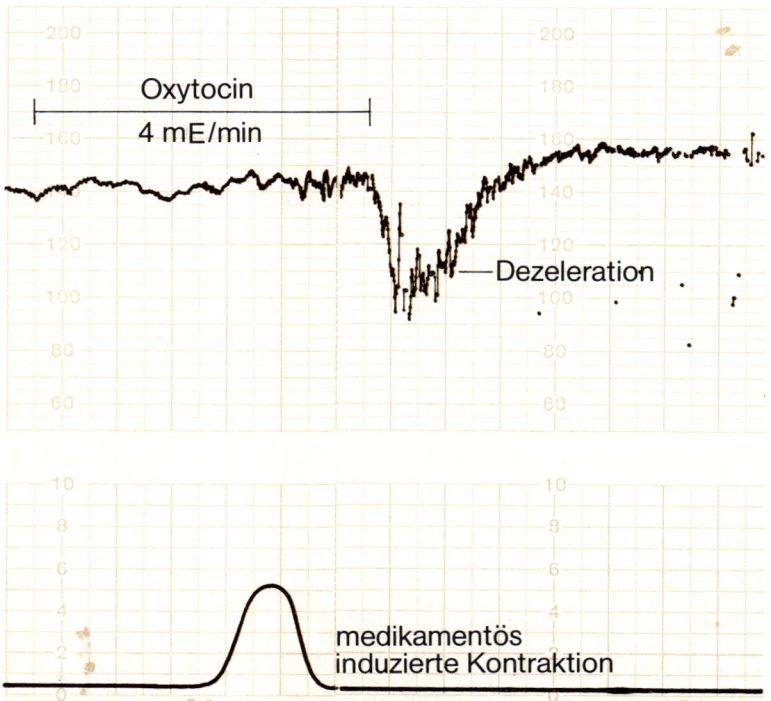

Abb. 28
Pathologischer Streßtest. Die durch Oxytocin induzierte uterine Kontraktion führt zu einer Spätdezeleration bei gleichzeitig eingeschränkter Oszillationsamplitude

durch die Zuordnung zu den folgenden 4 Gruppen:

- *Normal:* Basalfrequenz zwischen 120 und 160 Spm. (2,00–2,67 Hz), undulatorischer Oszillationstyp, sporadische Akzelerationen (Abb. 27)
- *Suspekt:* Basalfrequenz über 160 (2,67 Hz) bzw. unter 120 Spm. (2,00 Hz), vereinzelte, bei weiteren Wehen aber wieder verschwindende Spätdezelerationen, evtl. vereinzelte variable Dezelerationen mit Verdacht auf Nabelschnurkompression.
- *Pathologisch* (Abb. 28): Oszillation eingeschränkt oder silent, fehlende Akzelerationen bei Kindsbewegungen, bei mehreren bzw. der überwiegenden Zahl der Wehen Spätdezelerationen bzw. variable Dips mit prognostisch ungünstigen Zusatzkriterien = Verdacht auf eine Plazentainsuffizienz.
- *Nicht beurteilbar:* technische Mängel des CTG bzw. der Wehenstimulierung mit variablen Dezelerationen. Der Test sollte nach 12–24 Std. wiederholt werden.

Es besteht weitgehend Übereinstimmung dahingehend, daß der Belastungstest eine aussagekräftige Korrelation mit der perinatalen Morbidität und dem Apgar-Wert (MOSCARELLI u. Mitarb.; HALBERSTADT u. SCHUMANN) sowie mit der späteren neuromotorischen Entwicklung aufweist (LORENZ u. Mitarb.).

Als **diagnostische und therapeutische Konsequenzen** sind bei der präpartualen Kardiotachographie in Abhängigkeit vom Ergebnis die folgenden Maßnahmen zu empfehlen:

- Bei einem reaktiven (normalen) Nonstreß-Test ist bei Fortbestehen des Verdachtes auf eine eingeschränkte plazentare Versorgung des Kindes die Wiederholung der Untersuchung in 24–48 Std. angezeigt.
- Bei einem pathologischen Belastungstest wird in Abhängigkeit vom anzunehmenden Gefährdungsgrad eine kurzfristige Wiederholung des CTG bzw. eine kardiotachographische Dauerüberwachung vorgenommen.
- Bei geburtsbereiter Portio und zugleich reifem Kind ist die Weheninduktion angezeigt.
- Bei niedrigem Zervix-score ist je nach dem Risiko für das Kind die medikamentöse Zervixreifung bzw. die sofortige Beendigung der Gravidität durch die Schnittentbindung vorzunehmen.

Prognosestellung, Erkennung von Risikofaktoren

Eine wichtige Aufgabe der Schwangerenvorsorge ist die Prognosestellung für den Schwangerschafts- und Geburtsverlauf, damit über die Notwendigkeit prophylaktischer und therapeutischer Maßnahmen rechtzeitig entschieden werden kann. Zu diesem Zweck werden alle anamnestischen Angaben und Untersuchungsbefunde einschließlich der inzwischen erworbenen Kenntnisse über die individuellen und familiären konstitutionellen Besonderheiten zusammengefaßt und ordnend überdacht. Das Ziel ist die rechtzeitige Erkennung von Gefährdungssymptomen bei Mutter oder Kind, und zwar von gestationsspezifischen wie auch von schwangerschaftsunabhängigen Erkrankungen bzw. Komplikationen. Die aus irgendeinem Grund als gefährdet anzusehenden Graviditäten werden als sog.

Risikograviditäten

bezeichnet, um sie einer über die routinemäßige Kontrolle hinausgehenden, gefährdungsspezifischen Überwachung zuzuführen (HICKL u. Mitarb.; MUTH; DUDENHAUSEN u. SALING; GERSTNER u. GREDLER; SPIESS u. HAUSER) (Tab. 7).

Die **Definition** der Risikoschwangerschaft darf nicht zu weit gefaßt werden! Anderenfalls muß das Vorgehen dazu führen, daß eine kleine Gruppe „risikoloser Graviditäten" eliminiert wird, bei denen der Geburtshelfer glaubt, mit einem Minimum an Überwachung auszukommen. Es muß bereits jetzt zu denken geben, wenn einige Kliniken über eine geringere perinatale Sterblichkeit der Risikokinder im Vergleich zum Gesamtkollektiv berichten!

Zahlreiche Untersuchungen der letzten Jahre haben gezeigt, daß die **prognostische Bewertung der einzelnen Gravidität**, wie sie mit der Rubrizierung als „normale" oder als „Risikoschwangerschaft" erfolgt, erhebliche Unsicherheiten beinhaltet. Dies geht einmal aus den immer wieder vorgenommenen Änderungen und Ausweitungen der Risikokataloge hervor. Zum zweiten hat die Münchener Perinatalstudie beispielhaft gezeigt, daß auch bei den als risikofrei eingestuften Schwangeren (54,4%) in einem Drittel später zumindest eine Regelwidrigkeit auftrat,

Tabelle 7   Risikofaktoren in der Gravidität und während der Entbindung

Anamnestische Risikofaktoren

Extragenitale Erkrankungen
(fortbestehend oder mit Residuen, insbes. Nieren-, Herz-
und endokrine Erkrankungen)

Abusus, Sucht
(Alkohol, Rauchen, Medikamentenabusus, Sucht)

Vorausgegangene Sterilitätsbehandlung
(insbes. Anovulation oder Corpus-luteum-Insuffizienz)

Zustand nach Uterusoperation
(Sectio caesarea, Myomenukleation, Tubenimplantation,
uterine Fehlbildung)

Zustand nach 2 und mehr Aborten

Vorausgegangene Geburt eines toten bzw. geschädigten Kindes

Vorausgegangene Komplikationen bei Entbindungen
(entbindende Operationen, Blutungen, protrahierter Geburtsverlauf usw.)

Vielgebärende (> 4 Entbindungen)

Risikogravidität
(nach Befund in der jetzigen Gravidität)

Erstgebärende mit 16 Jahren und weniger

Erstgebärende > 32 Jahre

Mehrgebärende > 40 Jahre

Adipositas

EPH-Gestose

Zystopyelonephritis gravidarum

Blutungen in der Gravidität

Blutgruppen-Inkompatibilität

drohende Frühgeburt
(vorzeitige Wehen vor der 38. Woche bzw. Zervixinsuffizienz)

Hypotonie im 3. Trimenon

Anämie
(< 10 g% Hb)

Mehrlinge

pathologische Kindslage

Übertragung
(10 Tage und mehr, unklarer Geburtstermin)

Geburtsrisiken

Frühgeburt
(Wehen vor der 38. Woche)

intrauterine Mangelentwicklung

protrahierter Geburtsverlauf
(bei Erstgebärenden > 12 Std.,
bei Mehrgebärenden > 8 Std.)

Fieber unter der Geburt
(Chorioamnionitis)

Blutungen unter der Geburt

regelwidrige Kindslage

Mehrlinge

Nabelschnurkomplikationen

Symptome der intrauterinen Gefährdung des Kindes

Hydramnion, Oligohydramnie

durch die Mutter oder Kind gefährdet wurde (ELSER u. BADMANN). Nicht zuletzt haben RICH-TER u. ELSER auf die Gefahr hingewiesen, daß der Risikokatalog von den individuellen Beson-derheiten ablenkt und über eine gewisse Eigen-dynamik zusätzlich die Sectiofrequenzen anzu-heben vermag. *Dies bedeutet, daß der Begriff der „Risikogravidität" zunächst lediglich unserem diagnostischen Handeln eine gewisse Zielrich-tung geben kann, das therapeutische Handeln aber weitgehend von der Situation bei der einzel-nen Patientin bestimmt werden muß. Zugleich können wir auch in der Zukunft bei risikofreien Graviditäten auf eine sorgfältige prä- und subpar-tuale Überwachung bei gleichzeitig ständig vor-handener Therapiebereitschaft z.B. in Form der jederzeit gegebenen Operationsmöglichkeit nicht verzichten.*

Zur **Erkennung eines Risikofaktors** ist es sinn-voll zu unterscheiden (Tab. 7):

– Risikofaktoren, die sich aufgrund der Ana-mnese ergeben. Sie sind zumeist aus dem Ver-lauf vorausgegangener Graviditäten bzw. Entbindungen abzuleiten oder ergeben sich aus einer früheren extragenitalen Erkran-kung;
– Risikofaktoren, die sich aus den im Rahmen der Schwangerenvorsorge erhobenen Befun-den ergeben;
– Risikofaktoren, die erst aufgrund des Ge-burtsverlaufes erkennbar werden.

Die **Überwachung der Risikogravidität** hat sich in der Auswahl der diagnostischen Methoden verständlicherweise im Einzelfall nach der angenommenen besonderen Gefährdung der Schwangeren bzw. des Kindes zu richten; sie ist also zu individualisieren!

Für die Mutter sind es zumeist extragenitale Er-krankungen, die das Risiko bedingen und die damit auch das bevorzugte Ziel der Diagnostik sein müssen.

Eine erhöhte Gefährdung des Kindes ist bei den Risikograviditäten zumeist in Form einer anzunehmenden Einschränkung der plazentaren Versorgung gegeben. Die erforderliche Überwachung ist damit in diesen Fällen weitgehend mit der Diagnostik der *Plazentainsuffizienz* gleichzusetzen (S. 286). Probleme ergeben sich vor allem bei der Entscheidung über den Beginn und das Ausmaß der Intensivüberwachung (KNAPPSTEIN u. MELCHERT; RUCKHÄBERLE u. Mitarb.). Auch hier kann nur ein aus den Besonderheiten des Einzelfalles abgeleitetes Vorgehen zu einem guten Ergebnis führen. Die Tatsache der eingeschränkten Verläßlichkeit und damit der nur bedingten Aussagekraft einzelner diagnostischer Verfahren gilt dabei in gleicher Weise wie bei allen anderen Schwangeren mit dem Verdacht auf eine Plazentainsuffizienz.

Die meisten der in der Tab. 7 enthaltenen Risiken sind in den jeweiligen Kapiteln dieses Buches mit ihrer pathogenetischen und prognostischen Bewertung besprochen. Andere bedürfen an dieser Stelle einer Begründung.

Das erhöhte Gebäralter im Sinne der

alten Erstgebärenden

wird sinnvollerweise nach wie vor von einem Alter der Schwangeren > 32 Jahre angenommen, da von diesem Lebensalter an eine Frequenzzunahme der Regelwidrigkeiten in der Gravidität und sub partu bei Mutter und Kind erkennbar ist. Diese Definition hat somit eine statistische Grundlage (KNÖRR u. GÄRTNER; ELSER u. SELBMANN). Ein Teil der Geburtshelfer spricht allerdings erst von einem Alter von 35 Jahren an von einem erhöhten Gebäralter (SCHÜTZ u. ALTMANN). Die wichtigsten *Ursachen für das erhöhte Risiko* in Abhängigkeit vom Gebäralter sind:

1. Endokrinbedingte Endometriuminsuffizienz: Im fortgeschrittenen Gebäralter gehäuft vorkommende Ovarialinsuffizienzen schaffen ungünstige Nidationsbedingungen, die die Trophoblastbildung mit der Gefahr einer späteren *Plazentainsuffizienz* beeinträchtigen. Es bleibt zu bedenken, daß ein plazentarer Fruchttod bei dem zumeist dringenden Kinderwunsch dieser Patientinnen besonders schwer wiegt (MORRISON, ALTMANN u. KUCERA).

2. EPH-Gestose: Das bei der alten Erstgebärenden gehäufte Auftreten der EPH-Gestose ist zumeist die Folge einer Minderdurchblutung im uterinen (präplazentaren) Gefäßraum. Dies bedeutet wiederum in erster Linie eine vermehrte Gefährdung des Kindes (BLEY u. BASSE).

3. Erhöhte Fehl- und Frühgeburtenfrequenz: Die ungünstigen Gewebsverhältnisse im „alternden Endo- und Myometrium" erklären ohne weiteres ein gehäuftes Auftreten von Fehl- und Frühgeburten.

4. Beckenendlage: Bei fortgeschrittener Gravidität führt die Straffheit des Fruchthalters evtl. in Verbindung mit einer plazentogenen Oligohydramnie zu einer mit dem Gebäralter zunehmenden Frequenz von Beckenendlagengeburten.

5. Weichteildystokien: Bei der alten Erstgebärenden treten sie bevorzugt als Wehendiskoordinationen und Retraktionsstörungen im Bereich des unteren Uterinsegmentes auf. Die Folge sind protrahierte Geburtsverläufe mit den bei ihnen bekannten erhöhten Gefährdungen des Kindes.

Die **Konsequenzen** haben in einer rechtzeitig, spätestens in der 36. Schwangerschaftswoche beginnenden *Intensivüberwachung* zu bestehen. Bei den Zeichen der eingeschränkten Plazentafunktion ist die vorzeitige Beendigung der Gravidität durch die Geburtseinleitung bzw. die Schnittentbindung in Erwägung zu ziehen. Während der vaginalen Entbindung ist die kontinuierliche Überwachung des Kindes eine Conditio sine qua non. Die Empfehlung von KANE, von einem Alter von 39–40 Jahren an die primäre Schnittentbindung vorzunehmen, entspricht indessen bei den heutigen Möglichkeiten der perinatalen Überwachung einer nicht gerechtfertigten Simplifizierung des geburtshilflichen Vorgehens. Dieses muß vielmehr, abgesehen vom fetalen Zustand, unter Berücksichtigung des Portiobefundes und des Verlaufes der frühen Eröffnungsperiode individualisiert werden.

Einen Bericht über 26 authentische Fälle von Graviditäten zwischen dem 51. und 63. Lebensjahr hat WHARTON, über Schwangerschaftsabbrüche bei Frauen über 40 Jahren LAW publiziert.

Auch der Begriff der

jugendlichen Schwangeren

wird in der Literatur unterschiedlich definiert. Da die Komplikationsrate nach dem 17. Lebensjahr deutlich rückläufig ist, ist es gerechtfertigt, die Grenze am Ende des 16. Lebensjahres zu ziehen (FELDER, POKORNY u. SCHEELE).

Für die Schwangerschaft ist das bis zu 10mal häufigere Auftreten der EPH-Gestose mit hoher Eklampsiefrequenz charakteristisch. Diese ist die Folge einer Mangeldurchblutung des nicht ausgereiften Fruchthalters.

Unter der Geburt finden sich gehäuft Beckenendlagen sowie spastische Retraktionsstörungen. Auf die Gefährdung der jungen Mutter in psychologischer und sozialer Hinsicht haben BIELER und auch WENDERLEIN sowie BERIČ u. Mitarb. eindrucksvoll hingewiesen. Eine wesentliche Ursache der erhöhten Gefährdung der jugendlichen Schwangeren ist ohne Zweifel in der Tatsache zu finden, daß von ihnen die Vorsorgeuntersuchungen in geringerem Umfang in Anspruch genommen werden. Durch rechtzeitig begonnene und regelmäßig genutzte Kontrollen ist das Risiko erheblich zu mindern (ELSTER).

Auch die

Vielgebärenden,

Schwangere mit 5 und mehr vorausgegangenen Entbindungen, sind wegen der gehäuft bei ihnen zu erwartenden Komplikationen zu den Risikofällen zu rechnen. Diese können nicht allein mit dem erhöhten Gebäralter erklärt werden (MUTH; ZWAHR).

In der Schwangerschaft ist eine deutliche erhöhte Frequenz der Placenta praevia als Folge von Implantationsstörungen in dem „verbrauchten" Endometrium zu beobachten. Die Seltenheit der Vielgebärenden in der heutigen Zeit hat an vielen Kliniken zu einem Rückgang der Placenta praevia geführt. – Die erhöhte Frühgeburtenrate ist in erster Linie auf das gehäufte Auftreten der Zervixinsuffizienz zurückzuführen.

Unter der Geburt bewirkt die Schlaffheit des Fruchthalters eine Häufung von Quer- und Beckenendlagen sowie in der Nachgeburtsperiode eine Gefährdung durch höhere Blutverluste.

Nach Gonadotropin-, aber auch nach Clomifenbehandlungen zur Ovulationsinduktion ist wiederholt über erhöhte Gefährdungen der Kinder – vor allem infolge einer Plazentainsuffizienz – berichtet worden (SCHMIDT-ELMENDORFF). Aber auch Frauen mit genitalen Fehlbildungen weisen nach erfolgreicher Sterilitätsbehandlung eine erhöhte Komplikationsrate in der Gravidität und während der Entbindung auf. Es ist damit erforderlich, die

Graviditäten nach Sterilitätstherapie

als Risikograviditäten anzusehen und einer besonders intensiven Überwachung in der Schwangerschaft zuzuführen. Pathogenetisch ist es verständlich, daß bei der endokrinbedingten Sterilität eine z. Z. der Nidation bestehende *Endometriuminsuffizienz* zu Störungen der Trophoblastbildung und damit zur Plazentainsuffizienz führen kann. Dementsprechend werden gehäuft Aborte, Frühgeburten und fetale Dystrophien gesehen (PAVELKA u. Mitarb.; BASSE u. Mitarb.). Psychologisch muß der bei diesen Patientinnen besonders ausgeprägte Kinderwunsch in die diagnostischen und therapeutischen Entscheidungen einbezogen werden.

Ein erhebliches und eher wachsendes Problem stellt die Kombination von

Sucht und Schwangerschaft

dar (KÖPP u. VOGEL; KÖLBL u. MÜLLER-TYL). Dies geht schon daraus hervor, daß sich von den 20 000 heroinabhängigen Frauen in der Bundesrepublik etwa 80% im gebärfähigen Alter befinden, und daß die Kontrazeption von diesen verständlicherweise zumeist nachlässig betrieben wird. Dem widerspricht nicht, daß von nur wenigen heroinabhängigen Schwangeren der Wunsch nach einer Interruption geäußert wird, da das erwartete Kind vielleicht einfach als „Substitut für eigene, nicht erfüllte Wünsche" und als personifizierte Hoffnung auf Suchtfreiheit angesehen wird (STAUBER u. Mitarb.).

Die zu erwartenden **Schwangerschaftskomplikationen** sind u. a. die Folge der Fehl- bzw. Unterernährung, der venerischen Erkrankungen, der gehäuft vorkommenden Hepatitiden und für das Kind die intrauterine Mangelentwicklung. Die letztere ist wahrscheinlich die Folge des plazentagängigen Opiats. Gehäuft auftretende Hypoxien, die sich durch motorische Unruhen des Kindes anzeigen können, führen zu Zerebralschädigungen, aber auch zum intrauterinen Fruchttod. Dem entspricht, daß bei jeder dritten heroinsüchtigen Frau unter der Geburt mekoniumhaltiges Fruchtwasser gefunden wird.

Voraussetzung für den **Drogenentzug** ist die Schaffung eines Vertrauensverhältnisses zum Arzt (STAUBER u. Mitarb.). *Medikamentös* wird zunehmend die aktuelle tägliche Heroindosis durch analoge Dosen von Methadon (L-Pola-midon C Hoechst) (1 g Heroin durch 40 Tropfen = 8 mg L-Polamidon) ersetzt. Es muß dabei sehr vorsichtig vorgegangen werden, wo-bei evtl. zusätzliche Valiumgaben (10 mg–20 mg i. m.) starke Entzugssymptome zu un-terdrücken haben. Dies gilt insbesondere für das 1. und 3. Trimenon: Die als „Entzugssympto-me" auftretenden Fehlgeburten, vorzeitigen Wehen und auch der intrauterine Fruchttod las-sen es ratsam erscheinen, in diesen Schwanger-schaftsphasen auf den Versuch des Drogenent-zuges zu verzichten.

Die **Neugeborenen** drogenabhängiger Mütter sollten schon wegen ihrer erhöhten Gefährdung durch die Dystrophie und Hypoxie, vor allem aber wegen der zu erwartenden *Entzugserschei-nungen* unmittelbar nach ihrer Geburt dem Pä-diater übergeben werden. Sie fallen durch einen Tremor bei gleichzeitiger Hypertonie der Mus-kulatur auf, haben gesteigerte Reflexe, schreien auffallend schrill und neigen zum Erbrechen. Die *Behandlung* besteht in der Gabe von Va-lium, Barbituraten bzw. Chlorpromazin (Mega-phen), auf die sie zumeist gut reagieren. Eine Erholung tritt allerdings oft erst nach 10–20 Ta-gen ein (AMATO). – Bei **Neugeborenen kokain-süchtiger Mütter** scheint indessen weder die Ge-fahr von Fehlbildungen, noch die eines Entzugs-syndroms erhöht zu sein (MADDEN u. Mitarb.).

Pharmakotherapie in der Gravidität

Die Verordnung bzw. Anwendung von Arznei-mitteln in der Gravidität darf nur unter Berück-sichtigung der graviditätstypischen Besonder-heiten und damit nach Zustimmung durch einen ärztlichen Geburtshelfer erfolgen.

Hierbei sind zu beachten:

- die perinatale Pharmakokinetik,
- pharmakogene Gefährdungen der Schwange-ren,
- pharmakogene Gefährdungen des Kindes,
  - embryotoxische Nebenwirkungen,
  - fetotoxische Nebenwirkungen,
  - neonatal-toxische Nebenwirkungen.

Die Zulässigkeit einer geplanten Pharmakothe-rapie hat zum ersten die schwangerschaftsbe-dingten Veränderungen der **Pharmakokinetik** zu beachten (HÜTER; HELD; KUNZ u. SCHREINER). Bei der *Mutter* ist sie durch das vergrößerte Ver-teilungsvolumen bei gleichzeitiger Clearance-einschränkung charakterisiert. Im Wochenbett ist die Möglichkeit des Übertrittes des Medika-mentes in die Muttermilch zu bedenken. Beim *Fetus* ist die Pharmakokinetik durch die Lang-zeitresorption aus der Amniohöhle, den verzö-gerten Abbau, den diaplazentaren Rücktrans-port und die paraplazentare Rückdiffusion nach der fetalen Miktion aus dem Fruchtwasser gekennzeichnet. Für das *Neugeborene* sind die Enzymunreife, die eingeschränkte Nierenaus-scheidung, die begrenzte Eiweißbindungskapa-zität mit möglicher Bilirubinfreisetzung, die herabgesetzte Blut-Liquor-Schranke und der mögliche Übertritt des Medikamentes in die Muttermilch bedenkenswerte Besonderheiten (NARS).

Nach wie vor bereitet erhebliche Probleme die Abschätzung der Gefahren einer Arzneimittel-therapie in der Gravidität in Hinblick auf die

pharmakogenen Nebenwirkungen beim Embryo bzw. Fetus

(SCHNEIDER; RAMZIN; LAURITZEN). Dies ergibt sich schon daraus, daß nur für eine relativ kleine Zahl von Medikamenten sicher begründete Kontraindikationen bekannt sind (s. Anhang). Dies bedeutet indessen nicht, daß für nicht ge-nannte Pharmaka potentielle Medikamenten-schäden außer acht gelassen werden dürfen. Die bis heute unzureichenden Kenntnisse erlauben lediglich den Schluß, *daß jede in der Gravidität indizierte medikamentöse Therapie ein teratolo-gisches Experiment darstellt.* Dies gilt um so mehr, als sich Ergebnisse tierexperimenteller Prüfungen weder im positiven, noch im negati-ven Sinne ohne weiteres auf den Menschen übertragen lassen (v. KREYBIG; KNÖRR; LAU-RITZEN). Diese nach wie vor unbefriedigende Si-tuation darf jedoch weder zu einem therapeuti-schen Nihilismus, noch zu einer gefahrvollen Leichtfertigkeit führen. Als Prinzip für die Ver-meidung pharmakogener Fruchtschäden gilt neben dem Verzicht auf jede unnötige Therapie die Beachtung der Verbotsliste und die weitge-hende Beschränkung auf bekannte und bewähr-te Präparate, und zwar möglichst in Form von Reinsubstanzen (HÜTER).

Gravidität nach vorangegangener Kontrazeption

In zunehmendem Maße wird an den Geburtshelfer heute die Frage nach einer potentiellen Gefährdung vor allem des Kindes durch vorausgegangene kontrazeptive Maßnahmen gestellt.

Die in den letzten Jahren publizierten Untersuchungen über mögliche

Auswirkungen oraler Kontrazeptiva

auf eine nachfolgende Gravidität erlauben die folgenden Aussagen (DÖRING u. FRESENIUS):

- Nach Absetzen des Ovulationshemmers waren innerhalb von 3 Monaten 57,3% der Frauen wieder schwanger. Die Konzeptionsfähigkeit ist also nicht gemindert.
- In den *Graviditäten* zeigte sich eine leichte Verminderung der Gestosen sowie eine signifikant erniedrigte Anämiefrequenz infolge der größeren Eisenreserven bei selteneren Hypermenorrhöen.
- Der *Geburtsverlauf* war völlig unbeeinträchtigt. Eine erhöhte Rate von Weheninduktionen ist mit gehäuften Spätovulationen nach Ovulationshemmern zu erklären. Mehrlingsgraviditäten wurden nicht gehäuft beobachtet.
- Morbidität und Mortalität der Neugeborenen waren im Vergleich zu Graviditäten ohne vorausgegangene orale Kontrazeption gleich.

Dies zeigt, daß eine vorausgegangene Einnahme von Ovulationshemmern nachfolgende Graviditäten nicht negativ beeinflußt.

Die Anwendung

lokaler Spermatizide

beinhaltet kein erhöhtes Risiko hinsichtlich der Entstehung von Fehlbildungen (SHAPIRO u. Mitarb.; BRACKEN).

Mit größerer Skepsis haben wir indessen für spätere Graviditäten die pathogenetische Bedeutung von

Intrauterinspiralen (IUD)

zu beurteilen. Die nach Entfernung eines IUD bekanntermaßen *herabgesetzte Fertilität* ist die Folge

- des gehäuften Auftretens von aszendierten Salpingitiden (3- bis 4fache Morbidität mit einer jährlichen Erkrankungsrate von 4,4%) (ESCHENBACH u. Mitarb.; WESTSTRÖM u. Mitarb.),
- der erhöhten Rate an Extrauteringraviditäten, die nach intrauteriner Kontrazeption mit einer 6,5fach höheren Frequenz auftreten (LEHNFELDT; TIETZE; DISTLER) und
- der erhöhten Abortrate, wahrscheinlich als Folge von Endometriumschäden.

Diese Gefährdungen werden auch durch das Auswechseln des IUD nicht gemindert. *Die Kontrazeption unter Verwendung von Intrauterinspiralen sollte aus diesen Gründen weitgehend Frauen mit abgeschlossener Fortpflanzung vorbehalten bleiben (*SCHWEPPE u. WAGNER). Über das therapeutische Verfahren bei Eintritt einer *Gravidität bei liegendem IUD* wird auf S. 253 berichtet.

Beratung der Schwangeren

Die Beratung der Schwangeren verfolgt das Ziel, Fehler in dem Verhalten während der Gravidität, die zu einer Gefährdung der Mutter, aber auch zu einer Störung der intrauterinen Entwicklung des Kindes führen können, zu vermeiden bzw. zu erkennen und nachfolgend zu korrigieren.

Bei der Beratung über die

Körperpflege

ist es sinnvoll, neben der Beantwortung individueller Fragen **allgemeingültige Empfehlungen** zu geben. Es sind dies:

- *Vollbäder* dürfen bis zum errechneten Geburtstermin genommen werden.
- Die *Brust* soll durch tägliches *Waschen* bzw. Baden mit nachträglichem Abfrottieren der Warze abgehärtet und so auf das Stillen vorbereitet werden; bei drohender Frühgeburt ist unbedingt darauf zu verzichten!
- Die schwangerschaftsbedingte atonische *Obstipation* macht eine schlackenreiche Kost, oftmals aber auch die Verordnung von Laxantien (z. B. Agiolax, Fa. Madaus) erforderlich.
- Zur Vermeidung von Restharnbildungen mit

der Gefahr aszendierender Zystitiden muß die Schwangere auf *regelmäßige Blasenentleerungen* achten.

- Mit besonderer Sorgfalt hat die *Zahnpflege* zu erfolgen, da die Kariesdisposition in der Gravidität erhöht ist. Das zweimal am Tage notwendige Zähneputzen wird durch die Einnahme eines Fluorpräparates in einer Dosierung von 1 mg/Tag ergänzt (z. B. Zyma-Fluor-Tabl., Fa. Zyma-Blaes) oder auch mit dem Vitamin-Kombinationspräparat Natabec F (Fa. Park-Davis).

- Die Neigung der Schwangeren zur *Varizenbildung* macht es notwendig, ihr das Tragen von schnürenden Strumpfbändern oder eines zu festen Hüftgürtels, aber auch längeres Stehen oder Sitzen mit angewinkelten Beinen zu untersagen. Als prophylaktische Maßnahmen sind Fußwechselbäder, Fußgymnastik und bei gegebener Disposition das Tragen von Stützstrümpfen in Verbindung mit der oralen Aufnahme eines Venentonikums zu empfehlen.

Dem

Schutz während der Berufstätigkeit

in der Gravidität dient das *Mutterschutzgesetz*. Es untersagt jede berufliche Betätigung, die die Gesundheit von Mutter oder Kind gefährdet. Zugleich regelt es den Kündigungsschutz für die Schwangere (s. Anhang). Sehr häufig wird die Frage nach den Möglichkeiten der

sportlichen Betätigung

gestellt. Zu vermeiden sind alle Kraft- und Rekordleistungen sowie Sportarten, die mit einer Erschütterung des Körpers oder mit einer stärkeren Anspannung der Bauchmuskulatur einhergehen. Am besten wird dem Bedürfnis nach sportlicher Betätigung durch Schwimmen und eine nicht zu intensive Gymnastik entsprochen. Bei allen sportlichen Betätigungen ist die Einschränkung der motorischen Koordinationsfähigkeit in Verbindung mit der Herabsetzung des Muskeltonus, die die erhöhte Verletzungsgefahr erklären, zu berücksichtigen.

Mit der

Erteilung einer Reiseerlaubnis

sollte der Arzt zurückhaltend sein (LEHMANN). Zusätzlich zu den Anstrengungen der Reise bringen Milieu- und Klimawechsel Belastungen für die Schwangere mit sich. Sorge bereitet der Schwangeren oftmals auch die Vorstellung, beim Auftreten von Regelwidrigkeiten – vor allem im Ausland – einen fremden Arzt bzw. ein ihr unbekanntes Krankenhaus aufsuchen zu müssen. Bei unaufschiebbaren Reisen muß die Schwangere für regelmäßige Blasen- und Darmentleerungen Sorge tragen und den notwendigen Infektionsschutz beachten (s. unten). Als *Transportmittel* sind Flugzeug und Eisenbahn dem Auto vorzuziehen (sog. streßfreie Verkehrsmittel). Relativ risikoarm sind Reisen im mittleren Trimenon. Aber auch in dieser Phase der Gravidität sollten tropische Länder mit großer Hitze und zudem mit der Gefahr von Magen-Darm-Infekten und evtl. dem Zwang zu Impfungen mit Lebendviren (s. unten) gemieden werden (HUCH).

Unterschiedliche Meinungen bestehen hinsichtlich der Gefährdung der Schwangeren und ihres Kindes durch den

Aufenthalt in größeren Höhen.

Untersuchungen der letzten Jahre zeigen, daß *Flugreisen* auch in großen Höhen über weite Distanzen unter den gegebenen Bedingungen des Druckausgleiches in der Kabine ungefährlich sind. Aber auch ein *Höhenaufstieg z. B. mittels einer Seilbahn* mit anschließender *Bergwanderung* kann gesunden Schwangeren bis zu einer Höhe von 2500 m erlaubt werden. Eine Ausnahme machen hier Patientinnen mit eingeschränkter uteroplazentarer Perfusion z. B. bei einer H-Gestose, einem Nikotinabusus oder einer auch nur aufgrund der sonographischen Fetometrie erkannten fetalen Mangelentwicklung (BAUMANN u. Mitarb.). Schließlich ist Vorsicht geboten für *schwangere Stewardessen*, die zugleich eine oftmals beträchtliche körperliche Arbeit zu vollbringen haben (BAUMANN u. HUCH).

Ein wichtiger Teil der Schwangerenvorsorge ist die Beratung über die

Vermeidung von Infektionen.

Dies sollte so früh wie möglich erfolgen, da insbesondere Virusinfektionen in den ersten Wochen Fruchtschäden in Form der *Embryopathien*, spätere Infektionen zur intrauterinen Ansteckung des Kindes mit nachfolgender *infektiöser Fetopathie* führen können. Zudem ist die Gefährdung der Schwangeren infolge der Doppelbelastung durch die Gravidität und die Infektion zu beachten. Dem *Infektionsschutz* dienen das Meiden von Menschenansammlungen insbesondere in Grippezeiten, die Unterlassung von Krankenbesuchen, die Aufgabe einer Berufstätigkeit auf Infektionsstationen, aber auch eine sorgfältige Körperpflege. Schließlich ist bekannt, daß

Impfungen,

und zwar vor allem aktive Schutzimpfungen, eine potentielle Gefahr für Mutter und Kind darstellen. Die *Belastung der Schwangeren* ist vor allem bei gedrängten Impfprogrammen vor Reisen in tropische Länder erheblich (GÜNTHER). Zugleich ist zu beachten, daß die *Antikörperbildung* durch die veränderte Immunitätslage vermindert ist und verlangsamt eintritt. Andererseits begünstigt die höhere Stoffwechselaktivität die Vermehrung aufgenommener Erreger (NIESEN u. SCHEIER). Bei der Verwendung tierischer Seren und bei wiederholten aktiven Impfungen ist mit *Überempfindlichkeitsreaktionen* zu rechnen. Nicht zuletzt ist nach aktiven Schutzimpfungen die *Einschleppung vom Impfkeimen in die geburtshilfliche Abteilung* eine unerwünschte Impffolge.

Es bleibt die Aufgabe des Arztes, in jedem Einzelfall Gefahren und Nutzen einer Impfung in der Gravidität gegeneinander abzuwägen (HEISS; FALK; LEHMANN). Dabei ist zu hoffen, daß in der Zukunft in noch stärkerem Maße als bisher junge Frauen vor einer Gravidität durch rechtzeitige Imfungen auf die Lebensphase vorbereitet werden, in der sie und ihr Kind eines immunologischen Schutzes bedürfen (SIEGERT; NIESEN u. SCHEIER).

Eine allgemeingültige **Empfehlung** kann bei der Verschiedenheit der zur Anwendung kommenden Vakzine für die Gravidität nicht gegeben werden. Aus diesem Grunde müssen die wichtigsten Impfungen nachfolgend einzeln besprochen werden:

Pockenschutzimpfung: Da es sich um eine aktive Immunisierung mit Lebendvakzine handelt, und da es bei der Erstimpfung regelmäßig zur Virämie kommt, ist sie in der Gravidität streng kontraindiziert. Sie kann über die Vaccina fetalis zum Fruchttod führen! Da aber auch das Impfvirus z. B. von einem frisch geimpften Kind auf eine nichtimmune Schwangere übertragen werden kann, müssen Pockenschutzimpfungen bei engen Kontaktpersonen vermieden werden. – Da nur noch wenige Länder heute eine Pockenschutzimpfung verlangen (z. B. Tschad, Kambodscha) und diese durch ein *Impfbefreiungszertifikat* umgangen werden kann, stellt sich auch die Frage nach einer **Revakzination**

heute nur selten. Bei ihr wird trotz der in 10% zu erwartenden Virämie eine Gefährdung des Kindes bestritten. Bei gegebener Notwendigkeit sollte sie nur im 2. und 3. Trimenon und dann nur in Verbindung mit der Gabe von Vakzina-Immunglobulin erfolgen.

Poliomyelitisschluckimpfung: Gegen die Teilnahme von Schwangeren (und auch deren Kindern!) an Poliomyelitisschluckimpfungen bestehen keine Bedenken. Bei der Erstimpfung mit akuter Infektionsgefahr kann die Impfung evtl. mit Gammaglobulin (0,3 ml/kg) kombiniert werden. Lediglich in den letzten 4 Wochen vor der Entbindung sollte besser auf die Impfung verzichtet werden, um ein Einschleppen von Impfviren in die geburtshilfliche Abteilung zu vermeiden.

Rötelnimpfung: Wegen der Gefahr der Impfembryopathie ist die aktive Rötelnschutzimpfung kontraindiziert. Da andererseits retrospektive Kontrollen von Kindern nach einer versehentlich vorgenommenen Rötelnimpfung keine Schäden gezeigt haben, stellt ein solches Ereignis nicht zwangsläufig eine Indikation zur Interruptio dar. Seronegative Schwangere sollten im Wochenbett geimpft werden. Nach jeder Impfung ist für 3 Monate für eine sichere Kontrazeption Sorge zu tragen. Die Impfung stellt kein Stillhindernis dar.

Mumps- und Masernimpfung: Diese aktive Schutzimpfung ist bei Erwachsenen selten erforderlich. In der Gravidität gilt sie als kontraindiziert. Bei akuter Infektionsgefahr ist eine passive Immunisierung angezeigt.

Gelbfieberimpfung: Die Notwendigkeit dieser Impfung ergibt sich etwa 10 Tage vor einer Reise nach Zentralafrika sowie in bestimmte Gebiete Süd- und Mittelamerikas. Die Indikation ist streng zu stellen, das Ende der Embryogenese ist abzuwarten.

Tetanusimpfung: Diese aktive Schutzimpfung mit inaktivierten Impfstoffen kann in der Gravidität unbedenklich vorgenommen werden. Sie wird gut vertragen. Zudem ist eine Immunität zum Schutz für Mutter und Kind (Tetanus neonatorum) erwünscht, so daß in der Schwangerenvorsorge sogar zu dieser Impfung geraten werden sollte. Die erste Toxoidgabe ist vor dem 5. Schwangerschaftsmonat angezeigt, die zweite nach weiteren 3 Monaten. Bei akuter Infektionsgefahr ist die gleichzeitige passive Immunisierung mit Hyperimmunglobulin indiziert.

Diphtherieschutzimpfung: Bei der zu beobachtenden Zunahme der Diphtherieerkrankungen ist daran zu denken, daß eine i. m. Gabe von 7,5 IE Diphtherietoxoid bei Verdünnung der Kinderdosis mit physiologischer Kochsalzlösung auf das 10fache bedenkenlos ausgeführt werden kann.

Influenzaimpfung: Bei einer drohenden Grippeepidemie bestehen nach heutiger Ansicht keine Bedenken gegenüber der Beteiligung Schwangerer an dieser aktiven Schutzimpfung. Lediglich bei Schwangeren mit der Blutgruppe 0 sollte der Arzt wegen der im Impfstoff enthaltenen A-Antigene zurückhaltend sein.

Typhus-Paratyphus-Impfung: Die orale Impfung mit inaktivierter Vakzine ist in der Schwangerschaft gut verträglich. Sie bietet indessen keinen sicheren Schutz. Die parenterale Impfung mit dem TAB-Impfstoff ist kontraindiziert.

Tollwutimpfung: Bei gegebener Indikation wie z. B. nach dem Biß durch ein tollwutverdächtiges Tier muß die Impfung auch in der Gravidität ausgeführt werden. Die Verträglichkeit ist mit dem modernen, auf humanen Zellen gezüchteten Impfstoff besser als bisher.

Die **passive Immunisierung** stellt bis heute bei dem Verdacht auf eine Virusinfektion in der Gravidität die einzige prophylaktische bzw. therapeutische Möglichkeit dar. Dies gilt ganz besonders für die ersten 3–4 Schwangerschaftsmonate mit dem Ziel der Vermeidung einer Virusembryopathie. Für den Erfolg sind Zeitpunkt der Verabreichung (spätestens 1 Woche nach dem Inkubationstag) und Dosierung wesentlich. Unterdosierungen müssen durch Beachtung der Vorschriften für den jeweiligen Antikörper vermieden werden.

Eine passive Immunisierung in der Gravidität kommt in Frage:

- Bei der *Hepatitis-A-Infektion* unter Verwendung eines 16%igen (160 g/l) Standard-Immunglobulins. Die Dosierung beträgt 0,1–0,2 ml/kg KG.
- Bei *Mumpsinfektion* prophylaktisch mit dem spezifischen Immunglobulin in einer Dosierung von 0,1 ml/kg KG. Bei manifester Erkrankung ist eine intrauterine Infektion nicht mit ausreichender Sicherheit beeinflußbar.
- Bei einer *Rötelnexposition* so früh als möglich 0,3 ml/kg KG, mindestens jedoch 15 ml des spezifischen Röteln-Immunglobulin (Titer 1 : 6000).
- Bei der *Tollwutinfektion* vor Beginn der Impfung, die dadurch nicht überflüssig wird, mit 20 bis 40 IE/kg KG des humanen Rabies-Immunglobulin.
- Bei einer *Varizellen-Zoster-Infektion* mit dem spezifischen Immunglobulin in einer Dosierung von 0,1 ml/kg KG. Die Gabe von Varizellen-Zoster-Immunglobulin sollte aber auch bereits bei einem *Varizellenkontakt der Schwangeren*, und zwar in jeder Phase der Gravidität erfolgen. Dies gilt nicht nur für die ersten 12 Wochen zur Vermeidung der mit 2–7% zu erwartenden Organmißbildungen. Besondere Bedeutung erlangt die Immunglobulingabe gegen Ende der Gravidität, da die Gefährdung des Kindes bei einer maternen Infektion kurz vor der Entbindung mit fast 30% Letalität außerordentlich hoch ist. Aus dem gleichen Grunde muß eine Erkrankung der Mutter in den letzten 96 Std. vor der Entbindung zur Immunglobulingabe an das Neugeborene führen (STICKL).

Die Beratung über die

Ernährung während der Schwangerschaft

hat davon auszugehen, daß der Schwangeren die Bedeutung einer „richtigen Ernährung" für den Verlauf der Gravidität und für die Entwicklung des Kindes zumeist nur unzureichend bekannt ist. Dennoch sollte die Beratung im Einzelfall von den Eßgewohnheiten ausgehen, um diese bei gegebener Notwendigkeit zu korrigieren, da die Gravidität eine „diätetische Beratung" nur bei einigen wenigen Erkrankungen der werdenden Mutter erforderlich macht. Als Kriterium einer optimalen Ernährung müssen bis heute die Gesundheit und die Leistungsfähigkeit der Schwangeren und die ungestörte Entwicklung des Kindes Anerkennung finden (GLATZEL; STOLL u. Mitarb.). **Allgemeingültige Empfehlungen** basieren darauf,

- daß in der *Frühgravidität* infolge des Appetitmangels und des morgendlichen Erbrechens eher eine Neigung zur verminderten Nahrungsaufnahme besteht. Eine ausreichende Ernährung wird bei diesen Patientinnen durch den Rat sichergestellt, im Bett zu frühstücken bzw. sich nach den Mahlzeiten hinzulegen und die Wahl der Speisen vom Appetit bestimmen zu lassen. Die Verordnung eines

Vitamin-Kombinationspräparates deckt den Vitaminbedarf;
- daß im 2. und 3. Trimenon durch ein vermehrtes Hungergefühl die Gefahr der überkalorischen Ernährung gegeben ist. Zugleich ist jetzt auf die erforderliche Zufuhr der Grundnahrungsmittel zu achten.

Der **Energiebedarf** wird durch die notwendige Kalorienzufuhr von 2300–2800 kcal/Tag (9630–11 713 kJ/Tag) bzw. von 40–50 kcal/kg (167–209 kJ/kg) KG sichergestellt. Im Einzelfall muß jedoch variiert werden, wobei als Maßstab für die individuelle Angemessenheit der Energiezufuhr die Kontrolle des Körpergewichtes gilt. Auf die Gefährdung der Schwangeren durch **Übergewicht** vor allem im Hinblick auf die Gestose ist wiederholt hingewiesen worden (STEGMANN u. Mitarb., KYANK). Zugleich wissen wir, daß eine zu stark gedrosselte Nahrungszufuhr bei adipösen Frauen die Gestosegefahr deutlich erhöht, so daß *Abmagerungskuren in der Gravidität* kontraindiziert sind (TOMPKINS u. WIEHL).

Eine ausreichende **Eiweißzufuhr** hat in der Gravidität die größte Bedeutung. Die empfohlene Menge von 80–100 g/Tag sollte zu einem Drittel pflanzlicher und zu zwei Drittel tierischer Herkunft, unter Bevorzugung mageren Fleisches, sein.

Kohlenhydrate decken zu 50–60% den Kalorienbedarf, so daß die wünschenswerte Zufuhr zwischen 320 und 380 g liegt. Der Verzehr von Vollkornbrot hilft zugleich, die Obstipation zu überwinden.

Der **Fettbedarf** beträgt etwa 60–80 g/Tag. Ein zu hoher Verbrauch ist einer der häufigsten Ernährungsfehler mit der Gefahr der Übergewichtigkeit. Da bei der bei uns üblichen Kost das „verborgene Fett" etwa 50% ausmacht, bleiben als Koch-, Brat- und Streichfett nur etwa 40 g/Tag übrig (HAUSCHILDT).

Die **Kochsalzzufuhr** ist in den europäischen Kostformen sehr unterschiedlich, ohne daß dies für die gesunde Schwangere von Bedeutung ist. Die tägliche Zufuhr beträgt 10–15 g (0,17–0,26 mol), wobei ein Überschuß bei ausreichender Flüssigkeitszufuhr ohne weiteres ausgeschieden wird. Bei der gestosegefährdeten Schwangeren ist die Einschränkung der Kochsalzzufuhr eine heute umstrittene prophylaktische Maßnahme (LIPPERT).

Der **Kalkbedarf** beträgt 1,5 g/Tag, da der fetale Organismus 40–50 g zum Aufbau benötigt. Die Zufuhr erfolgt am besten durch Molkereiprodukte, da die Resorption in organisch gebundener Form am leichtesten erfolgt.

Eine zusätzliche **Eisenmedikation** wird heute als notwendig angesehen. Dabei wird eine Steigerung auf etwa 15 mg/Tag (0,27 mmol/d) als ausreichend angesehen.

Eine ausreichende **Jodzufuhr** wird in Gegenden mit endemischem Kropf am einfachsten durch die Verwendung von jodiertem Vollsalz im Haushalt erreicht (G. MARTIUS, HABERMANN u. Mitarb.). Der *Prophylaxe der Jodmangelstruma* wird heute wieder mehr Beachtung geschenkt, da epidemiologische Untersuchungen erkennen lassen, daß in der Bundesrepublik, und zwar nicht nur in den meerfernen südlichen Landesteilen, ein Jodmangel 1. Grades besteht und damit zu den endemischen Strumagebieten zu rechnen ist (PICKARDT).

Die Beratung hinsichtlich der **Flüssigkeitszufuhr** hat in der 2. Schwangerschaftshälfte das erhöhte Durstgefühl zu berücksichtigen. Ein erhöhter Konsum kalorienreicher Getränke (Milch, Coca-Cola, Fruchtsäfte) beinhaltet vor allem die Gefahr der Übergewichtigkeit. Eine Begrenzung der Flüssigkeitszufuhr auf 1000 ml/Tag ist ansonsten lediglich bei bestehenden Ödemen angezeigt.

Einen **Kostplan** für die zweite Schwangerschaftshälfte unter Berücksichtigung der vorstehenden Empfehlungen gibt die Tab. 8 wieder. Er kann als Anleitung der Frau mitgegeben werden.

Der

Konsum von Genußmitteln

ist vor allem in Abhängigkeit von den Konsumgewohnheiten mit sehr unterschiedlichen fetalen und neonatalen Gefährdungen verbunden (MAU).

Das **embryofetale Alkoholsyndrom** als Folge eines chronischen Alkoholismus ist seit der Veröffentlichung von LEMOINE u. Mitarb. bekannt. Es besteht in einem variablen Fehlbildungs-Retardierungs-Komplex mit Wachstumsretardierung, Mikrozephalie, Epikanthus, Ptosis bei antimongoloider Augenstellung und verkürztem Nasenrücken sowie kleinem Mund bei Hypoplasie der Mandibel und hohem Gaumen. Die

Tabelle 8   Kostplan für die zweite Schwangerschaftshälfte (angenommene Empfehlungsbasis: 25jährige Schwangere, 55 kg, 157 cm, mittlere Aktivität. Zusammengestellt unter Verwendung der „Recommended Dietary Allowances" des Food and Nutrition Board USA [1953], der „Empfehlungen des Ausschusses für Nahrungsbedarf der Dtsch. Ges. f. Ernährung" [1956] und der „Wissenschaftlichen Tabellen Geigy" [1953])

			kcal	kJ
Frühstück:	100 g	Weißbrot	260	1 089
	20 g	Butter	140	586
	30 g	Konfitüre	100	419
	50 g	Ei	90	377
	250 g	Milch	170	712
Mittagessen:	200 g	Kartoffeln	170	712
	200 g	Blumenkohl	60	251
	100 g	Rindfleisch	340	1 424
Abendessen:	200 g	Brot	520	2 177
	30 g	Butter	210	879
	50 g	Wurst	130	544
	500 g	Milch	345	1 444
	50 g	Käse	200	837
			2735	11 451

kraniofasziale Dysmorphie führt zu dem typischen Gesichtsausdruck des Kindes. Nichtobligate Auffälligkeiten sind kardiovaskuläre Defekte, Extremitätenanomalien wie z. B. die Klinodaktilie des 5. Fingers und Auffälligkeiten der Handfurchen sowie genitoanale Fehlbildungen (SCHEPPE; LÖSER). Bei oligosymptomatischen Manifestationen weisen Untergewichtigkeit, Minderwuchs sowie spätere statomotori-

sche und geistige Retardierungen auf die Ursache hin (MAJEWSKI u. Mitarb.; BIERICH u. Mitarb.; FEIGE). – Das Erkrankungsrisiko beträgt bei eindeutiger Dosisabhängigkeit beim starken Alkoholabusus 30–50%; pathogenetisch ist die für Alkoholikerinnen zugleich typische Mangelbzw. Fehlernährung in die Überlegungen einzubeziehen (HINKERS; MAU; BIERICH; KAKUT).

Auch beim **Koffeingenuß** sind die möglichen fetalen Schädigungen dosisabhängig; sie werden damit nicht zuletzt von der Wahl des koffeinhaltigen Getränkes bestimmt: Während ein mäßiger alleiniger Genuß von Tee und Cola unbedenklich ist, sollte beim Kaffee eine Menge von 2–3 Tassen/Tag nicht überschritten werden. Bei gleichzeitigem Konsum verschiedener koffeinhaltiger Getränke und von Schokolade ist ein Kumulationseffekt möglich, wobei ein exzessiver Koffeingenuß zur intrauterinen Mangelentwicklung führt (SCHNEIDER u. SCHLATTER).

Das **Rauchen** bedeutet in jedem Fall, und zwar auch in Form des Passivrauchens, eine erhebliche Gefahr für das Kind. Für den Geburtshelfer sind vordergründig die Gefäßschäden im präplazentaren und plazentaren Stromgebiet mit Wachstumsretardierungen, aber auch Frühgeburten von Interesse (FRAZIER; BERNHARD; UNDERWOOD u. Mitarb.; AU; HAJERI u. Mitarb.; SCHMIDT; ENDLER u. Mitarb.). In letzter Zeit ist vor allem auch auf die *Gefahr des passiven Rauchens* für Schwangere hingewiesen worden. Das Risiko, ein Kind mit einem Geburtsgewicht von < 2500 g zur Welt zu bringen, ist bei ihnen im Vergleich zu Nichtraucherinnen um das Dreieinhalbfache erhöht (RUBIN u. Mitarb.; MARTIN).

Geburtsvorbereitung; sog. Psychoprophylaxe

Die Schwangerschaft bedeutet in mancherlei Hinsicht eine „Reifungsphase im Leben der Frau", die im Sinne einer emotionalen Krise mit einer Reihe von **Ängsten** verbunden ist. Es gehört mit zu den Aufgaben des Geburtshelfers, der Patientin bei der Bewältigung der Probleme dieses Lebensabschnittes zu helfen und so zur

Beseitigung der Angst

beizutragen, letzteres insbesondere in Hinblick auf die Entbindung (RINLER u. PAVELKA). Bei der im Einzelfall sehr unterschiedlich ausgeprägten und unterschiedlich geäußerten (!)

Geburtsangst handelt es sich vordergründig um eine **Erwartungsangst**. Bei ihr lassen sich die folgenden Zielrichtungen eruieren:

– Angst vor der Entbindung bzw. der Geburtsarbeit und eigener, unzureichender „Leistungsfähigkeit" (Versagen bei der Entbindung).
– Angst vor Komplikationen, insbesondere vor eigenen Verletzungen während der Entbindung.
– Angst vor dem Alleingelassenwerden und Ausgeliefertsein an Arzt bzw. Hebamme.

– Angst vor der Geburt eines kranken Kindes.
– Angst vor Verletzung bzw. Schädigung des Kindes.

Es ist wichtig zu beachten, daß sich diese Zielrichtungen der Geburtsangst im Verlauf der Gravidität ändert. Während bis in das 2. Trimenon hinein die Sorge um das Kind im Vordergrund steht, wird die Angst im 3. Trimenon mehr und mehr durch eigene „egoistische Probleme" bestimmt.

Die Notwendigkeit des Abbaues oder zumindest der Verminderung der Angst ergibt sich aus der Tatsache, daß die Angst in vielfältiger Weise den Geburtsablauf ungünstig beeinflußt. Die **Negativwirkung der Angst** ist zu erklären (vgl. Abb. 38, S. 356) durch:

– verstärkte zentrale Schmerzperzeption durch eine anxiogene Hypersensibilität.
– gefäßspastische Gewebshypoxien mit vermehrter Schmerzentstehung,
– Spastizität im Bereich der Zervix, der Vagina und des Beckenbodens mit Hyperalgesie und verlängerter Schmerzdauer (protrahierter Geburtsverlauf),
– Ingangsetzen des Skelettmuskelabwehrapparates mit Abwehrlordose, Adduktorenspasmus und Anspannung des Beckenbodens.

Die **Beseitigung bzw. Verminderung der Angst** ist damit eine wichtige Aufgabe der Schwangerenvorsorge. Die Basis bildet die Schaffung eines Vertrauensverhältnisses zwischen der Schwangeren und der geburtshilflichen Klinik bzw. dem Geburtshelfer. In den hierzu erforderlichen *Gesprächen* müssen wir uns darum bemühen, die Patientin über die biologischen, geburtshilflichen und pflegerischen Vorgänge während der Schwangerschaft und insbesondere während der Entbindung zu unterrichten (MARTIUS u. LOOCK). Zusätzlich versuchen wir, die Vorstellungen oder gar Wünsche der Schwangeren hinsichtlich der Betreuung in der Schwangerschaft und während der Entbindung zu erfahren. Es besteht kein Zweifel daran, daß die „unterrichtete Schwangere" mit größerem Vertrauen und damit auch mit größerer Zuversicht der Entbindung entgegensieht und damit auch – wie zahlreiche Untersuchungen deutlich gemacht haben – eine leichtere, komplikationsärmere Entbindung zu erwarten hat! *Dem durch beiderseitiges Bemühen hergestellten Vertrauensverhältnis kommt damit für Mutter und Kind eine bedeutende protektive Wirkung zu.*

Es ist aber auch bekannt, daß die „unterrichtete Schwangere" heute nicht mehr ohne weiteres bereit ist, eine bestimmte Methodik einer Klinik im Kreißsaal oder auf der Wochenstation zu akzeptieren oder gar sich ihr „unterzuordnen". So sind auch die Ansprüche und Erwartungen an die *Geburtserleichterung* weit differenzierter als noch vor wenigen Jahren. Sie sind zumeist mit den folgenden Begriffen verbunden:

– schmerzlose Geburt (unter Ausnutzung aller der heutigen Geburtshilfe zur Verfügung stehenden analgetischen Methoden),
– Ablehnung einzelner schmerzlindernder Methoden (z. B. der Periduralanästhesie oder auch der Vollnarkose in der Austreibungsperiode),
– natürliche Geburt im Sinne von READ bzw. LAMAZE,
– sanfte Geburt nach LEBOYER.

Nicht selten müssen im Rahmen der vorgeburtlichen Beratung auch falsche Vorstellungen von Inhalt und Zweck der einzelnen geburtserleichternden Methoden korrigiert, aber auch umgekehrt die Erwartungen eruiert werden, die die Schwangere mit der einen oder anderen Methode verbindet. Dies gilt ganz besonders für die

„sanfte Geburt"

nach LEBOYER. Ihr Ziel ist vor allem die perinatale Schonung des Kindes durch ein Minimum an geburtshilflichen Maßnahmen sowie durch eine weitgehende Reduzierung optischer und akustischer Reize nach der Geburt. Eine materne Schmerzlinderung darf von ihr nicht erwartet werden (NEUMARK). Es ist indessen zu beachten, daß ein Teil der Schwangeren mit dem Begriff der „sanften Geburt" den Wunsch nach weitgehender Ausschaltung der Geburtsschmerzen, also nach einer „sanften Entbindung" (!) verbindet. Notwendige Korrekturen der Vorstellungen und Erwartungen müssen mit aller Vorsicht erfolgen, um der Schwangeren nicht das Gefühl der Voreingenommenheit zu geben gegenüber einer bestimmten Methode, die ihr bisher eine „Erwartungshilfe" war. Auch ist zu berücksichtigen, daß der Wunsch der einzelnen Schwangeren nach Unterrichtung sehr unterschiedlich ausgeprägt ist.

Die individuell außerordentlich variationsreichen Erwartungen der Schwangeren an die Geburtsleitung und insbesondere an die Geburtserleichterung macht es unserer Meinung nach notwendig, daß jeder Geburtshelfer in seiner Klinik dafür Sorge trägt, daß *alle* wissenschaftlich begründeten geburtserleichternden Methoden zur Verfügung stehen: Nur so wird er jeder Patientin die Zuversicht und Zusicherung geben können, daß bei gegebener Indikation auf sie zurückgegriffen werden kann.

Die gleichen Überlegungen sollten für die **Anwesenheit des Ehemannes** bei der Geburt des Kindes gelten. Wir praktizieren sie seit über 10 Jahren mit uneingeschränkt positiven Erfahrungen. So sind wir auch der Meinung, daß die geburtshilfliche Klinik dem Ehepaar die Möglichkeit zum gemeinsamen Geburtserlebnis schaffen sollte (NOACK u. ATAI, SCHNEIDER), da auch dieses in der Lage ist, der Schwangeren zumindest einen Teil der Erwartungsangst zu nehmen.

Auf die psychologische Bedeutung des frühzeitigen und in den Wochenbettstagen in der Klinik nicht zu sehr begrenzten, engen **Kontaktes zwischen Mutter und Kind** haben uns die Pädiater immer wieder hingewiesen. Die Zusicherung, daß dieser durch das sofortige In-den-Arm-Geben und Anlegen des Kindes im Kreißsaal und durch das auf der Wochenstation je nach Wunsch der Mutter praktizierte *Rooming-in-System* gewährleistet ist, trägt wiederum zur Beruhigung vieler Frauen bei. Während das *geschlossene Rooming-in-System* im allgemeinen an besondere bauliche Maßnahmen gebunden und mit einem erhöhten Personalbedarf nicht ohne weiteres überall realisierbar ist, läßt sich das *halboffene System*, bei dem die Kinder tagsüber z. B. während der Besuchszeit und auch nachts unter ständiger Überwachung im Kinderzimmer gehalten, dort aber von der Mutter jederzeit abgeholt werden können, zumeist ohne große Schwierigkeiten in so gut wie allen Kliniken schaffen (KIRCHNER u. Mitarb.). Wir rechnen diese Hinweise in gleicher Weise zur Psychoprophylaxe im Verlauf der Schwangerenvorsorge.

Ein wesentlicher Teil der somatischen Geburtsvorbereitung sind die

Entspannungsübungen,

die von READ in die Geburtshilfe eingeführt wurden (Abb. 29 a). Mit ihnen wird über eine periphere muskuläre Lockerung eine Entspannung der glatten Muskulatur erreicht. Es ist wichtig, daß damit ein richtiges Verhalten während der Eröffnungsperiode eingeübt wird. In Seiten- oder Rückenlage werden sowohl aktive,

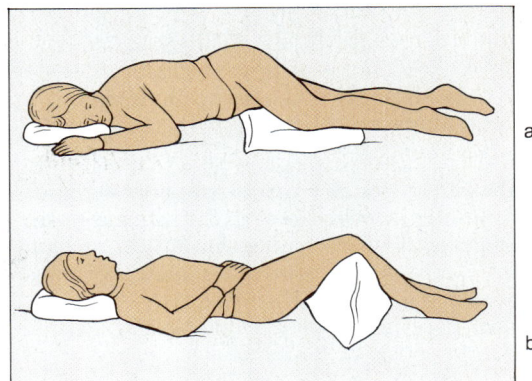

Abb. 29 a Entspannungsübungen in Seitenlage. Bei rechter Seitenlage ist der linke (obere) Arm leicht angewinkelt, die Hand liegt in Höhe des Gesichtes. Das linke Bein ist in der Hüfte gebeugt, das Knie wird durch ein Kissen gestützt. Der rechte (untere) Arm ist nach hinten durchgestreckt und liegt wie das rechte Bein ausgestreckt locker auf der Unterlage

Abb. 29 b Bauchatmung in Rückenlage. Die Knie sind durch eine Rolle gestützt, die Hände liegen locker auf dem Unterbauch. Die Vorwölbung des Unterbauches während der Einatmung kann so von der Patientin überprüft werden

als auch passive Entspannungsübungen ausgeführt (Abb. 29 a).

Die

vorgeburtlichen Atemübungen

haben zum einen die Vermeidung von respiratorischen Alkalosen infolge von Hyperventilationen und von respiratorischen Azidosen infolge von Hypoventilationen zum Ziel. Zudem führt die *Zwerchfell*- bzw. *Bauchatmung* (Abb. 29 b) zur muskulären Entspannung und zur Schmerzminderung. In der späten Eröffnungsperiode soll die Kreißende zunehmend die *Brustatmung* und in Verbindung mit der Bauchatmung die *Vollatmung* in Anspruch nehmen. Durch die *Hechelatmung*, die ebenfalls vorgeburtlich geübt wird, vermag die Kreißende schließlich eine Ablenkung von den Geburtsschmerzen und die Überwindung des Preßdranges zu erlernen.

Die Erhaltung der Leistungsfähigkeit in der Gravidität kann durch regelmäßig ausgeführte

gynmnastische Übungen

unterstützt werden. Sie führen u. a. zur Vermeidung von Fehlhaltungen als Folge der Vorderlastigkeit, geben der Patientin das Gefühl für die zumutbare körperliche Belastbarkeit und zeigen ihr schließlich das richtige Verhalten während der Eröffnungs- und Austreibungsperiode in Verbindung mit den besprochenen Entspannungsübungen.

Die **Effektivität der Geburtsvorbereitung** ist anhand der Geburtsdauer, der Operationsfrequenz, der Gestosehäufigkeit und der perinatalen Sterblichkeit mehrfach statistisch nachgewiesen (HOLTORFF; HERRMANN; NICOLAI, HÜTER), aber auch experimentell bewiesen worden (G. MARTIUS u. Mitarb.). Die Frequenz der Kreißenden, die keine medikamentöse Analgesie sub partu benötigen, kann durch ein gutes vorgeburtliches Training von 8% auf 15–25% gesteigert werden (NEUMARK). Die Geburtsvorbereitung ist damit zu einem wesentlichen Aufgabengebiet der Schwangerenvorsorge geworden. Jede Schwangere ist auf die Notwendigkeit der Teilnahme an einem Vorbereitungskurs hinzuweisen. Arzt und Hebamme haben die Aufgabe, die organisatorischen Voraussetzungen hierfür zu schaffen.

Ein 5stündiges Übungsprogramm haben G. MARTIUS und R. GSCHWENDTNER in der Monographie „Die Vorbereitung auf die Geburt" zusammengestellt. Das Heft kann der Schwangeren als Anleitung für die erforderlichen täglichen Übungen zu Hause dienen.

Literatur

Altmann, P., H. Kucera: Über den Einfluß des Alters auf Risikofaktoren während Schwangerschaft, Geburt und Wochenbett von Erstgebärenden. Geburtsh. u. Frauenheilk. 35 (1975) 218

Amato, M.: Drogenentzugssyndrom beim Neugeborenen. Schweiz. med. Wschr. 112 (1982) 442

Arthur, B., M. D. Elster: The effect of maternal age, parity and prenatal care on perinatal outcome in adolescent mothers. Amer. J. Obstet. Gynecol. 149 (1984) 845

Barrett, J. M., S. L. Salyer, F. H. Boehm: The nonstress test: an evaluation of 1000 patients. Amer. J. Obstet. Gynecol. 141 (1981) 153

Bártfai, Gy., L. Kovács: Ein „Non-Streß-Test" für die antenatale Diagnostik. Zbl. Gynäk. 104 (1982) 427

Bartholomeyczik, E., B. Rasper: Berufstätigkeit und Schwangerschaft. Gynäkologe 12 (1979) 151

Barton, J. J., J. A. Garbaciak, G. M.: Ryan: The efficacy of x-ray pelvimetrie. Amer. J. Obstet. Gynecol. 143 (1982) 304

Basse, M., J. Nieder, B. Schrader: Schwangerschafts- und Geburtsverlauf nach Sterilitätsbehandlung. Zbl. Gynäkol. 108 (1986) 533

Bastide, A., F. Manning, Ch. Harman, I. Lange, I. Morrison: Ultrasound evaluation of amniotic fluid: outcome of pregnancies with severe oligohydramnios. Amer. J. Obstet. Gynecol. 154 (1986) 895

Baumann, H., R. Huch: Höhenexposition und Höhenaufenthalt in der Schwangerschaft: Auswirkungen auf Mutter und Fet. Zbl. Gynäkol. 108 (1986) 889

Berg, D.: Schwangerenbetreuung. In Dudenhausen, J. W.: Praxis der Perinatalmedizin. Thieme, Stuttgart 1984 (S. 117)

Berg, D.: Grundlagen der Schwangerenüberwachung. Med. Klin. 80 (1985) 345

Berić, B., N. Bregun, M. Bujas. Obstetric aspects of adolescent pregnancy and delivery. Int. J. Gynaecol. Obstet. 15 (1978) 491

Bieler, A.: Zur Problematik der jugendlichen Schwangeren. Zbl. Gynäkol. 85 (1963) 367

Bierich, J. R.: Pränatale Schädigung durch Alkohol, Gynäkologe 11 (1978) 142

Bley, J., M. Basse: Schwangerschaft, Entbindung und Wochenbett der späten Erstgebärenden. Zbl. Gynäkol. 103 (1981) 557

Börner, R.: Vergleichende Untersuchungen über die frühesten palpatorisch wahrnehmbaren Schwangerschaftszeichen. Zbl. Gynäkol. 90 (1968) 81

Cnattingius, S., O. Axelsson, G. Lindmark: The clinical value of measurements of the symphysis-fundus-distance and ultrasonic measurements of the biparietal diameter in the diagnosis of intrauterine growth retardation. J. perinat. Med. 13 (1985) 227

Conradt, A., H. Weidinger, J. Bodenstein: Ein Test zur Früherkennung schwangerschaftsbedingter Hypertonien (Gestose-Selektions-Test = GST). Z. Geburtsh. Perinatol. 185 (1981) 47

Deutinger, J., G. Bernaschek: Die vaginosonographische Pelvimetrie als neue Methode der sonographischen Bestimmung der inneren Beckenmaße. Geburtsh. u. Frauenheilk. 46 (1986) 345

Distler, W.: Adnexitis-Risiko durch Intrauterinpessare. Dtsch. med. Wschr. 111 (1986) 323

Distler, W., H. Brand: Der Östriol-Reaktions-Test zur Diagnose einer Gefährdung des Feten im 3. Trimenon. Z. Geburtsh. Perinatol. 187 (1983) 17

Döring, G. K.: Schwangerschaft vor der Menarche. Dtsch. med. Wschr. 87 (1962) 2514

Döring, G. K.: Über einen neuen glaubwürdigen Fall von Unterschreitung der gesetzlichen Empfängniszeit. Dtsch. med. Wschr. 91 (1966) 116

Döring, G. K.: Über die Tragzeit post ovulationem. Geburtsh. u. Frauenheilk. 22 (1962) 1191

Ehrengut, W.: Schutzimpfungen bei Schwangeren. Med. Klin. 77 (1982) 204

Elser, H., L. Badmann: Unvorhergesehene Geburtsrisiken nach risikofreier Schwangerschaft. Geburtsh. u. Frauenheilk. 42 (1982) 431

Elser, H., H. K. Selbmann: Der Einfluß von Alter und Parität auf Schwangerschafts- und Geburtsrisiken sowie Sektiofrequenz und perinatale Mortalität. Geburtsh. u. Frauenheilk. 42 (1982) 188

Elster, A. B.: The effect of maternal age, parity and prenatal care on perinatal outcome in adolescent mothers. Amer. J. Obstet. Gynecol. 149 (1984) 845

Endler, M., H. Gring, W. Gruber: Rauchen in der Schwangerschaft. Geburtsh. u. Frauenheilk. 46 (1986) 721

Feige, A.: Die Alkohol-Embryopathie. Med. Klin. 78 (1983) 515

Felder, K. D.: Schwangerschaft und Geburt bei Jugendlichen. Med. Klin. 69 (1974) 83

Friedberg, V., F. Melchert, P. Knapstein: Zur Frühdiagnose und Überwachung der Gestosen. Festschrift Prof. Dr. O. Käser. Schwabe, Basel 1983 (S. 102)

Frischkorn, R.: Hat die Röntgendiagnostik in der Schwangerschaft noch ihre Berechtigung? Geburtsh. u. Frauenheilk. 33 (1973) 125

Gaede, P.: Qualitative Bestimmung von Choriongonadotropin (HCG) im Urin der Schwangeren. Med. Welt 26 (1975) 142

Gant, N. F., J. M. Jimenez, P. J. Whalley, S. Chand, P. C. MacDonald: A prospective study of angiotensin II pressor responsiveness in pregnancies complicated by chronic essential hypertension. Amer. J. Obstet. Gynecol. 127 (1977) 369

Gärtner, H.: Ein statistisches Verfahren zur Berechnung der Tragzeit aus den Reifemerkmalen des Neugeborenen und seine Anwendung bei gutachterlichen Entscheidungen. Arch. Gynäkol. 176 (1948) 363

Gaumann, H., P. Bung, F. Fallenstein, A. Huch, R. Huch: Reaktion von Mutter und Fet auf die körperliche Belastung in der Höhe. Geburtsh. u. Frauenheilk. 45 (1985) 869

Gerstner, G., B. Gredler: Intensivierung der Schwangerenvorsorge als wesentlicher Faktor für eine weitere Senkung der perinatalen Mortalität. In Schindler, A. E.: Prävention in der Gynäkologie und Geburtshilfe. terramed, Überlingen 1986 (S. 483)

Gloning, K.-Ph., E. Kuss: Ektope Gravidität: diagnostische Zuverlässigkeit eines neuen HCG-Tests (Neo-Pregnosticon). Geburtsh. u. Frauenheilk. 42 (1982) 871

Goeschen, K., J. Schneider: Betreuung vor geplanter Schwangerschaft. Frauenarzt 26 (1985) 17

Goeschen, K., A. Jäger, E. Saling: Wert der Dihydroergotamin-Behandlung bei der Hypotonie in der Schwangerschaft. Geburtsh. u. Frauenheilk. 44 (1984) 351

Goeschen, K., M. Pluta, M. Meyer-Wilmes, E. Saling: Hypotonie in der Schwangerschaft: Krankheitswert, Differentialdiagnose, Konsequenzen, Geburtsh. u. Frauenheilk. 42 (1982) 84

Goeschen, K., K. Schmoldt, M. Pluta, E. Saling: Einfluß eines niedrigen Blutdruckes auf die Venenfunktion in und außerhalb der Schwangerschaft und therapeutische Konsequenzen. Geburtsh. u. Frauenheilk. 45 (1985) 525

Grannum, P. A. T., R. L. Berkowitz, J. C. Hobbins: The ultrasonic changes in the maturing placenta and their relation to fetal pulmonic maturity. Amer. J. Obstet. Gynecol. 133 (1979) 915

Grünberger, W., S. Leopolter, O. Parschalk: Schwangerschafts-Hypotonie und „Fetal-outcome". Fortschr. Med. 97 (1979) 141

Gudson, J. P., S. G. Anderson, W. J. May: A clinical evaluation of the „roll-over test" for pregnancy-induced hypertension. Amer. J. Obstet. Gynecol. 127 (1977) 1

Habermann, J., H. G. Heinze, K. Horn, R. Kantlehner, I. Marschner, A. Neumann, P. C. Scriba: Alimentärer Jodmangel in der Bundesrepublik Deutschland. Dtsch. med. Wschr. 100 (1975) 1937

Hackelöer, B. J.: Ultraschall. In: Dudenhausen, J. W.: Praxis der Perinatalmedizin. Thieme, Stuttgart 1984 (S. 37)

Hackelöer, B. J., M. Hansmann: Ultraschalldiagnostik in der Frühschwangerschaft. Gynäkologe 9 (1976) 108

Hajeri, H., A. Spira, R. Frydmann, E. Papiernik-Berkhauer: Smoking during pregnancy and maternal weight gain. J. perinat. Med. 7 (1979) 31

Halberstadt, E., R. Schuhmann: Problems of antepartal cardiotocography. J. perinat. Med. 10 (1982) 63

Hansmann, M., M. Schuhmacher, J. Foebus, U. Voigt: Ultraschallbiometrie der fetalen Scheitelsteißlänge in der ersten Schwangerschaftshälfte. Geburtsh. u. Frauenheilk. 39 (1979) 656

Heinrich, J.: Kardiotokographische Diagnostik in der Schwangerschaft. Zbl. Gynäkol. 102 (1980) 1337

Held, K. R.: Pharmakotherapie in der Schwangerschaft. Teratologische Aspekte. Münch. med. Wschr. 123 (1981) 1235

Hinckers, H. J.: The influence of alcohol on the fetus. J. perinat. Med. 6 (1978) 3

Hohmann, M., W. Künzel, M. Kirschbaum: Wehenbelastungstest mit Oxytocin-Nasenspray zur Diagnose der fetalen Hypoxämie. Z. Geburtsh. Perinatol. 190 (1986) 210

Holtorff, J.: Über den Einfluß der psychoprophylaktischen Vorbereitung auf den Geburtsverlauf. Dtsch. Gesundh.-Wes. 21 (1966) 1903

Hoyme, U. D.: Nachweis, Klinik, Komplikationen und Behandlung von Chlamydieninfektionen in der Gynäkologie und Geburtshilfe. Gynäkologe 18 (1985) 142

Huch, R.: Sport-, Reise- und Freizeitaktivitäten in der Schwangerschaft. Speculum 4 (1986) 17

Hüter, J.: Die Therapie mit Pharmaka während der Früh- und Spätschwangerschaft – Auswirkungen auf den Feten. Therapiewoche 25 (1975) 6899

Isbell, N. P., E. Grover: The vaginal smear in pregnant and nonpregnant women. Acta cytol. 10 (1966) 87

Jenny, J.: Diagnostische und therapeutische Probleme bei genitalem Fluor. Erfahrungen in der Sprechstunde. Dtsch. Ärztebl. 82 (1985) 1933

Kakut, G.: Zur Frage des Alkoholkonsums in der Schwangerschaft. Frauenarzt 26 (1985) 51

Kane, S. H.: Advancing age and the primigravida. Obstet. and Gynecol. 29 (1967) 409

Kazzi, G. M., T. L. Gross, R. J. Sokol, N. J. Kazzi: Detection of intrauterine growth retardation: A new use for sonographic placental grading. Amer. J. Obstet. Gynecol. 145 (1983) 733

Kindt, J., U. Retzke, U. Machold, U. Keusche, K.-D. Ketscher: Schwangerenbetreuung mit dem Gravidogramm nach Westin. Zbl. Gynäkol. 108 (1986) 155

Kirchner, K., G. Karkut, J. Enders: Die Bedeutung einer „familienorientierten Geburtshilfe" und ihre Konsequenzen für die Entbindungsklinik. Geburtsh. u. Frauenheilk. 39 (1979) 720

Kleinebrecht, J., J. Fränz, A. Windorfer: Arzneimittel in der Schwangerschaft und Stillzeit. Wiss. Verlagsges., Stuttgart 1986

Knappstein, P., F. Melchert: Biochemische Überwachung der Risikoschwangerschaft. Gynäkologe 11 (1978) 151

Knörr, K.: Regelähnliche Blutungen in der Schwangerschaft und ihre forensische Bedeutung. Zbl. Gynäkol. 75 (1973) 1809

Knörr, K.: Medikamente während der Schwangerschaft und Stillzeit. Frauenarzt 25 (1984) 31

Kölbl, H., E. Müller-Tyl: Probleme der Schwangerschaft und Geburt bei Drogenabhängigen. Geburtsh. u. Frauenheilk. 45 (1985) 360

Kollek, B., J. Korporal, A. Zink: Totgeburtlichkeit und Säuglingssterblichkeit ausländischer Kinder in West-Berlin. Gynäkologe 12 (1979) 181

Köpp, W., M. Vogel: Heroinkrankheit. Bedeutung für Schwangerschaftsverlauf und frühe kindliche Entwicklung. Münch. med. Wschr. 124 (1982) 915

Koschade, E., P. Allhoff, D. Berg, H.-K. Selbmann: Der neue Mutterpaß – ein Instrument zur Sicherung der optimalen Schwangerenbetreuung in der 5. Generation. Frauenarzt 27 (1986) 13

Kraemer, M., G. Göretzlehner: Bedeutung des mittleren arteriellen Blutdruckes im zweiten Trimenon und des Roll-over-Testes für das Gestosescreening bei normal-, über- und untergewichtigen Primigraviden. Geburtsh. u. Frauenheilk. 46 (1986) 296

Kunz, J., W. E. Schreiner: Pharmakotherapie während Schwangerschaft und Stillperiode. Thieme, Stuttgart 1982

Künzel, W.: Hypotone Blutdruckstörungen als Ursache von Komplikationen in der Geburtshilfe. Münch. med. Wschr. 124 (1982) 56

Langnickel, D.: Präkonzeptionelle Beratung. In: Wissenschaftliche Informationen. Milupa 12 (1986) 5

Lauritzen, Ch.: Arzneimittel während Schwangerschaft und Laktation. Zbl. Gynäkol. 108 (1986) 137

Law, B.: Kontrazeption bei der Frau über 35 Jahre. In Hammerstein, J.: Aktuelle Aspekte der hormonalen Kontrazeption, Excerpta medica, Amsterdam 1982 (S. 155)

Lehmann, W. D.: Die reisende Schwangere. Münch. med. Wschr. 118 (1976) 1079

Lippert, T. H.: Derzeitiger Stand der Gestosetherapie. Geburtsh. u. Frauenheilk. 39 (1979) 470

Lippert, T. H., H. R. Böhm: Über das Risiko einer Dihydroergotamin-Behandlung in der Schwangerschaft. Geburtsh. u. Frauenheilk. 42 (1982) 866

Loewit, K.: Die immunologischen Schwangerschaftstests. Dtsch. med. Wschr. 91 (1966) 1609

Lorenz, U., R. Fischer, F. Kubli: Pathologisches antepartales CTG als prognostischer Faktor für die weitere Entwicklung des Kindes. Z. Geburtsh. Perinatol. 190 (1986) 114

Löser, H.: Erkennungsmerkmale der Alkoholembryopathie. Dtsch. Ärztebl. 79 (1982) 34

Lübbert, H.: Moderne Konzepte der Präeklampsieentstehung. Steglitzer Gynäkol.-Gespräche, 25.10.1986

Lückert, G., F. Löffler, G. Kamin: Sonographisch nachweisbare Veränderungen plazentarer Strukturen während der Schwangerschaft. Zbl. Gynäkol. 105 (1983) 997

Majewski, F., R. J. Bierich, H. Löser, R. Michaelis, B. Leiber, F. Bettecken: Zur Klinik und Pathogenese der Alkoholembryopathie. Münch. med. Wschr. 118 (1976) 1635

Martius, G.: Die Struma congenita. Arch. Gynäkol. 182 (1953) 587

Martius, G.: Klinische Folgerungen. Arch. Gynäkol. 202 (1965) 391

Martius, G., R. Geschwendtner: Die Vorbereitung auf die Geburt, 6. Aufl. Reinhardt, München 1974

Martius, G., W. Loock: Schwangerschaft und Geburt. Aufklärung und Information. Thieme, Stuttgart 1983

Martius, G., A. Pannike: Neue Möglichkeiten der Geburtsprognostik mit Hilfe der Untersuchungen feinmotorischer Tonussteuerungen. Arch. Gynäkol. 196 (1961) 373

Martius, J., A. A. Hartmann: Untersuchungen zur Nachweissicherheit und Häufigkeit genitaler Mykosen bei Schwangeren. Z. Geburtsh. Perinatol. 187 (1983) 121

Martius, J., I. Wecker, A. A. Hartmann: Nachweishäufigkeit von Chlamydia trachomatis, Ureaplasma urealyticum, Mycoplasma species, Streptokokken der Lancefield-Gruppe B und Candida species bei Neugeborenen während der ersten Lebenswoche. Z. Geburtsh. Perinatol. 187 (1983) 235

Mau, G.: Genußmittelkonsum während der Schwangerschaft – Bedeutung für das Kind. Gynäkologe 10 (1977) 45

Meinel, K., H. Fürstenberg: Ultraschall-B-Bild-Diagnostik im Rahmen der normalen Schwangerenberatung. Zbl. Gynäkol. 100 (1978) 1038

Möbius, W.: Die Anwendung der Röntgen- und Strahlendiagnostik während Schwangerschaft, Geburt und Wochenbett. In Schwalm, H., G. Döderlein: Klinik der Frauenheilkunde und Geburtshilfe. Urban & Schwarzenberg, München 1967 (S. 261)

Moscarelli, G., C. Lo Meo, G. Ferraro, A. Martorana, A. Mattana, M. Cannarozzo: Il test all'ossitocina nelle gravidanza complicate da insufficiente crescita fetale. Pathol. clin. Ostet. Ginecol. 13 (1985) 165

Munzick, R. A.: Dickinson's sign: Focal uterine softening in early pregnancy and its correlation with placenta site. Amer. J. Obstet. Gynecol. 152 (1985) 799

Nars, P. W.: Medikamente in der Stillperiode. Gynäkologe 15 (1982) 166

Niesen, M., R. Scheier: Infektionsschutz in der Schwangerschaft. (Aktive und passive Immunisierung.) Gynäkologe 10 (1977) 211

Noack, H., H. Atai: Klinikgeburt mit Ehemann. Geburtsh. u. Frauenheilk. 36 (1976) 340

Oeter, K., J. Collatz, H. Hecker, J. J. Rohde: Werden die präventiven Möglichkeiten der Schwangerenvorsorge ausreichend genutzt? Gynäkologe 12 (1979) 164

Page, E. W., R. Christiansen: The impact of mean arterial pressure in the middle trimester upon the course of pregnancy. Amer. J. Obstet. Gynecol. 125 (1976) 740

Pavelka, R., K. Philipp, R. Schmid: Einfluß der Dauer der Sterilität auf Schwangerschaftsverlauf und -ausgang. Wien. med. Wschr. 130 (1980) 214

Petersen, E. E., T. Sanabria de Isele, K. Pelz, H. G. Hillemanns: Die Aminkolpitis, nicht nur ein ästhetisches Problem: Erhöhtes Infektionsrisiko bei Geburt. Geburtsh. u. Frauenheilk. 45 (1985) 43

Pickardt, C. R.: Diagnostik der Jodmangelstruma. Dtsch. med. Wschr. 111 (1986) 1808

Pickardt, C. R.: Therapie der Jodmangelstruma. Dtsch. med. Wschr. 111 (1986) 1810

Prenzlau, P., A. Jehser, S. Pohle: Der Lagerungstest (rollover-test) in der klinischen Anwendung und seine Bedeutung bei der Früherkennung der H-Gestose. Zbl. Gynäkol. 106 (1984) 1237

Quilan, R. W., A. C. Cruz, W. C. Buhi: Changes in placental ultrasonic appearance. II. Pathologic significance if grade III placental changes. Amer. J. Obstet. Gynecol. 144 (1982) 471

Ramzin, M. S.: Teratogene Wirkung von Medikamenten. Gynäkologe 15 (1982) 136

Rauskolb, R.: Fetoskopie – klinische Erfahrungen. Geburtsh. u. Frauenheilk. 37 (1977) 304

Rempen, A., A. Feige: Vaginale Sonographie der normalen Frühgravidität. Vortrag Bayer. Ges. Geburtsh. Gynäkol., Würzburg 28. – 30. 5. 1987

Richter, R.: Schutzimpfung während der Schwangerschaft. Gynäkologe 15 (1982) 160

Richter, R., M. Hohl, K. P. Lüscher, D. Stucki: Akzelerationen im antepartalen Kardiotokogramm: Bedeutung für die Kurveninterpretation. Z. Geburtsh. Perinatol. 184 (1980) 195

Ringler, M., R. Pavelka: Geburtsangst. Konkretisierung und Beschreibung des Begriffes anhand empirischer Daten. Z. Geburtsh. Perinatol. 186 (1982) 55

Rubin, D. H., J. M. Leventhal, P. A. Krasilinikoff, B. Weile, A. Berget: Effect of passive smoking on birth-weight. Lancet 1986/II, 415

Ruckhäberle, K.-E., B. Viehweg, Ch. Schlegel, B. Ruckhäberle, R. Weißbach, K. Schürer: Zur klinischen Wertigkeit verschiedener Parameter bei der antenatalen Diagnostik der fetalen Hypotrophie. Zbl. Gynäkol. 101 (1979) 523

Ryan, G. M., P. J. Sweeney, A. S. Solola: Prenatal care and pregnancy outcome. Amer. J. Obstet. Gynecol. 137 (1980) 876

Saling, E.: Prägravide Beratung. 6. Jahreskongr. int. Ges. Präventivmed. 1986

Saxena, B. B., L. Landesman: Diagnosis and management of pregnancy by the radioreceptorassay of human chorionic gonadotropin. Amer. J. Obstet. Gynecol. 131 (1978) 97

Scheppe, K. J.: Alkohol-Embryopathie. Zur Differentialdiagnose postnatal retardierter Kinder. Gynäkol. Prax. 1 (1977) 599

Schlensker, K.-H.: Ultraschallmessungen der Conjugata vera obstetrica. Geburtsh. u. Frauenheilk. 39 (1979) 333

Schmidt, F.: Fruchtbarkeit und Schwangerschaft bei Raucherinnen. Gynäkol. Prax. 10 (1986) 603

Schmidt, W., J. Hendrik, F. Kubli: Ultraschallfetometrie – die Scheitel-Steißlänge in der ersten Schwangerschaftshälfte. Z. Geburtsh. Perinatol. 185 (1981) 327

Schmidt, W., H.J. Hendrik, J. Gauwerky, H. Junkermann, W. Leucht, F. Kubli: Diagnose der intrauterinen Wachstumsretardierung durch die erweiterte Ultraschallbiometrie. Geburtsh. u. Frauenheilk. 42 (1982) 543

Schneider, H.: Motivation zum gemeinsamen Geburtserlebnis. Geburtsh. u. Frauenheilk. 38 (1978) 361

Schneider, H.: Zum Übergang von Medikamenten von der Mutter auf den Fet. Gynäkologe 15 (1982) 122

Schneider, K.T.M., J. Schlatter: Koffein in der Schwangerschaft. Gynäkol. Prax. 10 (1986) 21

Schoenfeld, A., I. Ziv, A. Tzeel, J. Ovadia: Roll-over-test – errors in inpretation, due to inaccurate blood pressure measurements. Europ. J. Obstet. Gynecol. 19 (1985) 23

Schröder, M., W. Niedner, U. Senkel, K. Niedner: Zur Frage der indizierten Geburtseinleitung bei Terminüberschreitung. Zbl. Gynäkol. 101 (1979) 1046

Schütz, M., P. Altmann: Schwangerschaft und Geburtsverlauf bei der alten Erstgebärenden. Zbl. Gynäkol. 95 (1973) 1373

Schweppe, K.-W., H. Wagner: Probleme der intrauterinen Kontrazeption. Gynäkol. Prax. 9 (1985) 327

Selbmann, H.K., K. Holzmann: Frühzeitigkeit und Intensität der Schwangerenüberwachung in der Region München 1975–1977, Gynäkologe 12 (1979) 157

Shapiro, S., D. Slone, V.P. Heinonen: Birth defects and vaginal spermicides. J. Amer. med. Ass. 247 (1982) 2381

Slomka, C., J.P. Phelan: Pregnancy outcome in the patient with a nonreactive nonstress test and a positive contraction stress test. Amer. J. Obstet. Gynecol. 139 (1981) 11

Spiess, H., G.A. Hauser: Risiken der Mutterschaft. Ther. Umsch. 43 (1986) 342

Stauber, M., M. Schwerdt, B. Hollenbach: Schwangerschaft, Geburt und Wochenbett bei heroinabhängigen Frauen – derzeitiger Wissensstand und eigene Erfahrungen. Geburtsh. u. Frauenheilk. 42 (1982) 345

Stegmann, H., D. Wagner, A. Lau: Schwangerschaft, Geburtsverlauf und Nachgeburtsperiode bei adipösen Frauen. Med. Welt 1964, 2195

Steward, A., J. Weeb, D. Giles, D. Hewitt: Malignant disease in childhood and diagnostic irradiation in utero. Lancet 1956/II, 447

Stöger, H., A. Kratochwil: Fötometrie in der zweiten Schwangerschaftshälfte. Wien. klin. Wschr. 86 (1974) 494

Stoll, W., Th. Schmid, G. Sander: Ernährung in der Schwangerschaft. Enke, Stuttgart 1986

Underwood, P., L.L. Hester, T. Lafitte, K.V. Gregg: The relation of smoking to the outcome of pregnancy. Amer. J. Obstet. Gynecol. 91 (1965) 270

Vermeulen, R.C.W., N.B. Lambalk, N. Exatto, N.F.Th. Arts: An anatomic basis for ultrasound images of the human placenta. Amer. J. Obstet. Gynecol. 153 (1985) 806

Wagner, H.A., R. Ulbrich, D. Seidel: Früherkennung und Häufigkeit des Eisenmangels in der Schwangerschaft. Z. Geburtsh. Perinatol. 190 (1986) 162

Wenderlein, J.M.: Die Schwangerschaft bei Jugendlichen. Münch. med. Wschr. 119 (1977) 1543

Wendt, G.G.: Die fragliche Vaterschaft, Sexualmedizin 3 (1974) 19

Westin, B.: Gravidogram and fetal growth. Acta obstet. gynecol. scand. 56 (1977) 273

Wharton, L.R.: Normal pregnancy with living children in women past the age of fifty. Amer. J. Obstet. Gynecol. 90 (1964) 672

Wide, L., C.H. Gemzell: An immunological pregnancy test. Acta endocrinol. 35 (1960) 261

Winsberg, F.: Echographic changes with placental ageing. J. clin. Ultrasound 1 (1973) 52

Zilliacus, H., T. Putkinen: The effect of anaemia on the duration of labor. Gynaecologia 134 (1952) 397

Zimmer, F.: Untersuchungen über Art und Umfang der Schwangerenbetreuung. Arch. Gynäkol. 195 (1960) 398

Zimmer, F.: Beginn des Lebens. Dtsch. Ärztebl. 65 (1968) 449

Zwahr, Ch.: Die geburtshilfliche Situation bei der Vielgebärenden. Dtsch. Gesundh.-Wes. 20 (1965) 2115

Aufgaben

1. Welche präventiven Möglichkeiten ergeben sich aus einer prägraviden Vorsorge?
2. Welche Laboratoriumsuntersuchungen würden Sie im Rahmen der prägraviden Vorsorge veranlassen?
3. Gibt es statistische Kriterien, die die Wirksamkeit der Schwangerenvorsorge aufzeigen?
4. In welchen zeitlichen Abständen soll die Schwangere kontrolliert werden?
5. Welche Bedeutung hat die Zyklusanalyse für die Bestimmung des Geburtstermins?
6. Was verstehen wir unter dem Begriff „menstruationsähnliche Blutungen in der Gravidität"? Welche Bedeutung haben sie für die Terminbestimmung?
7. Nennen Sie Indikationen zum β-HCG-Test!
8. Kann eine von der Patientin geführte Basaltemperaturkurve für die Berechnung des Schwangerschaftsalters genutzt werden?
9. Welche Bedeutung hat die regelmäßige palpatorische Zervixkontrolle während der Gravidität?
10. Beschreiben Sie das Hegarsche und das Piskačeksche Schwangerschaftszeichen!
11. Welches diagnostische Ziel versucht der Geburtshelfer mittels der 4 Leopoldschen Handgriffe zu erreichen?
12. Was ist der Unterschied zwischen einer anatomischen und einer funktionellen Beckendiagnostik?
13. Welche systolischen und welche diastolischen Blutdruckwerte sind in der Gravidität als pathologisch im Sinne einer Hypertonie zu werten?
14. Warum muß bei jeder Schwangeren die Blutgruppenbestimmung durchgeführt werden?
15. Wie berechnen Sie den zu erwartenden Geburtstermin bei bekanntem Ovulationstermin und wie unter Berücksichtigung der letzten Menstruation?
16. Wann werden zum ersten Mal die Kindsbewegungen durch die Schwangere bemerkt?

– Bei der Erstgebärenden?
– Bei der Mehrgebärenden?
17. Wie kann durch die Ultraschallfetometrie das Gewicht des Kindes geschätzt werden?
18. Nennen Sie ultrasonographische Kriterien für
a) eine Oligohydramnie,
b) eine Polyhydramnie!
19. Was verstehen wir unter einem kardiotokographischen Belastungstest in der Spätschwangerschaft? Welche Möglichkeiten der Weheninduktion stehen beim Streßtest zur Verfügung?
20. Nennen Sie Kriterien der fetalen Gefährdung, die im antepartualen CTG erkennbar sind!
21. Was beinhaltet der Begriff der „Risikogravidität"?
22. Ist eine jugendliche Schwangere (< 17 Jahre) durch die Schwangerschaft vermehrt gefährdet? Welcher diagnostische Parameter ist deshalb bei ihr besonders zu beachten?
23. Was ist eine „Vielgebärende"?
24. Warum bedürfen Schwangere nach einer vorausgegangenen Sterilitätsbehandlung einer besonders sorgfältigen Überwachung während der Schwangerschaft?
25. Ist das Neugeborene einer drogenabhängigen Schwangeren vermehrt gefährdet?
26. Nennen Sie einige typische pharmakogene Schädigungen des Embryo und des Fetus!
27. Hat die Anwendung oraler Kontrazeptiva ungünstige Auswirkungen auf die nachfolgende Gravidität?
28. Darf sich eine Schwangere in großen Höhen aufhalten? Was müssen sie ihr z. B. vor einem Transatlantikflug raten?
29. Welche Impfungen sind in der Gravidität streng kontraindiziert?
30. Nennen Sie einige Methoden der Geburtsvorbereitung und beschreiben Sie deren Wirkung auf den Verlauf der Entbindung!

6 Pränatale Diagnostik und Therapie

G. Martius

Lernziel

Die pränatale Diagnostik ist in den vergangenen Jahren zu einem unverzichtbaren Teil der Vorsorge während der Frühgravidität geworden. Da die zur Verfügung stehenden diagnostischen Methoden einer Indikationsstellung bedürfen, muß sich der Lernende zunächst damit auseinandersetzen, bei welchen Schwangeren eine erhöhte Gefährdung für eine intrauterine Erkrankung des Kindes besteht. Die zweite, von ihm zu beherrschende Aufgabe besteht in der Auswahl der diagnostischen Methode, mit der es gelingt, die vermutete fetale Erkrankung zu erkennen, und diese in ihrer technisch sachgerechten Ausführung anzuwenden. Dies betrifft insbesondere die sonographische Beurteilung des Kindes, am besten unter Verwendung einer Checkliste, die Amniozentese wie auch die gegebenen Möglichkeiten der intrauterinen Geschlechtsbestimmung.

Als Konsequenzen aus der pränatalen Diagnostik sind zum einen die intrauterine Therapie zu nennen. Der erhebliche Erkenntniszuwachs auf diesem Gebiet in den letzten Jahren macht es erforderlich, für anstehende Beratung den neuesten Erkenntnisstand zu berücksichtigen. Als weitere Konsequenz, und zwar für die intrauterinen Erkrankungen, die einer Therapie nicht zugänglich sind, ergibt sich die Indikationsstellung zur Schwangerschaftsunterbrechung. Im nachfolgenden Kapitel wird eine Übersicht über die Diagnostik und Therapie genetisch und peristatisch bedingter vorgeburtlicher Erkrankungen gegeben, wie sie dem augenblicklichen Stand der klinischen Forschung entspricht.

Pränatale Diagnostik

Die pränatale Diagnostik hat die Aufgabe, intrauterine Erkrankungen und Fehlbildungen des Kindes zu erkennen (MURKEN; KNÖRR; FLATZ; PASSARGE; u.a.). Methodisch stehen zu diesem Zweck zur Verfügung:

- fetale Chromosomenanalyse einschl. der Geschlechtsbestimmung,
- Diagnose angeborener Stoffwechselstörungen,
- α-Fetoprotein-Diagnostik,
- sonographische Fehlbildungsdiagnostik,
- Bestimmung der Bilirubinoide im Fruchtwasser beim Morbus haemolyticus,
- Fetoskopie mit spezieller Indikationsstellung.

Der überwiegende Teil der Untersuchungen im Rahmen der pränatalen Diagnostik erfolgt aus dem Fruchtwasser, das mittels der

Amniozentese,

der Punktion der Amnionhöhle, gewonnen wird (KNÖRR; HUSSLEIN u. Mitarb.; OPRI u. KIRCHNER; WEISE u. Mitarb.; W. SCHMIDT u. Mitarb.; KNÖRR u. Mitarb.; BRUSIS, u.a.). Die *aus dem Fruchtwasser möglichen Untersuchungen* sind:

- Chromosomenanalyse,
- Bestimmung des α-Fetoproteins,
- Enzymnachweis in Amnionzellen,
- Bestimmung des Δ-E_{450}-Wertes,
- Phospholipidbestimmung (Surfactant-Kontrolle).

In Abhängigkeit von der vorgesehenen Untersuchung ist damit auch der *Zeitpunkt der Amniozentese* festzulegen. Für die Chromosomenanalyse ist dieser die 16. bis 18. Schwangerschaftswoche p.m., in der es möglich ist, die für die Untersuchung erforderliche Fruchtwassermenge von etwa 10 ml zu gewinnen; zugleich ist bei der für die Chromosomenanalyse notwendigen Zeit von etwa 20 Tagen eine Schwangerschaftsunterbrechung aus eugenischer Indikation noch möglich. Die

Punktion der Amnionhöhle

(Abb. 1) erfolgt nach sonographischer Plazentalokalisation am besten unter Ultraschallkontrolle, da auf diese Weise die Risiken und die Frequenz blutiger Punktate verringert werden können. Schließlich wird durch die Vermeidung transplazentarer Punktionen bei blutgruppenheterospezifischen Graviditäten die Wahrscheinlichkeit der Sensibilisierung in Grenzen gehalten (s. unten). Eine *Wiederholung der Punktion* wird bei etwa 6% der Amniozentesen notwendig, und zwar zumeist, da kein oder hämorrhagisches Fruchtwasser gewonnen wird. Die zweite Punktion wird dann etwa nach einer Woche vorgenommen.

Ausreichende Kenntnisse der **Komplikationen** sind erforderlich, da sie die Indikationsstellung beeinflussen. Die wichtigsten bestehen in dem um 0,3–0,8% erhöhten Abortrisiko bei einer

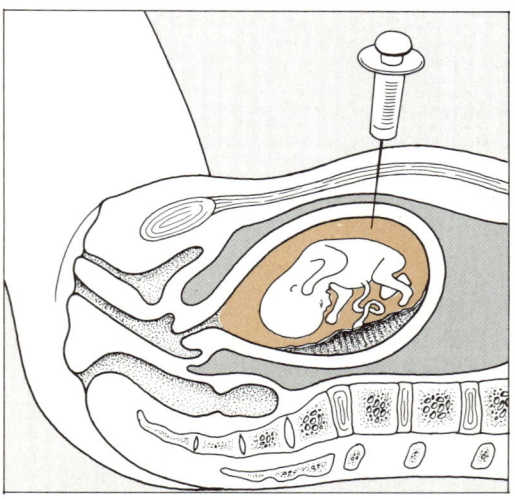

Abb. 1 Amniozentese in der Frühschwangerschaft bei Hinterwandplazenta

Spontanabortrate von 1–2%, bei der transplazentaren Punktion von 2–6% (FRIEDRICH u. Mitarb.; SCHMIDT u. Mitarb.; WEISE u. Mitarb.). Demgegenüber ist das Risiko der Verletzung des Embryo weitgehend zu vernachlässigen. Intraamniale Infektionen in Form eines punktionsabhängigen Auftretens einer Chorioamnionitis sind kasuistisch mitgeteilt worden (KNÖRR u. Mitarb.; WURSTER u. Mitarb.; MÜLLER-HOLVE u. MARTIN). Schließlich ist hier bei gegebener Blutgruppenheterospezifität der Eltern die Gefahr der Sensibilisierung und damit der Blutgruppeninkompatibilität zu nennen. Dies geht schon daraus hervor, daß ZACH u. Mitarb. bei 17% aller Amniozentesen Einschwemmungen fetaler Erythrozyten in die materne Blutbahn nachweisen konnten. Aus dem gleichen Grunde ist bei Rh-negativen Schwangeren nach der Amniozentese eine Anti-D-Prophylaxe indiziert (SCHNEIDER; SCHMIDT u. Mitarb.).

Ergibt sich die Notwendigkeit der

Amniozentese bei Zwillingsschwangerschaft,

so wird nach dem Vorschlag von SCHLENSKER zunächst die amniale Trennwand sonographisch dargestellt. Nach der Punktion der einen Fruchthöhle wird diese mit einem Farbstoff angefärbt. So kann sichergestellt werden, daß mit der zweiten Punktion auch die Amnionhöhle des anderen Kindes erreicht wird.

Die transzervikale Gewinnung von chorialem Gewebe in Form der

Chorionbiopsie

ist erstmals Ende der 60er Jahre von MOHR in Dänemark vorgeschlagen worden. Der wesentliche *Vorteil* dieser Methode im Vergleich zur Gewinnung fetaler Zellen durch die Amniozentese ist darin zu sehen, daß bei dem günstigsten Zeitpunkt für den Eingriff, etwa in der 9.–11. Woche p.m., diese 4–8 Wochen früher zur Chromosomenanalyse führt (GLONIG u. Mitarb.; KLINK u. Mitarb.; GENGER u. Mitarb.; ZAHN u. WALDENMAIER; STOECKENIUS u. Mitarb.; HOGGE u. Mitarb.; WEITZEL). Bei der Notwendigkeit, die Schwangerschaft wegen einer fetalen Erkrankung zu beenden, bedeutet dies eine wesentliche Verringerung der operativen Gefahren, zugleich aber auch eine Einschränkung der oftmals schwerwiegenden psychologischen Belastung der Patientin (BLUMBERG u. Mitarb.).

Schließlich fallen die mit der Zellkultivierung einhergehenden Probleme z. B. in Form von Kulturversagern fort. Hinsichtlich der *Indikationsstellung* ist die Chorionbiopsie nur eine Alternative zur geplanten Chromosomenanalyse und der Diagnostik der angeborenen Stoffwechselstörungen mittels der Amniozentese (s. unten). Die α-Fetoprotein-Bestimmung, die bei der Amniozentese im Fruchtwasser erfolgt, kann bis zu einem gewissen Grade durch eine entsprechende Untersuchung aus dem maternen Blut ersetzt werden (s. unten). Nach der 16. Schwangerschaftswoche muß zur pränatalen Diagnostik auf die Fruchtwassergewinnung durch Amniozentese zurückgegriffen werden, da die inzwischen eingetretene Zottenreduktion eine Gewinnung von Choriongewebe vom unteren Eipol nicht mehr zuläßt.

Methodisch stehen für die Gewinnung von Choriongewebe die folgenden Verfahren zur Verfügung:

– ultraschallkontrollierte Biopsie,
– hysteroskopische Biopsie,
– transabdominale Biopsie.

Bei der **ultraschallkontrollierten transzervikalen Chorionbiopsie** wird nach Betaisodona-Vorbehandlung der Vagina über mehrere Tage ein Aspirationskatheter bis zum unteren Pol des Trophoblasten vorgeschoben, der Mandrin entfernt und nun mit einer 20-mm³-Einmalspritze unter Herstellung eines Vakuums Choriongewebe aspiriert (Abb. 2). Das gewonnene Gewebe wird sofort mikroskopisch auf das Vorhanden-

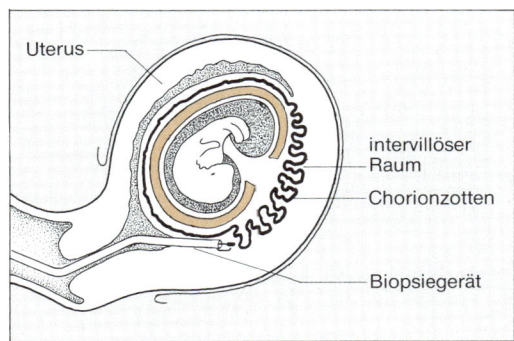

Abb. 2   Ultraschallkontrollierte Aspirationsbiopsie vom Chorion frondosum. Der mit einem Metallmandrin versehene Aspirationskatheter ist unter Ultraschallsicht bis zum Chorion frondosum vorgeschoben

sein von Chorionzotten kontrolliert. Bei entsprechender Weiterverarbeitung liegt nach 3 Tagen das Ergebnis der Karyotypisierung vor.

Im Gegensatz zu diesem, heute von den meisten Autoren empfohlenen Vorgehen bevorzugt vor allem RAUSKOLB die *ultraschallkontrollierte Chorionentnahme mittels der Biopsiezange* mit gleichen Erfolgschancen (WERNER u. Mitarb.). *Die transabdominale Chorionbiopsie* eignet sich zur Choriongewinnung im 2. und 3. Trimenon, wenn ein suspekter sonographischer Befund eine schnelle Karyotypisierung erforderlich macht (HOLZGREVE U. MINY).

Gegenstand aktueller Forschung ist die *direkte Lokalisation erkrankter Gene mittels der*

pränatalen Molekulargenetik,

d. h. die Untersuchung von DNA-Abschnitten, die kodierend an der Bildung eines Proteins beteiligt sind. In letzter Zeit ist der molekulargenetische Nachweis der progressiven Muskeldystrophie Duchenne, der β-Thalassämie, der Hämophilie A un B und der zystischen Fibrose gelungen, Erkrankungen, die evtl. anderenfalls erst im Erwachsenenalter erkennbar sind. Die Methode ist sehr aufwendig und bleibt bisher Speziallaboratorien vorbehalten. Welche klinische Bedeutung sie in der Zukunft haben wird, ist noch nicht zu beurteilen, da ein Screening kaum realisierbar erscheint, und da aufgrund der erforderlichen Indikationsstellung zunächst nur die Vermeidung von Sekundärfällen in einzelnen Familien möglich sein wird.

Die **Ergebnisse der Chorionbiopsie** müssen unter verschiedenen Aspekten bewertet werden. Sowohl bei der Kathetermethode wie bei der Verwendung einer Biopsiezange ist in etwa 95% mit der *Gewinnung verwertbaren Choriongewebes* zu rechnen (ZAHN; RAUSKOLB; SCHULZE u. Mitarb.). – Unterschiedlich sind bis heute die Angaben über die *Frequenz methodisch bedingter sekundärer Aborte.* Die Bewertung ist bei der in diesem Schwangerschaftsalter mit 5–7% noch relativ hohen Rate an Spontanaborten schwierig (BRAMATI u. SIMONI; KAZI u. Mitarb.; WERNER u. Mitarb.; KLAPP; HOLZGREVE u. MINY; MINY u. Mitarb.). Unter sorgfältiger Infektionsprophylaxe konnte ZAHN die als methodisch bedingte Abortrate auf 1% vermindern! Als *Kontraindikationen* haben unklare Ultraschallbilder, ein Uterus myomatosus mit tiefsitzendem Myom, Risikopatientinnen insbesondere in Form von Graviditäten nach Sterilitätsbehandlung oder die erste Gravidität mit fortgeschrittenem Gebäralter sowie besonders Kolpitiden Anerkennung zu finden.

Mit der Verbesserung des Auflösungsvermögens der Ultraschallgeräte haben die Möglichkeiten der

sonographischen Fehlbildungsdiagnose

heute einen Stand erreicht, der es rechtfertigt, sie zur routinemäßigen Kontrolle des Kindes heranzuziehen. Die Neufassung der Mutterschaftsrichtlinien hat hierfür die kassenrechtlichen Voraussetzungen geschaffen.

Der günstigste Zeitpunkt ist selbstverständlich die Frühgravidität bis etwa zur 20. Woche, da eine erforderliche Interruptio aus eugenischer Indikation noch bis zu diesem Schwangerschaftsalter durchgeführt werden kann (BERNASCHEK u. Mitarb.; SCHMIDT u. KUBLI; SCHMIDT u. Mitarb.; NICOLINI u. Mitarb.; LINDER u. Mitarb.; HILL u. Mitarb.; REMPEN u. Mitarb.; HANSMANN; ROBINSON u. Mitarb.; MÜLLER-HOLVE u. Mitarb.; WINTER; u.a.). Voraussetzung ist ein sorgfältiges, d. h. systematisches Absuchen der Fruchtanlage unter gleichzeitiger Verwendung einer *Checkliste* (Tab. 1). Nur unter dieser Bedingung sind diagnostische Unterlassungen und Fehlbeurteilungen mit evtl. schwerwiegenden Konsequenzen zu vermeiden, und zwar vor allem dann, wenn jede Organkontrolle als „unauffällig", „unsicher" oder aber auch als „nicht geprüft" ausgewiesen wird

Tabelle 1   Untersuchungsbogen für die Ultraschalldiagnostik grober fetaler Fehlbildungen und zur Dokumentation der Fetometrieergebnisse (in Anlehnung an *Müller-Holve* u. Mitarb.)
In dieser für 5 Untersuchungen vorgesehenen Tabelle muß jede Kontrolle mit „o. B.", „unsicher" oder „nicht geprüft" ausgewiesen werden, damit Unterlassungen vermieden werden.

		Morphologie	
Datum:		Schädeldach:	
SSW rech. nach L.P. bzw. K.T.:		Gehirn:	
SSW nach US-Messung:		Nacken:	
Fetometrie		Brustwirbelsäule:	
Anzahl der Feten:		Lunge:	
biparietaler Durchmesser:		Diaphragma:	
Thoraxquerdurchmesser:		Aorta:	
gesch. Gewicht:		Abdomen:	
Scheitelsteißlänge:		Bauchwand:	
mittl. Amniondurchmesser:		Nabelschnurabgang:	
Lage:		Nieren:	
Herzaktion:		Lendenwirbelsäule:	
Kindsbewegungen: ja/nein? lebhaft?		Blase (gefüllt):	
Plazenta		Extremitäten proportioniert:	
Lokalisation:		ARZT	
Dicke:		Beurteilung:	
Septierungsgrad:		o. B.: +	
Fruchtwassermenge: (normal, 1 cm, viel)		unsicher: ≈ nicht geprüft: ∅ Abnormitäten?	

(MÜLLER-HOLVE; HANSMANN; KURJAK u. Mitarb.; SCHMIDT u. KUBLI). – Große Bedeutung für die sonographische Fehlbildungsdiagnose haben *Hinweissymptome*, die evtl. Veranlassung sein müssen, die Schwangere einem besonders erfahrenen Untersucher vorzustellen (sog. Mehrstufenkonzept nach HANSMANN). Als Hinweise auf eine fetale Fehlbildung haben Beachtung zu finden:

– Oligo- oder Polyhydramnie,
– Disproportion der fetalen Maße,
– Wachstumsretardierung im 1. Trimenon,
– frühzeitige relative Mikrozephalie,
– abnormes Bewegungsverhalten des Kindes,
– unklare Strukturen bzw. nicht zu deutende Umrisse der Körperoberfläche im Ultraschallbild.

Bei der *Oligohydramnie* fanden BASTIDE u. Mitarb. in 13,3% schwere Mißbildungen; aus der Untersuchung von RABE u. Mitarb. ergibt sich bei deutlicher Fruchtwasserverminderung eine Fehlbildungsfrequenz von 13%, bei einer Fruchtwassermenge der unteren Norm immerhin noch von 5,5% Fehlbildungen. Bei der *Polyhydramnie* ist sogar in etwa 40% der Graviditäten mit einer Fehlbildung zu rechnen. Zur prognostischen Bewertung einer bereits vor der 28. bis 30. Schwangerschaftswoche *fetometrisch erkennbaren Dysproportion* ist daran zu denken, daß sich plazentogene Wachstumsretardierungen so gut wie immer erst nach diesem Zeitpunkt manifestieren, so daß auch hier eine fetale Mißbildung in Erwägung gezogen werden und das entsprechende diagnostische Vorgehen indiziert werden muß.

Die Oberflächendarstellung des Kindes, aber auch die Passagekontrolle des Intestinaltraktes durch die Injektion eines Kontrastmittels in die Amnionhöhle in Form der

Amniofetographie

ist heute weitgehend durch die apparativ verbesserte Ultraschalluntersuchung ersetzt worden (HALLE u. Mitarb.). Aber auch die Indikationsstellung zur

Fetoskopie

(Abb. 3) konnte in den letzten Jahren aus gleichen Gründen stark eingeengt werden. Bei ihr wird zur endoskopischen Kontrolle des Kindes ein Instrument mit einem Durchmesser von 2,7 mm in die Amnionhöhle unter Ultraschallkontrolle eingeführt (z. B. Fetoskop der Fa.

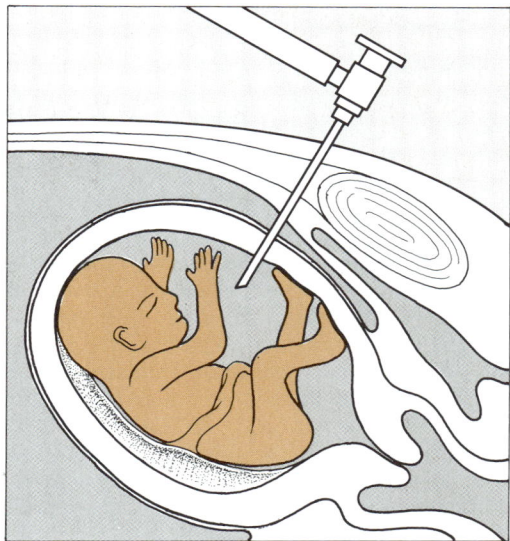

Abb. 3 Prinzip der transabdominalen Fetoskopie nach Rauskolb (aus *R. Rauskolb*: Fetoskopie. Thieme, Stuttgart 1980)

Wolf, Tuttlingen). Die zeitliche Indikationsstellung erfolgt unter Berücksichtigung der zu diagnostizierenden fetalen Erkrankung: In der 16.–18. Woche ist eine ausreichende Beurteilung der Oberfläche des Kindes, nach der 18. Woche eine Gefäßpunktion z. B. zur hämatologischen Untersuchung möglich. Als *Gegenindikationen* haben im wesentlichen die Oligohydramnie, die tiefsitzende Vorderwandplazenta, ein Uterus myomatosus, aber auch, mit Einschränkung, vorausgegangene Hysterotomien und Abortbestrebungen Beachtung zu finden. Als *Indikationen* sind zu nennen (RAUSKOLB; BRUSIS; GOLDBERG; HISSON u. LANGER; RAUSKOLB u. FUHRMANN; ZAHN u. Mitarb.).

– schwere erbliche Hauterkrankungen wie die Epidermolysis, die Ichthyosis, die ektodermale Dysplasie und der okulokutane Albinismus;
– Hämoglobinopathien wie die Thalassämie und die Sichelzellanämie;
– Spalt- und Zelenbildungen, die auf andere Weise nicht diagnostizierbar sind;
– erbliche Fehlbildungen an Fingern, Zehen, Gesicht, Ohr und Nase;
– Immundefekte;
– Ornithinkarbamyltransferasemangel mit späterer geistiger Retardierung (fetale Leberbiopsie).

Diagnostische Ziele

Am häufigsten wird die Indikation zur pränatalen Diagnostik, und zwar zur Amniozentese oder zur Chorionbiopsie bei dem Verdacht auf eine

chromosomale Aberration

gestellt. Ihre *Frequenz* ist mit 0,5–1,0% anzunehmen. Die meisten von ihnen – und zwar nicht nur die Trisomie 21 – nehmen mit dem Alter der Schwangeren zu, so daß z. B. das Risiko bei einer Frau > 35 Jahre auf 3% erhöht ist. WIRTZ u. Mitarb. geben für Deutschland die Frequenz chromosomal-aberranter Kinder für das Alter der Mutter von 35–39 Jahren mit 1,8%, bei einem Alter von 40 Jahren und mehr mit 5,0% an (Abb. 4). Das *Alter des Vaters* wird bis heute pathogenetisch unterschiedlich bewertet

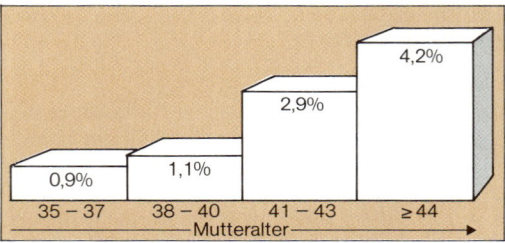

Abb. 4   Risiko einer Trisomie 21 unter ausschließlicher Berücksichtigung des Alters der Mutter (Abb. 4 u. 5 wurden aus dem 16. Informationsblatt „Pränatale Diagnostik genetisch bedingter Defekte" der Dtsch. Forschungsgemeinschaft übernommen)

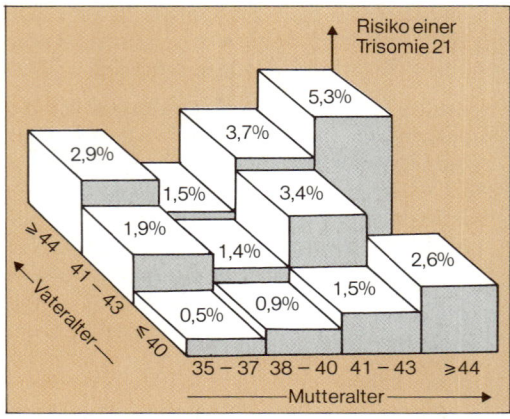

Abb. 5   Risiko einer Trisomie 21 in Abhängigkeit vom Alter der Mutter und des Vaters

(STENE u. Mitarb.; MURKEN; FERGUSON-SMITH u. YATES) (Abb. 5). Die Beantwortung entsprechender Fragen eines Ehepaares sollte in Übereinstimmung mit FUHRMANN dahingehend geschehen, daß ein Einfluß des väterlichen Alters nicht auszuschließen ist, und zwar insbesondere dann, wenn zugleich ein höheres Gebäralter der Frau gegeben ist. In diesen Fällen, nicht aber allein aufgrund eines erhöhten väterlichen Alters, ist die Indikation zur Chromosomenanalyse großzügig zu stellen, insbesondere, wenn das Ehepaar dieses wünscht (s. auch Abb. 4).

Es ist auffallend, daß die inzwischen vorliegenden zytogenetischen Befunde eine deutliche *Diskrepanz in der Frequenz chromosomaler Aberrationen im Vergleich zu den postpartual erhobenen Diagnosen* aufweisen. So wurden bei Chromosomenanalysen nach Amniozentesen bei Schwangeren zwischen dem 35. und 37. Lebensjahr bereits 0,9%, also fast 1 : 100, in der Altersgruppe zwischen 38 und 39 Jahren 2,7%, also 1 : 37, bei über 40jährigen Schwangeren sogar 4% Trisomien nachgewiesen (KNÖRR) (s. Abb. 5). Es ist wahrscheinlich, daß dies die Folge der nicht in den Frequenzangaben erscheinenden Graviditäten ist, die als Spätaborte geendet haben.

Chromosomenanomalien können sowohl in numerischen als auch in strukturellen Veränderungen bestehen. Am häufigsten ist eine *Überzahl eines Chromosoms*, die sog. Trisomie, während eine *Minderzahl* (Monosomie) nur dann mit dem Leben des Trägers vereinbar ist, wenn diese das X-Chromosom (z. B. Turner-Syndrom) betrifft. Trisomien beruhen zumeist auf einer Fehlverteilung der Chromosomen bei der Reifeteilung, bei der als Folge einer Non-disjunction zwei Chromosomen in die befruchtungsfähige Keimzelle geraten.

Die Chromosomenanalyse im Rahmen der pränatalen Diagnostik hat in erster Linie die Erkennung der **Trisomie 21**, des Down-Syndroms (Mongolismus) zum Ziel. Sie tritt als „freie Trisomie 21" oder auch als „Translokationstrisomie" auf. Weitere wichtige Aberrationen sind die Trisomie 13 (Patau-Sydrom), die Trisomie 18 (Edwards-Syndrom), das XXY- oder Klinefelter-Syndrom und das XO- oder Turner-Syndrom (CITOLER u. Mitarb.; WIRTZ u. Mitarb.; MURKEN). Neben dem Alter der Schwangeren und evtl. des Vaters sind damit ein familiäres Vorkommen von Chromosomenanomalien bzw. balancierter Translokationen und die vorausgegangene Geburt eines chromosomal-aberranten Kindes (Wiederholungsrisiko 1,4%) eine Indikation zur Chromosomenanalyse.

Eine Indikation zur

pränatalen Geschlechtsbestimmung

ist dann gegeben, wenn die Schwangere Überträgerin einer *X-chromosomal vererbten schweren Erkrankung* ist, in der Familie eine entsprechende Erkrankung bekannt ist, oder die Anamnese ihr Vorkommen vermuten läßt. Dies gilt u. a. für die erblichen Hämophilien, die progressive Muskeldystrophie, das Wiskott-Aldrich-Syndrom, die Agammaglobulinämie Bruton und das Hunter-Syndrom (WEITZEL u. SCHWINGER). Die pränatale Diagnostik vermag damit einen Schwangerschaftsabbruch bei einem männlichen Fetus zu indizieren bzw. das Austragen einer Gravidität bei einer weiblichen, phänotypisch gesunden Frucht zu ermöglichen.

Als *Untersuchungsmethoden zur pränatalen Geschlechtsbestimmung* stehen zur Verfügung:

– *Chromosomenanalyse:* Die Geschlechtsbestimmung ergibt sich hierbei gleichsam als Nebenbefund bei der Diagnostik autosomaler Aberrationen. Es darf dabei keine Selbstverständlichkeit sein, dem Ehepaar diesen Befund mitzuteilen, sofern sich aus ihm keine medizinischen Konsequenzen ergeben! Die immer wieder anzutreffende Weigerung der Schwangeren, sich das Geschlecht des Kindes sagen zu lassen, wird von den Psychologen mit dem Hinweis auf eine mögliche Beeinträchtigung der späteren Mutter-Kind-Beziehungen objektiviert.
– *Fluoreszenzmikroskopischer Nachweis Y-chromatin-positiver Amnionzellen:* Die Möglichkeit, im Fruchtwasser Y-chromatin-positive Amnionzellen nachzuweisen, gelingt bei geringerem technischen Aufwand mit der nahezu gleichen Sicherheit wie die Chromosomenanalyse (KAISER u. Mitarb.). Die Methode bietet sich an, wenn eine autosomale Analyse nicht erforderlich ist.
– *Testosteronkonzentration im Fruchtwasser:* Zwischen der 12. und 20. Schwangerschaftswoche ist der Unterschied der Testosteronkonzentration im Fruchtwasser mit 412 ± 133,1 pg/ml beim männlichen Feten und 159 ± 32,9 pg/ml beim weiblichen Feten hochsignifikant. Wichtig ist, daß bis zur 30. Woche Ergebnisüberschneidungen bei beiden Gruppen nicht beobachtet wurden (KÜNZIG u. Mitarb.), so daß auch mit diesen Methoden

eine weitgehend sichere Möglichkeit der pränatalen Geschlechtsbestimmung gegeben ist.

– *Sonographische Geschlechtsbestimmung:* Die sonographische Geschlechtsbestimmung basiert auf dem Nachweis der männlichen Genitalorgane. Ein negatives Ergebnis darf indessen nicht mit der Diagnose eines Mädchens gleichgesetzt werden. Zwischen der 26. und 32. Woche p. m. gelingt die Diagnose mit einer hohen Sicherheit von 98%. Für die Indikationsstellung zur Interruptio bei einer X-chromosomal gebundenen Erkrankung kommt dieser Befund jedoch zu spät (LIMACHER; MÜLLER u. FEUCHT).

Ein weiteres Ziel der pränatalen Diagnostik ist die Erkennung

angeborener Stoffwechselstörungen

aufgrund eines genetisch bedingten Enzymmangels. Von den inzwischen bekannten, etwa 100 angeborenen Stoffwechselstörungen lassen sich 30–40 pränatal durch den Nachweis des Enzymmangels in der Amnionzellkultur diagnostizieren (KUNZE u. MURKEN; FLATZ; WÖHLER u. RÜDIGER; TELLER). Es handelt sich u. a. um die *folgenden Erkrankungen:*

– Lipidosen (z. B. Gangliosidosen, Niemann-Pick-Krankheit),
– Mukopolysaccharidosen (z. B. Hurler-Syndrom),
– Störungen des Aminosäurestoffwechsels (z. B. Ahornsirupkrankheit),
– Störungen des Kohlenhydratstoffwechsels (z. B. Galaktosämie, Glykogenspeicherkrankheit).

Die komplizierten Fruchtwasseranalysen sind an Speziallaboratorien gebunden.

Die Diagnose angeborener Stoffwechselstörungen spielt in der pränatalen Diagnostik im Vergleich zur Chromosomenanalyse eine nur geringe Rolle. Etwa 1–2% der Amniozentesen erfolgen unter dieser Verdachtsdiagnose. Für die betroffene Familie ist sie jedoch von Bedeutung, da es sich so gut wie immer um rezessive Gendefekte handelt, bei denen beide Eltern heterozygote Träger sind und so das genetische Risiko 25% beträgt (SCHWANITZ; BÖHLES).

Die ebenfalls nach Amniozentese im Fruchtwasser erfolgende

α_1-Fetoprotein-Bestimmung (AFP)

dient in erster Linie der Erkennung von Neuralrohr- und Bauchwanddefekten (WEITZEL; HOLMGREN u. SIGURD; FUHRMANN). Inzwischen hat sie darüber hinausgehende Bedeutung erlangt. Das AFP ist ein α-Globulin, das in der fetalen Leber gebildet und in das mütterliche Blut sowie mit dem Urin in das Fruchtwasser abgegeben wird.

Laboratoriumstechnisch stehen für die AFP-Bestimmung Radioimmunassays und ein Latex-Agglutinationstest in Form des AFP-Schnelltestes der Fa. Mallinckrodt zur Verfügung. Die Kontrolle des AFP im maternen Serum ist als Screening-Methode geeignet, wie sie in letzter Zeit in zunehmendem Maße im Rahmen der Schwangerenvorsorge gefordert wird (BROCK u. Mitarb.; ANGER u. Mitarb.; KOHLSCHÜTTER u. Mitarb.).

Die **Normalwerte im maternen Serum** überschreiten in der 16.–20. Schwangerschaftswoche nur in 5% die Grenze von 200 ng/ml (µg/l), ganz selten die von 250 ng/ml (µ/l). Dementsprechend ist die untere Nachweisgrenze des AFP-Schnelltestes auf 250 ng/ml (µg/l) eingestellt. Bis zur 32. Woche steigen die Normalwerte auf 500 ng/ml (µg/l) an (ANGER; KOHLSCHÜTTER u. Mitarb.). Da typische Risikofaktoren für eine „Indikationsstellung zur Fruchtwasseruntersuchung" fehlen, ist ein allgemeines **maternes α-Fetoprotein-Screening** anzustreben (GROB).

Auch die **Normalwerte im Fruchtwasser** weisen eine eindeutige Abhängigkeit vom Gestationsalter auf. WEISE u. HEMKE geben an:

16.–19. Schwangerschaftswoche: $12,1 \pm 6,5$ µg/ml
23.–27. Schwangerschaftswoche: $7,5 \pm 4,4$ µg/ml

Die Konzentrationen im Fruchtwasser und im Serum differieren damit um den Faktor 1000. Es ist wichtig, daß zur Ergebnisbeurteilung die laborspezifischen Normalwerte berücksichtigt, aber auch rassische Besonderheiten beachtet werden, wenn Fehlinterpretationen vermieden werden sollen (GOLDBERG u. OAKLEY). *Jedenfalls darf eine AFP-Erhöhung nicht ohne weiteres mit einer fetalen Defektbildung gleichgesetzt werden!*

Die **Indikationen zur AFP-Bestimmung** ergeben sich aus den bisher bekannten Regelwidrigkeiten, die mit einer AFP-Vermehrung bzw. -Verminderung einhergehen. Im Vordergrund stehen Fehlbildungen des Fetus mit einem Integumentdefekt, insbesondere also der Verdacht auf einen *Neuralrohrdefekt* (Rachischisis, Anenzephalus), aber auch auf eine *Omphalozele*. Die diagnostische Sicherheit liegt bei der Anenzephalie bei 98%, bei der Spina bifida bei 85%. Auch beim intrauterinen Fruchttod, bei der Ösophagusatresie, der kongenitalen Nephrose, dem Turner-Syndrom und der Fallot-Tetralogie wurden erhöhte AFP-Werte beobachtet, wie sie

auch ein Hinweis auf eine Zwillingsschwangerschaft (HABIB), eine drohende Frühgeburt (BROCK u. Mitarb.; WALD u. Mitarb.) und auf eine vorausgegangene Einschwemmung fetalen Blutes bzw. auf eine fetale Blutbeimischung zum Fruchtwasser zurückgeführt werden können. *Niedrige AFP-Werte* wurden beim drohenden Abort und bei Trophoblaststörungen, bei autosomalen Trisomien, aber auch bei einem Hydramnion als Folge der Verdünnung gesehen (BRUSIS u. Mitarb.; GEMBRUCH u. Mitarb.).

Die zusätzliche

Bestimmung der Azetylcholinesterase

im Fruchtwasser vermag die Aussage hinsichtlich des Bestehens einer Spaltbildung sicherer zu machen. Die photometrische Bestimmung erlaubt, bei einem Normalwert einen Neuralrohrdefekt auszuschließen und so einen erhöhten AFP-Wert als „falsch" zu identifizieren. Die gleichzeitige AFP- und Azetylcholinesterase-Bestimmung führt damit zu einer fast 100%igen Sicherheit bei der Diagnose der Spaltbildungen.

Weitere **Zusatzuntersuchungen** zur Differenzierung erhöhter AFP-Werte sind die Kontrollamniozentese, die Ultraschalluntersuchung und evtl. die Amniofetographie. So können fehlerhafte therapeutische Konsequenzen weitgehend vermieden werden (WEITZEL).

Die

Bestimmung der Bilirubinoide

im Fruchtwasser erfolgt spektralphotometrisch, und zwar bei einer Wellenlänge von 350 und 600 nm. Beim Morbus haemolyticus entsteht bei 450 nm ein Absorptionsmaximum in Form einer „Schulter", das sog. ΔE_{450}. Aufgrund des Liley-Schemas kann anhand dieses Wertes der Schweregrad der fetalen Hämolyse beurteilt und die erforderliche, evtl. schon pränatal durch intrauterine Transfusionen erfolgende Therapie abgeleitet werden (S. 193f).

Über die

Phospholipid(Surfactant)Bestimmung

im Fruchtwasser zur Beurteilung der Lungenreife wird auf S. 451 ausführlich berichtet.

Pränatale Therapie

Die pränatale Diagnostik war über lange Zeit für viele, und zwar für Laien wie für Ärzte, mit der Vorstellung verbunden, daß sie über die Alternative zu entscheiden habe, ob bei einer Gravidität ein gesundes Kind zu erwarten sei oder ob wegen einer intrauterinen Erkrankung eine Schwangerschaftsunterbrechung erforderlich würde. Dies ist um so überraschender, da die Möglichkeit einer intrauterinen Behandlung des Kindes keineswegs neu ist. Dies zeigt die medikamentöse Therapie der Lues connata bei materner Infektion ebenso wie die schon in den 50er Jahren vorgenommenen intrauterinen Transfusionen bei der schweren Rh-Inkompatibilität. Bis heute sind die folgenden **Möglichkeiten einer pränatalen Behandlung** des Fetus gegeben:

- indirekte medikamentöse Therapie über die Mutter,
- indirekte medikamentöse Therapie über die Amnionhöhle,
- direkte medikamentöse Therapie durch Injektion in ein fetales Gefäß,
- intrauterine chirurgische Eingriffe.

Die

indirekte medikamentöse Therapie über die Mutter

ist, wie bereits gesagt, seit langem eine bewährte Maßnahme zur Prophylaxe oder auch zur Therapie einer *intrauterinen Infektion* des Fetus. Dies gilt sowohl für spezifische Infektionen wie die Lues und die Toxoplasmose, als auch für unspezifische Infektionen, z. B. in Form einer Chorioamnionitis. Weitere Indikationen sind die auf S. 451 besprochene *Lungenreifeinduktion* mittels Kortikosteroiden, die fetalen *Herzrhythmusstörungen*, z. B. in Form von paroxysmalen supraventrikulären Tachykardien (REDEL u. HANSMANN; DUMESIC u. Mitarb.; KLEINMANN u. Mitarb.; WERNICKE u. Mitarb.; LILJA u. Mitarb.; u.a.), in Einzelfällen aber auch *angeborene Stoffwechselstörungen* (RAUSKOLB u. KNÖRR).

Noch weitgehend in den Anfängen befindet sich die

transamniale medikamentöse Therapie.

Von den bisher genutzten Indikationen seien hier der *Hypothyreoidismus* bzw. die fetale Struma (WEINER u. Mitarb.), die intrauterine *Wachstumsretardierung* (DUDENHAUSEN u. SALING; SABATA) und auch wieder die fetalen *Tachyarrhythmien* genannt. Probleme ergeben sich vor allem aus der unzureichenden Kenntnis der Pharmakokinetik bei intraamnialer Injektion.

Für die

medikamentöse Direkttherapie

ist die Fetoskopie mit der Darstellung fetaler Gefäße für die i. v. Injektion Voraussetzung. Es wurde bisher berichtet über die Kardioversion bei *fetaler Arrhythmie*, die Injektion von hämatopoetischen Stammzellen bei der fetalen *Hämoglobinopathie*, die Digitalismedikation während einer intrauterinen Transfusion und über Albumininfusionen beim *hypalbuminämischen Hydrops universalis* (RODECK u. NICOLAIDES; HARMON u. Mitarb.; GOLBUS u. Mitarb.; DUDENHAUSEN; RAUSKOLB). Die intravenöse Erythrozytentransfusion zur Behandlung des serologisch bedingten Hydrops fetus kann evtl. mit der früher als alleinige Therapie durchgeführten intraperitonealen Transfusion kombiniert werden (HANSMANN u. LANG). Als Gefäße werden unter fetoskopischer Sicht zumeist die fetus- bzw. plazentanahen Nabelschnurvenen aufgesucht.

Inwieweit es in der Zukunft möglich sein wird, zur Behandlung anderweitig nicht beeinflußbarer bzw. beherrschbarer schwerer Fehlbildungen

direkte chirurgische Eingriffe am Fetus

vorzunehmen, läßt sich bis heute nicht eindeutig beurteilen. Bei den bisher vorliegenden Publikationen handelt es sich im wesentlichen um Kasuistiken, die zugleich die vielfältige Problematik der Intrauterinchirurgie deutlich erkennen lassen (HARRISON u. Mitarb.; GOLBUS u. Mitarb.). So hat es auch nicht an Warnungen vor einem übermäßigen Enthusiasmus mit einer bisher nicht gerechtfertigten Ausweitung der Indikationsstellung gefehlt (MROZIK; RAUSKOLB u. KNÖRR; KRAUTKRÄMER). Von den vorliegenden Berichten sei hier der *Verschluß einer Diaphragmahernie* durch Silasticfaszie genannt, einem Eingriff, der vordergründig das Ziel hat, die kompressionsbedingte Lungenhypoplasie in Grenzen zu halten (DESPOSITO). Eine schon jetzt erkennbar wichtige Aufgabe der intrauterinen Chirurgie ist die der *fetoamnialen Drainagen bzw. Shunts*, die z. B. beim Hydrozephalus die Ventrikulomegalie und damit die Kompression des Hirnmantels in Grenzen zu halten vermag, aber auch bei einem urethralen Verschluß die Entwicklung eines Hydroureters und einer Hydronephrose weitgehend verhindern kann (BIRNHOLZ u. FRIGOLETTO; CLEWELL u. Mitarb.; GLICK u. Mitarb.; GOLBUS u. Mitarb.). Die Punktion und evtl. nachfolgende Drainage eines *Chylo-* bzw. *Hydrothorax* hat wiederum das Ziel der Dekompression der Lungen und damit der Prophylaxe unüberwindbarer postnataler Ateminsuffizienzen.

Es darf nicht übersehen werden, daß die bisherigen Mitteilungen über die chirurgische Direktbehandlung des Fetus bei schweren Fehlbildungen und Erkrankungen mit mancherlei Hoffnungen für die Zukunft verbunden sind. Zum jetzigen Zeitpunkt befindet sich diese jedoch noch im klinisch-experimentellen Stadium, woraus zugleich die Notwendigkeit zu erkennen ist, in der Indikationsstellung Zurückhaltung zu üben. Dies gilt schon deshalb, da eine Fehlbildung mit gegebener Möglichkeit der erfolgreichen chirurgischen Korrektur ein Partialphänomen anderer, evtl. multipler Anomalien sein kann. Ihr Ausschluß ist schon heute ein wichtiger Teil der Indikationsstellung zur intrauterinen chirurgischen Therapie.

Literatur

Bastide, A., F. Manning, Ch. Harman, I. Lange, I. Morrison: Ultrasound evaluation of amniotic fluid: Outcome of pregnancies with severe oligohydramnios. Amer. J. Obstet. Gynecol. 154 (1986) 895

Bernaschek, G., Ch. Dadak, A. Kratochwil: Frühzeitige Diagnose fetaler Mißbildungen durch Ultraschall. Geburtsh. u. Frauenheilk. 40 (1980) 868

Böhles, H.: Erhebliche Stoffwechselstörungen. Klinikarzt 9 (1980) 445

Brock, D. J. H., L. Barron, P. Jelen, M. Watt, J. B. Scrimgeour: Maternal serum-alpha-fetoprotein measurements as an early indicator of low birth-weight. Lancet 1977/II, 267

Brusis, E.: Klinische Erfahrungen mit der Fetoskopie. Geburtsh. u. Frauenheilk. 40 (1980) 697

Brusis, E., H. K. Rjosk, E. Kuss: Wertigkeit der Alpha-1-Fetoprotein-Bestimmung im Fruchtwasser für die Diagnose fetaler Mißbildungen bei Patientinnen mit Hydramnion. Geburtsh. u. Frauenheilk. 40 (1980) 818

Citoler, P., K.-H. Schlensker, R. Schaefer, A. Bolte: Indikationen und Ergebnisse der pränatalen Chromosomenanalyse. Geburtsh. u. Frauenheilk. 36 (1976) 39

Flatz, G.: Grenzen der Diagnose von Erbleiden während der Schwangerschaft. Therapiewoche 25 (1975) 6866

Friedrich, E. J., W. Jonatha, K.-H. Schlensker: Amniozentese (Umfrage), Gynäkol. Prax. 6 (1982) 617

Fuhrmann, W.: Die Alpha-Fetoprotein-Bestimmung in der pränatalen Diagnostik und Vorsorge. Diagn. u. Intensivther. 8 (1983) 8

Fuhrmann, W.: Trisomierisiko: Welche Bedeutung hat das Alter des Vaters? Gynäkol. Prax. 10 (1986) 1

Gembruch, U., M. Hansmann, O. Bellmann: Erniedrigtes maternales Alpha-Fetoprotein bei autosomalen Trisomien des Feten. Gynäkol. Prax. 9 (1985) 245

Genger, H., W. Schnedl, P. Scholz, P. Wagenbichler: Stellenwert der Chorionbiopsie in der klinischen Routine. Geburtsh. u. Frauenheilk. 46 (1986) 729

Gloning, K. P., E. Brusis, T. Schramm: 2½ Jahre Erfahrungen mit der Chorionzottenbiopsie. Ber. Gynäkol. Geburtsh. 122 (1986) 909

Goldberg, J. D., M. S. Golbus: Fetoscopy. In Iffy, L., D. Charles. Operative Perinatology. Macmillan, New York 1984 (p. 209)

Goldberg, M. F., G. P. Oakley: Interpreting elevated amniotic fluid alpha-fetoprotein levels in clinical practice: Use of the predictive value positive concept. Amer. J. Obstet. Gynecol. 133 (1979) 129

Habib, Z. A.: Maternal serum alpha-feto-protein: Its value in antenatal diagnosis of genetic disease and in obstetrical-gynaecological care. Acta obstet. gynecol. scand. 61 (1977) 3

Halle, H., J. Richter, P. Prenzlau, B. Kunz: Die Amniofetographie in der antenatalen Diagnostik fetaler Mißbildungen. Zbl. Gynäkol. 99 (1977) 37

Hansmann, M.: Ultraschallscreening in der Schwangerschaft – Vorsicht vor übertriebenen Forderungen. Geburtsh. u. Frauenheilk. 41 (1981) 725

Hansmann, M.: Nachweis und Ausschluß fetaler Entwicklungsstörungen mittels Ultraschallscreening und gezielter Untersuchung – ein Mehrfachstufenkonzept. Ultraschall 2 (1981) 206

Hill, L. M., R. Breckle, W. C. Gehrking: Prenatal detection of congenital malformations by ultrasonography. Amer. J. Obstet. Gynecol. 151 (1985) 44

Hinselmann, H.: Die Amniozentese in der Frühschwangerschaft. Gynäkologe 6 (1973) 169

Hisson, S. L., A. Langer: Amniography and Fetography. In Iffy, L., D. Charles: Operative Perinatology. Macmillan, New York 1984 (p. 220)

Hogge, W. A., S. A. Schonberg, M. S. Golbus: Chorionic villus sampling: Experience of the first 1000 cases. Amer. J. Obstet. Gynecol. 154 (1986) 1249

Holmgren, G., J. Sigurd: Prenatal diagnosis of two cases of gastroschisis following alpha-Fetoprotein (AFP) screening. Acta obstet. gynecol. scand. 63 (1984) 325

Holzgreve, W., P. Miny: Chorionzotten-Entnahme (CVS) zur pränatalen Diagnostik. Ultraschall Klin. Prax. 2 (1987) 1

Holzgreve, W., P. Miny, S. Basaran, K. H. Gerbaulet, F. K. Beller, I. H. Pawlowitzki: Pränataldiagnostik aus Chorionzotten: Ergebnisse in Münster. Geburtsh. u. Frauenheilk. 46 (1986) 312

Holzgreve, W., G. H. Willital, G. Jorch, P. Miny, D. B. von Bassewitz: Der Fetus als Patient. Dtsch. Ärztebl. 83 (1986) 2441

Husslein, P., W. Schnedl, P. Wagenbichler: Zur pränatalen Diagnostik. Ein Erfahrungsbericht über 180 Fruchtwasserpunktionen. Wien. klin. Wschr. 91 (1979) 803

Kaiser, R., K. H. Broer, H. J. Künzig. Möglichkeiten der Geschlechtsdeterminierung in der pränatalen Geschlechtsbestimmung. Gynäkol. Prax. 1 (1977) 617

Klink, F., G. Grzejszczyk, E. Schwinger, F. Oberheuser: Erfahrungen mit der Chorionzottenaspiration über einen Zeitraum von 3 Jahren. Ber. Geburtsh. Gynäkol. 122 (1986) 909

Knörr, K.: Möglichkeiten und Konsequenzen der pränatalen Diagnostik kongenitaler Anomalien. Geburtsh. u. Frauenheilk. 31 (1971) 614

Knörr, K., W. D. Jonatha, H. Knörr-Gärtner: Die genetische Risikoschwangerschaft (Technik der Amniozentese, Indikationen, eigene Ergebnisse). Geburtsh. u. Frauenheilk. 33 (1973) 617

Kohlschütter, A., H. Kühnle, G. Broich: Alphafetoprotein im Schwangerenserum. Eine neue Meßmethode und praktische Aspekte bei der pränatalen Suche nach kindlichen Neuralrohrmißbildungen. Z. Geburtsh. Perinatol. 181 (1977) 87

Krautkrämer, H.: So wird Leiden in die Welt gesetzt. Münch. med. Wschr. 128 (1986) 4-14

Kunze, D., J. D. Murken: Möglichkeiten biochemischer Diagnostik aus menschlichem Fruchtwasser. Münch. med. Wschr. 113 (1971) 1489

Kurjak, A., P. Kirkinen. V. Latin, B. Rajhvajn: Diagnosis and assessment of fetal malformations and abnormalities by ultrasound. J. perinat. Med. 8 (1980) 219

Limacher, F.: Fetale Geschlechtsbestimmung mit Ultraschall: Technik, Treffsicherheit, klinische Bedeutung. Geburtsh. u. Frauenheilk. 43 (1983) 227

Linder, R., C. Gumbrecht, A. Soder, U. Stosiek, W. A. Maier: Pränatale, mittels Ultraschall diagnostizierte Mißbildungen des oberen Gastrointestinaltraktes. Ultraschall 5 (1984) 149

Lochmüller, H.: Die Amniozentese zur Fruchtwassergewinnung für pränatale genetische Untersuchungen. Münch. med. Wschr. 113 (1971) 1487

Martius, G.: Geburtshilflich-perinatologische Operationen. Thieme, Stuttgart 1984

Miny, P., W. Holzgreve. S. Basran, J. Behrenbeck, F. K. Beller, I. H. Pawlowitzki: Chromosomenuntersuchungen aus Chorionzotten: Erfahrungen nach 118 diagnostischen Eingriffen. Geburtsh. u. Frauenheilk. 46 (1986) 314

Mrozik, E.: Problematik und Möglichkeiten der Fetalchirurgie. Geburtsh. u. Frauenheilk. 45 (1985) 503

Müller, E., W. Leucht: Ist die pränatale Geschlechtsdiagnostik mit Ultraschall irrtumsfrei möglich? Gynäkol. Prax. 7 (1983) 31

Müller-Holve, W., K. Martin: Zum Beitrag K. G. Wurster, V. M. Roemer, K. Decker, H. A. Hirsch: Amnioninfektionssyndrom nach Amniozentese. Ein kasuistischer Beitrag. Geburtsh. u. Frauenheilk. 43 (1983) 581

Müller-Holve, W., J. Garbe, H. Kohlmann, K. Martin: Ultraschall-Basis-Untersuchung (U. B. U.) in der Schwangerschaft. Geburtsh. u. Frauenheilk. 41 (1981) 607

Murken, J.: Pränatale Diagnostik und Therapie. Enke, Stuttgart 1987

Murken, J. D.: Genetische Familienberatung und pränatale Genetik. Münch. med. Wschr. 113 (1971) 1485

Nicolini, U., E. Farrazzi, A. Kustermann, M. Ravizza, G. Pardi: Effectiveness of routine ultrasound in screening congenital defects. J. perinat. Med. 10 (1982) 125

Opri, F., H. Kirchner: Die Stellung der Amniozentese in der pränatalen Diagnostik. Amniozentese und Amniografie im Rahmen der pränatalen Diagnostik. Zbl. Gynäkol. 102 (1980) 71

Passarge, E.: Prävention durch pränatale Diagnostik. In Schindler, A. E.: Prävention in Gynäkologie und Geburtshilfe. Terramed, Überlingen 1986 (S. 469)

Rabe, D., W. Leucht, H. J. Hendrik, R. Boos, W. Schmidt: Sonographische Beurteilung der Fruchtwassermenge. II.

Oligohydramnion – Bedeutung für den Schwangerschafts- und Geburtsverlauf. Geburtsh. u. Frauenheilk. 46 (1986) 422

Rauskolb, R.: Möglichkeiten und Grenzen der Fetoskopie bei der pränatalen Diagnostik. Geburtsh. u. Frauenheilk. 43 (1983) 336

Rauskolb, R., K. Knörr: Intrauterine Therapie des Feten. In Martius, G.: Therapie in Geburtshilfe und Gynäkologie. Thieme, Stuttgart 1988

Rempen, A., H. Kaesemann, A. Feige, K. Fiedler: Sonographische Pränataldiagnostik und klinische Konsequenzen bei Dünndarmobstruktionen. Z. Geburtsh. Perinatol. 190 (1986) 73

Richter, K., J. Möse: Spezifische Fluordiagnostik in der Sprechstunde. Klinische, bakteriologische, parasitologische und mykologische Untersuchungen bei 120 Schwangeren. Wien. med. Wschr. 116 (1966) 434

Robinson, H. P., V. D. Hood, A. H. Adam: Diagnostic ultrasound: early detection of fetal neural tube defects. Obstet. and Gynecol. 56 (1980) 705

Rott, H.-D.: Genetische Beratung. Klinikarzt 9 (1980) 265

Sabata, V.: Die Therapie der intrauterinen Mangelernährung. Gynäkologe 17 (1984) 236

Schlensker, K. H.: Zur Amniozentese in der pränatalen Diagnostik bei Zwillingsschwangerschaften. Z. Geburtsh. Perinatol. 183 (1979a) 429

Schlensker, K. H., P. Citoler, A. Bolte: Schwangerschaftsausgang nach Amniozentese zur pränatalen Diagnostik genetisch bedingter Defekte. Geburtsh. u. Frauenheilk. 44 (1984) 137

Schmidt, W.: Successful prenatal treatment of non-immune hydrops fetalis due to congenital Chylothorax. Case report. Brit. J. Obstet. Gynaecol. 92 (1985) 685

Schmidt, W.: DNA-Technik in der pränatalen Diagnostik. Speculum 5 (1987) 3

Schmidt, W., F. Kubli: Early diagnosis of severe congenital malformations by ultrasonography. J. perinat. Med. 10 (1982) 233

Schmidt, W., J. Gabelmann, R. Boos, L. Garoff, K. Kubli: Feto-máternelle Transfusionen nach Amniozentese in der Frühschwangerschaft, eine Auswertung von 1000 Fällen. Z. Geburtsh. Perinatol. 184 (1980) 359

Schmidt, W., J. Gabelmann, U. Müller, T. Voigtländer, H. D. Hager, T. M. Schroeder, L. Garoff, F. Kubli: Pränatale Diagnostik. Geburtsh. u. Frauenheilk. 40 (1980) 761

Schmidt, W., W. Leucht, R. Boos, S. Tariverdian, D. Rabe, Ch. Walter, D. Heberling: Sonographische Diagnostik schwerer fetaler Fehlbildungen, Geburtsh. u. Frauenheilk. 45 (1985) 511

Schulze, B., K. Miller, T. Schaller, A. Reimer: Chorionbiopsie in der pränatalen Diagnostik. Geburtsh. u. Frauenheilk. 46 (1986) 363

Schwanitz, G.: Pränatale Diagnostik. Klinikarzt 9 (1980) 252

Stene, E., J. Stene, S. Stengel-Rutkowski, J. Murken: Väterlicher Alterseffekt beim Down-Syndrom und anderen chromosomalen Trisomien. Frauenarzt 26 (1985) 39

Stoeckenius, M., L. W. Popp, W. Müller-Holve: Die Chorion-Biopsie. Dtsch. med. Wschr. 111 (1986) 945

Teller, W. M.: Pränatale Diagnostik bei hereditären Stoffwechselkrankheiten. Dtsch. med. Wschr. 100 (1975) 1674

Wald, N., H. Cuckle, G. M. Stirrat, M. J. Bennett, A. C. Turnbull: Maternal serum-alpha-fetoprotein and low birthweight. Lancet 1977/II, 268

Weise, W.: Stand der pränatalen Diagnostik mittels direkter Eingriffe am Fetus. Zbl. Gynäkol. 107 (1985) 913

Weise, W., G. Hemke: Ursache erhöhter Alpha-Fetoproteinwerte im Fruchtwasser bei der pränatalen Diagnostik genetischer Defekte. Zbl. Gynäkol. 103 (1981) 740

Weise, W., P. Quent, G. Hemke: Risiko der Amniozentese in der pränatalen Diagnostik genetischer Defekte. Zbl. Gynäkol. 100 (1978) 769.

Weiss, P. A. M., P. Pürstner, W. Lichtenegger, R. Winter: Alpha-fetoprotein content of amniotic fluid in normal and abnormal pregnancies. Obstet. and Gynecol. 51 (1978) 582

Weitzel, H.-K.: α-Fetoprotein-Diagnostik in der Geburtshilfe. In Martius, G.: Differentialdiagnose in Geburtshilfe und Gynäkologie, 2. Aufl., Bd. I. Thieme, Stuttgart 1987

Weitzel, H.-K., E. Schwinger: Pränatale Geschlechtsbestimmung. Med. Klin. 70 (1975) 395

Wendt, G. G.: Genetische Familienberatung. Therapiewoche 30 (1980) 3756

Werner, L., R. Rauskolb, J. Bernert: Techniken zur Gewinnung von Chorionzottengewebe. Ber. Gynäkol. Geburtsh. 122 (1986) 908

Winter, R.: Die Diagnose angeborener fetaler Mißbildungen mittels Ultraschall. Ultraschall 2 (1981) 235

Wirtz, A., B. Haas, C. Krauss, S. Stengel-Rutkowski, J. D. Murken, H., Rehder, R. Lamerz: Pränatale Diagnostik bei erhöhtem Gebäralter. Geburtsh. u. Frauenheilk. 38 (1978) 422

Wöhler, W., H. W. Rüdiger: Pränatale Diagnose von Stoffwechselanomalien in Zellkulturen. Münch. med. Wschr. 117 (1975) 1725

Wurster, K. G., M. Roemer, K. Decker, H. A. Hirsch: Amnioninfektionssyndrom nach Amniozentese. Ein kasuistischer Beitrag. Geburtsh. u. Frauenheilk. 42 (1982) 676

Zach, H. P., V. Zahn, B. Herzog, M. Stühmer: Über die Einschwemmung fetaler Erythrozyten bei para- und transplazentarer Amniozentese in der Frühschwangerschaft. Geburtsh. u. Frauenheilk. 39 (1979) 378

Zahn, F. W.: Chorionbiopsie versus Amniozentese. Vortr. Bayer. Ges. Geburtsh. Gynäkol., Würzburg, 29. 5. 1987

Zahn, F. W., C. Waldenmaier: Ergebnisse und Erfahrungen über die Chorionzotten-Aspiration in der 8.–11. Schwangerschaftswoche. Frauenarzt 26 (1985) 37

Zahn, V., M. Jensen, J. U. Walther: The practical importance of fetoscopy. J. perinat. Med. 7 (1979) 117

Aufgaben

1. Auf welche Weise läßt sich im 1. Trimenon Fruchtwasser für Untersuchungen im Rahmen der pränatalen Diagnostik gewinnen? Wie heißt der zu diesem Zweck ausgeführte Eingriff?

2. Warum ist der günstigste Zeitpunkt für die Fruchtwassergewinnung die 16.–18. Schwangerschaftswoche?

3. Mit welchen Komplikationen muß bei der Fruchtwassergewinnung gerechnet werden?

4. Was verstehen wir unter einer Chorionbiopsie?

5. Welche Vorteile hat die Chorionbiopsie im Vergleich zur Fruchtwasseruntersuchung bei der Chromosomenanalyse?

6. Nennen Sie Symptome bei der Mutter, die als Hinweis auf das Bestehen einer Fehlbildung des Kindes gewertet werden und eine besonders sorgfältige sonographische Kontrolle indizieren müssen!

7. Welches sind heute typische Indikationen für die Fetoskopie?

8. Welchen Schwangeren würden Sie zur Chromosomenanalyse beim Kind raten?

9. Welches ist die Chromosomenaberration, die am häufigsten Anlaß zu einer Chromosomenanalyse gibt?

10. Aus welchen medizinischen Gründen kann es erforderlich werden, im Rahmen der pränatalen Diagnostik eine Geschlechtsbestimmung beim Kind vorzunehmen?

11. Mit Hilfe welcher pränatal-diagnostischen Methoden können Stoffwechselstörungen bereits im Embryonalalter erkannt werden?

12. Welche Fehlbildungen sollen mit Hilfe der α-Fetoprotein-Bestimmung im Fruchtwasser erkannt werden?

13. Bei welcher Fetopathie ist die Bestimmung der Bilirubinoide im Fruchtwasser angezeigt?

14. Nennen Sie ein Beispiel für die „indirekte medikamentöse Therapie" am Kind in der Gravidität!

15. Auf welche Weise ist es möglich, eine „mediamentöse Direkttherapie" am Kind durchzuführen?

16. Nennen Sie Beispiele für direkte chirurgische Eingriffe am Fetus!

17. Welchen vordergründigen Sinn hat die Drainage eines Hydrozephalus beim Kind im Verlauf der Gravidität?

18. Warum muß bei einem Urethralverschluß mit Rückstau des Harnes in die Ureteren die Blase bereits intrauterin drainiert werden?

7 Regelwidrigkeiten des mütterlichen Organismus in der Schwangerschaft

P. Husslein

Lernziel

Für das Verständnis der Pathologie in der Schwangerschaft ist für den Lernenden zunächst wichtig, zwischen den Regelwidrigkeiten als Folge der bestehenden Gravidität, den sog. *Schwangerschaftserkrankungen* und den zufällig in der Schwangerschaft auftretenden Erkrankungen, den sog. *Erkrankungen in der Schwangerschaft* zu differenzieren. Von den Schwangerschaftserkrankungen hat neben der Hyperemesis vor allem der *gestotische Symptomenkomplex* Bedeutung. Ziel ist es, aufgrund genauer Kenntnisse der Risikogruppen bzw. der Symptomatik die Früherkennung einer Präeklampsie sicherzustellen, da diese Erkrankung bei mangelhafter oder fehlender Behandlung mit einer hohen fetalen und mütterlichen Gefährdung einhergeht.

Beim Auftreten von Erkrankungen in der Schwangerschaft ist neben präzisen Vorstellungen über die Natur dieser Erkrankungen vor allem auf die gegebene, auch psychische Doppelbelastung der Schwangeren zu achten. Dabei müssen Symptomvariationen im Rahmen der Schwangerschaft zur Erstellung der korrekten Diagnose und Änderungen der Therape wegen einer bestehenden Schwangerschaft verstanden werden, um eine optimale medizinische Betreuung solcher Patientinnen zu gewährleisten. Wichtig für die Beratung ist auch das Wissen um die *gegenseitige* Beeinflussung zwischen Grunderkrankung und Schwangerschaft. Dabei spielt für die werdende Mutter neben ihrem eigenen Risiko vor allem die Frage der intrauterinen Gefährdung des Kindes eine entscheidende Rolle.

Manche Erkrankungen sind in der letzten Zeit durch verbesserte medizinische Betreuung der Grundkrankheit häufiger im Zusammenhang mit einer Schwangerschaft zu beobachten (z. B. Diabetes mellitus). Um so höher sind hier die Anforderungen an den Geburtshelfer. Deshalb ist diesem Themenkreis im vorliegenden Beitrag breiter Raum gewidmet. Ähnliches gilt aus anderen Überlegungen für die *Rhesusinkompatibilität*: Exaktes Wissen um die Problematik, verbunden mit korrekter medizinischer Vorgehensweise haben die Häufigkeit des Auftretens der Erkrankung deutlich reduziert und die Prognose bei Vorhandensein einer Rhesuskonstellation außerordentlich verbessert.

Schwangerschaftserkrankungen

In der Pathologie der Schwangerschaft ist zwischen schwangerschaftsspezifischen Störungen, den sog.

Schwangerschaftserkrankungen

und den eher zufällig in dieser Lebensphase auftretenden Erkrankungen, den

Erkrankungen in der Schwangerschaft

zu unterscheiden. Die erste Gruppe wird unter dem Begriff der *Gestosen* zusammengefaßt, wodurch hervorgehoben wird, daß die Ursache dieser Erkrankungen in der Schwangerschaft liegt, ohne daß hierdurch eine detaillierte Aussage über die Pathogenese gemacht wird. Wir unterscheiden in Abhängigkeit vom Zeitpunkt des Auftretens der Gestose

– **Frühgestosen,** die in der Frühschwangerschaft auftretende

Hyperemesis und den Ptyalismus

sowie den Symptomenkomplex der

– **Spätgestosen,**

EPH-Gestose

(schwangerschaftsindizierte Hypertonie, Präeklampsie).

Frühgestosen

Hyperemesis Gravidarum

Übelkeit und ein flaues Magengefühl zählen oft zu den ersten Symptomen einer Schwangerschaft und belasten etwa zwei Drittel aller Schwangeren (TIERSON u. Mitarb.). Gelegentlich kann diese Übelkeit auch morgens im nüchternen Zustand mit ein- oder zweimaligem Erbrechen vergesellschaftet sein. Überlicherweise ist der Allgemeinzustand der Schwangeren hierdurch nicht beeinträchtigt. Wenn sich eine solche Emesis allerdings zur *Hyperemesis gravidarum* steigert, ist dies nicht mehr als physiologisch anzusehen, sondern verdient ernste medizinische Zuwendung.

Die Hyperemesis gravidarum tritt meist 4 Wochen nach der Konzeption auf und dauert selten länger als bis zur 12.–16. Woche. Die *Ursache* der Hyperemesis ist bisher nicht geklärt. Die hormonellen und Kreislaufveränderungen der Schwangerschaft, vermehrte Stoffwechselbelastung der Mutter und nicht zuletzt die

psychische Auseinandersetzung

der werdenden Mutter mit der Schwangerschaft scheinen in unterschiedlichem Maße an der Ausbildung der Hyperreaktion beteiligt zu sein (PRILL).

Unter Umständen handelt es sich bei der Hyperemesis um eine körperliche Manifestation einer unterbewußten psychischen Ablehnung der Schwangerschaft. Allgemein dürfte die Haltung der Mutter zu sich selbst, ihrem Kind und der Gesellschaft in Form ihrer Familie oder ihrer sonstigen sozialen Umgebung eine zentrale Rolle spielen. Damit in Zusammenhang steht offenbar die Tatsache, daß von den rund 1% Schwangeren mit Hyperemesis überproportional viele Gastarbeiterfrauen betroffen sind.

Auffallend ist auch, daß der Zeitpunkt des Auftretens der Hyperemesis und die Dauer ihrer Ausbildung im

wesentlichen mit der Zeit verstärkter *Gonadotropinsekretion* übereinstimmt, obwohl eine direkte Korrelation zwischen Symptomen und HCG-Spiegeln nicht zu beobachten ist. Dennoch ist die Erkrankung in der Regel bei Mehrlingsschwangerschaften und Trophoblasterkrankungen verstärkt, nach Abortiveiern hingegen selten zu beobachten.

Die **Symptomatik** der Emesis bzw. der Hyperemesis (Übergänge sind dabei fließend) besteht in den Folgen mehr oder weniger häufigen Erbrechens. Zu den typischen Erscheinungen gehören

– gerötete Schleimhäute,
– faltige Haut,
– Flüssigkeits- und Gewichtsverlust.

Bei schweren Formen mit der Unfähigkeit, Nahrung bzw. Flüssigkeit bei sich zu behalten, können u.U. auch lebensbedrohliche Zustände beobachtet werden. Durch den ständigen

Wasser- und Salzverlust

wird ein Circulus vitiosus in Gang gesetzt. Die Folgen sind

– Hypovolämie mit Hämokonzentration,
– Oligurie mit erniedrigtem spezifischen Gewicht des Urins.

Bis zu einem gewissen Grad kann die Hyperemesis als *relative Nebenniereninsuffizienz* angesehen werden. Wenn keine Behandlung erfolgt, können eine Schädigung der Nieren im Sinne eines Salzmangelsyndroms (hypochlorämische Alkalose), eine Beeinträchtigung der Leberfunktion mit Ikterus, sogar fieberhaft komatöse Zustände als Folge der Exsikkose auftreten.

Zur **Diagnostik** sind folgende Laboratoriumsuntersuchungen indiziert:

– aus dem *Serum*: Hämoglobin, Hämatokrit,

Bilirubin, Reststickstoff, Alkalireserve, Elektrolyte;
– aus dem *Harn*: Menge, spezifisches Gewicht, Elektrolyte und vor allem Azeton.

Nahezu pathognomonisch für die Hyperemesis ist die

Ketonämie und Ketonurie,

die sich oft bereits aus dem typischen Mundgeruch nachweisen lassen.

Zur **Therapie** sind bei der *leichten Form der Hyperemesis* zur Überwindung des Zustandes meist

diätetische Maßnahmen

ausreichend.

Man wird der Schwangeren raten, häufigere kleine Mahlzeiten einzunehmen, wobei u. U. das Frühstück bereits im Bett liegend zu sich genommen werden sollte. Insgesamt sollte die Diät fett- und eiweißarm, letztlich aber dem Wunsch der Schwangeren entsprechend zusammengesetzt sein. Antiemetika, Sedativa und Vitaminpräparate sind meist nicht notwendig, können aber hilfreich sein.

Bei der *schweren Form der Hyperemesis gravidarum* besteht der erste therapeutische Schritt in der

stationären Aufnahme,

deren Effektivität vor allem in der Isolierung aus dem offenbar die Krankheit auslösenden Familien- und Sozialmilieu zu sehen ist. Die *medikamentöse Therapie* richtet sich nach den erhobenen Befunden. Im allgemeinen wird eine

Infusionstherapie

zum Flüssigkeitsersatz, zur ausreichenden Kalorienzufuhr und zur Korrektur der verlorengegangenen Elektrolyte indiziert sein. Unter Umständen muß eine Alkalose korrigiert werden. Zusätzlich sind eine

– Sedierung,
– die Gabe von Vitaminpräparaten,
– Antiemetika

zielführend.

Wegen des *Risikos der Teratogenität* sollen phenotiazin- und diphenhydraminhaltige Präparate nicht verwendet werden. Die Gabe von *ACTH* ist zwar therapeutisch wirksam, sollte allerdings, um eine Überstimulierung der fetalen Nebennierenrinde zu vermeiden, nicht überdosiert werden. Als begleitende Maßnahme ist zumindest zu Beginn der Behandlung ein *Besuchsverbot* zu erlassen.

Persistiert das Schwangerschaftserbrechen jenseits der 16. Woche, so ist an andere Ursachen des Erbrechens wie Refluxösophagitis, Hiatushernie, Gastroduodenalulkus, akute chronische Gastritis, Pankreatitis, Gallenerkrankungen, aber auch an eine Appendizitis zu denken (Übersicht bei GIPS).

Ptyalismus

Üblicherweise wird Speichel in einer Menge von rund 100 bis 150 ml täglich sezerniert. Eine Verstärkung dieser Salivation mit Mengen bis über 1000 ml Speichel pro Tag wird als *Schwangerschaftsptyalismus* bezeichnet und tritt bevorzugt im 1. Trimenon häufig verbunden mit einer Hyperemesis auf. Ätiologisch spielen vor allem nervöse und emotionale Einflüsse eine starke Rolle, da im Schlaf die Salivation meist zurückgeht. Medizinisch hat dieses Symptomenbild kaum eine Bedeutung. Die *Therapie* ist symptomatisch. Anticholinerge Medikamente und Mundspülungen können verordnet werden.

Spätgestosen

Terminologie

Bei der Spätgestose handelt es sich um einen Komplex schwangerschaftsspezifischer Erkrankungen, deren *Ätiologie und Pathogenese bis heute nicht vollständig geklärt* sind. Zum einen sind daraus deskriptive Krankheitsbezeichnungen entstanden, die z. T. von falschen Voraussetzungen ausgingen, wie z. B. die Begriffe Toxikose und Toxämie unter der Annahme eines spezifischen, zu dem Syndrom der Gestose führenden Toxins. Zum anderen orientierte man sich an Symptomen, wie bei der Bezeichnung **EPH-Gestose**

- E = Ödeme,
- P = Proteinurie,
- H = Hypertonie.

Das ist aber letztlich nichts anderes, als wenn die Tuberkulose durch die Trias Husten-Fieber-Müdigkeit charakterisiert wird.

Aus dieser Überlegung wird klar, daß bei der Besprechung eines so heterogenen Krankheitsbildes auch die Nomenklatur vielfältig und verwirrend sein muß (CHESLEY).

In letzter Zeit hat sich entsprechend der hervorragenden Stellung des Symptoms **Hochdruck** für die Gestose der Begriff

- *schwangerschaftsinduzierte Hypertonie* (SIH) bzw. Pregnancy induced hypertension (PIH) durchgesetzt. Parallel dazu existiert auch der Begriff

- *Präeklampsie* (PE), der das Vorstadium der schwersten Form der Gestose, des eklamptischen Anfalls, andeuten soll.

Eine nicht umfassende, aber immerhin sinnvolle Differenzierung kann zwischen

- *essentieller Gestose* (PIH-PE, keine vorbestehenden vaskulären oder renalen Leiden) und einer
- *Pfropfgestose* bei vorbestehender Kreislauf- oder Nierenerkrankung getroffen werden.

Davon getrennt werden muß schließlich die

- *chronische*, auch außerhalb der Schwangerschaft bestehende *Hypertonie bzw. Proteinurie* (beispielsweise bei nephrotischem Syndrom).

Kardinalsymptome

Orientiert man sich an den Kardinalsymptomen, so ist die Definition von *Grenzwerten* von großer Wichtigkeit. Das wichtigste Symptom ist dabei die

Hypertonie.

Als Grenzwerte können **140/90 mmHg** angesehen werden.

Die Voraussetzung für die sinnvolle Anwendung eines solchen Grenzwertes ist ein einheitliches Meßverfahren, wobei sich empfiehlt, die Schwangere zunächst im Sitzen nach 5 Min. Ruhe an beiden Armen zu messen. Der Arm, an dem der höhere Druck festgestellt wurde, wird für die weitere Messung verwendet. Allerdings muß hervorgehoben werden, daß der Blutdruck keine konstante, sondern eine *variable* Größe darstellt und von Tageszeit, von körperlicher Aktivität, psychischer Einstellung und Lage in hohem Maße abhängt. Daraus folgt, daß eigentlich nur wiederholte Messungen reproduzierbare Ergebnisse erbringen werden.

Der Schwangerschaftshochdruck wird wahrscheinlich nicht durch eine überstarke Zunahme des Herzminutenvolumens, sondern durch ein *Ausbleiben der Widerstandsverminderung der Peripherie* verursacht.

Eine andere Möglichkeit, den Blutdruck zu beschreiben, ist der mittlere arterielle Druck. Dieser sog.

MAD-Wert

wird nach folgender Formel berechnet: systolischer Blutdruck + 2× diastolischer Blutdruck : 3 in mmHg. Als Grenzwert gilt hier **105 mmHg.**

Alle diese Verfahren gehen in der Praxis letztlich an der Tatsache vorüber, daß die Variabilität des Blutdruckes zwischen den einzelnen Patienten erheblich ist, und daß bei normalerweise niederem Blutdruck gelegentlich ein pathologischer Blutdruck vorhanden sein kann, ohne daß die beschriebenen Grenzwerte überschritten werden.

Ist der individuelle Ausgangsblutdruck der Schwangeren bekannt, so wäre eine weitere Möglichkeit der Bestimmung eines Grenzwertes darin gegeben, daß er mit einer *Zunahme des diastolischen Blutdruckes* von mindestens *15 mmHg*, des *systolischen Blutdruckes* von *30 mmHg* oder des *MAD von 20 mmHg* festgelegt wird. Zumeist ist dies aber nicht der Fall.

Ein vor der 20. Schwangerschaftswoche auftretender Bluthochdruck ist typisch für das Vorhandensein einer präexistenten chronischen Hypertonie; normalerweise kommt es zu diesem Zeitpunkt zu einem physiologischen Abfall des Blutdruckes. Andererseits ist bekannt, daß es im 3. Schwangerschaftsdrittel oft zu einer Blutdrucksteigerung kommt, ohne daß dies einen echten Krankheitswert beinhaltet. Hier wäre u. U. die Festlegung eines anderen Grenzwertes, z.B. 170/110 sinnvoll.

Für die Prognose der Gestose ist der *Zeitpunkt der Zunahme des Blutdruckes* von entscheidender Bedeutung. Steigt dieser bereits vor der 28. Schwangerschaftswoche an, ist dies mit einem besonders hohen fetalen Risiko verbunden.

Als zweites bedeutendes Kriterium gilt die

Proteinurie.

Auch hier sind *Grenzwerte* nicht allgemein anerkannt. In der Praxis wird meistens eine Ausscheidung über 300 mg Eiweiß/l 24-Std.-Urins als pathologisch angesehen.

Erschwert wird die *Diagnostik* dadurch, daß auch während der normalen Gravidität vermehrt Protein in Form der

physiologischen Schwangerschafts- proteinurie

in den Harn gelangen. Dabei hat sich gezeigt, daß diese Proteine ebenso wie bei leichten Formen der EPH-Gestose vornehmlich Albumine sind, während bei schweren Fällen eine unselektive Proteinurie mit z. T. großmolekularen Proteinen vorliegt, so daß man annehmen kann, daß hier eine echte Störung am Glomerulusfilter vorliegt, eine Vorstellung, die auch durch gute Korrelationen zwischen pathologischem Harnbefund und bioptischen Untersuchungen der Niere bestätigt werden konnte.

Die Schwierigkeit der Diagnostik und Terminologie ist nicht nur dadurch gegeben, daß es fließende Übergänge zwischen physiologischer und pathologischer Proteinurie gibt, sondern auch dadurch, daß die Bezeichnung für die im Harn gefundene Proteinmenge nicht einheitlich ist. So entsprechen

- 300–500 mg Eiweiß/l im 24-Std.-Harn in etwa 0,5–2‰. Esbach (− +),
- 500 mg–1 g in etwa 2–5‰ Esbach (+ + +) und
- 1–3 g über 5‰ Esbach.

Grundsätzlich läßt sich festhalten, daß zumindest bei der schwangerschaftsinduzierten Hypertonie (PIH-PE) die Proteinurie ein spätes und prognostisch schlechtes Zeichen ist.

Die Bedeutung des dritten Kardinalsymptoms des Begriffes EPH-Gestose, nämlich die der

Ödeme

ist sehr widersprüchlich. Wassereinlagerungen in das mütterliche Gewebe, vor allem in den unteren Partien, sind bei über 80% aller Schwangeren anzutreffen und haben keinerlei pathologische Bedeutung. Es gibt sogar Hinweise, daß Kinder solcher Frauen ein besseres perinatales Ergebnis aufweisen. Lediglich das Auftreten von

- Wassereinlagerungen im Bereich des Gesichtes bei rapidem Gewichtsanstieg und
- generalisierten Ödemen

können als ein erster Hinweis auf die Entwicklung einer SIH gewertet werden.

Ödeme in der Schwangerschaft sind vornehmlich *Wasser- und Natriumretentionen im extrazellulären Raum.* Diese Flüssigkeitszunahme beträgt bei normalen Schwangeren rund 2–4 Liter. Solche, zumeist zusätzlich statisch bedingte Ödeme an der unteren Extremität, die durch Erhöhung des Venendrucks und Abnahme des onkotischen Drucks im Blutplasma ausgelöst werden, haben kaum klinische Bedeutung. Zumeist bessern sie sich auch über Nacht in Ruhelage. Nachdem andererseits sehr gefährliche Verläufe von SIH und sogar von Eklampsien ohne Ödeme auftreten können, ist es durchaus fragwürdig, ob Ödeme überhaupt als Kardinalsymptom der Gestose angesehen werden sollen. Lediglich wenn diese Ödeme mit Hypertonie und Proteinurie vergesellschaftet sind, kommt ihnen pathologische Bedeutung zu.

Schweregrade der Gestose

Die Einteilung der Gestose in leichte und schwere Fälle erfolgt nach unterschiedlichen Kriterien. Eine Orientierung dazu geben die verschiedenen

Gestose-Indizes

(Tab. 1).

Aber auch die *Empfehlung des American Committee on Maternal Welfare* bietet hier Anhaltspunkte. Danach wird eine *schwere Verlaufsform* durch eines oder mehrere der folgenden Symptome gekennzeichnet:

- Blutdruckwerte über 160 : 110 mmHg (außer in der Spätschwangerschaft),
- Proteinurie über 5 g/l im 24-Std.-Harn,
- Oligurie unter 400 ml/24 Std.,
- Bewußtseins- oder Sehstörungen,
- Lungenödem oder Zyanose,
- Schmerzen im Epigastrium, Hyperreflexie oder Hämokonzentration.

Die Abgrenzung der leichten von schweren Fällen von EPH-Gestose ist insbesondere für das frühzeitige Erkennen des Risikos der Ausbildung eines eklamptischen Anfalls von großer Bedeutung. Symptome einer Verschlechterung und zugleich die Zeichen der

drohenden Eklampsie

sind motorische Unruhe, Kopfschmerz und

Tabelle 1   Gestose-Index zur prognostischen Bewertung

Hypertonie und Proteinurie in der Schwangerschaft
Vorschlag einer Einteilung nach symptomatischen Kriterien
Modifiziertes Gestose-Index 1–3: leicht, 4–6: mittelgradig, 7–9: schwer (nach *Friedberg*)

	0	1	2	3
RR-Werte (mmHg)				
systolisch	< 140	140–160	> 160–180	> 180
diastolisch	< 90	90–100	> 100–110	> 110
Proteinurie (Stix)	0, (+)	+, + +	+ + +	+ + + +
g/l	< 0,3	0,3–1	> 1–3	> 3

Atemschwierigkeiten. Nachdem sowohl mütterliche als auch kindliche Mortalität mit dem Auftreten des ersten eklamptischen Anfalls dramatisch zunehmen, ist die *Vermeidung eines eklamptischen Anfalls* ein vordringliches Anliegen des Geburtshelfers.

Epidemiologie und Häufigkeit

Die Häufigkeit der Spätgestose variiert in der Literatur von 5–60%. Schon allein daraus läßt sich erkennen, daß verschiedene Autoren unterschiedliche Symptomenkomplexe unter diesem Begriff subsummieren.

Die *Häufigkeit der Eklampsie* schwankt hingegen viel weniger und liegt zwischen 0,5 und 5‰ aller Schwangerschaften, was durch die klarere Definition des Krankheitsbildes erklärt werden kann. Betrachtet man den mitteleuropäischen und angelsächsischen Raum, so kann davon ausgegangen werden, daß die Häufigkeit der Spätgestosen in den letzten Jahren wahrscheinlich als Folge der verbesserten Schwangerenvorsorge zurückgegangen ist.

Folgende Faktoren gelten als für SIH prädisponierend:

– Erstgebärende und unter diesen wieder die sehr jungen und älteren Patientinnen,
– familiäre Belastungen (auch familiäre Disposition zum Hochdruck ganz allgemein),
– niederer sozioökonomischer Status (mangelhafte Ernährung, geringe Zahl von Schwangerschaftsvorsorgeuntersuchungen),
– Mehrlingsschwangerschaften,
– Blasenmolen,
– chronische Gefäß- und Nierenerkrankungen,
– Diabetes mellitus.

Das *Verhältnis von Erst- und Mehrgebärenden* liegt bei Eklampsien im Verhältnis von etwa 85 : 15 und bei den Präeklampsien noch immer bei 60 : 40. Manche Autoren stehen auf dem Standpunkt, daß die schwangerschaftsinduzierte Hypertonie überhaupt nur bei Erstgebärenden diagnostiziert werden sollte. Solche Autoren nehmen als Ursache entweder eine *uteroplazentare Durchblutungsinsuffizienz* an und gehen davon aus, daß sich die uterine Blutstrombahn den Erfordernissen des graviden Uterus mit jeder Schwangerschaft besser anpaßt oder meinen, daß eine mangelhaft ausgebildete Immuntoleranz gegenüber den Antigenen des Vaters eine wichtige Rolle spielt.

Aus fast allen Untersuchungen läßt sich ein U-förmiger Verlauf der Gestosehäufigkeit im Bezug zum *Alter* entnehmen. Sowohl Teenager-Schwangerschaften als auch ältere Schwangere zeigen vermehrt die Symptome der EPH-Gestose. Ob dies bei den älteren Schwangeren nur darauf zurückzuführen ist, daß Frauen über 35 schon a priori erhöhte Blutdruckwerte aufweisen, bleibt unklar und läßt das Bild weiter verwischen.

Der *Einfluß der Rasse* auf die Häufigkeit von Spätgestosen ist unklar. Einerseits dürfte erwiesen sein, daß die schwarze Bevölkerung in den Vereinigten Staaten häufiger an Präeklampsien leidet. Andererseits ist dieses Krankheitsbild in weiten Teilen Afrikas nahezu unbekannt. Wenn es überhaupt auftritt, dann trifft es ganz andere Frauentypen (schlanke, hochgewachsene, junge Erstgebärende), während in Europa häufig übergewichtige Frauen betroffen sind.

Pathogenese

Nachdem die einzige Voraussetzung für die Entwicklung einer Spätgestose das Vorliegen einer Schwangerschaft ist, muß es sich bei diesem Krankheitsbild entweder um eine

– Abnormität des Trophoblasten oder um eine
– fehlerhafte Adaptation des mütterlichen Organismus handeln.

Aufgrund der oben erwähnten epidemiologischen Daten ist die zweite Variante wahrscheinlicher.

Verschiedene Befunde sind bei der Präeklampsie zu beobachten, so daß ihnen eine pathogenetische Bedeutung zugesprochen werden kann:

– Bei präeklamptischen Frauen ist die Ansprechbarkeit der Arteriolen auf Angiotensin II, das die glatte Gefäßmuskulatur kontrahiert, deutlich erhöht, eine Ansprechbarkeit, die in der normalen Schwangerschaft vermindert ist (Verwendung zur Frühdiagnose – Roll-over-Test, s. unten).
– Die zirkulierende Menge des Gefäßdilatators und Thrombozytenaggregationhemmers Prostazyklin (PGI$_2$) ist signifikant vermindert; die Konzentration von Thromboxan hingegen, des Gegenspielers von PGI$_2$, ist erhöht. Durch Aktivierung von Blutplättchen, möglicherweise im Bereich der Spiralarterien, kommt es auf der Basis einer vermehrten Thromboxan- und einer verminderten PGI$_2$-Wirkung zur Ablagerung eines Plättchenthrombus, zur Aktivierung von Thrombin und letztlich zu Mikrozirkulationsstörungen.
– Patientinnen mit SIH-PE befinden sich in einem Zustand der Hyperreaktivität ihres Immunsystems gegenüber dem Schwangerschaftsprodukt (BEER u. NEED). Dies äußert sich u. a. durch eine Zunahme zirkulierender Immunkomplexe im mütterlichen Blut sowie durch eine verstärkte Immunreaktion mütterlicher Leuko- und Lymphozyten in In-vitro-Tests. Diese Vorstellung der SIH-PE als subklinischen Zustand einer Abstoßung läßt sich durch immunmorphologische Untersuchungen an den uteroplazentaren Arterien und bis zu einem gewissen Grad auch an Nierenpunktionszylindern nachweisen.
– Das Plasmavolumen ist vermindert und reziprok dazu die Blutviskosität erhöht.
– Die Zytotrophoblasteninvasion, die üblicherweise um die 20. Schwangerschaftswoche erfolgt, findet vermindert und verspätet statt (s. Frühdiagnostik).
– Vor allem bei Erstgebärenden mit PIH-PE finden sich Zeichen verstärkter intravaskulärer Koagulation mit einer Zunahme des Faktors VIII, niedrigem AT III und Aktivierung des fibrinolytischen Systems.

Diese Befunde führen zumeist über Perfusionsstörungen zu unterschiedlichen, z. T. bedrohlichen

Komplikationen verschiedenster Organsysteme:

– *Niere:* Fibrinablagerungen an der Basalmembran, Vasospasmen und ein Anschwellen von Endothelzellen führen über einen partiellen Verschluß der Kapillarschlingen zu einer Beeinträchtigung der Nierendurchblutung und Hämofiltration. Es ist leicht verständlich, daß bei präexistenter Nierenerkrankung zwei, möglicherweise voneinander unabhängige Probleme einander aufschaukeln.
– *Leber:* In etwa 10% können Leberfunktionsstörungen, die häufig mit Hämolysen kombiniert sind, zu bedrohlichen Zustandsbildern der Mutter führen. Solche „Hepatogestosen" gelten als besonders gefährlich.
– *Zentrales Nervensystem:* Eine Minderdurchblutung im ZNS führt zu den weiter unten zu beschreibenden zentralnervösen Manifestationen der Spätgestose (Eklampsie).
– *Augenhintergrund:* Arteriolenspasmen und Endothelablagerungen können zu Sehstörungen führen und sind im Rahmen der Betrachtung des Augenhintergrundes gut zu beobachten, wodurch eine direkte Beurteilung der Gefäßschädigung bei der Gestose ermöglicht wird.
– *Plazenta:* Die Mikrozirkulationsstörungen der Plazenta sind die Ursache der häufig auftretenden Wachstumsretardierung solcher Feten mit u. U. bedrohlicher Hypoxie.

Komplikationen

Aus den geschilderten Tatsachen ergeben sich *auf fetaler Seite* als wichtigste Komplikationen:

– die hohe Rate intrauteriner Fruchttode,
– die Neigung zu Frühgeburten,
– die Häufigkeit von Mangelgeburten.

Für die Schwangere sind folgende Gefahren beachtenswert:

– eklamptische Anfälle (s. unten),
– Nierenversagen,
– lebensbedrohliche Gerinnungsstörung,
– Fixierung eines Hochdruckes,
– dauerhafter Nierenschaden.

Hieraus resultiert eine Erhöhung der kindlichen und mütterlichen Morbidität und Mortalität.

**Schwerste Form der EPH-Gestose –
die Eklampsie**

Der eklamptische Anfall ist für Mutter und Kind die bedrohlichste Manifestationsform der EPH-Gestose. Die Anfälle treten in der Spätgravidität mit zunehmender Frequenz, häufig erst während der Entbindung, gelegentlich sogar post partum auf.

Ihnen gehen so gut wie immer die Symptome der EPH-Gestose voran. Dabei spielt das Ausmaß der Hypertonie die größte Rolle. Das rechtzeitige Erkennen der Vorzeichen des drohenden eklamptischen Anfalls ist besonders wichtig, weil das Auftreten eines solchen Anfalls die mütterliche und kindliche Prognose deutlich verschlechtert (Tab. 2).

Der

eklamptische Anfall

verläuft in zwei Phasen.

Die erste *Phase der tonischen Kontraktion* dauert im allgemeinen 15–20 Sek. Der Kopf ist steif zur Seite gedreht, die Augen werden bei weiten Pupillen offengehalten. Der Kontraktionszustand der Extremitätenmuskulatur führt zu einer Flexion und Adduktion der Arme, während die Beine angezogen in starrer Innenrotation gehalten werden. Die anschließende *klonische Phase* breitet sich von den oberen Körperpartien ausgehend über den Stamm und die Extremitäten aus. Durch die klonischen Aktionen der Kiefermuskulatur kann es zu *Zungenbissen*, durch die Extremitätenklonie durchaus zu *Frakturen* kommen. Durch den dabei häufig zu beobachtenden *Atemstillstand* ist die Patientin kurzzeitig zyanotisch. Gelegentlich tritt aus dem Mund Schaum, der sich als Folge von Zungenbissen häufig blutig verfärben kann. Die nach 15–60 Sek. zumeist wieder einsetzende Atmung mit tiefen, schnarchenden Atemzügen führt zu einem Verschwinden der Zyanose, die zunächst weiten Pupillen sind jetzt gewöhnlich eng. Es folgt ein Minuten bis auch viele Stunden andauernder komatöser Zustand der Patientin.

Die Zahl der Anfälle schwankt erheblich, sie ist mit der Schwere der EPH-Gestose und damit auch indirekt mit der Prognose für Mutter und Kind eng korreliert. Auch die Abstände variieren stark. Zumeist bessert sich der Zustand nach der Beendigung der Schwangerschaft. Andererseits ist, wie bereits erwähnt, die Anwesenheit einer lebenden Frucht keinerlei Voraussetzung.

Die **Differentialdiagnose von Eklampsie und Epilepsie** ist nicht schwierig. Anamnese, das Fehlen von EPH-Symptomen, das Fehlen bzw. Vorhandensein alter Zungenbisse, u. U. auch das EEG können diese zwei Krankheitsbilder leicht voneinander trennen.

Früherkennung der EPH-Gestose

1. *Risikoerfassung vor den Zeichen einer manifesten Erkrankung:*

   – Anamnese (vorbestehende Nierenerkrankung, chronische Hypertonie, vorangegangene schwere PIH-PE; s. Abschnitt Epidemiologie);
   – fehlende Blutdrucksenkung zwischen 13. und 22. Schwangerschaftswoche;
   – Bestimmung des mittleren arteriellen Drucks im 2. Trimenon (MAD II). Ein Wert von 90 mmHg und mehr deutet in rund ein Drittel der Fälle auf Hochdruckkomplikationen im weiteren Verlauf der Schwangerschaft hin;
   – Lagerungstest: Zwischen der 18. und 32. Schwangerschaftswoche wird bei der Schwangeren nach 30 Min. in Linksseitenlage nach Umdrehen auf den Rücken der Blutdruck gemessen. Ein Anstieg des diastolischen Blutdrucks um 20 mmHg und mehr läßt eine pathologisch erhöhte Sensibilität des Gefäßsystems auf Angiotensin II erkennen. In dieser Gruppe kommt die Ausprägung einer EPH-Gestose häufiger vor;
   – Blutflußmessung in der A. arcuata zur Überprüfung der normgerechten throphoblastischen Invasion (16.–20. Schwangerschaftswoche) (Campbell u. Mitarb.).

Die normale Gravidität ist durch eine Trophoblasteninvasion in die Spiralarterien des Myometriums cha-

---

Tabelle 2   Vorzeichen der drohenden Eklampsie

– Schneller Blutdruckanstieg (insbesondere diastolischer Wert)
– Starke Kopfschmerzen
– Psychomotorische Unruhe
– Flimmern vor den Augen
– Druck im Epigastrium
– Übelkeit, Erbrechen
– Steigerung der Reflexbereitschaft

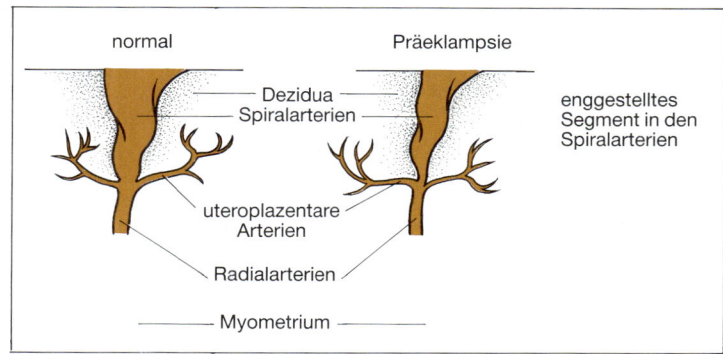

normal | Präeklampsie

—— Dezidua ——
Spiralarterien ——

enggestelltes
Segment in den
Spiralarterien

uteroplazentare
Arterien

Radialarterien

—— Myometrium ——

Abb. 1   In der normalen Schwangerschaft kommt es im 2. Trimenon zur sog. *trophoblastischen Invasion*. Dabei werden die elastischen Fasern der mütterlichen Arterien phagozytiert, woraus eine Erweiterung der Gefäße im dezidualen und myometralen Abschnitt resultiert. Bei der *Präeklampsie* ist die Ausdehnung dieser physiologischen Veränderungen reduziert, so daß diese nur den dezidualen Abschnitt der Spiralarterien erfassen, wodurch es zu einer *schlechteren plazentaren Durchblutung* kommt (schematische Darstellung nach *Brosens*)

rakterisiert, wodurch diese zu den uteroplazentaren Arterien umgeformt werden. Die trophoblastische Invasion manifestiert sich durch einen Abfall des Blutflußwiderstandes der A. arcuata zwischen 16. und 20. Schwangerschaftswoche. Erste Hinweise mittels Ultraschall-Doppler-Blutflußmessung lassen vermuten, daß diese trophoblastische Invasion bei PIH nicht stattfindet. Deshalb ist ein Fehlen einer solchen physiologischen Widerstandsverminderung, die durch charakteristische Blutflußkurven im Doppler-Ultraschall erkannt werden kann, u. U. ein erster Hinweis auf die spätere Ausbildung einer PIH (Abb. 1).

2. *Früherkennung der manifesten Spätgestose:*

– Frühzeitiger Blutdruckanstieg,
– erhöhte Gewichtszunahme,
– Bluteindickung (fehlendes Absinken des Hämatokrits, hoher Hämoglobingehalt),
– Wachstumsretardierung des Kindes,
– erhöhter Harnsäureserumwert.

Zu Beginn der Gestose kommt es wie oben erwähnt zu Durchblutungsstörungen der Niere mit verminderter glomerulärer Filtrationsrate. Dies führt zu einem Anstieg harnpflichtiger Substanzen, vor allem der Harnsäure. Über die Sensitivität und den prognostischen Wert einer solchen Harnsäurekonzentrationserhöhung gehen die Meinungen in der Literatur auseinander. Ein Harnsäureserumwert über 5 mg% scheint auf das Vorliegen einer Gestose hinzudeuten.

Bei jeglichem Verdacht auf die Ausbildung einer EPH-Gestose sind die in Tab. 3 zusammengefaßten Untersuchungen durchzuführen.

Tabelle 3   Diagnostisches Grundprogramm zur Abklärung einer Hypertonie bei Gravidität

1. *Minimalprogramm* = Obligat
   – Anamnese
   – klinischer Befund
   – Harnstatus (Eiweiß/Sediment/Bakterien)
   – Serumkreatinin, Harnstoff/Harnsäure, Hämatokrit
   – EKG, Thoraxröntgenaufnahme

2. *Erweitertes Grundprogramm* (zusätzlich zum Minimalprogramm anzustreben)
   – Serumelektrolyte
   – Serumeiweiß
   – mehrfache quantitative Eiweißbestimmungen im 24-Std.-Harn
   – Glukosetoleranztest
   – Leberfunktionsproben
   – Gerinnungsstatus
   – Augenhintergrund

3. *Erhebung des Status des Kindes*
   – CTG
   – Ultraschall
   – Doppler-Blutflußmessung (Abb. 2)

Prognose

Mütterliche und kindliche Letalität und Morbidität korrelieren eng mit dem Schweregrad der Gestose. Bei unkomplizierter Gestose sind *mütterliche Todesfälle* äußerst selten. Bei Auftreten

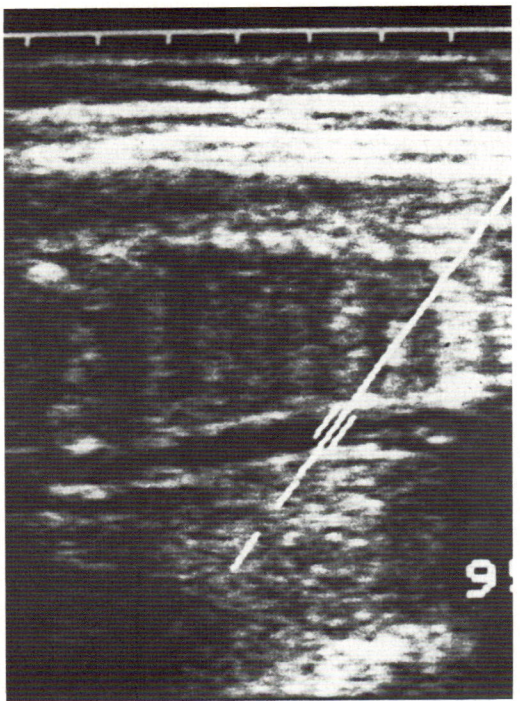

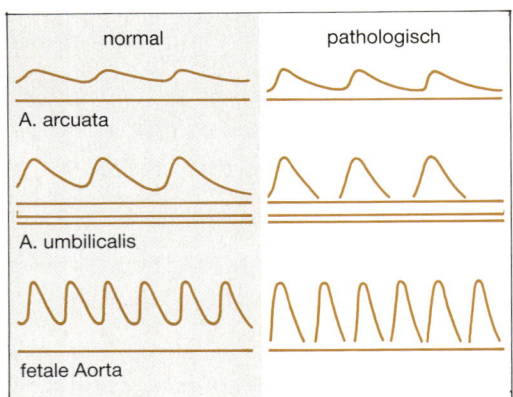

Abb. 2b Durch die Doppler-Frequenzverschiebung, hervorgerufen durch den Blutstrom, entstehen für bestimmte Gefäße (z. B. A. arcuata, A. umbilicalis und fetale Aorta) charakteristische Blutflußkurven während Systole und Diastole, die eine *Unterscheidung zwischen normalem und pathologischem Blutfluß* ermöglichen. Eine verminderte Durchblutung auf der Basis einer Gefäßwiderstandserhöhung ist durch eine *Reduktion des diastolischen Blutflusses* gekennzeichnet. (Die Ordinate der Abb. gibt die Frequenzverschiebung an, die zur Strömungsgeschwindigkeit proportional ist. Bei den Umbilikalgefäßen sieht man unterhalb der Null-Linie den Fluß der V. umbilicalis in der Gegenrichtung.)

Abb. 2 Doppler-Blutflußmessung

Abb. 2a Vergrößerung eines Ultraschallschnittbildes durch den fetalen Thorax. Die weiße Linie zeigt die Richtung des Doppler-Ultraschalles an. Bei gepulstem Doppler kann, wie hier gezeigt, am Ultraschallschnittbild genau die Stelle markiert werden, an der die Beeinflussung durchgeführt werden soll (in diesem Fall die fetale Aorta)

von Eklampsien, bei vorzeitiger Plazentalösung und dem HELLP-Syndrom (s. unten) liegt die mütterliche Letalität zwischen 1 und 15%, zumeist abhängig von adäquater Diagnose und Therapie.

Die *perinatale Letalität und Morbidität* sind bei der Gestose sehr hoch und liegen in der Literatur zwischen 5 und 50%. Die Zahlen schwanken u. a. abhängig von der Definition und vom Schweregrad der Gestose. Je früher die Erkrankung beginnt, desto schlechter sind die kindlichen Ergebnisse. Proteinurie und vorbestehende Erkrankung des Gefäßsystems bzw. der Nieren verschlechtern die Prognose zusätzlich. Bei Eklampsie und HELLP-Syndrom, vor allem aber bei vorzeitiger Plazentalösung sind kindliche Todesfälle oft nicht zu vermeiden.

Spezielle Komplikationen. Hypertonie, Hämolyse, pathologische Leberfunktionsproben, erniedrigte Thrombozyten sowie Schmerzen im rechten Oberbauch charakterisieren die in jüngster Zeit als

HELLP-Syndrom

(H = hemolysis, E = elevated, L = liver enzymes, L = low, P = platelets) bezeichnete Gestosekomplikation (DE DYCKER u. NEUMANN). Eine plötzlich auftetende Blindheit kann entweder ein Initialsymptom der Eklampsie oder auch durch Vasospasmen hervorgerufen werden, die sich der Augenhintergrundbefundung gelegentlich entziehen können. Das HELLP-Syndrom ist mit einer extrem hohen perinatalen und mütterlichen Letalität verbunden. Hauptrisiken sind die Ausbildung eines akuten Nierenversagens, eines Lungenödems, einer zerebralen Blutung oder einer Leberruptur. Häufig gesellt sich zu diesem Syndrom eine disseminierte intravasale Gerinnung, die letztendlich zur

Verbrauchskoagulopathie

führen kann. Oft wird gleichzeitig eine vorzeitige Plazentalösung beobachtet.

Obwohl die

vorzeitige Lösung der Plazenta

auch bei nichtgestotischen Patientinnen auftreten kann, ist deren Häufigkeit bei der Gestose und vor allem bei der Eklampsie erhöht. Oft liegt zum Zeitpunkt der Klinikaufnahme bereits ein

intrauteriner Fruchttod

vor. Nicht selten ist die vorzeitige Lösung mit einer

disseminierten intravasalen Gerinnung

verbunden.

Als Folge von Störungen der Mikrozirkulation in der Peripherie entstehen bei Spätgestosen oft Veränderungen im Gerinnungssystem, die auf eine lokale oder disseminiert ablaufende Gerinnung hinweisen. Dabei sind vor allem eine Zunahme des antifibrinolytisch wirksamen Potentials und pathologische Veränderungen der Thrombozytenfunktion nachweisbar. Dementsprechend findet sich bei dem bei einer solchen Verdachtsdiagnose unbedingt durchzuführenden *Gerinnungsstatus* ein signifikanter Anstieg von frühen und späten Fibrinspaltprodukten. Als Folge der z. T. massiv ablaufenden intravasalen Gerinnung kommt es u. U. zu einer oft bedrohlichen

Verbrauchskoagulopathie.

Als seltene Form der lokalen disseminierten Gerinnungsstörung innerhalb des Uterus kann das

Couvelaire-Syndrom

angesehen werden, bei dem der Uterus von Blutungen durchsetzt gelegentlich als blauschwarze Masse imponiert. Zumeist war die Indikation zur Laparotomie eine vorzeitige Plazentalösung.

Letalitäts- und **Morbiditätsursachen** beim Auftreten von komplizierten Gestosen sind zumeist:

– akutes Nierenversagen,
– zerebrale Blutungen,
– Lungenödem,

– Gerinnungsstörungen,
– Verblutungstod.

Therapie

Die einzig bekannte kausale Behandlung der EPH-Gestose stellt die

Schwangerschaftsbeendigung

dar. Verständlicherweise wird nur selten von dieser Behandlungsform Gebrauch gemacht werden. Unterschiede in Beginn und Schweregrad der Erkrankung erfordern neben einer Geburtseinleitung bzw. operativer Schwangerschaftsbeendigung auch alternative Behandlungsverfahren.

Bei leichten Gestoseformen kann von einer

konsequenten Ruhigstellung,

vor allem durch Liegen, eine verbesserte Uterus- und Nierendurchblutung erwartet werden, was u. U. die Ausbildung des Vollbildes einer EPH-Gestose vermeidet. Eine eiweißreiche, kochsalzarme und kohlenhydratreduzierte Diät kann ebenfalls zielführend sein. Die leichten Formen der Gestosen sollen während der konservativen Behandlung in mehr oder weniger kurzen Abständen durch folgende *Untersuchungen* kontrolliert werden:

– Blutdruckkontrollen,
– quantitative Eiweißbestimmung im Urin,
– Hämatokrit und Harnsäurebestimmung im Blut,
– Augenhintergrunduntersuchung,
– Wachstums- und Zustandskontrollen des Fetus (US, CTG).

Verschlechtert sich der Zustand der Schwangeren, steigt insbesondere der Blutdruck auf Werte über 160/100 an bzw. entwickelt sich zusätzlich eine signifikante Proteinurie, so muß eine

stationäre Aufnahme

der Schwangeren erfolgen. Dies ist auch obligat, falls der Verdacht auf eine fetale Mangelentwicklung auftritt. Nach einer entsprechenden Durchuntersuchung wird in solchen Fällen mit einer

medikamentösen antihypertensiven Therapie

begonnen. Dabei sollte bedacht werden, daß eine allzu abrupte Senkung des Blutdruckes u. U.

zu einer Minderperfusion der Plazenta und damit zum intrauterinen Fruchttod führen kann.

Für eine Behandlung des Schwangerschaftshochdrucks eignen sich diejenigen Hypotensiva nicht, die neben der wünschenswerten Senkung des periphären Gefäßwiderstandes auch das Herzminutenvolumen vermindern. Deshalb gilt das *Methyldopa als Antihypertensivum der ersten Wahl* (GILLE). Der Wirkungsmechanismus besteht in einer Hemmung der Synthese von Noradrenalin durch Einführung einer falschen Überträgersubstanz. Dadurch kommt es zu einer Verringerung des Sympathikotonus. Empfohlen wird eine achtstündliche Gabe von jeweils 125 mg, die auf maximal 3×500 mg gesteigert werden kann. Kommt es zu keiner befriedigenden Blutdrucksenkung, ist neben der Kombination auch die ausschließliche orale Therapie mit *Dihydralazin* zu empfehlen, dessen Wirkung auf der Senkung des periphären Widerstandes durch direkten Einfluß auf die glatte Muskulatur der Arteriolen beruht. Davon kann man auch eine Verbesserung der Nierendurchblutung erwarten. Die Dosierung erfolgt achtstündlich je 12,5 mg bis zu 3×50 mg pro Tag. Bei kardialen Nebenwirkungen (Tachykardie) kann ein zusätzlicher *kardioselektiver β-I-Blocker* in einer Dosierung von 100–300 mg 12stündlich verabreicht werden. Ein sehr starkes Antihypertensivum stellt *Diazoxyd* dar. Hier gilt als hauptsächliche Nebenwirkung eine extreme, schon unerwünschte Senkung des Blutdrucks. Dasselbe gilt für *Natriumnitroprussid*.

Neben dieser antihypertensiven Therapie empfiehlt sich eine

Sedierung der Patientin

entweder mit *Diazepam*, bei drohender Eklampsie aber auch parenteral mit *Magnesium* oder *Chlomethiazol*.

Von der Anwendung von

Diuretika

ist man in den letzten Jahren abgekommen. Dies beruht zum Großteil auf der Erkenntnis, daß den Ödemen bei der Spätgestose kein erheblicher Krankheitswert zukommt und eine Ausschwemmung der im extravasalen Raum befindlichen Flüssigkeit keinerlei Verbesserung der Perfusion der Endstrombahn mit sich bringt. Nachdem eine schwere Gestose zumeist durch eine Hypovolämie und Hämokonzentration gekennzeichnet ist, ist vom diuretischen Effekt beispiels-

weise der Thiazide sogar eher eine Verschlechterung der zirkulatorischen Situation zu erwarten.

Einen interessanten therapeutischen Versuch stellt die Behandlung mit

„Plasmaexpandern"

dar. Die Vorstellung ist dabei, daß durch die Gabe von Volumenexpandern eine Hämodilution mit Erhöhung des kolloidosmotischen Druckes und Verringerung der Plasmaviskosität erzielt wird, worauf sich eine Verbesserung der uterinen und renalen Durchblutung ergeben müßte. Dazu können entweder Humanalbumin oder Dextran 40 verwendet werden. Zur Prophylaxe eines anaphylaktischen Schocks ist die vorherige Austestung mit Dextran 1 als monovalentes Hapten erforderlich.

Obwohl durch die Gabe von

Heparin

ein Großteil der beobachteten Gerinnungsstörungen aufgehoben werden kann, steht der Beweis einer Verbesserung des gesamten Krankheitsbildes von Mutter und Kind noch aus.

In letzter Zeit ist als prophylaktische Therapie bei Risikoschwangeren die Gabe von

Aspirin

– 100 mg/Tag – propagiert worden (WALLENBURG u. Mitarb.). Davon erhofft man sich eine Umleitung der Prostaglandinsynthese in Richtung Prostazyklinproduktion bei gleichzeitiger Hemmung der Thromboxansynthese.

Im weitesten Sinne kann auch die Verbesserung der Ausgangssituation für eine vorzeitige Schwangerschaftsbeendigung – sei es durch die Geburtseinleitung oder durch die primäre Schnittentbindung – beispielsweise durch

Lungenreifeinduktion

als Therapieansatz bei einer Gestose angesehen werden.

Beim Entschluß zu einer

vorzeitigen Schwangerschaftsbeendigung

ist stets das mütterliche und fetale Risiko durch EPH-Gestose dem kindlichen postnatalen Risiko durch Lungenunreife und dem mütterlichen beispielsweise bei einer Schnittentbindung gegenüberzustellen. Dies kann in Extremsituationen leicht sein – beispielsweise sollte bei Vorliegen einer EPH-Gestose jenseits der 38. Schwangerschaftswoche stets die Entbindung angestrebt werden – u. U. sich aber als äußerst schwer darstellen. Die deutlich verbesserten Ergebnisse der Intensivperinatologie haben die Entscheidung in letzter Zeit häufig zugunsten der vorzeitigen Schwangerschaftsbeendigung beeinflußt (SHARP u. SYMONDS).

Bei der **drohenden Eklampsie** oder aber zur Unterbrechung eines Krampfanfalls bzw. zur Verhinderung weiterer eklamptischer Anfälle stehen die Sedierung der Patientin und das Gewinnen von Informationen über die Nierenfunktion im Vordergrund. Als Therapeutikum der Wahl hat sich hier

Magnesium i. v.

durchgesetzt (Tab. 4).

Während eines eklamptischen Anfalls ist folgendes zu beachten:

- Einlage eines Gummikeils in den Mund zur Vermeidung eines Zungenbisses,
- Reduktion des Aspirationsrisikos durch Seitenlagerung,
- genaue Beobachtung der mütterlichen Oxygenation,
- Überwachung der eklamptischen Schwangeren auf einer Intensivstation.

Unter Umständen ist ein begleiteter *Transport* in ein Zentralkrankenhaus nach Stabilisierung der Situation und antikonvulsiver Therapie mit Magnesium notwendig.

Der alte Streit, ob sofort, d.h. auch im konvulsiven Stadium aktiv mittels Sectio caesarea entbunden, oder ob „konservativ", d.h. medikamentös zunächst das Anfallsstadium beseitigt und erst später nach Sistieren der Anfälle u. U. sogar vaginal entbunden werden soll, ist in letzter Zeit vor allem durch die guten Erfolge mit der Magnesiumbehandlung zugunsten des konservativen Vorgehens entschieden worden. Grundsätzlich kann aber davon ausgegangen werden, daß in solchen Fällen die Grunderkrankung soweit fortgeschritten ist, daß in jedem Fall eine Schwangerschaftsbeendigung angezeigt ist.

Bei **intrauterinem Fruchttod** ist eine rasche Geburtseinleitung mit hochdosierten Prostaglandinen in einer Kombination lokaler und systemischer Applikationen indiziert.

Langzeitprognose

Die Wahrscheinlichkeit einer Patientin, die bereits eine Gestose durchgemacht hat, in der nächsten Schwangerschaft wieder eine Gestose zu entwickeln, ist gegenüber der Normalbevöl-

Tabelle 4 Richtlinien zur hochdosierten Magnesiumbehandlung der Eklampsie (nach *Kaulhausen*)

1. *Zur Unterbrechung eines Krampfanfalls*

   In Abhängigkeit von Körpergewicht und Urinausscheidung 3–4 g Magnesiumsulfat i. v.
   Steht Magnesium nicht sofort zur Verfügung, so kann die intravenöse Injektion von 5–10 mg Diazepam zur Unterbrechung des Krampfanfalls empfohlen werden

2. *Zur Prophylaxe weiterer Krampfanfälle*

   Kontinuierliche i. v. Applikation von bis zu 2 g Magnesiumsulfat 10 % oder bis zu 3 g Magnesiumaskorbat 20 % pro Std. (Perfusor, sonst Infusionspumpe)

3. *Nebenwirkungen der hochdosierten Magnesiumtherapie*

   a) Atemdepression (Atemfrequenz unter 12–14 min. bei Magnesiumkonzentration im Serum von 5–6 mmol/l zu erwarten: Merke: Der Patellarsehnenreflex (PSR) läßt sich schon bei ca. 5 mmol/l nicht mehr auslösen
   b) Herzstillstand ab 7,5 mmol/l möglich

4. *Überwachungsmaßnahmen bei Magnesiumtherapie*

   - Konstante Überwachung der Patientin, z. B. durch Sitzwache im Kreißsaal oder auf einer Intensivstation
   - „Titrieren" der Magnesiuminfusionsrate gegen Reflexverhalten (der stündlich überprüfte PSR soll gerade noch auslösbar sein!)
   - Stündlich ausgezählte Atemfrequenz sollte 14–16/Min. nicht unterschreiten
   - Die Urinausscheidung sollte 20–25 ml/Std. nicht unterschreiten (eine Anurie stellt eine Kontraindikation der hochdosierten Magnesiumtherapie dar!)
   - Als Antidot bereitliegend: 10–20 ml Kalziumglukonat 10 % i. v.

5. *Medikamentöse Begleitmaßnahmen bei Eklampsie*

   - Blutdrucksenkung auf Werte unter 160–180/100–110 mm/Hg
   - evtl. Osmo-Onkotherapie: bei Hypoalbuminämie (bei Gesamteiweißkonzentration im Serum unter 4,5 g/dl anzunehmen) vorsichtige Infusion von 20 % Humanalbumin; bei Hypovolämie/Hämokonzentration und Oligurie Dextran 40 infundieren; bei dem seltenen hypervolämischen Nierenversagen oder Lungenödem ist Furosemid indiziert
   - evtl. antibiotische Therapie
   - kein Heparin
   - bei HELLP-Syndrom Frischblut und/oder Gerinnungsfaktoren (Fresh-frozen-Plasma)

kerung deutlich erhöht. Auch für die Ausbildung oder Verschlechterung einer chronischen Hypertonie haben solche Frauen ein erhöhtes Risiko. Bei den Schwangeren, bei denen die EPH-Gestose ohne jedes vorherige Zeichen einer Hypertonie entstanden war, ist die Prognose etwas günstiger zu sehen. Bei solchen Frauen kann davon ausgegangen werden, daß die Schwangerschaft einen starken kardiovaskulären Streß ausgeübt hat, so daß ein *latenter*

Hochdruck vorübergehend während der Schwangerschaft manifest geworden ist, um sich aber post partum zunächst zu normalisieren. Im höheren Alter entsteht bei diesen Frauen allerdings oft ein *Altershochdruck* (SIBAI u. Mitarb.). Je früher sich in der Gravidität eine Gestose entwickelt, um so schlechter ist die Ausgangslage für die nachfolgende Schwangerschaft, aber auch für die Ausbildung einer chronischen Hypertonie bei der Mutter. Kommt es während der EPH-Gestose zu *Nierenschäden*, können diese über lange Zeiten persistieren.

Sorgfältige Nachuntersuchungen im Wochenbett, u. U. sogar mittels Nierenbiopsie, wären von akademischem und prognostischem Interesse, sind aber der Schwangeren nicht in allen Fällen zuzumuten.

Langzeituntersuchungen von Kindern nach einer EPH-Gestose lassen keine krankheitstypischen Veränderungen erkennen. Hier spielen vor allem die Frühgeburtlichkeit und Retardierung sowie die perinatale Asphyxie wie bei allen anderen perinatalen Konstellationen eine entscheidende prognostische Rolle.

Erkrankungen in der Schwangerschaft

Durch den Rückgang der mütterlichen Letalität aus geburtshilflich bedingten Ursachen treten heute mütterliche und fetale Komplikationen klinisch stärker in den Vordergrund, die durch schwangerschaftsunspezifische Erkrankungen hervorgerufen werden. Dabei ist auch zu berücksichtigen, daß eine *Koinzidenz von Schwangerschaft und Allgemeinerkrankung* wesentlich häufiger vorliegt als früher, da verbesserte therapeutische Möglichkeiten des Grundleidens nicht nur die Fertilität der erkrankten Frauen bessern (z. B. Diabetes mellitus), sondern in fast allen Fällen ein Austragen der Schwangerschaft erlauben.

Herzerkrankungen

Schwangerschaft, Geburt und Wochenbett führen zu einer Vielzahl, die Schwangere belastenden kardiovaskulären Veränderungen. Dabei steht die *Erhöhung des mütterlichen Blutvolumens* mit ungefähr 40% im Vordergrund. Daneben kommt es noch zu einer Zunahme der Herzleistung in ähnlicher Größenordnung, bedingt durch eine *Zunahme des Schlagvolumens und der Herzfrequenz*. Am stärksten sind diese Veränderungen am Ende des 2. und Beginn des 3. Trimenons wirksam. Dies stellt daher auch die Periode erhöhter kardiovaskulärer Gefährdung der Schwangeren dar. Gesunde Frauen tolerieren im allgemeinen diese Mehrbelastung anstandslos. Bei gerade noch kompensierten hämodynamischen Verhältnissen, wie sie bei bestehenden Herzerkrankungen oft vorliegen, kann die zusätzliche Mehrbelastung allerdings zur Dekompensation führen.

Häufigkeit und Art der Herzerkrankungen

In rund 1% aller Schwangerschaften muß mit dem Vorliegen einer Herzerkrankung gerechnet werden. Bei rund drei Viertel dieser Fälle handelt es sich um

– *kongenitale* Vitien oder zumeist durch rheumatische Erkrankungen um
– *erworbene Vitien*, bei dem Rest um
– Koronarerkrankungen,
– seltene ernste Herzrhythmusstörungen,
– Endokarditis,
– Perikarditis und um
– lagebedingte Herzveränderungen, vor allem bei der Kyphoskoliose.

Während in früheren Zeiten die chronisch-rheumatisch bedingten Herzerkrankungen weit im Vordergrund gestanden sind, ist durch deren Abnahme und die Zunahme der Frauen mit kongenitalen Vitien, die die Reproduktionsphase erreichen, und denen eine Schwangerschaft zugemutet werden kann, das Verhältnis dieser beiden Krankheitsbilder auf rund 3 : 1 abgefallen.

Unter der Voraussetzung, daß eine *intensive Schwangerenbetreuung in Zusammenarbeit zwischen Internisten und Geburtshelfer* erfolgt, ist die

Prognose

einer solchen Schwangerschaft heute als sehr gut zu bezeichnen (ELKAYAM u. GLEICHER). Ein mütterlicher Todesfall sollte die Ausnahme darstellen, die mütterliche Letalität wird mit 1–5% angegeben. Wichtig für die Prognose ist nicht so sehr die Art des Vitiums als vielmehr der Zustand und das funktionelle Leistungsvermögen des Myokards.

Für die **Beurteilung des Schweregrades der Herzerkrankung**, von der die Intensität der Schwangerenbetreuung und vor allem auch die Geburtsleitung abhängen, hat sich die Klassifizierung der *New York Heart Association* als gute Richtlinie erwiesen:

– *Schweregrad 1:* Patientinnen mit organischer Herzerkrankung, jedoch ohne Symptome und ohne Einschränkung der Arbeitsfähigkeit;
– *Schweregrad 2:* Patientinnen mit Symptomen bei gesteigerter Belastung;
– *Schweregrad 3:* Patientinnen mit Symptomen bei leichter Belastung;
– *Schweregrad 4:* Patientinnen mit Symptomen bereits ohne Belastung.

Im allgemeinen können **Herzkranke der Schweregrade 1 und 2** die Schwangerschaft unter konsequenter internistischer und geburtshilflicher Kontrolle ohne wesentlich erhöhtes Risiko austragen. Wenn man von geburtshilflichen Indikationen absieht, besteht für diese Schwangere aus kardiovaskulärer Sicht keine Indikation zu einer Geburtseinleitung oder zu einer Schnittentbindung.

Herzkranken der Schweregrade 3 und 4 wird grundsätzlich nicht zu einer Schwangerschaft zu raten sein. Liegt jedoch ein ausgesprochener Kinderwunsch vor, so sollen die damit verbundenen Risiken mit der Patientin diskutiert werden. Diese Fälle werden eine viel intensivere Schwangerenbetreuung mit stationärer Beobachtung und Behandlung möglicherweise auftretender Komplikationen erfordern. Eine Entscheidung kann hier nur im Einzelfall getroffen werden. Dies gilt auch für die Indikation zum Schwangerschaftsabbruch, die stets zusammen mit dem Kardiologen gestellt werden soll.

Schwangerenbetreuung

Das Ziel der ärztlichen Überwachung und Betreuung solcher herzkranker Schwangerer ist das frühzeitige

Erkennen einer kardialen Dekompensation

mit der Gefahr des nachfolgenden *Lungenödems*. Dazu wird u. U. auch eine ein- bis zweimalige *stationäre Aufnahme* zur entsprechenden internistischen Durchuntersuchung notwendig sein:

– Basisuntersuchung in der 12–14. Schwangerschaftswoche,
– Routineuntersuchung zum Zeitpunkt der maximalen Gefährdung in der 26.–30. Woche.

Die **Behandlung** besteht in der

– Verminderung physikalischer Aktivität;
– der Vermeidung übermäßiger Gewichtszunahme;
– in der Verhütung von Infektionskrankheiten;
– der Beseitigung von Anämien, von Wasser- und Natriumretention;
– dem frühzeitigen Erkennen beispielsweise einer Gestose.

Die **spezielle Herzbehandlung** erfolgt nach internistischen Gesichtspunkten und ist praktisch keinen Einschränkungen ausgesetzt. Auch einer chronischen Digitalisierung steht von kindlicher Seite her nichts im Wege. Falls eine *Herzoperation* indiziert ist, so liegt der günstigste Zeitpunkt zu dieser Operation zwischen der 16. und 28. Woche.

Kindliche Prognose

Obwohl die kindliche Prognose bei mütterlicher Herzerkrankung im allgemeinen gut ist, muß stets auf die möglichen ungünstigen Auswirkungen einer beginnenden maternalen Dekompensation geachtet werden. Daher ist eine *genaue Überwachung des fetalen Wachstums, der Funktion der Plazenta und der fetalen Sauerstoffsituation beispielsweise mittels CTG* zielführend.

Leitung der Geburt

Unter der Geburt treten extreme Volumen- und Druckschwankungen auf. Dies gilt vor allem für die Preßwehen, bei denen es zu einer Zunahme des zentralen Venendruckes um das 10fache kommt.

Bei Patientinnen mit Herzerkrankungen der Gruppen 1 und 2 sollte die

vaginale Geburt

angestrebt werden. Dabei ist aus hämodynamischen Überlegungen heraus der Patientin die *Seitenlage* anzuraten. Die *Überwachung der Kreißenden* beinhaltet Auskultation, Blutdruck- und Atemfrequenzmessung, Beobachtung der Hautfarbe, evtl. Bestimmung des zentralen Venendrucks. Eine großzügige Indikation zur

Epiduralanästhesie

hat sich bewährt. Um die Preßperiode zu verkürzen, ist die

operative Geburtsbeendigung

mittels Zange oder Vakuumextraktor großzügig zu indizieren. Von Kontraktionsmitteln sollte nach Möglichkeit Abstand genommen werden. Sowohl von Oxytocin, Prostaglandinen als auch von Methergin ist bekannt, daß sie über verschiedene Mechanismen zu einer kardiovaskulären Mehrbelastung führen.

Bei Schwangeren mit einer Herzerkrankung des Schweregrades 3 bis 4 ist die Indikation zur

abdominalen Schnittentbindung

großzügig zu stellen. Die kardiovaskuläre Stabilität ist auf diese Weise – eine entsprechende Überwachung vorausgesetzt – besser gewährleistet. Der etwas höhere Blutverlust bei der Sectio caesarea wirkt sich in dieser Konstellation eher günstig auf die Hämodynamik aus. Vor allem bei chronisch-rheumatischer Herzerkrankung oder bei Frauen mit künstlichen Herzklappen ist eine präoperative *prophylaktische Antibiotikagabe* angezeigt.

Behandlung im Wochenbett

Sofort nach der Geburt und in den ersten Tagen des Wochenbettes besteht erneut ein erhöhtes Risiko für die herzkranke Mutter. Infolge der sich vollziehenden hämodynamischen Umstellung (Senkung des intraabdominalen Druckes, Abfall des Plazentakreislaufes usw.) erfolgt in dieser Phase häufig eine *kardiale Dekompensation*. Ferner ist zu berücksichtigen, daß die herzkranke Wöchnerin häufiger *thrombotische Komplikationen* entwickelt. Daher ist eine großzügige Indikation zur

Thromboseprophylaxe

mit Heparin zu stellen. Die Wöchnerin ist intensiv zum Turnen anzuregen.

Die **Frage des Stillens** muß von Fall zu Fall entschieden werden; bei Patientinnen mit Endokar-

ditiden und schwerer kardialer Dekompensation besteht eine Kontraindikation. Abgestillt wird mit Prolaktinhemmern.

Spezielle Probleme. Bei der Beratung von Patientinnen mit einem Herzfehler ist zu überlegen, ob vor der Konzeption eine **operative Korrektur** erforderlich ist.

Patientinnen, die Trägerinnen von **künstlichen Herzklappen** sind, müssen in der Schwangerschaft ihre *Antikoagulationstherapie* weiter durchführen. Kumarinderivate sollten wegen einer möglichen Teratogenität abgesetzt und die Behandlung auf Heparin umgestellt werden. Es genügt, diese Umstellung bei den ersten Zeichen der Schwangerschaft durchzuführen. Zur Vermeidung von Thrombosekomplikationen ist eine Kontrolle des Antikoagulationsstatus zweimal pro Woche erforderlich. Unmittelbar vor der Geburt wird auf ein oder zwei Heparindosen übergegangen. Bei operativen Eingriffen muß großer Wert auf eine exakte Blutstillung gelegt werden.

Zur **Infektionsprophylaxe** wird von manchen Autoren bei künstlichen Herzklappen, aber auch bei rheumatischen Herzerkrankungen, eine kontinuierliche Antibiotikagabe, z.B. 1,2 Mill. Penicillin G alle vier Wochen, empfohlen. Bei operativen Eingriffen richtet sich – falls keine Dauerprophylaxe gegeben wurde – die Indikation zur Antibiotikaprophylaxe nach der Häufigkeit bakterieller Kontaminationen durch den Eingriff. Ein erhöhtes Risiko ist vor allem bei Eingriffen im Hals-Nasen-Ohren-, Gastrointestinal- sowie im Urogenitaltrakt gegeben.

Herzrhythmusstörungen

Veränderungen der Herzfrequenz in der Gravidität sind nur selten die Ursache bedrohlicher Kreislaufstörungen. Eher ist auftretenden *Rhythmusänderungen* ein Krankheitswert zuzumessen.

Tachykardien: Besteht eine regelmäßige Herzfrequenz von über 100 Schlägen pro Min. über einen längeren Zeitraum, so handelt es sich zumeist um eine

Sinustachykardie.

Diese tritt häufig als Zeichen einer vegetativen Dystonie im Zusammenhang mit orthostatischen Regulationsstörungen auf. Differentialdiagnostisch davon getrennt werden müssen genußmittelbedingte Tachykardien, auf einer Hyperthyreose oder einer Infektion beruhende Tachykardien sowie Tachykardien als Ausdruck einer Hypovolämie, einer Anämie, einer Herzinsuffizienz, einer Myokarditis oder einer rheumatischen Karditis.

Eine häufige Beschwerde vieler Schwangerer besteht in einer plötzlich, zumeist grundlos, oft aber als Folge einer psychischen Belastung einsetzenden

paroxysmalen Tachykardie.

Die Dauer eines solchen Anfalls kann außerordentlich schwanken und sich gelegentlich bis zu mehreren Tagen erstrecken. Zumeist handelt es sich um eine *supraventrikuläre paroxysmale Tachykardie*, die als Ausdruck einer funktionellen bzw. nervösen Störung aufzufassen ist. Die *Therapie* besteht in einer Vagusreizung (Druck auf den Karotissinus, Valsalva-Preßversuch). Die Prognose dieser Störung ist gut.

Viel ernster zu nehmen, aber seltener sind *ventrikuläre paroxysmale Tachykardien*, die zumeist durch einen unregelmäßigen Puls charakterisiert sind. Diese können oft als Ausdruck eines organischen Myokardschadens gewertet werden.

Die genaue Differenzierung erfordert ein EKG und gelegentlich sogar weiter ausholende diagnostische Maßnahmen.

Bradykardien: Bradykardien werden viel seltener beobachtet und können beispielsweise Ausdruck der guten Adaptation von *Leistungssportlerinnen* sein. Treten Bradykardien in Kombination mit Ohnmachtsanfällen, Blässen und Krämpfen auf, so muß an die Möglichkeit eines *AV-Blockes* gedacht werden.

Arrhythmien: Bei den Arrhythmien spielen, was die Häufigkeit anbelangt, vor allem die monomorphen Extrasystolen als Ausdruck einer *vegetativen Dystonie* eine Rolle. Sie haben einen geringen Krankheitswert, sollten aber von anderen gefährlichen Ursachen abgegrenzt werden (Hyperthyreose, organischer Herzschaden, Kombination mit Vitien usw.).

Hypotonie

Von einer Hypotonie in der Gravidität sprechen wir heute, wenn der

systolische Blutdruck ≤ 110 mmHg

beträgt.

Im Verlauf der Schwangerschaft nimmt das Blutvolumen um ca. 30 bis 40% auf etwa 6 l zu. Dieses ist druckabhängig verteilt. Nur ca. 15%, also knapp 1 l, befinden sich im arteriellen Hochdrucksystem, die restlichen 5 l demgegenüber im Niederdrucksystem. Beim Übergang vom Liegen zum Stehen kommt es zu drastischen Blutverschiebungen: Der hydrostatische Druck läßt bei Normotonen ca. 100 ml, bei Hypotonen aber bis zu 800 ml Blut in der Peripherie versakken. Ist die physiologische Gegenregulation (Vasokonstriktion und Herzfrequenzanstieg) überfordert, kann es zu Störungen in der Durchblutung der Peripherie kommen.

Im Kreislaufsystem ist der schwangere Uterus funktionell als peripheres Organ anzusehen, das keine Autoregulation der Blutversorgung besitzt. Somit führt eine Senkung des maternen arteriellen Mitteldrucks zu einer

Reduktion der uteroplazentaren Perfusion.

Als Ausdruck dessen finden sich bei Schwangerschaftshypotonie vermehrt

– Aborte,
– Früh- und Mangelgeburten,
– sub partu eine erhöhte Komplikationsrate und insgesamt eine erhöhte Operationsfrequenz.

Die *kindliche Letalität* steht nicht nur – wie allgemein bekannt – mit steigenden systolischen Blutdruckwerten, sondern auch mit abnehmenden Werten in enger Korrelation (Abb. 3).

Die **primäre essentielle Hypotonie** findet sich vor allem bei Jugendlichen mit einem leptosomen Habitus. In Abhängigkeit von der Tatsache, ob der erniedrigte Blutdruck im Stehen und Liegen oder erst beim Übergang vom Liegen zum Stehen auftritt, unterscheidet man eine

– Hypotonie ohne Orthostase,
– Hypotonie mit Orthostase.

Symptome einer orthostatischen Kreislaufregulationsstörung sind:

– Leistungsabfall, Müdigkeit;
– Schwindel, Ohrensausen, Herzklopfen;

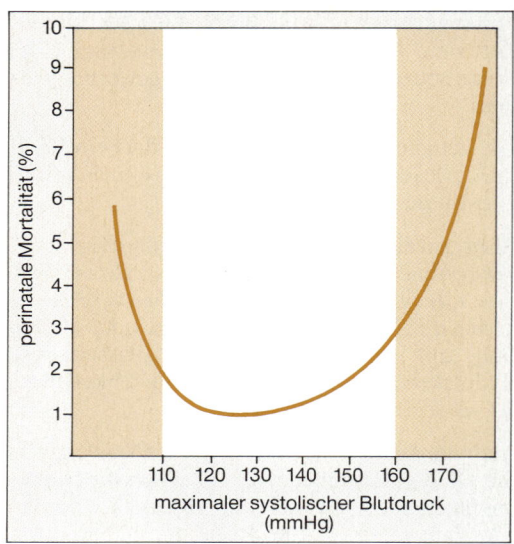

Abb. 3   Erhöhte perinatale Mortalität bei *Hypotonie* und *Hypertonie*

– Atembeschwerden, Gähnzwang;
– Appetitlosigkeit, Völle-, Blähgefühl, Bauchschmerzen.

Die Hypotonie kann aber auch bei völliger subjektiver mütterlicher Beschwerdefreiheit beim Fetus über eine plazentare Minderdurchblutung eine Wachstumsretardierung sogar mit intrauteriner Gefährdung auslösen. Die Frequenz entbindender Operationen ist dementsprechend erhöht (GOESCHEN).

Die Differenzierung der orthostatischen Regulationsstörungen erfolgt mittels Thulesius-Schema (Abb. 4). Durchführung des Tests:

1. Blutdruck und Herzfrequenz im Liegen messen,
2. Blutdruck und Herzfrequenz 1, 3 und evtl. 7. Min. nach dem Aufstehen messen,
3. Reaktionstyp (s. unten) bestimmen.

Die größte Abweichung vom Liegendwert ist für die Diagnose entscheidend.

Die folgenden *Reaktionstypen* sind bekannt:

– hypertone Reaktionsform (Erhöhung der Pulsfrequenz, Anstieg des Blutdrucks – selten),
– sympathikotone Reaktionsform (extremer Pulsfrequenzanstieg bei gleichzeitigem Blutdruckabfall),

– asympathikotone Reaktionsform (Absinken des Blutdrucks ohne Pulsfrequenzänderung),
– vagovasale Reaktionsform (Abb. 5).

Die Indikation zur **Behandlung der Hypotonie** richtet sich nach

– dem Reaktionstyp beim Thulesius-Test,
– den Beschwerden der Schwangeren.

Zunächst sind *physikalische Maßnahmen* wie körperliches Training zu überlegen. *Medikamentös* sind Venentonika wie Dihydergot (2- bis $3 \times 2,5$ mg) bzw. Alphavasotonika Mittel der Wahl. Dies gilt vor allem für die sympathiko- und asympathikotone Reaktionsform. Bei der hypertonen Reaktion ist primär an Betarezeptorenblocker zu denken. Bei der vasovagalen Reaktion ist eine Behandlung kaum notwendig.

Durch den Druck des vergrößerten Uterus auf die Vena cava inferior wird vor allem im 3. Trimenon *in Rückenlage* der Blutstrom zum Herzen und damit das Herzminutenvolumen vermindert. Dadurch kommt es zu einem

Vena-cava-Kompressionssyndrom

mit Absinken des Blutdrucks, Übelkeit,

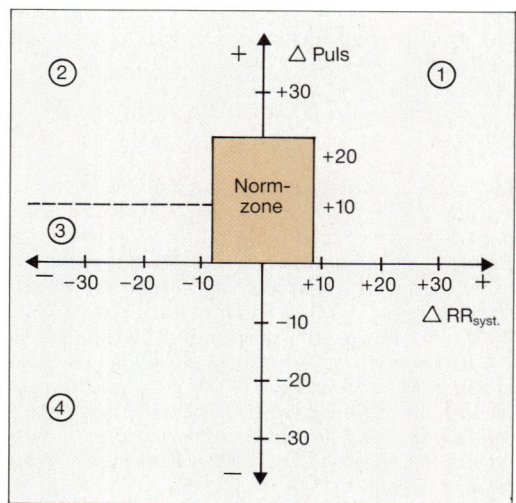

Abb. 4   Thulesius-Test zur Differenzierung der orthostatischen Regulationsstörungen. Veränderung des RR und der Pulsfrequenz vom Liegen zum Stehen
1 = hypertone Reaktionsform
2 = sympathikotone Reaktionsform
3 = asympathikotone Reaktionsform
4 = vagovasale Reaktionsform

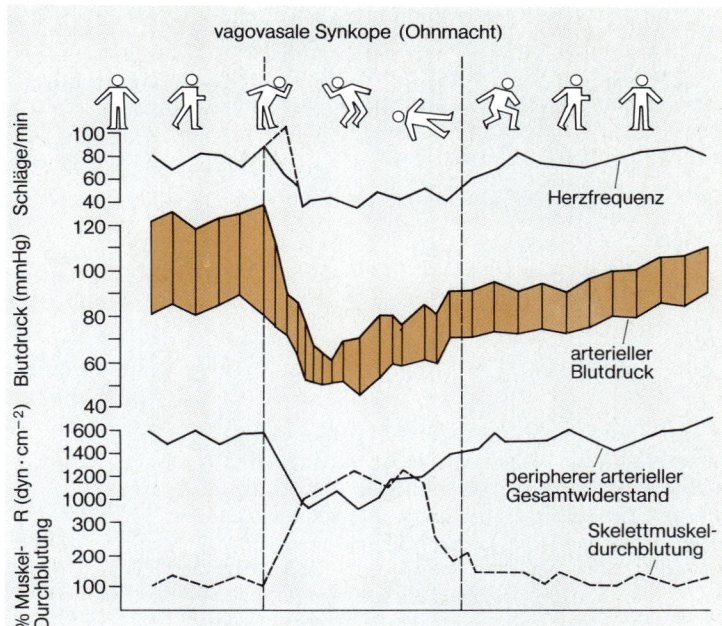

Abb. 5
Verlauf von Herzfrequenz,
Blutdruck, Gesamtwiderstand
und Skelettmuskeldurchblu-
tung bei vagovasaler Synkope

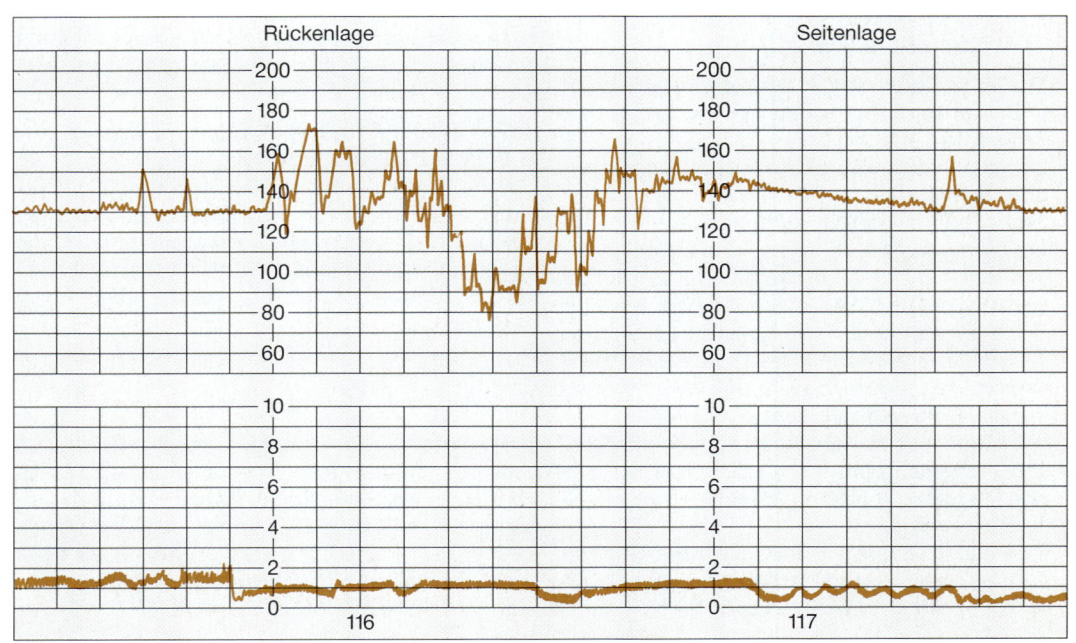

Abb. 6   Vena-cava-Syndrom (fetale Herzfrequenzalteration, bedingt durch mangelhafte uteroplazentare
Perfusion während mütterlicher Rückenlage; sofortige Besserung in Seitenlage)

Schweißausbruch und Atemnot sowie u. U. auch zur fetalen Hypoxie mit den entsprechenden pathologischen Frequenzmustern im CTG (Abb. 6). Eine Seitenlage, die von der Schwangeren meist spontan eingenommen wird, bessert die Beschwerden schlagartig.

Natürlich muß auch im Rahmen einer Schwangerschaft an **sekundäre Hypotonien** wie die

– hypovolämische Hypotonie,
– therapeutisch bedingte Hypotonien (übermäßig starke Blutdrucksenkung, hochdosierte Betamimetikagabe) und
– an den extrem seltenen Morbus Addison

gedacht werden.

Lungenerkrankungen

Die

Lungentuberkulose

ist eine Lungeninfektion, die durch das Mycobacterium tuberculosis ausgelöst wird. In den letzten Jahrzehnten ist es gelungen, die Häufigkeit der Tuberkulose in Europa deutlich zu reduzieren, so daß die Lungentuberkulose während der Gravidität heute mit einer Frequenz < 1% beobachtet wird. Nur ein kleiner Teil dieser Schwangeren weist eine aktive Tuberkulose auf. Bei der Zunahme der Schwangerschaften von Gastarbeiterinnen oder Einwanderern aus Ostasien muß daran gedacht werden, daß in diesen Ländern die Tuberkulose noch endemisch vorkommt (JENTGENS).

Die folgenden Fakten haben bei der Tuberkulose Beachtung zu finden:

– Bei guter Betreuung hat die Schwangerschaft keinerlei Einfluß auf den Verlauf der Tuberkulose und umgekehrt.
– Eine konnatale Tuberkulose ist praktisch auszuschließen.
– Selbst bei schwersten pulmonalen und extrapulmonalen Tuberkulosen können unter Erhaltung der Schwangerschaft die notwendigen therapeutischen Maßnahmen wie bei Nichtschwangeren durchgeführt werden (Ausnahme: Streptomyzin sollte wegen einer möglichen Gehörschädigung des Kindes nicht verabreicht werden).
– Während der Entbindung müssen die gleichen hygienischen Sicherheitsmaßnahmen wie bei anderen Infektionskrankheiten eingehalten werden.
– Die Austreibungsperiode soll durch eine Vakuum- oder Zangenextraktion abgekürzt werden, um ein Mitpressen zu vermeiden.
– Das Neugeborene ist sofort von der Mutter zu trennen und mittels BCG-Impfung zu versorgen. Die Trennung soll bis zum positiven Ausfall des Tuberkulinhauttestes aufrechterhalten werden. Die Frage des Stillens entfällt bereits durch die Isolierung.

Die

Sarkoidose

ist eine granulomatöse Erkrankung, die verschiedene Organsysteme, u. a. Lunge, Lymphknoten, Haut, Augen, Leber, Zentralnervensystem und Herz befallen kann. Nachdem die Diagnose dieser Erkrankung zumeist zwischen dem 20. und 40. Lebensjahr gestellt wird, kann es gelegentlich zu einer Koinzidenz mit einer Gravidität kommen.

Weder beeinflußt die Sarkoidose die Gravidität noch umgekehrt. Trotzdem sollte in einer solchen Schwangerschaft frühzeitig versucht werden, eine Nieren-, Herz- oder Leberbeteiligung zu erfassen und die Schwangere dementsprechend sorgfältig zu überwachen.

Falls es die Grundkrankheit erfordert, ist eine Glukokortikoidbehandlung mit Dosen bis zu 60 mg Prednison täglich durchführbar. Bedenkliche kindliche Nebenwirkungen sind nicht bekannt. Mit einer solchen Behandlung kann die gelegentlich zu beobachtende Verschlechterung der Symptomatik im Wochenbett abgefangen werden.

Die häufigste

bakterielle Lungenentzündung

bei schwangeren Frauen ist durch Streptococcus pneumoniae verursacht. Die meisten dieser Patientinnen sind *Raucherinnen*. Die Behandlung unterscheidet sich nicht von der Nichtschwangerer. Spricht die Patientin auf die üblichen Penizillin- oder Zephalosporingaben nicht an, so muß an die Möglichkeit einer *Mykoplasmenpneumonie* gedacht werden. Die Behandlung der Wahl ist hier Erythromyzin über 10 – 14 Tage.

Bei rund 1% aller Schwangeren wird die Diagnose

Bronchialasthma

gestellt. Der Einfluß der Schwangerschaft auf die Erkrankung dürfte minimal sein. Manche Autoren haben über einen ungünstigen Einfluß dieser chronisch-obstruktiven Lungenerkrankung auf die perinatalen Ergebnisse berichtet. Das *Ziel der Schwangerenbetreuung* muß es sein,

– die Anzahl der Asthmaanfälle zu reduzieren,
– eine adäquate fetale Sauerstoffsättigung sicherzustellen.

Sowohl die *Behandlung* des asthmatischen Anfalls als auch die des chronischen Zustandsbildes unterscheidet sich in der Schwangerschaft nicht von der außerhalb der Gravidität. Das Rauchen sollte von der Schwangeren unbedingt eingestellt werden.

In seltenen Fällen kann es während der Schwangerschaft auf der Basis einer *Bein- oder Beckenvenenthrombose* zu einer

Pulmonalembolie

kommen. Eine rasche Diagnose und adäquate Therapie sind hier Voraussetzung, um Letalität und Morbidität gering zu halten. Die anschließende Antikoagulation mit Heparin sollte bis zur Entbindung erfolgen. Im Wochenbett kann trotz des Stillens auf orale Gabe von Kumarinderivaten umgestellt werden. Sie wird bis zu sechs Wochen post partum fortgeführt.

Erkrankungen im Gastrointestinalbereich

Sodbrennen und Reflux-Beschwerden

gehören mit 50% zu den häufigsten gastroenterologischen Symptomen schwangerer Patientinnen, vor allem im letzten Trimenon. Ursächlich führt der steigende Progesteronspiegel in der Schwangerschaft zu einem Abfall des Ruhedrucks des unteren Ösophagussphinkters. Die *Therapie* des gastroösophagealen Reflux ist *symptomatisch*.

Die Einnahme kleinerer und häufigerer Mahlzeiten und die Beachtung einfacher Maßnahmen wie z. B. die Erhöhung des Kopfendes des Bettes kann eine Erleichterung der Refluxsymptomatik herbeiführen.

Das Hochdringen des Magens durch den wachsenden Uterus verstärkt die Symptomatik einer schon vor der Gravidität bestehenden

Hiatushernie,

so daß diese in der Schwangerschaft oft erstmals diagnostiziert wird. Charakteristische *Symptome* sind:

– zunehmende Dysphagien mit retrosternalen Schmerzen,
– Aufstoßen, Sodbrennen und Erbrechen.

Im Gegensatz zur Emesis gravidarum treten sie zumeist *erst im 2. oder 3. Trimenon* auf. Oft sind damit Atemnot, Herzsensationen, bei stärkerer Ausprägung sogar eine Eisenmangelanämie vergesellschaftet: Die Beschwerden verstärken sich in horizontaler Lage und verschwinden bei aufrechter Körperhaltung. Ein zusätzliches kausales Moment in der Schwangerschaft ist der Tonusverlust der Zwerchfellmuskulatur, so daß der erhöhte intraabdominale Druck die Verlagerung von Magenanteilen in den Thoraxbereich unterstützt.

Die **Diagnose** kann durch Ultraschall, u. U. durch eine Gastroskopie, in der Schwangerschaft jedoch nicht durch Röntgen erfolgen.

Die **Behandlung** erfolgt symptomatisch. Ein begleitendes Sodbrennen wird durch Verordnung von Antazida gelindert. Operative Interventionen bei Inkarzeration sind ausgesprochen selten. Meist verschwinden die Beschwerden post partum rasch.

Bei anhaltendem Erbrechen, vor allem, wenn dies in der Spätschwangerschaft auftritt und mit Schmerzen im epigastrischen Bereich vergesellschaftet ist, muß an ein

Gastroduodenalulkus

gedacht werden. Solche Ulzera treten insgesamt in der Schwangerschaft selten neu auf. Ältere Ulzera bessern sich aufgrund der Hypazidität zumeist im 1. und 2. Schwangerschaftsdrittel. Blutungen und Perforationen sind daher in der Gravidität sehr selten.

Die **Behandlung** erfolgt diätetisch sowie medikamentös mit Antazida, wegen der fraglichen Teratogenität nur in speziellen Fällen mit Cimetidin.

Ebenso wie im nichtschwangeren Zustand muß bei Erbrechen und akuten Magenschmerzen auch an das Vorliegen einer

akuten Gastritis

als Folge der Einnahme verdorbener Speisen oder eines verstärkten Alkoholgenusses gedacht werden.

Obwohl eine

akute Pankreatitis

in der Gravidität selten ist, verdient sie wegen der hohen assoziierten Letalität Erwähnung. Zumeist ist die Ursache in einem den Ausführungsgang verlegenden Gallenstein zu finden.

Von den Erkrankungen des Dünndarms und Dickdarms sind wegen der etwas schwierigeren Diagnostik zunächst der

Morbus Crohn

zu nennen.

Dieser ist in der Schwangerschaft selten, da die Infertilität bei dieser Erkrankung hoch ist. Die Gravidität selbst scheint in den meisten Fällen keinen direkten Einfluß auf die Schwere der Erkrankung zu haben. Gelegentlich kommt es nach der Entbindung zu einer Exazerbation. Bei entsprechender Indikation ist sowohl eine Behandlung mit Sulfasalazin, als auch mit Kortikosteroiden durchführbar.

Ähnlich wie bei Morbus Crohn scheint der Einfluß der Schwangerschaft auf die

Colitis ulcerosa

von der Frage abzuhängen, ob die Krankheit zum Zeitpunkt der Konzeption ein aktives oder inaktives Stadium aufweist. Im ersteren Fall kann es bei der Colitis ulcerosa zu einer deutlichen Verschlechterung mit bis zu lebensbedrohlichen Verläufen kommen (SOROKIN u. LEVINE). Deshalb sollte bei aktiver Erkrankung zunächst eine Remission durch eine konservative oder chirurgische Behandlung erzielt werden, bevor eine Schwangerschaft ausgetragen wird. Die *kindliche Prognose* ist bei beiden Erkrankungen gut.

Eine der schwierigsten Diagnosen ist die der

Appendizitis

in der Schwangerschaft. Als Grundregel gilt hier zu beachten, daß die Appendizitis in jeder Phase der Gravidität als *absolute Operationsindikation*

anzusehen ist (HOLTERMÜLLER u. WEIS). Durch die Beachtung dieser Richtlinie ist die mütterliche Mortalität in den letzten Jahrzehnten auf etwa 1 bis 2% gesenkt worden.

In der Frühgravidität entspricht die **Symptomatik** weitgehend der Appendizitis außerhalb der Gravidität, mit Druckschmerzhaftigkeit am McBurney-Punkt, einem typischen Loslaßschmerz und einer vom Grad der peritonealen Reizung abhängigen Bauchdeckenspannung.

Etwa vom 5. Monat an bereitet die Diagnose einer Appendizitis in zunehmendem Maße Schwierigkeiten, da die charakteristischen Symptome einerseits nicht so stark und andererseits durch die Verdrängung durch den wachsenden Uterus andersartig ausgeprägt sind. Oft fehlt die Bauchdeckenspannung vollständig, Entlastungs- und Druckschmerz lassen sich nur schwer lokalisieren. Aufgrund der erschwerten Abdeckung einer Appendixperforation durch die nicht zur Verfügung stehenden Dünndarmschlingen und das Netz sowie als Folge der schwangerschaftsbedingten Hyperfibrinolyse kommt es viel früher zur

freien Perforation mit diffuser Peritonitis.

Die labortechnische Verifizierung der Appendizitis ist aufgrund der auch in der normalen Schwangerschaft erhöhten Leukozytenwerte und der erhöhten Senkung deutlich erschwert. Bei einer notwendigen *Laparotomie* sollte gleichzeitig eine *Tokolyse* betrieben werden. Diese wird in der Frühschwangerschaft vornehmlich in Form von Progesterongaben, in der Spätschwangerschaft in der Verabfolgung eines Betamimetikums vorgenommen.

Gegen Ende der Schwangerschaft ist zu überlegen, ob nicht gleichzeitig eine *Schnittentbindung* unter Antibiotikaprophylaxe sinnvoll ist.

Der

mechanische und paralytische Ileus

ist in der Schwangerschaft selten. Die mechanischen Formen können als *Bridenileus* nach vorausgegangenen Laparotomien oder als *Volvulus* vornehmlich bei langen Mesenterien mit schmaler Basis angesehen werden. Die vor allem durch Progesteron ausgelöste *Darmatonie* kann in seltenen Fällen zu einem paralytischen Dickdarmileus führen.

Die Indikation für eine Laparotomie wird beim

Ileus in der Schwangerschaft nicht anders gestellt als außerhalb der Gravidität. Unter Umständen ist die gleichzeitige Durchführung einer *Sectio caesarea* einerseits zur *mechanischen Entlastung* und andererseits, um einen *Hormonabfall* zu bewirken, therapeutisch wirksam.

Lebererkrankungen

Charakteristisch für die

intrahepatische Cholestase,

den rezidivierenden idiopathischen Schwangerschaftsikterus sind der ausgeprägte Juckreiz sowie der fehlende oder nur wenig ausgeprägte Ikterus während des letzten Schwangerschaftsdrittels (SCHOLTES). Die *Ätiologie* dieser Erkrankung ist ungeklärt. Zur *Diagnose* führt eine Erhöhung vor allem der alkalischen Phosphatase und Gamma-GT sowie des direkten Bilirubins (zumeist nicht über 5 mg%). Außerdem finden sich mehrfach erhöhte Serumkonzentrationen der verschiedenen Gallensäuren, die wahrscheinlich für die Ausbildung des starken Juckreizes verantwortlich sind. Die *Differentialdiagnose* zur Virushepatitis oder anderen Cholestaseformen ist vor allem wegen der einzuschlagenden therapeutischen Konsequenzen von enormer Wichtigkeit.

Therapeutisch stellt sich bei idiopathischem Schwangerschaftsikterus die Gabe von Cholestyramin in einer Dosierung von 8–16 g pro Tag über zumeist 1–2 Wochen an erste Stelle. Auf diese Weise kommt es zu einer Verminderung der Reabsorption von Gallensäuren. Da Cholestyramin gelegentlich mit der Vitamin-K-Absorption interferiert, ist eine Kontrolle der mütterlichen Prothrombinzeit indiziert.

Von der Cholestase abgegrenzt werden muß vor allem der

Verschlußikterus.

Ursächlich ist hier vor allem an einen Steinverschluß zu denken. Zumeist findet sich eine Cholelithiasis mit begleitender Cholezystitis. Typisch für einen Ikterus durch Steinverschluß sind:

- kolikartige Schmerzen,
- Fieber mit Schüttelfrost,
- laborchemisch eine starke Erhöhung der alkalischen Phosphatase sowie eine Vermehrung des konjugierten Serumbilirubins auf Werte zwischen 10 und 30 mg%.

Der *Stuhl* ist je nach Ausmaß der Gallenabflußbehinderung hell bis entfärbt. Es muß allerdings bedacht werden, daß der Steinverschluß oft nicht total ist, so daß die Diagnostik über Gallenfarbstoffabbauprodukte nicht immer einheitlich möglich ist.

Die

akute Fettleber

in der Schwangerschaft ist eine seltene, aber mit einer schlechten Prognose für Mutter und Kind behaftete Erkrankung (SHEEHAN). Die *Ätiologie* der Erkrankung ist unklar. *Differentialdiagnostisch* muß an eine fulminante Hepatitis bzw. an eine Leberaffektion bei Gestose gedacht werden. Die *Therapie* ist symptomatisch und muß unbedingt auf einer Intensivstation durchgeführt werden. Unter Umständen ist eine sofortige Beendigung der Schwangerschaft zu überdenken.

Vor allem mit Rücksicht auf die hohe Infektiosität ist die **serologische Abklärung** jedes Ikterus bzw. jeder Leberaffektion in Hinblick auf das Vorliegen einer Hepatitis (S. 205) von großer Bedeutung. An sie muß auch bei einer asymptomatischen Erhöhung der Leberfunktionsproben bei unauffälliger Anamnese gedacht werden.

Eine

Cholelithiasis

ist für ungefähr 7% der Fälle von Ikterus verantwortlich. Obwohl die Schwangerschaft die Wahrscheinlichkeit für eine Gallensteinentstehung erhöht, kommt es relativ selten zu einer akuten Cholezystitis. Dies wird durch die offenbar hormonell bedingte, veränderte Gallenblasenfunktion erklärt: Das Gallenblasenvolumen ist erhöht, die Entleerungsrate verringert.

Bei entsprechender *kolikartiger Symptomatik* kann mittels Ultraschall die Diagnose leicht gestellt werden. Die *Cholezystektomie* sollte – wenn sie nicht dringend indiziert ist (z. B. Verschluß des Pankreasausführungsgangs) – bis nach der Geburt verschoben werden. Zumeist gelingt es durch konservative Maßnahmen – wie der Infusion analgetisch-spasmolytischer Medi-kamente – die Beschwerden der Schwangeren zu kontrollieren.

Akutes Abdomen

Das akute Abdomen ist ein Sammelbegriff für akute intraabdominale Erkrankungen, die durch lokale und allgemeine Reaktionen gekennzeichnet sind und die in den meisten Fällen in kürzester Zeit eine diagnostische Klärung erforderlich machen, da ansonsten eine dramatische Verschlechterung des Krankheitsbildes mit erhöhter kindlicher und mütterlicher Letalität droht (SCHWEMMLE).

Die Schwierigkeit der **Diagnose** des akuten Abdomens in der Schwangerschaft liegt vor allem in der topographischen Veränderung der einzelnen Organe, die durch die Größenzunahme des Uterus bedingt sind, so daß die Lokalisation des Prozesses und die Bestimmung der Organzugehörigkeit durch Analyse des Schmerzbildes oft erheblich erschwert bzw. verschleiert werden. Hinzu kommt, daß in der zweiten Hälfte der Schwangerschaft entzündliche Prozesse wesentlich leichter in eine diffuse Peritonitis übergehen, da eine lokale Netz- und Darmabkap-selung durch den größer werdenden und verdrängenden Uterus erschwert wird.

Therapeutisch verlangt das operativ taktische Vorgehen gewisse Variationen, da durch die Größenzunahme des Uterus der Zugang zum Operationsgebiet erschwert ist. Für die *Operationsindikation* spielt zwar die Rücksichtnahme auf die Frucht eine gewisse Rolle, da vor allem in der Spätschwangerschaft eine intraabdominelle Operation zu einer Frühgeburt führen kann, nachdem dieses Risiko aber durch die Gabe von Wehenhemmern zumeist beherrscht werden kann und ein akutes Abdomen grundsätzlich eine Lebensgefahr für Mutter und Kind darstellt, ist die Indikaton in der Schwangerschaft an sich nicht anders zu stellen als außerhalb der Schwangerschaft. Bei jedem operativen Eingriff in der Schwangerschaft ist die erhöhte Thrombosedisposition zu bedenken und eine *Thromboseprophylaxe mit Heparin* durchzuführen.

Helminthosen

Von den Helminthosen spielen in gemäßigten Zonen die Bandwürmer, Spulwürmer, Madenwürmer und Peitschenwürmer die größte Rolle. Sie können während der gesamten Schwangerschaft und im Wochenbett auftreten. Zumeist macht der Wurmbefall keinerlei klinische Symptome. Die Diagnose wird erst durch den direkten Nachweis der Parasiten bzw. deren Entwicklungsformen gestellt.

Bei der *Therapie* muß wegen der Toxizität der meisten Wurmmittel in den nicht durch Komplikationen (Leberabszeß, Pankreatitis, Darmperforation usw.) belasteten Fällen bis zur Beendigung der Schwangerschaft und des Wochenbettes gewartet werden. Im Wochenbett muß – falls eine Therapie durchgeführt wird – die Milch über einige Tage verworfen werden. Eine *Übertragung der Helminthose auf das Kind* intra partum ist äußerst selten.

Nierenerkrankungen

Die Diagnose einer

asymptomatischen Bakteriurie (ASB)

basiert auf der Feststellung von mehr als 100 000 Keimen/ml entweder als Mittelstrahl- oder Katheterharn gewonnenen Harns. Die *Häufigkeit* des ASB in der Schwangerschaft hängt von der Parität und vom Alter ab. Bei Erstgebärenden unter dem 21. Lebensjahr beträgt sie rund 2%, bei Multiparen über dem 35. Lebensjahr zwischen 8 und 10% (HIRSCH).

Im Gegensatz zur ASB außerhalb der Schwangerschaft ist eine *Behandlung* in der Gravidität außerordentlich wichtig. Nachdem den häufigsten Erreger die Escherichia coli darstellt, ist die Behandlung mit Nitrofurantoin-Ampizillin bzw. Zephalosporinen möglich. Die Dauer der Behandlung erstreckt sich zwischen 10 Tagen und 2 Wochen. Danach ist eine neuerliche Kultur empfehlenswert. Von verschiedenen Autoren ist eine Einmal-Behandlung mit 3 g Amoxizillin oder 4 g Ampizillin vorgeschlagen worden, die in etwa zwei Drittel der Bakteriurien erfolgreich ist. Bei dem übrigen Drittel handelt es sich zumeist um Bakteriurien mit chronischer Nierenbeteiligung. Unter Umständen ist aber eine Langzeitsuppressionstherapie bis zum Ende der Schwangerschaft mit täglich 50–100 mg Nitrofurantoin erforderlich. Bei bakteriurischen Frauen finden sich vermehrt Frühgeburten, Kinder mit niedrigem Geburtsgewicht, EPH-Gestosen, postpartuale Endometritiden, eine Neugeborenensepsis und insgesamt eine erhöhte perinatale Letalität.

Im Laufe der Gravidität erkranken etwa 1% aller Schwangeren an einer

manifesten Zystitis

und etwa weitere 1–2% an einer

akuten Pyelonephritis.

Dabei handelt es sich zum weitaus größten Teil um Schwangere, bei denen schon vorher eine asymptomatische Bakteriurie bestand (s. oben). Gelingt die rechtzeitige Diagnose einer ASB und erfolgt eine adäquate Behandlung, so ist mit einer Senkung der Häufigkeit manifester Harnwegsinfektionen in der Schwangerschaft zu rechnen.

In der Schwangerschaft treten physiologische Veränderungen auf, die die Ausbildung einer Harninfektion begünstigen. Glukosurie, Albuminurie und ein ansteigender pH-Wert des Urins fördern die Vermehrung von Bakterien im Urin. Dazu kommt eine hormonell und mechanisch bedingte Dilatation des Nierenhohlraumsystems und der Ureteren, die über die sog. tonogene Ureterdilatation (KREMLING; H. MARTIUS) zu einer relativen Urostase führen. Dadurch wird der Spüleffekt zur Elimination eingedrungener Bakterien vermindert.

Die **Diagnose** der Pyelonephritis ist zumeist einfach und beinhaltet u. a.:

- starken Klopfschmerz des Nierenlagers,
- hohes Fieber,
- Pyurie.

Die Pyelonephritis gravidarum tritt zumeist einseitig, und zwar häufiger rechts als links auf. Leukurie, Leukozytose und eine erhöhte Blutsenkung sind zwar häufig zu finden, stellen aber keine Voraussetzung für die Diagnose dar. Gelegentlich werden auch **afebrile Verlaufsformen** beobachtet, die wegen ihrer Symptomarmut und der Gefahr bleibender Nierenschädigungen besonders gefährlich sind (PETRI).

Die **Behandlung** der Pyelitis gravidarum besteht in der stationären Aufnahme mit den folgenden Maßnahmen:

- Bettruhe,
- feuchtwarmen Nierenwickeln und
- intravenöser Antibiotikatherapie, die vor Einlangen des Harnkulturbefundes empirisch festgelegt werden muß.

Haupterreger ist Escherichia coli. Die Behandlung sollte daher wie schon bei der ASB mit Penizillin, Ampizillin oder Zephalossporinen (cave: Allergie) begonnen werden. Aminoglykoside sollten unter Kreatininkontrolle bei Fällen von Resistenz gegenüber Penizillin verwendet werden. Die intravenöse Behandlung sollte erst 24 bis 48 Std., nachdem die Patientin entfiebert hat, abgesetzt werden. Eine nachfolgende orale Behandlung über 2–3 Wochen ist sinnvoll. Eine nicht adäquat ausgeheilte Pyelonephritis gehört zu den prädisponierenden Faktoren für die Ausbildung einer Pfropfgestose (S. 165).

Die Häufigkeit von

Harnkonkrementen

ist in der Schwangerschaft gegenüber dem nichtgraviden Zustand nicht erhöht. Die Diagnose ist zumeist durch die klinische Symptomatik gegeben und hauptsächlich durch krampfartige, nach unten ziehende starke Schmerzen, gelegentlich verbunden mit Zeichen eines Harnwegsinfektes charakterisiert. Zumeist kann im Ultraschall aus dem Ureterverlauf und der Darstellung des Nierenbeckens die Diagnose gesichert werden. So erübrigt sich ein Ausscheidungsurogramm. Aufgrund der physiologischen Erweiterung der Ureteren werden die meisten Harnleitersteine in der Schwangerschaft spontan ausgeschieden. Gelegentlich wird aber eine *operative Entfernung mittels Schlinge* durch einen Urologen notwendig sein. Aus der Analyse des Konkrementes ergibt sich selten eine Konsequenz.

Chronische Nierenerkrankungen

können sich einer frühzeitigen Diagnose leicht entziehen. Diagnostische Hinweise ergeben sich aus der Anamnese in Form einer Hämaturie, Polyurie, Nykturie und von wiederholten Harnwegsinfekten. Hinweise auf andere Erkrankungen, z. B. einen Diabetes mellitus, können die Verdachtsdiagnose begründen. Wichtigstes Diagnostikum ist die **Harnuntersuchung**. Hierbei ist vor allem auf die *Harneiweißbestimmung* zu achten. Der Grenzwert in der Schwangerschaft liegt bei rund 300 mg Protein pro 24 Stunden. Exzessive Proteinurien von über 2 g sind zumeist die Folge eines schweren Glomerulusschadens (HOU). Auch das *Sediment* kann zur Erkennung und Differentialdiagnose chronischer Nierenerkrankungen einen wesentlichen Beitrag leisten. Mehr als 3–5 Erythrozyten pro Gesichtsfeld weisen auf einen glomulären Schaden hin, eine ähnliche Erhöhung von Leukozyten auf akute und chronische Infektionen. Zylinder sind häufig als Zeichen einer tubulären Dysfunktion zu werten. Werden Bakterien gefunden, empfiehlt sich eine nachfolgende Kultur. Reststickstoff und Kreatininkonzentrationen im Serum sind für die Diagnose einer verminderten Nierenleistung nur beschränkt geeignet, da ein 70%iger Abfall in der Kreatininchlearance beobachtet werden kann, bevor es zu einem Anstieg dieser zwei Parameter kommt. Eine Erhöhung der Harnsäure, wie beispielsweise bei der Gestose, deutet auf einen tubulären Schaden hin, insbesondere, wenn noch normale BUN- und Kreatininwerte vorliegen.

Eine während der Schwangerschaft auftretende

akute Glomerulonephritis

ist sehr selten. Bei der

chronischen Glomerulonephritis

sind *drei Schweregrade* zu unterscheiden:

1. Patientinnen mit manifester Proteinurie ohne Hypertonie und ohne Azotämie haben ein geringes Risiko der Verschlechterung ihres Grundleidens. Auf das Auftreten einer Pfropfgestose muß geachtet werden.

2. Fälle mit manifester Proteinurie und Hypertonie sind im hohen Maße für eine Gestose prädisponiert. Tritt die Komplikation schon relativ früh auf, ist die perinatale Letalität hoch. Eine Verschlechterung der Nierenfunktion hingegen ist während der Gravidität nicht nachweisbar.

3. Kommt zur Proteinurie und Hypertonie noch eine pathologische Stickstoffretention als Zeichen einer erheblichen renalen Insuffizienz hinzu, ist die Prognose für Mutter und Kind derart ungünstig, daß ein Schwangerschaftsabbruch angezeigt ist.

Bei der *Schwangerenbetreuung* sind wiederholte stationäre Aufenthalte mit Evaluierung der Nierenfunktion empfehlenswert. Vor allem ist auf die oft auftretende intrauterine Wachstumsretardation zu achten (GABERT u. MILLER).

Die Fertilität von Frauen mit

chronischer Hämodialyse

ist insgesamt reduziert. Über erfolgreiche Schwangerschaften ist aber berichtet worden.

Bei allen *Patientinnen mit gestörter Nierenfunktion* ist der wichtigste Aspekt der Schwangerenbetreuung die

gewissenhafte Kontrolle des Blutdrucks.

Vor allem während der Dialyse können weite Schwankungen des mütterlichen Blutbildes beobachtet werden. Auch eine Kontrolle der Elektrolyte, des Blutdrucks und der Blutgase ist während der Dialyse erforderlich. Oft entwickelt sich im Rahmen der Dialyse eine *Anämie*, die gelegentlich durch Verabreichung von Blutkonserven ausgeglichen werden muß. Ob die erhöhte Frühgeburtlichkeit bei chronischer Dialyse eine Folge der Anämie oder des Progesteronentzuges ist, bleibt unklar.

Patientinnen mit

Nierentransplantationen

sollten 2–5 Jahre nach der Operation mit einer Schwangerschaft warten. Zu diesem Zeitpunkt kann angenommen werden, daß die Nierenfunktion ausgeglichen ist und die Dosis an Immunosuppressiva reduziert werden kann. Außerdem sollte vor Eintritt einer Schwangerschaft ein stabilisierter Blutdruck und möglichst keine Proteinurie vorhanden sein (DAVIDSON u. LINDHEIMER).

Auch während der Schwangerschaft muß die *Behandlung mit Immunosuppressiva* weitergeführt werden. Vor allem von den Kortikosteroiden Prednison und Prednisolon ist keine negative Auswirkung auf das Kind zu erwarten. Eine entsprechende Information der Kinderärzte ist sicherlich zielführend.

Während der Schwangerschaft besteht ein erhöhtes Risiko der Transplantatabstoßung. Unter Umständen muß im Wochenbett die Dosis der Immunosuppressiva erhöht werden. *Die Vermeidung* jedes Harnwegsinfektes stellt die höchste Priorität der Schwangerenbetreuung solcher Patientinnen dar. Abhängig von der Lage der transplantierten Niere ist zumeist eine *vaginale Entbindung* möglich. Häufig kommt es zu einer Frühgeburt.

Ein

akutes Nierenversagen

ist in der Schwangerschaft nicht so selten. Zumeist wird es in Verbindung mit einem *septischen Abort*, bei *schwerer Blutung* bei Placenta praevia bzw. bei vorzeitiger Lösung der Placenta oder im Rahmen einer postpartualen Blutung beobachtet. Aber auch *Fruchtwasserembolien* und eine *schwere EPH-Gestose* können zum akuten Nierenversagen führen.

Findet sich ein Harnvolumen von weniger als 400 ml in 24 Std., so muß zunächst eine Urethra- bzw. Ureterobstruktion ausgeschlossen werden. Außerdem ist differentialdiagnostisch an eine prärenale Dehydratation zu denken.

Pathogenetisch kommt es nahezu immer zu einer Minderdurchblutung der Niere, die vor allem im Anfangsstadium voll reversibel ist. Später entwickelt sich eine tubuläre Nekrose, die, sofern die Glomeruli noch nicht betroffen sind, ebenfalls noch reversibel ist. Erst wenn es zu einer Nierenrindennekrose kommt, ist eine Behandlung zumeist nicht mehr erfolgreich.

In der ersten Phase des akuten Nierenversagens findet sich im allgemeinen eine *Oligo-* bzw. *Anurie*. Danach entwickelt sich zumeist eine *Polyurie*. In beiden Phasen kommt es zu einem deutlichen Anstieg der harnpflichtigen Substanzen im Serum. Besondere Bedeutung hat die *Kaliumintoxikation*, die sich u. a. auch elektrokardiographisch nachweisen läßt.

Oft ist das akute Nierenversagen mit einer disseminierten intravasalen Gerinnung kombiniert.

Die **Therapie** des akuten Nierenversagens soll gemeinsam mit dem Internisten und Anästhesiologen erfolgen und erfordert eine intensive Betreuung. Im Vordergrund steht die Behebung der zugrundeliegenden Störung. Präpartual muß an die *Beendigung der Schwangerschaft* möglichst unter Umgehung der abdominalen Schnittentbindung gedacht werden. Volumen- und Elektrolytbestimmungen sowie Blutgasanalysen müssen in kurzen Abständen durchgeführt werden. Die *Diurese* kann mit Diuretika oder osmotischen Substanzen eingeleitet werden. Dabei sollte allerdings mit einer Testdosis von beispielsweise 10%igem Mannit (100 ml über 20–40 Min.) begonnen werden, um das intravasale Volumen nicht abrupt zu vergrößern.

Gelingt es nicht, die Nierenfunktion in Gang zu setzen, so muß an eine Hämo- bzw. Peritonealdialyse gedacht werden.

Das

hämolytisch-urämische Syndrom

das vornehmlich im Wochenbett auftritt, ist selten und nahezu immer mit einer disseminierten intravasalen Koagulation verbunden. Es kann bis zu zwei Monate nach der Geburt auftreten. Die *Ursache* ist unklar. Verschiedene Autoren postulieren einen Prostazyklinmangel. Da die Letalität dieser seltenen Erkrankung sehr hoch ist, ist das Erkennen der Erkrankung und eine rasch eingeleitete, zumeist symptomatische Therapie für das Überleben der Frau von außerordentlicher Wichtigkeit.

Hämatologische Erkrankungen

In der Schwangerschaft wird die Beurteilung mütterlicher Blutwerte durch die physiologische Zunahme des Blutvolumens von ein bis zwei Liter erschwert. Dadurch kommt es trotz Zunahme des absoluten Hämoglobin- und Erythrozytenbestandes zu einem relativen Konzentrationsabfall. Die untere Grenze für diesen

hydrämiebedingten Hämoglobinabfall

wird zumeist mit 12 g% angegeben. Eine weitere Verminderung muß als echte Anämie angesehen werden.

Der Einfluß einer

echten Anämie

auf den Schwangerschaftsverlauf ist vielfältig. Anämische Schwangere geraten bei Blutungen schneller in einen hämorrhagischen Schock. Klinisch sind vor allem die Infektgefahr und die Wundheilungsstörungen hinreichend bekannt. Aber auch Pyelonephritiden und die Ausbildung einer EPH-Gestose werden bei anämischen Schwangerschaften häufiger beobachtet.

Von kindlicher Seite liegt die Gefahr einer Anämie in einer erhöhten Frequenz von Fehl-, Früh- und Mangelgeburten. Anämische Schwangere klagen über Müdigkeit, Kopfschmerzen, Dyspnoe, Appetitlosigkeit und ganz allgemein über Leistungsschwäche.

Die Anpassung des mütterlichen Organismus an die Anämie erfolgt u. a. über eine Zunahme des Herzzeitvolumens, die vornehmlich aus einer erhöhten Herzfrequenz resultiert. Die Folge der beschleunigten Strömungsgeschwindigkeit sind Geräusche über dem Herzen oder den Blutgefäßen. Bei schweren Anämien wird zusätzlich die Sauerstoffaffinität des Hämoglobins vermindert und die Utilisation im Gewebe verbessert.

Nachdem die Anämie meistens nur ein Symptom eines Grundleidens oder eines zugrundeliegenden chronischen Prozesses ist, sollte vor allem bei schweren Anämien (Hämoglobin 8 g%) eine eingehende allgemeine wie

hämatologische Diagnostik

eingeleitet werden (Tab. 5).

Über 90% der Schwangerschaftsanämien in Mitteleuropa und Amerika beruhen auf einem

Eisenmangel.

Die Ursache für diesen Mangel in der Schwangerschaft liegt am erhöhten Eisenbedarf, u. a. auch während der Laktationsperiode (GÖLTNER).

Üblicherweise wird der erhöhte Eisenbedarf über das Nahrungseisen gedeckt. Bei schlechter Ernährungssi-

Tabelle 5   Einteilung   der   Schwangerschaftsanämien

1. *Blutungsanämien:*
   - akut (Extrauteringravidität, Placenta praevia, vorzeitige Plazentalösung, postpartuale Blutungen usw.)
   - chronisch (Ulkusblutung, Zwerchfellhernie usw.)

2. *Mangelanämien:* Eisenmangel, Folsäuremangel, Vitamin-B$_{12}$-Mangel, Infektanämien

3. *Hämolytische Anämien:* Kugelzellanämie, Thalassämie, Sichelzellanämie, toxisch-hämolytische Anämien usw.

4. *Aplastische Anämien*

tuation, wenn das Intervall zwischen zwei Schwangerschaften sehr kurz ist oder in der vorangegangenen Schwangerschaft eine vermehrte Blutung aufgetreten ist, kann es leichter zu einer Eisenmangelanämie kommen.

Die *Diagnose* ergibt sich aus folgenden Befunden:

- niedriger Hämoglobin- und Erythrozytenkonzentration,
- vermindertem Serumeisenspiegel,
- Zunahme der Gesamteisenbindungskapazität,
- Vorhandensein mikrozytärer hypochromer Erythrozyten,
- Transferrin-Eisensättigung < 15%.

Die **Therapie** besteht in der Eisensubstitution. In der Regel sollte eine orale Behandlung mit Ferroverbindungen vorgenommen werden, da dreiwertiges Eisen nicht so gut resorbiert wird. Die Bioverfügbarkeit der oralen Eisenpräparate wird durch natürliche Eisenkomplexbildner in der Nahrung gehemmt, so daß die Einnahme möglichst nüchtern erfolgen sollte. Zumeist ist eine regelmäßige und entsprechend lange Eiseneinnahme notwendig. Bei anämischen Schwangeren sollte die tägliche Dosis zwischen 100 und 150 mg Fe^{2+} betragen und nicht nur bis zur Geburt, sondern bis zur Auffüllung der erschöpften Eisendepots erfolgen (bis zu 3 Monate nach der Geburt). Nachdem die Verträglichkeit von Eisenpräparaten im wesentlichen gut ist und nur gelegentlich Dyspepsien und Verstopfung zu beobachten sind, ist auch eine prophylaktische Eisentherapie mit etwa 100 mg Eisen pro Tag, evtl. in Kombination mit Folsäurezusatz (s. unten), gerechtfertigt.

Die Diagnostik einer megaloblastischen Anämie in Form der sog.

„Schwangerschaftsperniziosa"

ist u. a. wegen des oft gleichzeitig vorkommenden Eisenmangels erschwert. Es können sowohl normozytäre, makrozytäre, aber auch megalozytär-hyperchrome Anämien auftreten. Einen wichtigen Hinweis geben die übersegmentierten Makrozyten im Blutausstrich. Nur in seltenen Fällen ist eine Knochenmarkpunktion notwendig. In der überwiegenden Mehrzahl der Fälle ist die Ursache für eine solche hyperchrome Anämie in einem

Folsäuremangel

zu sehen. Vor allem bei einseitiger Kost oder bei

Resorptionsstörungen kann der erhöhte Folsäurebedarf in der Schwangerschaft wegen der geringen Körperreserven zu einem Defizit führen. Die *Diagnose* erfolgt durch Serumfolsäure-Konzentrationsbestimmungen. Die *Therapie* besteht in der Gabe von 1 mg Folsäure pro Tag, einer Menge, die in den meisten Vitaminpräparaten enthalten ist.

Bei der

Thalassämie

handelt es sich um eine Hämoglobinanomalie, die als autosomal rezessives Merkmal vererbt wird und vorwiegend im Mittelmeergebiet auftritt. Bei ihr kann es zur Ausbildung ausgeprägter Schwangerschaftsanämien kommen.

Die

Sichelzellanämie

ist vor allem eine unter der schwarzen Bevölkerung in den USA vorkommende angeborene, chronische hämolytische Anämie. Die Substitution einer einzigen Position in der Polypeptidkette des Hämoglobins führt zu einer verminderten Halbwertzeit (5–10 Tage im Vergleich zu 120 Tagen) der Erythrozyten. Das charakteristische *Symptom* ist eine schmerzhafte Gefäß-verstopfung durch die Ansammlung der pathologisch veränderten Erythrozyten in verschiedenen Organsystemen (Extremitäten, Abdomen, Lunge usw.). Die Kombination dieser Erkrankung mit der Schwangerschaft stellt stets eine ernste Komplikation für Mutter und Kind dar. Fehl-, Früh- und Mangelgeburtenrate sind erhöht.

Die *Behandlung* erfordert eine enge Zusammenarbeit mit Internisten. Prophylaktische Bluttransfusionen bereits früh in der Schwangerschaft werden mit dem Ziel durchgeführt, die Sichelzellen durch normale rote Blutkörperchen teilweise zu ersetzen (CUNNINGHAM u. Mitarb.). Die heterozygote Form dieser Erkrankung (Sichelzellanlage) weist keine oder nur geringe Krankheitszeichen auf.

Bei Verdacht auf

hämorrhagische Diathese

ist zur ursächlichen Behandlung eine genaue Diagnostik in Zusammenarbeit mit Hämatologen anzustreben, um starke, schwer zu beeinflußende Blutungen zu vermeiden (KUHN u. GRAEFF). Die *Therapie* richtet sich nach der Störungsursache.

Hauterkrankungen in der Schwangerschaft

Neben den bereits beschriebenen physiologischen Veränderungen der Haut im Rahmen der Schwangerschaft (S. 86) und der Beeinflussung mancher Hauterkrankungen durch die Schwangerschaft, wie zum Beispiel die erhöhte Inzidenz für das Neuauftreten von *Granuloma pyogenicum, Bindegewebs- und Gefäßtumoren, Keloiden, Neurofibromen* und *Nävi* sowie die signifikant häufiger prognostisch ungünstigeren *Melanome* sind hier vor allem diejenigen Hauterkrankungen zu beschreiben, die praktisch nur während der Schwangerschaft auftreten. Zu diesen als

Schwangerschaftsdermatosen

bezeichneten Krankheiten gehören:

– Herpes gestationis,
– Polymorphic eruption of pregnancy (PEP),
– Prurigo gravidarum,
– Autoimmunprogesterondermatitis
  (JURECKA).

Beim

Herpes gestationis

handelt es sich um eine seltene (< 1‰), blasenbildende Hauterkrankung während der Schwangerschaft und des Puerperium. Rezidive in späteren Schwangerschaften sind möglich. Das *klassische klinische Bild* besteht aus juckenden erythematösen, teils urtikariellen Läsionen zumeist am Bauch periumbilikal. Die Veränderungen greifen schnell auf die Extremitäten über; Gesicht und Schleimhäute sind praktisch immer frei.

Die *Ätiologie* dieser Erkrankung ist unklar. Sie zeigt keine pathogenetische Beziehung zum virusbedingten Herpes genitalis. Der Vorstellung entsprechend, daß es sich hier um eine *Autoimmunerkrankung* handelt, wird die Diagnose durch Komplement- und Immunglobulin-G-Ablagerungen an der Lamina lucida der Basalmembran gestellt. In 50% der Fälle findet sich eine ausgesprochene Eosinophilie. Die Erkrankung verläuft in Schüben.

Die

Polymorphic eruption of pregnancy (PEP; urtikarielle Eruptio)

ist eine relativ häufige Dermatose (rund 0,5% aller Schwangerschaften). Klinisch finden sich Eruptionen mit Pruritus im Bereich der abdominalen Striae sowie Erytheme, die bis zur Blasenbildung reichen können. Die Dermatose betrifft vorwiegend Erstgebärende am Ende der Schwangerschaft. Sie klingt nach der Entbindung zumeist innerhalb kurzer Zeit ab. Im Gegensatz zum Herpes gestationis befällt sie zwar auch den Stamm, spart aber die Periumbilikalgegend meist aus.

Der Juckreiz in der Schwangerschaft der

Prurigo gravidarum

ist ein häufiges Leiden, auch wenn offensichtliche Ursachen wie Urtikaria, Arzneimittelexanthem, Skabies und Retikulosis ausgeschlossen sind. Aller Wahrscheinlichkeit nach handelt es sich hier um die Folge milder anikterischer Formen einer *Cholestase* (THIES), die durch eine leichte Leberstoffwechselstörung durch die metabolische Belastung mit Östrogenen und/oder Progesteron ausgelöst wird. Es ist anzunehmen, daß die Entwicklung von z. T. aufgekratzten Papeln nur eine sekundäre Folge des subjektiv empfundenen Juckreizes darstellt.

Die

Autoimmunprogesterondermatitis

ist auch in Zusammenhang mit dem normalen Zyklus (ca. 10 Tage vor der Menstruation) zu beschreiben. Klinisch ist diese Dermatose nicht typisch. Die Diagnose kann durch einen positiven Intrakutantest auf Progesteron gestellt werden.

Die **Behandlung** sämtlicher Schwangerschaftsdermatosen ist symptomatisch und besteht im wesentlichen in der Anwendung **lokaler** *Kortisonpräparate*. Die kindliche und mütterliche Prognose bei diesen Erkrankungen ist gut.

Von einer

schwangerschaftsbeeinflußten Hauterkrankung

sprechen wir, wenn für sie während der Schwangerschaft eine erhöhte Anfälligkeit gegeben ist. Dies ist anzunehmen für:

- Soor,
- Trichomoniasis,

- viralen Infektionen (Condylomata acuminata),
- Herpes-simplex-Infektionen.

Sie beinhalten das Problem des Überganges der Infektion auf das Kind während der Geburt (S. 200ff).

Nachdem das komplexe Krankheitsbild des

systemischen Lupus erythematodes (SLE)

vornehmlich Frauen, und hier zumeist solche in der Geschlechtsreife, betrifft, ist eine Assoziation zwischen SLE und Schwangerschaft nicht so selten. Der Einfluß der Schwangerschaft auf den Verlauf der Grunderkrankung scheint vom Schweregrad der Erkrankung zu Beginn der Schwangerschaft abzuhängen. Grundsätzlich ist aber ein SLE keine Indikation zur Schwangerschaftsbeendigung. Frauen mit SLE haben eine erhöhte Rate spontaner *Fehlgeburten*. Die Fertilität selbst scheint nicht beeinflußt zu sein. *Früh-* und *Mangelgeburten* sind auf mehr als das Doppelte gegenüber gesunden Schwangeren vermehrt. Vor allem muß auf die Ausbildung einer Pfropfgestose auf der Basis einer Nierenvorschädigung geachtet werden.

Die *Schwangerschaftsbetreuung* soll in enger Zusammenarbeit mit Internisten und Dermatologen erfolgen. Eine intensive Schwangerenbetreuung mit frühzeitiger Erfassung des Gestationsalters, das die Möglichkeit der Beobachtung des kindlichen Wachstums schafft sowie eine intensive Betreuung zur Verhinderung vorzeitiger Wehen bzw. zur Früherfassung einer Gestose sind notwendig.

Therapeutisch stellen Kortikosteroide das Mittel der Wahl dar. Eine Schädigung der Frucht ist nicht zu erwarten, da der Großteil der Steroide durch die Plazenta in unwirksame Abbauprodukte umgewandelt wird; lediglich Betamethason und Dexamethason, die zur Lungenreifeinduktion verwendet werden, erreichen den Fetus in ihrer aktiven Form.

Eine

progressive Sklerodermie

ist während der Schwangerschaft selten, dasselbe gilt für die

Dermatomyositis.

Eine Beeinflussung der Krankheit durch die Schwangerschaft bzw. umgekehrt ist zum heutigen Zeitpunkt nicht gesichert.

Neurologische und psychiatrische Erkrankungen

Rund 15% aller Schwangeren geben zumeist in der Frühschwangerschaft

Kopfschmerzen

an. Ihre pathogenetische Grundlage stellt wahrscheinlich die verstärkte Vasodilatation der Zerebralgefäße dar.

Migräneattacken

verschwinden zumeist in der Schwangerschaft. Bei erstmaligem Auftreten von starken Kopfschmerzen mit oder ohne neurologischer Symptomatik muß an eine Erkrankung des ZNS gedacht werden, die noch während der Schwangerschaft der differentialdiagnostischen Aufklärung bedarf.

Die heute verbesserte Therapie hat dazu geführt, daß eine

Epilepsie

an sich kaum mehr als Ehehindernis angesehen wird. So kommt es zunehmend häufiger zum Zusammentreffen von Epilepsie und Schwangerschaft.

Der Einfluß der Schwangerschaft auf die Epilepsie wird unterschiedlich beurteilt. Nur wenn vor der Schwangerschaft häufig Anfälle zu beobachten waren, scheint die Gravidität einen negativen Einfluß zu haben. Es muß aber während der Schwangerschaft auf das Erreichen ausreichender Blutspiegel der antikonvulsiven Medikamente geachtet werden.

Blutvolumenzunahme, verminderte Resorption durch Übelkeit und Erbrechen, metabolische Effekte der fetalen Leber, aber auch die verstärkte Abbaubereitschaft der mütterlichen Leber können zu einem Abfall der frei zirkulierenden Mengen der Antikonvulsiva führen. Daraus ist die Forderung nach einer 1- bis 2wöchigen Blutspiegelkontrolle der verwendeten Medikation abzuleiten.

Hinsichtlich des *Einflusses der Epilepsie auf die Schwangerschaft* haben zahlreiche Studien zeigen können, daß die Krampfanfallbereitschaft bis zu einem gewissen Grad erblich ist, ohne daß darüber klare Vorstellungen herrschen. Statistisch gesehen besteht für das Kind ein Risiko von 3–5%, in seinem späteren Leben auch an Krampfanfällen zu leiden.

Ein weiteres Problem in der Beratung epileptischer Schwangerer besteht in der notwendigen

Tabelle 6   Fetales Hydantoinsyndrom

– Mikrozephalie
– Geistige und körperliche Retardation
– Gesichtsspalten und Extremitätenmißbildungen
– Herzmißbildungen
– Kindliche Koagulopathie

Auseinandersetzung mit dem Risiko kindlicher Mißbildungen. Dieses scheint bei einer antikonvulsiven Therapie mit Diphenylhydantoin in Verbindung mit Phenobarbital erhöht zu sein (Tab. 6).

Wahrscheinlich dürfte die Rate kindlicher Mißbildungen aber bei schlecht eingestellter Epilepsie noch höher liegen. Daraus ergibt sich die *Forderung, daß während der Schwangerschaft möglichst jeder Krampfanfall mit der Gefahr der mütterlichen und fetalen Hypoxie vermieden* werden muß (JANZEN). Epileptische Frauen sollten vor der Konzeption über diese Risiken beraten werden. Falls eine Patientin jahrelang keine Anfälle hatte, ist es überlegenswert, die Antikonvulsiva vor der Konzeption schrittweise abzusetzen und nur bei neuerlichem Auftreten von Krampfanfällen die niedrigste effektive Dosis außerhalb der Gravidität zu bestimmen. Hingegen soll während der Schwangerschaft niemals eine Reduktion erfolgen. Unter Umständen muß auf der Basis von Serumkonzentrationsbestimmungen die Dosis sogar erhöht werden. Weiter erscheint eine ausgiebige Vitamin-D-, -K- und Folsäure-Supplementierung indiziert, da unter Diphenylhydantoin deren Absorption reduziert sein kann.

Epileptische Schwangere sollten ausgiebig schlafen und u. U. von belastender Arbeit freigestellt werden. Die Schwangerschaft selbst ist als Risikogravidität zu beurteilen und erfordert eine intensive Überwachung der Patientin mit dem Neurologen.

Dem *Neugeborenen* sollte unmittelbar post partum eine Vitamin-K-Prophylaxe (1 g i. m.) verabreicht werden.

Nachdem die

multiple Sklerose (MS; Enzephalomyelitis disseminata)

beide Geschlechter gleichermaßen betrifft und sich vorwiegend zwischen dem 20. und 40. Lebensjahr manifestiert, kommt es gelegentlich zum Zusammentreffen mit einer Schwangerschaft. Weder scheint die Schwangerschaft einen ungünstigen Effekt auf die Grunderkrankung zu haben noch umgekehrt. Auch wenn die Belastung des Wochenbettes Krankheitsschübe provozieren kann, scheint die Gesamtprognose einer multiplen Sklerose durch Gestationsvorgänge nicht ungünstig beeinflußt zu werden. Eine Schwangerschaftsbeendigung ist bei multipler Sklerose nicht indiziert.

Bei bereits fortgeschrittener Erkrankung, insbesondere bei immobilisierten Patientinnen besteht eine erhöhte Thrombosegefahr, bei Störungen der Blasenfunktion sind Harnwegsinfektionen häufig. In solchen Fällen ergibt sich eine besondere Notwendigkeit krankengymnastischer Behandlung, u. U. ist zur Geburtsbeendigung eine Vakuum- oder Forzepsentbindung indiziert.

Der wesentliche Vorgang der

Myasthenia gravis,

die begrenzt oder generalisiert auftreten kann, liegt in einer Funktionsstörung der subsynaptischen Membran der Muskelendplatte. Als Therapie hat sich *Pyridostigminbromid* und, da es sich wahrscheinlich um eine Störung des Immunsystems handelt, *Azathioprin* durchgesetzt.

Grundsätzlich stellt eine Myasthenie keine Kontraindikation für eine Gravidität dar. Diese sollte aber im ersten oder zweiten Krankheitsjahr vermieden werden. Bei Patientinnen, die unter immunsupressiver Therapie stehen, wird eine Medikamentenpause von 6−12 Monaten vor der Konzeption vorgeschlagen. Weder die Krankheit selbst noch die symptomatische *Therapie* mit Pyridostigminbromid scheint sich auf die Schwangerschaft negativ auszuwirken. Wichtig ist, daran zu denken, daß verschiedene Medikamente die Myasthenie verstärken, wie z. B. Diazepam, verschiedene Antibiotika, Kortison, Muskelrelaxanzien und natürlich sämtliche Medikamente, die während einer Narkose verabreicht werden.

Bei der Geburt sollte ein Pädiater anwesend sein, um Folgen des diaplazentaren Übertritts von mütterlichen myasthogenen Faktoren zu überwachen. Diese

transitorische Neugeborenen-myasthenie

dauert meist nur wenige Tage an.

Andere **Myopathien** wie autosomal vererbliche progressive Muskeldystrophien, chronische bzw. akute Polymyositiden oder endogen bedingte Myopathien (z. B. bei Hypothyreose) müssen bezüglich der Indikation zur Schwangerschaftsbeendigung bzw. Schwangerenbetreuung individuell in Zusammenarbeit mit dem Neurologen betrachtet werden.

Viele Frauen klagen über

Neuralgien,

vor allem im Plexus lumbosacralis. Ihre *Ursache* ist ungeklärt. Die Annahme einer Druckwirkung des kindlichen Schädels auf den Plexus im Bereich der Linea terminalis ist unwahrscheinlich. Eher kommt es durch eine Lockerung des intravertebralen Bindegewebes und durch Haltungsänderungen der Schwangeren leichter zu Wurzelkompressionen. Körperliche Schonung, u. U. die Gabe von Vitaminen, können symptomatische Besserung herbeiführen. Gelegentlich kann es während der Schwangerschaft zur Ausbildung eines

Karpaltunnelsyndroms

kommen. Diese reversible Schädigung des N. medianus im Bereich des Karpaltunnels ist äußerst selten und zumeist die Folge einer gesteigerten Wasserretention. Die *Therapie* besteht in der Entwässerung. Die Notwendigkeit einer operativen Korrektur in Lokalanästhesie ist äußerst selten.

Das Auftreten eines

zerebralen Gefäßverschlusses

oder beispielsweise einer

Subarachnoidalblutung

in der Schwangerschaft ist sehr selten. Solche lebensbedrohlichen Episoden kommen zumeist in Verbindung mit Präeklampsie, aber auch bei verstärkter Hypotension vor.

Kortikale Venenthrombosen

kommen noch am ehesten im Wochenbett auf der Basis einer Hyperkoagulabilität vor. Aufgrund der hohen Letalität muß beim Auftreten zerebraler oder neurologischer Symptome raschestens in Zusammenarbeit mit einem Neurologen die präzise Diagnose angestrebt und eine entsprechende Therapie eingeleitet werden.

Wochenbettpsychose

Schwangerschaft und Wochenbett werden im allgemeinen als biologische Umbruchsituationen betrachtet, die in gleicher Weise zu Krisen führen können wie die Adoleszenz und Menopause. Es scheint dabei zur Aktivierung unbewußter psychischer Konflikte im Zusammenhang mit der Schwangerschaft und zu einer intrapsychischen Umorganisation zur Übernahme der Mutterrolle zu kommen.

Zwischen 20 und 40% aller Frauen klagen in den ersten postpartualen Tagen über **emotionale Probleme**. Die meisten dieser Frauen sind depressiv, leicht reizbar und unterliegen schnellen Stimmungsschwankungen. Dies kann soweit führen, daß sie oft ohne verständlichen Grund plötzlich zu weinen beginnen.

Echte psychotische Symptome

etwa in Richtung eines manisch-depressiven Krankheitsbildes und/oder einer Schizophrenie sind hingegen weitaus seltener. *Prodromale Zeichen* einer akuten Wochenbettpsychose sind:

– Schlafstörungen, innere Unruhe;
– Erschöpfungsgefühl;
– Gedankenverarmung, Kopfschmerzen.

Später treten auf: Mißtrauen, Verwirrtheit und Denkstörungen, aber auch Wahnanfälle. Dabei besteht auch die *Gefahr eines Suizids*. Schon deshalb ist in ernsten Situationen die Zuziehung eines Psychiaters erforderlich (KANE). Zumeist tritt eine solche Wochenbettpsychose zwischen dem 3. und 7. Tag des Wochenbettes auf.

Der *pathogenetische Mechanismus* ist ungeklärt. Theorien über einen Steroidentzug, über eine Unterdrückung der Thyroxinproduktion bzw. Störungen der Nebennierenrindenfunktion als Ursache ließen sich ebensowenig untermauern wie die Zuordnung zu Konflikten solcher Frauen mit ihren eigenen Müttern.

In der Therapie sind die Mittel der Wahl, vor allem bei depressiv-suizidalen Patientinnen, Antidepressiva. Bei manischen Verläufen sollte Lithium allein oder in Kombination mit Neuroleptika verabreicht werden. Eine *Psychotherapie* wird in der Regel erst dann empfohlen, wenn die akute Psychose abgeklungen ist. Ganz allgemein kann festgehalten werden, daß ein Mehr an Unterstützung durch Ehemann oder andere Bezugspersonen dazu beitragen kann, die starke emotionale Belastung einer Mutter im Wochenbett zu lindern.

Maligne Erkrankungen

Das Zusammentreffen eines

Mammakarzinoms

mit einer Schwangerschaft ist relativ selten. Insgesamt scheint die Schwangerschaft und vor allem die Stillperiode einen die Brust vor der Entwicklung eines Malignoms schützenden Effekt zu haben. Trotzdem muß während der in der Schwangerschaft obligaten Brustuntersuchung auch nach Tumoren gefahndet werden.

Die *Prognose* eines während der Schwangerschaft aufgetretenen Brustkarzinoms ist ähnlich wie im nichtschwangeren Zustand abhängig vom Stadium bei der Diagnosestellung. Obwohl die Behandlung auch in der Schwangerschaft individualisiert werden muß, bleibt der Eckpfeiler der *Therapie* des Brustdrüsenkrebses die Mastektomie mit axillärer Lymphonodektomie. Falls eine Nachbestrahlung oder eine adjuvante Chemotherapie erforderlich ist, muß die den Fetus erreichende Dosis kalkuliert werden. Unter Umständen kann vor allem im letzten Schwangerschaftsdrittel die Nachbehandlung in das Wochenbett verschoben werden. Ein Schwangerschaftsabbruch ist nach dem Stand des heutigen Wissens nicht unbedingt erforderlich, obwohl der Einfluß hoher Östrogenmengen uneinheitlich beurteilt wird.

Nachdem das Mammakarzinom eine der psychisch am meisten belastenden gynäkologischen Erkrankungen darstellt, sollte die besondere seelische Konstellation bei gleichzeitiger Schwangerschaft Berücksichtigung finden.

Nach erfolgreicher Behandlung eines Mammakarzinoms ist eine nachfolgende Schwangerschaft grundsätzlich nicht kontraindiziert. Allerdings scheint es angeraten, ein Intervall von ungefähr 3 Jahren einzuhalten. Bei Erkrankung mit positiven Lymphknoten sollte dieser Abstand auf 5–6 Jahre ausgedehnt werden (DISAIA u. CREASMAN).

Grundsätzlich stellen der

Morbus Hodgkin und die akute und chronische Leukämie

keine Indikation zum Schwangerschaftsabbruch dar. Eine Individualisierung des Vorgehens erscheint notwendig unter Einbeziehung eines Chemotherapeuten und eines Geburtshelfers. Die meisten Autoren neigen zu der Ansicht, daß die Grunderkrankung auch während der Schwangerschaft behandelt werden sollte, wobei die Patientin über das erhöhte Mißbildungsrisiko informiert werden muß.

Das

Zervixkarzinom

ist die häufigste maligne Erkrankung, die während der Schwangerschaft gefunden wird. Bei rund 1% aller Schwangeren findet sich ein pathologischer Krebsabstrich im Rahmen ihrer Routineuntersuchung. In solchen Fällen muß versucht werden, mittels Differentialzytologie und Kolposkopie die Entscheidung zwischen

– Konisation in der Schwangerschaft (mit gleichzeitiger Cerclage)

oder

– vierwöchigen Kontrollen und Behandlung im Anschluß an die Gravidität

zu treffen. Diese wird auch vom Zeitpunkt des Auftretens der Veränderung geprägt: je später in der Schwangerschaft, desto eher wird man für das Zuwarten plädieren. Bei eindeutig invasivem Karzinom kommt als *Therapie* nur die Radikaloperation in Frage. In den ersten zwei Schwangerschaftsdritteln wird dies mit der Beendigung der Schwangerschaft verbunden sein; lediglich im dritten Schwangerschaftsdrittel kann in individuellen Fällen auf die Lebensfähigkeit des Fetus gewartet und der Eingriff als kombinierte Sectio und Radikaloperation durchgeführt werden. Die *Prognose* eines Zervixkarzinoms, das in der Schwangerschaft entdeckt und entsprechend behandelt wurde, ist nicht schlechter als sonst.

Endokrine Erkrankungen

Der

Diabetes mellitus

ist eine der häufigsten Stoffwechselerkrankungen, von der etwa 2–5% der Weltbevölkerung betroffen sind. Nach Richtlinien des *WHO Expert Committee on Diabetes mellitus* wird das heterogene Syndrom Diabetes mellitus wie aus Tab. 7 ersichtlich eingeteilt.

Vor der Entdeckung des Insulins wurden Diabetikerinnen nur selten gravide. Nachdem heute die Fertilität stoffwechselmäßig gut eingestellter Patientinnen der gesunder Frauen entspricht, wird der Geburtshelfer bei etwa 1% aller Schwangeren mit einer Erkrankung des Zuckerstoffwechsels konfrontiert.

Zur Erstellung der mütterlichen und kindlichen Prognose ist eine Klassifikation des Diabetes mellitus bei Zusammentreffen mit einer Schwangerschaft notwendig (Tab. 8).

Zusätzlich gibt es die *prognoseverschlechternden Zeichen* („prognostically bad signs in pregnancy" [PBSP] nach Pedersen):

– Pyelonephritis mit klinischer Symptomatik,
– schwere Ketoazidose,
– Gestose,
– mangelhafte Betreuung.

Der **Einfluß der Schwangerschaft auf den Diabetes** läßt sich für den Einzelfall kaum vorhersagen. Gute Stoffwechselführung verhindert weitestgehend eine Progredienz (IRSIGLER). Bei proliferierender *Retinopathie* sowie bei der *Glomerulosklerose* sollte allerdings nur auf dringenden Wunsch der Patientin die Schwangerschaft angestrebt werden.

Durch Laserkoagulationsbehandlung vor und während der Schwangerschaft kann das Risiko, zu erblinden, deutlich reduziert werden.

Auch bei *koronarer Herzerkrankung* bedeutet das Zusammentreffen von Schwangerschaft und Diabetes eine schlechte Prognose für die Mutter.

Tabelle 7   Formen des Diabetes mellitus

Typ 1 (jugendlicher Diabetes)
– insulinabhängiger Diabetes

Typ 2 (Altersdiabetes)
– nicht insulinabhängiger Diabetes
– mit Übergewicht
– ohne Übergewicht

Sekundärer Diabetes
– pankreatopriver Diabetes
– Diabetes bei Endokrinopathien usw.

Verminderte Glukosetoleranz
(subklinischer, latenter Diabetes)
– mit Übergewicht
– ohne Übergewicht

Schwangerschaftsdiabetes

Tabelle 8   Klassifikation des Diabetes in der Schwangerschaft (nach *White*)

A	Subklinischer Diabetes
B	Auftreten des Diabetes mellitus nach dem 20. Lebensjahr oder Dauer unter 10 Jahren
C	Auftreten des Diabetes mellitus zwischen dem 10. und 19. Lebensjahr oder Dauer 10–19 Jahre
D	Auftreten des Diabetes mellitus vor dem 10. Lebensjahr oder Dauer über 20 Jahre oder diabetische Retinopathie
E	Arteriosklerose der Beckenarterien
F	Diabetische Nephropathie

Tabelle 9   Fetale Mißbildungen bei mütterlichem Diabetes

– Neuralrohrdefekte
– kardiovaskuläre Fehlbildungen
– kaudale Regression

Häufigkeit
3–7 % (auch bei Glukosetoleranzstörungen)
Direkte Korrelation zur mütterlichen Stoffwechselführung (z. B. den mütterlichen Hba$_1$c-Werten)

Ursachen
Hyperglykämie, Ketoazidose und Hypoxie, u. U. orale Antidiabetika

Der **Einfluß des Diabetes mellitus auf die Schwangerschaft** ist mannigfaltig: Bei schlechter Stoffwechselführung ist die *Abortrate* erhöht. Es kann zu *vulvovaginalen Infektionen* (Kandidamykosen) kommen; auch *Harnwegsinfektionen* kommen bei diabetischen Schwangeren um ein Mehrfaches häufiger vor. Das trifft sowohl für die asymptomatische Bakteriurie als auch für die klinisch manifeste Pyelonephritis zu. Besonders ungünstig sind chronisch rezidivierende Pyelonephritiden, vor allem, wenn sie mit einer diabetischen Glomerulosklerose kombiniert sind. Die Zunahme der Häufigkeit der *Gestose* steht in einem direkten Verhältnis zur Dauer des Diabetes mellitus. Oft wird ein *Hydramnion* beobachtet; in solchen Fällen, aber auch bei normalem Fruchtwasser sind *Mißbildungen des Kindes* gehäuft (Tab. 9).

Eine *inadäquate Diabeteseinstellung* resultiert häufig in der fetalen Makrosomie, die im Extremfall zu dem typischen klinischen Bild der

Fetopathia diabetica

führt. Als Hauptursache wird die sog. „Glukose-Insulin-Mast" angesehen: Die mütterliche Glykämie bewirkt eine Hyperglykämie des Fetus und damit eine Stimulation der Insulinsekretion des fetalen Pankreas. Auffällig ist, daß diese Kinder sich klinisch „*unreifer*" verhalten als es ihrem Gestationsalter entspricht (cave: Hypoglykämien, Atemnotsyndrom, Hyperbilirubinämien usw.). Aus diesen Problemen resultiert eine *erhöhte perinatale Morbidität und Mortalität*. Nachdem eine enge Korrelation zwischen mütterlicher Stoffwechselführung und mütterlicher Komplikationsrate bzw. perinataler Morbidität und Mortalität besteht (Tab. 10), ist eine frühzeitige Erkennung des Diabetes mellitus in der Schwangerschaft bzw. eine entsprechende straffe Blutzuckereinstellung in einem dafür *spezialisierten Zentrum* vordringliches Ziel der Schwangerenbetreuung.

Im Rahmen der **Überwachung der schwangeren manifesten Diabetikerin** sollte bei jeder Diabetikerin, die eine Schwangerschaft plant, bereits *vor der Konzeption* der Stoffwechsel gut eingestellt sein und die Risiken einer Schwangerschaft für Mutter und Kind diskutiert werden. Die Frage der Vererbung des Diabetes ist nicht vollständig geklärt, das Risiko dürfte jedoch höher sein als bisher angenommen. Durch eine gute Stoffwechselführung während der Phase der Organogenese kann das *Mißbildungsrisiko* auf das nichtdiabetischer Schwangerer gesenkt

Tabelle 10   Komplikationen des Diabetes mellitus in der Schwangerschaft

Für die Mutter:
– Erhöhung des Insulinbedarfes durch Verschlechterung der diabetischen Stoffwechselsituation
– Harnwegsinfekte
– Spätgestosen

Für das Kind:
– erhöhte Frühgeburtenrate
– Makrosomie
– Mißbildungen
– Plazentainsuffizienz (meist in Verbindung mit einer Gestose)
– Hydramnion
– postnatales Atemnotsyndrom (hyaline Membranen)
– Hypoglykämie post partum infolge einer kompensatorischen Inselzellhyperplasie

werden. Aufgrund des während der Schwangerschaft ansteigenden Insulinbedarfs (diabetogener Effekt, vor allem des HPL und der Steroidhormone) ist es notwendig, die schwangere Diabetikerin bereits in der Frühschwangerschaft *zur Einstellung des Diabetes stationär aufzunehmen.* Danach soll bis zu einer *zweiten stationären Aufnahme* in der 20.–24. Woche der Stoffwechsel ambulant kontrolliert werden. Das therapeutische Ziel sind präprandiale Glukosewerte < 100 mg%, postprandiale Werte < 160 mg% bzw. eine mittlere Blutglukose (MBG) < 100 ml/dl. Vor allem müssen Blutzuckerschwankungen weitgehend vermieden werden, da sie unweigerlich mit fetalen Insulinschwankungen verbunden sind, die die Ausbildung einer Fetopathie begünstigen.

Stichprobenartig kann die MBG durch den Mittelwert aus dem Nüchternblutzuckerwert und dem Blutzuckerwert 80 Min. nach dem Frühstück geschätzt werden. Die *Blutzuckerselbstkontrolle* ist nahezu Vorbedingung für den erfolgreichen Ausgang einer Schwangerschaft bei Diabetes mellitus (JOVANOVIC u. Mitarb.).

Zur Überprüfung der Qualität der Selbstkontrolle sollten die Diabetikerinnen angehalten werden, vor ambulanten Kontrollen ein Selbstprofil durchzuführen und bei jeder Blutzuckerbestimmung mit Teststreifen gleichzeitig eine Mikrokapillare Blut aus der Fingerbeere zur Bestimmung an der Klinik zu entnehmen.

Zur retrospektiven Beurteilung der Glykämie eines längeren Zeitraumes (8 Wochen) dient die Bestimmung der glykosylierten Hämoglobine $(HbA_1 a–c) – (Grenzwert 6,5 mg\%)$. Es besteht eine direkte Korrelation zwischen HbA_1-Wert und MBG.

Azeton- und Glukosebestimmungen im Harn erlauben gerade in der Schwangerschaft keine Aussage über die Feineinstellung des Diabetes mellitus, da in dieser Zeit die Nierenschwelle für Glukose gesenkt und besonders großen Schwankungen unterworfen ist.

Besonderes Augenmerk in der Schwangerschaft verdienen die Überprüfung des Augenhintergrundes und der Nierenfunktion sowie die frühzeitige Erkennung einer Bakteriurie bzw. einer Gestose und die Entwicklung des Konzeptus, insbesondere die frühzeitige Bestimmung des Gestationsalters.

Im 3. Schwangerschaftsdrittel ist neuerlich eine stationäre Aufnahme indiziert, die um so früher zu erfolgen hat, je schlechter die Einstellung bis zu diesem Zeitpunkt war.

Die **Überwachung der fetoplazentaren Einheit** beinhaltet:

– *Mißbildungsscreening:* Sonographie, α-Fetoprotein aus Serum und Fruchtwasser;
– *kardiotokographische Überwachung:* zur Diagnose der beim Diabetes mellitus gehäuft auftretenden Plazentainsuffizienz;
– *Ultraschall:* rechtzeitige Diagnose einer abnormen Größenzunahme des Fetus vor allem anhand des Thoraxquerdurchmessers. Ein Hydramnion vermag als Zeichen einer möglichen Assoziation mit fetaler Mißbildung, aber auch als Hinweis für eine unzureichende Stoffwechselführung dienen;
– *Bestimmung von Insulin im Fruchtwasser:* Vereinzelt wurde argumentiert, daß aus mütterlichen Parametern allein die fetale Stoffwechselsituation nicht exakt beurteilt werden kann. Von WEISS wurde wiederholt gefordert, daß bei jeder diabetischen Schwangeren die erste Insulinbestimmung im Fruchtwasser zwischen der 28. und 30. Schwangerschaftswoche durchgeführt werden sollte;
– *Bestimmung der fetalen Lungenreife:* vor allem bei schlechter Stoffwechselführung und der Notwendigkeit einer vorzeitigen Schwangerschaftsbeendigung indiziert. Über eine erhöhte Rate falsch-positiver LS-Ratio-Befunde ist in der Literatur berichtet worden;
– *Bestimmung von Östriol und HPL im Serum:* heute kaum noch von Bedeutung.

Im Vordergrund der

diätetischen Behandlung

steht die *Kalorienbegrenzung* auf 1800–2000 kcal, wovon 50–60% durch Kohlenhydrate aufzubringen sind. Zur Deckung des in der Schwangerschaft hohen Eiweißbedarfs sollten mageres Fleisch und Fisch bevorzugt werden. Der Fettanteil in der Diät ist auf 15–25% des Kalorienbedarfs zu reduzieren. Die *Aufteilung der Nahrungszufuhr über den Tag* erfolgt in drei Haupt- und drei Zwischenmahlzeiten. Auf die gegenseitige Beeinflussung der Faktoren:

– Nahrungsaufnahme,
– evtl. Insulin und
– körperliche Betätigung

muß geachtet werden.

Die

Insulintherapie in der Schwangerschaft

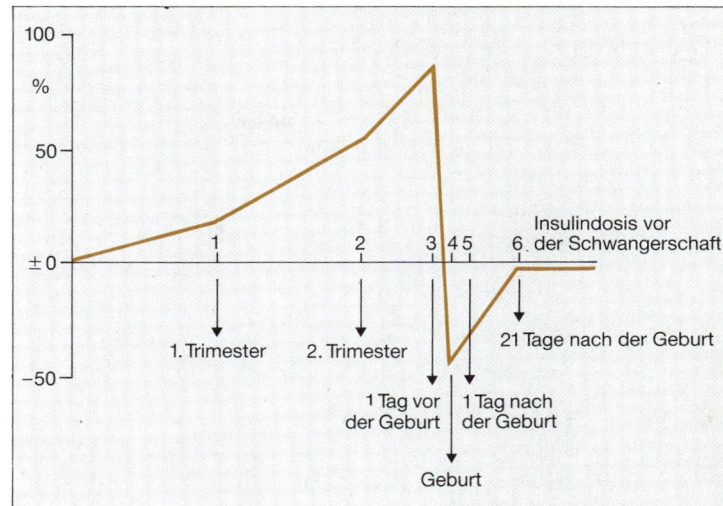

Abb. 7 Insulinbedarf während der Schwangerschaft und nach der Entbindung

ist vorwiegend auf den Fetus gerichtet, der wesentlich höhere Ansprüche an die Stoffwechselführungsqualität stellt als die Schwangere selbst. Die Insulinbehandlung der schwangeren Diabetikerin muß individuell gehandhabt werden. Ganz allgemein kann aber festgestellt werden, daß der Insulinbedarf in der Schwangerschaft aufgrund der antiinsulinär wirkenden Hormone HPL, Kortisol sowie der Steroidhormone ansteigt (Abb. 7). Die ideale Stoffwechseleinstellung durch subkutane, intravenöse oder intraperitoneale kontinuierliche Applikation von Insulin mittels *Biostator* stößt zumeist auf Schwierigkeiten der Compliance der Patientinnen. Deshalb sollte eine Insulinpumpenbehandlung nur bei instabiler Stoffwechsellage trotz intensiver konventioneller Therapie mit 3–5 Insulininjektionen täglich durchgeführt werden.

Orale Antidiabetika sind wegen ihrer möglichen teratogenen Wirkung kontraindiziert.

Die

Geburtseinleitung

macht es heute bei straffer Stoffwechselführung, normaler fetaler Entwicklung und unauffälligem Kardiotokogramm möglich, unabhängig von der White-Klassifikation den *spontanen Wehenbeginn* abzuwarten. Eine Terminüberschreitung sollte allerdings vermieden werden.

Der Diabetes mellitus für sich ist keine Indikation zur *Schnittentbindung*. Da die Geburt zumeist unter Nahrungskarenz erfolgt, ist die

Zufuhr von Glukose erforderlich. Der Insulinbedarf ist, wie aus Abb. 7 ersichtlich ist, während der Geburt deutlich reduziert (FEIGE). Wegen des erhöhten Infektionsrisikos ist bei insulinpflichtigen Diabetikerinnen während einer Schnittentbindung eine prophylaktische Antibiotikagabe indiziert. Auch im Wochenbett ist auf eine entsprechende Hygiene zu achten.

Da bei Diabetes mellitus die Frühgeburtlichkeit erhöht ist, kann gelegentlich eine Tokolyse mit **Betamimetika** indiziert sein. Diese sowie Glukokortikoide wirken diabetogen und dürfen daher nur unter strenger Kontrolle des Stoffwechsels verabreicht werden. Als Alternative bieten sich Ambroxol bzw. Carnitin an.

Das **Neugeborene der Diabetikerin** muß als Risikokind eingestuft werden. Daher ist die Anwesenheit eines Pädiaters bei der Geburt unbedingt erforderlich. Vor allem

– fetale Hypoglykämie,
– das fetale Atemnotsyndrom,
– die Hypokalzämie,
– die Hyperbilirubinämie

führen zu einer erhöhten Gefährdung des Neonaten. Je besser die pränatale Stoffwechselführung der Mutter war, um so geringer sind die akuten und späteren Probleme solcher Kinder.

Auch der

subklinische Diabetes (White-A)

ist mit einer erhöhten perinatalen Letalität sowie einer erhöhten Mißbildungsrate vergesellschaftet (LANDON u. GABBE). Daher ist ein *Screening nach Kohlenhydratstoffwechselstörungen* eine wichtige Aufgabe in der Routine der Schwangerenvorsorge. 50% der Patientinnen mit einem subklinischen Diabetes mellitus werden innerhalb von 15 Jahren nach der Schwangerschaft zu Diabetikerinnen. Die meisten haben normale Nüchternblutzuckerwerte; daher ist eine Blutzuckerbestimmung nach Belastung zur Aufdeckung eines Schwangerschaftsdiabetes notwendig. Dabei hat sich als *Screening-Test* eine orale Verabreichung von 50 g Glukose mit Messung des venösen Plasmaglukosespiegels nach einer Stunde durchgesetzt. Ein Wert größer oder gleich 140 mg% erfordert die Durchführung eines diagnostischen Testes, des oralen Glukosetoleranztestes (oGTT) mit 100 g Glukose nach einer Fastenperiode von 8 Stunden. Als Grenzwerte des oGTT gelten:

- nüchtern: 105 mg%
- 1 Stunde: 190 mg%
- 2 Stunden: 165 mg%
- 3 Stunden: 145 mg%

Sind zwei oder mehr dieser Werte überschritten, ist die Diagnose eines Schwangerschaftsdiabetes gestellt (Summary and Recommandations of the Second International Workshop-Conference on Gestational Diabetes).

Idealerweise sollten alle Schwangere dem beschriebenen Screening-Verfahren unterzogen werden. Ist dies nicht möglich, so müssen zu-

Tabelle 11   Potentieller Diabetes

Anamnestische Hinweise	Klinische Hinweise
ungeklärte perinatale Verluste	Hydramnion
Kinder > 4000 g	Alter > 33 Jahre
wiederholte Frühgeburten	große fetoplazentare Einheit (Ultraschall)
wiederholte Aborte	Adipositas
Diabetes in der Familie	wiederholte Glukosurie
Mißbildung	EPH-Gestose oder rezidiv. Harnwegsinfekt
	erhöhter Nüchtern-BZ

mindest die Risikogruppen, wie sie in Tab. 11 genannt sind, untersucht werden.

Als günstigster Zeitpunkt für die Suche nach einem Schwangerschaftsdiabetes bietet sich der Zeitraum zwischen 20. und 24. Schwangerschaftswoche an. Aufgrund der zirkadianen Rhythmik der Glukosetoleranz sollte ein GTT stets in den Morgenstunden durchgeführt werden.

Schwangere mit gestörter Glukosetoleranz können als Risikoschwangere angesehen werden und entsprechend engmaschig kontrolliert werden. Zunächst ist eine diätetische Einstellung, u.U. aber auch aus kindlicher Indikation die Gabe von Insulin zu überlegen.

Schilddrüsenerkrankungen

Während der Schwangerschaft kommt es auf der Basis eines relativen Jodmangels (u.a. durch eine erhöhte glomuläre Filtrationsrate) bei einem hohen Prozentsatz der Schwangeren zu einer palpablen Größenzunahme der Thyreoidea. Dies und die Zunahme des thyroxinbindenden Globulins darf nicht zur falschen Diagnose einer

behandlungsbedürftigen Hyperthyreose

führen. Diese ist selten und aufgrund der Überlappung der Symptome mit den Charakteristika der normalen Schwangerschaft schwer zu diagnostizieren.

Ruhetachykardie, Gewichtsverlust trotz nor-

maler Diät, evtl. ein Exophthalmus können zusammen mit der erhöhten Konzentration des aktiven freien Serumthyroxins (T4) zur *Diagnose* Hyperthyreose in der Schwangerschaft führen. Gelegentlich ist bei einer trophoblastischen Erkrankung eine Hyperthyreose zu beobachten.

Die *Behandlung* mit Methimazol und Propylthiourazil birgt die Gefahr der Beeinflussung der fetalen Schilddrüsenfunktion u.U. mit reversibler fetaler Kropfbildung in sich. Bei der seltenen, allerdings gelegentlich lebensbedrohlichen Gefährdung im Rahmen einer thyreotoxischen Krise kann zusätzlich eine adrenerge Blockade mit Sympathikolytika in Frage kommen (DRURY u. Mitarb.).

Ein Zusammentreffen einer

primären Hypothyreose

mit der Schwangerschaft ist schon deshalb selten, weil diese Erkrankung oft mit einer Infertilität vergesellschaftet ist. Kommt es trotzdem bei unbehandelter Hypothyreose zu einer Schwangerschaft, ist die Abort-, Frühgeburten- und Mangelgeburtenrate hoch. Die *Therapie* besteht in einer Substitutionsbehandlung mit L-Thyroxin in einer Dosierung von 0,1–0,2 mg. *Postpartual* kann es zu einer verstärkten Manifestation von Schilddrüsenerkrankungen kommen, insbesondere dann, wenn die Basis der Erkrankung eine Autoimmunkomponente aufweist.

Das Zusammentreffen anderer endokriner Erkrankungen mit einer Schwangerschaft ist selten. Das

Sheehan-Syndrom

– die ischämische Nekrose des Hypophysenvorderlappens – ist meist die Folge einer schweren postpartualen Blutung mit hypovolämischem Schock. Die Therapie besteht in der Substitution der ausgefallenen Hormone.

Trotz der Seltenheit muß auch das

Phäochromozytom

Erwähnung finden, da ein Nichterkennen zu einer akuten Gefährdung von Mutter und Kind führen kann. Diagnostische Hinweise können durch paroxysmale *Hypertoniekrisen*, zumeist schon vor der 20. Schwangerschaftswoche gegeben sein. Die *Diagnose* wird durch die Katecholaminausscheidung im 24-Std.-Harn gestellt. Zumeist ist eine chirurgische Entfernung der oft beidseitig angelegten Nebennierenmarktumoren indiziert.

Aufgrund der erfolgreichen Therapie von prolaktinsezernierenden

Mikroadenomen der Hypophyse

kommt es gelegentlich zu einem Zusammentreffen zwischen Schwangerschaft und prolaktinproduzierendem Hypophysentumor. Der Verlauf einer solchen Schwangerschaft ist meist problemlos, erfordert aber eine intensive Zusammenarbeit von Endokrinologen, Geburtshelfer und Augenarzt. Kopfschmerzen und Sehstörungen können frühe Zeichen einer übermäßigen Größenzunahme der Hypophyse sein. *Diagnostisch* können Computertomographie und Gesichtsfeldbestimmungen hilfreich sein. Aufgrund der physiologischen Zunahme der Serumprolaktinkonzentration in der Schwangerschaft und im Wochenbett ist dieser Parameter zur Überwachung eines etwaigen Größenwachstums des Adenoms nicht geeignet.

Die *Therapie* besteht entweder in der Gabe von Bromokryptin – auch in der Schwangerschaft – oder in einer chirurgischen Entfernung des Tumors. Das Stillen ist nicht kontraindiziert.

Fetomaternale Blutgruppeninkompatibilitäten

Bei den Blutgruppeninkompatibilitäten müssen unterschieden werden:

– Rhesusinkompatibilität,
– AB0-Inkompatibilität,
– Blutgruppeninkompatibilitäten durch seltene Faktoren.

Das

Rhesusfaktorensystem

besteht aus sechs Genen, die auf zwei Chromosomen in verschiedenen Dreierkombinationen fixiert sind. Es handelt sich um die Gene CDE und deren Allele cde. Dabei bestimmt die Anwesenheit von D die Eigenschaft Rh-positiv (DD = homozygot, dd = heterozygot); Menschen mit zwei Genen dd sind Rh-negativ. 82% der mitteleuropäischen Bevölkerung weisen den Rh-Faktor D auf. Dieser wird dominant vererbt. Durch Zufuhr von Rh-positiven Antigenen, z. B. bei Bluttransfusionen, aber auch bei der Geburt, kann eine Rh-negative Schwangere Antikörper gegen das Rh-positive Antigen bilden; sie wird „sensibilisiert". Die Rh-Problematik ergibt sich somit nur bei Rh-negativer Mutter und Rh-positivem Vater. Ist der Vater homozygot (DD), sind alle seine Kinder Rh-positiv; ist er heterozygot (Dd), besteht für 50% der Kinder die Chance, als Rh-negativ ungefährdet auf die Welt zu kommen. Diese typische Rh-Konstellation wird in ca. 12% der Schwangerschaften beobachtet. Trotzdem kommt es nur bei einem kleinen Prozentsatz dieser Rh-Konstellation bei einem Fehlen entsprechender Vorsorge zu einer *Immunisierung* der Schwangeren.

Die **Pathogenese** der kindlichen Erkrankung in Form des

Morbus haemolyticus neonatorum

verläuft in vier Stufen:

1. Kindliche Erythrozyten als Träger des D-Antigens gelangen zumeist während der Geburt, aber auch bei einer Fehlgeburt, operativer Schwangerschaftsbeendigung, bei einer extrauterinen Gravidität oder einer Amniozentese, ganz selten indessen schon im Verlauf der Schwangerschaft transplazentar zur Mutter. Dabei dürften bereits geringste Mengen von Rh-positivem Blut (0,05–0,1 ml) zur Sensibilisierung der Mutter ausreichen.

   Die embryonale Blutbildung beginnt in der 3. Woche nach der Konzeption. Übertritte von fetalen Erythrozyten in den mütterlichen Kreislauf, die zu einer Sensibilisierung führen können, sind bereits ab der 4. Woche nach der Konzeption beobachtet worden.

2. Durch das fetale Antigen bildet die Mutter Antikörper. Diese können im Serum der Mutter durch den *indirekten Coombs-Test* nachgewiesen werden (Abb. 8).

3. Im Verlaufe der nächsten Schwangerschaft treten diese Antikörper transplazentar in den Kreislauf des Fetus über. Sie werden an die kindlichen Erythrozyten gebunden und kön-

nen dort im *direkten Coombs-Test* nachgewiesen werden.

4. Die Bindung der Antikörper an die fetalen Rh-positiven Erythrozyten bewirkt eine Hämolyse beim Kind.

Die **Hauptprobleme für das Kind** bei einer inkompatiblen Gravidität bestehen in der *schweren Anämie* mit dem Versuch der Kompensation durch eine erhöhte Erythrozytenbildung in Leber und Milz, die zur *Hepatosplenomegalie* führt, dem durch Schäden der Kapillarwand entstandenen *generalisierten Ödem* und in der *Hyperbilirubinämie*. Diese wird zwar intrauterin durch die Plazenta und die Mutter abgefangen. Postnatal kann es aber rasch zu einem Anstieg des Bilirubins im Serum kommen, da der erhöhte Anfall von indirektem Bilirubin durch die funktionell noch unreife Leber des Neugeborenen nicht eliminiert werden kann. Ohne Therapie werden durch diese Hyperbilirubinämien Areale des Hirnstammes geschädigt. Es kommt zum *Kernikterus*.

Aufgrund dieser stufenweise ablaufenden Pathogenese ergibt sich, daß die erste Schwangerschaft einer Rh-negativen Mutter mit einem Rh-positiven Kind in der Regel problemlos abläuft. Erst bei Versäumen der Durchführung einer Rh-Prophylaxe unmittelbar post partum (s. unten), oder aber bei versehentlichen falschen Bluttransfusionen kann es in der nachfolgenden Schwangerschaft zur Sensibilisierung der Mutter kommen.

Die Eckpfeiler einer guten

Schwangerenvorsorge

bei dem Verdacht auf eine Rh-Inkompatibilität sind:

- exakte Feststellung der Schwangerschaftsdauer,
- die Überprüfung der Mutter auf Rh-Antikörper.

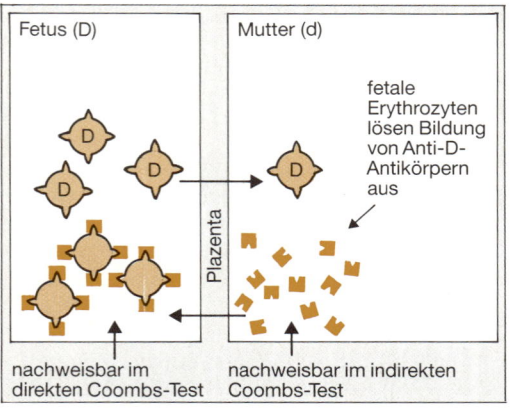

Abb. 8 Antigen-Antikörper-Situation bei Rhesusinkompatibilität. Fetale, das *Antigen D* enthaltende Erythrozyten treten in den mütterlichen Kreislauf ein und lösen die Bildung von Anti-D-*Antikörpern* aus. Diese gelangen transplazentar zum Fetus, binden sich an das Antigen und zerstören die Erythrozyten. Zumeist hat die Sensibilisierung in einer vorangegangenen Schwangerschaft stattgefunden

Die *Antikörpertiterhöhe* des Serums läßt nur indirekt das Ausmaß der fetalen Gefährdung erkennen. Ihr kommt vor allem die Bedeutung der Erkennung einer stattgehabten Sensibilisierung zu. Bleibt der Antikörpertiter unter einem kritischen Grenzwert, der von Labor zu Labor schwanken kann (zwischen 1 : 8 und 1 : 32), sollte eine weitere Abklärung beispielsweise durch Amniozentese unterbleiben, um nicht durch Boosterung eine Zunahme der Antikörperproduktion bei der Mutter zu erzielen.

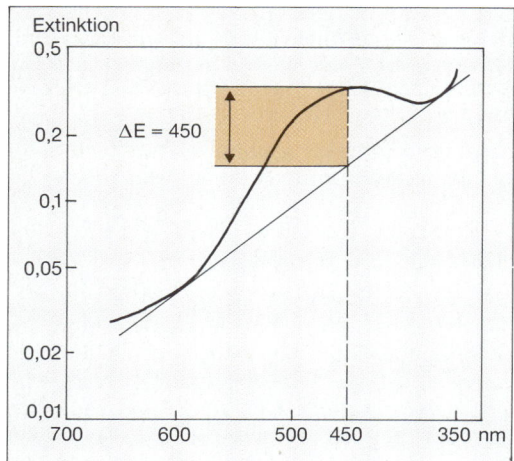

Abb. 9   Fruchtwasserabsorptionskurve bei schwerer Rhesuserythroblastose. Der Abstand des Kurvengipfels bei 450 nm bis zur Tangente an der Absorptionskurve ergibt den sog. *ΔE-Wert*, der dem *Bilirubinwert* des Fruchtwassers *proportional* ist

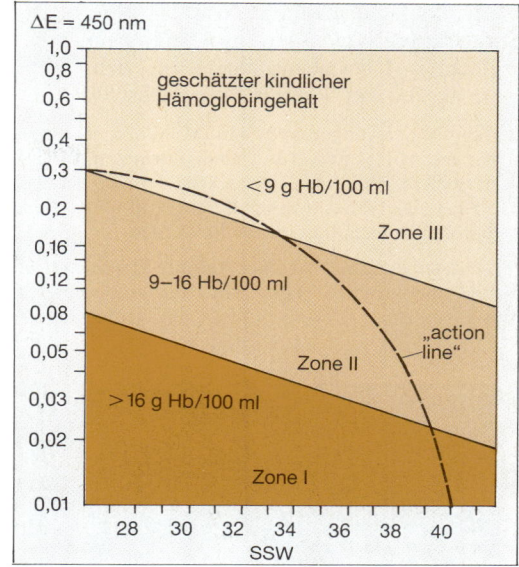

Abb. 10   Liley-Schema zur Abschätzung der intrauterinen Gefährdung eines Fetus bei Rhesuskonstellation. Zone 1: geringe Gefährdung, Zone 2: mittelstarke Gefährdung, Zone 3: sehr hohe Gefährdung. Zusätzlich ist in dieser Abb. der geschätzte kindliche Hämoglobingehalt in den entsprechenden Zonen eingetragen. Die „action line" wurde ursprünglich von Liley angegeben, um den optimalen Zeitpunkt zur Schwangerschaftsbeendigung anzuzeigen. Mittlerweile ist durch die *Verbesserung der Neonatologie* die „action line" deutlich parallel nach links verschoben

– *Amniozentese:* Durch Messung der Lichtextinktion bei einem Wellenlängenbereich zwischen 325 und 700 nm entsteht graphisch eine gekrümmte Linie, die zwischen 400 und 500 nm eine Ausbuchtung aufweist. Der Abstand des Kurvengipfels bei 450 nm bis zur Tangente an der Absorptionskurve ergibt den sog. ΔE-Wert, der dem Bilirubingehalt des Fruchtwassers proportional ist (Abb. 9). Die Fruchtwasserprobe muß lichtgeschützt transportiert werden, da das Bilirubin unter Lichteinwirkung schnell oxidiert und sich damit dem spektrophotometrischen Nachweis entzieht. Normalerweise steigt der Bilirubinspiegel im Fruchtwasser bis zum 3. Schwangerschaftsmonat an, um zur 28. Woche hin konstant zu bleiben und danach kontinuierlich zu fallen. LILEY erarbeitete ein *Diagramm*, das den Bilirubingehalt des Fruchtwassers über den ΔE-Wert ausgedrückt in Abhängigkeit von der Schwangerschaftswoche darstellt. Die ΔE-Werte sind darin in *3 Gefährdungsbereiche* eingeteilt:

– *Zone 1:*   Normalwerte bei gesunden und ungefährdeten Kindern,
– *Zone 2:*   Beobachtungsbereich,
– *Zone 3:*   Hinweis auf eine schwere Erkrankung des Fetus mit drohendem intrauterinen Fruchttod (Abb. 10).

Aus dem abfallenden Verlauf der Trennlinien dieser Zonen ergibt sich die extreme Bedeutung der korrekten Feststellung der Schwangerschaftsdauer.

Der günstigste *Zeitpunkt zur Durchführung der Amniozentese* wird nicht einheitlich angegeben: Während bei unauffälliger Anamnese und niedrigem Antikörpertiter die 28. Schwangerschaftswoche als erster Zeitpunkt ausreichen dürfte, ist bei entsprechenden Risikofaktoren in der Anamnese, einem hohem Antikörpertiter oder bei Hinweisen auf eine fetale Schädigung im Ultraschall (s. unten) eine Amniozentese bereits in der 20.–22. Schwangerschaftswoche empfehlenswert, da zu diesem Zeitpunkt mit den heutigen Techniken die ersten pränatalen Bluttransfusionen möglich sind.

– *Ultraschalluntersuchung:* Sie bietet zwar die Möglichkeit, einen Aszites, einen Hydrothorax oder eine beginnende generalisierte Ödembildung zu diagnostizieren (Abb. 11). Solche Beobachtungen sind allerdings bereits mit einer schlechten Überlebenschance für den Fetus trotz aggressiver Therapie vergesellschaftet.

Bei guter Schwangerenbetreuung sollte der Ultraschall nur zur Verifizierung eines normalen Wachstums dienen. Bei einer verstärkten fetalen Anämie kann als Zeichen extramedullärer Blutbildung eine Hepatosplenomegalie festgestellt werden.

Andererseits können bei einer Anämie Erweiterungen der intrahepatischen Venen bzw. Blutflußanomalität durch gepulsten Doppler-Ultraschall frühzeitig erkannt werden. Diesbezügliche Ergebnisse müssen aber noch als vorläufig angesehen werden. Auch zur Festlegung der optimalen Punktionsstelle und als Hilfe zur Durchführung einer intrauterinen Transfusion liefert der Ultraschall wertvolle Hilfe.

Nach der Feststellung eines Morbus haemolyticus neonatorum müssen die folgenden

therapeutischen Konsequenzen

in Betracht gezogen werden:

Vorzeitige Beendigung der Schwangerschaft: Durch die verbesserte postnatale Betreuung unreifer Kinder kann heute die Entscheidung zu einer vorzeitigen Schwangerschaftsbeendigung großzügiger gestellt werden. Dabei muß das Ausmaß der *intrauterinen Gefährdung* dem *Risiko der Unreife* gegenübergestellt werden. Letztlich muß auch noch als Alternative die intrauterine Therapie (s. unten) in Betracht gezogen werden. Als Hilfestellung für diese Entscheidungen haben die Parameter zur Bestimmung der fetalen Lungenreife, z. B. die LS-Ratio bzw. der Surfactant-Gehalt des Fruchtwassers, und die Kriterien zur Zustandsdiagnostik des Fetus wie z. B. das CTG, die Ultraschallbefunde und die Doppler-Blutflußmessung zu dienen.

HPL- und *Östriolbestimmungen* haben kaum eine Bedeutung, weil die Plazentagröße als wichtigster Parameter für die HPL-Produktion bei der Rh-Inkompatibilität pathologisch vergrößert und die Östriolproduktion durch die extramedulläre Blutbildung gestört sein kann.

Hat man sich zur vorzeitigen Schwangerschaftsbeendigung entschlossen (heute durchaus ab

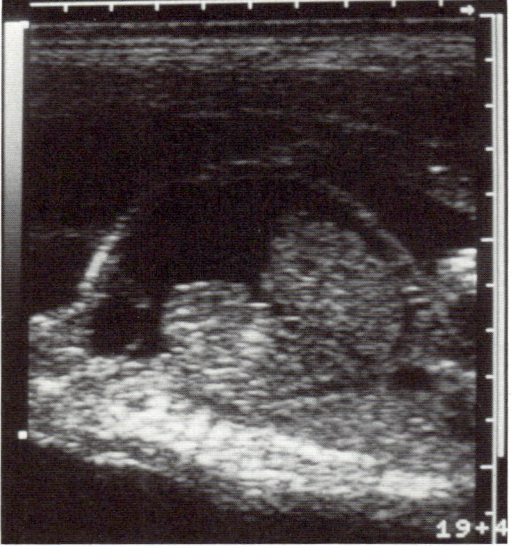

a

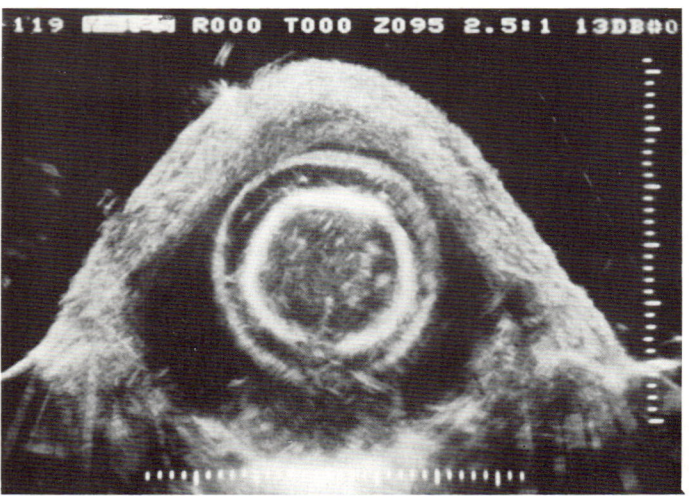

b

Abb. 11   Adomenlängsschnitt eines Fetus mit ausgeprägtem Aszites (a),
Schädelquerschnitt eines Fetus mit starkem Hautödem (generalisierter Hydrops) (b)

der 29. oder 30. Schwangerschaftswoche zu erwägen), so sollte die *Entbindung in einem neonatologischen Zentrum* erfolgen, damit auch postpartual eine optimale Überwachung des vielfältig gefährdeten Kindes erfolgen kann. Abgesehen von einer Vielzahl spezieller Probleme beim anämischen unreifen Kind ist vor allem die *Überwachung des Bilirubinspiegels* von Bedeutung. Dabei stehen als Behandlungsalternativen die *Fototherapie* für leichte Fälle und die *Austauschtransfusion* für schwere Fälle zur Auswahl.

Im allgemeinen sind solche Kinder schon aufgrund ihrer Anämie vermindert belastbar und eignen sich nur in seltenen Fällen für eine vaginale Entbindung. Die Methode der Wahl einer solchen vorzeitigen Schwangerschaftsbeendigung ist daher oft die *Schnittentbindung*.

Für die

intrauterine Therapie

stehen zur Auswahl:

1. Die *intraperitoneale Transfusion* von leukozytenarmen Erythrozytenkonzentraten mit einem Hämatokritwert um 80%.

Das Spenderblut ist mit dem Serum der Mutter getestet, frei von Hepatitis, Zytomegalie und Anti-HTLV-III-Antikörpern, meist 0, Rh-negativ. Die Transfusionsmenge beträgt maximal $10 \times$ (Schwangerschaftswoche – 20) ml. Die Abstände zwischen den pränatalen Bluttransfusionen werden u. a. auf der Basis von Ultraschallkontrollen (Zeichen der Anämie, des Hydrops usw.) individuell festgelegt.

Das *Risiko* der intrauterinen Transfusion ist schwer zu evaluieren, da es sich aus dem Risiko des Eingriffs und dem der Grunderkrankung zusammensetzt, kann aber in der Größenordnung von rund 5% angegeben werden. Es versteht sich von selbst, daß eine solche Therapie nur in einem dafür spezialisierten Zentrum erfolgen kann.

Die *Indikation* für eine intrauterine Therapie ist eine ausgeprägte intrauterine Gefährdung, ausgedrückt durch ΔE-Werte in der Zone 3 oder steigende Werte im obersten Bereich der Zone 2 (Zeichen des Hydrops fetalis oder einer schweren fetalen Anämie) bei zu großem Risiko bei einer vorzeitigen Entbindung.

Die *Problematik* bei der Therapie durch intraabdominelle Infusion von Erythrozytenkonzentraten liegt in der mangelhaften Resorption

bei einem bereits ausgeprägten Hydrops (KITSCHKE u. Mitarb.).

2. Als Alternative dazu bietet sich die *intravasale Transfusion* an, entweder via Fetoskop oder aber – in letzter Zeit häufiger angewandt – ultraschallkontrolliert durch die Nabelvene (HANSMANN u. Mitarb.).

Zwar kann die Transfusionsmenge hierbei nicht so groß sein wie bei der intraperitonealen Abgabe. Es kann jedoch davon ausgegangen werden, daß diese infundierten Erythrozyten dem Fetus nahezu vollständig zum Sauerstofftransport zur Verfügung stehen.

3. Spezielle Zentren propagieren in letzter Zeit auch die *intrauterine Austauschtransfusion* durch ultraschallkontrollierte Punktion der Nabelvene. Zweifelsohne erfordert ein solches Vorgehen erhebliche Erfahrung.

Im Licht dieser Entwicklungen, der zunehmenden Verbesserung der Perinatologie und der immer stärkeren Verbreitung der Rh-Prophylaxe (s. unten) haben *andere therapeutische Ansätze* wie Plasmaphorese, Antikörperadsorption, Maskierung von Antikörpern, medikamentöse Abschwächung der Immunreaktion durch Glukokortikoide oder Promethazin kaum noch Bedeutung.

Rhesusprophylaxe

Durch die Beobachtung, daß eine statistisch signifikante *Minderung des Sensibilisierungsrisikos* auftritt, wenn zwischen Mutter und Kind gleichzeitig eine AB0-Inkompatibilität vorliegt, wurde der Gedanke geboren, mittels der *Gabe von Antikörpern*, die spezifisch gegen die fetalen Erythrozyten gerichtet sind, die Entstehung einer Sensibilisierung zu verhindern (Abb. 12).

Durch die in den 60er Jahren eingeführten routinemäßigen, zumeist intramuskulären postpartualen Gaben von

Immunglobulin Anti-D

konnte die Sensibilisierungsrate von 8% aller Schwangeren um 90% auf ca. 0.8% gesenkt werden, so daß heute die Dimension der Rhesusinkompatibilität nur mehr ca. 10% des früheren Ausmaßes hat.

„Geimpft" werden müssen alle Rh-negativen Schwangere, deren Kinder Rh-positiv sind und die selbst noch keine Antikörper aufweisen, *innerhalb von 72 Stunden nach der Geburt*, aber auch nach jeder Fehlgeburt, Schwangerschafts-

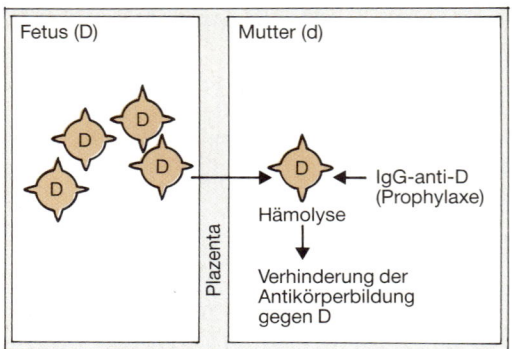

Abb. 12 Schematische Darstellung der Wirkung der „Rhesusprophylaxe". Übertretende, das Merkmal D tragende Erythrozyten werden durch die IgG-Anti-D-Prophylaxe hämolysiert, so daß es zu *keiner mütterlichen Antikörperbildung* gegen D kommt

unterbrechung und einer Extrauteringravidität sowie nach einer Amniozentese.

Nachdem von Anti-D-Gaben bei niedrigem Antikörpertiter der Mutter postpartual keine Nachteile zu erwarten sind, soll dieser zur Verhinderung einer Boosterung trotz des fehlenden Wirksamkeitsnachweises durchgeführt werden. Während der Schwangerschaft sollte diese Gabe allerdings schon aus juristischen Gründen mit größter Zurückhaltung erfolgen. Wenn der Zeitpunkt von 72 Stunden versäumt wurde, soll trotzdem geimpft werden, auch wenn mit der Zunahme des Zeitintervalls die Wirksamkeit der Anti-D-Gabe abnimmt.

Als Ursachen für das Versagen der Rh-Prophylaxe sind bekannt:

– organisatorische Mängel und fehlerhaftes Unterlassen einer solchen Prophylaxe vor allem beim Abortus, bei der Abruptio und bei der Tubargravidität;
– mangelhafte Qualität des Anti-D-Präparates, die nur bei regelrechter Lagerung ausreichend ist;
– Sensibilisierung bereits in der ersten Schwangerschaft;

Obwohl eine Sensibilisierung in der ersten Gravidität außerordentlich selten ist, wurde eine generelle Verabreichung von Anti-D zwischen 28. und 34. Schwangerschaftswoche propagiert. Hier wird allerdings die ungünstige Kosten-Nutzen-Relation dazu führen, daß diese Maßnahme z. Z. keine generelle Anwendung finden kann

– ungenügende Anti-D-Dosis. Es ist davon auszugehen, daß 10 µg Anti-D ausreichen, um eine Einschwemmung von 1 ml Rh-positi-

vem Vollblut immunologisch abzuschirmen. Die z. Z. übliche postpartuale Standarddosis von 250–300 µg Anti-D i.m. genügt daher üblicherweise. Kommt es allerdings zur Einschwemmung größerer Volumina an Rh-positiven Erythrozyten, beispielsweise bei traumatischer Entbindung (Forzeps, Sectio usw.), oder aber bei Fehltransfusionen, so müssen höhere Mengen an Anti-D verabreicht werden. Es muß indessen die Anti-D-Dosierung nicht im Verhältnis 10 µg/ml Blut gesteigert werden, da gezeigt werden konnte, daß bereits eine Blockade von 0,5% aller Rh-Antigene auf den eingeschwemmten Erythrozyten genügt, um eine Sensibilisierung zu vermeiden. Im allgemeinen kann man davon ausgehen, daß eine *Maximaldosis* von 3000 µg Anti-D (in solchen Fällen natürlich i.v.) ausreicht, um auch große Mengen beispielsweise falscher Bluttransfusionen immunologisch abzublocken (SCHNEIDER). Eine solche Behandlung muß wegen der möglichen überstürzten Hämolyse der transfundierten Rh-positiven Erythrozyten und den sich daraus ergebenden Komplikationen seitens der Leber und der Nieren unter Intensivüberwachung durchgeführt werden. Da in Zukunft möglicherweise billigere Herstellungsverfahren für die Anti-D-Präparate zur Verfügung stehen werden, könnte die Begrenzung des Rh-Problems durch die Prophylaxe noch ausgeweitet werden.

Zur **Beratung von Rh-negativen Schwangeren bzw. von Ehepaaren mit einer Rh-Konstellation** stehen außerdem die Bestimmung der Genkonstellation des Ehemannes (Homozygotie, Heterozygotie) zur Verfügung; daraus läßt sich die Wahrscheinlichkeit Rh-positiver Feten einigermaßen abschätzen. Zudem ist es heute prinzipiell möglich, den langwierigen und mit erheblichen Ängsten der Eltern belegten diagnostischen Weg mit einer *frühen Antigenbestimmung im fetalen Blut durch die Chorionbiopsie* zu verkürzen (KANHAI u. Mitarb.).

Bei etwa 20–25% aller Graviditäten besteht eine AB0-Heterospezifität, die jedoch nur in einer Gesamthäufigkeit von rund 1–3% zu einer

AB0-Inkompatibilität

führt. Zum Unterschied der Rh-Inkompatibilität tritt dieses Problem auch in der ersten Schwangerschaft auf. Ein intrauterines Absterben wird praktisch nie beobachtet. Mit einer solchen Inkompatibilität ist vor allem dann zu rechnen, wenn die *Mutter die Blutgruppe 0* und der *Vater die Blutgruppe A oder B* besitzt.

Eine vorzeitige Schwangerschaftsunterbrechung ist praktisch nie notwendig, die Entscheidung über die postnatale Therapie wird aufgrund der Serumbilirubinwerte gestellt.

Die krankmachenden Anti-A- oder Anti-B-Antikörper bei der AB0-Erythroblastose sind nicht die natürlich vorhandenen IgM-Moleküle, da sie nicht plazentagängig sind. Es handelt sich vielmehr um Immunglobuline der Klasse G. Diese Antikörper, die während der Jugend von der Patientin auf verschiedenste Art erworben werden konnten, stören die fetalen Erythrozyten hauptsächlich infolge ihrer Lysinwirkung. Da die AB-Antigenstruktur der fetalen Erythrozyten erst gegen Ende der Schwangerschaft ausgebildet ist, kommt es nur sehr selten zu einer frühzeitigen Erkrankung. Die AB-IgG-Antikörper können durch spezifische modifizierte Coombs-Teste nachgewiesen werden.

Blutgruppeninkompatibilitäten durch seltene Faktoren

kommen zwar nur sporadisch vor. Ihnen kommt aber durch die Abnahme der Rh-Sensibilisierung zunehmend eine relativ größere Bedeutung zu Dafür sind irreguläre Antikörper aus dem *Kell, Duffy, Kidd* und anderen seltenen Blutgruppenuntersystemen verantwortlich. Die schwersten Krankheitsbilder in dieser Gruppe sieht man bei dem durch *Anti-c und Anti-k* bedingten Erythroblastosen. Entscheidend in der Behandlung dieser Kinder ist die frühzeitige *Bereitstellung geeigneten Spenderblutes*, das frei von Antigenen sein soll, auf das die mütterlichen Antikörper gerichtet sind.

Literatur

Beer, A. E., J. A. Need: Immunological aspects of preeclampsia/eclampsia. Birth Defects 21 (1985) 131

Brosens, I. A.: Maternal uterine vascular lesions in the hypertensive complications of pregnancy. In Lindheimer, M. D., A. J. Katz, F. P. Zuspan: Hypertension in Pregnancy. Wiley, New York 1976

Campbell, S., J. Diaz-Recasens, D. R. Griffin, T. E. Cohen-Overbeck, J. M. Pearce, K. Willson, M. J. Teague: New Doppler-technique for assessing uteroplacental blood flow. Lancet 1983/I, 675

Chesley, L. C.: Diagnosis of preeclampsia. Obstet. Gynecol. 65 (1985) 423

Crips, H.: Emesis und Hyperemesis gravidarum. In Schwalm, H., G. Döderlein, K.-H. Wulf: Klinik der Frauenheilkunde und Geburtshilfe, Bd. III. Urban & Schwarzenberg, München 1986

Cunningham, F. G., J. A. Pritchard, R. Mason: Pregnancy and sickle cell hemoglobinopathies. Obstet. Gynecol. 62 (1983) 274

Davidson, J., M. Lindheimer: Pregnancy in women with renal allografts. Semin. Nephrol. 4 (1984) 240

Disaia, P. J., W. T. Creasman: Cancer in Pregnancy. In Disaia, P. J., W. T. Creasman: Clinical Gynecologie Oncology. Mosby, St. Louis 1984 (p. 428)

Drury, M. I., D. D. Surgrue, R. M. Drury: A review of thyroid disease in pregnancy. Clin. Exp. Obstet. Gynecol. 3 (1984) 79

de Dycker, R. P., R. L. A. Neumann: Das HELLP-Syndrom: Eine lebensgefährliche Form der Präeklampsie. Geburtsh. u. Frauenheilk. 47 (1987) 128

Elkayam, U., N. Gleicher: Cardiac Problems in Pregnancy. Liss, New York 1982

Feige, A.: Diabetes mellitus und Schwangerschaft. In Schwalm, H., G. Döderlein, K.-H. Wulf: Klinik der Frauenheilkunde und Geburtshilfe, Bd. III. Urban & Schwarzenberg, München 1986

Friedberg, F.: Gestosen. In Schwalm, H., G. Döderlein, K.-H. Wulf: Klinik der Frauenheilkunde, Bd. IV. Urban & Schwarzenberg, München 1986 (S. 316/1).

Gabert, H. A., J. M. Miller jr.: Renal disease in pregnancy. Obstet. Gynecol. Surv. (1985) 449

Gille, J.: Schwangerschaftsindizierte Hypertonie. In Schwalm, H., G. Döderlein, K.-H. Wulf: Klinik der Frauenheilkunde und Geburtshilfe, Bd. III. Urban & Schwarzenberg, München 1986 (S. 31)

Goeschen, K.: Hypotonie. In Martius, G., M. Schmidt-Golwitzer: Differentialdiagnose in Geburtshilfe und Gynäkologie. Thieme, Stuttgart 1984 (S. 190)

Göltner, E.: Schwangerschaftsanämien. Med. Klin. 75 (1980) 491

Hansmann, M., B. S. Hackeloer, A. Staudach: Rhesusinkompatibilität. Ultraschalldiagnostik in Geburtshilfe und Gynäkologie. Springer, Berlin 1985 (S. 263).

Hirsch, H. A.: Harnwegsinfektionen in der Schwangerschaft. Dtsch. med. Wschr. 122 (1987) 45

Holtermüller, K. H., H. J. Weis: Gastroenterologische Erkrankungen in der Schwangerschaft. Gynäkologe 12 (1979) 35

Hou, S.: Pregnancy in women with chronic renal disease. New Engl. J. Med. 312 (1985) 839

Irsigler, K. u. Mitarb.: Diabetes-Probleme in der Schwangerschaft. Urban & Schwarzenberg, München 1978

Janzen, R.: Neurologische Symptome/Syndrome in der Schwangerschaft. In Käser, O., V. Friedberg, K. G. Ober, K. Thomsen, J. Zander: Gynäkologie und Geburtshilfe, 2. Aufl., Bd. II. Thieme, Stuttgart 1967 (S. 8.6) 1981

Jentgens, H.: Lungenkrankheiten bei Schwangeren. Gynäkologie 12 (1979) 17

Jovanovic, L., C. B. Braun, M. L. Bruzin, C. M. Peterson: The management of diabetes and pregnancy. In Peterson, C. M.: Diabetes Management in the 80's. Peaeger, New York 1982 (p. 248)

Jurecka, W.: Spezifische Schwangerschaftsdermatosen – Eine vereinfachte klinische Klassifikation. Wien. klin. Wschr. 99 (1987) 261

Kane, F. J. jr.: Wochenbettpsychosen. In Freedman, A. M., H. I. Kaplan, B. J. Sadock, U. H. Peters: Psychiatrie in Praxis und Klinik, Bd. 1, Schizophrenie, affektive Erkrankungen, Verlust und Trauer. Thieme, Stuttgart (S. 380).

Kanhai, H. K., J. B. Gravenhorst, R. J. Gemke, M. A. Overbeecke, L. F. Bernini, G. C. Beverstock: Fetal blood group determination in first-trimester pregnancy for the management of severe immunization. Amer. J. Obstet. Gynecol. 156 (1987) 120

Kaulhausen, H.: Medikamentöse Blutdrucksenkung bei schwangerschaftsbedingter Hypertonie, schwerer Gestose und Eklampsie – 1983. In Kaulhausen, H., J. Schneider: Schwangerschaftsbedingte Hypertonie. Thieme, Stuttgart 1983 (S. 185)

Kitschke, H. J., A. Poschmann, M. Carstensen, C. Sprotte, K. Fischer, I. Schreer: Pränatale Diagnostik und Therapie des Morbus haemolyticus fetalis bei Rhesus-Inkompatibilität. Geburtsh. u. Frauenheilk. 45 (1985) 470

Kremling, H., W. Lutzeyer, R. Heintz: Gynäkologische Urologie und Nephrologie. Urban & Schwarzenberg, München 1982

Kuhn, W., H. Graeff: Gerinnungsstörungen in der Geburtshilfe, 2. Aufl. Thieme, Stuttgart 1977

Landon, M. B., S. G. Gabbe: Antepartum fetal surveillance in gestational diabetes mellitus. Diabetes 34, Suppl. 2 (1985) 50

Petri, E.: Nierenerkrankungen während der Schwangerschaft. Gynäkologe 12 (1979) 24

Prill, H. J.: Psychosomatische Symptome und Erkrankungen in der Schwangerschaft. In Käser, O., V. Friedberg, K. G. Ober, K., Thomsen, J. Zander: Gynäkologie und Geburtshilfe, Bd. II. Thieme, Stuttgart 1967 (S. 8.172)

Schneider, J.: Blutgruppenunverträglichkeiten (Blutgruppendifferenz, positiver Antikörpertest). In Martius, G., M. Schmidt-Gollwitzer: Differentialdiagnose in der Gynäkologie und Geburtshilfe. Thieme, Stuttgart 1984 (S. 320)

Scholtes, G.: Liver function and liver diseases during pregnancy. J. perinat. Med. 7 (1979) 55

Schwemmle, K.: Gastrointestinale Erkrankungen aus chirurgischer Sicht. In Schwalm, H., G. Döderlein, K.-H. Wulf: Klinik der Frauenheilkunde und Geburtshilfe, Bd. III. Urban & Schwarzenberg, München 1986

Sharp, F., E. M. Symonds: Hypertension in Pregnancy. Reproductive and Perinatal Medicine, vol. VII. Perinatology Press Ithaca, New York 1987

Sheehan, H. L.: The pathology of acute yellow atrophy and delayed chloroform poisoning. Amer. J. Obstet. Gynecol. Brit. Emp. 47 (1940) 49

Sibai, B. M., A. El-Nazer, A. Gonzalez-Ruiz: Severe preeclampsia-eclampsia in young primigravid women: Subsequent pregnancy outcome and remote prognosis. Amer. J. Obstet. Gynecol. (1986) 1011

Skodler, W. D., K. Philipp, N. Pateisky, G. Stempel-Smekal, E. Reinold: Measurements of uteroplacental blood flow – early results using Doppler ultrasound. In Sheldon, C. D., D. H. Evans, J. R. Salvage: Obstetrics and Neonatal Blood Flow, Society Biological Engineering, Vol. 2. 1987 (p. 37)

Sorokin, J. J., S. M. Levine: Pregnancy and inflammatory bowel disease: A review of the literature. Amer. J. Obstet. Gynecol. 62 (1983) 247

Summary and Recommandations of the Second International Workshop-Conference on Gestational Diabetes. Diabetes 34, Suppl. 2 (1985) 123

Thies, W., G., M. Schmidt-Gollwitzer: Differentialdiagnose in der Gynäkologie und Geburtshilfe. Thieme, Stuttgart 1984 (S. 229)

Thulesius, O.: Die Diagnose der orthostatischen Hypotonie anhand einfacher Kreislaufparameter. In Dengler, H. J.: Das Orthostasesyndrom. Schattauer, Stuttgart

Tierson, F. D., C. L. Olsen, E. B. Hook: Nausea and vomiting of pregnancy and association with pregnancy outcome. Amer. J. Obstet. Gynecol. (1986) 1017

Tonge, H. M., P. C. Struijk, P. Custers, J. W. Wladimoroff: Blood flow measurements in the fetal descending aorta. Technique and clinics. Clin. Cardiol. 7 (1984) 323

Wallenburg, H. C. S., J. W. Markovitz, G. A. Dekker, P. Rotmans: Low-dose Aspirin prevents pregnancy-induced hypertension and pre-eclampsia in angiotensin-sensitive primigravidae. Lancet 1986/I, 1

Weiss, P. A. M., H. Hofmann: Diabetes mellitus und Schwangerschaft. In Spezielle Gynäkologie und Geburtshilfe. Burghardt, E.: Springer, Wien 1985

White, P.: Pregnancy and diabetes. In Murble, A. P., R. White, F. Bradley, L. P. Kroll: Diabetes Mellitus. Lea & Febiger, Philadelphia 1971 (p. 581)

Aufgaben:

1. Welches sind wichtige Stoffwechselstörungen, die bei der Graviden als Folge einer Hyperemesis auftreten?
2. Was sind die Eckpfeiler der Behandlung der Hyperemesis gravidarum?
3. Nennen Sie die Grenzwerte des Blutdrucks, die zur Diagnose einer schwangerschaftsinduzierten Hypertonie führen?
4. Welche Gefahren bestehen beim Auftreten einer schwangerschaftsinduzierten Hypertonie?
   - für die Schwangere?
   - für den Fetus?
5. Gibt es Risikokollektive für die Ausbildung einer schwangerschaftsinduzierten Hypertonie?
6. Was sind Prodromalzeichen eines eklamptischen Anfalles?
7. Worin besteht die Behandlung eines eklamptischen Anfalles?
8. Wovon werden Sie Ihre Entscheidung, bei schwangerschaftsinduzierter Hypertonie die Geburt einzuleiten oder die Schwangerschaft operativ zu beenden, abhängig machen?
9. Nennen Sie Besonderheiten der Betreuung herzkranker Schwangerer?
10. Warum kann eine mütterliche Hypotonie zu einer fetalen Gefährdung führen?
11. Warum ist die Appendizitis in der Schwangerschaft prognostisch ungünstiger zu werten als außerhalb der Schwangerschaft?
12. Wieso kommt es in der Schwangerschaft häufig zum Auftreten eines Juckreizes?
13. Wie ist das gehäufte Auftreten einer Pyelonephritis während der Schwangerschaft zu erklären?
14. Welchen Grenzwert können Sie bei der Hämoglobinbestimmung in der Gravidität für die Abgrenzung der „physiologischen Schwangerschaftsanämie" von der manifesten Eisenmangelanämie angeben?
15. Nennen Sie Punkte, die in der Beratung einer Epileptikerin vor Antritt einer Schwangerschaft zu diskutieren sind?
16. Welche Gefahren bestehen beim Zusammentreffen von Diabetes mellitus und Schwangerschaft?
    - für die Schwangere?
    - für den Fetus?
17. Welche Blutzuckerwerte sollten bei der Schwangerschaftsbetreuung manifester Diabetikerinnen angestrebt werden?
18. Was verstehen Sie unter „Fetopathia diabetica"?
19. Wie kann man den Schwangerschaftsdiabetes diagnostizieren?
20. Liegt jeder Schilddrüsenvergrößerung in der Schwangerschaft eine Hyperthyreose zugrunde?
21. Bei welcher Konstellation besteht das Risiko einer fetomaternalen Blutgruppenunverträglichkeit?
22. Was sind die Eckpfeiler der Schwangerschaftsbetreuung bei Rhesusinkompatibilität?
23. Bei welchen Frauen muß eine „Rhesusprophylaxe" durchgeführt werden und wie erfolgt diese?
24. Welche Alternativen gibt es zur frühzeitigen Schwangerschaftsbeendigung bei Rhesusinkompatibilität?

8 Genitale und extragenitale Infektionen in der Schwangerschaft

J.Martius

Lernziel

Die genitalen und extragenitalen infektiösen Erkrankungen in der Gravidität haben in den letzten Jahren eine erheblich größere klinische Bedeutung erlangt, da sie mit z.T. schwerwiegenden und bisher oftmals nicht bekannten Gefährdungen des Kindes einhergehen.

Für die Tätigkeit im Rahmen der Schwangerenvorsorge sind vor allem ausreichende Kenntnisse der Diagnostik der einzelnen Infektionen von Wichtigkeit, um die materne Erkrankung, oftmals aber auch die asymptomatische Besiedlung der Vagina mit pathogenen Keimen rechtzeitig zu erkennen. Nur so wird für die Zukunft zu erreichen sein, daß Schädigungen des Kindes in Form einer infektiösen Embryopathie bzw. Fetopathie, aber auch in Form von Aborten, „kyematogenen" Frühgeburten, Chorioamnionitiden

mit nachfolgendem Blasensprung und postpartualen „genitalen" Infektionen der Mutter mehr als bisher durch gezielte prophylaktische Maßnahmen vermieden werden. Die zu treffenden diagnostischen Entscheidungen sind davon abhängig, daß die für die einzelnen Erkrankungen zur Verfügung stehenden bakteriologischen und serologischen Untersuchungsmethoden bekannt sind und die Interpretation z. B. gewonnener Titerwerte richtig erfolgt.

In die therapeutische Planung, die zumeist in der Gabe von Antibiotika zu bestehen hat, sind die Möglichkeiten der pharmakogenen Fruchtschädigung einzubeziehen. Die heute gültigen Regeln der Behandlung materner Infektionen während der Gravidität werden in diesem Kapitel dargestellt.

Infektionen der Mutter mit möglichen Gefahren für Schwangerschaft, Frucht und Neugeborenes

Bei einer Reihe von unterschiedlichen genitalen und extragenitalen Infektionen der Mutter während der Schwangerschaft ist bekannt, daß sie transplazentar oder perinatal auf das Kind übertragen werden können. Typische Komplikationen dieser Schwangerschaftsinfektionen sind Abort, Totgeburt, Frühgeburt, Neugeborenensepsis und die Geburt von irreversibel geschädigten Kindern.

In der amerikanischen Literatur werden die in Frage kommenden Infektionen unter der Abkürzung STORCH (S = Syphilis, T = Toxoplasmose, O = other, R = Röteln, C = Zytomegalie, H = Herpes) zusammengefaßt

Tabelle 1 Die STORCH-Infektionen

S:	Syphilis
T:	Toxoplasmose
O:	AIDS, Virushepatitis, Varizellen-Zoster, Masern, Mumps, Epstein-Barr-Virus, lymphozytäre Choriomeningitis, Viren des Respirationstraktes, Enteroviren, Streptokokken Gruppe B, Chlamydia trachomatis, Neisseria gonorrhoeae, Listeriose
R:	Röteln
C:	Zytomegalie
H:	Herpes simplex

(Tab. 1). Die genaue Kenntnis der in diesem Kapitel beschriebenen Infektionen in der Schwangerschaft ist notwendig, um durch rechtzeitige diagnostische und therapeutische Maßnahmen einen Schaden von Mutter und Kind abzuwenden (ENDERS; LEDGER).

Syphilis

Das Bakterium Treponema pallidum aus der Familie der Spirochäten ist der Erreger der Syphilis. Die zur Infektion führende

Übertragung des Erregers

erfolgt durch sexuellen Kontakt oder transplazentar während der Schwangerschaft. Etwa 3 Wochen nach der Infektion kommt es im Bereich der Eintrittspforte des Erregers (meist Genitalregion) zur Bildung eines schmerzlosen, derben, scharf begrenzten Ulkus, dem sog. Primäraffekt. Zusätzlich fällt eine Schwellung der regionären Lymphknoten auf. Primäraffekt und regionäre Lymphadenopathie sind typisch für das

Primärstadium

der Syphilis. Bleibt eine Therapie während des Primärstadiums aus, entwickeln sich etwa 6 Wochen nach Auftreten des Primäraffektes die ersten Zeichen des Sekundärstadiums der Syphilis.

Das

Sekundärstadium

ist die Folge einer generalisierten hämatogenen Aussaat der Spirochäten. Während des Sekundärstadiums der Infektion kann es zu uncharakteristischen Symptomen wie Abgeschlagenheit, Fieber, Kopfschmerzen und Halsschmerzen kommen. Typisch für das Sekundärstadium sind Hautveränderungen wie z. B. Exantheme und eine generalisierte Lymphadenopathie. Unbehandelt wird in bis zu 60% der Fälle im Sekundärstadium eine Spontanheilung angenommen. Auf das Sekundärstadium folgt ein unterschiedlich langes

Latenzstadium,

in dem wegen der fehlenden klinischen Symptomatik die Diagnose nur serologisch gestellt werden kann. Bei einem Teil der Patienten schließt sich an das Latenzstadium das

Tertiärstadium

der Syphilis mit entsprechender klinischer Symptomatik an (MEURER u. BRAUN-FALCO; LEE; ENDERS). Zur

Infektion der Frucht

kommt es transplazentar während der Bakteriämie der Mutter oder während der Geburt durch einen Geburtskanal mit einer frischen Syphilisläsion. Mit einer hohen (80–100%igen)

intrauterinen Infektionsrate

muß gerechnet werden, wenn während der Schwangerschaft bei der Mutter eine Syphilis im Primärstadium, Sekundärstadium oder im frühen Latenzstadium (< 2 Jahre nach Primäraffekt) vorliegt. Obwohl es jeder Zeit in der Schwangerschaft zu einer transplazentaren Infektion der Frucht kommen kann, scheint erst die *Infektion ab dem 4. Schwangerschaftsmonat* zu einer Gefahr für den Fetus zu werden (ENDERS). Als Folge der intrauterinen Infektion muß mit dem Auftreten von Spätaborten, Totgeburten, Frühgeburten und den verschiedenen Formen der Lues connata gerechnet werden (LEE; BRUNHAM u. Mitarb.). Unter Umgehung eines Primärstadiums entspricht die

Lues connata

dem Sekundärstadium der Syphilis des Erwachsenen. Eine Syphilis im Primärstadium beim Neugeborenen findet sich nur, wenn es während der Geburt durch einen Geburtskanal mit einer Syphilisläsion zu einer Infektion kommt.

Die

kongenitale Syphilis

wird unterteilt in eine Frühform (Lues connata praecox) und eine Spätform (Lues connata tarda). Bei der Lues connata praecox treten die Symptome innerhalb der ersten 2 Jahre nach der Geburt auf. Unmittelbar nach der Geburt sind die betroffenen Neugeborenen aber häufig klinisch unauffällig. Zu den wichtigsten

Symptomen

der Lues connata praecox gehören eine Hepatosplenomegalie, eine generalisierte Lymphadenopathie, eine Rhinitis, ein makulopapulöses Exanthem und Blutbildveränderungen wie Anämie und Thrombozytopenie.

Die Lues connata tarda führt frühestens 2 Jahre nach der Geburt zu typischen Veränderungen wie Zahnfehlbildungen, Deformitäten des Skelettsystems, Schwerhörigkeit und einer Keratitis (MEURER u. BRAUN-FALCO; ENDERS; MERTENS u. WOLF; WOLF u. MERTENS).

Die

Diagnose

einer Syphilis im Primärstadium oder Sekundärstadium in der Schwangerschaft erfolgt durch den direkten Erregernachweis in der Dunkelfeldmikroskopie und/oder auf serologischem Weg. Wegen fehlender klinischer Symptomatik kann die Syphilis im Latenzstadium nur serologisch diagnostiziert werden. Die *frühe Diagnose* einer behandlungsbedürftigen Syphilis in der Schwangerschaft ist von entscheidender Bedeutung. Nur durch eine

rechtzeitige Therapie

kann mit hoher Sicherheit eine Lues connata verhindert werden. Aus diesem Grund wird in den gültigen Mutterschaftsrichtlinien gefordert, möglichst früh in der Schwangerschaft eine Syphilisserologie durchzuführen. In der Bundesrepublik Deutschland rechnet man mit einer positiven Syphilisserologie in etwa 0,4% aller Schwangeren (ENDERS). Als

Suchtest

hat sich der Treponema-pallidum-Hämagglutinationstest (TPHA) wegen seiner großen Zuverlässigkeit bewährt. Mit ihm werden IgG-Antikörper nachgewiesen, die 2–3 Wochen nach der Infektion auftreten und meist lebenslänglich vorhanden sind. Fällt der TPHA-Test positiv aus, so muß zur Bestätigung der Diagnose ein weiterer Test durchgeführt werden. In Frage kommt hier der Fluoreszenz-Treponema-pallidum-Antikörper-Absorptionstest (FTA-ABS-Test). Ergibt sich auch hierbei ein positives

Ergebnis, so gilt die Diagnose Syphilis als gesichert. Die notwendige weitere *Unterscheidung zwischen einer früher durchgemachten, aber ausreichend behandelten und einer aktiven infektiösen Syphilis* kann nur durch zusätzliche serologische Untersuchungen erfolgen. Dies geschieht durch die Bestimmung von spezifischen IgM-Antikörpern mit Hilfe des 19S-IgM-FTA-ABS-Testes. Der Nachweis von IgM-Antikörpern gilt dabei als Beweis für die Persistenz von Erregern im Organismus, was mit potentieller Infektiosität gleichzusetzen ist. Zu beachten ist, daß diese IgM-Antikörper auch nach erfolgreicher Therapie bis zu 12 Monate nachweisbar bleiben können. Ein positiver TPHA-Test und ein positiver FTA-ABS-Test bei negativem 19S-IgM-ABS-Test in der Schwangerschaft bedeutet demnach eine entweder spontan geheilte oder ausreichend behandelte Syphilis ohne Gefahr für die Frucht (ENDERS; MERTENS u. WOLF; LEE).

Die

Diagnose einer Lues connata

wird bis auf wenige Ausnahmen, bei denen der direkte Erregernachweis gelingt, serologisch gestellt. Der Nachweis von IgM-Antikörpern beim Neugeborenen gilt als beweisend für eine Lues connata. Jeder klinische oder serologische Hinweis auf eine behandlungsbedürftige

Syphilis während der Schwangerschaft

erfordert eine sofortige antibiotische Therapie, um eine Schädigung der Frucht zu verhindern. Als Mittel der Wahl gelten Depotpenizilline wie das Procain-Penicillin G oder Clemizol-Penicillin G in einer Dosierung von 1 Mill. E i.m. täglich für 2–3 Wochen. Alternativen bei Penizillinunverträglichkeit sind Erythromycin oder Zephalosporine. Die Therapie einer Lues connata erfolgt durch die Gabe von Penicillin G in einer Dosierung von 50000 E pro kg KG i.m. pro Tag über 2–3 Wochen.

Toxoplasmose

Der Erreger der Toxoplasmose ist das Toxoplasma gondii, ein zu den Protozoen gehörender Parasit.

Die

Übertragung

des Erregers auf den Menschen erfolgt entweder durch Verzehr von ungekochtem Fleisch oder durch Kontakt mit Katzenkot. In den meisten Fällen verläuft die

Primärinfektion

mild und die auftretenden Symptome sind uncharakteristisch. Schmerzlose Schwellungen der zervikalen Lymphknoten, Fieber, Müdigkeit und Hautveränderungen können auftreten. Sehr selten führt die Primärinfektion zu einer Myokarditis oder Meningoenzephalitis. Auf die Primärinfektion folgt das Stadium der chronisch latenten Infektion in Form von den Parasiten enthaltenen Gewebezysten. Bei immunsupprimierten Patienten, nicht aber während der normalen Schwangerschaft, kann es zu einer

Reaktivierung der Infektion

mit schweren Krankheitsverläufen kommen. Wegen der fehlenden oder uncharakteristischen Symptome einer primären Toxoplasmoseinfektion ist eine sichere Diagnose nur serologisch möglich. Ein signifikanter Titeranstieg bei den IgG-Antikörpern während der ersten Krankheitswochen oder der Nachweis von spezifischen IgM-Antikörpern spricht für eine frische Infektion. Die

Durchseuchungsrate

nimmt mit zunehmendem Alter zu und liegt in der Bundesrepublik Deutschland im gebärfähigen Alter zwischen 26% und 43% (ENDERS; LEE; MONIF; PLORDE; WOLF u. MERTENS).

Toxoplasmose in der Schwangerschaft

bedeutet nur dann eine Gefahr für den Fetus, wenn es sich bei der Mutter um eine Primärinfektion handelt. Die unbehandelte

Primärinfektion in der Schwangerschaft

führt im Durchschnitt in 50% der Fälle zu einer transplazentaren Infektion des Fetus. Die fetale Infektionsrate ist eng mit dem Schwangerschaftsalter korreliert. Bei einer Primärinfektion im 1. Trimenon liegt die fetale Infektionsrate um 16%, im 2. Trimenon um 45% und im 3. Trimenon um 68%. Die Gefahr vor bleibenden Schäden ist bei einer fetalen Infektion im 1. Trimenon größer als bei einer Infektion im 2. und 3. Trimenon (ENDERS; LEDGER; MERTENS u. WOLF; WERNER) (Tab. 2).

Zur

Infektion des Fetus

kommt es transplazentar während der Parasitämie der Mutter. Das klinische Bild der kongeni-

Tabelle 2   Toxoplasmoseinfektion in der Schwangerschaft (aus *Enders, G.* In *Künzel, W., K.-H. Wulf*: Klinik der Frauenheilkunde und Geburtshilfe, 2. Aufl., Bd. 5. Urban & Schwarzenber, München 1986.

Risiko: nur bei Erstinfektion

↓

Infektionsrate der Frucht   ∼ 50%

1. Trimenon	∼ 15–17%
2. Trimenon	∼ 45%
3. Trimenon	∼ 68%
lange Inkubationszeit:	zwischen Parasitämie der Frau und der Frucht
bei früher Infektion im 1. Trimenon:	Frucht wird erst in Fetalperiode erreicht, jedoch Risiko für kindliche Schädigung erhöht
Folge der Infektion:	Spontanabort? Fetale Infektion
Maßnahmen:	Behandlung mit Spiramycin, Langzeit-Sulfonamiden, Pyrimethamin (nach 16. SSW)

talen Toxoplasmose ist sehr unterschiedlich. Bei einer früh in der Schwangerschaft auftretenden fetalen bzw. plazentaren Infektion kann es zum Abort kommen. Die meisten kongenitalen Toxoplasmoseinfektionen werden nach der Geburt nicht erkannt, da sie zunächst subklinisch verlaufen. Erst später fallen die betroffenen Kinder durch geistige und körperliche Retardierung, eine Chorioretinitis und durch Krampfleiden auf. Nach der Geburt sind Frühgeburtlichkeit, Retardierung, Mikrozephalie, Hydrozephalus, Chorioretinitis, Hepatosplenomegalie, Gelbsucht, Fieber und eine Thrombozytopenie erste Hinweise für eine kongenitale Infektion (MONIF).

Das *Risiko*, an einer Toxoplasmoseerstinfektion während der Schwangerschaft zu erkranken, liegt in der Bundesrepublik Deutschland etwa bei 1%. Bei uns gehört die Toxoplasmoserologie nicht zu den Routineuntersuchungen, die in den Mutterschaftsrichtlinien vorgesehen sind. Eine Toxoplasmoserologie wird demnach nur in bestimmten Verdachtsfällen veranlaßt werden. Ergibt sich dabei serologisch, daß eine Toxoplasmose früher durchgemacht wurde, also Immunität besteht, so kann eine kongenitale Schädigung des Fetus mit Sicherheit ausgeschlossen werden. Fehlende Immunität bedeutet dagegen, daß eine Primärinfektion in der Schwangerschaft zu einer kongenitalen Infektion und damit Schädigung des Fetus führen kann. In diesen Fällen sollte die Patientin daraufhingewiesen werden, engen Kontakt mit Katzen und den Verzehr von rohem Fleisch zu meiden. Zur Sicherheit kann der Toxoplasmosetiter in der Mitte und am Ende der Schwangerschaft wiederholt werden (ENDERS).

Die serologisch gesicherte

Toxoplasmose-Primärinfektion im 1. Trimenon

der Schwangerschaft führt zwar nur selten (≈ 16%) zu einer fetalen Infektion, ist aber mit einem erhöhten Risiko einer kindlichen Schädigung verbunden. In diesen Fällen kann heute eine pränatale Diagnostik versucht werden. Unter Ultraschallkontrolle wird *Fruchtwasser zur direkten Erregeranzüchtung* und *Nabelschnurblut zur Bestimmung der IgM-Antikörper* gewonnen. Der Nachweis von spezifischen IgM-Antikörpern spricht für eine fetale Infektion, das Fehlen der IgM-Antikörper schließt diese aber nicht mit letzter Sicherheit aus. Die Frage, ob bei nachgewiesener fetaler Infektion im 1. Trimenon eine Interruptio oder eine antibiotische Therapie durchgeführt wird, kann nur durch ein ausführliches Gespräch mit den Eltern entschieden werden (ENDERS; LEE).

In jedem Fall sollte die Diagnose einer primären Toxoplasmoseinfektion während der Schwangerschaft zu einer

antibiotischen Therapie der Mutter

führen. Als Methode der Wahl gilt eine 4wöchige orale Kombinationstherapie mit Pyrimethamin (Daraprim) und Sulfamethoxydiazin (Durenat) in einer Dosierung von 50 mg Daraprim und 1 g Durenat am 1. Tag und von 25 mg Daraprim und 0,5 g Durenat vom 2. bis 28. Tag. Wegen eines möglichen teratogenen Effektes darf Daraprim nicht vor der 20. Schwangerschaftswoche eingenommen werden. Es wird angenommen, daß die beschriebene antibiotische Therapie in mindestens 60% der Fälle eine kongenitale Infektion verhindern kann (ENDERS; MONIF).

Aids

In den USA wurde 1981 erstmals das klinische Bild des sog. Acquired immunodeficiency syndrome (AIDS) beschrieben. Die

Ursache

der meist tödlich verlaufenden Erkrankung ist ein humanes Retrovirus, genannt Human immunodeficiency virus (HIV), das zu einer Zerstörung der T-Lymphozyten führt. Die sich daraus ergebende Beeinträchtigung der zellulären Immunität ist für den klinischen Verlauf von AIDS verantwortlich (JAHN). Bei den betroffenen Patienten kommt es zu

Infektionen mit opportunistischen Erregern

aus der Gruppe der Parasiten, Bakterien, Viren und Pilze und zum Auftreten von Tumoren (WOLF u. MERTENS; MERTENS u. WOLF; CURRAN u. Mitarb.; HELM u. STILLE; STILLE u. HELM; WEBER u. Mitarb.; PETERSEN; ENDERS).

Die

Übertragung

des Erregers erfolgt sexuell, durch Kontakt mit infiziertem Blut und transplazentar bzw. perinatal von der Mutter auf das Kind. Im Mai 1987 waren bei der WHO weltweit insgesamt 50000 Fälle mit dem Vollbild AIDS registriert. Mit weiteren 50000 nichtregistrierten Fällen wird gerechnet. Die Zahl der mit HIV infizierten Menschen schätzt man weltweit auf 5 bis 10 Millionen. Die

Latenzzeit

vom Zeitpunkt der Infektion mit HIV bis zum Ausbruch der Erkrankung ist sehr unterschiedlich. Inzwischen wird eine mittlere Latenzzeit von bis zu 14 Jahren angenommen. Die überwiegende Mehrzahl der bisher beschriebenen HIV-Infizierten bzw. an AIDS erkrankten Patienten gehört zu bestimmten

Risikogruppen

wie homosexuelle und bisexuelle Männer, Drogenabhängige, Patienten mit Bluttransfusionen, Hämophile, Partner von Patienten mit einer HIV-Infektion.

Eine kausale Therapie der Erkrankung existiert nicht. Die Hoffnung liegt in der Entwicklung eines geeigneten Impfstoffes, an der intensiv gearbeitet wird. Die

Diagnose

einer HIV-Infektion wird serologisch durch den Nachweis von Antikörpern gegen HIV gestellt. Bei positivem Ausfall eines solchen Testes sollte die Diagnose zweifelsfrei durch einen zweiten, sog. Bestätigungstest abgesichert werden (KOCH u. Mitarb.; JAHN).

Die HIV-Infektion hat für den Geburtshelfer und Pädiater eine erhebliche Bedeutung. Bei der sich mit großer Geschwindigkeit ausbreitenden *AIDS-Epidemie* muß in zunehmendem Maße mit HIV-infizierten Schwangeren und HIV-infizierten Kindern gerechnet werden. Rund 1% der bisher beschriebenen AIDS-Erkrankungen finden sich bei Kindern unter 13 Jahren (WEBER u. Mitarb.; STAUBER u. Mitarb.; CENTERS FOR DISEASE CONROL 1985). Dabei wird angenommen, daß 80% dieser erkrankten Kinder prä- oder perinatal durch die HIV-positive Mutter infiziert wurden. Als gesichert gelten die transplazentare, die perinatale und die Virusübertragung während des Stillens von der HIV-positiven Mutter auf ihr Kind (SCHÄFER u. Mitarb.; DEINHARDT u. MAAS; MINKOFF u. SCHWARZ; MINKOFF u. Mitarb.). Aufgrund der bisher in der Literatur vorliegenden Berichte muß mit einer

Infektion des Kindes

einer HIV-positiven Mutter in 20–90% gerechnet werden. In der Mehrzahl der Fälle liegt die

Inkubationszeit

bei den Kindern unter einem Jahr. Die vorhandenen Zahlen deuten auf eine

Letalität

von 60% der infizierten Kinder.

Nicht mit Sicherheit auszuschließen ist die Möglichkeit, daß die Schwangerschaft einer HIV-positiven Patientin die Latenzzeit bis zum Ausbruch von AIDS verkürzt (CURRAN u. Mitarb.; STAUBER u. Mitarb.).

Die bisher zur Verfügung stehenden Daten lassen es ratsam erscheinen, *allen Schwangeren*, zumindest aber Schwangeren aus Risikogruppen, möglichst früh in der Schwangerschaft eine serologische Untersuchung auf HIV-Antikörper anzubieten (STAUBER u. Mitarb.). Vermutlich noch 1987 wird ein solches HIV-Antikörper-Screening Bestandteil der Mutterschaftsrichtlinien.

Ein

positiver HIV-Test

bei einer Schwangeren muß zu einem ausführlichen aufklärenden Gespräch mit der Patientin führen. Von besonderer Bedeutung ist dabei die Frage der möglichen Schwangerschaftsunterbrechung aus medizinischer bzw. eugenischer Indikation. Dabei besteht das größte Problem darin, daß aufgrund des zur Verfügung stehenden begrenzten Zahlenmaterials eine eindeutige ärztliche Stellungnahme bezüglich der mütterlichen und kindlichen Prognose noch nicht möglich ist. In jedem Fall muß das Kind einer HIV-positiven Mutter in enger pädiatrischer Überwachung bleiben.

Virushepatitis

Bei den Virushepatitiden unterscheidet man heute die Hepatitis A, die Hepatitis B und die sog. Non-A-Non-B-Hepatitis. Während als

Ursache

für die Hepatitis A und B eindeutig Viren identifiziert werden konnten, wird bei der Non-A-Non-B-Hepatitis die Virusätiologie nur vermutet (FALLON; KNÖRR; ENDERS; MONIF; LEMON; FRÖSNER).

Die

Infektion mit dem Hepatitis-A-Virus

erfolgt auf fäkal-oralem Weg, z. B. über die Aufnahme von kontaminierten Nahrungsmitteln. Das

klinische Bild einer Hepatitis A

ist sehr unterschiedlich und reicht von asymptomatischen bis hin zu den sehr seltenen fulminanten Verläufen. Die

Diagnose einer Hepatitis A

ergibt sich aus dem klinischen Bild, charakteristischen Veränderungen der Leberenzyme und vor allem mit Hilfe der Serologie. So können bis zu 6 Monaten nach der Infektion Hepatitis-A-spezifische IgM-Antikörper und lebenslang IgG-Antikörper nachgewiesen werden. Im Gegensatz zur Hepatitis B gibt es bei der Hepatitis A keine Verläufe mit einer chronischen Virusausscheidung (LEMON).

Die

Übertragung des Hepatitis-B-Virus

erfolgt durch Kontakt mit infiziertem Blut und durch engen körperlichen Kontakt (z. B. Geschlechtsverkehr). Das

klinische Bild der Hepatitis B

ist wie bei der Hepatitis A sehr variabel. Asymptomatische Verläufe kommen vor. Die Hepatitis B kann in eine chronische Form übergehen, die mit einer erhöhten Zirrhoserate und der Gefahr der Malignomentstehung verbunden ist. Die

Diagnose einer Hepatitis B

wird serologisch durch die Bestimmung von Antigenen bzw. Antikörpern gestellt (Abb. 1) (ENDERS). In der akuten Phase der Erkrankung kann das Hepatitis-B-Virushüllenantigen (HBsAg) und das HBeAg im Serum gefunden werden. Als *Marker der Infektiosität* hat sich die Bestimmung des HBeAg besonders bewährt, da diese bei HBeAg-positivem Befund besonders hoch ist. Etwa gleichzeitig mit dem Auftreten dieser Antigene kommt es zur Bildung eines Antikörpers gegen den Hepatitis-B-Virusinnenkörper (Anti-HBc), der über Jahre nachweisbar bleibt. Mit der Abheilung der akuten Hepatitis B verschwinden im Serum das HBsAg und das HBeAg und gleichzeitig erscheinen das Anti-HBe und das Anti-HBs. Der

Nachweis des Anti-HBs

gilt als Beweis für eine ausgeheilte Hepatitis B oder erfolgreiche Impfung und schließt eine chronische Hepatitis B aus. Bei etwa 10% der Patienten mit einer Hepatitis-B-Infektion kommt es zu einer chronischen Verlaufsform in Verbindung mit einer chronischen Virusausscheidung. In diesen Fällen bleibt das HBsAg nach Abklingen der akuten Erkrankung weiterhin nachweisbar, und es kommt zu keiner Bildung des Anti-HBs. Diese Patienten gelten weiterhin als infektiös vor allem dann, wenn auch das HBeAg nachweisbar bleibt. Neben der akuten Hepatitis-B-Infektion nahe am Geburtstermin sind es diese chronischen Virusausscheider, die perinatal zu einer

Infektion des Neugeborenen

führen.

Die Non-A-Non-B-Hepatitis ist in der überwiegenden Mehrzahl der Fälle die Folge einer Transfusion. Der klinische Verlauf ist häufig mild und wie bei der Hepatitis B kommt es zu chronischen Verlaufsformen. Die Diagnose erfolgt indirekt durch den serologischen Ausschluß einer Hepatitis A und B.

Die

Hepatitis-A-Infektion in der Schwangerschaft

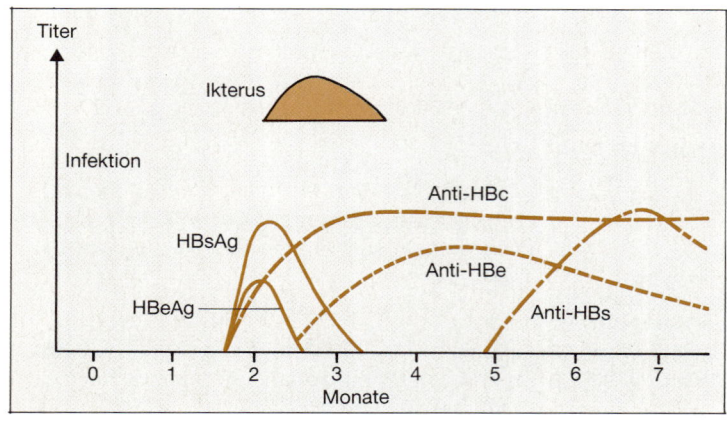

Abb. 1 Antigen- und Antikörperbildung bei Hepatitis B (nach *Frösner*)

führt zu keiner Schädigung der Frucht. Bei Hepatitis-A-Kontakt in der Schwangerschaft kann Immunglobulin in geeigneter Dosierung verabreicht werden. Eine akute Hepatitis A der Mutter nahe dem Geburtstermin sollte zur Immunglobulingabe an das Neugeborene führen (KNÖRR; ENDERS; NIESEN u. Mitarb.; MONIF).

Die transplazentare Übertragung des Virus bei einer

Hepatitis-B-Infektion während der Schwangerschaft

scheint ein sehr seltenes Ereignis zu sein. Zur

Infektion des Neugeborenen

kommt es meist durch Übertragung des Hepatitis-B-Virus während oder nach der Geburt von der Mutter. Die *Übertragung des Virus* ist möglich bei akuter Hepatitis-B-Infektion der Mutter zum Zeitpunkt der Geburt oder bei chronischer Hepatitis B der Mutter mit chronischer Virusausscheidung. Als gefährdet gelten die Kinder von Müttern, die zum Zeitpunkt der Geburt HBsAg-positiv sind. In der Bundesrepublik Deutschland sind etwa 0,4% der deutschen und 5% der ausländischen Schwangeren HBsAg-positiv.

Die *Infektionsrate der Neugeborenen* beträgt unter 10%, wenn die Schwangere zwar HBsAg-positiv, aber HBeAg-negativ ist. Mit einer Infektionsrate der Neugeborenen von fast 100% ist zu rechnen, wenn neben dem HBsAg auch das HBeAg nachweisbar ist. Bei den infizierten Kindern muß mit der Entwicklung einer chronischen Hepatitis gerechnet werden. Im späteren Leben besteht die Gefahr der Leberzirrhose und des Leberzellkarzinoms. Durch rechtzeitiges

Screening von Risikoschwangeren

vor der Geburt kann heute die Infektion des Neugeborenen mit dem Hepatitis-B-Virus verhindert werden. In den neuen Mutterschaftsrichtlinien ist deshalb vorgesehen, daß Risikoschwangere (z.B. medizinisches Personal, Personen aus Endemiegebieten für Hepatitis B, Drogenabhängige usw.) nach der 32. Schwangerschaftswoche auf das Vorhandensein von HbsAg im Serum untersucht werden. Ergibt sich dabei ein positives Ergebnis, so muß das Neugeborene unmittelbar post partum mit dem Hepatitis-B-Hyperimmunglobulin und gleichzeitiger aktiver Impfung behandelt werden (ENDERS; FALLON).

Über den *Einfluß einer Non-A-Non-B-Hepatitis* in der Schwangerschaft auf die Frucht bzw. das Neugeborene ist zu wenig bekannt, als daß Empfehlungen im Sinne einer Prophylaxe gegeben werden könnten.

Varizellen-Zoster

Das Varizellen-Zoster-Virus (VZV) ist ein DNS-Virus und gehört zur Gruppe der Herpesviren. Die

primäre Infektion

mit dem VZV führt in der Kindheit zu den Windpocken, mit einem typischen, über den ganzen Körper verteilten juckenden Exanthem mit Bläschenbildung und Temperaturerhöhung. Bei immunsupprimierten Patienten und selten auch einmal in der Schwangerschaft kann die primäre Infektion zu einer Enzephalitis und Pneumonie führen. Wie dies für alle Herpesviren typisch ist, folgt auf die Primärinfektion ein

latentes Infektionsstadium,

das jederzeit reaktiviert werden kann und sich dann in Form des Herpes zoster äußert. Besonders ältere und immunsupprimierte Patienten sind gefährdet, an einem Herpes zoster zu erkranken. Charakteristischerweise tritt der Herpes zoster im Bereich von Dermatomen auf. In den betroffenen Bereichen kann es zu Hautveränderungen mit Bläschenbildung kommen, die häufig von starken Nervenschmerzen begleitet sind. Die

Durchseuchung

der Bevölkerung beträgt im Alter von 10 Jahren bereits über 90% (ENDERS; KNÖRR; MONIF; COREY).

Die

Diagnose

der VZV-Infektion beruht primär auf dem meist typischen klinischen Bild. Zusätzlich kann versucht werden, den Erreger direkt aus dem Inhalt der Hautbläschen zu isolieren. Durch die Bestimmung von IgM- und IgG-Antikörpern kann auch serologisch die Diagnose gestellt werden (MERTENS u. WOLF; WOLF u. MERTENS; STOCKHAUSEN u. Mitarb.).

Nur etwa 5% der Schwangeren in der Bundesrepublik Deutschland haben noch keine Windpocken durchgemacht und sind deshalb gefährdet, an einer VZV-Primärinfektion in der Schwangerschaft zu erkranken. Neuere Untersuchungen lassen vermuten, daß die

Primärinfektion

im 1. und 2. Trimenon der Schwangerschaft in weniger als 3% der Fälle zu einer bleibenden kindlichen Schädigung führt. Bei einer Primärinfektion der Mutter innerhalb von 3 Wochen

vor der Geburt kommt es in 20% der Fälle zu einer kongenitalen Infektion des Kindes (ENDERS). Die

Prognose

für das Kind bei einer primären Varizelleninfektion der Mutter nahe am Entbindungstermin hängt entscheidend vom Zeitpunkt der mütterlichen Erkrankung ab. Erkrankt die Mutter mindestens 5 Tage vor der Geburt und kommt es dabei zu einer Infektion des Fetus, so treten beim Neugeborenen spätestens bis zum 4. Tag nach der Geburt neonatale Varizellen auf, die im allgemeinen wegen der transplazentar übertra-

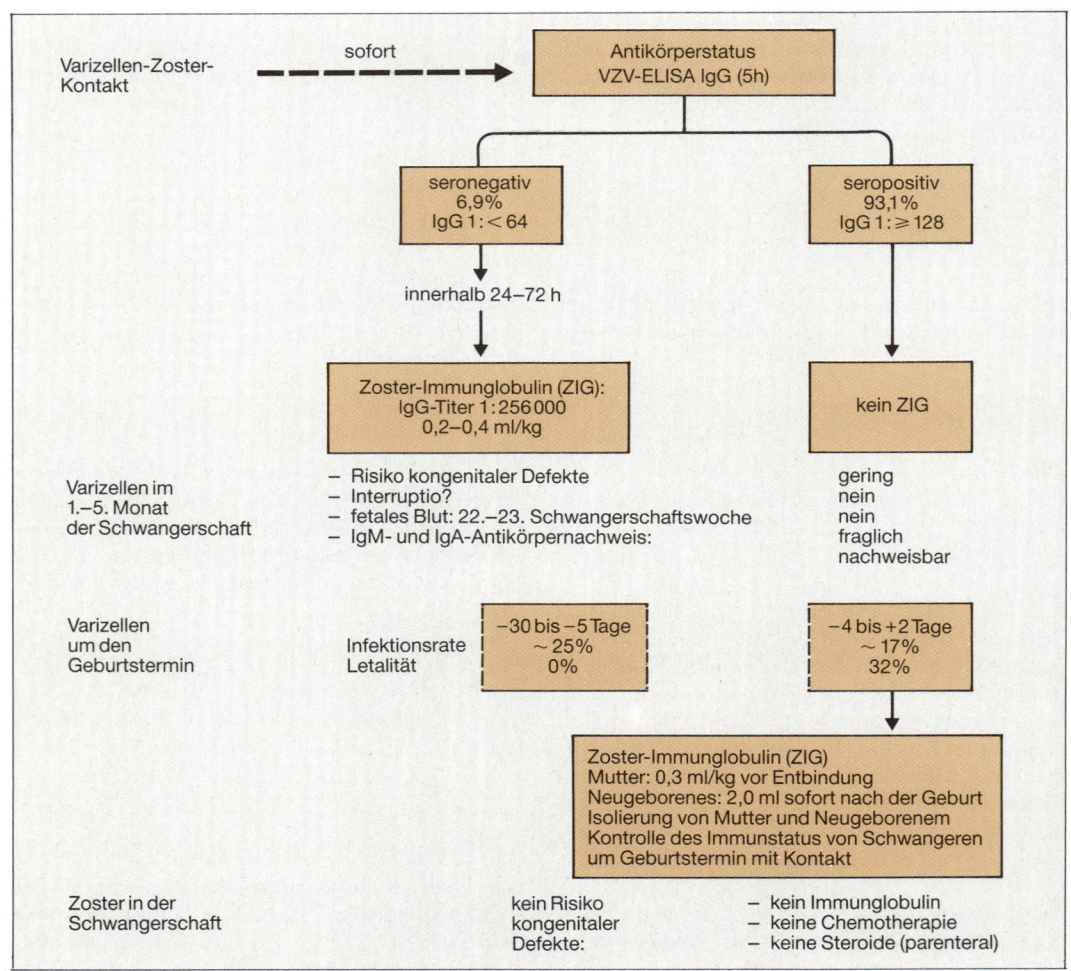

Abb. 2   Vorgehen bei Varizellen-Zoster-Kontakt und -Infektion in der Schwangerschaft (nach *Enders*)

genen mütterlichen IgG-Antikörper ohne Folgen bleiben. Ganz anders ist die Situation, wenn die Mutter *weniger als 5 Tage* vor der Geburt erkrankt. Die infizierten Neugeborenen entwickeln dann neonatale Varizellen, die in 30% tödlich verlaufen. Möglicherweise steht in diesen Fällen nicht genügend Zeit zur Verfügung, um die mütterlichen IgG-Antikörper in ausreichender Menge auf das Kind zu übertragen (ENDERS; MONIF; KNÖRR).

Das sog.

kongenitale Varizellensyndrom

wurde bisher in der Weltliteratur nur 22mal beschrieben. In allen Fällen traten die Primärinfektionen der Mütter zwischen der 8. und 21. Schwangerschaftswoche auf. Zu den *häufigsten Schädigungen* der betroffenen Kinder gehörten Hautveränderungen wie Ulzerationen und Narben, Hypoplasie von Gliedmaßen, niedriges Geburtsgewicht, Paralysen, Augendefekte und zerebral bedingte Komplikationen wie Krämpfe und psychomotorische Retardiertheit. Die Mortalität beträgt um 50% (ENDERS; STOCKHAUSEN u. Mitarb.).

Das Auftreten eines

Herpes zoster in der Schwangerschaft

ist nach bisher vorliegenden Berichten nicht mit einer Gefährdung des Fetus verbunden.

Die

Diagnose eines kongenitalen Varizellensyndroms

kann mit Sicherheit nur durch den Nachweis von IgG-Antikörpern beim Kind mehr als 6 Monate nach der Geburt gestellt werden. Neonatale Varizelleninfektionen können durch direkte Virusisolierung aus Bläscheninhalt und auf serologischem Wege gesichert werden.

Da nur etwa 5% der Schwangeren noch nicht an Windpocken erkrankt sind, sollte bei

Varizellen-Zoster-Kontakt

zunächst der IgG-Antikörpertiter mit Hilfe eines ELISA-Testes durchgeführt werden (Abb. 2). Ergibt sich dabei, daß die

Schwangere seronegativ

ist, so muß innerhalb von 72 Stunden nach dem Varizellen-Zoster-Kontakt ein Zosterhyperimmunglobulin verabreicht werden (Abb. 2). Kommt es während des 1. und 2. Trimenons zu Varizellen bei der Mutter, so muß die Frage einer Unterbrechung der Schwangerschaft mit der Mutter diskutiert werden, wenn das kindliche Risiko auch nur um 3% liegt.

Bei einer

Varizellenerkrankung der Mutter um den Geburtstermin

wird der Mutter Zosterhyperimmunglobulin gegeben, wobei möglichst nach der Verabreichung mindestens 5 Tage bis zur Geburt vergehen sollten. Unmittelbar nach der Geburt erhalten auch die Neugeborenen Zosterhyperimmunglobulin in geeigneter Dosierung. Auch bei einer Varizellenerkrankung der Mutter unmittelbar nach der Geburt muß dem Neugeborenen Zosterhyperimmunglobulin verabreicht werden. Eine neonatale Varizellenerkrankung sollte heute mit Acyclovir behandelt werden (ENDERS; MONIF; COREY) (Abb. 2).

Im Sinne einer

Prophylaxe

des kongenitalen Varizellensyndroms und der neonatalen Varizellen steht heute ein Lebendimpfstoff zur Verfügung, der seronegativen Frauen vor dem Eintritt der 1. Schwangerschaft verabreicht werden kann.

Masern und Mumps

Die Kinderkrankheiten Masern und Mumps werden durch Paramyxoviren verursacht. Die

Primärinfektion

mit dem Masernvirus und dem Mumpsvirus in der Schwangerschaft ist ein sehr seltenes Ereignis, da die Durchseuchung bei über 95% der Bevölkerung liegt. Die

Masernprimärinfektion in der Schwangerschaft

ist möglicherweise mit einer erhöhten Abort- und Frühgeburtenrate verbunden. Kommt es nahe am Geburtstermin zur Masernprimärinfektion der Mutter, so muß in etwa 30% der Fälle beim Neugeborenen mit einer häufig schwer verlaufenden Maserninfektion gerechnet werden. Bei

Masernkontakt in der Schwangerschaft

sollte unverzüglich die Immunitätslage bei der Mutter geprüft werden. Ergibt sich dabei, daß keine Immunität vorhanden ist, wird empfohlen, innerhalb von 4 Tagen nach Exposition Immunglobuline zu verabreichen. Nach ENDERS besteht bei serologisch gesicherter Masernerstinfektion während der Schwangerschaft keine Indikation zum Schwangerschaftsabbruch (Tab. 3). Bisher vorliegende Ergebnisse lassen

vermuten, daß die

Mumpsprimärinfektion während der Schwangerschaft

zu keiner Schädigung der Frucht führt. Trotzdem wird empfohlen, bei Mumpskontakt die Immunitätslage der Mutter zu überprüfen (Tab. 3). Besteht keine Immunität, sollte Mumpsimmunglobulin verabreicht werden. Eine Indikation zum Abbruch der Schwangerschaft besteht bei nachgewiesener Mumpsprimärinfektion nicht (ENDERS; KNÖRR; BAKER; RAY; HORSTMANN).

Tabelle 3   Vorgehen bei Masern-Mumps-Kontakt und -Infektion in der Schwangerschaft (aus *Enders, G.* In *Künzel, W., Wulf, K.H.*: Klinik der Frauenheilkunde und Geburtshilfe, 2. Aufl., Urban & Schwarzenberg, München 1986

	Masern	Mumps
Antikörper-Positivrate und Schutz im gebärfähigen Alter	98 %	96 %
Kontakt		
sofortige Blutentnahme	Antikörperbestimmung Testresultat in 5 Stunden	
seropositiv	keine Maßnahmen	
seronegativ	Immunglobulin 0,2 ml/kg	Mumps-Immunglobulin 0,2 ml/kg
Wert des Immunglobulins	Verhütung oder Abschwächung der Infektion	weniger effektiv
Akute Infektion		
Risiko im 1. bis 3. Trimenon	Abort (+) Totgeburt (±) Fehlbildung? Entwicklungsstörungen ±?	Fehlbildung ∅
Interruptio	nein	nein
Akute Infektion		
kurz vor/nach Entbindung Maßnahme	oft schwere neonatale Krankheit Immunglobulingabe bei der Geburt Isolierung	

Epstein-Barr-Virus

Das Epstein-Barr-Virus (EBV) gehört zu den Herpesviren und verursacht die Mononukleose. Die *Durchseuchung* liegt zwischen 60 und 95%. Die Frage, ob eine

Mononukleose in der Schwangerschaft

zu einer Gefährdung des Fetus führt, kann aufgrund zu geringer Fallzahlen nicht beantwortet

werden. Treten während der Schwangerschaft bei der Mutter Symptome auf, die für ein Pfeifffersches Drüsenfieber sprechen, sollte eine serologische Diagnostik durchgeführt werden, um eine stattgefundene Infektion zu dokumentieren. In jedem Fall muß aber gleichzeitig die Röteln- und Zytomegalieserologie mituntersucht werden, da die Symptome ähnlich sein können (ENDERS; COREY).

Lymphozytäre Choriomeningitis

Die Ursache für die lymphozytäre Choriomeningitis ist ein *Arenavirus*, das von Hamstern oder Mäusen auf den Menschen übertragen wird. Während der gesamten Schwangerschaft kann das Virus transplazentar den Fetus infizieren und zu einer erhöhten Abortrate, Hydrocephalus internus, Chorioretinitis und Meningoenzephalitis führen. Die Diagnose Hydrocephalus internus oder Chorioretinitis sollte deshalb neben der Untersuchung auf Zytomegalie, Röteln und Toxoplasmose auch zur *serologischen Untersuchung* auf das lymphozytäre Choriomeningitisvirus führen. Im Sinne einer *Prophylaxe* ist während der Schwangerschaft ein enger Kontakt mit Hamstern oder Mäusen zu vermeiden (ENDERS).

Viren des Respirationstraktes

Zu den Viren, die für akute Erkältungskrankheiten verantwortlich sein können, gehören die Influenzaviren, die Parainfluenzaviren, die Adenoviren, das Respiratory Syncytial Virus und die Rhinoviren. Infektionen der Mutter durch die genannten Viren in der Schwangerschaft führen nach dem derzeitigen Wissensstand nicht zu einer Gefährdung des Fetus (ENDERS; HORSTMANN; KNÖRR; RAY; BAKER).

Enteroviren

Zu den Enteroviren gehören die *Coxsackie-Viren*, die *Echoviren* und die *Poliomyelitisviren*. Häufig verlaufen die durch diese Viren bedingten Erkrankungen subklinisch. Bisher liegen keine ausreichenden Beweise vor, daß eine Infektion der Mutter mit Enteroviren während der Schwangerschaft im 1. und 2. Trimenon zu einer Schädigung der Frucht führt. Die perinatal oder postpartual erworbene Enterovirusinfektion beim Neugeborenen kann dagegen zu schweren Krankheitsbildern mit Myokarditis und Meningoenzephalitis führen (ENDERS; RAY; HORSTMANN; KNÖRR).

Streptokokken der serologischen Gruppe B

Streptococcus agalactiae ist der Speziesname für die β-hämolysierenden Streptokokken der serologischen Gruppe B nach Lancefield. Die Gruppe-B-Streptokokken (GBS) werden weiter nach 5 typspezifischen Oberflächenantigenen IA, IB, IC, II und III unterteilt. Die *Nachweisrate von GBS* im weiblichen Genitaltrakt sexuell aktiver Frauen liegt zwischen 5–30%, ohne daß die Betroffenen über Beschwerden klagen. Die *Besiedlung von Vagina und/oder Zervix* erfolgt durch sexuellen Kontakt oder über den eigenen als Keimreservoir geltenden unteren Gastrointestinaltrakt. Vereinzelt können die GBS für Harnwegsinfektionen verantwortlich sein (ANDRIOLE; GRAVETT). Bedeutung kommt den GBS vor allem in der Schwangerschaft zu, da sie eine potentielle Gefahr für die Mutter und das Neugeborene darstellen. Einige Untersuchungen sprechen dafür, daß die

genitale Besiedlung mit GBS in der Schwangerschaft

mit vorzeitigem Blasensprung, Frühgeburt und Amnioninfektionssyndrom in ursächlichem Zusammenhang steht. Bei Bakteriämien und Endometritiden im Wochenbett gehören die GBS zu den am häufigsten isolierten Keimen (GRAVETT; BOBITT u. Mitarb.; ANDRIOLE; MARTIUS). Eine besondere Gefahr bedeuten die GBS für das Neugeborene. Neben Escherichia coli sind die GBS heute die *häufigste Ursache* für eine oft tödlich verlaufende Sepsis und Meningitis beim Neugeborenen. Bei den

Neugeboreneninfektionen

durch GBS werden eine Frühform (early onset) und Spätform (late onset) unterschieden. Definitionsgemäß tritt das Early-onset-Syndrom innerhalb der ersten 7 Tage nach der Geburt auf.

Da im Mittel nur 20 Stunden zwischen der Geburt und dem Auftreten der ersten Symptome beim Neugeborenen vergehen, muß angenommen werden, daß ein großer Teil der Early-onset-Erkrankungen bereits intrauterin erworben worden sind. Als

Risikofaktoren

für die Entstehung eines Early-onset-Syndroms gelten der vorzeitige Blasensprung, ein Blasensprung von mehr als 24 Stunden Dauer, die Frühgeburt vor der 37. Schwangerschaftswoche bzw. ein Geburtsgewicht von unter 2500 g, ein Fieber der Mutter unter und nach der Geburt, die Keimmenge im Genitaltrakt der Mutter und ein fehlender bzw. zu niedriger Antikörpertiter der Mutter gegen GBS (BAKER u. KASPER; GRAVETT; MARTIUS). Während das Neugeborene einer GBS-positiven Mutter nach der Geburt in 60–70% mit GBS besiedelt ist, muß mit dem Auftreten eines Early-onset-Syndroms nur in 1–4 Fällen pro 1000 Lebendgeburten bzw. in 10–50 Fällen pro 1000 Geburten kulturpositiver Mütter gerechnet werden. Die

Mortalität

des Early-onset-Syndroms beträgt bis zu 60%. Die Erkrankung manifestiert sich beim Neugeborenen in Form einer Sepsis mit Schockzeichen, respiratorischer Insuffizienz und häufig mit einer Leukopenie. In 40% der Fälle ist die Sepsis von einer Pneumonie und in 30% der Fälle von einer Meningitis begleitet. Die *Infektion des Neugeborenen* beim

Early-onset-Syndrom

erfolgt entweder bereits in utero über eine Aszension oder während der Geburt. Aus der in über 90% der Fälle gefundenen Übereinstimmung der GBS-Serotypen von Mutter und erkranktem Kind kann geschlossen werden, daß das Early-onset-Syndrom in der überwiegenden Mehrzahl eine direkt von der Mutter auf das Neugeborene übertragene Infektion darstellt (GRAVETT; ANDRIOLE). Das

Late-onset-Syndrom

tritt frühestens 7 Tage post partum auf. Im Mittel liegen 24 Tage zwischen der Geburt und dem Auftreten der ersten Symptome. Als *Risikofaktoren* für die Entstehung des Late-onset-Syndroms gelten die Frühgeburt und der fehlende Immunschutz der Mutter. Die *Häufigkeit* wird mit 0,5–1,5 Fällen pro 1000 Lebendgeburten

angegeben, und die Mortalität liegt mit etwa 20% deutlich niedriger als beim Early-onset-Syndrom. In über 80% der Fälle manifestiert sich die Infektion in Form einer Meningitis, aber auch eine septische Arthritis, eine Osteomyelitis, eine Zellulitis und eine Otitis media können auftreten. Mit

neurologischen Spätfolgen

muß in über 50% der Fälle gerechnet werden. Im Gegensatz zum Early-onset-Syndrom handelt es sich meist um eine *nosokomiale Infektion*. Die Neugeborenen infizieren sich post partum im Kinderzimmer durch das Personal oder andere Kinder. Nur vereinzelt soll es zu einer direkten Übertragung von der Mutter auf das Kind kommen. In über 90% der Late-onset-Erkrankungen lassen sich GBS vom Serotyp III isolieren.

Die

Verdachtsdiagnose

einer GBS-Infektion beim Neugeborenen stützt sich auf das klinische Bild unter Berücksichtigung von möglicherweise vorhandenen Risikofaktoren (s. vorher). Der Nachweis von grampositiven Kokken im Ausstrich von Magensaft deutet auf eine Infektion mit GBS hin. Die

endgültige Diagnose

beruht auf dem kulturellen Nachweis und der anschließenden serologischen Identifizierung von GBS in Körperflüssigkeit wie Blut, Liquor oder Urin. Zu berücksichtigen ist, daß beim Kulturverfahren mindestens 24 Stunden vergehen, bis ein Ergebnis vorliegt. Neuerdings stehen Schnellteste zur Verfügung, die auf serologischem Wege über Latexagglutination bzw. Gegenstromimmunelektrophorese eine Diagnose innerhalb weniger Stunden ermöglichen (GRAVETT; MARTIUS).

Als Mittel der Wahl bei der

Therapie der Neugeboreneninfektionen

mit GBS gelten das Penicillin G in einer Dosierung von 0,1–0,4 Mill. E pro kg KG pro Tag parenteral oder Ampicillin in einer Dosierung von 100–150 mg pro kg KG pro Tag parenteral. In der Schwangerschaft muß das Ziel darin bestehen, durch geeignete

prophylaktische Maßnahmen

die Rate der Neugeboreneninfektionen durch

GBS zu senken. Aus den verschiedensten Gründen haben sich die pränatale Chemoprophylaxe aller kulturpositiven Schwangeren, die intrapartuale Chemoprophylaxe aller kulturpositiven Schwangeren und die postnatale Chemoprophylaxe der Neugeborenen als nicht praktikabel erwiesen (MARTIUS). Kürzlich gelang es BOYER u. Mitarb. mit Hilfe einer selektiven (Berücksichtigung von Risikofaktoren) intrapartualen Chemoprophylaxe die Rate des Early-onset-Syndroms gegenüber den Nichtbehandelten signifikant zu senken. Die Identifizierung der GBS-kulturpositiven Schwangeren erfolgte durch vaginale und rektale Abstriche im Rahmen der Schwangerenberatung. Als Risikofaktoren und damit Eingangskriterien in die Prophylaxegruppe galten die Wehentätigkeit von der 37. Woche oder eine Dauer des Blasensprunges von mehr als 12 Stunden. Die Chemoprophylaxe bestand in der parenteralen Gabe von Ampicillin an die Mutter bis zur Geburt. Die beschriebene selektive intrapartuale Chemoprophylaxe ist wegen der notwendigen kulturellen Untersuchung aller Schwangeren mit einem großen personellen und finanziellen Aufwand verbunden. Die Durchführung wird deshalb geburtshilflichen Zentren vorbehalten bleiben.

Als

praktikable Alternative

kann in enger Anlehnung an eine Veröffentlichung von MINKOFF u. Mitarb. folgendes Vorgehen empfohlen werden: Aufgrund der Tatsache, daß die meisten Fälle on Early-onset-Syndrom bei Frühgeburten auftreten, gilt als alleiniger Risikofaktor die vorzeitige Wehentätigkeit (mit oder ohne vorzeitigen Blasensprung) vor der 37. Woche. Demnach sollte bei jeder Schwangeren mit vorzeitiger Wehentätigkeit und/oder Blasensprung vor der 37. Woche eine GBS-Kultur von der Vagina und Zervix angelegt werden. Ist abzusehen, daß die Geburt bis zum Vorliegen des Kulturergebnisses (> 24 Stunden) aufzuhalten ist, so kann dieses Ergebnis zunächst abgewartet werden. Wenn mit der Geburt vor dem Vorliegen des Kulturergebnisses zu rechnen ist, wird in allen Fällen mit einer parenteralen antibiotischen Prophylaxe in Form von 3- bis 4mal 2 g Ampicillin pro Tag der Mutter bis zur Geburt begonnen. Bei Penicillinallergie kann Erythromycin in entsprechender Dosierung zur Anwendung kommen. Ergibt sich eine positive GBS-Kultur, wird ebenfalls in der genannten Dosierung behandelt.

Chlamydia trachomatis

Das gramnegative Bakterium *Chlamydia trachomatis* ist ein obligat intrazellulärer Parasit. Insgesamt sind 15 verschiedene Serotypen (A–L) von Chlamydia trachomatis bekannt. Die Serotypen A–C sind verantwortlich für das besonders in armen Ländern endemisch auftretende Trachom, und die Serotypen L_1–L_3 verursachen das Lymphogranuloma inguinale. Von besonderer Bedeutung für die Schwangerschaft sind die Serotypen D–K, auf deren Behandlung sich das vorliegende Kapitel beschränkt. Chlamydia trachomatis gehört zu den *am häufigsten sexuell übertragenen Erregern*. Eine Übertragung ist aber auch während der Geburt von der Mutter auf das Neugeborene möglich. Chlamydia trachomatis ist für eine Reihe von urogenitalen und extragenitalen Infektionen verantwortlich. So führen die Chlamydien beim Mann zur nichtgonorrhoischen bzw. postgonorrhoischen Urethritis, Epididymitis und Proktitis. Bei der Frau können die Chlamydien für Urethritis, Bartholinitis, Zervizitis, Endo-

metritis, Salpingitis und Perihepatitis verantwortlich sein (SWEET u. Mitarb.; HARTMANN u. WECKER; MARDH u. Mitarb.; HOYME; MARTIUS u. Mitarb.; MARTIUS u. HARTMANN). Aufgrund einer neueren Untersuchung muß angenommen werden, daß Chlamydia trachomatis in der hormonellen Ruheperiode vor der Pubertät zu einer Vaginitis führen kann (BUMP). Ein möglicher Zusammenhang zwischen einer Chlamydieninfektion der Zervix und der Entstehung von zervikalen intraepithelialen Neoplasien ist bisher nicht ausreichend belegt (PAAVONEN u. Mitarb.). Erst in den letzten Jahren hat man die Bedeutung einer

Chlamydieninfektion der Mutter

während der Schwangerschaft erkannt. Abhängig vom Patientenkollektiv können während der Schwangerschaft Chlamydien in 2–30% im Urogenitaltrakt nachgewiesen werden. Bei der geschlechtsreifen Frau finden sich die Chlamydien in der Urethra und/oder in der Zervix.

Nicht selten verlaufen diese Infektionen asymptomatisch. Das typische Bild einer

Chlamydienzervizitis

zeigt eine vulnerable, gerötete und ödematöse Ektopie oder Umwandlungszone und einen gelblichen zervikalen Fluor. Im nach Gram gefärbten Zervikalabstrich erkennt man bei 1000facher Vergrößerung mindestens 10 Leukozyten pro Gesichtsfeld. Auch eine Chlamydieninfektion der Zervix ohne die beschriebenen typischen Veränderungen kommt vor (PAAVONEN u. Mitarb.). Die unbehandelte genitale

Chlamydieninfektion in der Schwangerschaft

führt zu einer deutlich erhöhten Infektmorbiditätsrate beim Neugeborenen (SWEET u. Mitarb.; BELL; HARRISON u. Mitarb.). Zur Infektion kommt es während der vaginalen Geburt durch einen infizierten Geburtskanal. Sind bei der Mutter zum Zeitpunkt der Geburt Chlamydien in der Zervix nachweisbar, so infizieren sich 60–70% der Neugeborenen. 25–50% der betroffenen Kinder entwickeln während der ersten 3 Wochen post partum eine Konjunktivitis und in 10–20% muß innerhalb von 4 Monaten nach der Geburt mit einer Chlamydienpneumonie gerechnet werden (BELL). Neuere Untersuchungen sprechen dafür, daß die unbehandelte genitale Chlamydieninfektion der Mutter während der Schwangerschaft nicht nur eine Gefahr für das Neugeborene darstellt, sondern auch mit anderen Schwangerschaftskomplikationen in Verbindung steht (BARBACCI u. Mitarb.; SWEET u. Mitarb.; MARTIN u. Mitarb.; MARTIUS u. Mitarb.). So fand sich eine

fieberhafte Endometritis nach Interruptio

häufiger, wenn bei der Patientin eine Chlamydieninfektion vorlag. Auch das Auftreten einer

Endometritis bis zu 6 Wochen post partum

korrelierte eng mit dem Nachweis von Chlamydia trachomatis in der Zervix (HOYME u. Mitarb.). Von besonderer Bedeutung sind Untersuchungen, die einen möglichen *Zusammenhang zwischen einer Chlamydia-trachomatis-Infektion in der Schwangerschaft und dem Auftreten eines vorzeitigen Blasensprunges und einer Frühgeburt* vermuten lassen (MARTIN u. Mitarb.; SWEET u. Mitarb.; MARTIUS u. Mitarb.).

Als Standardmethode zum

Nachweis von Chlamydia trachomatis

gilt die Züchtung des Erregers in Zellkulturen. Neuerdings stehen auch kostengünstigere kulturunabhängige *Schnellteste* zur Verfügung. Der Nachweis von Chlamydia trachomatis erfolgt dabei direkt auf Abstrichmaterial mit Hilfe von fluoreszierenden monoklonalen Antikörpern. Besonders bei den lokal begrenzten urogenitalen Chlamydieninfektionen ist die Serologie nur von eingeschränkter Aussagekraft. Die Tetrazykline gelten außerhalb der Schwangerschaft als Mittel der Wahl bei der Behandlung einer Chlamydieninfektion, z.B. in Form von 2×100 mg Doxycyclin oral pro Tag für 10–14 Tage. Während der Schwangerschaft empfiehlt sich die Gabe von Erythromycin Äthylsukzinat. Eine orale Therapie in Form von 4×400 mg pro Tag für 7–10 Tage erscheint ausreichend.

Zur Vermeidung einer hohen Neugeboreneninfektionsrate sollte während der Schwangerschaft zumindest bei Risikopatientinnen eine Untersuchung auf Chlamydien erfolgen und ggf. eine antibiotische Therapie der Mutter vorgenommen werden.

Neisseria gonorrhoeae

Das Bakterium Neisseria gonorrhoeae gehört wie alle Neisserien zu den gramnegativen Diplokokken. Die

Erregerübertragung

erfolgt duch sexuellen Kontakt oder perinatal von der Mutter auf das Neugeborene. Lokale Infektionen mit Neisseria gonorrhoeae führen beim Mann zur Urethritis, Zystitis, Prostatitis, Epididymitis, Pharyngitis, Proktitis und Konjunktivitis. Bei der Frau verursachen die Gonokokken eine Urethritis, Zystitis, Bartholinitis, Zervizitis, Endometritis, Salpingitis (selten in Verbindung mit einer Perihepatitis), Proktitis, Pharyngitis und Konjunktivitis (LEE; RYAN). In der hormonellen Ruheperiode vor der Pubertät können die Gonokokken für eine Vulvovaginitis verantwortlich sein (LEE). Im Gegensatz zum

Mann, bei dem die Urogenitalinfektion nur in etwa 10% der Fälle asymptomatisch ist, muß man bei der Frau in 50% der Fälle mit symptomlosen Verläufen rechnen. Die unbehandelte Infektion mit Neisseria gonorrhoeae kann über eine Bakteriämie zur

disseminierten Gonorrhö

führen. Typisch dafür sind das Auftreten von Fieber in Verbindung mit einer Polyarthritis und einem makulopapulösen Exanthem (LEE; RYAN).

Die unbehandelte

Gonorrhö in der Schwangerschaft

bedeutet eine Gefahr für das Neugeborene. Zur Infektion kommt es perinatal entweder nach Blasensprung durch Aszension der Keime aus dem unteren Genitaltrakt oder während der Geburt durch einen infizierten Geburtskanal. Besonders gefürchtet ist die eitrige Konjunktivitis beim Neugeborenen, die zur Erblindung führen kann. Aber auch mit disseminierten Infektionen im Rahmen einer Bakteriämie muß beim Neugeborenen gerechnet werden (BRUNHAM u. Mitarb.; AMSTEY u. STEADMAN).

Möglicherweise steht die Gonorrhö in der Schwangerschaft auch in ätiologischem Zusammenhang mit dem vorzeitigen Blasensprung, dem Amnioninfektionssyndrom, der Frühgeburtlichkeit und einer erhöhten mütterlichen postpartualen Infektmorbidität. Aufgrund fehlender kontrollierter Studien gelten die genannten Komplikationen bisher nicht als bewiesen (CHARLES u. Mitarb.; HANDSFIELD u. Mitarb.; BRUNHAM u. Mitarb.).

Zum Schutz von Mutter und Kind muß in jedem Fall die rechtzeitige Diagnose und Therapie einer Gonorrhö in der Schwangerschaft angestrebt werden. Eine

Zervizitis in der Schwangerschaft

erfordert immer den Ausschluß einer Gonorrhö und einer Chlamydieninfektion. Typisch für die Zervizitis ist das Auftreten von gelblich-eitrigem zervikalem Fluor. Eine *Schnelldiagnose* der Gonorrhö kann mit Hilfe eines nach Gram gefärbten Abstriches aus Zervix und Urethra versucht werden. Der Nachweis von typischen gramnegativen intrazellulären Diplokokken macht die Diagnose wahrscheinlich. In jedem Fall aber muß die Diagnose kulturell abgesichert werden. Die höchste Nachweisrate erzielt man durch die Verwendung von *Selektivmedien* (z. B. nach Thayer-Martin). Bei der Frau sollte neben der Zervix auch Abstrichmaterial von der Urethra und vom Rektum entnommen werden. Wegen der hohen Zahl (etwa 50%) asymptomatischer Verläufe in der Schwangerschaft ist eine gezielte mikrobiologische Diagnostik auch bei symptomlosen Patientinnen aus Risikogruppen angezeigt. Die Diagnose einer *Gonorrhö in der Schwangerschaft* erfordert eine sofortige

antibiotische Therapie,

wenn nötig auch des Partners. Als Mittel der Wahl gilt das Penicillin G. Bei lokalisierter Gonokokkeninfektion wird die einmalige intramuskuläre Gabe von Procain-Penicillin G (z. B. Megacillin) in einer Dosierung von 4,8 Mill. E empfohlen. Als Alternative können auch Zephalosporine (z. B. einmalig Cefoxitin 2 g i.m.) oder einmalig Spectinomycin 2 g i.m. zur Anwendung kommen (SIMON u. STILLE). Der Therapieerfolg muß in jedem Fall überprüft werden. Disseminierte Gonokokkeninfektionen und die gonorrhoische Neugeborenenkonjunktivitis erfordern eine hochdosierte parenterale antibiotische Therapie über mehrere Tage.

In der Bundesrepublik Deutschland wird zur Vermeidung der Neugeborenenkonjunktivitis generell post partum eine lokale Prophylaxe, z. B. in Form von 1% Argentum nitricum empfohlen. Die gesetzliche Grundlage bildet die HebDO.

Listeriose

Die *Ursache* der Listeriose ist ein fakultativ anaerobes, grampositives, bewegliches Stäbchenbakterium, genannt Listeria monocytogenes. Der Erreger ist weitverbreitet und findet sich bei vielen Tierarten, im Boden, in Nahrungsmitteln und im Stuhl infizierter Menschen. Bei gesunden, nicht abwehrgeschwächten Patienten ver-

läuft die Listeriose meist symptomlos. Anders ist die Situation bei Neugeborenen, immunsupprimierten Patienten und in der Schwangerschaft. In diesen Fällen reicht das klinische Bild der Listeriose von grippeähnlichen Symptomen bis hin zur schwersten Sepsis, verbunden mit einer hohen Mortalität (ENDERS; ANDRIOLE;

MONIF; SEELIGER). Die

Listeriose in der Schwangerschaft

führt häufig zu einem grippeähnlichen Bild mit Temperaturerhöhung, Abgeschlagenheit, Muskelschmerzen und Pharyngitis. Schmerzhafte Nierenlager können das Bild eines Harnwegsinfektes vortäuschen (WINKLER u. Mitarb.; LARSEN; ENDERS).

Zur

Infektion der Frucht

bzw. des Neugeborenen kommt es transplazentar während der Bakteriämie der Mutter, durch Aszension nach Blasensprung, während der Geburt durch einen infizierten Geburtskanal und nach der Entbindung im Sinne einer nosokomialen Infektion. Als Folge dieser Infektion kann es zum Abort, zur Totgeburt und zur Geburt eines schwerkranken Neugeborenen kommen. Es wird vermutet, daß die *chronische genitale Listerioseinfektion* für rezidivierende Aborte verantwortlich ist. Ein Beweis für diese Vermutung steht aber aus. Bei der

Neugeborenenlisteriose

werden zwei verschiedene Formen unterschieden. Als *Frühform* bezeichnet man ein Krankheitsbild, das während der ersten 5 Tage nach der Geburt auftritt. In diesen Fällen hat die Infektion bereits intrauterin stattgefunden. Die häufig zu früh geborenen Neugeborenen fallen durch Atemstörungen, Schockzeichen und ein schweres septisches Krankheitsbild auf. Die *Spätform* der Neugeborenenlisteriose tritt erst nach dem 5. Tag post partum in Erscheinung.

Zwischen der 1. und 6. Woche nach der Geburt entwickeln die Neugeborenen Symptome einer Meningoenzephalitis. Zur Infektion kommt es bei der Spätform erst während der Geburt durch einen infizierten Geburtskanal oder nach der Geburt im Sinne einer nosokomialen Infektion. Die Neugeborenenlisteriose ist meldepflichtig (ANDRIOLE, BOUCHER u. YONEKURA).

Die

Diagnose

einer Listerioseinfektion in der Schwangerschaft wird primär kulturell durch den Nachweis von Listeria monocytogenes, z. B. im Blut oder im Genitalabstrich, gestellt. Serologisch kann die Diagnose dann bestätigt werden. Auch beim Neugeborenen beruht die Diagnose primär auf dem Erregernachweis aus Körperflüssigkeit (SEELIGER).

Besteht *während der Schwangerschaft* der Verdacht auf eine Listeriose der Mutter, so sollte unverzüglich mit einer parenteralen

antibiotischen Therapie,

z. B. in Form von 3×2 g Ampicillin pro 24 Stunden, begonnen werden. Ampicillin oder Penicillin gelten als Mittel der Wahl. Alternativ kann auch Erythromycin verabreicht werden. Die Behandlungsdauer beträgt mindestens 14 Tage (ENDERS; MONIF).

Die *Neugeborenenlisteriose* wird kombiniert antibiotisch mit Ampicillin oder Penicillin und einem Aminoglykosid behandelt. Trotz rechtzeitiger antibiotischer Therapie beträgt die Mortalität der Neugeborenenlisteriose um 50%.

Röteln

Die *Ursache* für die Rötelninfektion ist ein von einer Hülle umgebenes RNS-Virus, das zur Familie der Togaviren gerechnet wird. Die

Übertragung des Erregers

erfolgt durch Tröpfcheninfektion über den oberen Respirationstrakt. Nach einer *Inkubationszeit* von etwa 16 Tagen treten die ersten, oft sehr uncharakteristischen Symptome auf. Hierzu gehören eine leichte Temperaturerhöhung, Lymphknotenschwellungen, besonders im Halsbereich, und die Bildung eines Exanthems im Kopf-, Nacken- und Rückenbereich und den

Streckseiten der Extremitäten (MONIF). Die Rötelninfektion kann so mild verlaufen bzw. die Symptome so uncharakteristisch sein, daß die Infektion nicht erkannt oder mißdeutet wird. Aus diesem Grund kann der

Beweis einer frischen Rötelninfektion

nur auf serologischem Weg erbracht werden. Nach dem zur Infektion führenden Kontakt setzt am 8. bis 9. Tag die Virämie ein. Etwa 1 bis 2 Tage nach dem Auftreten der ersten Symptome können *Antikörper* der IgG- und IgM-Klasse serologisch nachgewiesen werden. Während die IgG-Antikörper lebenslänglich nachweisbar bleiben und damit vor einer erneuten Rötelninfektion schützen, sind die IgM-Antikörper nur bis zu 8 Wochen nach der Infektion vorhanden. Die

frische Rötelninfektion

kann einmal durch einen deutlichen Antikörpertiteranstieg während der ersten 2 Erkrankungswochen oder durch den Nachweis von rötelnspezifischen IgM-Antikörpern bewiesen werden. Als *Standardnachweismethode* für den Titeranstieg der IgG-Antikörper gilt der Hämagglutinationshemmtest (HAH-Test) (ENDERS; KNÖRR; WOLF u. MERTENS).

Bei jeder Schwangeren ist der behandelnde Arzt verpflichtet, möglichst früh in der Schwangerschaft bei

nicht eindeutiger Rötelnimmunitätslage

diese durch einen HAH-Test aus dem Serum feststellen zu lassen. Diese Untersuchung darf nur unterbleiben, wenn vorher mit Sicherheit eine bestehende Rötelnimmunität bei der Schwangeren nachgewiesen wurde. Da es sich bei der Durchführung des HAH-Testes um eine einmalige Maßnahme handelt, ist eine *korrekte Interpretation des Titerergebnisses* nur möglich, wenn der das Blut entnehmende Arzt gleichzeitig eine eingehende Anamnese erhebt. Im Rahmen dieser *Anamnese* muß besonderen Wert auf die Fragen gelegt werden, ob in der letzten Zeit Symptome bei der Patientin aufgetreten sind, die für eine Rötelninfektion sprechen bzw. ob ein Rötelnkontakt stattgefunden hat. Die Wichtigkeit der genauen Anamnese ergibt sich auch daraus, daß bei genauem Befragen in bis zu 90% der Fälle einer frischen Rötelninfektion in der Schwangerschaft typische Symptome angegeben werden können (ENDERS). Ein bei dieser ersten serologischen Untersuchung in der Schwangerschaft festgestellter HAH-Antikörpertiter von beispielsweise 1 : 128 spricht nur dann für eine früher durchgemachte Rötelninfektion und damit Immunität und gegen eine frische Infektion, wenn die oben beschriebene Anamnese negativ ist. Definitionsgemäß gilt eine Schwangere dann als

immun gegen Röteln,

wenn der HAH-Test einen Titer von mindestens 1 : 32 ergibt. Ein Titer von unter 1 : 8 bedeutet

fehlende Immunität

und damit die Gefahr einer Rötelnembryopathie bei Infektion in der Schwangerschaft. Bei Antikörpertitern von 1 : 8 und 1 : 16 muß im Labor durch zusätzliche Antikörperteste festgestellt werden, ob tatsächlich von einer Immunität ausgegangen werden kann. Schwangere mit fehlendem Immunschutz gegen Röteln sollten in der 16. bis 17. Schwangerschaftswoche nochmals auf das Vorhandensein von Antikörpern untersucht werden, um mit Sicherheit eine zwischenzeitlich aufgetretene Infektion auszuschließen (ENDERS; MERTENS u. WOLF; KNÖRR).

Zur Infektion und damit zur möglichen

Schädigung der Frucht

kommt es während der virämischen Phase der mütterlichen Infektion.

Der *Grad der Schädigung des Fetus* hängt dabei eindeutig vom Schwangerschaftsalter ab. Je früher die Infektion in der Schwangerschaft auftritt, desto schwerer und häufiger sind die Schäden beim Fetus. So liegt die Schädigungsrate bei einer Infektion zwischen der 1. und 6. Schwangerschaftswoche etwa bei 56%, um zwischen der 13. und 16. Woche auf 6–10% abzufallen. Insgesamt muß man bei einer Rötelninfektion der Mutter zwischen der 1. und 16. Woche mit einer *Schädigungsrate des Fetus* von 25–30% ausgehen (Tab. 4). Neuere Untersuchungen sprechen dafür, daß die Rötelninfektion der Frucht nach der 17. Schwangerschaftswoche zwar zu einer verzögerten Entwicklung führen kann, nicht aber mit bleibenden Schäden verbunden ist (ENDERS; MONIF; WOLF u. MERTENS). Zu den *wichtigsten Schädigungen des Kindes* gehören die Kataraktbildung, Herzfehler, Taubheit, Mikrozephalie, geistige und körperliche Retardierung, Enzephalitis, Hepatitis, interstitielle Pneumonie und eine thrombozytopenische Purpura. In der Bundesrepublik Deutschland rechnet man z. Z. mit einer

Häufigkeit der Rötelnembryopathie

von 1 : 5000–7000 Geburten.

Wie bei der postnatalen Rötelninfektion ist auch die pränatale Rötelninfektion nicht allein aufgrund des klinischen Bildes diagnostizierbar. Die Symptome nach der Geburt sind häufig sehr uncharakteristisch oder können gänzlich fehlen.

Tabelle 4   Häufigkeit von Rötelnembryopathien bei gesicherter mütterlicher Rötelninfektion im 1. bis 3. Trimenon (aus *Enders*, *G.* In *Künzel*, *W.*, *Wulf*, *K.-H.*: Klinik der Frauenheilkunde und Geburtshilfe, 2. Aufl., Bd. 5. Urban & Schwarzenberg, München 1986)

Mütterliche Rötelninfektion		
Schwangerschafts-woche**	Rötelnembryopathie (%)	
1.–6.	56	⎫
7.–9.	25	⎬ 35 %***
10.–12.	20	⎬
13.–17.	10	⎭
18.–21.	<4	vorübergehende postnatale Entwicklungsstörung spätere Hörschäden?
>22.	0	
präkonzeptionell ab 6 Wochen vor Konzeption bis Konzeption	<4	

  * prospektiv mit Serologie, Weltliteratur und eigene Studien
 ** ab dem ersten Tag der letzten Regel minus zwei Wochen gerechnet
*** mit Nachschau

Die

Diagnose einer pränatalen Rötelninfektion

erfolgt deshalb serologisch oder aber durch die direkte Virusisolierung beim Kind. Der Nachweis von rötelnspezifischen IgM-Antikörpern beim Kind ist beweisend für eine pränatale Rötelninfektion. Diese kindlichen IgM-Antikörper können bis 6 Monate nach der Geburt gefunden werden. Da die von der Mutter stammenden IgG-Antikörper nur etwa 6 Monate beim Kind erhalten bleiben, bedeutet auch der Nachweis von IgG-Antikörpern mehr als 6 Monate nach der Geburt, daß eine pränatale Rötelninfektion stattgefunden haben muß (ENDERS; MONIF; KNÖRR). Die

Gefahr einer Rötelnembryopathie

besteht grundsätzlich nur in den Fällen, in denen die Mutter keine Immunität gegen Röteln aufweist. In der Bundesrepublik Deutschland sind dies z. Z. ungefähr 10% der Frauen im gebärfähigen Alter (ENDERS).

Berichtet eine Schwangere mit unbekanntem oder fehlendem Antikörpertiter gegen Röteln über einen möglichen

Rötelnkontakt im 1. und 2. Trimenon,

so wird folgendes Vorgehen empfohlen. Zu-

Tabelle 5   Maßnahmen zur Verhütung von Rötelnembryopathien (aus *Enders*, *G.* In *Künzel*, *W.*, *K.-H. Wulf*: Klinik der Frauenheilkunde und Geburtshilfe, 2. Aufl., Bd. 5. Urban & Schwarzenberg, München 1986)

Aktive Impfung:	im Kindesalter und präpubertär oder *vor* der 1. Schwangerschaft, allenfalls im 1. Wochenbett	
Immunitäts-lage:	Feststellung *vor* der 1. Schwangerschaft bei geimpften und nicht-geimpften Frauen	
Mutterschafts-vorsorge:	Überwachung der Immunitätslage durch Anamnese und Antikörpertest. Diagnose akuter Infektionen. Bei Kontakt seronegativer Gabe von Immunglobulinen. In Problemfällen IgM-Antikörperbestimmung im fetalen Blut in der 22.–23. Schwangerschaftswoche*	
Röteln		
1.–12. Schwanger-schaftswoche*	kindliches Risiko 35 %	Interruptio
13.–17. Schwanger-schaftswoche*	kindliches Risiko 6–10 %	Interruptio, je nach individueller Fall-Lage
mehr als 18. Schwanger-schaftswoche*	kindliches Risiko <4,0 %	keine Interruptio
6 Wochen vor bis Konzeption	kindliches Risiko <4,0 %?	keine Interruptio?
Reinfektion nach früherer Impfung	bei bekanntem Prä-Titer ohne Symptome	keine Interruptio
in 1.–17. Schwanger-schaftswoche*	bei negativem oder nicht bekanntem Prä-Titer, pos. IgM-Antikörpern und Symptomen	Interruptio
Akzidentelle Impfung	vor/in Frühgravidität	keine Interruptio

* ab der letzten Regel berechnet

nächst Blutentnahme zur Bestimmung der Rötelnserologie. Besteht keine Immunität und liegt der mögliche Rötelnkontakt nicht länger als 7 Tage zurück, sollte das Rötelnimmunglobulin in vorgeschriebener Dosierung verabreicht werden. Liegt der Kontakt länger als 7 Tage zurück, kommt die Immunglobulingabe in jedem Fall zu spät. Nach erfolgter Immunglobulingabe muß die Rötelnserologie nach 2 und nach 4 Wochen wiederholt werden, um zu erkennen, ob tatsächlich eine Rötelninfektion der Mutter aufgetreten ist. Nur nach einem eingehenden aufklärenden Gespräch mit der Mutter kann dann in Abhängigkeit vom Gestationsalter entschieden werden, ob eine

Interruptio

durchzuführen ist, da die Immunglobulingabe keinen absoluten Schutz gegen eine Rötelnembryopathie darstellt (ENDERS; KNÖRR). Bei

gesicherter Rötelninfektion

der Mutter während der ersten 17 Schwangerschaftswochen, besonders wenn eine Rötelnimmunglobulingabe nicht erfolgte, ist die Indikation für eine Unterbrechung der Schwangerschaft eher großzügig zu stellen, da in bis zu 35% der Fälle mit einer Schädigung des Kindes gerechnet werden muß (Tab. 5).

Die sicherste Maßnahme zur Vermeidung der Rötelninfektion in der Schwangerschaft und damit zur *Vermeidung der Rötelnembryopathie* ist die

aktive Impfung

der weiblichen Bevölkerung mit fehlender Immunität gegen Röteln. Eine solche Impfung kann im Kleinkindesalter, in der Pubertät oder auch im gebärfähigen Alter unter Konzeptionsschutz oder im Wochenbett erfolgen. Der Impferfolg muß serologisch kontrolliert werden. Nach den bisher vorliegenden Untersuchungen bedeutet die erfolgreich durchgeführte aktive Impfung einen vollkommenen Schutz gegen die Rötelnembryopathie. Eine Impfung in der Schwangerschaft sollte, da es sich um eine Lebendimpfung handelt, in jedem Fall unterbleiben. Die bisher beschriebenen Fälle einer Impfung in der Schwangerschaft deuten allerdings darauf hin, daß ein solches Vorgehen nicht zu einer Schädigung des Kindes führt (ENDERS 1986).

Zytomegalie

Das *Zytomegalievirus* ist ein großes DNS-Virus und gehört neben dem Herpes-simplex-Virus Typ 1 und 2, dem Varizellen-Zoster-Virus und dem Epstein-Barr-Virus zur Gruppe der Herpesviren. Die Ansteckung mit dem Zytomegalievirus führt, wie dies für alle Herpesviren typisch ist, zu einer

latenten lebenslänglichen Infektion.

Im Zusammenhang mit einer Schwächung besonders der zellulären Immunität kann es jederzeit zu einer Reaktivierung der Infektion kommen. Die

Übertragung

des Virus erfolgt durch direkten Kontakt mit Körpersekreten, die das Virus enthalten. Zu nennen sind hier das Zervixsekret und die Samenflüssigkeit (sexuelle Übertragung!), der Speichel, der Harn, die Muttermilch und das Blut. Die

Durchseuchung

in der Bundesrepublik Deutschland liegt etwa bei 50% (ENDERS; NEUMANN-HAEFELIN). In der überwiegenden Mehrzahl der Fälle bleibt die Primärinfektion und die rekurrierende Infektion unerkannt, da die Erkrankung sehr mild oder symptomlos verläuft. Vereinzelt kann die Zytomegalie-Primärinfektion dem Bild einer Mononukleose ähneln. Gefürchtet ist das Auftreten einer Zytomegaliepneumonie im Rahmen einer generalisierten Infektion bei immunsupprimierten Patienten, die mit einer hohen Mortalität einhergeht.

Die

Diagnose

einer Zytomegalieinfektion erfolgt einmal durch die direkte Virusisolierung aus Körpersekreten und auf serologischem Weg. Nach der Primärinfektion kommt es zur Bildung von IgG- und IgM-Antikörpern. Die Unterscheidung zwischen einer Primärinfektion und einer rekurrierenden Infektion kann schwierig sein. Auch bei einer rekurrierenden Infektion kann es zu einem Titeranstieg der IgG-Antikörper und zur erneuten Bildung von IgM-Antikörpern kommen. Der Nachweis eines mindestens vierfachen IgG-Antikörpertiteranstiegs (Serokonversion) spricht allerdings für eine Primärinfektion (ENDERS; KNÖRR; LEDGER; MERTENS u. WOLF).

Das Zytomegalievirus kann während der *gesamten Schwangerschaft* im Verlauf der mütterlichen Virämie hämatogen auf die Frucht übertragen werden. Von besonderer Bedeutung ist die *Unterscheidung zwischen einer Primärinfektion und einer rekurrierenden Infektion in der Schwangerschaft*. So kommt es in etwa 50% der Primärinfektionen zu einer Infektion des Fetus, während diese Zahl auf 10% bei rekurrierenden Infektionen abnimmt. Der

Grad der Schädigung der Frucht

scheint weniger eine Frage des Schwangerschaftsalters bei der Infektion zu sein, als vielmehr davon abzuhängen, ob es sich bei der Mutter um eine Primärinfektion oder eine rekurrierende Infektion handelt. Bis auf wenige Ausnahmen kommt es *nur nach einer Primärinfektion* in der Schwangerschaft zu bleibenden Schäden beim Neugeborenen. Insgesamt rechnet man mit einer

Häufigkeit der kongenitalen Zytomegalie

von 1% aller Geburten. Von den kongenital infizierten Kindern zeigen um 5–10% Symptome wie Frühgeburtlichkeit, Hepatosplenomegalie, Mikrozephalie, Chorioretinitis, Petechien und eine Thrombozytopenie. Bei diesen primär symptomatischen Kindern muß in der Mehrzahl der Fälle mit

typischen Spätfolgen

wie geistige und körperliche Retardiertheit und Hörschäden gerechnet werden. Die genannten Spätfolgen finden sich auch bei 10–20% der kongenital infizierten Kinder, die nach der Geburt keine Symptome zeigten (ENDERS; WOLF u. MERTENS; BRUNHAM u. Mitarb.).

Neben der hämatogenen Infektion des Fetus kann es auch zur

Infektion durch Aszension

nach Blasensprung kommen.

Die *perinatale Infektion* des Neugeborenen, also während der Geburt durch einen infizierten Geburtskanal oder postnatal, z.B. im Kinderzimmer und durch die Muttermilch, scheinen in der Regel asymptomatisch und ohne Spätfolgen zu verlaufen (ENDERS; KNÖRR).

Die

Diagnose

einer kongenitalen Zytomegalieinfektion kann nicht allein durch das häufig uncharakteristische klinische Bild gestellt werden. Nur die Virusisolierung und die Serologie ermöglichen eine sichere Diagnose.

Sinnvolle

prophylaktische und therapeutische Maßnahmen

der Zytomegalieinfektion in der Schwangerschaft stehen nicht zur Verfügung. In den seltenen Fällen, in denen im 1. und 2. Trimenon die Diagnose einer primären Zytomegalieinfektion gestellt werden kann, muß die Frage einer Interruptio aus eugenischer Indikation mit der Mutter ausführlich besprochen werden, da in einem Prozentsatz von 39–79% mit bleibenden Schäden zu rechnen ist (ENDERS; NEUMANN-HAEFELIN).

Herpes simplex

Die Ursache der Herpes-simplex-Infektionen ist ein zur Gruppe der Herpesviren gehörendes *DNS-Virus*. Die beiden Herpes-simplex-Viren (HSV) Typ 1 und 2 müssen unterschieden werden, da sie zu verschiedenen Krankheitsbildern führen. So ist der

HSV Typ 1

im wesentlichen verantwortlich für den Herpes labialis, die Gingivostomatitis und die Keratokonjunktivitis, während der

HSV Typ 2

meist zu genitalen Manifestationen führt und für die neonatale Herpesinfektion verantwortlich ist (PETERSEN; COREY; MONIF). Der erste

Kontakt mit dem HSV Typ 1 erfolgt häufig in der frühen Kindheit. Die Primärinfektion verläuft oft symptomlos. Die

symptomatische Primärinfektion

äußert sich in Form einer *Gingivostomatitis*, die von leichtem Fieber begleitet sein kann. Gefürchtet sind Manifestationen der HSV-Typ-1-Infektion in Form einer *Keratokonjunktivitis*, die zur Blindheit führen kann und in Form einer *Enzephalitis*, die mit einer hohen Mortalitätsrate verbunden ist. Nach der Primärinfektion kommt es zu einer

latenten Infektion

in den Ganglien des Nervensystems, die jederzeit in eine rekurrierende Infektion übergehen kann. Typische Manifestationen der

rekurrierenden HSV-Typ-1-Infektion

sind die mukokutanen Herpesläsionen im Mund- und Nasenbereich. Abhängig vom Sozialstatus rechnet man mit einer

Durchseuchung

mit HSV Typ 1 von 40–90%. Der erste Kontakt mit dem HSV Typ 2 erfolgt normalerweise nach der Pubertät mit Aufnahme des Geschlechtsverkehrs. Die HSV-Typ-2-Infektion gilt als eine der häufigsten sexuell übertragenen Erkrankungen. Nur selten verläuft die *Primärinfektion* asymptomatisch. Typisch ist die Bildung von sehr schmerzhaften Bläschen im Genitalbereich, begleitet von erheblichen Allgemeinsymptomen wie Fieber, Kopfschmerzen und Myalgien. In etwa 1% kommt es zum Auftreten einer Meningitis. Nach der Primärinfektion folgt die *latente Infektion*, die jederzeit durch unterschiedliche Einflüsse in eine rekurrierende Infektion übergehen kann. Die *rekurrierende HSV-Typ-2-Infektion* ist eine lokal begrenzte Erkrankung ohne Allgemeinsymptomatik, die auch symptomlos verlaufen kann.

In Ausnahmefällen ist auch der HSV Typ 1 verantwortlich für den genitalen Herpes und der HSV Typ 2 für den oralen Herpes. In den westlichen Ländern rechnet man mit einer *Durchseuchung* von 20–25% beim HSV Typ 2 (ENDERS 1986, LEDGER 1986, COREY 1984, WOLF u. MERTENS 1987, MONIF 1982). Die

Übertragung

von HSV Typ 1 und 2 erfolgt durch direkten Kontakt mit Sekreten, die das Virus enthalten (z. B. Sekret aus rupturierten Herpesbläschen). Die *Inkubationszeit* beträgt 2–14 Tage. Die

Diagnose

einer HSV-Infektion erfolgt primär durch den *Erregernachweis*, ist aber auch auf serologischem Weg möglich (MERTENS u. WOLF). Die

Therapie

erfolgt heute durch die lokale oder systemische Anwendung von Virusstatika (z. B. Acyclovir). Damit können schwerverlaufende Primärinfektionen günstig beeinflußt werden und möglicherweise die Häufigkeit der rekurrierenden Infektionen reduziert werden. Zur

Infektion des Fetus

kommt es bei der Geburt durch einen infizierten Geburtskanal oder bereits intrauterin durch Aszension nach Blasensprung. In über 80% der Fälle wird die Neugeboreneninfektion durch den HSV Typ 2 verursacht. In seltenen Fällen kann es bei einer Primärinfektion der Schwangeren und bei Fehlen von Antikörpern gegen HSV Typ 1 zu einer kongenitalen transplazentaren HSV-Infektion kommen mit erhöhter Abort- und Frühgeburtenrate. Besonders gefährdet, sich während der Geburt mit HSV zu infizieren, sind Kinder von Müttern mit einer primären HSV-Infektion zur Zeit der Geburt. In diesen Fällen rechnet man mit einer kindlichen Infektionsrate von 50%. Dagegen kommt es bei rekurrierender mütterlicher Infektion unter der Geburt nur in etwa 10% der Fälle zu einer Infektion des Neugeborenen. Untergewichtige Neugeborene unter 2500 g erkranken häufiger an einer HSV-Infektion als Reifgeborene (KNÖRR; ENDERS; NAHMIAS u. KEYSERLING; MONIF). Die Mehrzahl der infizierten Neugeborenen (> 90%) erkranken in Form einer

disseminierten Herpesinfektion

unter Beteiligung der Haut und des ZNS. Von den erkrankten Kindern sterben etwa 60% und in weiteren 20% muß mit bleibenden Schäden gerechnet werden. Die *Verdachtsdiagnose* einer neonatalen HSV-Infektion wird durch den Erregernachweis und auf serologischem Wege bestätigt. Die Prognose der neonatalen HSV-Infektion konnte durch die Einführung des Virusstatikums Acyclovir deutlich gebessert werden. Insgesamt muß man mit einem Fall einer neonatalen Herpesinfektion pro 7000–10 000 Geburten rechnen. Finden sich bei der Mutter während der Geburt Hinweise auf eine *frische Herpesinfektion* des Genitale, so sollte zur Vermeidung einer Infektion des Neugeborenen eine

Schnittentbindung

durchgeführt werden. Die Effektivität eines solchen Vorgehens konnte bisher nur in den Fällen gezeigt werden, in denen vom Zeitpunkt des Blasensprunges bis zur Schnittentbindung nicht mehr als 4 Stunden vergangen sind.

Vaginitis und Zervizitis in der Schwangerschaft

Alle sexuell übertragbaren Genitalinfektionen, die außerhalb der Schwangerschaft zu pathologischem Fluor, Vaginitis und Zervizitis führen, können auch während der Schwangerschaft gefunden werden. Einem Teil dieser Infektionen kommt in der Schwangerschaft eine erhebliche Bedeutung zu, da sie mit Gefahren für die Schwangerschaft, die Mutter und das Neugeborene verbunden sind. Auch bei der Therapie müssen die besonderen Gegebenheiten in der Schwangerschaft ausreichend Berücksichtigung finden. Da ein Teil der sexuell übertragenen Genitalinfektionen symptomlos verlaufen, sollten auch bei beschwerdefreien Schwangeren zu Beginn und am Ende der Schwangerschaft solche Infektionen ausgeschlossen werden. Das mit geringem zeitlichen Aufwand verbundene

diagnostische Vorgehen zum Ausschluß einer Genitalinfektion

soll im folgenden kurz geschildert werden. Nach der Anamneseerhebung wird zunächst das äußere Genitale inspiziert. Zu achten ist auf Rötungen, Schwellungen, Bläschenbildungen, Ulzerationen und Fissuren. Bei der Spekulumuntersuchung werden die Vaginalwände, die Zervix und der Fluor beurteilt. Anschließend erfolgt die Entnahme von Vaginalsekret zur Herstellung eines Nativpräparates mit physiologischer Kochsalzlösung, zur Herstellung eines Präparates mit 10% Kalilauge und gleichzeitiger Durchführung der Riechprobe und zur pH-Wert-Bestimmung. Wenn notwendig, können während der Spekulumuntersuchung auch Abstriche von Zervix und Vagina für eine kulturelle Diagnostik entnommen werden.

Ergibt sich im Rahmen des geschilderten Untersuchungsganges bei einer beschwerdefreien Patientin ein unauffälliger Genitalbefund, ein physiologischer geruchloser, cremig-visköser Fluor

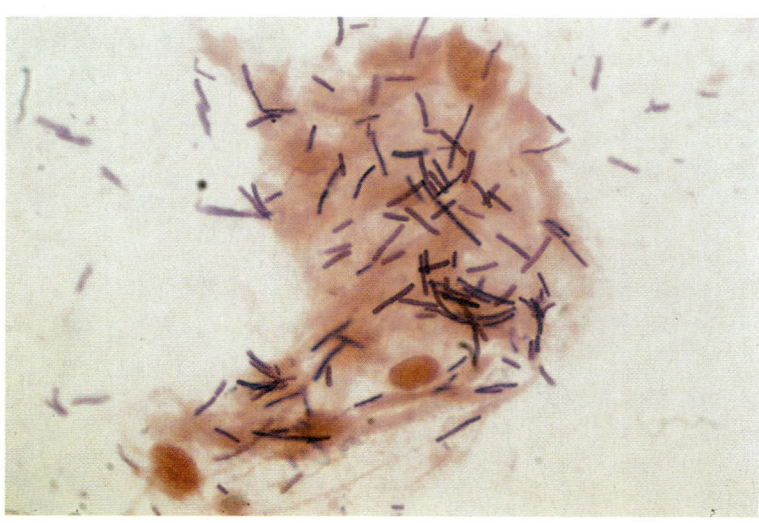

Abb. 3
Nach Gram gefärbter normaler vaginaler Fluor mit Epithelzellen und reichlich grampositiven Stäbchenbakterien (Lactobacillus spp.). 1000fache Vergr.

von weißlicher Farbe, ein pH-Wert des Vaginalsekretes von $\leq 4{,}5$ und im Nativpräparat eine
dominante Döderlein-Flora mit wenigen oder
fehlenden Leukozyten (Abb. 3), so kann mit
großer Sicherheit eine Genitalinfektion ausgeschlossen werden. Die diagnostische Bedeutung
der einzelnen geschilderten Untersuchungen
wird im folgenden Abschnitt anhand der verschiedenen Infektionen beschrieben (ESCHEN-
BACH; HOLMES; MARTIUS).

Bakterielle Vaginose

Die bakterielle Vaginose gehört heute zu den am
*häufigsten diagnostizierten sexuell übertragenen
Vaginalinfektionen* bei Frauen im geschlechtsreifen Alter (HOYME; PETERSEN; ESCHENBACH).
In bis zu 50% der Fälle von Vaginalinfektionen
wird eine bakterielle Vaginose gefunden. Mikro-
biologisch handelt es sich bei der bakteriellen
Vaginose um eine Infektion, die durch eine
1000fache Konzentrationszunahme der *anaeroben Bakterien* und eine 100fache Konzentrationszunahme von *Gardnerella vaginalis* gekennzeichnet ist. Außerdem kommt es zu einer
deutlichen Abnahme der H_2O_2-produzierenden
fakultativ anaeroben Laktobazillen zugunsten
der anaeroben nicht-H_2O_2-produzierenden
Laktobazillen. In jedem Fall handelt es sich bei
der bakteriellen Vaginose um ein

polymikrobielles Geschehen

und Gardnerella vaginalis ist mit Sicherheit
nicht die alleinige Ursache für diese Infektion
(ESCHENBACH). Die betroffenen Patientinnen
klagen über einen oft vermehrten dünnflüssigen
Fluor, der besonders nach dem Geschlechtsverkehr oder während der Periode einen intensiven
fischigen Geruch erkennen läßt. Zum Teil führt
der vermehrte Fluor auch zu einem juckenden
oder brennenden Gefühl im Bereich der Vulva
und Vagina. Auch symptomlose Verläufe sind
nicht selten. Die

Untersuchung einer Patientin

zeigt typischerweise im Bereich der Vaginalwände und der Zervix keine Besonderheiten. Auffallend ist ein häufig vermehrter, homogener,
dünnflüssiger, manchmal auch schaumiger,
grau-weißlicher Fluor (Abb. 6). Der pH-Wert
des Vaginalsekretes ist deutlich über 4,5 erhöht.
Die Vermischung von einigen Tropfen 10%iger
Kalilauge mit dem Vaginalsekret läßt einen intensiven fischigen Geruch entstehen. Die Kalilauge führt zu einer Freisetzung von aus dem
anaeroben Bakterienstoffwechsel stammenden
geruchsintensiven Aminen. Im Nativpräparat
fallen die fehlenden oder deutlich verminderten

Stäbchenbakterien (Döderlein-Flora) auf. Sehr
typisch für die bakterielle Vaginose ist der Nachweis der sog. *Clue cells im Nativpräparat*
(Abb. 4). Hierunter versteht man Epithelzellen,
die von einem dichten Bakterienrasen bedeckt
sind und deren Zellgrenzen nicht mehr erkennbar sind. Bei einem Teil der Fälle erkennt man
im Nativpräparat kleine, sich mit schnellen ro-
tierenden Bewegungen fortbewegende Bakterien. Es ist anzunehmen, daß es sich hierbei um
die strikt anaeroben gramvariablen gebogenen
Stäbchenbakterien, genannt Mobiluncus species, handelt. Der Nachweis dieser Bakterien
korreliert sehr eng mit der bakteriellen Vaginose. Definitionsgemäß gilt die

Diagnose bakterielle Vaginose

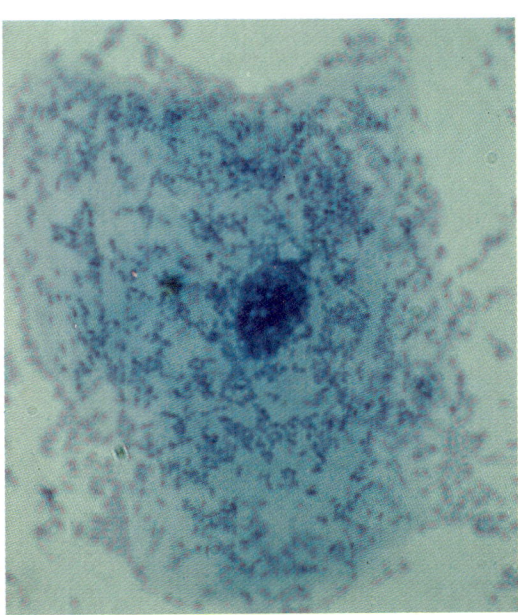

Abb. 4 Clue cell bei bakterieller Vaginose. Vaginalsekret, Gramfärbung. Bakterienrasen kurzer
Stäbchenbakterien (Gardnerella vaginalis), un-
scharfe bzw. weitgehend fehlende Zellgrenze
(1000fache Vergr.)

als gesichert, wenn mindestens 3 der folgenden 4 Befunde zutreffen: charakteristischer dünnflüssiger, homogener Fluor, pH-Wert des Vaginalsekrets von über 4,5, positiver KOH-Riechtest und der Nachweis von Clue cells im Nativpräparat.

Aufgrund neuerer Untersuchungen muß angenommen werden, daß die bakterielle Vaginose innerhalb und außerhalb der Schwangerschaft mit möglichen

Komplikationen

für die betroffene Patientin verbunden ist. So wird vermutet, daß die bakterielle Vaginose außerhalb der Schwangerschaft einen Risikofaktor für die Entstehung einer *aszendierenden Infektion* darstellt. Während der Schwangerschaft besteht möglicherweise ein kausaler Zusammenhang zwischen der unbehandelten bakteriellen Vaginose und dem Auftreten eines *Amnioninfektionssyndroms*, eines *vorzeitigen Blasensprunges* und *vorzeitiger Wehentätigkeit*, einer *Infektion der Episiotomiewunde* und einer *Endometritis post partum*. Durch kontrollierte Studien muß in der Zukunft geklärt werden, ob es tatsächlich durch eine rechtzeitige Therapie der bakteriellen Vaginose in der Schwangerschaft gelingt, die genannten Komplikationen insbesondere der Frühgeburtenrate zu senken

(ESCHENBACH; PETERSEN; HOLMES; GRAVETT u. Mitarb.; MARTIUS; HILLIER u. Mitarb.).

Als Mittel der Wahl bei der

Behandlung der bakteriellen Vaginose

gelten die Nitroimidazole (z. B. Metronidazol), mit denen sich Heilungsraten um 90% erzielen lassen. Bewährt hat sich die orale Gabe von 2 × 400 mg Metronidazol/Tag für 7 Tage. Spätestens beim Auftreten von Rezidiven sollte auch eine Partnerbehandlung angestrebt werden. Noch weitgehend ungeklärt ist die Behandlung in der Schwangerschaft. Wegen ihrer nicht mit Sicherheit auszuschließenden teratogenen Wirkung sind die Nitroimidazole zumindest in der ersten Hälfte der Schwangerschaft nicht anwendbar. In der zweiten Hälfte der Schwangerschaft kann anstelle der 7tägigen Therapie eine orale Einmaltherapie mit 2 g Metronidazol oder auch eine lokale intravaginale Therapie versucht werden. Schädigende Wirkungen auf den Fetus sind bisher nicht beschrieben worden. Eine Alternative ist die orale Ampicillintherapie während der Schwangerschaft, z. B. 500 mg alle 6 Stunden für 7 Tage. Gefahren für die Frucht bestehen hierbei nicht, die Heilungsraten liegen dann nur um 60% (ESCHENBACH; HOYME; PETERSEN; MARTIUS).

Kandidose

Der *Hefepilz Candida albicans* ist in über 80% der Fälle der Erreger der pilzbedingten Vulvovaginitis. Candida glabrata und andere Spezies sind für die restlichen 20% verantwortlich. Als fakultativ pathogene Erreger kommen die Hefepilze in kleinen Mengen auf der Haut, im Mund und im unteren Gastrointestinaltrakt vor, ohne Symptome zu verursachen. Im unteren Genitalbereich lassen sich Candida species in 10–20% von symptomlosen Frauen im geschlechtsreifen Alter isolieren. In der

Schwangerschaft

steigt die Nachweisrate in der Vagina auf etwa 30% an (MENDLING; MARTIUS u. HARTMANN). Neben der bakteriellen Vaginose ist die genitale Kandidose die *häufigste Ursache* für einen pathologischen Fluor bzw. eine Vulvovaginitis. Als

prädisponierende Faktoren

für die Entstehung einer Kandidose gelten die Einnahme von Breitspektrumantibiotika, ein Diabetes mellitus, eine Schwächung des Immunsystems, die Schwangerschaft, die Einnahme hormoneller Antikonzeptiva und möglicherweise ein kandidaspezifischer Defekt des Immunsystems einzelner Patienten (WITKIN u. Mitarb.). Zur *Besiedlung des Genitalbereichs* kommt es entweder über den eigenen Gastrointestinaltrakt oder während des Geschlechtsverkehrs. Das

häufigste Symptom

bei pilzbedingter Vulvovaginitis ist der Juckreiz oder das Brennen im Bereich der Vulva oder Vagina. Nicht selten wird über eine Dyspareunie und ein Brennen beim Wasserlassen berichtet. Der meist geruchlose Fluor kann vermehrt sein. Typische *Untersuchungsbefunde* einer genitalen Kandidose sind eine Rötung und Schwellung

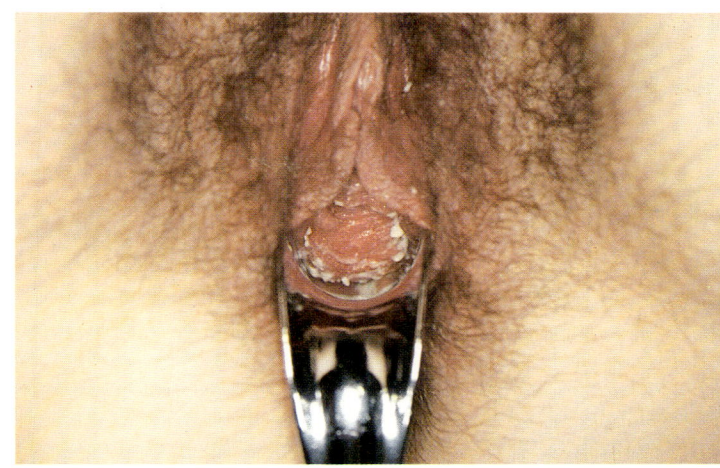

Abb. 5 Typischer weißlicher, krümeliger, fest auf der Unterlage haftender Fluor vaginalis bei Kandidose (aus *W. Mendling*: Die Vulvovaginalkandidose. Springer, Berlin 1987)

der Vulvaregion, zum Teil auch bis perianal reichend. Die genaue Inspektion läßt im Bereich der Vulva feine Fissuren erkennen. Die Vaginalwände sind gerötet und ein reichlicher, krümeliger, wie Cottage cheese aussehender Fluor ist vorhanden (Abb. 5). Die

Diagnose einer Kandidainfektion

wird mit Hilfe von *Nativpräparaten* und/oder kulturell über die Vewendung von *Spezialmedien* gestellt. Das Nativpräparat mit physiologischer Kochsalzlösung und ein weiteres Präparat mit 10% KOH werden mikroskopisch auf die Anwesenheit von Pseudomyzelien und Sporen untersucht. Oft sind die Leukozyten im Nativpräparat vermehrt. Die Sensibilität der mikroskopischen Diagnostik bei Frauen mit Symptomen liegt etwa bei 80% (ESCHENBACH). Im Gegensatz zur Trichomoniasis oder bakteriellen Vaginose liegt der pH-Wert des Vaginalsekretes mit unter 4,5 im Normbereich und die Riechprobe mit 10%iger KOH-Lösung fällt negativ aus. Um in Zweifelsfällen mit Sicherheit einen Hefepilzbefall auszuschließen, müssen Kulturen mit Spezialmedien angelegt werden. Besonders bewährt hat sich in diesem Zusammenhang der Sabouraud-Agar (MENDLING).

Die

modernen Imidazolderivate

(z. B. Clotrimazol) gelten als Mittel der Wahl bei der Behandlung einer genitalen Kandidose. Mit diesen lokal anzuwendenden Präparaten werden Heilungsraten von 60–95% erzielt. Je nach

Präparat liegt die Behandlungsdauer zwischen einer einmaligen Gabe und 7 Tagen. Bei Unverträglichkeit von Imidazolderivaten kann Nystatin lokal zur Anwendung kommen. Therapeutische Probleme bestehen bei einer Gruppe von Patientinnen, die unter

chronisch rezidivierenden Kandidosen

leiden. Nicht selten wird in diesen Fällen Candida glabrata als Ursache gefunden. Über die Verlängerung der Behandlungsdauer auf 3 Wochen, den sicheren kulturellen Ausschluß eines Hefepilzbefalles beim Partner und gegebenenfalls die Sanierung des Gastrointestinaltraktes kommt man bei einem Teil der Patienten zum Erfolg (ESCHENBACH; MENDLING).

Der

genitale Hefepilzbefall der Mutter zum Zeitpunkt der Geburt

hat eine erhebliche Bedeutung für das *Neugeborene*. Die Nachweisrate von Candida species im Genitalbereich nimmt in der Schwangerschaft auf etwa 30% zu. Bis zu 50% der Neugeborenen von Müttern, die zum Zeitpunkt der Geburt Hefepilze im Genitalbereich haben, entwickeln einen Soor. Zur Infektion kommt es während der Geburt. Diese pilzbedingte Infektmorbidität der Neugeborenen kann durch rechtzeitige Diagnose und Therapie einer Genitalmykose der Mutter verhindert werden (ESCHENBACH; MARTIUS; LEE; MENDLING; MEAD; MARTIUS u. Mitarb.; MARTIUS u. HARTMANN). Aus diesem

Grund ist in den z. Z. gültigen *Mutterschafts-richtlinien* vorgesehen, prophylaktisch jeder Schwangeren (leider ohne vorherige Diagno-

stik!) bei der letzten Untersuchung vor der Entbindung einmalig lokal ein Antimykotikum zu verabreichen.

Trichomoniasis

Trichomonas vaginalis ist ein *sexuell übertragener,* beweglicher menschlicher Parasit aus der Gruppe der Protozoen. Der Erreger besiedelt bei der Frau die Urethra, Harnblase und Vagina. Nach der bakteriellen Vaginose und der Kandidose ist die Trichomoniasis die *häufigste Ursache einer Vaginitis* bei der Frau in der Geschlechtsreife (ESCHENBACH; PETERSEN). Nur etwa 50% der Frauen mit einer Trichomonadenbesiedlung des Urogenitaltraktes klagen über Symptome. Typischerweise berichten die betroffenen Patientinnen über Brennen und Jucken im Bereich der Vulva und Vagina, Dyspareunien, Brennen beim Wasserlassen und über einen vermehrten Fluor, der übelriechend sein kann (HARTMANN u. MÜLLER). Bei der

Untersuchung

fällt in ausgeprägten Fällen eine Rötung und Schwellung der Vulva sowie ein bereits im äußeren Genitalbereich sichtbarer vermehrter Fluor auf. Charakteristisch für den *Trichomonadenfluor* ist eine schaumige Konsistenz (Abb. 6) und ein unangenehmer Geruch. Die Spekulumuntersuchung zeigt eine Rötung der Vagina und Portio bis hin zu den typischen Veränderungen einer Colpitis granularis (Abb. 7).

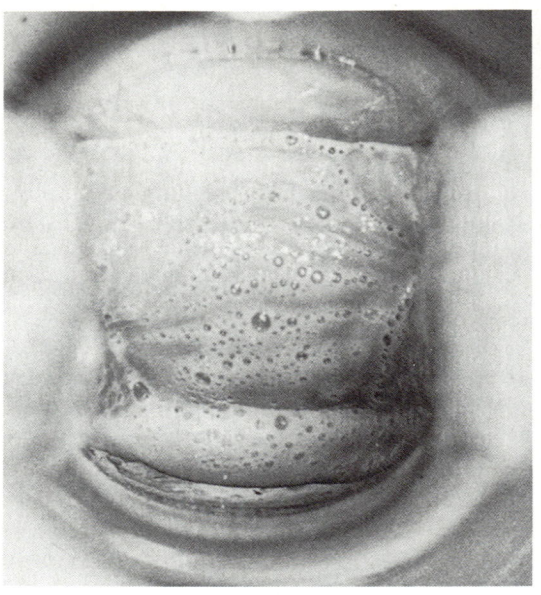

Abb. 6   Schaumiger Fluor vaginalis bei Trichomoniasis und vereinzelt auch bei bakterieller Vaginose (aus *H. L. Gardner*: Infectious vulvovaginalis. In Monif, G. R. G.: Infectious Diseases in Obstetrics and Gynecology, 2nd ed. Harper & Row, Philadelphia 1982)

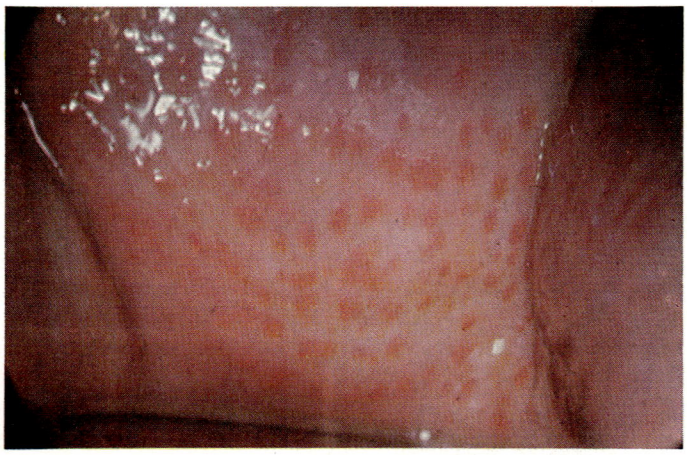

Abb. 7   Colpitis granularis bei Trichomoniasis (aus *R. Kaiser, A. Pfleiderer*: Lehrbuch der Gynäkologie, 15. Aufl. Thieme, Stuttgart 1985)

Die *Diagnose einer Trichomoniasis* kann bei Frauen mit Symptomen in über 80% der Fälle mit Hilfe des *Nativpräparates* vom Vaginalsekret gestellt werden. Deutlich sind die beweglichen Trichomonaden und vermehrten Leukozyten zu erkennen. Bei symptomlosen Frauen mit Trichomonaden reduziert sich die Sensibilität des Nativpräparates auf etwa 50% (HOLMES). Ergänzt wird die Diagnostik durch die pH-Wert-Bestimmung des Vaginalsekretes und die Riechprobe mit 10% KOH. Ähnlich wie bei der bakteriellen Vaginose liegt der pH-Wert meist deutlich über 4,5 und die *Riechprobe* ergibt den typischen fischigen Geruch. Durch die Verwendung von speziellen *Kulturmedien* (z.B. Diamonds-Medium) kann besonders bei symptom- losen Frauen die Nachweisrate für Trichomonaden deutlich gesteigert werden (LEE; BRUNHAM u. Mitarb.).

Die

Therapie der Trichomoniasis

mit Nitroimidazolen (z.B. Metronidazol) ist einfach und sehr effektiv. Die einmalige orale Gabe von 2 g Metronidazol führt zu einer Heilungsrate von über 90%. In jedem Fall muß eine Partnerbehandlung durchgeführt werden, um Reinfektionen auszuschließen. Die symptomatische Trichomoniasis kann in der zweiten Hälfte der Schwangerschaft ebenfalls durch die orale Einmaltherapie behandelt werden (MARTIUS u. HARTMANN).

Genitale Mykoplasmen

Es besteht kein eindeutiger Zusammenhang zwischen dem Nachweis der beiden genitalen Mykoplasmen Ureaplasma urealyticum und Mycoplasma hominis und entzündlichen Veränderungen des unteren Genitaltraktes. Die hohe Nachweisrate von bis zu 50% Mycoplasma hominis und bis zu 70% Ureaplasma urealyticum bei symptomlosen sexuell aktiven Frauen spricht zumindest gegen eine alleinige ursächliche Bedeutung der Mykoplasmen für eine Genitalinfektion.

Es gibt Hinweise darauf, daß die genitalen Mykoplasmen in der *Schwangerschaft* zu Komplikationen führen. Ein möglicher Zusammen- hang zwischen Mycoplasma hominis und dem Auftreten eines Fiebers unter der Geburt und einer Endometritis post partum wird vermutet. Ureaplasma urealyticum wird mit der Frühgeburtlichkeit und der Chorioamnionitis in Verbindung gebracht.

Allgemein wird eine *routinemäßige Diagnostik* auf genitale Mykoplasmen in der Schwangerschaft z.Z. aber für nicht notwendig gehalten (BRUNHAM u. Mitarb.; LEE; KAISER u. PFLEIDERER; McCORMACK u. TAYLOR-ROBINSON; BREDT; MARTIUS u. Mitarb.; HILLIER u. Mitarb.).

Herpes genitalis

Die beiden Herpes-simplex-Viren Typ 1 und 2 können zu entzündlichen Veränderungen im Bereich des Genitale in Form von *Vulvitis*, *Vaginitis* und *Zervizitis* führen und müssen deshalb differentialdiagnostisch immer Berücksichti- gung finden. Eine genaue Beschreibung des Krankheitsbildes erfolgt im Abschnitt Infektionen der Mutter mit möglichen Gefahren für Schwangerschaft, Frucht und Neugeborenes (S. 220).

Condylomata acuminata

Die spitzen Feigwarzen sind eine durch *Papillomviren* (Human Papillomavirus, HPV) verursachte *sexuell übertragene* Erkrankung der Genitalregion von Mann und Frau. Typische Lokalisationen der Warzen sind die Vulva, Vagina, Zervix und Perianalregion. Zum Teil sind die Veränderungen nur kolposkopisch erkennbar. Nur selten führen die Condylomata acuminata zu entzündlichen Veränderungen im Genitalbereich. Neuere Untersuchungen lassen vermuten, daß bestimmte Papillomvirustypen einen wichtigen

Kofaktor bei der Entstehung von Plattenepithelkarzinomen

des unteren Genitale darstellen.

Die

Therapie der Feigwarzen

besteht in der chirurgischen Entfernung der befallenen Bereiche oder in der lokalen Anwendung des Zellgiftes Podophyllin (nicht in der Schwangerschaft). Auch eine Vereisung mit flüssigem Stickstoff kann zum Erfolg führen. Während der Schwangerschaft wurde vereinzelt über ein sehr schnelles Wachstum der Feigwarzen berichtet. Bei Kindern von Müttern mit genitalen Feigwarzen während der Geburt wurden Papillome im Bereich des Kehlkopfes gefunden (ESCHENBACH; GISSMANN; MONIF; LEE; BRUNHAM).

Zervizitis

In allen Fällen, in denen entzündliche Veränderungen im Genitalbereich oder pathologischer Fluor erkennbar sind, muß eine Zervizitis ausgeschlossen werden. Typisch für eine Zervizitis ist die gerötete, ödematöse, vulnerable Zervixoberfläche. Im Zervikalkanal ist häufig ein gelblich-eitriger Fluor erkennbar. Der Nachweis von ≥ 10 Leukozyten im nach Gram gefärbten Material von der Endozervix bei 1000facher Vergrößerung gilt als beweisend für die Diagnose Zervizitis (PAAVONEN u. Mitarb.). Bisher gelang es, Chlamydia trachomatis, Neisseria gonorrhoeae und Herpes-simplex-Virus eindeutig als mögliche Ursache einer Zervizitis zu identifizieren. Aus diesem Grund sollten die genannten Erreger in allen Fällen mit Zervizitis ausgeschlossen werden (HOLMES; ESCHENBACH). Eine genaue Beschreibung der Erreger findet sich im Kapitel Infektionen der Mutter mit möglichen Gefahren für Schwangerschaft, Frucht und Neugeborenes.

Literatur

Amstey, M.S., K.T. Steadman: Asymptomatic gonorrhea and pregnancy. J. Amer. ven. Dis. Ass. 3 (1976) 14

Andriole, V.T.: Bacterial infection. In Burrow, G.N., Th.F. Ferris: Medical Complications during Pregnancy, 2nd ed. Saunders, Philadelphia 1982

Baker, L.J., D.L. Kasper: Correlation of maternal antibody deficiency with susceptibility to neonatal group B streptococcal infection. New Engl. J. Med. 294 (1976) 753

Barbacci, M.B., M.R. Spence, E.W. Kappus, R.C. Burkman, L. Rao, Th. Quinn: Postabortal endometritis and isolation of Chlamydia trachomatis. Obstet. Gynecol. 68 (1986) 686

Bell, Th.: Chlamydia trachomatis, Mycoplasma hominis and Ureaplasma urealyticum infections of infants. Semin. Perinatol. 9 (1985) 29

Bobitt, J.R., J.D. Damato, J. Sakakini: Perinatal complications in group B streptococcal carries: A longitudinal study of prenatal patients. Amer. J. Obstet. Gynecol. 151 (1985) 711

Boucher, M., M.L. Yonekura: Perinatal listeriosis (early-onset): correlation of antenatal manifestations and neonatal outcome. Obstet. Gynecol. 68 (1986) 593

Boyer, K.M., S.P. Gotoff: Prevention of early-onset neonatal group B streptococcal disease with selective intrapartum chemoprophylaxis. New Engl. J. Med. 314 (1986) 1665

Bredt, W.: Mycoplasma Infektionen in der Gynäkologie. Gynäkologe 18 (1985) 138

Brunham, R.C., K.K. Holmes, D.A. Eschenbach: Sexually transmitted diseases in pregnancy. In Holmes, K.K., P.A. Mardh, P.F. Sparling, P.J. Wiesner: Sexually Transmitted Diseases. McGraw-Hill, New York 1984

Bump, R.C.: Chlamydia trachomatis as a cause of prepubertal vaginitis. Obstet. Gynecol. 63 (1985) 384

Centers for disease control: Recommendations for assisting in the prevention of perinatal transmission of Human T-lymphotropic virus type III/Lymadenopathy – associated virus and acquired immunodeficiency syndrome. Morbid. Mort. Wkly Rep. 34 (1985) 721

Charles, A.G., S. Cohen, M.B. Kass, R. Richman: Asymptomatic gonorrhea in prenatal patients. Amer. J. Obstet. Gynecol. 108 (1970) 595

Corey, L.: Herpesviruses. In Sherris, J.C.: Medical Microbiology. Elsevier, New York 1984

Curran, J.W., J. Gold, H.W. Jaffe: The acquired immunodeficiency syndrome (AIDS). In Holmes, K.K., P.A. Mardh, P.F. Sparling, P.J. Wiesner: Sexually Transmitted Diseases. McGraw-Hill, New York 1984

Deinhardt, F., G. Maass: Gefahren durch eine HIV-Infektion für Mutter und Kind. Dtsch. Ärztebl. 84 (1987) B-276

Enders, G.: Infektionen in der Gravidität. In Künzel, W., K.-H. Wulf: Klinik der Frauenheilkunde und Geburtshilfe, Bd. V. Urban & Schwarzenberg, München 1986

Enders, G.: Röteln-Embryopathie noch heute? Geburtsh. u. Frauenheilk. 42 (1982) 403

Eschenbach, D.A.: Lower genital tract infections. In Galask, R.P., B., Larsen: Infectious Diseases in the Female Patient. Springer, Berlin 1986

Fallon, H.J.: Liver diseases. In Burrow, G.N., Th.F. Ferris: Medical Complications during Pregnancy, 2nd ed. Saunders, Philadelphia 1982

Frösner, G.G.: Hepatitis B – auch eine Partnerinfektion. Gynäkologe 18 (1985) 151

Gissmann, L.: Kondylome – Hinweise für die Beteiligung der Papillomviren an der Entstehung des Zervixkarzinoms. Gynäkologe 18 (1985) 160

Gravett, M.G.: Specific bacterial infections: Group B streptococcus. In Sciarra, J.W.: Gynecology and Obstetrics. Harper & Row, Philadelphia 1985

Gravett, M.G., D. Hummel, D.A. Eschenbach, K.K. Holmes: Preterm labor associated with subclinical amniotic fluid infection and with bacterial vaginosis. Obstet. Gynecol. 67 (1986) 229

Gravett, M.G., H.P. Nelson, T. DeRouen, D.A. Eschenbach,

K. K. Holmes: Independent association of bacterial vaginosis and Chlamydia trachomatis infection with adverse pregnancy outcome. J. Amer. med. Ass. 256 (1986) 1899

Handsfield, H. H., W. A. Hodson, K. K. Holmes: Neonatal gonococcal infection. J. Amer. med. Ass. 225 (1973) 697

Harrison, H. R., E. R. Alexander, L. Weinstein, M. Lewis, M. Nash, D. A. Sim: Cervical chlamydia trachomatis and mycoplasma infections in pregnancy. J. Amer. med. Ass. 250 (1983) 1721

Hartmann, A. A., E. Müller: Trichomoniasis. In Korting, G. W.: Dermatologie in Praxis und Klinik. Thieme, Stuttgart 1981

Hartmann, A. A., I. Wecker: Isolierung von Chlamydia trachomatis bei Männern mit und ohne Urethritis. Akt. Dermatol. 10 (1984) 23

Helm, E. B., W. Stille: AIDS – eine neue Bedrohung. Gynäkologe 18 (1985) 167

Hillier, S. L., J. Martius, M. A. Krohn, N. Kiviat, K. K. Holmes, D. A. Eschenbach: Case control study of chorioamniotic infection and choriamnionitis in prematurity (in press)

Holmes, K. K.: Lower genital tract infections in women: Cystitis, urethritis, vulvovaginitis and cervicitis. In Holmes, K. K., P. A. Mardh, P. F. Sparling, P. J. Wiesner: Sexually Transmitted Diseases. McGraw-Hill, New York 1984

Horstman, D. M.: Viral infections. In Burrow, G. N., Th. F. Ferris: Medical Complications during Pregnancy, 2nd ed. Saunders, Philadelphia 1982

Hoyme, U. B.: Nachweis, Klinik, Komplikationen und Behandlung von Chlamydieninfektionen in der Gynäkologie und Geburtshilfe. Gynäkologe 18 (1985) 142

Hoyme, U. B.: Chlamydia trachomatis – epidemiologische Daten aus der Universitäts-Frauenklinik Tübingen. Geburtsh. u. Frauenheilk. 43 (1983) 363

Hoyme, U. B., D. A. Eschenbach: Bakterielle Vaginose. Mikrobiologie, Diagnostik, Therapie und mögliche Komplikationen. Dtsch. med. Wschr. 110 (1985) 349

Hoyme, U. B., N. Kiviat, D. A. Eschenbach: Microbiology and treatment of late postpartum endometritis. Obstet. Gynecol. 68 (1986) 226

Jahn, J.: AIDS in der Schwangerschaft – derzeitiger Stand. Gynäkologe 20 (1987) 77

Kaiser, R., A. Pfleiderer: Entzündungen. In Kaiser, R., A. Pfleiderer: Lehrbuch der Gynäkologie, 15. Aufl. Thieme, Stuttgart 1985

Knörr, K.: Pränatale und perinatale Virusinfektionen aus gynäkologisch-geburtshilflicher Sicht. Geburtsh. u. Frauenheilk. 43 (1983) 701

Koch, M. A., F. Deinhardt, K. O. Habermehl: Untersuchung auf HIV-Antikörper – Suchtest allein genügt nicht. Dtsch. Ärztebl. 84 (1987) B-1095

Larsen, B.: Intrauterine bacterial infections. In Galask, R. P., B. Larsen: Infectious Diseases in the Female Patient. Springer, Berlin 1986

Ledger, W. J.: Maternal infection with adverse fetal and newborn outcomes. In Ledger, W. J.: Infection in the Female, 2nd ed. Lea & Febiger, Philadelphia 1986

Lee, R. V.: Sexually transmitted infections. In Burrow, G. N., Th. F. Ferris: Medical Complications during Pregnancy, 2nd ed. Saunders, Philadelphia 1982

Lemon, S. M.: Viral hepatitis. In Holmes, K. K., P. A. Mardh, P. F. Sparling, P. J. Wiesner: Sexually Transmitted Diseases. McGraw-Hill, New York 1984

Mardh, P. A., T. Ripa, L. Svensson, L. Weström: Chlamydia trachomatis infection in patients with acute salpingitis. New Engl. J. Med. 296 (1977) 1377

Martin, D. H., L. Koutsky, D. A. Eschenbach, J. R. Daling,

E. R. Alexander, J. K. Benedetti, K. K. Holmes: Prematurity and perinatal mortality in pregnancies complicated by maternal chlamydia trachomatis infections. J. Amer. med. Ass. 247 (1982) 1585

Martius, J.: Nachweis β-hämolysierender Streptokokken – Gefahren und therapeutische Konsequenzen. Vortrag 15. Gießener Gynäkologische Fortbildung 1987

Martius, J.: Amnioninfektionssyndrom. In Mestwerdt, W.: Klinik der Frauenheilkunde und Geburtshilfe, Bd. IX. Urban & Schwarzenberg, München (im Druck)

Martius, J.: Entzündliche Erkrankungen der Vagina. In Mestwerdt, W.: Klinik der Frauenheilkunde und Geburtshilfe, Bd. IX. Urban & Schwarzenberg, München (im Druck)

Martius, J., A. A. Hartmann: Untersuchungen zur Nachweissicherheit und Häufigkeit genitaler Mykosen bei Schwangeren. Z. Geburtsh. Perinatol. 187 (1983) 121

Martius, J., A. A. Hartmann: Wertigkeit und Therapie der sexuell übertragenen Krankheiten. Ther. Umsch. 41 (1984) 506

Martius, J., I. Wecker, A. A. Hartmann: Nachweishäufigkeit von Chlamydia trachomatis, Ureaplasma urealyticum, Mycoplasma species, Streptokokken der Lancefield-Gruppe B und Candida species bei Neugeborenen während der ersten Lebenswoche. Z. Geburtsh. Perinatol. 187 (1983) 235

Martius, J., I. Wecker, A. A. Hartmann: Chlamydia trachomatis im Urogenitaltrakt bei Schwangeren. Geburtsh. u. Frauenheilk. 43 (1983) 366

Martius, J., M. Krohn, S. Hillier, W. E. Stamm, K. K. Holmes, D. A. Eschenbach: Relationships of lactobacillus species, chlamydia trachomatis und bacterial vaginosis to preterm birth and other pregnancy events. Obstet. Gynecol. 71 (1988) 89

McCormack, W. M., D. Taylor-Robinson: The genital mycoplasmas. In Holmes, K. K., P. A. Mardh, P. F. Sparling, P. J. Wiesner: Sexually Transmitted Diseases. McGraw-Hill, New York 1984

Mead, P. B.: Candida albicans. In Monif, G. R. G.: Infectious Diseases in Obstetrics and Gynecology, 2nd ed. Harper & Row, Philadelphia 1982

Mendling, W.: Mykosen in Gynäkologie und Geburtshilfe – eine ständige Herausforderung. Gynäkologe 18 (1985) 177

Mertens, Th., F. Wolf: Ausgewählte perinatale Infektionen. In Martius, G.: Geburtshilfliche Differentialdiagnose, Bd. I. Thieme, Stuttgart 1987

Meurer, M., O. Braun-Falco: Klinik, Diagnostik und Therapie der Syphilis in der Schwangerschaft und bei Neugeborenen. Geburtsh. u. Frauenheilk. 47 (1987) 81

Minkoff, H., Ph. Mead: An obstetric approach to the prevention of early-onset group B β-hemolytic streptococcal sepsis. Amer. J. Obstet. Gynecol. 154 (1986) 973

Minkoff, H. L., R. H. Schwarz: AIDS: Time for obstetricians to get involved. Obstet. Gynecol. 68 (1986) 267

Minkoff, H., D. Nanda, R. Menez, S. Fikrig: Pregnancies resulting in infants with acquired immunodeficiency syndrome or AIDS-related complex. Obstet. Gynecol. 69 (1987) 285; 288

Monif, G. R. G.: Bacteria. In Monif, G. R. G.: Infectious Diseases in Obstetrics and Gynecology, 2nd ed. Harper & Row, Philadelphia 1982

Monif, G. R. G.: Varicella-Zoster Virus. In Monif, G. R. G.: Infectious Diseases in Obstetrics and Gynecology, 2nd ed. Harper & Row, Philadelphia 1982

Monif, G. R. G.: Rubella Virus. In Monif, G. R. G.: Infectious Diseases in Obstetrics and Gynecology, 2nd ed. Harper & Row, Philadelphia 1982

Monif, G. R. G.: The hepatitis viruses. In Monif, G. R. G.:

Infectious Diseases in Obstetrics and Gynecology, 2nd ed. Harper & Row, Philadelphia 1982

Monif, G. R. G.: Protozoa. In Monif, G. R. G.: Infectious Diseases in Obstetrics and Gynecology, 2nd ed. Harper & Row, Philadelphia 1982

Monif, G. R. G.: Condyloma acuminatum. In Monif, G. R. G.: Infectious Diseases in Obstetrics and Gynecology, 2nd ed. Harper & Row, Philadelphia 1982

Nahmias, A. J., H. L. Keyserling: Neonatal herpes simplex in context of the TORCH complex. In Holmes, K. K., P. A. Mardh, P. F. Sparling, P. J. Wiesner: Sexually Transmitted Diseases. McGraw-Hill, New York 1984

Neumann-Haefelin, D.: Die Zytomegalievirus-Infektion – Bedeutung in Gynäkologie und Geburtshilfe. Gynäkologe 18 (1985) 156

Neumann-Haefelin, D.: Cytomegalievirus-Infektion. Dtsch. med. Wschr. 33 (1986) 1251

Niesen, M., E. J. Plotz, K. E. Schneweis: Virushepatitis und Schwangerschaft. Gynäkologe 15 (1982) 11

Paavonen, J., C. W. Critchlow, T. DeRouen, C. E. Stevens, N. Kiviat, R. C. Brunham, W. E. Stamm, C. C. Kuo, K. E. Hyde, L. Corey, D. A. Eschenbach, K. K. Holmes: Etiology of cervical inflammation. Amer. J. Obstet. Gynecol. 154 (1986) 556

Petersen, E. E.: Herpes genitalis. Gynäkologe 18 (1985) 163

Petersen, E. E.: Trichomoniasis. Gynäkologe 18 (1985) 136

Petersen, E. E.: Die Aminkolpitis. Gynäkologe 18 (1985) 131

Petersen, E. E.: AIDS: Probleme und Konsequenzen in Gynäkologie und Geburtshilfe. Geburtsh. u. Frauenheilk. 46 (1986) 413

Plorde, J. J.: Sporozoen infections. In Sherris, J. C.: Medical Microbiology. Elsevier, New York 1984

Ray, C. G.: Enteroviruses. In Sherris, J. C.: Medical Microbiology. Elsevier, New York 1984

Ray, C. G.: Arthropod – borne and other zoonotic viruses. In Sherris, J. C.: Medical Microbiology. Elsevier, New York 1984

Ray, C. G.: Respiratory viruses. In Sherris, J. C.: Medical Microbiology. Elsevier, New York 1984

Ryan, K. J.: Neisseria. In Sherris, J. C.: Medical Microbiology. Elsevier, New York 1984

Schachter, J., R. L. Sweet, M. Grossman, D. Landers, M. Robbie, E. Bishop: Experience with the routine use of erythromycin for chlamydial infections in pregnancy. New Engl. J. Med. 314 (1986) 276

Schäfer, A., E. Jovaisas, M. Stauber, D. Löwenthal, M. A. Koch: Nachweis einer diaplazentaren Übertragung von HTLV-III/LAV vor der 20. Schwangerschaftswoche. Geburtsh. u. Frauenheilk. 46 (1986) 88

Seeliger, H. P. R.: Listeria monocytogenes. In Braude, A. I., C. E. Davis, I. Fierer: Medical Microbiology and Infectious Diseases, 2nd ed. Saunders, Philadelphia 1981

Simon, C., W. Stille: Antibiotika-Therapie in Klinik und Praxis, 6. Aufl. Schattauer, Stuttgart 1985

Stauber, M., A. Schäfer, I. Grosch-Wörner: Zur Frage eines Screenings auf HIV-Antikörper in der Schwangerschaft. Geburtsh. u. Frauenheilk. 47 (1987) 87

Stauber, M., A. Schäfer, D. Löwenthal, B. Weingart: Das AIDS-Problem bei schwangeren Frauen – eine Herausforderung für den Geburtshelfer. Geburtsh. u. Frauenheilk. 46 (1986) 201

Stille, W., E. B. Helm: AIDS. Die derzeitige Bedrohung – Folgerungen und Konsequenzen. Dtsch. Ärztebl. 84 (1987) B-230

Stockhausen, H. B., W. Coerdt, R. Dennin, K. Fischer, H. Grimm, R. H. Willig: Risiko von Windpocken in der Schwangerschaft und Neonatalperiode. Dtsch. med. Wschr. 109 (1984) 1192

Sweet, R. L., Schachter, D. V. Landers: Chlamydial infections in obstetrics and gynecology. Clin. Obstet. Gynecol. 26 (1983) 143

Sweet, R. L., D. V. Landers, C. Walker, J. Schachter: Chlamydia trachomatis infection and pregnancy outcome. Amer. J. Obstet. Gynecol. 156 (1987) 824

Vogt, A.: Heutiger Stand der Syphilis-Diagnostik. Gynäkologe 18 (1985) 146

Wagner, G. P., D. H. Martin, L. Koutsky, D. A. Eschenbach, J. R. Daling, W. T. Chiang, E. R. Alexander, K. K. Holmes: Puerperal infectious morbidity: relationship to route of delivery and to antepartum chlamydia trachomatis infection. Amer. J. Obstet. Gynecol. 138 (1980) 1028

Weber, D. J., R. R. Redfield, S. M. Lemon: Acquired immunodeficiency syndrome: epidemiology and significance for the obstetrician and gynecologist. Amer. J. Obstet. Gynecol. 155 (1986) 235

Werner, H.: Toxoplasmose. Gelbe Hefte 23 (1983) 98

Winkler, Ch., L. Burgener, R. Ehmann: Listeriose in graviditate. Z. Geburtsh. Perinatol. 186 (1982) 1

Witkin, S. S., J. Hirsch, W. J. Ledger: A macrophage defect in women with recurrent candida vaginitis and its reversal in vitro by prostaglandin inhibitors. Amer. J. Obstet. Gynecol. 155 (1986) 790

Wolf, F., Th. Mertens: Intrauterine Infektionen des Feten, Infektionen in der Gravidität. In Martius, G.: Therapie in Geburtshilfe und Gynäkologie, Bd. I. Thieme, Stuttgart, 1988

Aufgaben

1. Welche diagnostische Methode ist zur rechtzeitigen Erkennung der Lues in der Gravidität geeignet?
2. Wie behandeln Sie eine Lues, die während der Gravidität erkannt wird?
3. Wann muß bei einer maternen Toxoplasmoseinfektion mit einer intrauterinen Infektion des Kindes gerechnet werden?
4. Mit welcher Frequenz intrauteriner Infektionen ist bei AIDS-kranken Schwangeren zu rechnen? Wie ist die Prognose für das Kind?
5. Für welche Schwangere würden Sie ein Hepatitis-B-Screening in der Gravidität empfehlen?
6. Welche Gefahren bestehen für das Kind bei einer Varizelleninfektion der Mutter in der Gravidität? Wovon wird der Verlauf der neonatalen Varizellen vordergründig bestimmt?
7. Muß mit einer Schädigung des Kindes bei einer Mumps-Primärinfektion der Mutter während der Gravidität gerechnet werden?
8. Wie ist der Unterschied zwischen dem Vorkommen von B-Streptokokken in der Vagina der Mutter und der Manifestation einer B-Streptokokkensepsis beim Neugeborenen zu erklären?
9. Nennen Sie die häufigsten Erkrankungen des Neugeborenen infolge einer Chlamydieninfektion der Mutter in der Gravidität?
10. Bei welchen Schwangeren halten Sie diagnostische Maßnahmen zur Erkennung einer Gonorrhö für notwendig und wie gehen Sie diagnostisch vor?
11. Welche Gefahren für das Neugeborene sind Ihnen bei einer maternen Listerioseinfektion bekannt?
12. Wie wird eine Listeriose in der Gravidität behandelt?
13. Mit welchem Test beurteilen wir die Immunitätslage der Schwangeren hinsichtlich einer Rötelninfektion? Welcher Titerwert ist mit einer ausreichenden Immunität gleichzusetzen?
14. Was ist eine Rötelnembryopathie?
15. Welcher Patientin würden Sie im Wochenbett zur Rötelnschutzimpfung raten?
16. Zu welcher Erregergruppe ist das Zytomegalievirus zu rechnen?
17. Bei welchen Patientinnen mit einer Herpesinfektion ist eine Schnittentbindung indiziert?
18. Nennen Sie Symptome, die auf das Bestehen einer bakteriellen Vaginose bei der Schwangeren hindeuten!
19. Welche diagnostischen Möglichkeiten haben Sie zur Erkennung einer Kandidainfektion der Mutter?
20. Wie wird die Trichomonadenkolpitis in der Gravidität behandelt?

9 Pathomorphologie der Plazentation, Nidation und Frühentwicklung

Lernziel

Störungen der Anlage des Schwangerschaftsproduktes (Kyema) und dessen weiterer Entwicklung – auch unter dem Begriff der Kyematopathien zusammengefaßt – sind nicht nur für die Frühgravidität von Wichtigkeit. Nicht selten bilden sie die pathogenetische Grundlage der vor allem das Kind bedrohenden plazentaren Funktionsstörungen gegen Ende der Gravidität. Die Aufgabe dieses Kapitels ist es daher, dem Lernenden diese Zusammenhänge aufzuzeigen.

Von den Störungen der Anlage und der Entwicklung haben die Reifungsstörungen des Trophoblasten sowie oftmals in pathogenetischer Abhängigkeit von ihnen die Involutionsvorgänge der Plazenta besondere Beachtung zu finden. Insbesondere die Überwachung der Gravidität in den letzten Schwangerschaftswochen wie auch die geburtshilflichen Maßnahmen zur Vermeidung hypoxischer Schädigungen des Kindes haben ausreichende Kenntnisse der frühen Trophoblastschäden zur Voraussetzung.

Von den Anlagestörungen beanspruchen die Blasenmole mit der ihnen eigenen fakultativen Entwicklung zum Chorionkarzinom die Aufmerksamkeit des Lernenden.

Da die frühzeitige Schwangerschaftsbeendigung die Patientin beunruhigt und zu Fragen nach der möglichen Ursache führt, soll sich der Lernende aus diesem Kapitel Kenntnisse aneignen, die zur Beurteilung der Pathogenese der Fehlgeburt erforderlich sind.

Zunehmende Bedeutung hat im letzten Jahrzehnt die die Gesundheit und das Leben der Schwangeren bedrohende extrauterine Nidation erlangt. Der Lernende hat die Möglichkeit, die Ursachen dieser Anomalien zu begreifen, um aus diesen Kenntnissen die erforderlichen diagnostischen und therapeutischen Maßnahmen rechtzeitig und effektiv ableiten zu können.

Das Lernziel läßt damit dem Studenten wie dem jungen Assistenten deutlich werden, daß er sich mit einer aufmerksamen Beschäftigung des Kapitels die Fähigkeit erwirbt, bedeutsame Gefährdungen von Mutter und Kind im Verlauf der Gravidität erfolgreich abzuwehren.

Anlagestörungen

K.-H. Wulf

Bei regelrechter Anlage und Reifung des Schwangerschaftsproduktes sind endometriale und embryonale Entwicklungsphasen zeitlich gut abgestimmt. Diskordante und asynchrone Plazentaevolutionen führen in Abhängigkeit vom Zeitpunkt ihres Auftretens zu ganz verschiedenen Krankheitsbildern (Tab. 1). Dementsprechend haben wir zu unterscheiden:

– *Anlagestörungen:* pathologische Entwicklungen, die die erste Phase der Trophoblastentwicklung bis zur Ausbildung des maternen und fetalen Plazentakreislaufes betreffen;
– *Reifestörungen*: fehlerhafte Differenzierungen der normal angelegten Bauelemente der Plazenta.

Anlage- und Reifungsstörungen können das ge-

Tabelle 1   Systematik der funktionellen Plazentapathologie (nach *Hörmann*)

I. **Anlagestörungen**	III. **Zirkulationsstörungen**
Abortivei (Windei, Mole)	matern: Infarkte
Blasenmole (partiell-total)	matern-fetal: intervillöse Thromben
Chorionepitheliale Heterotopien	fetal: Nabelschnur-, choriale Thromben
Chorionangiosis, Chorionangiom	IV. **Alterungs- und Rückbildungserscheinungen**
II. **Reifungsstörungen**	V. **Entzündungen** (infektiös – nicht infektiös)
Maturitas praecox	aszendierende
Maturitas retardata	hämatogene
Maturitätsarrest	kanalikuläre

samte System erfassen oder nur einzelne Teile (*totale* oder *partielle Trophoblastschwäche*). Sie können zu einem vollständigen Funktionsverlust führen oder nur zu einer Leistungsminderung. Dem Schweregrad der Insuffizienz entsprechend werden die Rückwirkungen auf den Embryo sein. Die Skala der möglichen Frucht-

schädigungen reicht vom Organdefekt über Wachstumsretardierungen bis zum intrauterinen Fruchttod. Die *Ätiologie* dieser Veränderungen ist ebenso mannigfaltig wie vielfach unklar. Diskutiert werden vor allem genetische, peristatische, infektiöse und neoplastische Faktoren, allein oder kombiniert.

Molenschwangerschaft, Abortivei

Bei etwa 5% aller Fruchtanlagen ist die Gefäßentwicklung in den Resorptionszotten gehemmt oder vollkommen unterdrückt. Ein wirksamer Zottenkreislauf kommt nicht zustande. Schwere und ausgedehnte Störungen führen immer zum intrauterinen Fruchttod mit anschließender Resorption der Embryonalanlage. Wir nennen diese entwicklungsunfähigen Schwangerschaftsprodukte Molen oder Abortiveier (Abb. 1 u. 2). Etwa die Hälfte aller Spontanaborte sind solche Windmolen. Der Embryo geht meist schon vor

der 10. Schwangerschaftswoche zugrunde. Der Trophoblast überlebt noch einige Wochen. Die Ausstoßung der leeren Fruchthüllen erfolgt unter dem klinischen Bild des kompletten Abortes.

Ursächlich ist die totale Trophoblastschwäche häufig Ausdruck einer genetisch fixierten Organminderwertigkeit oder Organfehlbildung, während für die umschriebenen Formen auch Eibettstörungen (Implantationsanomalien) und infektiöse Noxen ursächlich diskutiert werden.

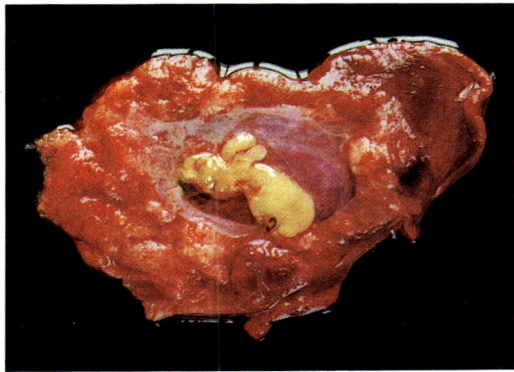

Abb. 1   Abortivei. Eröffneter Molensack mit Embryonalrest und Trophoblasthämatomen

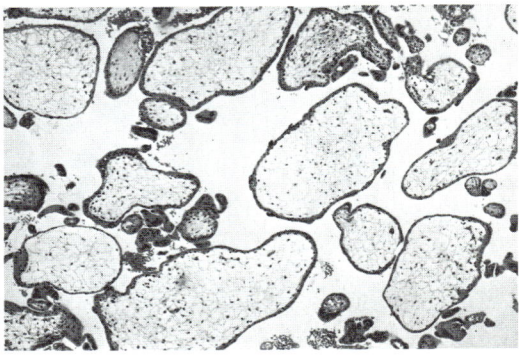

Abb. 2   Abortiveizotten (Mens. III). Voluminös, regelloses flaches Epithel, ödematös aufgelockertes Stroma ohne Gefäße

Das **morphologische Bild** dieser Molenschwangerschaften ist gekennzeichnet durch kümmerlich entwickelte, voluminöse, ödematöse und vielfach auch hydropisch degenerierte Zotten. Das Chlorionepithel ist regellos angeordnet, lückenhaft und meist auch funktionell insuffizient (hormonell inaktiv) (Abb. 2).

Blasenmole

Zu den infolge von Anlagestörungen entwicklungsunfähigen Schwangerschaftsprodukten gehören formalgenetisch auch die Blasenmolen (Mola hydatidosa). Die Blasenmolen können als *chorionepithelaktive* oder *proliferative Formen der Abortiveier* aufgefaßt und den inaktiven oder atrophischen Windeiern gegenübergestellt werden. Die hydatiforme Entartung der Zotten kann sich auf einzelne Bezirke beschränken. Wir sprechen dann von einer

partiellen Blasenmole.

Bei ihr kann die Entwicklung der Frucht ungestört verlaufen. Bei der *totalen Blasenmole* fehlt indessen die Embryonalanlage oder es bestehen Kümmerformen.

Die Zottenbläschen sind makroskopisch zu erkennen. Sie hängen traubenförmig dicht gedrängt aneinander. *Mikroskopisch* ist die hydatiforme Degeneration charakterisiert durch große, plumpe, gefäßlose Zotten mit zellarmem ödematösem oder myxomatösem Stroma. Dagegen ist das Chorionepithel immer stärker proliferiert und auch biologisch aktiv. Die biologische Fähigkeit des Trophoblasten zur Invasion und zum Einbruch in die Blutbahn ist bei der Blasenmole oft potenziert (KÄSER u. CASTANO-ALMENDRAL; KLOOS u. VOGEL) (Abb. 3 u. 4).

Klinisch verläuft die Blasenmolenschwangerschaft unter den *Zeichen eines drohenden Abortes.* Im Vordergrund stehen kontinuierlich oder intermittierend auftretende *Blutungen ex utero*, die der üblichen Aborttherapie trotzen.

In der **Diagnostik** der Blasenmole ist die

Übergröße des Uterus

ein wichtiger Hinweis. Infolge der Trophoblastwucherungen und der ausgedehnten Blutungen in das Molengewebe hinein ist der Uterus größer, als es dem Schwangerschaftsalter entspricht. Bei der bimanuellen Palpation fehlt der normale Tasteindruck einer jungen Schwangerschaft; der Uterusinhalt fühlt sich homogen und teigig an. Kindsteile sind nicht nachweisbar, Herzaktionen des Fetus fehlen. Typisch sind die flockenartig diffus verteilten Strukturen im *Ultraschallbild* (Schneegestöber).

Weiterhin wichtig ist der

quantitative Choriongonadotropinnachweis.

Das Molengewebe ist hormonell hyperaktiv. Beweisend sind exzessiv hohe Titer von 500 000 bis 1 Mill. Einheiten und mehr. Zu beachten ist, daß auch im Verlauf einer normalen Schwangerschaft das Maximum der Choriongonadotropinausscheidung um die 12. Woche liegt, doch werden bei Einlingsschwangerschaften Aktivi-

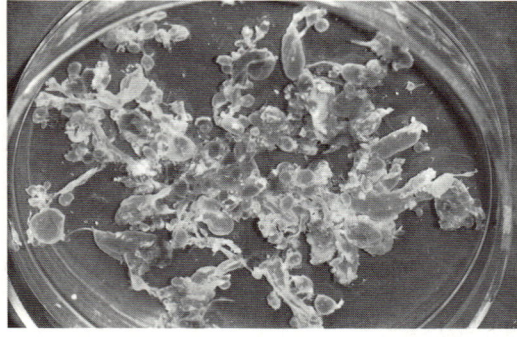

Abb. 3   Blasenmole. Blasig-degenerierte hydropische Zotten, Blutbeimengung weitgehend entfernt (natürliche Größe)

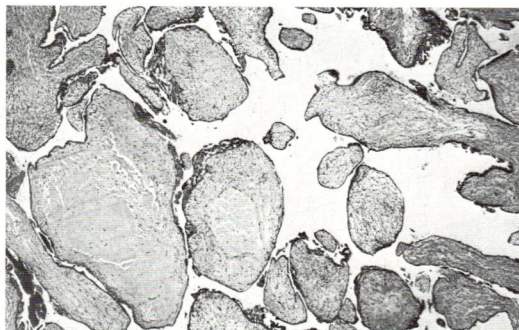

Abb. 4   Blasenmolenzotten (Mens. V). Voluminöshydatiforme Zotten, regelloses, z. T. hyperplastisches Epithel, ödematös, z. T. verflüssigtes Stroma, keine Gefäße

tätswerte von 100000–200000 E kaum überschritten. Es gibt auch hormonell inaktive Blasenmolen. Der Steroidspiegel (Östrogene – Gestagene) ist uncharakteristisch.

Die verstärkten *subjektiven Beschwerden* in Form von Übelkeit und morgendlichem Erbrechen bis zur Hyperemesis und auch die häufig vorhandenen doppelseitigen, bis zu kindskopfgroßen *Luteinzysten der Ovarien* werden als Folge der hohen choriogenen Gonadotropinaktivität angesehen.

Aus dem Gesagten ergeben sich die folgenden beachtenswerten

diagnostischen Leitsymptome:

- therapieresistente Abortblutung,
- positive Diskrepanz zwischen Uterusgröße und Menstruationsalter,
- im Ultraschall-B-Bild fehlende Kindsteile, fehlende Herzaktionen, Schneegestöberbild,
- hoher Choriongonadotropintiter.

Die **Therapie** der Blasenmole besteht in der sorgfältigen, d.h. möglichst vollständigen

operativen Uterusentleerung,

und zwar – wenn möglich – mit der Vakuumkürette. Der Eingriff ist stets gefährlich. Es drohen die Perforation der sehr weichen Uteruswand und die atonische Blutung. Bei größeren Molen und massiver Blutung kann die Hysterotomia anterior nötig werden. Lebensbedrohliche Blutungen zwingen zur Uterusexstirpation. Die operative Behandlung der Blasenmole erfordert besonnenes und entschlossenes Vorgehen.

Die möglichen Folgeerkrankungen der Blasenmole zwingen zu einer sorgfältigen

nachgehenden Überwachung

jeder Patientin. Die Schwangerschaftsreaktion kann auch bei gründlicher Ausräumung im Serum und im Urin nach 2–4 Wochen und länger positiv ausfallen. Es bleibt zunächst immer noch funktionstüchtiges Trophoblastgewebe zurück. Auch bei negativem Ergebnis sollten regelmäßige Kontrollen im Laufe der ersten 6 Monate erfolgen. Bei erneuter Blutung und beim Wiederanstieg des Hormontiters muß nach Ausschluß einer frischen Schwangerschaft wiederum abradiert werden. Nicht selten geht die Choriongonadotropinausscheidung erst nach mehrfacher Kürettage endgültig zurück (Abb. 5). Seltener ist eine Chemotherapie erforderlich (S. 238) (HOLZMANN).

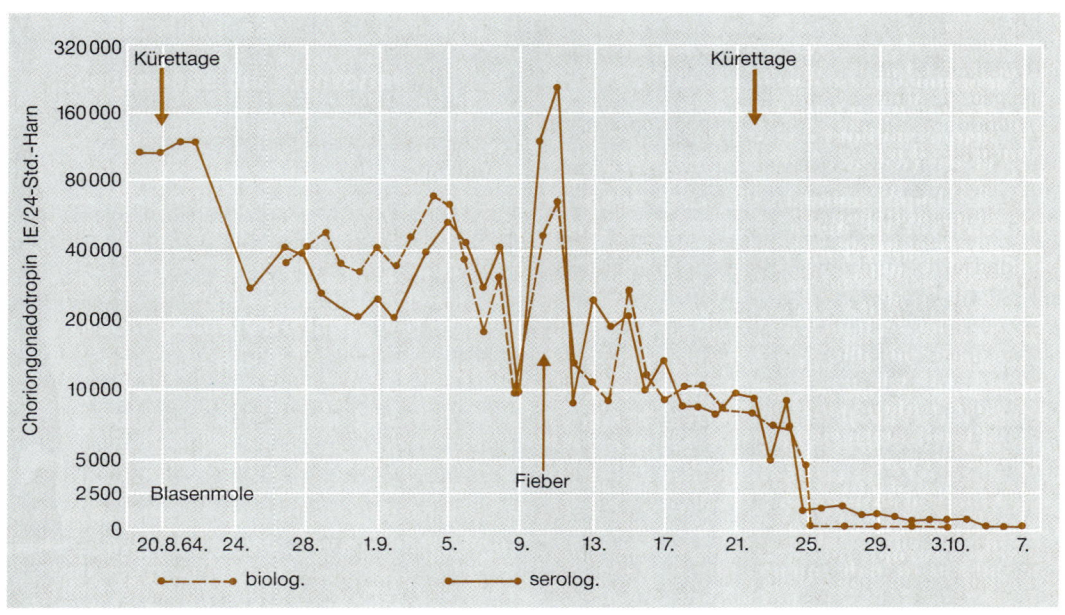

Abb. 5   Choriongonadotropin-Verlaufskurve bei Blasenmole. Rascher Abfall der Aktivität nach der zweiten Kürettage. Steiler HCG-Anstieg durch Fieber (nach *Lauritzen*)

Trophoblasttumoren
(Chorionkarzinom, Chorionepitheliosis, invasive Mole)

Bei gesteigerter Proliferationstendenz des Trophoblasten kann die zur Einnistung notwendige invasive Potenz außer Kontrolle geraten. Wahrscheinlich liegt eine pathologische Immunantwort der Mutter auf das „Allotransplantat Kind" vor.

Bei schweren Störungen kommt es zum Auftreten eines

Chorionkarzinoms

– auch als Chorionepithelioma malignum bezeichnet. Davon abzugrenzen sind leichtere Verläufe, die von HUBER u. HÖRMANN als

Chorionepitheliosis

bezeichnet wurden. Offenbar bedeutet gerade bei dem pluripotenten Trophoblastgewebe ein örtlich invasives und destruierendes Wachstum sowie das Auftreten von Absiedlungen auf dem Blutweg nicht eo ipso biologische Bösartigkeit im Sinne autonom wachsender Tumoren. In der Konferenz der International Union of Cancer wurde 1965 eine Einteilung der Trophoblasttumoren vorgeschlagen, in der zwischen die einfache nichtinvasive Blasenmole und das Chorionkarzinom die

invasive Mole

gestellt wurde. Dieses Zwischenstadium wird auch als *Chorioadenoma destruens* bezeichnet (BAGSHAWE; KÄSER u. CASTANO-ALMENDRAL).

Makroskopisch sehen die chorionepithelialen Knoten im Primärherd wie in den Metastasen infolge alter oder frischer Blutungen rötlichblau, blauschwarz oder bräunlich aus. Sie können bis zu faustgroß werden. Sie sind schwammig-weich und brüchig (Abb. 6).

Mikroskopisch bestehen sie aus den beiden Strukturelementen des Trophoblasten: Zytotrophoblast und Synzytiotrophoblast. Die Wucherungen zeigen histologisch generell alle Merkmale eines jungen undifferenzierten Choriongewebes. Charakteristisch ist eine stärkere *Kern-* und *Zellpolymorphie* und *-atypie*. Alle bisherigen licht- und elektronenoptischen Versuche der prospektiven Differenzierung einzelner Geschwulsttypen sind praktisch gescheitert. Das Auftreten von Chorionzotten in den Knoten wird als günstiges Zeichen angesehen.

Bei der **Chorionepitheliosis interna** (invasive Mole) wächst der Trophoblast per continuitatem vom Implantationsort in die Umgebung. Diese chorionepithelialen Heterotopien sind

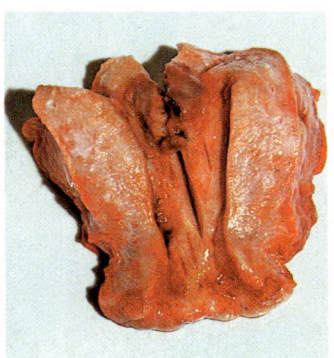

Abb. 6   Chorionepitheliom. Totalexstirpierter Uterus mit aufgeschnittener Vorderwand; kirschgroßer bläulicher Tumorknoten an der Hinterwand im Fundusbereich

rückbildungsfähig, auch dann, wenn sie zerstörend in die Nachbarorgane eingebrochen sind (destruierende Mole).

Zur **Chorionepitheliosis externa** (metastasierende Mole) zählen alle anderen „metastatisch" entstandenen Wucherungen des Trophoblasten, die den Kontakt mit der Plazentationsstelle verloren haben. Die Verschleppung erfolgt in der Regel hämatogen. Bevorzugte *Absiedelungsorte* sind Vagina, Vulva und Lungen (metastasierende Chorionepitheliosis). Auch diese „Metastasen" sind wie ihre primären Herde grundsätzlich reversible Trophoblastwucherungen (Abb. 7).

Zum **Chorionkarzinom** schließlich rechnen alle foudroyant verlaufenden Krankheitsformen mit schrankenloser Ausbreitung der chorionepithelialen Wucherungen per continuitatem und metastatisch, die meist trotz aller Therapie in wenigen Monaten zum Tode führen. Nur dieser Typ der chorionepithelialen Ektopie sollte als *echter Zottenkrebs* bezeichnet werden.

Die **Häufigkeit** chorioepithelialer Heterotopien ist gering. Das echte Chorionkarzinom ist ausgesprochen selten; es ist der seltenste bösartige Tumor genitalen Ursprungs überhaupt (etwa 0,5% aller malignen Genitaltumoren). Es bestehen stark geographische, wohl sozioökonomisch bedingte Unterschiede in der Inzidenz (Unterernährung, Eiweißmangel). Rechnet man in Europa und Nordamerika mit einer cho-

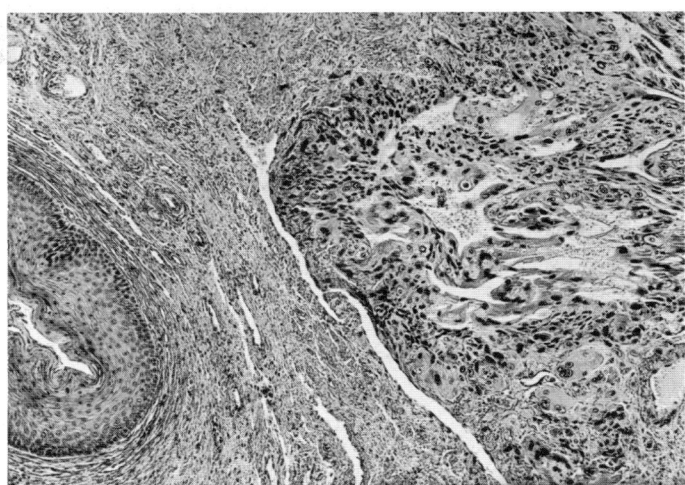

Abb. 7 Chorionepitheliom (Scheidenmetastase). Oben: vielschichtiges verhorntes Plattenepithel der Vagina, unten: Tumorkeil mit synzytialen Zellverbänden und Zytotrophoblast

rionepithelialen Heterotopie auf 20 000 Geburten, so wird in Ostasien ein Fall auf 1400 Entbindungen erwartet. Am häufigsten treten choriale Heterotopien im Anschluß an eine Molenschwangerschaft (50%), insbesondere nach Blasenmole, im Anschluß an Aborte (25%) und an normale Schwangerschaften (20%), selten auch nach einer Extrauteringravidität auf. Sie werden in jeder Phase der Geschlechtsreife gefunden. Es besteht keine Altersdisposition und keine Abhängigkeit von der Geburtenzahl.

Diagnostisch hat jede *mangelhafte Rückbildung* oder gar das Größerwerden eines puerperalen Uterus mit *anhaltenden Blutungen* in Hinblick auf das Vorhandensein einer chorioepithelialen Heterotopie Beachtung zu finden. Charakteristisch ist das Auftreten von *Scheidenmetastasen*. Eine sorgfältige Inspektion der unteren Genitalorgane bei atypischen Blutungen post abortum und post partum ist daher wichtig. Häufig ist auch der röntgenologische Nachweis von *Lungenherden* möglich. Typisch ist der Verlauf der Ausscheidungskurve für *Choriongonadotropin*. Anhaltend hohe Chorionhormontiter oder der Wiederanstieg der Aktivität nach Ausstoßung des Schwangerschaftsproduktes sprechen für verbliebene funktionstüchtige Trophoblastreste (Abb. 8). Zunehmende Verschlechterung des Allgemeinbefindens und Anämien deuten ebenfalls auf eine pathologische choriale Hyperplasie hin.

Alle Erscheinungsformen der Chorionepitheliosis sind spontan rückbildungsfähig. Die Heilung kann durch chemotherapeutische Maßnahmen unterstützt werden. Als günstiges Zeichen ist das Kleinerwerden der ektopen Knoten, das Sistieren der Blutungen und die Abnahme der chorionepithelialen Elemente bei wiederholter Kürettage mit fallenden Chorionhormontitern zu werten. Komplikationen können auch bei biologisch gutartigen Wucherungen durch ungünstige Lokalisation der „Fernmetastasen" auftreten (Hämoptoe, Hämatothorax, Apoplexia cerebri).

Die **Prognose** des Chorionkarzinoms ist infaust. Remissionen sind möglich. Dauerheilungen unsicher.

Die **Therapie** der chorionepithelialen Wucherungen ist unbefriedigend. Bei der ausgeprägten Tendenz der biologisch gutartigen Veränderungen zur Spontanheilung und der wenig aussichtsreichen therapeutischen Situation bei echtem Zottenkrebs ist hinsichtlich eingreifender Behandlungsmethoden vor allem bei jungen Frauen Zurückhaltung geboten. Die Beurteilung des Therapieerfolges einzelner Maßnahmen ist wegen spontaner Remissionen und der diagnostischen Unsicherheit problematisch.

Wurde die chorionepitheliale Heterotopie durch Kürettage entdeckt, so ist bei fehlenden Metastasen unter laufender quantitativer Kontrolle des HCG-Spiegels eine *abwartende Haltung* vertretbar. Bei anhaltender Hormonproduktion und Auftreten von Absiedlungen sollte unverzüglich eine

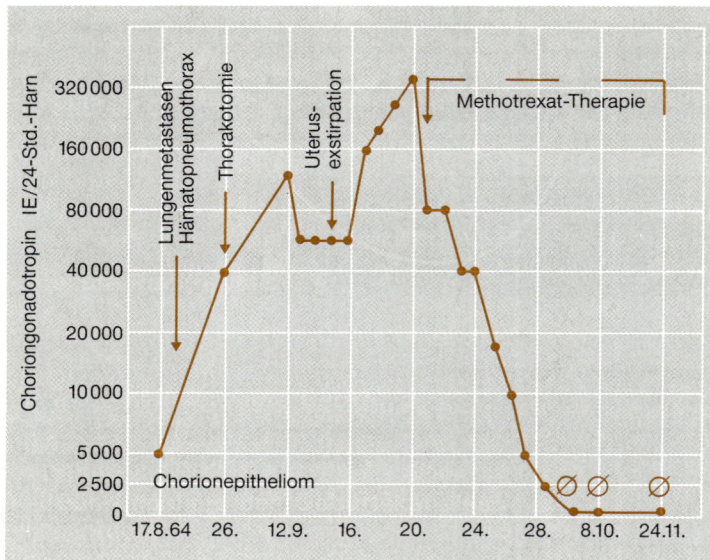

Abb. 8 Choriongonadotropin-Verlaufskurve bei metastasierender chorialer Ektopie nach intrauterinem Abort. Steiler Anstieg der Aktivität mit dem Auftreten von Lungenmetastasen. Keine unmittelbare Besserung nach Uterusexstirpation. Rascher Abfall der HCG-Werte und Heilung unter Methotrexat-Therapie (nach *Lauritzen*)

zytostatische Therapie

eingeleitet werden (s. unten). Auch die

Uterusexstirpation

ist zu erwägen. Dagegen bietet die operative Entfernung und radiologische Behandlung der Metastasen keinen Vorteil gegenüber der zytostatischen Therapie. Die *Operation von Fernmetastasen* kommt nur bei lokaler Komplikation (Blutungen usw.) in Betracht. Bei primär foudroyantem Verlauf ist eine sofortige intensive Therapie mit Zytostatika indiziert (Methotre-

xat 15–25 mg/die über 5 Tage, evtl. zusätzlich Aktinomycin D 0,5 mg/die).

Auch nach klinischer Ausheilung mit negativem HCG-Test (β-HCG-Bestimmung) sind regelmäßige

nachgehende Kontrollen

im ersten Halbjahr erforderlich und zwar zunächst alle 4 Wochen. Zur Kontrolluntersuchung gehören die quantitative Bestimmung der Choriongonadotropinausscheidung und die Lungenaufnahme.

Chorionangiosis, Chorionangiom

Zu den Anlagestörungen des Trophoblasten zählt auch die

Chorionangiosis

(HÖRMANN). Es kommt zur ungeordneten Hyperplasie des autochthonen Zottenkapillarnetzes mit zahlreichen spießförmigen Kapillarsprossen und regellosen Haufen von Endothelzellen. Der Anschluß der Zottenkapillaren an die Bauchstielgefäße ist unvollständig, ein wirksamer Chorion-Allantois-Kreislauf kommt nicht zustande, die Differenzierung der synzytiokapillären Stoffwechselmembran bleibt aus. Das Schwangerschaftsprodukt muß zugrunde

gehen, die Ausstoßung erfolgt gewöhnlich im 4.–5. Monat.

Bei geringerer Ausprägung der Chorionangiosis kann die Frucht überleben. Auffällig ist dann die bei der Geburt übergroße, massive Plazenta (s. Plazentamegalie).

Häufiger (etwa 1%) als die Chorionangiosis ist die umschriebene Kapillarhyperplasie, das

Chorionangiom

(Abb. 9). Diese gutartigen Hämangioendotheliome werden zu den geschwulstartigen Fehlbildungen im Sinne des Hamartoms (E. AL-

BRECHT) gezählt. Die solitär oder auch multipel auftretenden Gefäßknoten sind hirsekorn- bis kindskopfgroß, sie führen fetales Blut. Große aneurysmatische Knoten und arteriovenöse Fisteln innerhalb der Hämangiome bedeuten eine erhebliche Kreislaufbelastung für den Fetus, Herzmuskelhypertrophien werden beobachtet. Häufige Komplikation des Chorionangioms ist die Polyhydramnie (95%) vor allem bei amnionnahen Geschwülsten. Größere Knoten können zum Geburtshindernis werden; auch über vorzeitige Plazentalösungen und atonische Nachblutungen wird berichtet.

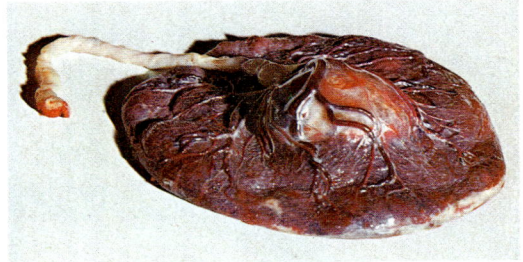

Abb. 9   Chorionangiom. Fetale Seite der Plazenta; kleinfaustgroßer Tumorknoten im Bereich des Nabelschnuransatzes. Gestaute Choriongefäße

Reifungsstörungen

Bei den hier angesprochenen Veränderungen sind Anlage und erste Entwicklung des Schwangerschaftsproduktes regelrecht abgelaufen. Das konstruktive Bauprinzip der Plazenta ist verwirklicht. *Gestört ist die weitere Differenzierung zu einem leistungsfähigen Organ des Stoffaustausches.* Als wesentliche Merkmale des Reifungsprozesses wurde die Zunahme der Zottenzahl, die Verkleinerung der Zottendurchmesser und die Vergrößerung des intervillösen Gefäßquerschnittes mit Ausbildung der synzytiokapillären Stoffwechselmembranen sowie der Umbau der stützenden Gerüstelemente erwähnt.

Bei gestörter Reifung entstehen voluminöse, plumpe, stromareiche und gefäßarme Zotten mit geringer Gesamtoberfläche und breiten, wenig differenzierten fetomaternen Austauschmembranen. Dabei muß der Reifegrad der Plazenta immer in Relation zum Schwangerschaftsalter und zum Entwicklungsstand des Fetus gesehen werden. Reifungsstörungen sind als *Asynchronisien* (BECKER) der Entwicklung von Fetus und Plazenta zu verstehen. Es gibt Plus- und Minusvarianten (KLOOS u. VOGEL). Die Ausreifung der Plazenta kann beschleunigt, überstürzt erfolgen. Bei dieser sog.

Maturitas praecox placentae

bleiben Wachstum und Entwicklung des Fetus scheinbar zurück. Die vorzeitige und überschießende Reifung ist als Kompensationsvorgang bei primär hypoplastischer Plazenta oder nach Substanzverlust zu verstehen. In ca. 10% aller *Frühgeborenen* liegt als Ausdruck dieser zeitlichen Unstimmigkeit eine gestaltlich ausgereifte Plazenta vor.

Als Gegenpol dieser Form der asynchronen Entwicklung kann die Reifung der Plazenta in Form der

Maturitas retardata placentae

verzögert sein oder schließlich zu jedem Zeitpunkt vollständig sistieren (sog. Maturitätsarrest).

Die **Ätiologie** der Reifungsstörungen ist bunt wie ihr morphologisches Substrat. Sicher gibt es anlagebedingte, auch genetisch fixierte Formen. Häufiger sind wohl peristatische, infektiöse und toxische Insulte. Typische Reifungsstörungen werden bei der Rhesussensibilisierung, dem EPH-Syndrom, dem Diabetes mellitus und der Syphilis beobachtet.

Zirkulationsstörungen

Die Funktionseinbuße infolge primärer Anlage- und Reifungsstörungen kann durch regressive oder degenerative Prozesse verstärkt werden. Die Involutionspathologie der Plazenta ist entsprechend der Struktur dieses Organs vor allem eine Gefäß- und Kreislaufpathologie. Die Formenfülle der pathologisch-anatomischen Bilder ist verwirrend. Sie umfaßt aneurysmatische Blutungen mit Abscheidungsthromben, anämische und hämorrhagische Infarkte als arterielle Verschlußfolgen und hämorrhagische Infarzierungen bei venöser Abflußstörung. Generell können das materne und das fetale Stromgebiet für sich oder gleichzeitig betroffen sein. Am endgültigen Verödungsbezirk sind oft der Modus der primären Durchblutungsstörung und ihr Ursprung nicht mehr zu erkennen.

Die häufigsten und zugleich wichtigsten plazentaren Zirkulationsstörungen treten in den dezidualen Gefäßen und im intervillösen Kapillargebiet in Form von

intervillösen Thromben

auf. Im Vordergrund stehen sie nach aneurysmatischen Blutungen. Die intervillösen Kapillarspalten neigen zur Ektasie wegen der fehlenden Stützung durch eine Akzessoria. Die Blutmassen drängen die Zotten auseinander unter Sprengung der plasmodialen Verstrebungen. Um die thrombotischen Bezirke herum kann sich ein anämischer Infarktsaum mit hyalinisierten und nekrotischen Zotten bilden. Die Hämatome enthalten vorwiegend maternes Blut. Fetale Blutbestandteile aus rupturierten Zottenkapillaren können als Agglutinationskern die intervillösen Thrombosierungen induzieren. Intervillöse Thromben werden bei Erythroblastosen (80%), beim EPH-Syndrom (40%) und auch bei komplikationsloser Schwangerschaft (25%) beobachtet.

Die zahlreichen

echten Plazentainfarkte

(Abb. 10) sind makroskopisch meistens durch ihre Keilform von den intervillösen Thromben zu unterscheiden. Bevorzugt befallen sind die Plazentaperipherie und die Randbezirke der einzelnen Plazentome. *Mikroskopisch* bestehen die anämischen Infarkte im Gegensatz zu den Hämatomen aus zahlreichen dicht gepackten nekrobiotischen und hyalinisierten Zotten. Die Plazentainfarkte stehen immer mit den maternen Gefäßen in Verbindung. Ihre Form und Ausdehnung entspricht den Versorgungsgebieten der Spiralarterien und -arteriolen.

Die **Bedeutung** der Verödungsbezirke für die intrauterine Entwicklung des Fetus ist umstritten. Infarkte werden in mehr als 50% auch nach

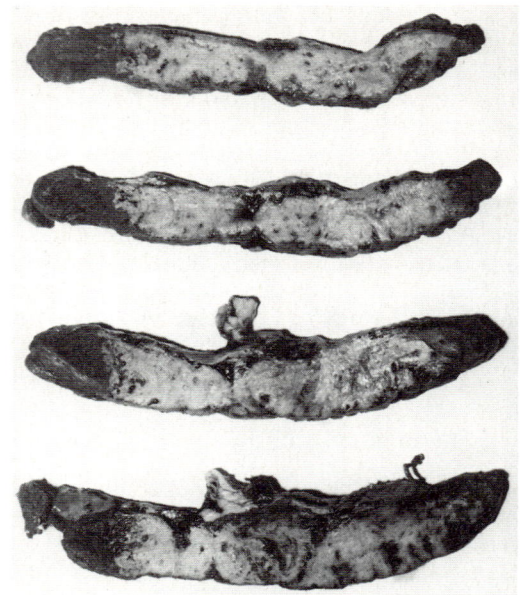

Abb. 10   Verödungsbezirke in der Plazenta

komplikationslosem Schwangerschafts- und Geburtsverlauf beobachtet. Entscheidend für die *Reservekapazität der Plazenta* sind die Größe und der Sitz der Veränderungen. Kleine marginale Infarkte sind häufig. Sie haben kaum klinische Bedeutung. Die selteneren großen zentralen Infarkte dagegen können zur intrauterinen Mangelentwicklung des Fetus (small for date baby) oder auch zum Fruchttod führen (s. Plazentainsuffizienz).

Seltener sind

Störungen der fetalen Zirkulation.

Der *akute thrombotische Verschluß der Nabelschnurgefäße* führt zum intrauterinen Fruchttod. Die Thrombosierung der peripheren chorialen Gefäße und der Zottenkapillaren verläuft oft symptomlos. Eine einheitliche Genese besteht nicht. Die Thrombosierung fetaler Gefäße wird gehäuft bei bakteriellen Infektionen und beim Diabetes mellitus der Mutter beobachtet (Endarteriitis obliterans).

Alterungs- und Rückbildungserscheinungen

Als „Zwischenorgan auf Widerruf" ist die Lebenszeit der Plazenta begrenzt. Die Entwicklungsgeschwindigkeit ist unvergleichlich groß.

Die feingewebliche Ausreifung des hämochorialen Systems dauert praktisch bis zur Geburt an, d.h. bis zum Organtod. Neben der Evolution laufen schon frühzeitig Veränderungen ab, die als physiologischer Involutions- oder Alterungsprozeß zu deuten sind. Charakteristisch ist eine progressive, vor allem subchorial erkennbare Fibrinakkumulation, eine diffuse Verkalkung der maternen Oberfläche und eine allgemeine Verfestigung des Organs. *Histologisch*

imponiert einer Verklumpung der synzytialen Kerne und eine fortschreitende fibrinoide Umwandlung der Stromagrundsubstanz. Diese degenerativen Veränderungen können schon vorzeitig entstehen (EPH-Syndrom). Bei übertragener Schwangerschaft sind sie besonders stark ausgeprägt.

Entzündungen

Entzündliche Gefäßreaktionen des Chorions und ihre Folgen, die entzündlichen Exsudationen und Proliferationen, sind häufig. – Die entzündlichen Reaktionen können lokal durch mechanische, thermische oder chemische Reize ausgelöst werden. Unter den chemischen Noxen sind vor allem die Toxine lebender Erreger zu nennen. Die

infektiös-entzündlichen Veränderungen

werden in jedem Schwangerschaftsalter beobachtet, vor allem aber während der Entbindung. Befallen sind in erster Linie:

– Eihäute in Form der Chorioamnionitis,
– Nabelschnur in Form der Funikulitis,
– Plazenta in Form der Plazentitis.

Abhängig vom Zeitpunkt und vom Schweregrad des Insultes können bei der Frucht *Entwicklungsstörungen, teratogenetische Defekte* oder *Wachstumsretardierungen* auftreten. Beobachtet werden auch alle Formen unspezifischer und spezifischer perinataler Infektionen (Pyodermien, Pneumonien, Septikämien). Häufig wird durch die Infektion die Wehentätigkeit vorzeitig ausgelöst, es kommt zur *Fehl-* oder *Frühgeburt.* Der infizierte Uterusinhalt kann auch im maternen Organismus heftige lokale (Endo-, Myo-, Parametritis, Phlebitis) und allgemeine Erscheinungen (Fieber, Sepsis, Schock) hervorrufen.

Die **Infektionspforten** sind zahlreich. Nicht immer können die Infektionsbahnen lückenlos verfolgt werden. Eihäute und Plazentamembran bilden die natürlichen biologischen Infektbarrieren für die Frucht. Nur bei Zerstörung dieser Strukturen durch direkte mechanische Insulte (Blasensprengung) oder durch entzündliche Infiltration und Penetration ist eine *aszendierende Infektion* der Fruchthöhle möglich. Der Trophoblast kann *hämatogen* sowohl von der Mutter als auch vom *Fetus* her infiziert werden. Auch ein *transmembranaler Befall* der Zotten über die Chorionplatte bei Fruchtwasserinfektion ist möglich. Die hä-

matogene Infektion vom intervillösen Kapillarsystem aus setzt eine generalisierte Erregerüberschwemmung des *maternen Blutes* voraus oder eine Infektion der angrenzenden *Decidua basalis.* Die Bakteriämie des Fetus entsteht entweder in der Plazenta durch Erregerinvasion in die Zottenkapillaren und Choriongefäße, oder sie wird durch eine generalisierte Aussaat von

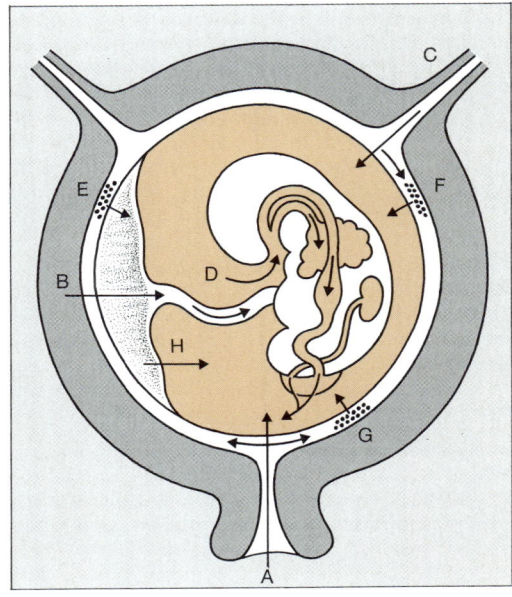

Abb. 11 Schematische Darstellung der wichtigsten Infektionswege der Fruchthöhle
A = *vaginal-aszendierend:* bei gesprungener Fruchtblase direkter Weg ins Fruchtwasser, bei intakter Blase Fruchtwasserinfektion über Chorionaminionitis oder Endometritis deciduae (G);
B = *hämatogen-penetrierend:* bei allgemeiner oder plazentarer (E) Bakteriämie der Mutter direkt in die fetale Blutbahn oder über eine Plazentitis ins Fruchtwasser (H);
C = *kanalikulär-deszendierend:* über Chorionamnionitis oder Endometritis deciduae (F);
D = *Aspiration kontaminierten Fruchtwassers* (Zeichnung E. *Philipp*, Kiel)

Lungen- und Magen-Darm-Herden nach Aspiration oder Verschlucken kontaminierten Fruchtwassers hervorgerufen (Abb. 11).

Makroskopisch erkennbar verändert sind die Nachgeburtsteile nur bei schwerer Entzündung. Oft verrät der *fötide Geruch* die vorliegende Infektion. Die *Eihäute* sind dann nicht mehr zart und transparent, sondern sulzig verdickt, schmutzigfarben und oft schmierig belegt. Die Gefäße in der Chorionplatte sind kaum zu erkennen, z. T. auch thrombosiert. Die *Nabelschnur* ist ödematös aufgetrieben, mißfarben und leicht zerreißlich. Das *Plazentagewebe* selbst ist geschwollen und blaßgrau verfärbt, die Dezidua diffusnekrotisch und hämorrhagisch infarziert.

Vorherrschende **Erreger** bei den *aszendierenden Infektionen* sind Keime der unteren Geburtswege: Enterokokken, Escherichia coli, Pneumokokken, Staphylococcus aureus, Clostridien, hämolysierende Streptokokken, Proteus und evtl. Pilze (Candida-albicans-Amnionitis und -Funikulitis). – Bei *hämatogener Invasion* kann jede Noxe, die für den Menschen pathogen ist, auch eine Plazentitis mit ihren entzündlichen Folgen für die Frucht hervorrufen. – *Virusinfektionen* führen zu typischen entzündlichen Gewebsveränderungen in der Plazenta, häufig umgeben von unspezifischen Reaktionen als Folge einer bakteriellen Mischinfektion. Bezeichnend ist eine schwere disseminierte Nekrose des Chorionepithels mit nekrobiotischen Veränderungen des Zottenkapillar-Endothels und der Stromazellen. Die virushaltigen Zelltrümmer können in die Zottenkapillaren gelangen. Die Ansiedlung der septischen Metastasen erfolgt entlang der arteriellen Strombahn der Frucht, bevorzugt im Herzen. Für Virusbefall pathognomonische Befunde in der Plazenta werden vor allem gesehen bei Infektionen mit Variola, Varizellen, Vakzineviren, Herpes simplex und Rubeola.

Die **spezifischen Entzündungen** der Plazenta wie Tuberkulose, Listeriose, Toxoplasmose und Lues führen zu typischen Granulationsgeweben im Zottenstroma teilweise mit Einschlußkörperchen. Beweisend ist der Erregernachweis.

Neben den Toxinen lebender Erreger können chemische Faktoren und von ihnen vor allem ein mekoniumhaltiges Fruchtwasser zu

nichtinfektiösen Entzündungen

der Plazenta, Eihäute und der Nabelschnur führen. Weiterhin sind Gewebstoxine bei intrauteriner Asphyxie und bei einem intrauterinen Fruchttod mit fortgeschrittener Autolyse als Ursache zu nennen. Ein *Mekoniumabgang* allein ist häufig auch ohne Infektion mit einer diffusen Chorionamnionitis und Funiculitis umbilicalis verbunden. Offenbar wird das Gewebe durch die proteolytische Wirkung der im Kindspech

enthaltenen Fermente irritiert, ähnlich wie auch bei der Mekoniumperitonitis. Bei *Missed abortion* oder *Missed labour* werden ebenfalls regelmäßig granulozytäre Infiltrate in der Dezidua, in der Chorionplatte und in den Eihäuten beobachtet. Auch eine *Sauerstoffmangelwirkung* wird ursächlich für einige Formen der Nabelschnurentzündung diskutiert. *Mechanische Reize* können ebenfalls entzündliche Reaktionen hervorrufen, z. B. umschriebene Angitiden der Chorionallantoisgefäße bei Nabelschnurkompression. Die nichtmikrobiellen Entzündungsformen sind von den infektiös-toxischen Gefäß- und Gewebsreaktionen histologisch nicht zu unterscheiden.

Literatur

Altshuler, G., P. Russell: The human placental villitides: a review of chronic intrauterine infection. Curr. Top. Pathol. 60 (1975) 63–112

Bagshawe, K. D.: Chorio-Carcinoma, the Clinical Biology of Trophoblast and its Tumours. Arnold, London 1969

Becker, V.: Physiologie und Pathologie von Plazenta, Eihäuten, Fruchtwasser. In Käser, O., V. Friedberg, K. G. Ober, K. Thomsen, J. Zander: Gynäkologie und Geburtshilfe. 2. Aufl., Bd. II/1. Thieme, Stuttgart 1981 (S. 2.1)

Becker, V., Th. H. Schiebler, F. Kubli: Die Plazenta des Menschen. Thieme, Stuttgart 1981

Benirschke, K., G. Driscoll: The pathology of the human placenta. In Uehlinger, E.: Handbuch der speziellen pathologischen Anatomie und Histologie, Bd. VII/5. Springer, Berlin 1967

Botella Llusia, J., J. A. Clavero Nunez: Intento des ordination de la patologia placentaria. Obstet. Ginecol. lat.-amer. 21 (1963) 5

Budlinger, H.: Placentaveränderungen und ihre Beziehung zur Spättoxikose und perinatalen kindlichen Sterblichkeit. Fortschr. Geburtsh. Gynäkol. 17 (1968) 86

Essbach, M.: Paidopathologie. VEB Thieme, Leipzig 1961

Flamm, H.: Die pränatalen Infektionen des Menschen. Thieme, Stuttgart 1959

Gille, J.: Chorio-Carcinom. Med. Klin. 70 (1975) 532–543

Hertig, A. T., H. Mansell: Tumors of the Female Sex Organs, Part. 1. Hydatiform Mole and Choriocarcinoma. Armed Forces Institute of Pathology, Washington 1956

Holland, J. F., M. J. Hreshchyshyn: Choriocarcinoma. Transactions of a Conference of the International Union against Cancer. Springer, Berlin 1967

Holzmann, K.: Die Blasenmole. Ein schriftliches Symposion. Geburtsh. u. Frauenheilk. 33 (1973) 338

Hörmann, G.: Pathogenese und Definition des Abortiveies. Geburtsh. u. Frauenheilk. 8 (1948) 809

Hörmann, G.: Zur Systematik einer Pathologie der menschlichen Plazenta. Arch. Gynäkol. 191 (1958) 297

Huber, H., G. Hörmann: Über das Chorionepithelioma malignum. Z. Krebsforsch. 58 (1952) 285

Huber, H., G. Hörmann: Zur Klinik der Blasenmole. Geburtsh. u. Frauenheilk. 14 (1954) 691; 799

Käser, O., A. Castano-Almendral: Die gestationsbedingten Trophoblasterkrankungen. Gynäkologe 10 (1977) 190

Kloos, K. F., M. Vogel: Pathologie der Perinatalperiode. Thieme, Stuttgart 1974

Mey, R.: Über Ätiologie und Pathogenese der Abortiveier. Fischer, Stuttgart 1961

Ortmann, R.: Morphologie der menschlichen Placenta. Anat. Anz. 106/107 (1960) 27

Petry, G.: Die Morphologie der außerhalb der Placenta bestehenden feto-maternen Kontakte. Arch. Gynäkol. 198 (1963) 74

Schumann, R.: Morphologie und Pathomorphologie der Plazenta. In Wulf, K.-H., H. Schmidt-Matthiesen: Klinik der Frauenheilkunde und Geburtshilfe, Bd. IV. Urban & Schwarzenberg, München 1986 (S. 329)

Thomsen, K.: Zur Morphologie und Genese des sogenannten Placentainfarktes. Arch. Gynäkol. 185 (1954) 211

Wulf, K.-H.: Das Plazentainsuffizienzsyndrom (ein klinisches Konzept). Z. Geburtsh. Perinatol. 185 (1981) 2

Wulf, K.-H.: Physiologie und Pathophysiologie der Plazenta und der Eihäute. In Käser, O., V. Friedberg, K. G. Ober, K. Thomsen, J. Zander: Gynäkologie und Geburtshilfe, 2. Aufl., Bd. II/1. Thieme, Stuttgart 1981 (S. 2.26)

Aufgaben

1. Was verstehen wir unter einer Molenschwangerschaft?
2. Welche charakteristischen Veränderungen des Trophoblasten finden sich bei der Blasenmole?
3. Nennen Sie einige wichtige Leitsymptome in der Diagnostik der Blasenmole!
4. Welche Symptome legen z. B. nach einer Blasenmole das Auftreten eines Chorionkarzinoms nahe?
5. Welche Therapiemöglichkeiten sind bei einem Chorionkarzinom gegeben?
6. Welche Veränderungen charakterisieren die Maturitas praecox und die Maturitas retardata placentae?
7. Nennen Sie die typischen Infektionswege, die zur Entstehung von Entzündungen im Bereich der Fruchthöhle führen!
8. Was verstehen wir unter „nichtinfektiösen Entzündungen des Kyema"? Nennen Sie Beispiele!

Fehlgeburt (Abortus)

G. Martius

Innerhalb des Zeitraumes von 28 Wochen p. m. wird eine Schwangerschaftsbeendigung als Abort bezeichnet.

Wir unterscheiden:

- *Frühabort:* bis 16. Woche.
- *Spätabort:* 17.–28. Woche.

Angaben über die *Häufigkeit* der Fehlgeburt sind mit einiger Sicherheit nur für die *Spontanaborte* zu machen. Sie führen die Patientin, sofern ihr das Bestehen einer Gravidität bekannt war, zum Arzt. In in- und ausländischen Statistiken werden sie übereinstimmend mit etwa 10% der Geburtenfrequenz angegeben (HOFMANN; FUCHS u. STAKEMANN).

Die **Gesamtzahl der Aborte** wird sich indessen niemals exakt bestimmen lassen. Dies hat zwei Gründe: Einmal verlaufen sehr frühe Aborte wie eine verspätet einsetzende Periode, so daß sie der Patientin nicht zum Bewußtsein kommen. Zum zweiten bleiben artifizielle Fehlgeburten oft unerkannt. Neuere Untersuchungen machen es wahrscheinlich, daß der Quotient Abort : Geburt 1 : 4 (SCHULTZE) bzw. 1 : 5,5 (STAEMMLER u. Mitarb.) beträgt.

Das **Geschlechtsverhältnis beim Abort** läßt nach kernmorphologischen Kontrollen bis zum 3. Monat ein Überwiegen der männlichen Früchte erkennen (HIENZ). Bereits VON PFAUNDLER hatte auf ein mit 160 : 100 deutliches Überwiegen der angelegten Knabenschwangerschaften aufmerksam gemacht, während das Geschlechtsverhältnis am Ende der Tragzeit nur noch 106 : 100 beträgt. Dem entspricht der Nachweis eines Geschlechtsverhältnisses von 169 : 100 nach erfolgreicher Abortbehandlung (HOBBS u. ACHESON). Demnach müßten Fortschritte in der Aborttherapie von einer Zunahme der Knabenschwangerschaften gefolgt sein.

Abortursachen

Die Abortursachen sind außerordentlich mannigfaltig. Der Versuch, zu einem Ordnungsprinzip zu kommen, führt zu der pathogenetischen Differenzierung der Tab. 2 (D. HOFMANN u. a.). Es kann kein Zweifel daran bestehen, daß die vielfältigen Wechselbeziehungen von maternem Organismus und Kyema jede tabellarische Darstellung als gezwungen erscheinen lassen. *Im Einzelfall ist eine pathogenetische Klärung häufig nicht möglich oder kann über Vermutungen nicht hinauskommen.* Dies gilt um so mehr, da vielfach ein Kombinationsschaden anzunehmen ist. Einige der in der Tab. 2 aufgeführten Ursachen bedürfen einer ausführlicheren Besprechung.

Die wohl wichtigste Abortursache ist mit dem Begriff des

endokrinen Abortus

umschrieben. Sie besteht in einer der Gravidität vorausgegangenen Ovarialinsuffizienz als Folge einer isolierten genitalen Störung oder auch als Begleiterscheinung einer extragenitalen endokrinen Störung (Tab. 2). Sie beeinträchtigt den Endometriumaufbau und führt damit über eine **Endometriuminsuffizienz** zu Störungen bei der Nidation. Die ungünstigen Nidationsbedingungen lassen defekte, nicht entwicklungsfähige Fruchtanlagen in Form der

Abortiveier bzw. Molen

entstehen (HUGHES; LLOYD u. LEDERGERBER), die bei etwa 30–50% der Spontanaborte nachzuweisen sind. Pathomorphologisch sind sie durch einen Gefäßmangel, ein Stromaödem, Hypo- oder Hyperplasien des Trophoblasten und das häufige Fehlen einer Eihaut gekennzeichnet (HÖRMANN; NILSSON) (S. 233). Die **Therapie** kommt bei dieser frühen Schädigung des Kyema verständlicherweise zu spät. Zur *Prophylaxe* sind eine prägravide Zyklusregulierung und eine Hormontherapie bereits vom 16. Tag der Hyperthermie an unter zeitlich gezielten Kohabitationen in Form der sog.

geplanten Gravidität

angezeigt, wobei die Kontrolle der Basaltemperatur eine wesentliche Hilfe ist. – Als *weitere Ursachen des Abortiveies* sind toxische und infektiöse Schädigungen der Blasto- bzw. frühen Embryogenese und auch Spermaanomalien (s. unten) bekannt.

Eine häufige Ursache des spontanen Frühabortes bis etwa zur 10. Woche p. m. besteht in der Fehlanlage der Frucht infolge einer

chromosomalen Aberration

(KNÖRR; BRECKWOLDT; JUNG). KNÖRR u. KNÖRR-GÄRTNER konnten durch zytogenetische Untersuchungen bei frühen Spontanabor-

Tabelle 2   Abortursachen

Materne Abortursachen

1. Genitale Anomalien:
Baustörungen (uterine Doppelbildung, intrauterine Synechien)
Uterustumoren (Myome)
Zervixinsuffizienz (Trauma, Bindegewebsschwäche)
Endometriuminsuffizienz (endokrine Störung, Schäden nach Abrasionen)
Infektionen (Zervizitis, Endometritis)
Hypermotilität (psychovegetative Störung, Fieber)

2. Extragenitale Anomalien:
Endokrine Störung (Diabetes mellitus, Hyperthyreose, Tetanie)
Virale, bakterielle Infektion (fieberbedingte Hypermotilität des Uterus, infektiöse bzw. toxische Fruchtschäden)
Anämie
Trauma
Konsumierende Erkrankungen

Fetoplazentare Abortursachen
(kyematogene Aborte)

Chromosomenaberrationen
Trophoblastanomalien (Hypo- bzw. Hyperplasien, Gefäßmangel)
Nidationsanomalien (Placenta praevia)
Funktionelle Trophoblaststörung (endokrine Insuffizienz?)
Gestörte Immuntoleranz (immunologische Abwehr, Chorionaggressivität)

Spermatogener Abort

Genetische Defekte
Spermaanomalien (numerische Anomalien, Teratospermie, Fermentstörungen)
Chromosomenanomalien

Iatrogene und artifizielle Aborte

Ionisierende Strahlen
Kurzwellen
Medikamente
Impfungen
Interruptio, Abtreibung

ten 7% als chromosomal abnorm identifizieren. An ihnen waren die Trisomien mit 45,3% und die Monosomien mit 27,4% beteiligt (WIECZOREK; NAUJOKS; GOLOB u. KUNZE-MÜHL; u. a.). Für den triploiden Chromosomensatz ist es sogar typisch, daß es lediglich zur Entwicklung des Trophoblasten und in mehr als der Hälfte der Fälle zur hydatiformen Degeneration (Blasenmole) kommt (NIEBUHR). Die häufigsten *Ursachen* einer chromosomalen Aberration sind eine fehlerhafte Reifeteilung im Ovar bzw. in den Testes, Verteilungsstörungen bei der ersten Teilung nach der Konjugation oder auch die Weitergabe eines abnormen Chromosomes (W. SCHMIDT). Das häufige Vorkommen chromosomaler Aberrationen bei Spontanaborten zeigt, daß in einem hohen Prozentsatz die Ausstoßung der Frucht ein Regulativ der Natur darstellt, das dazu führt, daß die Geburt eines fehlgebildeten Kindes eine Seltenheit darstellt: Den knapp 50% Chromosomenanomalien bei Spontanaborten stehen nur 0,5% Geburten mit chromosomal aberranten Neugeborenen gegenüber (KNÖRR)!

Die Erfahrung, daß beim Abortivei in einem hohen Prozentsatz Spermaanomalien gefunden werden (JOEL), läßt es gerechtfertigt erscheinen, von einem

spermatogenen Abort

zu sprechen. ROSZKOWSKI u. SROKA konnten unter 1664 gestörten Graviditäten 20% Spermaveränderungen nachweisen. In 6% mußten diese als einzige Aborturache Anerkennung finden. Bei *habituellen Aborten* fand JOEL 6% hochgradig veränderte Spermiogramme und in 20% einen verminderten DNS-Gehalt, so daß zumindest bei ihnen der Ehemann in die Untersuchung mit einbezogen werden sollte.

Ein mangelhafter Verschluß insbesondere des Os internum cervicis uteri, wie er nach forcierten Abrasiones bzw. Interruptiones beobachtet wird, führt über die nachfolgende

Zervixinsuffizienz

zu Spätaborten. Charakteristisch ist bei ihnen der nach „stiller Zervixdilatation" ohne Wehen und damit überraschend auftretende Blasensprung. Im einzelnen sind Klinik, Diagnostik und Therapie der Zervixinsuffizienz bei den Frühgeburtenursachen auf S. 448 besprochen.

Eine seit langem bekannte Tatsache ist die, daß es bei

uterinen Anomalien

wie z. B. bei submukösen Myomen, bei Doppelmißbildungen des Organs, aber auch bei intrauterinen Synechien (Asherman-Syndrom) gehäuft zu Fehlgeburten kommt (ERIKSEN u. KAESTEL). Zur Diagnose dieser Veränderungen stehen die Hysterographie und die Hysteroskopie zur Verfügung.

Zu einer

Hypermotilität des Uterus

kommt es vor allem aufgrund ungünstiger Umwelteinflüsse, von vegetativen Störungen sowie aus Angst vor Komplikationen im Rahmen der Reproduktion. Nur selten kann hierfür ein Progesteronmangel kausal in Anspruch genommen werden. Bei extragenitalen Infektionen ist es nicht selten allein das *Fieber*, das zur uterinen Hypermotolität führt, wenn der Abort auch die Folge einer infektiösen Kyemaschädigung sein kann (DIETZEL u. Mitarb.). Im übrigen ist die Bedeutung genitaler und extragenitaler Infektionen für die Pathogenese des Abortus schwer einzuschätzen. Es ist hier an die Aszension bakterieller Infektionen der Vagina, aber auch des Spermas zu denken. Von den *spezifischen Infektionen* müssen als Aborturache vor allem die Virusinfektionen (Influenza, Parotitis epidemica, Hepatitis, Rubeola, letztere mit $> 1/3$ nachfolgenden Fehlgeburten) in Betracht gezogen werden.

Außerordentlich schwierig ist es im Einzelfall, über einen Kausalzusammenhang zwischen einem

physischen oder psychischen Trauma

und einem Abort zu entscheiden. Bei zeitlicher Koinzidenz ist er nicht auszuschließen, zumeist aber auch nicht zu beweisen.

Unter dem Begriff des

iatrogenen bzw. artifiziellen Abortus

fassen wir Schädigung der Frucht mit nachfolgender Fehlgeburt durch unzeitig indizierte oder fehlerhafte Behandlungen mit ionisierenden Strahlen, mit Ultrakurzwellen, mit Medikamenten oder auch als Impffolge und die Schwangerschaftsunterbrechungen zusammen. Letztere führen über eine legale Abtreibung (Interruptio graviditatis) oder eine Abtreibung (Abortus criminalis) zur Schwangerschaftsbeendigung.

Die **legale Interruptio** hat in den letzten Jahren durch die Ausweitung der zulässigen Indikationen und die großzügige Handhabung der Genehmigungen stark zugenommen. Hierbei ist mit Sorge an die in anderen Ländern nach der Freigabe der Interruptio beobachtete Vernachlässigung der Kontrazeption und an die Spätfolgen der Schwangerschaftsunterbrechung wie sekundäre Sterilitäten, Extrauteringraviditäten, Aborte, Frühgeburten und spätere Nidationsstörungen (Placenta praevia) zu denken (KIRCHHOFF). *Es muß auch heute die Aufgabe eines jeden Arztes sein, alle Möglichkeiten auszunutzen, junge Frauen vor der Notwendigkeit einer Interruptio zu bewahren.*

Der **Abortus criminalis** hat durch die Legalisierung des Schwangerschaftsabbruches an Bedeutung verloren. Blasensprengungen, das Einführen von Fremdkörpern in den Uterus und Seifenspülungen waren die häufigsten abortauslösenden Maßnahmen. Unter den nachfolgenden Komplikationen standen die Verblutung, Peritonitiden, der Endotoxinschock und die Seifenintoxikation mit nicht selten tödlichem Ausgang im Vordergrund.

Von einem

habituellen Abort

wird gesprochen, wenn zwei oder mehr Fehlgeburten hintereinander auftreten. Nach FUCHS u. STAKEMANN beträgt die Abortwahrscheinlich

keit in Abhängigkeit von der Zahl der vorausgegangenen Fehlgeburten ohne Behandlung:

– leere Abortanamnese: 10%
– nach 1 Abort: 13,2%
– nach 2 Aborten: 36,9%
– nach 3 Aborten: 83,6%

Die wichtigsten Ursachen sind materne Endokrinopathien, Chromosomenaberrationen (BREUKER u. Mitarb.), Spermaanomalien, Uterusfehlbildungen einschl. der Zervixinsuffizienz und die Endometriuminsuffizienz z.B. bei der Ovarialinsuffizienz oder nach wiederholten Aborten. Eine typische Ursache habitueller Aborte ist der

immunologisch bedingte Abort

(WESTPHAL; NEUMEYER u. Mitarb.; STRAUBE; GERHARD u. RUNNEBAUM). Während normalerweise das Schwangerschaftsprodukt als haplodifferentes Allotransplantat aufgrund von Antigenen, die auf dem Trophoblast, aber auch auf den Lymphozyten (TLX) vorkommen, von der Mutter erkannt und von dieser durch die Bildung blockierender Antikörper akzeptiert wird, bleibt diese beim immunologisch bedingten Abort aus. Der unzureichende immunologische Schutz führt zur Abstoßung des Schwangerschaftsproduktes. Die notwendige immunologische Toleranz gegen das „Fremdgewebe" wird nicht erreicht.

Symptomatik

Die Abortsymptomatik ist mit dem Auftreten von

– Uteruskontraktionen,
– Blutungen,
– Abgang von Fruchtwasser bzw. Gewebe

im allgemeinen so charakteristisch, daß hieraus die Diagnose leicht abzuleiten ist. Die

Uteruskontraktionen

werden von der Patientin als Unterleibsschmerzen, Ziehen in den Leisten, oftmals aber auch nur als Spannungsgefühl im Unterleib bemerkt. Bei geringen Beschwerden sind sie evtl. nur an dem uterinen Tonuswechsel bei der gynäkologischen Untersuchung oder an der Verkürzung und Öffnung der Zervix zu erkennen (sog. wehenabhängige Zervixinsuffizienz). Extreme wehenartige Schmerzen sind für den zervikalen

Abort typisch (s. unten). – Das häufigste Abortsymptom sind die

vaginalen Blutungen.

Nicht in jedem Fall bedeuten sie aber eine Gefährdung der Gravidität, so daß eine sorgfältige *differentialdiagnostische Abklärung* erforderlich ist: Ektopien, Zervixpolypen, eine Kolpitis, aber auch ein Zervixkarzinom müssen als materne Blutungsquelle ausgeschlossen werden. Bei einer *Molenschwangerschaft* ist die Blutung nicht die Ursache, sondern die Folge der Schwangerschaftsstörung, da der insuffiziente Trophoblast nicht zu einer ausreichenden Produktion von Sexualsteroiden in der Lage ist. In diesen Fällen erübrigt sich selbstverständlich auch eine hormonelle Substitution (s. unten). Bei jeder Blutung in der Frühgravidität ist es wichtig zu versuchen, eine

periodenähnliche Blutung bzw. Pseudomenstruation

als solche zu erkennen bzw. auszuschließen. Für sie ist typisch, daß sie am zu erwartenden Menstruationstermin, und zwar mit einer Häufigkeit von knapp 4% in verminderter Stärke, in etwa 1% aller Schwangeren mit Periodenstärke auftritt (KNÖRR; SATO u. YAMANE; TOSETTI; WESSEL). Die Genese dieser Erscheinung ist bis heute nicht bekannt; ein bevorzugtes Auftreten bei Frauen mit vorausgegangenen Aborten hat TOSETTI beschrieben. Stammt die Blutung aus dem Uterus und nicht wie zumeist angenommen, aus der Zervix – wofür es klinisch kein Unterscheidungsmerkmal gibt –, so muß sie doch wohl als Hinweis auf eine gestörte Gravidität im Sinne eines „placental sign" gewertet werden. – Nur selten bemerkt die Patientin am 23. Tag p.m. eine leichte vaginale Blutung als Folge der Einnistung des Schwangerschaftsproduktes in das Endometrium. Diese Blutungsform wird als

Nidationsblutung

bezeichnet. Für den Bestand der Gravidität haben beide Blutungsformen kaum eine Bedeutung.

Der

Abgang von Gewebe

ist, sofern es sich nicht um einen Deziduapolypen oder um eine Verwechslung mit einem Blutkoagel handelt, mit dem Abortus incompletus gleichzusetzen. Allerdings sind auch normale Schwangerschaftsverläufe nach histologischem Zottennachweis – z. B. anläßlich eines Interruptioversuches – beobachtet worden (HARDT u. Mitarb.).

Als Abortsymptom vor allem bei Spätaborten – z. B. bei einer Zervixinsuffizienz – ist weiterhin der

Blasensprung

mit nachfolgendem Fruchtwasserabgang anzusehen. Die Prognose hinsichtlich der Schwangerschaftserhaltung ist ungünstig. Häufig kommt es nachfolgend zum *zweizeitigen Abort* mit getrennter Ausstoßung von Embryo und Nachgeburt.

Der **klinische Verlauf** des Abortus ist sehr unterschiedlich. Es sind zu unterscheiden:

– Abortus imminens,
– Abortus incipiens,
– Abortus incompletus,
– Abortus completus,
– Missed abortion,
– Abortus febrilis.

Der

Abortus imminens

ist bei meist geringer Blutung durch die erhaltene Portio charakterisiert, so daß Hoffnung auf Erhalt der Gravidität besteht.

Die beginnende Zervixeröffnung charakterisiert den

Abortus incipiens.

Die uterine Blutung ist zumeist stärker als beim Abortus imminens, von dem diese Abortform durch die sonographische Vitalitätskontrolle unterschieden wird (s. unten). Eine Sonderform des Abortus incipiens ist der

zervikale Abort

(Abb. 12). Er geht mit starken wehenartigen Schmerzen einher, die das Bild eines akuten Abdomens vortäuschen können. Bei dieser vor allem bei Erstgraviden zu beobachtenden Abortform ist das Ei in die Zervix geboren, wird aber

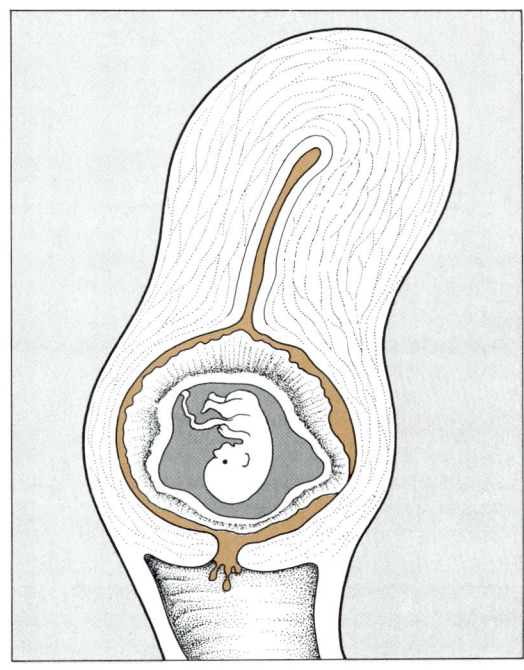

Abb. 12   Zervikaler Abort

von dem verschlossenen äußeren Muttermund an der Ausstoßung gehindert. Bei der Palpation findet sich die Zervix aufgetrieben und schmerzhaft; über ihr ist das entleerte Corpus uteri pelottenförmig zu tasten. – Zur *Behandlung* wird in Narkose der Muttermund mit dem Finger gedehnt, das Ei ausgeräumt und nachkürettiert. Die Schmerzen verschwinden damit unverzüglich.

Beim

Abortus incompletus

ist das Schwangerschaftsprodukt teilweise ausgestoßen (Abb. 13). Der Zervikalkanal klafft, die Blutung steht klinisch zumeist im Vordergrund. – Ein

Abortus completus

ist anzunehmen, wenn aufgrund der makroskopischen Untersuchung des abgegangenen Gewebes anzunehmen ist, daß das Schwangerschaftsprodukt vollständig ausgestoßen wurde. Blutungen und Schmerzen sind bei diesen Patientinnen gering. Der Uterus zeigt sich gut kontrahiert. – Bleibt nach dem Absterben des Kyema bei zugleich fehlender Blutung die Ausstoßung des Schwangerschaftsproduktes aus, so

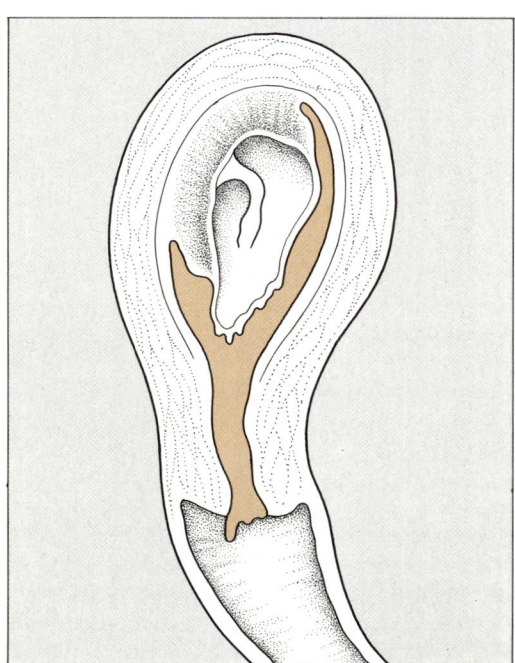

Abb. 13   Abortus incompletus

handelt es sich um einen

verhaltenen Abort (Missed abortion).

Sonderform dieser Abortform ist die durch Einblutungen in das Kyema entstandene dunkelrote *Blutmole*, aus der durch Hämoglobinentzug nach einigen Tagen eine lehmartige *Fleischmole*, durch Kalkeinlagerung nach Jahren eine sog. *Steinmole* wird. – Beim

Abortus febrilis

bestehen infolge einer aszendierten Infektion rektale Temperaturen über 38°C. Je nach Ausbreitung der Infektion sind zu differenzieren:

1. Unkomplizierter febriler Abort: Infektion auf die Fruchthöhle beschränkt.

2. Komplizierter febriler Abort: Übergang der Infektion auf die Adnexe, die Parametrien, das Peritoneum oder in eine Sepsis (septischer Abort).

3. Endotoxinschock: Ähnlich einer Überempfindlichkeitsreaktion im Sinne des Schwartzman-Sanarelli-Phänomens kommt es durch die Einschwemmung von Kolitoxinen zu einem lebensbedrohlichen Schock mit Zentralisation des Kreislaufes, Schüttelfrösten, Bewußtseinsstörung, Anurie und Koagulopathie. Der Schockzustand ist mit dem Blutverlust nicht erklärbar! Es ist denkbar, daß eine Sensibilisierung durch eine Koliinfektion der Harnwege vorausgegangen ist (KUHN u. Mitarb.; KUBLI u. HELLER).

Die **Prognose des Abortus** ist bereits aus der vorstehenden Differenzierung der klinischen Verlaufsformen zu erkennen. Diagnostisch stellt sich vor allem die Aufgabe der erforderlichen Abgrenzung des Abortus imminens mit der Aussicht auf Erhalt der Gravidität von den Abortformen mit bereits abgestorbenem Kyema. Hierzu werden die sog.

Vitalitätskriterien des Kyema

überprüft, wozu im wesentlichen die Ultraschalluntersuchung und hormonelle Analysen herangezogen werden. Die *Ultraschalluntersuchung* ist in den letzten Jahren zur wichtigsten Methode zur Differenzierung der verschiedenen Abortformen geworden. Die folgenden sonographischen *Vitalitätskriterien* ermöglichen eine Prognosestellung und damit die Entscheidung über das erforderliche therapeutische Vorgehen:

- *Amnionhöhle*: scharfe Begrenzung, Größe dem Gestationsalter entsprechend;
- *Embryo:* Scheitel-Steiß-Länge dem Gestationsalter entsprechend mit embryonalen Bewegungen und Herzaktionen;
- *Wachstumsnachweis:* bei wiederholten sonographischen Kontrollen.

Einzelheiten des Nachweises einer intakten Frühgravidität insbesondere mit der Vaginalsonographie s. S. 112.

Von den *hormonellen Analysen* hat vor allem die

quantitative HCG-Bestimmung

Bedeutung. Dabei sind wegen der individuellen Schwankungen der Ergebnisse Verlaufskontrollen wichtiger als Einzelbestimmungen (KÜNZIG) (Tab. 3) Weiterhin stehen die *quantitative Östriolbestimmung im Serum* nach der 12. Woche p. m., dem Zeitpunkt des Überganges der Steroidbildung vom Corpus luteum graviditatis auf den Trophoblasten, sowie die *quantitative HPL-Bestimmung* von der 9. Woche an zur Verfügung.

An den Geburtshelfer wird oft die Frage nach der

Bedeutung von Blutungen in der Frühgravidität

insbesondere für die weitere intrauterine Entwicklung des Kindes gestellt. Aufgrund der inzwischen vorliegenden Untersuchungen kann sie dahingehend beantwortet werden, daß mit einer *Erhöhung der Frühgeburtenfrequenz* und wohl allein durch sie mit einer höheren perinatalen Sterblichkeit zu rechnen ist. *Fehlbildungen* konnten nicht gehäuft beobachtet werden. Die vermehrte Neigung dieser Patientinnen zur Frühgeburt läßt eine *Prophylaxe* in Form einer großzügig indizierten Tokolyse und Zervixumschlingung ratsam erscheinen (KNÖRR u. Mitarb.).

Tabelle 3 *β*-HCG-Werte in der Frühgravidität zur hormonellen Überwachung des Kyema bei Verdacht auf einen Abort. Für eine nicht intakte Gravidität spricht bei exakt bestimmbarem Schwangerschaftsalter (!) ein deutlich erniedrigter Wert. Anderenfalls sind wiederholte HCG-Serum-Kontrollen erforderlich, die beim Abort progrediens ein Ausbleiben der normalerweise erfolgenden Verdoppelung der HCG-Werte innerhalb von etwa 2 Tagen bzw. einen Abfall erkennen lassen

Woche p. c.	β-HCG in mU/ml Serum
3.	30– 100
4.	300– 2000
5.	1400– 7000
6.	3000–20000
7.	10000–40000
8.	25000–70000
9.	27000–80000
10.	24000–75000

Therapie des Abortus

Die Abortbehandlung hat zwischen Maßnahmen zu unterscheiden, die dem Erhalt des noch intakten Kyema dienen und solchen, die bei bereits abgestorbener Gravidität erforderlich sind. Die Grundlage jeder Aborttherapie bilden damit die im Vorstehenden beschriebenen Vitalitätskontrollen.

Zeigen die Vitalitätskontrollen des Kyema die Möglichkeiten der Erhaltung der Gravidität durch das Vorhandensein der Vitalitätssymptome, so werden unverzüglich

schwangerschaftserhaltende Maßnahmen

eingeleitet. Eine gezielte, an einzelnen pathogenetischen Faktoren orientierte Therapie ist indessen zumeist nur sehr bedingt möglich, da diese im Einzelfall kaum zu differenzieren sind. Die folgenden Maßnahmen stehen zur Verfügung:

- *Ruhigstellung:* Bettruhe möglichst unter stationären Bedingungen sollte bis 3 Tage nach Sistieren der Blutung eingehalten werden. Bei Unruhe, Angstzuständen und Schlafstörungen ist gegen eine individuell dosierte Diazepam-Therapie (z. B. 2- bis 3mal 5–10 mg pro Tag oral, z. B. in Form von Valium, Roche) nichts einzuwenden.
- *Hormontherapie:* An der Wirksamkeit der Sexualsteroide, insbesondere des Progesteron, auf das Endo- und Myometrium gibt es keine Zweifel (BRECKWOLDT). Sie besteht in einer Proliferation, einer Ruhigstellung des Uterus und auch in einer Hemmung der Prostaglandin-($PGF_{2\alpha}$-)Synthese. Bei der Indikations-

stellung ist jedoch darauf zu achten, daß ein insuffizienter Trophoblast durch die Steroide nicht zur normalen Funktion angeregt werden kann (s. Symptomatik: S. 246) und somit eine Behandlung nur bei vitalem Kyema sinnvoll ist. Die typische Indikation für eine Progesteronsubstitution stellt die Verminderung der Serum-Progesteron-Werte < 10 ng/ml dar. Ansteigende HCG-Werte ab der 9. Woche machen eine Hormontherapie unnötig, da sie zeigen, daß der Bestand der Gravidität von der Funktion des Corpus luteum unabhängig geworden ist.

Als *Präparate* kommen Gestagen-Östrogen-Kombinationen (z. B. Gravibinon, Fa. Schering: 2 ml 1- bis 2mal/Woche i. m.) und/oder Allylöstrenol (Gestanon, Organon: 1–2 Tabl. à 5 mg/Tag) oder Medrogeston (z. B. Prothil 25, Fa. Kali-Chemie: 1 Tabl./Tag) in Frage.

Der *Wert der Hormontherapie* des Abortus imminens wird auch heute sehr unterschiedlich beurteilt (BRECKWOLDT; KOLLER; BERLE u. Mitarb.). Die immer wieder geäußerte Skepsis scheint indessen nicht gerechtfertigt: KLÖCK konnte die Erfolgsrate von 56,2% bei fehlenden bzw. unzureichenden Hormongaben auf 77,5% bei hochdosierter Therapie und mit zusätzlicher Tokolyse auf 87,5% steigern. Die besonders von JUNG erwähnte erhöhte *Fehlbildungsquote* konnte KLÖCK zugleich nicht bestätigen. Bei Berücksichtigung der Determinationsphase ist vielmehr eher anzunehmen, daß nachfolgend beobachtete Fehlbildungen des Kindes die Ursache und nicht die Folge des Abortgeschehens sind.

– *Allylöstrenoltherapie:* Eine Inaktivierung der hypophysären Oxytocinausschüttung bei gleichzeitiger Stimulation der Progesteronsynthese und der enzymatischen Trophoblastaktivität wird vom Gestanon (Fa. Organon: 3 mal 1 Tab. = 15 mg/Tag über 5–7 Tage) erwartet. Die Erfolgsaussichten werden unterschiedlich bewertet (STAVRIC u. Mitarb.; SAS u. Mitarb.).
– *Humanes Choriongonadotropin:* Von der Injektion z. B. von Primogonyl, Fa. Schering, 1000–1500 IE 2mal/Woche bis zur 14. Schwangerschaftswoche, wird eine Stimulation eines insuffizienten Corpus luteum erhofft. Mit den Injektionen wird beim Positivwerden des β-HCG-Testes begonnen.
– *Tokolyse:* Auch in der frühen Gravidität ist es – besonders bei der Angabe von Kontraktionen – angezeigt, Tokolytika in Form von Betamimetika zu geben. Eine gleichzeitige Hormon- und Tokolytikatherapie ist sogar angezeigt, da die für die Ruhigstellung des Myometriums verantwortlichen Betarezeptoren durch Progesteron sensibilisiert werden (JUNG; ZANDER; KLÖCK). Die *Dosierung* der Tokolytika entspricht der bei der drohenden Frühgeburt (S. 446). Im allgemeinen sind z. B. Partusisten-Tabl. (Fa. Boehringer, Ingelheim), 3- bis 4mal 1 Tabl. à 5 mg/Tag bzw. 0,002–0,004 mg/min als Infusion ausreichend. Eine typische Tokolyseindikation stellt der Spätabort mit Wehen und beginnender Zervixeröffnung dar.

Der Therapie des

habituellen Abortes

hat eine sorgfältige Diagnostik vorauszugehen. Uterusfehlbildungen machen eine metroplastische Korrektur erforderlich (G. MARTIUS). Eine Zervixinsuffizienz kann evtl. bereits im schwangerschaftsfreien Intervall daran erkannt werden, daß ein Hegar-Stift Nr. 8 ohne wesentlichen Widerstand durch den Zervikalkanal bis ins Cavum uteri vorgeschoben werden kann. Allerdings wird der Isthmorrhaphie nach LASH außerhalb der Gravidität die frühe Zervixumschlingung in der Gravidität vorgezogen. Extragenitale Endokrinopathien wie z. B. ein Diabetes mellitus oder eine Schilddrüsendysfunktion bedürfen der Korrektur in enger Zusammenarbeit mit dem Internisten. Besteht der Verdacht auf eine Ovarialinsuffizienz mit nachfolgenden Nidationsstörungen durch eine Endometriuminsuffizienz, so ist die

„geplante Gravidität"

in Form der Konzeption unter Basaltemperaturkontrolle evtl. bei gleichzeitiger medikamentöser Ovulationsförderung unter Verwendung von Clomiphen (z. B. Dyneric, Fa. Merell, 1 Tabl. über 5 Tage vom 5. Tag nach Beginn der Periode) erfolgversprechend. Die hormonelle Substitution entspricht der beim Abortus imminens (s. oben), wobei über den Beginn der Behandlung anhand der über 14 Tage hinaus anhaltenden Hyperthermie mittels der Basaltemperaturkurve oder aufgrund des positiven Ausfalles eines hochempfindlichen β-HCG-Testes entschieden wird. Die Therapie wird bis über den Zeitpunkt hinaus fortgesetzt, zu dem es bei der vorausgegangenen Gravidität zum Abort gekommen ist (SAS u. Mitarb.; GERHARD u. Mitarb.). – Haben die immunologischen Untersuchungen in Form des Nachweises gemeinsamer

HLA-Antikörper und des Fehlens protektiver Antikörper den Verdacht auf einen

immunologisch bedingten habituellen Abort

gelenkt, so sind *Buffycoat- bzw. Leukozytentransfusionen* indiziert (NEUMEYER u. Mitarb.; MALCHUS u. SALING; MOWBRAY u. Mitarb.; UNANDER u. Mitarb.). Als Spender kommt der Ehemann bzw. eine andere blutgruppenkompatible Person in Frage. Die gelungene Antikörperinduktion ist etwa nach 4 Wochen nachweisbar, so daß nun keine Bedenken gegen eine erneute Gravidität bestehen. Das Problem besteht bis heute in der Auswahl der Patientinnen, bei denen eine Buffycoat-Transfusion indiziert ist. Mit Rücksicht auf die vielfältigen Ursachen des habituellen Abortes und die bis heute nicht ausreichend bekannten Nebenwirkungen bzw. Gefahren der Buffycoat- bzw. Leukozytentransfusionen muß schon jetzt vor einer unkritischen Anwendung dieser Therapie gewarnt werden (WESTPHAL; KREBS).

Bei einem durch wiederholte Ultraschalluntersuchungen oder aufgrund abfallender HCG-Werte sicher nachgewiesenem Eitod müssen die Richtlinien zur

Behandlung der nicht intakten Frühgravidität

Beachtung finden. Das therapeutische Vorgehen hat sich im wesentlichen nach der Blutungsstärke, dem Zervixbefund und dem Schwangerschaftsalter zu richten. Bei einem

verhaltenen Abort

ohne Blutung und mit erhaltener Portio läßt sich die Uterusentleerung in der Frühgravidität (bis zur 12. Woche) zumeist leicht durch die einzeitige Abrasio erreichen (s. unten). Bei fortgeschrittener Schwangerschaft (nach der 12. Woche bzw. bei einer Uterusgröße > 8 cm MAD) und verschlossener Zervix sind zur Primärbehandlung

Prostaglandine

indiziert. Sie werden heute als das Therapeutikum der Wahl zur Schwangerschaftsbeendigung im 2. und 3. Trimenon angesehen. Es stehen das $PGF_{2\alpha}$ sowie das PGE_2 bzw. das PGE_2-Derivat Sulproston (Nalador, Fa. Schering) zur Verfügung. Die *Applikation* kann oral, intravenös, intra- bzw. extraamnial und intrazervikal

erfolgen (S. 457) (GRÜNBERGER; DENNEMARK; LEURSEN u. Mitarb.; GOESCHEN u. SALING; SCHMIDT; SCHMIDT-GOLLWITZER; HUSSLEIN).

Soll mittels der Prostaglandintherapie bei fortgeschrittener Gravidität die Ausstoßung des Uterusinhaltes erreicht werden, so wird 1 Amp. Nalador 500 in 250 ml physiologischer Kochsalzlösung mit ca. 30 Tropfen/min über 3–5 Std. infundiert. Die möglichen systemischen Nebenwirkungen haben während der Infusion Beachtung zu finden. Besteht das therapeutische Ziel allein in der Erweichung und Erweiterung der Zervix, um insbesondere bei Erstschwangeren mit fortbestehendem Kinderwunsch für die Kürettage die notwendige *Zervixprotektion* zu erreichen, so werden am Abend vor dem Eingriff Nalador 500 i. m. injiziert. Auf diese Weise können häufiger als früher traumatisierende Zervixdilatationen, aber auch eine Hysterotomia vaginalis bzw. Sectio parva vermieden werden (LIPPERT; MAY).

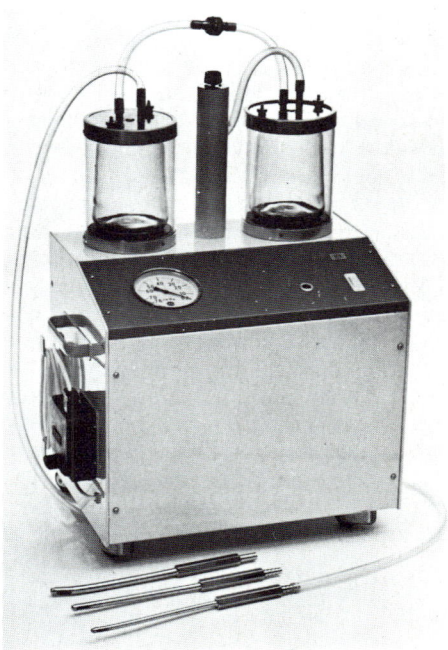

Abb. 14 Vakuumgerät zur Entleerung des Uterus durch Aspiration (nach *Kostić*)
(Die Abb. 14–16 sind entnommen aus *G. Martius*: Geburtshilfliche Operationen, 12. Aufl. Thieme, Stuttgart 1978)

Beim

Abortus incipiens et incompletus

muß insbesondere bei stärkerer vaginaler Blutung der Uterus ohne Zeitverlust instrumentell entleert werden. Es stehen hierzu die Vakuumaspiration und die Kürettage zur Verfügung. Für die

Vakuumaspiration

werden eine Vakuumpumpe mit einem Auffanggefäß von 1–2 l Inhalt und sog. Aspirationskanülen benützt (Abb. 14). Die letzteren weisen entsprechend den Hegar-Stiften eine leichte „Uteruskrümmung" sowie dicht hinter dem stumpfen distalen Ende eine Öffnung auf. Nach der sorgfältigen Prüfung von Lage und Größe des Uterus durch die Palpation in Narkose wird die Portio im Spekulum eingestellt und im Bereich der vorderen Muttermundslippe paramedian mit zwei Kugelzangen angehakt (Abb. 15). Durch das Senkrechtstellen der Kugelzangen wird der Uterus vorgezogen und zugleich gestreckt. Nun muß zunächst mit der Uterussonde (Hysterometer) die Länge des Uterus bestimmt werden, wobei der Sondenlauf zugleich Auskunft über die Lage des Cavum uteri gibt. Die Dilatation der Cervix uteri erfolgt mittels Hegar-Stiften. Sie werden in Richtung des Sondenlaufes vorsichtig und unter Abstützung der Hand mit dem kleinen und dem Ringfinger eingeführt. In der Frühgravidität ist eine Dilatation bis Hegar Nr. 8–10 zumeist ausreichend. Zur anschließenden *Saugkürettage* wird die Aspirationskanüle, die die dilatierte Zervix leicht zu passieren vermag, vorsichtig bis zum Fundus uteri vorgeschoben, um nun das Loch dicht oberhalb des Schlauchansatzes mit dem Finger zu verschließen. Hat sich ein Vakuum von $0{,}6–0{,}8$ kg/cm^3 aufgebaut, so wird durch dachziegelartig übereinandergelegte Striche die Uteruswand abgesaugt. Nach jedem Strich muß die Spitze der Kanüle vor den äußeren Muttermund gebracht werden, damit die einströmende Luft das aspirierte Gewebe aus der Kanüle in den Vakuumtopf saugen kann. Nach vollständiger Entleerung des Uterus wird die Operation beendet. Bei anhaltender Blutung bzw. unzureichender Uteruskontraktion wird ein Gazestreifen in die Zervix eingelegt, um mit ihm anschließend die Vagina locker zu tamponieren.

Bei der

Abortkürettage

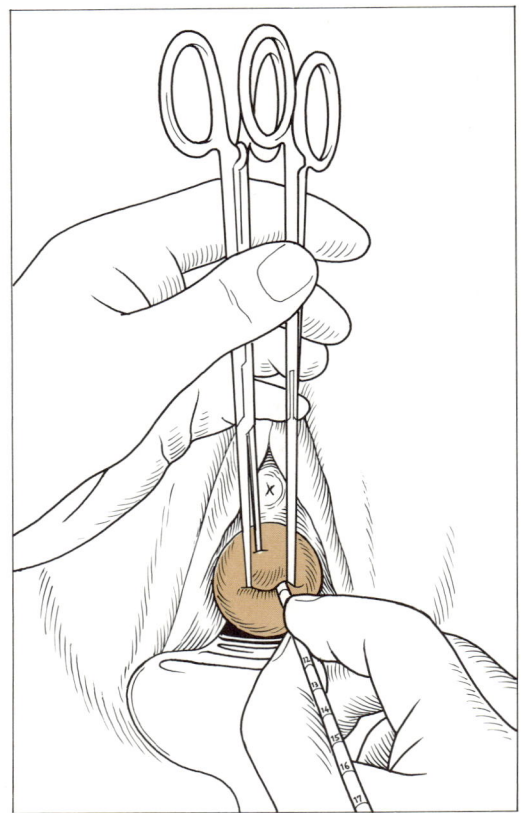

Abb. 15   Abrasio. *Sondierung des Uterus*. Die vordere Muttermundslippe ist mit zwei paramedian angesetzten Kugelzangen gefaßt und vorgezogen. Die Uterussonde (Hysterometer) wird in der Richtung des palpierten Corpus uteri eingeführt. Auf diese Weise können Tiefe, Weite und Lage des Uteruskavum kontrolliert werden

erfolgen Operationsvorbereitung, Schmerzlinderung, Dilatation der Zervix und Uterussondierung in gleicher Weise wie bei der Vakuumaspiration (Abb. 16). Die Entleerung des Uterus wird mit einer *stumpfen Kürette*, deren Größe dem Ausmaß der Zervixdilatation entsprechen muß, vorgenommen. Nach dem Einführen der Kürette mit leichter Hand bis zum Fundus uteri wird das Kavum durch dachziegelartig übereinandergelegte Striche unter Andrücken der Kürettenspitze gegen die Uteruswand entleert. Besonders sorgfältig sind die Tubenecken zu abradieren. Die *Abortzange* darf nur zur Entfernung bereits abgelöster Fruchtanteile verwendet werden. – Das **Abrasionsmaterial** wird in jedem Fall

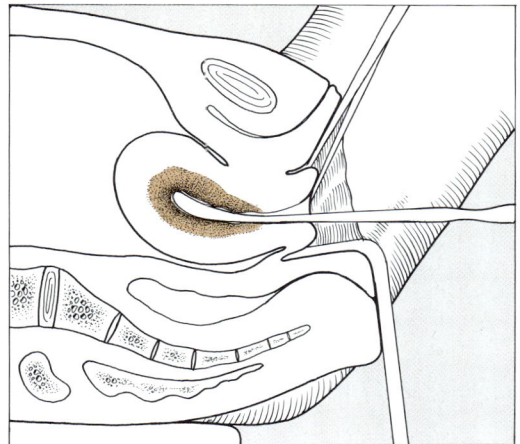

Abb. 16 Entleerung eines Uterus bis zur 12. Schwangerschaftswoche. Nach ausreichender Dilatation der Zervix wird das Kavum mit der stumpfen Kürette entleert. Man sieht die relativ dicke Uteruswand

histologisch untersucht. Eine Aussage über die Abortursache erlaubt sie zumeist jedoch nicht. Wichtig ist die Erkennung einer moligen Degeneration des Trophoblasten. Beim Fehlen von Zotten muß an eine Extrauteringravidität gedacht und eine entsprechende Diagnostik eingeleitet werden.

Auch wenn die Untersuchung des ausgestoßenen Schwangerschaftsproduktes zu der Annahme führt, daß es sich um einen

Abortus completus

handelt, so ist bis etwa zur 20. Schwangerschaftswoche p. m. die Kürettage erforderlich. Dies ist damit zu begründen, daß zum einen die Beurteilung auf Vollständigkeit nicht ausreichend sicher ist, und daß zum zweiten die uterine Rückbildung durch die Entfernung der zu diesem Zeitpunkt noch dicken Dezidua günstig beeinflußt wird.

Der

Abortus febrilis

macht abgesehen von dem Bestehen starker vaginaler Blutungen, die die sofortige operative Uterusentleerung verlangen, und abgesehen von Fällen mit klaffendem Zervikalkanal, bei denen das infizierte Abortmaterial leicht digital entfernt werden kann, eine primär antibiotische und antipyretische Infektbekämpfung erforderlich. Nach 3 Tagen Fieberfreiheit wird der Ute-

rus so schonend wie möglich entleert. Auf diese Weise läßt sich die Letalität des Abortus febrilis auf unter 1% senken (HELBING).

Die

Behandlung des Endotoxinschocks

hat zunächst den Schockzustand zu überwinden. Ist dies gelungen, so wird der Uterus durch Oxytocininfusionen entleert. Hält der Schock indessen über mehrere Stunden an, so ist die Entscheidung über die Fortführung des konservativen Vorgehens, die Uterusentleerung oder die Hysterektomie bei den meist jungen Frauen schwerwiegend und deshalb schwierig. Nach einer alle Möglichkeiten ausschöpfenden Schocktherapie ohne Normalisierung des Kreislaufes erscheint es angezeigt, mit der Hysterektomie nicht zu zögern, um nicht wertvolle Zeit zu verlieren. Die Letalität ist mit 70–90% nach wie vor hoch (KUHN u. Mitarb.).

Das Bestehen einer

Gravidität bei liegender Intrauterinspirale

wirft eine Reihe diagnostischer und therapeutischer Probleme auf. Zum einen ist die erhöhte Abortgefahr, insbesondere die eines septischen Abortgeschehens zu berücksichtigen. Aber auch der Wunsch der Patientin nach Interruptio bzw. Erhalt der Gravidität muß in die Entscheidungen einbezogen werden. Mit der Induktion von Fehlbildungen beim Kind muß nicht gerechnet werden (ZIELSKE u. Mitarb.; KOPPEN; SCHWEPPE u. Mitarb.). Aus den bisher vorliegenden Erfahrungen können die folgenden *Empfehlungen* für das therapeutische Vorgehen abgeleitet werden:

– In der Frühschwangerschaft ist bei sichtbarem Faden das IUD baldmöglichst zu entfernen. Der weitere Schwangerschaftsverlauf kann abgewartet werden.
– Bei nicht sichtbarem Faden und dem Wunsch der Patientin, die Gravidität zu erhalten, kann unter sorgfältiger Überwachung und eingehender Information der Patientin ebenfalls abgewartet werden. Die sonographische Lokalisation des IUD führt nicht immer zu dem gewünschten Ergebnis.
– Bei Symptomen des Abortes, insbesondere eines infizierten Abortes ist die sofortige Uterusentleerung indiziert.
– Bei einem von der Patientin geäußerten Wunsch nach Interruptio sollte diese aus medizinischen Gründen großzügig, und zwar mit Rücksicht auf die Gefahr des fieberhaften Abortes gestellt werden.

– Bei fortgeschrittener Gravidität und nicht sichtbarem Faden ist auf alle Manipulationen zu verzichten. Die Gravidität ist sorgfältig zu überwachen.

Literatur

Berle, P., K. Behnke: Besitzt die mütterliche HPL-Serumkonzentration beim Abortus imminens eine prognostische Aussage? Z. Geburtsh. Perinatol. 181 (1977) 211

Berle, P., M. Budenz, J. Michaelis: Besitzt die Hormontherapie bei der Behandlung des Abortus imminens noch eine Berechtigung? Z. Geburtsh. Perinatol. 184 (1980) 353

Breckwoldt, M.: Zum Problem der hormonalen Abortbehandlung. Dtsch. Ärztebl. 77 (1980) 1325

Breuker, K. H., I. Winkhaus-Schindel, P. Citoler: Chromosomenanomalien bei Ehepaaren mit wiederholten Aborten. Geburtsh. u. Frauenheilk. 38 (1978) 11

Dell'Acqua, S., E. Parlati, A. Ucisano, G. Plotti, F. Serri, A. Bompiani: Evaluation of the feto-placental function by means of intraamniotic administration of dehydroepiandrosteronesulphat. J. perinat. Med. 7 (1979) 149

Dietzel, F., H. Vahrson, W. Kern: Fieber als Abortursache. Med. Klin. 67 (1972) 387

Fuchs, F., G. Stakemann: Die Fehlgeburt. In Käser, O., V. Friedberg, K. G. Ober, K. Thomsen, J. Zander: Gynäkologie und Geburtshilfe. Bd. II. Thieme, Stuttgart 1967; 2. Aufl. 1981

Gerhard, I., B. Runnebaum: Richtlinien zur Diagnostik und Therapie des habituellen Abortes in der Praxis. Gynäkol. Prax. 10 (1986) 635

Gerhard, I., A. v. Wendt, Th. v. Holst, B. Runnebaum: Zur Diagnostik und Therapie des habituellen Abortes in der Praxis des Frauenarztes. Geburtsh. u. Frauenheilk. 41 (1981) 797

Golob, E., E. Kunze-Mühl: Chromosomenbefunde bei Frauen mit wiederholten Fehlgeburten und mißgebildeten Kindern. Wien. klin. Wschr. 83 (1971) 668

Hardt, W., C. Stadler, V. Zahn, R. Rauskolb, G. Martius: Schwangerschaftsverlauf nach mißlungener Abruptio oder intrauteriner Manipulation in der Frühschwangerschaft. Geburtsh. u. Frauenheilk. 40 (1980) 654

Joël, A.: Der männliche Faktor als mögliche Ursache habitueller Aborte und der Infertilität. Schweiz. med. Wschr. 102 (1972) 1377

Jouppila, P.: The evaluation of prognosis in treateed early pregnancy. J. perinat. Med. 8 (1980) 3

Jung, H.: Die Fehlgeburt. Z. Geburtsh. Perinatol. 184 (1980) 83

Jung, H., M. Janik, E. Friedrich: Zur Diagnostik der Vitalität der Frühschwangerschaft bei drohender Fehlgeburt. Geburtsh. u. Frauenheilk. 39 (1979) 437

Kirchhoff, H.: Komplikationen beim legalen Schwangerschaftsabbruch. Med. Klin. 68 (1973) 1573

Knörr, K., V. Probst: Beobachtungen über die Dauer der Schwangerschaft mit Hilfe der Basaltemperaturmessung. Zbl. Gynäkol. 81 (1959) 1742

Knörr, K., G. Mau, P. Netter: Der Einfluß von Blutungen in der Frühgravidität auf Schwangerschaftsverlauf und Kindesentwicklung, Gynäkologe 10 (1977) 222

Koller, S.: Chancen der Abortprophylaxe in der Frühschwangerschaft. Geburtsh. u. Frauenheilk. 42 (1982) 204

Koppen, K.: Intrauterinpessar und Schwangerschaft. Dtsch. Ärztebl. 73 (1976) 2555

Kuhn, W., H. Haus, H. Graeff: Klinik des Endotoxinschocks bei infiziertem Abort. Gynäkologe 2 (1969) 18

Künzig, H. J.: Hormonbestimmungen. In Dudenhausen, J. W.: Praxis der Perinatalmedizin. Thieme, Stuttgart 1984

Lash, A. F., S. R. Lash: Habitual abortion: Incompetent internal os of cervix. Amer. J. Obstet. Gynecol. 59 (1950) 68

Malchus, R., E. Saling: Immunologische Aspekte bei habitueller Abortneigung. In Dudenhausen, J. W., E. Saling: Perinatale Medizin, Bd. XI. Thieme, Stuttgart 1986

Martius, G.: Gynäkologische Operationen. Thieme, Stuttgart 1980

Martius, G.: Geburtshilflich-perinatologische Operationen. Thieme, Stuttgart 1986

Naujoks, jr., H.: Vermeidbare und unvermeidbare Abortursachen. Therapiewoche 29 (1966) 875

Neumeyer, H., W. Kuhn, O. Götze, B. Hinney: Zur Prävention habitueller Aborte durch Buffycoat-Transfusionen. Z. Geburtsh. Perinatol. 189 (1985) 197

Nilsson, L.: Hydatidiform degeneration in aborted ova. Acta obstet. gynecol. scand., Suppl. 7 (1957) 36

Rauscher, H.: Die bedrohte Schwangerschaft: Symptomatik der bedrohten Schwangerschaft. Arch. Gynäkol. 204 (1967) 77

Richter, K.: Über lokale Schmerzzustände in der Frühschwangerschaft. Wien. klin. Wschr. 76 (1964) 813

Roszkowski, I., L. Sroka: The effect of the male factor on abnormal pregnancy. Gynaecologia 154 (1962) 321

Sánchez-Ramos, J. E., C. Sandoval, J. Botella Llusiá: The oxytocin challenge test in the prognosis of highrisk labor. Z. Geburtsh. Perinatol. 180 (1976) 220

Sas, M., V. Rapcsac, I. Ortojan: Study of the efficacy of allylestrenol in the treatment of recurrent abortion. Zbl. Gynäkol. 87 (1965) 1544

Sato, H., K. Yamane: Menstruation during pregnancy. Lacnet 1971/I, 79

Schmid, W.: A familial chromosome abnormality associated with repeated abortions. Cytogenetics 1 (1962) 199

Schweppe, K.-W., H. Wagner, F. K. Beller: Zur Diagnostik und Therapie okkulter Intrauterinpessare bei eingetretener Schwangerschaft. Geburtsh. u. Frauenheilk. 42 (1982) 829

Stavric, V., E. v. Bogaert, M. Brouet-Yager, H. Kleiner, C. Robyn, S. Alexander, J. Schwers: Evaluation of hormones and enzymes modifications during administration of allylestrenol. Rev. méd. Brux. 35 (1979) 447

Straube, W.: Können habituelle Aborte immunologische Ursachen haben? Zbl. Gynäkol. 106 (1984) 1232

Tosetti, K.: Blutungen in der Frühschwangerschaft. Geburtsh. u. Frauenheilk. 31 (1971) 513

Wessel, J.: Geburten bei vorher nicht bekannter Schwangerschaft – Schwangerschaftsverdrängung und menstruationsähnliche Blutungen in graviditate. Geburtsh. u. Frauenheilk. 47 (1987) 850

Westphal, E.: Immunstimulation zur Verhütung idiopathischer habitueller Aborte. Extr. gynaecol. 10 (1986) 241

Zander, J.: Die bedrohte Schwangerschaft: die Behandlung der bedrohten Schwangerschaft. Arch. Gynäkol. 204 (1966) 92

Zielske, F., K. Becker, P. Knauf: Schwangerschaften bei Intrauterinpessaren in situ. Dtsch. Ärztebl. 75 (1978) 69

Aufgaben

1. Bis zu welchem Zeitpunkt sprechen wir bei einer vorzeitigen Schwangerschaftsbeendigung von einem Abortus?
2. Nennen Sie einige wichtige Ursachen der Windmole (Abortivei)!
3. Haben Spermaanomalien für die Abortentstehung eine pathogenetische Bedeutung?
4. Bei welcher Abortform spielt die Zervixinsuffizienz kausal eine Rolle?
5. Kann ein psychisches Trauma zur Fehlgeburt führen?
6. Wann sprechen wir von einem habituellen Abort?
7. Nennen Sie die wichtigsten Untersuchungen, die im schwangerschaftsfreien Intervall zur Klärung der Pathogenese habitueller Aborte indiziert sind!
8. Was ist ein immunologisch bedingter Abort?
9. Was sind die typischen klinischen Symptome eines Abortus?
10. Wie können wir einen Abortus imminens von einem progredienten Abort unterscheiden?
11. Was verstehen wir unter den sonographischen Vitalitätskriterien?
12. Welche Bedeutung hat die quantitative HCG-Bestimmung für die prognostische Bewertung eines Abortus imminens?
13. Wie wird eine nicht intakte Frühgravidität mit geschlossener Zervix behandelt?
14. Welches therapeutisches Vorgehen ist beim Abortus febrilis angezeigt?
15. Welche Therapie würden Sie beim sicher immunologisch bedingten habituellen Abort vorschlagen?

Ektope Gravidität
(Extrauteringravidität)

K.-H. Wulf und G. Martius

Jede Schwangerschaft beginnt mit einer extrauterinen Phase. Erst nach der Befruchtung wandert das Ei in die Gebärmutterhöhle und erlangt dort seine Implantationsreife. Eitransport und Eireifung sind zeitlich genau aufeinander abgestimmt. *Unter ektoper Schwangerschaft wird die Nidation einer imprägnierten Eizelle außerhalb des Corpus uteri verstanden.*

Über die **Häufigkeit** der Extrauteringravidität gibt es keine genauen Angaben. Dies ergibt sich daraus, daß zum einen eine adäquate Bezugsgröße fehlt, daß aber auch eine unbekannte Anzahl von ektopen Graviditäten klinisch so uncharakteristisch verläuft, daß sie z. B. bei einem frühen Absterben des Schwangerschaftsproduktes die Patientin nicht veranlassen, einen Arzt aufzusuchen. Die Zahl der behandelten Fälle beträgt etwa 1 auf 15 intrauterine Aborte bzw. 1 auf 100 Entbindungen. Die in den vergangenen Jahren vielerorts registrierte deutliche Zunahme der Extrauteringravidität (NEESER u. HIRSCH) wird vor allem mit der intrauterinen Kontrazeption in Verbindung gebracht. WESTRÖM berichtet sogar von einer massiven Zunahme in der Stadt Lund von 5,8 auf 11,1/1000 Konzeptionen, die er in erster Linie mit Salpingitiden bei IUD-Trägerinnen in Verbindung bringt. Es ist bekannt, daß aszendierende Infektionen bei der Intrauterinspirale mit einer um den Faktor 4–10 erhöhten Inzidenz auftreten. Beachtet werden muß aber auch, daß das IUD mit großer Sicherheit lediglich die intrauterine, nicht aber die extrauterine Gravidität verhindert. – Der weitaus häufigste *extrauterine Nidationsort* ist mit 99% die Tube. Andere Lokalisationsformen sind selten (Abb. 17).

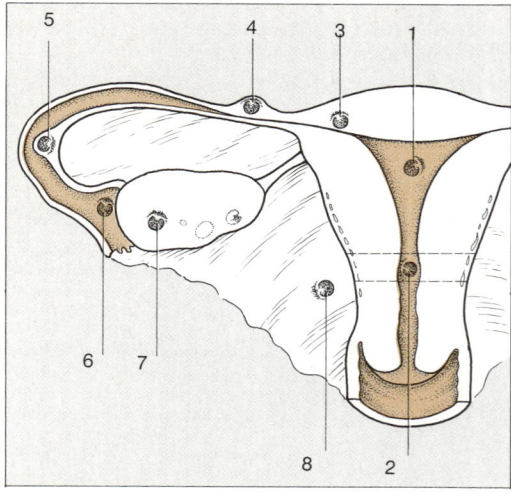

Abb. 17   Schematische Darstellung der möglichen Nidationsstellen
1 = normale Implantation
2 = tiefe Implantation
3 = Graviditas interstitialis
4 = Graviditas tubaria isthmica
5 = Graviditas tubaria ampullaris
6 = Graviditas tuboovarialis
7 = Graviditas ovarica
8 = Graviditas abdominalis

Ursachen

Die häufigste Ursache der extrauterinen Nidation ist die in der Tube verzögerte Eipassage. Das Hindernis kann anatomischer und funktioneller Natur sein. Ein

mechanisches Hindernis

kann sowohl die Folge von Verklebungen der Schleimhautfalten, als auch von Abknickungen der Tube durch peritubare Verwachsungen sein. Blindsackartige Höhlen in der Tubenwand als angeborene Besonderheit oder auch nach Tubenwandabszessen werden zur „Eifalle". Die Ursachen sind zumeist aszendierte Infektionen z. B. bei IUD-Trägerinnen, aber auch im An-

schluß an eine Interruptio, an Spontanaborte oder im Wochenbett. (KUNZ; MISHEL; MUTH; SCOTT). Schließlich erschweren endometroide Tubenpolypen oder wandständige Endometriosen die Durchgängigkeit der Tuben. Zu den

funktionellen Tubenstörungen

gehören vor allem die defekte Endosalpinx mit einem mangelhaften Zilienbesatz, die eingeschränkte Mobilität und Motilität durch äußere Verwachsungen, aber auch durch eine Muskelschwäche bei der infantilen bzw. infektiös geschädigten Tube.

Klinischer Verlauf und Symptomatik

Die meisten ektopen Schwangerschaftsprodukte gehen vorzeitig zugrunde. Weder die räumlichen Verhältnisse noch die Versorgungsbedingungen genügen für eine weitere Entwicklung. Das Ei gräbt sich nicht nur sein Bett, sondern auch sein Grab (WERTH). Der Fruchttod erfolgt zumeist sehr früh. So ist es auch zu erklären, daß eine nicht abschätzbare Zahl ektoper Graviditäten unerkannt und deshalb unbehandelt bleibt. Gelegentlich werden Reste einer Tubargravidität bei späteren Operationen entdeckt. Nur in Ausnahmefällen bleibt die Gravidität trotz der extrauterinen Nidation bis zur Lebensfähigkeit

des Kindes erhalten. Dabei ist jedoch zu bedenken, daß die Kinder wegen der ungünstigen Raumverhältnisse und der gestörten Nidation häufig fehlgebildet sind bzw. Verunstaltungen in Form von Zwangshaltungen aufweisen.

Verlauf und Ausgang der Tubargravidität werden in erster Linie vom Nidationsort bestimmt. Die Nidation des befruchteten Eies in dem weiten, uterusfernen Tubenabschnitt, in der Pars ampullaris, führt im allgemeinen zum

Tubarabort mit innerem Fruchtkapselaufbruch.

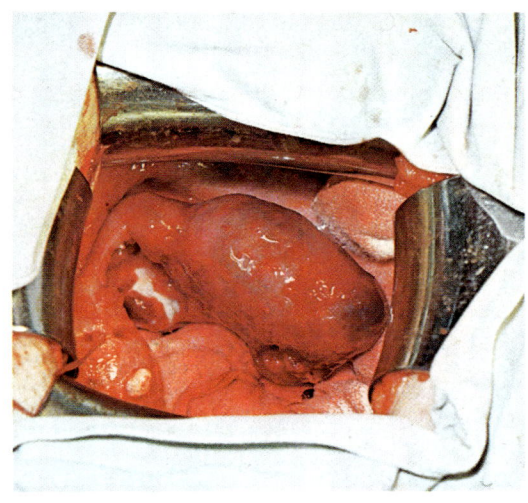

Abb. 18 Tubargravidität, Operationssitus: große Hämatosalpinx rechts – peritubares Hämatom größtenteils entfernt. In der Tiefe umblutetes Ovarium (weiß). Links unten: Uterushinterwand mit kleinem subserösen Myomknoten (Präparat der Univ.-Frauenklinik Kiel)

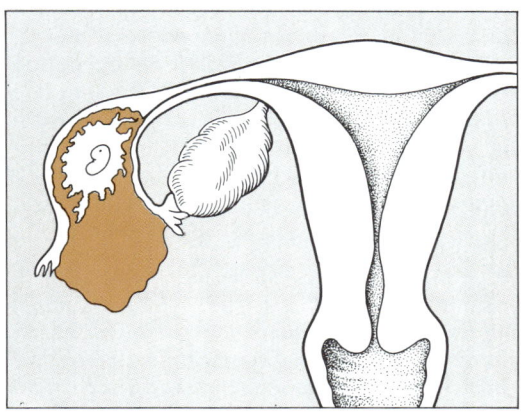

Abb. 19 Tubarabort = innerer Fruchtkapselaufbruch

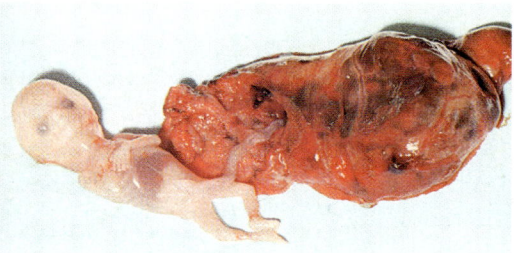

Abb. 20 Tubarruptur. Primäre Nidation im ampullären Tubenteil, sekundäre Ruptur der Tubenwand mit Fruchtaustritt (Spätruptur)

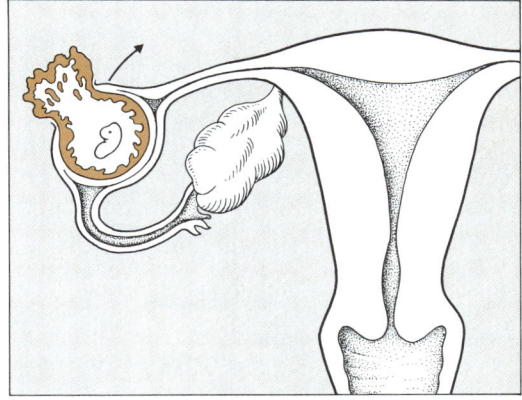

Abb. 21 Tubarruptur = äußerer Fruchtkapselaufbruch

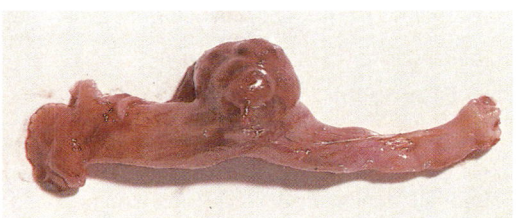

Abb. 22 Tubarruptur. Knotenförmige Auftreibung der Tubenmitte (Hämatosalpinx). Ruptur der Tubenwand mit Blutaustritt

Der anfangs ausreichende Raum macht es dem Trophoblast zunächst möglich, sich in Richtung auf die ampulläre Tubenlichtung auszudehnen. Nach einiger Zeit reißt jedoch die dünne Membran der Decidua capsularis ein, so daß die Fruchtkapsel im Tubenlumen aufbricht. Die eröffneten dezidualen und intervillösen Gefäßräume führen zur Sickerblutung in Tubenwand und Tubenlumen, zur Hämatosalpinx bzw. zum intratubaren Hämatom (Abb. 18 u. 19). Das träge fließende Blut tritt auch aus dem abdominalen Tubenostium aus, gelangt zum größten Teil jedoch nicht in die freie Bauchhöhle, sondern gerinnt vorher zu einem geschichteten Blutkoagel um das Fimbrienende der Tube herum. Es entsteht ein

peritubares Hämatom

(Abb. 18 u. 20). Größere Blutmengen können sich auch hinter dem Uterus im Douglas-Raum ansammeln; sie bilden dort eine

retrouterine Hämatozele.

Durch wehenartige Kontraktionen der Tubenmuskulatur wird schließlich das Ei von der Unterlage abgehoben und in Form des Tubarabortes ausgestoßen. Gelegentlich kann bei einem Tubarabort auch die ampulläre Tubenwand einreißen, so daß es zur sekundären oder Spätruptur der Tube kommt.

In den englumigen uterusnahen Tubenabschnitten bestehen von Anfang an unzureichende Nidationsbedingungen. Wegen der eingeschränkten Flächenausdehnung dringen die Chorionzotten tief in die Tubenwand ein und wachsen durch die Tunica muscularis bis zur Serosa vor oder sogar durch sie hindurch. Die Tube ist zunächst knotig aufgetrieben (Abb. 21 u. 22). Der Durchbruch in die Peritonealhöhle in Form der

Tubarruptur mit äußerem Fruchtkapselaufbruch

erfolgt plötzlich und geht mit der Eröffnung größerer Gefäße aus dem Stromgebiet der A. ovarica oder der A. uterina (R. tubarius) einher (Abb. 21). Die entstehende arterielle Blutung führt schnell zu erheblichen intraperitonealen Blutverlusten. Bei der interstitiellen ektopischen Gravidität kann die Uteruswand einreißen. Die entstehende *Uterusruptur* bedeutet in jedem Fall eine akute ernste Gefährdung der Patientin (SCHRODT u. BÜTTNER).

Die **Symptomatik** ist in Form der kurzfristigen Amenorrhö, der seitenbetonten abdominalen Schmerzen und der uterinen Blutung so charakteristisch, daß allein an ihr das Bestehen einer Tubargravidität erkannt werden kann. Bei einem symptomarmen Verlauf bereitet die rechtzeitige Erkennung indessen auch heute noch oftmals erhebliche differentialdiagnostische Schwierigkeiten (SCHMIDT u. Mitarb.; MÜNNICH; ELSER u. Mitarb.; WIEGAND u. Mitarb.). Die beschriebenen unterschiedlichen Nidationsorte beeinflussen dabei vor allem die *Schmerzen*: Beim Tubarabort treten sie infolge der zunächst leichten Blutung aus dem Fimbrienende langsam zunehmend als dumpfes Druckgefühl oder Ziehen einseitig im Unterbauch auf. Bei der Tubarruptur steht indessen die akute Unterbauchsymptomatik mit primär starken Schmerzen im Vordergrund. Die *uterine Blutung*, die ebenfalls mit sehr unterschiedlicher Intensität vorhanden ist, ist die Folge der bei der gestörten Extrauteringravidität auftretenden, hormonal bedingten Abstoßung der Dezidua. So fehlt sie bei der intakten Tubargravidität völlig. Sie kann aber auch so stark sein, daß ein intrauterines Abortgeschehen vorgetäuscht wird. Evtl. wird die Dezidua als hämorrhagisches Gewebsstück, das die dreizipflige Form des Cavum uteri erkennen läßt, ausgestoßen. Verwechslungen mit einem Abortivei sind dann möglich.

Diagnostik

Die Diagnostik muß bei jeglichem Verdacht auf eine Extrauteringravidität die Früherkennung zum Ziel haben, und zwar zum einen, um die Patientin vor größeren intraabdominalen Blutverlusten zu bewahren, und zum zweiten, um insbesondere bei Frauen mit fortbestehendem Kinderwunsch tubenerhaltend operieren zu können (REINTHALLER u. Mitarb.; MÜLLER u. Mitarb.). Es stehen die in der Tab. 4 u. Abb. 23 angegebenen diagnostischen Methoden zur Verfügung:

Insbesondere in den Frühstadien der Extrauteringravidität ist die sorgfältige

Anamneseerhebung

von großer Wichtigkeit. Der Pathogenese entsprechend ist besonders auf vorausgegangene Sterilitäten (20%), „Unterleibsentzündungen" jeder Genese (25%) und bereits früher behandelte ektope Graviditäten (30%) zu achten. Charakteristisch ist zumeist die

Regelanamnese

mit einer kurzfristigen, 6- bis 8wöchentlichen *Amenorrhö*. Die dann einsetzenden uterinen Blutungen treten häufig als therapieresistente Schmierblutungen auf (s. oben). Prinzipiell ist jede Blutungsstörung im gebärfähigen Alter verdächtig auf eine Fehlgeburt und jede Abortblutung auf eine Extrauteringravidität! Bei der

gynäkologischen Palpation

Tabelle 4   Methodische Möglichkeiten in der Diagnostik der Extrauteringravidität

1. Anamnese:
- Amenorrhö von 6–8 Wochen
- irreguläre therapieresistente Blutungen
- vorausgegangene Sterilitätsbehandlung
- vorausgegangene „Unterleibsentzündungen"
- vorausgegangene Extrauteringravidität
- früher oder derzeit IUD-Trägerin

2. Gynäkologische Untersuchung:
- Uterus aufgelockert, Größe nicht dem Gestationsalter entsprechend
- Portioschiebeschmerz
- Douglas-Raum schmerzhaft und vorgewölbt
- akutes Abdomen bei intraperitonealer Blutung

3. β-HCG-Test:
- positiver Reaktionsausfall trotz Fehlens einer intrauterinen Gravidität

4. Endometriumbefund:
- deziduale Umwandlung
- Fehlen von Zotten
- diskordantes Drüsenbild
- Arias-Stella-Phänomen

5. Ultraschalluntersuchung:
- abdominale Sonographie: leerer Uterus mit Ringstruktur im Kavum
- vaginale Sonographie: Nachweis der extrauterinen Gravidität von der 6. Woche p. m. an

6. Laparoskopie:
- Sichtbarmachung der extrauterinen Nidation

7. Douglas-Punktion:
- Nachweis von koaguliertem Blut im Douglas-Raum

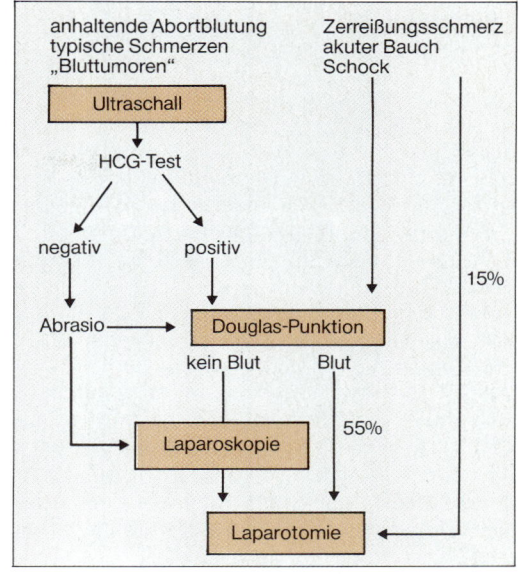

Abb. 23   Diagnostisches Vorgehen bei Verdacht auf Extrauteringravidität

Auf die unterschiedliche Entwicklung der für die Extrauteringravidität typischen

abdominalen Schmerzen

wurde bereits hingewiesen. Bei der Tubarruptur kommt es nach einem zumeist uncharakteristischen Prodromalstadium plötzlich zu einem starken Zerreißungsschmerz im Unterbauch. Erreicht die intraabdominale Blutung die freie Bauchhöhle, so breiten sich die Schmerzen mit einer diffusen Bauchdeckenspannung im gesamten Abdomen aus. Für die Zwerchfellreizung durch die aufsteigende Blutung ist ein ringförmiger beklemmender Schmerz am Rippenbogen mit Ausstrahlung in die Schultern und Oberarme in Form des Phrenikussyndromes typisch. In kurzer Zeit entwickelt sich das Vollbild des

peritonealen Schocksyndromes

mit Kreislaufkollaps und Ohnmachtsanfällen sowie der typischen Défense musculaire.

Der diagnostische Wert der

hormonalen Schwangerschaftsreaktion (β-HCG-Test)

besteht in der Verifizierung der Gravidität bzw. in der Möglichkeit, eine Gravidität mit fast 100%iger Sicherheit auszuschließen. Über den

finden sich die befallenen Adnexe druckempfindlich. Der Uterus ist auch bei der extrauterinen Nidation aufgelockert und vergrößert. Allerdings bleibt die Größenzunahme hinter dem Gestationsalter zurück. Die Adnexveränderungen entziehen sich indessen bei der intakten Extrauteringravidität dem palpatorischen Nachweis. Erst die gestörte Tubargravidität verrät sich durch die sie umgebenden „Bluttumoren" in Form einer unscharfen, teigig-weichen Resistenz vor allem im Douglas-Raum. Häufig löst die Bewegung des Uterus in Form des *Portioschiebeschmerzes* deutlich Schmerzen im Unterbauch aus, die bevorzugt zum Damm oder auch zum Rektum hin ausstrahlen. Ein weiterer wichtiger Befund ist die vom hinteren Scheidengewölbe aus tastbare Schmerzhaftigkeit und teigige Vorwölbung des Douglas-Raumes.

Nidationsort sagt der Test indessen nichts aus. Subnormale Werte kommen auch bei Abortiveiern vor. Die für den progredienten Abort typischen Ergebnisse in Form abfallender Werte bei wiederholten HCG-Serum-Bestimmungen (S. 249) können auch einen diagnostischen Hinweis auf eine Extrauteringravidität geben, wobei die Höhe des HCG-Titers vom Grad der Devitalisierung des Trophoblasten bestimmt wird (GLONING u. KUSS; ELSER u. Mitarb.; SCHMIDT u. Mitarb.). So fällt die Aktivitätskurve beim Tubarabort zumeist über längere Zeit protrahiert ab, während bei der Tubarruptur Eitod und Ruptur zeitlich dicht beieinanderliegen, so daß die HCG-Werte eher bis zuletzt annähernd normal bleiben. Die wesentliche Bedeutung des β-HCG-Testes besteht heute darin, daß ein positiver Test bei zugleich fehlendem sonographischem Nachweis einer intrauterinen Gravidität den Verdacht auf eine extrauterine Nidation lenkt!

Einen festen Platz in der Diagnostik der Extrauteringravidität hat bis heute auch der

histologische Endometriumbefund,

obwohl dieser keineswegs als spezifisch angesehen werden kann. Führt eine uterine Blutung z. B. unter dem Verdacht auf einen Abort zur Abrasio, so müssen die bei der histologischen Untersuchung des Abradates gefundene deziduale Umwandlung bei fehlenden Zotten und ein diskordantes Drüsenbild bei zugleich fehlender Endometritis unbedingt als Hinweis auf eine extrauterine Nidation gewertet werden und Anlaß zu weiteren diagnostischen Maßnahmen sein (ARIAS-STELLA; LEGARTH u. ERIKSEN).

Eine der wichtigsten diagnostischen Maßnahmen ist heute bei dem Verdacht auf eine Extrauteringravidität die

Ultraschalluntersuchung

des inneren Genitale (REMPEN u. FEIGE; LEVI u. LEBLICA; SCHMIDT u. Mitarb.). Bei der bisher noch vorwiegend genutzten abdominalen Sonographie sind das „leere Uteruskavum" bzw. der Nachweis einer dezidual bedingten Ringstruktur und eine Flüssigkeitsansammlung im Douglas-Raum bei positivem HCG-Test ein Hinweis auf eine ektope Gravidität. Mittels der Vaginalsonographie ist es in einem hohen Prozentsatz möglich, von der 6. Woche p. m. an die Fruchtanlage in der Tube einschl. des Embryos sichtbar zu machen.

Ist der Verdacht auf eine ektope Nidation gegeben und kann diese z. B. mittels der Sonographie nicht gesichert werden, so ist eine Indikation zur

Laparoskopie

gegeben. Mit ihr läßt sich der Nidationsort sichtbar machen. Die Untersuchung erfolgt in Laparotomiebereitschaft!

Trotz der hohen Sicherheit der genannten diagnostischen Methoden hat die

Douglas-Punktion

ihren Wert bis heute nicht ganz verloren (Abb. 24). Auch sie wird in Laparotomiebereitschaft ausgeführt. Wird bei der Aspiration Blut gewonnen und finden sich in ihm nach dem Ausspritzen auf ein weißes Tuch Koagelbildungen, so ist die Diagnose einer intraabdominalen Blutung gesichert. Die Laparotomie ist dann in jedem Fall indiziert, zumal sie auch bei einer Blutung aus einem rupturierten Follikel oder einer Corpus-luteum-Zyste zur Blutstillung erforderlich ist.

Bei der

fortgeschrittenen Extrauteringravidität

handelt es sich zumeist um das Ergebnis einer sekundären tuboabdominalen bzw. abdominalen Implantation bei primärer Tubargravidität (MEINERT; HALLATT u. GROVE; GOLAN u. Mitarb.; GOLZ u. Mitarb.; BÖHME u. Mitarb.). Der

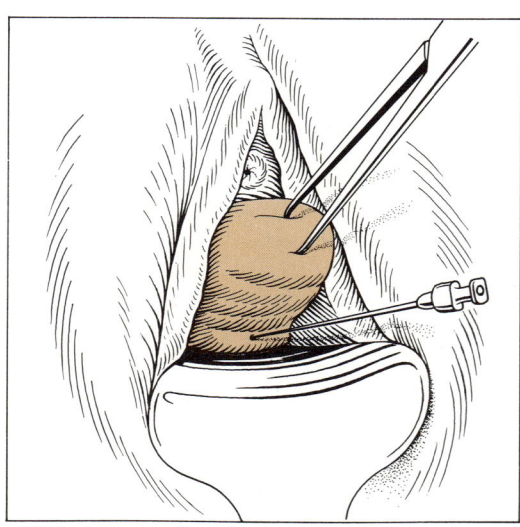

Abb. 24   Douglas-Punktion

Trophoblast nimmt dabei zunehmend das hintere Blatt des Lig. latum, das Douglas-Peritoneum sowie Wandanteile von Rektum, Sigma und auch Dünndarm in Anspruch. Bei den unphysiologischen und damit ungünstigen Nidationsbedingungen ist mit einem plazentogenen Fruchttod, aber auch mit Fehlbildungen des Kindes zu rechnen. Dies bedeutet, daß die Schwangerschaft nach der Sicherung der Diagnose unabhängig von der Lebensfähigkeit des Kindes operativ beendet werden sollte, zumal die operationstechnischen Probleme mit dem Fortschreiten der Gravidität zunehmen (G. MARTIUS).

Therapie

Die Behandlung der Extrauteringravidität hat in jedem Fall in der operativen Entfernung des ektopen Schwangerschaftsproduktes zu bestehen. Das *operative Vorgehen* richtet sich nach der Intensität der Tubenveränderungen, nach dem Wunsch der Patientin nach weiteren Schwangerschaften und nach deren Allgemeinzustand bzw. Operabilität. Insbesondere bei der Tubarruptur mit starker Zerstörung der Tubenwand ist die

Salpingektomie

selbstverständlich unter Erhalt des Ovars, nicht zu umgehen. Die Tube wird dabei zur Vermeidung späterer interstitieller Graviditäten keilförmig aus dem Uterus exzidiert. Ein

konservatives Operieren

ist bei jungen Frauen anzustreben (SCHEIDEL u. HEPP). Die erhöhte Rezidivrate in Form des erneuten Auftretens einer Tubargravidität macht es erforderlich, das Methodische vorher mit der Patientin zu besprechen, sofern dies ihr Allgemeinzustand zuläßt. Die folgenden Möglichkeiten eines tubenerhaltenden Operierens sind gegeben (FRANTZEN; KÜNZIG u. Mitarb.; NEESER u. HIRSCH):

– Expression des Schwangerschaftsproduktes aus dem Fimbrienende bei ampullärer Nidation,
– Enukleation des Schwangerschaftsproduktes durch die Sectio tubae bei isthmischer Nidation mit anschließender mikrochirurgischer Naht der Tubenwand (Abb. 25 u. 26),
– Resektion des erkrankten Tubenabschnittes mit mikrochirurgischer End-zu-End-Anastomose bzw. mit Versenken der Stümpfe und späterer Anastomisierung (zweizeitiges konservatives Operieren),
– bei uterusnaher Implantation Reimplantation der Tube in den Uterus bzw. tubokornuale Anastomose.

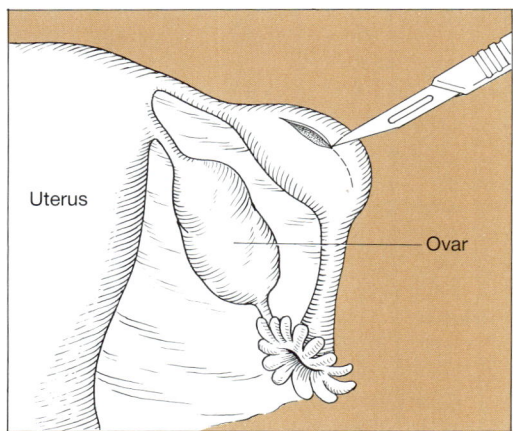

Abb. 25 Ampulläre Extrauteringravidität (I): Inzision der Tubenwand über der Nidationsstelle. Das Schwangerschaftsprodukt wird exprimiert bzw. abgesaugt

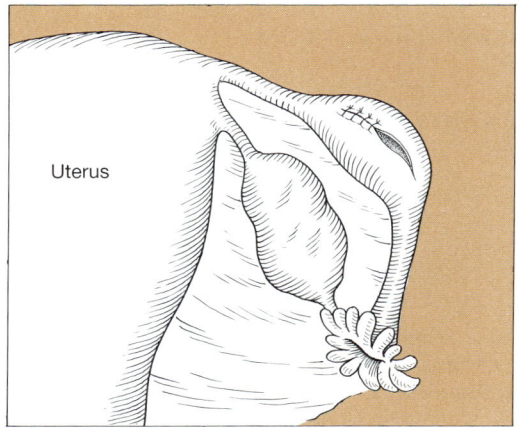

Abb. 26 Ampulläre Extrauteringravidität (II): Nach Entfernung des Schwangerschaftsproduktes und ausreichender Blutstillung wird die Inzisionswunde mit Knopfnähten, z. B. Vicryl Nr. 6-0, verschlossen

NEESER u. HIRSCH raten nach tubenerhaltenden Operationen dazu, den HCG-Titer wiederholt zu kontrollieren: Die vollständige Entfernung des Trophoblastgewebes ist an dem schnellen Titerabfall zu erkennen (Abb. 27).

Die Behandlung der frühen Extrauteringravidität durch

systemische bzw. lokale Methotrexatgaben

ist insbesondere von TANAKA u. Mitarb. sowie von ORY u. Mitarb. angeregt worden. Die lokale Applikation erfolgt durch die laparoskopische Injektion in den Trophoblasten. Eine weitere Indikation kann in dem Persistieren der HCG-Werte im maternen Serum nach tubenerhaltender Operation gesehen werden (COWAN u. Mitarb.). Nachkontrollen des späteren Zustandes der Tuben stehen noch aus. Die Effektivität der Therapie kann an dem Abfall des HCG-Titers überprüft werden.

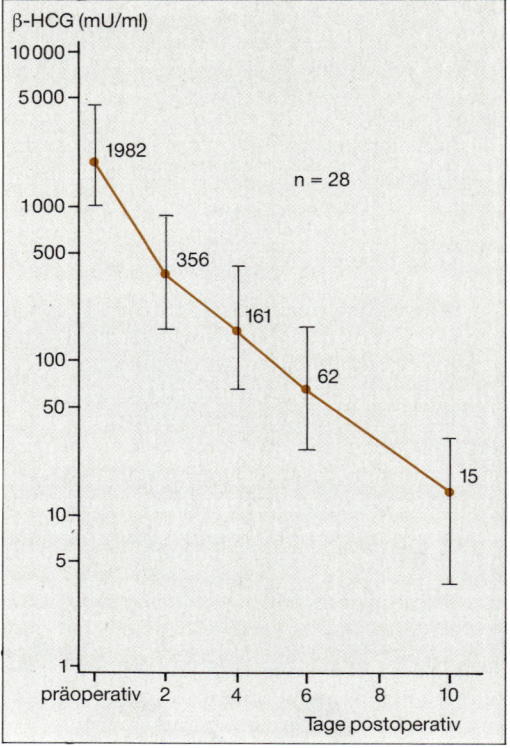

Abb. 27 HCG-Titer-Verlauf nach einer vollständig operierten Extrauteringravidität. Die Kontrolle des HCG-Titers hat vor allem Bedeutung zur Überwachung einer konservativ operierten Extrauteringravidität

Prognose

Die Prognose quoad vitam ist für die Schwangere heute gut. Die Letalität beträgt bei rechtzeitiger Erkennung und sachgemäßer Schockbekämpfung etwa 1‰. Die

späteren Fertilitätschancen

nach Salpingektomie lassen sich aus den folgenden Zahlen ablesen (KITCHIN u. Mitarb.):

– erneute Extrauteringravidität: ca. 10%,
– spätere regelrechte Intrauteringravidität: ca. 30%,
– Ausbleiben weiterer Graviditäten (gewollt oder ungewollt): ca. 60%.

Nach funktionserhaltenden Operationen wird die Fertilität von DADAK u. Mitarb. mit 9,5% erneuten Extrauteringraviditäten und 71,4% intrauterinen Schwangerschaften beschrieben. Bei bestehendem Kinderwunsch kann in unausgewählten Kollektiven heute eine Frequenz von etwa 50% intrauterinen Graviditäten erwartet werden. Deutlich ungünstiger ist die Prognose

in den Fällen von Tubargravidität, die auf eine Salpingitis zurückzuführen sind (NAGAMANI u. Mitarb.).

Literatur

Arias-Stella, J.: Atypical endometrial changes associated with the presence of chorionic tissue. Arch. Pathol. 58 (1954) 112
Böhme, M., J. Nieder, W. Weise: Ausgetragene Bauchhöhlenschwangerschaft mit lebendem Kind. Zbl. Gynäkol. 108 (1986) 516.
Cowan, B. D., R. P. McGehee, G. W. Bates: Treatment of persistent ectopic pregnancy with methotrexate and leukovorum: a case report. N. C. med. J. 44 (1983) 3
Dadak, Ch., A. Feiks, J. Deutinger, A. Reinthaller, H. Janisch: Fertilität nach funktionserhaltenden Operationen bei Tubargravidität. Geburtsh. u. Frauenheilk. 45 (1985) 559
Elser, H., D. Leis, W. Eiermann, W. Albrich, N. Lindenauer, E. Spindler: Anamnese und Befunde bei 501 Frauen mit der Aufnahmediagnose „Extrauteringravidität". Geburtsh. u. Frauenheilk. 41 (1981) 556
Frantzen, Chr., Schlösser, H.-W.: Mikrochirurgie in der Gynäkologie. In Martius, G., H. Schmidt-Gollwitzer: Bücherei des Frauenarztes, Bd. XV. Enke, Stuttgart 1984

Gloning, K.-Ph., E. Kuss: Ektope Gravidität: diagnostische Zuverlässigkeit eines neuen HCG-Tests (Neo-Pregnostikon). Geburtsh. u. Frauenheilk. 42 (1982) 871

Golan, A., O. Sandbank, A. Andronikou, A. Rubin: Advanced extrauterine pregnancy. Acta obstet. gynecol. scand. 64 (1985) 21

Golz, N., D. Kramer, D. Robrecht, H. Mast: Die abdominale Gravidität. Fallbericht und Literaturübersicht. Geburtsh. u. Frauenheilk. 44 (1984) 816

Hallatt, J. G., J. A. Grove: Abdominal pregnancy. A study of twentyone consecutive cases. Amer. J. Obstet. Gynecol. 152 (1985) 444

Haselhorst, G.: Die ektopische Schwangerschaft. In Seitz, L., A. J. Amreich: Biologie und Pathologie des Weibes, Bd. IX. Urban & Schwarzenberg, München 1953

Kunz, S.: Pelvine Entzündungen bei Intrauterinpessaren. Gynäkologe 11 (1973) 206

Künzig, H. J., G. Nittner, E. Seitz: Tubargravidität: aktuelle Aspekte in Diagnostik und Therapie. Geburtsh. u. Frauenheilk. 43 (1983) 658

Legarth, J., P. S. Eriksen: Diagnostic value of ultrasound scanning and curettage in ectopic pregnancy. A prospective controlled trial. Acta obstet. gynec. scand. 61 (1982) 107

Levi, S., P. Leblicq: The diagnostic value of ultrasonography in 342 suspected cases on ectopic pregnancy. Acta obstet. gynec. scand. 59 (1980) 29

Martius, G.: Gynäkologische Operationen. Thieme, Stuttgart 1980

Martius, G.: Blutungen in der Frühgravidität, Abort. In Martius, G.: Therapie in Geburtshilfe und Gynäkologie. Thieme, Stuttgart 1988.

Meinert, J.: Die fortgeschrittene Extrauteringravidität. Geburtsh. u. Frauenheilk. 41 (1981) 490

Mishell, D. R.: Intrauterine devices: medicated and nonmedicated. Obstet. and Gynäkol. 16 (1979) 482

Müller, J. E. A., I. Hacker, R. Terinde, P. Kozlowski: Wandel von Diagnostik und Therapie der Extrauteringravidität mit besonderer Bewertung des Ultraschalles. Geburtsh. u. Frauenheilk. 46 (1986) 221

Münnich, W.: Diagnose der Extrauteringravidität – auch heute oft noch schwierig. Münch. med. Wschr. 128 (1986) 497

Muth, H.: Zur Frage der entzündlichen uterinen und trans-

uterinen Komplikationen bei liegender Intrauterinspirale. Geburtsh. u. Frauenheilk. 41 (1981) 694

Nagamani, M., S. London, P. St. Amand: Factors influencing fertility after ectopic pregnancy. Amer. J. Obstet. Gynecol. 149 (1984) 533

Neeser, E., H. A. Hirsch: Diagnostische und therapeutische Eingriffe bei Extrauteringravidität. Geburtsh. u. Frauenheilk. 47 (1987) 149

Ory, S. J., A. L. Villanueva, P. K. Sand, R. K. Tamura: Conservative treatment of ectopic pregnancy with methotrexate. Amer. J. Obstet. Gynecol. 154 (1986) 1299

Pape, C.: Extrauteringravidität. In Wulf, K.-H., H. Schmidt-Matthiesen: Klinik der Frauenheilkunde und Geburtshilfe, Bd. III. Urban & Schwarzenberg, München 1985 (S. 221)

Reinthaller, A., J. Deutinger, P. Riss: Der Einfluß der Frühdiagnose auf die Therapie der Tubargravidität. Ber. ges. Gynäkol. Geburtsh. 120 (1984) 493

Rempen, A., A. Feige: Der Stellenwert der Sonographie bei der Extrauteringravidität. Z. Geburtsh. Perinatol. 188 (1984) 279

Scheidel, P., H. Hepp: Zum Vorgehen bei der Tubargravidität: Frühdiagnose und organerhaltende Chirurgie. Speculum 4 (1986) 3

Schmidt, W., M. Zaloumis, L. Garoff, B. Runnebaum, D. Heberling, F. Kubli: Wertigkeit verschiedener Untersuchungsmethoden bei der präoperativen Abklärung der Extrauteringravidität. Geburtsh. u. Frauenheilk. 41 (1981) 829

Schrodt, U., H. H. Büttner: Interstitielle Tubenschwangerschaft – eine lebensgefährliche Lokalisation der ektopischen Gravidität. Zbl. Gynäkol. 107 (1985) 1193

Scott, W. C.: Pelvic abscess in association with intrauterine contraceptive device. J. Obstet. Gynecol. 131 (1978) 149

Tanaka, T., H. Hayashi, T. Kutsuzawa: Treatment of interstitial ectopic pregnancy with methotrexate: report of a succesful case. Fertil. and Steril. 37 (1982) 851

Weström, I.: Incidence, trends and risks of ectopic pregnancy in a population of women. Brit. med. J. 282 (1981) 6257, 15

Wiegand, M., L. Mettler, K. Semm: Extrauteringravidität. Ein zunehmendes Krankheitsbild – neue Gesichtspunkte in Diagnostik und Therapie. Gynäkol. Prax. 5 (1981) 679

Aufgaben

1. Welche Möglichkeiten einer extrauterinen Nidation des Schwangerschaftsproduktes sind Ihnen bekannt?
2. Können Sie die Gründe für die neuerliche Zunahme der Extrauteringravidität in den letzten Jahren nennen?
3. Wie unterscheiden sich der klinische Verlauf und das pathomorphologische Substrat bei dem Tubarabort und der Tubarusur?
4. Welche diagnostische Bedeutung kommt der Ultraschallechographie bei der Extrauteringravidität zu?
5. Welche diagnostische Hilfe können wir bei der Extrauteringravidität vom β-HCG-Test erwarten?
6. Welche Möglichkeiten stehen uns zur Verfügung, die Diagnose der Extrauteringravidität zu sichern?
7. Nennen Sie Möglichkeiten des konservativen operativen Vorgehens bei der Extrauteringravidität!
8. Wie sind die späteren Fertilitätschancen nach einer Extrauteringravidität zu bewerten?

10 Regelwidrigkeiten der Plazenta, Eihäute und Nabelschnur

K.-H. Wulf

Lernziel

Mit der Darstellung des normalen Lösungsmechanismus der Plazenta werden dem Lernenden die physiologischen Grundlagen vermittelt, die zum Verständnis der wichtigsten Lösungsstörungen in der Schwangerschaft und während der Geburt, der Placenta praevia und der Abruptio placentae, erforderlich sind. Ausreichende Kenntnisse insbesondere der Diagnostik sind die Voraussetzung einer erfolgreichen Überwindung dieser oftmals für Mutter und Kind lebensbedrohlichen Regelwidrigkeiten.

Von den vielfältigen Störungen im Bereich der Eihäute und des Fruchtwassers ist dem vorzeitigen Blasensprung und der sich aus ihr ergebenden Gefährdung von Mutter und Kind durch das Amnioninfektionssyndrom durch den Lernenden ausreichend Beachtung zu schenken.

Den Anomalien der Fruchtwassermenge in Form der Polyhydramnie und der Oligohydramnie kommt vor allem diagnostische Bedeutung zu: bei der Polyhydramnie müssen die mit eindeutig höherer Frequenz zu erwartenden Fehlbildungen des Kindes, bei der Oligohydramnie die ursächlich für sie verantwortliche Plazentainsuffizienz Beachtung finden.

Von den Regelwidrigkeiten der Nabelschnur vermag vor allem der Nabelschnurvorfall, seltener ein Nabelschnurknoten oder eine Nabelschnurumschlingung das Kind akut in die Gefahr der Hypoxie zu bringen. Die diagnostischen Kriterien müssen bekannt sein, damit die Behandlung rechtzeitig und richtig durchgeführt werden kann.

Die nachlassende plazentare Versorgung des Kindes in Form des Plazentainsuffizienzsyndromes ist bis heute die wichtigste Ursache perinataler Schädigungen des Kindes. Der Pathogenese, Diagnostik und den therapeutischen Möglichkeiten werden daher in diesem Kapitel besondere Beachtung geschenkt. Dies soll den angehenden Arzt in die Lage versetzen, in seiner späteren klinischen Tätigkeit bleibende Hirnschäden als Folge einer Hypoxie weitgehend zu vermeiden und auf diese Weise zugleich einen Beitrag zur Verminderung der perinatalen Sterblichkeit zu leisten.

Lösungsstörungen der Plazenta in der Gravidität

Während der Schwangerschaft bleiben Placenta uterina und Placenta fetalis fest miteinander verbunden. Die *Haftung der Plazenta* an der Uteruswand ist durch das Zusammenwirken biologischer und mechanischer Kräfte gewährleistet. Zu den biologischen Faktoren zählen ein kräftiges, wurzelförmig verzweigtes System vitaler Haftzotten und ein zugfester Verankerungsgrund in der Decidua basalis. Mechanisch wirken der Zottenkapillardruck und der Amniondruck.

Nach der Geburt des Kindes entfällt der Druck von innen. Gleichzeitig führen die Kontraktion und Retraktion der Uteruswand zu einer Verkleinerung der Haftstelle. Flächenverschiebende Kräfte lösen dann die wenig komprimierbare Placenta fetalis von der dezidualen Unterlage ab. Das *retroplazentare Hämatom* kann den Lösungsmechanismus unterstützen. Die mechanische Trennung der verbindenden Grenzschichten wird durch nekrobiotische Veränderungen im Bereich der Decidua basalis bereits in den letzten Schwangerschaftswochen vorbereitet.

Die

regelrechte Ablösung der Plazenta

erfolgt damit nach der Geburt des Kindes. Sie ist immer mit einer Blutung aus den eröffneten uteroplazentaren Gefäßen verbunden. Die *primäre Blutstillung* erfolgt durch Kompression der Gefäße als Folge der Zusammenziehung des Myometriums durch die Nachgeburtswehen. Sekundär wird der hämostatische Effekt durch lokale Gerinnungsvorgänge fixiert (Thromboplastinfreisetzung). Der normale Lösungsmechanismus und die physiologische Hämostase sind stark von dem Kontraktionsvermögen der Uterusmuskulatur abhängig. Dafür spricht auch der geringere Blutverlust nach aktiver Leitung der Nachgeburtsperiode (S. 355).

Abweichungen vom regelrechten Lösungsmechanismus in Form von

Lösungsstörungen der Plazenta

entstehen bei einem gestörten Gleichgewicht der wirksamen biologischen und mechanischen Kräfte. Penetrierende Zotten mit direktem Kontakt zum Myometrium erschweren den Lösungsvorgang ebenso wie ein atonischer, kontraktionsschwacher Uterus. Die strukturelle Auflockerung oder Zerreißung des dezidualen Bodens, Drucksteigerung im intervillösen Kapillarsystem oder eine generell instabile, leicht verschiebliche Haftstelle begünstigen den Vorgang der Trennung.

Als

vorzeitige Lösung der Plazenta

bezeichnen wir die Ablösung der Plazenta vor der Geburt des Kindes. Wir unterscheiden:

- *Abruptio (Ablatio) placentae:* die vorzeitige Lösung der „richtig sitzenden" Plazenta.
- *Placenta praevia:* vorzeitige Lösung der „falsch sitzenden" Plazenta.

Die Abruptio placentae und die Placenta praevia sind die häufigsten und zugleich gefährlichsten antepartualen Blutungsursachen.

Über die **verzögerte Plazentalösung** wird bei den Regelwidrigkeiten der Nachgeburtsperiode berichtet.

Placenta praevia
(Vorzeitige Lösung der tief inserierten Plazenta)

Geeigneter Implantationsort für die Plazenta ist allein der obere Gebärmutterabschnitt, das muskelstarke, unter der Geburt flächenstabile Corpus uteri. Hier sitzt die Plazenta richtig. Unter falschem Sitz verstehen wir die Plazentation in den tieferen zervixnahen Zonen.

Das *untere Uterinsegment*, der Isthmus uteri, ist für eine feste Implantation wenig geeignet. Schon mit den ersten leichten Wehen unterliegt es starken flächenverschiebenden Kräften, die zur Ablösung der korrespondierenden Plazentabezirke führen können.

Nach der Lage der Plazenta zum inneren Muttermund sind verschiedene

Formen der Placenta praevia

zu unterscheiden (Abb. 1):

1. *Sog. tiefer Sitz der Plazenta* mit fließendem Übergang zur *Placenta praevia marginalis:* Das Plazentagewebe reicht bis an den inneren

Muttermund heran, überragt ihn jedoch nicht (Abb. 1 a).
2. *Placenta praevia partialis:* Der innere Muttermund ist teilweise von Plazentagewebe kulissenartig abgedeckt; daneben befindet sich die freiliegende Eihaut (Abb. 1 b).
3. *Placenta praevia totalis:* Der innere Muttermund ist vollständig von Plazentagewebe überdacht (Abb. 1 c).

Ätiologie und **Pathogenese** der Placenta praevia sind umstritten. Grundsätzlich sind zwei Gruppen von Ursachen und Entstehungsformen denkbar: die ovulären und endometrialen Ursachen sowie die primäre und sekundäre isthmische Implantation.

Unter **primär tiefem Sitz** (primäre Isthmusplazenta) ist die von Beginn an im unteren Uterinsegment erfolgende Implantation und Plazentation zu verstehen. Aus *ovulärer Genese* kann diese Form der Implantationsanomalie bei beschleunigter Eiwanderung und/oder verzö-

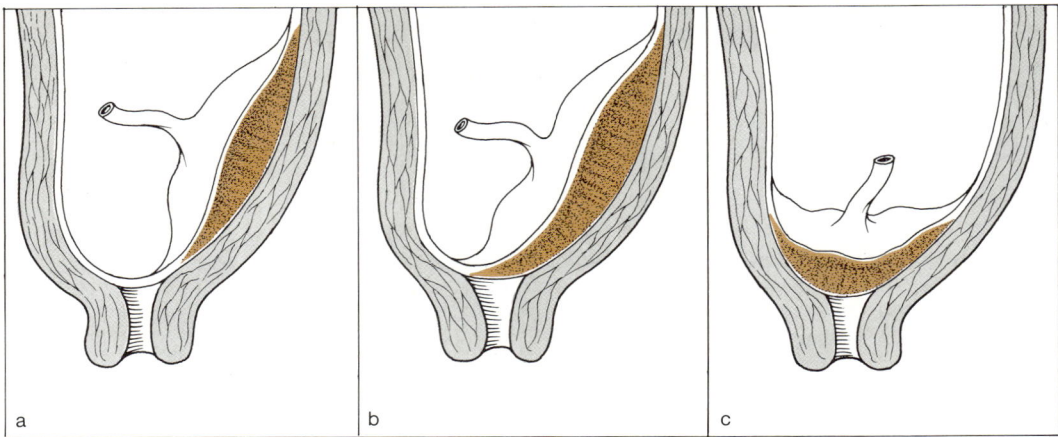

Abb. 1 Verschiedene Formen des „falschen" Plazentasitzes (Zeichnung *E. Philipp*, Kiel)
a = tiefer Sitz – Placenta praevia marginalis,
b = Placenta praevia partialis,
c = Placenta praevia totalis (centralis)

gerter Eireifung entstehen (s. auch ektope Gravidität – Zervikalgravidität, S. 247). Wird der *chemotaktische Einfluß der Decidua graviditatis* für die Wahl des primären Nidationsfeldes in den Vordergrund gestellt, so ist auch eine *endometriale Genese* des primär tiefen Sitzes möglich. Das untere Uterinsegment wird offenbar später dezidualisiert als das bevorzugte Implantationsareal im Fundus uteri. Bei verzögertem Eintritt des befruchteten Eies in die Uterushöhle ist dann das zeitliche Nidationsoptimum im Bereich der fundusnahen Korpusabschnitte bereits überschritten. Das Ei wird weitergeleitet und siedelt sich im unteren Uterinsegment an.

Von einem **sekundär tiefen Sitz** (sekundäre Isthmusplazenta) sprechen wir, wenn die primäre Nidation regelrecht im Corpus uteri erfolgt, die Plazenta sich dann aber zum Isthmus hin ausbreitet. Die Häufung großflächiger Plazenten bei tiefem Sitz spricht für diesen Entstehungsmodus. Ungünstige Versorgungsbedingungen in der Umgebung des primären Nidationsfeldes zwingen offenbar zu einer Verlagerung des Plazentationsschwerpunktes mit größerem Flächenwachstum. Für *endometriale Ursachen* spricht die Häufung der Placenta praevia nach Krankheitsprozessen, die bevorzugt mit Endometriumdefekten einhergehen, z. B. Endometritiden, intrauterine Eingriffe (Interruptiones!), häufige und dicht aufeinanderfolgende Geburten.

Die **Häufigkeit** der Placenta praevia beträgt etwa 1 : 100 Geburten. Dabei ist eine eindeutige Abhängigkeit von der Ordnungszahl der Geburt gegeben (Erstgebärende: 0,2%, Mehrgebärende: 2%; Vielgebärende: 5%). Die in den letzten Jahren zu beobachtende Verringerung der Präviafrequenz ist eine Folge der Abnahme der Vielgebärenden. In 50% der Fälle handelt es sich um einen tiefen Sitz, in 30% um eine Placenta praevia partialis und in 20% um eine Placenta praevia totalis.

Symptomatik und Verlauf

der Schwangerschaft und der Entbindung werden bei der Placenta praevia weitgehend von der *Blutung ex utero* bestimmt. Bei einem **totalen Vorliegen der Plazenta** muß die uterine Blutung mit der Eröffnung des Muttermundes zunehmen. Eine Geburt des Kindes per vias naturales ist nicht zu erwarten. Wird nicht rechtzeitig operativ eingegriffen, so droht der Verblutungstod. – Beim **partiellen Vorliegen** ist der Verlauf nicht unbedingt vorauszusehen. Häufig unterscheidet er sich nicht von dem bei der Placenta praevia totalis. Gelegentlich nimmt jedoch die Blutung mit dem Tiefertreten des vorangehenden Teiles ab und sistiert sogar ganz und zwar vor allem nach der Amnionruptur und bei kräftigen uterinen Kontraktionen. Dann ist eine vaginale Entbindung möglich. Dieser Verlauf ist für den sog. **tiefen Sitz der Plazenta** sogar typisch, die Spontangeburt ist hier die Regel.

Obligatorisches *Hauptsymptom* ist die

schmerzlose Blutung ex utero.

Die ersten Blutungen erfolgen gewöhnlich nicht vor dem 8. Schwangerschaftsmonat. Frühere Präviablutungen können zum Abort führen. Der *Blutungsbeginn* ist häufig unmotiviert, ohne erkennbaren Anlaß und spürbare Wehentätigkeit, aus völliger Ruhe heraus. Die frischen Blutabgänge treten meistens intermittierend auf, seltener kontinuierlich. Die initialen Blutungen in der Schwangerschaft sind selten bedrohlich, ihr besonderer diagnostischer Wert besteht in der Vorwarnung, weshalb sie auch als

annoncierende Blutung

bezeichnet werden. Blutungsstärke und Blutungsbeginn sind generell zum Grad des Vorliegens der Plazenta korreliert. Präviablutungen beginnen stets vor dem Blasensprung. Ein Fruchtwasserabgang spricht gegen eine Placenta praevia totalis!

Häufig ist die tiefe Insertion der Plazenta mit

Lageanomalien des Kindes

verbunden. Das „im Wege liegende" polsterartige Plazentagewebe verhindert eine regelrechte Einstellung des Kopfes. Typischer Befund ist der hochstehende und zur Seite abgewichene Kopf. Auch Schräg- und Querlagen sowie Beckenendlagen kommen gehäuft vor.

Diagnostik und **Therapie** werden bei der Placenta praevia weitgehend von der Stärke der Blutung, dann aber auch von dem Reifegrad des Kindes bestimmt (Abb. 2). Eine stationäre Klärung ist immer erforderlich.

– Bei einer **massiven Blutung** (A) mit ausgeprägter materner Schocksymptomatik muß evtl. ohne weitere diagnostische Maßnahmen und ohne Rücksicht auf das Kind sofort operiert werden. Ein solch dramatischer, überstürzter Verlauf ist selten. Die Zahl der „Notoperationen" ist erfreulicherweise mit der Verbesserung der Schwangerenbetreuung zurückgegangen. Die Operation besteht in den letzten 3 Monaten der Schwangerschaft immer in der abdominalen Schnittentbindung. Nur bei einem Abort ist vaginales Vorgehen (Hysterotomia anterior) gerechtfertigt.

– Bei **stärkerer, jedoch nicht zum sofortigen Eingreifen zwingenden Blutungen** (B) sollte der Operation nach Möglichkeit die *vaginale Ex-*

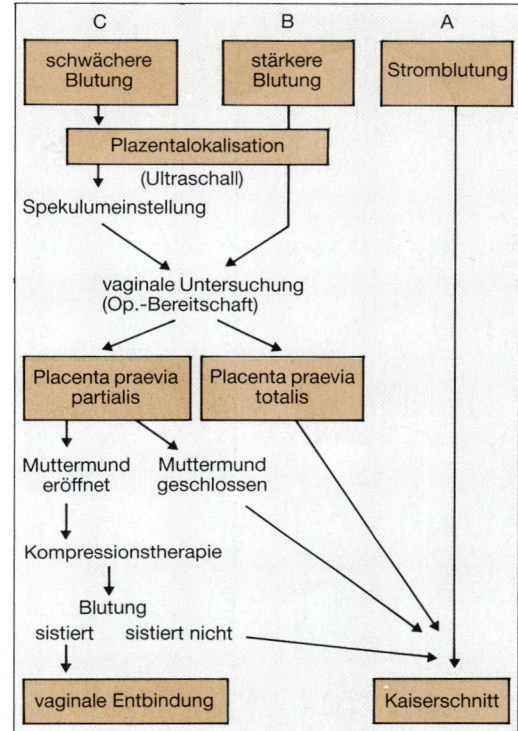

Abb. 2   Diagnostik und Therapie bei Blutungen mit Verdacht auf Placenta praevia

ploration vorausgehen. Gelegentlich ist die Geburt doch schon so weit vorangeschritten, daß eine vaginale Entbindung möglich ist. *Die vaginale Untersuchung darf nur in kompletter Operationsbereitschaft durchgeführt werden.* Durch die Manipulation am unteren Eipol kann bei der Placenta praevia eine profuse Blutung ausgelöst werden, die nur durch unverzügliches Eingreifen beherrscht werden kann. Ist der Zervikalkanal geschlossen oder nur wenig geöffnet, so sollte die Sectio caesarea durchgeführt werden. Ist der Muttermund jedoch schon weiter eröffnet, dann wird der untere Eipol abgetastet: Bei Placenta praevia partialis sind neben den Plazentalappen die glatte Eihautoberfläche und darüber meist der harte Kopf zu tasten. Handelt es sich um ein totales Vorliegen der Plazenta, so ist die Operation unmittelbar an die Untersuchung anzuschließen.

Besteht eine Placenta praevia partialis, so kann eine

Kompressionsbehandlung

gerechtfertigt sein. Dieses konservative Vorgehen besteht in der Blasensprengung, der Impression des Kopfes und der Wehenmittelgabe. Nach Abfließen des Fruchtwassers tritt der Kopf meist spontan tiefer. Die bald einsetzenden Wehen schieben ihn weiter ins Becken hinein. Der abgelöste Plazentalappen wird gegen die Beckenwand gepreßt. Die eröffneten Gefäßräume werden komprimiert. Der Effekt ist oft verblüffend, auch stärkere Blutungen stehen nach kurzer Zeit. Die Wirkung dieser Kompressionsbehandlung wird noch in Operationsbereitschaft abgewartet und die Geburt ggf. durch Vakuumextraktion oder Forzeps beendet. Etwa 30% der Praevia-partialis-Fälle können auf diese Weise vaginal beendet werden. Bei unzureichender Blutstillung sollte im Zweifelsfall immer die

Schnittentbindung

ausgeführt werden. Dies gilt auch für *atypische Kindslagen*. So spricht z. B. das Vorliegen einer Beckenendlage gegen ein konservatives Vorgehen.

Für die **Indikation zur Sectio caesarea** muß mit Hilfe des *HbF-Nachweises im Vaginalblut* auch der Blutverlust des Kindes aus rupturierten Zottenkapillaren berücksichtigt werden (s. Prognose).

– Bei **schwächerer Blutung** (C) ist eine

konservativ-expektative Therapie

gerechtfertigt. Ziel dieser Behandlung ist es, stärkere Blutungen zumindest so lange zu vermeiden, bis das Kind bei vorzeitiger Entbindung ausreichend Überlebenschancen hat. Als kritische Grenze kann die 32. bis 34. Schwangerschaftswoche angesehen werden. Die konservativen Maßnahmen zielen auf eine allgemeine Ruhigstellung für die Zeit der Blutung: konsequente Sedierung der Mutter, Relaxation der Uterusmuskulatur (Tokolytika), evtl. Stützung des unteren Eipols durch Cerclage (SADAUSKAS u. Mitarb.). Während der exspektativen Behandlung sind eine sorgfältige *Überwachung der Blutabgänge* und eine laufende *Blutbildkontrolle* erforderlich. Sinkt der Hb-Gehalt unter 10 g% (6,21 mmol/l), so ist der Blutverlust zu ersetzen. Gekreuzte Blutkonserven sollten immer bereitstehen. SILVER u. Mitarb. haben dieses Vorgehen in Form wiederholter Bluttransfusionen bei gleichzeitiger Cerclage und Toko-

lyse als „*aggressive expectant management*" der Placenta praevia empfohlen. Die

Differentialdiagnose vaginaler Blutungen

in der Gravidität beginnt immer mit der Spekulumeinstellung. Die vaginale manuelle Untersuchung ist kontraindiziert. Sie ist zunächst auch nicht erforderlich. Portio und Vagina werden mit Hilfe des Spiegels behutsam auf Blutungsquellen – z. B. auf eine Varixblutung im Bereich der Vagina – abgesucht. Wichtigster Befund der Placenta praevia ist die Blutung ex utero. Als **vaginale Blutungsursachen** kommen vordergründig in Betracht:

– *Portioerosionen*,
  – hypertrophe, auf Berührung leicht blutende Schwangerschaftsektopien oder andere Portioerosionen,
  – Kollumkarzinom (Erosio vera, karzinomatöses Ulkus),
– *Portio- und Zervixpolypen, Dezidualpolyp*,
– *Varizen der Vulva und Vagina*,
– *fetale Blutungen* (z. B. Blutung bei Vasa praevia) (S. 417).

Uterine Blutungsquellen können alle Formen der vorzeitigen Plazentalösung sein. Praktisch wichtig ist die Abgrenzung der Placenta praevia von der Abruptio placentae (s. unten). Im Vordergrund der diagnostischen Verfahren zur Differenzierung der Blutungen ex utero während der Schwangerschaft steht heute die

sonographische Plazentalokalisation

(Abb. 3 a u. b). Mit den modernen Sonographiegeräten ist der Implantationsort der Plazenta deutlich erkennbar. Die Genauigkeit der Plazentalokalisation nimmt mit dem Schwangerschaftsalter zu. Die in der Frühschwangerschaft gestellte Diagnose Placenta praevia muß bei späteren Kontrollen häufiger revidiert werden. Es findet sich vor allem bei Vorderwandplazenten dann nur noch ein tiefer Sitz der Plazenta. Ob es sich hierbei um eine echte *Wanderung des Plazentaimplantationsareals* handelt oder um eine primäre Fehlinterpretation ist nicht immer zu entscheiden (PAP u. FÜGEDI).

Für die **Außenpraxis** gilt bei allen Blutungen im letzten Drittel der Gravidität das Gebot der sofortigen Klinikeinweisung uneingeschränkt. Diese Forderung ist auch statistisch vertretbar:

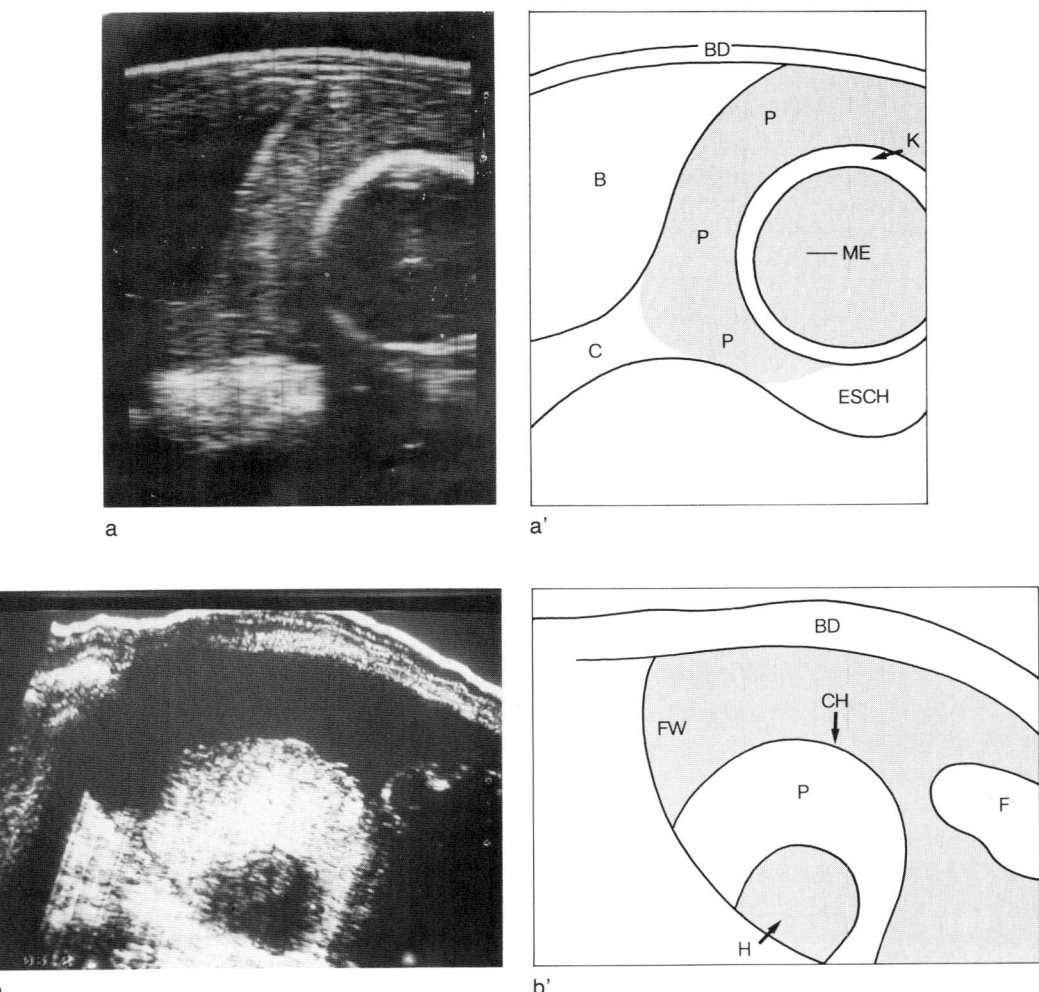

Abb. 3   Sonographische Darstellung: a = Placenta praevia totalis (Längsschnitt) bei Gravidität in der 36. Schwangerschaftswoche. b = retroplazentares Hämatom bei Abruptio placentae (Längsschnitt)
BD = Bauchdecke, C = Zervix, P = Plazenta, ESCH = Echoschatten, ME = Mittelecho, B =   Blase,
FW = Fruchtwasser, CH = Chorionplatte, H = Hämatom, F = fetale Strukturen, K = Kaput

Die meisten Blutungen sind Placenta-praevia- oder Ablatio-placentae-Fälle, bei denen ohnehin eine operative Klinikentbindung notwendig wird. Jeder Versuch der Differenzierung der Blutungsursache durch eine vaginale Exploration außerhalb der Klinik ist kontraindiziert.

Das **Risiko für die Mutter** wird bei der Placenta praevia weitgehend von den jeweils gegebenen Möglichkeiten der sofortigen Schockbekämpfung bestimmt. Die Prognose quoad vitam ist gut, die Letalität liegt bei optimaler Betreuung weit unter 1%. Entsprechend den ätiologischen Faktoren neigt diese Implantationsanomalie zum Rezidiv.

Auch **für die Kinder** ist die Prognose heute vor allem durch die zunächst abwartende Haltung besser als früher. Die Letalität liegt um 5%. Sie ist vor allem abhängig vom Reifegrad der Kinder. Intrauterin sterben die Prävia-Kinder meist an den Folgen des oft protrahierten maternen Schocks mit Verminderung der Durchblutung im intervillösen Raum. Es sind vorwiegend diese zirkulatorischen Faktoren, die zum *akuten Versagen der Plazentaleistung* führen, weniger eine Flächeninsuffizienz infolge Ablösung der vorliegenden Plazentaareale. Hinzu kommen bei eingerissenen Zottengefäßen die Blutungsanämie und der Schock des Fetus selbst (S. 418). Die lebendgeborenen Prävia-Kinder sind insbesondere durch ihre *Unreife* gefährdet. Aber auch bei reifen Kindern ist die Prognose durch die vorangegangene protrahierte Plazentainsuffizienz vergleichsweise deutlich schlechter. Die *intrauterine Asphyxie* und die Unreife der Lungen wirken prädisponierend auch für eine Reihe postnataler Atemstörungen (s. Respiratory distress syndrome, S. 508). Prävia-Kinder sind in der ersten Lebensphase besonders sorgfältig zu überwachen.

Abruptio (Ablatio) Placentae
(Vorzeitige Lösung der normal inserierten Plazenta)

Die Ablösung der an typischer Stelle im Corpus uteri implantierten Plazenta vor der Geburt des Kindes wird als vorzeitige Ablösung der normal oder richtig sitzenden Plazenta, auch als Abruptio oder Ablatio placentae bezeichnet. Die Lösungsstörung kann das ganze Organ betreffen oder nur einzelne Teile (totale oder partielle vorzeitige Lösung). Unter Berücksichtigung der klinischen Situation (präpartual) und des morphologischen Bildes (postpartual) hat sich die folgende Unterteilung der

Schweregrade der Abruptio placentae

bewährt (Abb. 4 u. 5):

1. *Schwere Form* der Abruptio placentae (mehr als 2 Drittel der Oberfläche sind gelöst), starke Blutung, Schockzustand, häufig Gerinnungsstörung, meist intrauteriner Fruchttod (Abb. 5).
2. *Mittelschwere Form* der Abruptio placentae (1–2 Drittel der Oberfläche sind gelöst), stärkere, nicht bedrohliche Blutungen, Kollapsneigung, intrauterine Asphyxie.
3. *Leichte Form* der Abruptio placentae (weniger als 1 Drittel der Oberfläche ist gelöst), oft ohne Symptome.

Die **Häufigkeit** der Abruptio placentae beträgt 1 : 100–200 Graviditäten. Sie ist damit die zweithäufigste Blutungsursache im letzten Drittel der Schwangerschaft.

Pathogenetisch sind unter Berücksichtigung unserer Kenntnisse von den normalen Adhäsionskräften an der Plazentahaftstelle 2 Mechanismen zu diskutieren: die strukturelle Auflockerung des Implantationsgrundes aufgrund von degenerativen Gefäßprozessen und die mechanisch-traumatische Lösung der Plazenta durch abnorme Druck- oder Zugkräfte:

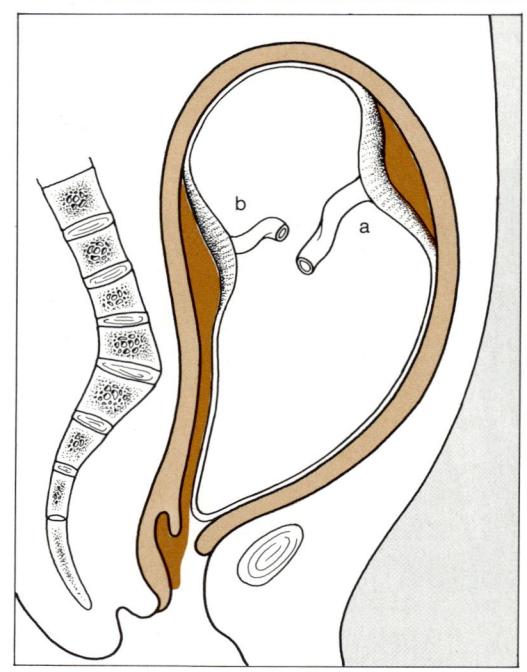

Abb. 4 Vorzeitige Lösung der richtig sitzenden Plazenta (Abruptio placentae) (Zeichnung *E. Philipp*, Kiel)

a = zentrale Ablösung mit retroplazentarem Hämatom,

b = zentrale und marginale Ablösung, retroplazentares und retromembranales Hämatom mit Blutung nach außen

Der *endogene Entstehungsmodus* ist klinisch bedeutsamer und häufiger. Auf dem Boden einer generalisierten Angiopathie (Hypertonie, EPH-Syndrom) bilden sich stenosierende und obliterierende Gefäßprozesse mit nachfolgender Gefäßwandnekrose und Hämorrhagien. Die Mikroblutungen konfluieren zu großen retroplazentaren Hämatomen. Durch die Blutmassen

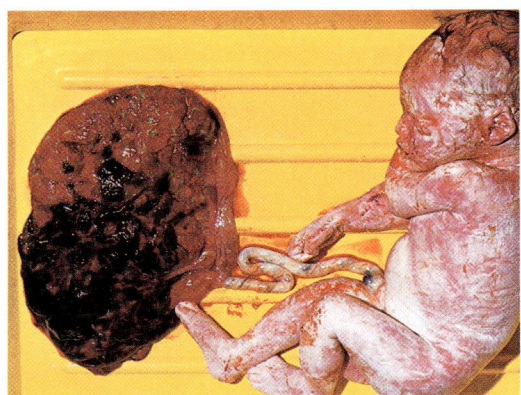

Abb. 5 Intrauteriner Fruchttod bei subtotaler vorzeitiger Lösung der Plazenta mit großem retroplazentarem Hämatom

kann der initiale Ablösungsprozeß weiter unterhalten und beschleunigt werden.

Von den *mechanischen Ursachen* der vorzeitigen Lösung, die in deren Pathogenese eine deutlich geringere Rolle spielen, sind die traumatischen Kompressionen von außen (Sturz, Stoß), der Zug oder Sog von innen (Zug an der zu kurzen Nabelschnur, plötzliche Volumenabnahme des Uterus z.B. nach der Geburt des ersten Zwillings oder nach Blasensprengung bei Polyhydramnie) zu nennen. Aber auch eine Drucksteigerung im intervillösen Kapillargebiet bei Hypertonie oder bei einer venösen Stauung im Rahmen eines Vena-cava-Kompressionssyndromes kann zur vorzeitigen Plazentalösung führen.

Die **Blutungen** können auf den retroplazentaren Raum beschränkt bleiben. Häufig bahnen sie sich jedoch zwischen Chorion und Dezidua an den Eihäuten entlang einen Weg nach außen (ca. 80%) (Abb. 4). Reißt das Amnion über dem Hämatom, so blutet es auch in die Fruchthöhle hinein. Das Fruchtwasser ist dann blutig tingiert. Bei starkem Infiltrationsdruck dringen die Blutextravasate ins Myometrium vor. Die Uteruswand kann bis zur Serosa blutig durchsetzt sein. Der Uterus sieht dann schwarzblau gefleckt aus wie bei einer hämorrhagischen Infarzierung, der sog.

uteroplazentaren Apoplexie (Couvelaire-Uterus).

Häufig besteht in diesen Fällen außer dem primären Gefäßschaden eine *Gerinnungsstörung* (S. 431). Der Mechanismus dieser Koagulopathie ist nicht vollständig geklärt. Im Mittelpunkt steht ein *Fibrinogenmangelzustand*. Die Hypofibrinogenämie ist auf einen erhöhten Verbrauch zurückzuführen. Mit dem Auftreten einer Fibrinogenmangelblutung ist etwa 6 Stunden nach der initialen vorzeitigen Lösung der Plazenta zu rechnen.

Die **Symptomatik** ist in Abhängigkeit von dem Schweregrad der Abruptio unterschiedlich. *Leichtere Formen* verlaufen oft klinisch stumm. Gelegentlich weist eine schwache Blutung unter der Geburt auf die Lösungsstörung hin. Diese Blutabgänge sind von der Präviablutung nicht zu unterscheiden. Viele dieser Fälle (75%) werden erst nach der Geburt bei der Inspektion der Plazenta erkannt.

Die *mittelschweren und schweren Formen* gehen mit charakteristischen Erscheinungen einher. Erster Hinweis ist oft ein *wehenunabhängiger bohrender Dauerschmerz*. Gleichzeitig entwickelt sich ein allgemeines Unwohlsein mit Schwächeanfällen, Angstgefühl und Kollapsneigung. Der Tastbefund ist zunächst noch unauffällig. Allenfalls besteht ein diffuser Unterleibsdruckschmerz. Häufigstes Symptom ist die *äußere Blutung* (70–80%). Sie ist selten lebensbedrohlich stark. Sie kann sogar bei ausgeprägter vorzeitiger Lösung völlig fehlen (zentrale Ablösung). Bei jeglichem Verdacht auf eine vorzeitige Plazentalösung ist der Versuch der sonographischen Darstellung des retroplazentaren Hämatoms angezeigt (Abb. 3 b).

Ein **lebensbedrohlicher Schockzustand** der Schwangeren zeigt die *massive innere Blutung* an. In diesem Stadium ist auch der Palpationsbefund unverkennbar: Der Uterus ist bretthart (Holzuterus), außerordentlich druckschmerzhaft, maximal kontrahiert (Tetanus uteri), Kindsteile sind nicht durchzutasten. Die Fibrinogenmangelsituation verrät sich durch die ausbleibende Spontangerinnung der Blutabgänge.

Die **klinische Diagnose** der vorzeitigen Plazentalösung stützt sich auf die

typische Symptomtrias

(Tab. 1): Schmerzhafte uterine Blutungen, Schockzustand, Tetanus uteri. Hinzu kommen ätiologische Hinweise, die bei schwerer Ablatio placentae nur selten fehlen: Hypertonie jeder Genese, speziell schwere EPH-Gestosen, mechanisch-traumatische Insulte. Das klinische Vollbild ist kaum zu verkennen. Fehlen äußere Blutungen und die anamnestischen Merkmale, so sind alle anderen Ursachen des „*akuten Bauches*" auszuschließen. Während der Schwangerschaft ist vor allem an die Uterusruptur, an die Ruptur aneurysmatischer Gefäße (Milzarterie, Nierenarterien, Plexus ovaricus) und an die Magenperforation zu denken. Bei *uterinen Blutungen* sind alle Formen der Placenta praevia abzu-

Tabelle 1   Differentialdiagnostische Hinweise bei Placenta praevia oder Abruptio placentae

	Placenta praevia	Abruptio placentae
Anamnese		
Parität	vorwiegend Multigravida	vorwiegend Primigravida
intrauterine Eingriffe	häufig	selten
Symptome		
Blutungen	rezidivierend	kontinuierlich
	schmerzlos	schmerzhaft
	an Stärke zunehmend	
	Kreislaufsituation entspricht Blutverlust nach außen	Diskrepanz zwischen sichtbarem Blutverlust und Kreislaufsituation (innere Blutung)
	Blutung sistiert oft nach Amnionruptur	Amnionruptur ohne Einfluß auf Blutung
Schmerzen	fehlen	Dauerschmerzen auf Druck verstärkt
Palpationsbefund		
Abdomen und Uterus	normale Konsistenz, keine Dauerkontraktionen	gespannt-bretthart, Dauertonus
Kindsteile und Herztöne	gut tast- bzw. hörbar	erschwert tast- bzw. hörbar
Kindslage	hochstehender und zur Seite abgewichener Kopf	unauffällig
	gehäuft Beckenend- und Querlagen	
Komplikationen		
Gestose	normal	gehäuft
Koagulopathie	selten	häufig

grenzen. Für die Abruptio placentae sprechen in erster Linie die Diskrepanz zwischen der Blutung nach außen und den Veränderungen des Allgemeinzustandes (schwerer Schock bei nur schwacher Blutung ex utero) sowie der brettharte gespannte, dolente Uterus mit Dauerkontraktion. Auf die Abruptio placentae deuten auch eine Gestose hin und eine „leere" gynäkologisch-geburtshilfliche Vorgeschichte. Die Patientinnen sind schon entsprechend der Disposition zur Gestose häufig Erstschwangere. Bezeichnend ist auch eine Koagulopathie.

Eine kausale **Therapie** der vorzeitigen Lösung gibt es nicht. Die Behandlung zielt darauf ab, die Blutung zu stoppen und weitere Komplikationen zu vermeiden. Eine definitive Blutstillung ist erst nach Entleerung des Uterus zu erzielen. Eine wirksame Kompressions- oder Tamponadentherapie wie bei mancher Präviablutung gibt es nicht. Die unverzügliche *Einleitung der Geburt* ist demnach immer indiziert.

Die

Wahl des Entbindungsverfahrens

wird vom Zustand der Mutter, der Lebensfähigkeit des Kindes und dem Geburtsfortschritt bestimmt. Lebt der Fetus und bestehen ausreichende Überlebenschancen (Reifegrad), so wird die *abdominale Schnittentbindung* durchgeführt. Nur wenn die Geburt per vias naturales in absehbarer Zeit zu erwarten ist und keine Zeichen der intrauterinen Asphyxie vorhanden sind, ist ein *konservatives Vorgehen* gerechtfertigt. Die Geburt sollte dann durch Blasensprengung und Wehenmittelgaben beschleunigt und ggf. operativ beendet werden. Maßnahmen zur Schockbekämpfung und zur Vermeidung bzw. Behandlung einer sich entwickelnden Gerinnungsstörung sind rechtzeitig einzuleiten.

Bei einer

Abruptio placentae mit abgestorbenem Kind

ist die vaginale Entbindung anzustreben. Eine Schnittentbindung aus ausschließlich materner Indikation ist bei totem Kind selten erforderlich. Meistens gelingt es, die Schocksituation und die Koagulopathie bis zur Ausstoßung der abgestorbenen Frucht zu beherrschen. Die konservativen Maßnahmen sind auf eine Beschleunigung des Geburtsvorganges abgestellt. Sie beginnen mit der *Blasensprengung*, der *digitalen Muttermunddehnung* und der *Wehenmitteldauertropf-Infusion*.

Die **Prognose für die Schwangere** ist heute mit einer Letalität von < 1% als günstig anzusehen. Das Risiko ist in erster Linie von der Beherrschung der Schocksituation und der Koagulopathie abhängig. Entscheidend ist zugleich das Grundleiden wie z. B. eine Eklampsie. Die **Kinder** sind vor allem durch die perakute Plazentainsuffizienz gefährdet. Hinzu kommt häufig ihre Unreife. Die perinatale Sterblichkeit liegt deshalb nach wie vor bei 5%.

Eine Sonderform der Abruptio placentae stellt die

vorzeitige Lösung der Placenta extrachorialis

dar. Unter der *Placenta extrachorialis* (R. Meyer) wird eine Entwicklungsanomalie des Mutterkuchens verstanden, bei der die Zotten außerhalb des Bereiches der Chorionplatte (extrachorial) um den Plazentarand herumgewachsen sind (Abb. 6). Die materne Seite der Plazenta ist dann größer als die fetale. Die Eihäute setzen nicht am Rand der Plazenta an, sondern weiter nabelschnurwärts. Der chorionfreie Randstreifen ist häufig mit Fibrinschwarten belegt. Gelegentlich sind auch die Eihäute faltenförmig zurückgeschlagen (Placenta marginata, Placenta circumvallata; Abb. 7). Die Veränderungen können die ganze Peripherie betreffen oder nur einzelne Sektoren (totale oder partielle Placenta extrachorialis).

Der randständige Zottenwulst neigt zur vorzeitigen Ablösung mit rezidivierenden Hämorrhagien. Es finden sich regelmäßig ring- oder schalenförmige Blutextravasate in den verschiedensten Organisationsstadien. Eine sichere Diagnose ist vor der Geburt nicht zu stellen. Viele Fälle von Blutungen bei Placenta extrachorialis werden als sog.

Randsinusblutungen

oder auch als Blutungen bei tiefem Sitz der Plazenta verkannt. Die Placenta extrachorialis ist neben der vorzeitigen Lösung der Plazenta bei falschem oder richtigem Sitz die häufigste Blutungsursache im Verlauf der Entbindung.

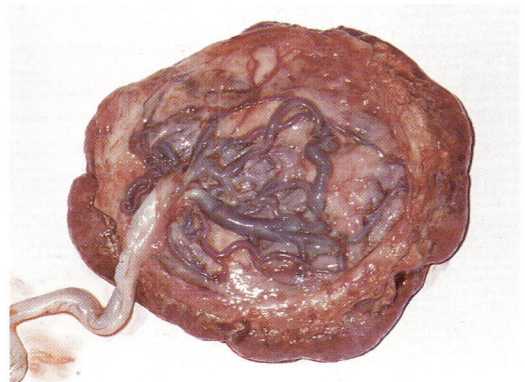

Abb. 6   Extrachoriale Entwicklung der Plazenta. Placenta marginata mit breitem Fibrinrand

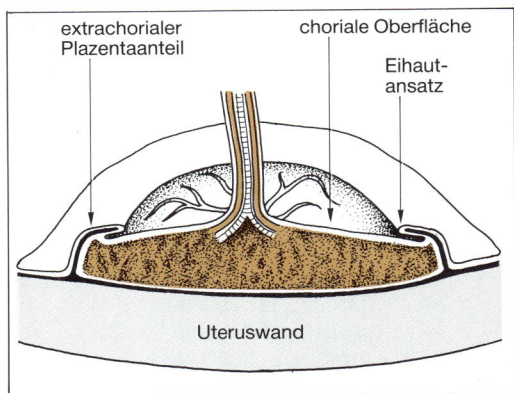

Abb. 7   Placenta circumvallata. Zirkuläre Taschenbildung der Eihäute; schematische Darstellung (aus *G. Hörmann; H. Lemtis:* Die menschliche Plazenta. In *Schwalm, H., G. Döderlein:* Klinik der Frauenheilkunde und Geburtshilfe, Bd. III. Urban & Schwarzenberg, München 1965)

Pathologie der Eihäute und des Fruchtwassers

Die **Bedeutung der Eihäute für den Geburtsverlauf** besteht vor allem darin, daß sie mannigfache Schutz- und Barrierefunktionen erfüllen. Die intakte Membran verhindert das vorzeitige Abfließen des Fruchtwassers mit seinen Druck- und Sogfolgen für den vorangehenden Teil des Kindes (Geburtsgeschwulst – Eintrittseffekt – Dezelerationen vom Kopfkompressionstyp) sowie den Vorfall kleiner Kindsteile und der Nabelschnur. Der häutige Verschluß des unteren Eipols hemmt darüber hinaus die freie Aszension pathogener Keime in entscheidender Weise (s. Amnioninfektionssyndrom; s. unten). Die vielseitigen Schutzfunktionen der stehenden Fruchtblase mit erhaltenem Fruchtwasserpolster standen für Generationen von Geburtshelfern außer Zweifel. Erst mit der Entwicklung einer aktiveren Geburtsleitung ging der Respekt vor dem „unverletzten" unteren Eipol weitgehend verloren. Man stand jetzt unter dem Eindruck der möglichen Vorteile einer elektiven Geburtseinleitung durch frühzeitige Amniotomie. Hinzu kam das Bestreben nach konsequenter Nutzung der modernen Überwachungsverfahren, die einen direkten Zugang zum Fetus mit Geburtsbeginn notwendig erscheinen ließen. Hier hat sich in den letzten Jahren durch neuere experimentelle und auch klinische Ergebnisse über die Folgen der Amnionruptur eine Rückbesinnung vollzogen, die Blasensprengung wird wieder strenger indiziert.

Mit der vollständigen Erweiterung des Muttermundes, also am Ende der Eröffnungsperiode, sind die wesentlichen Aufgaben der Vorblase erfüllt. Aus diesem Grunde wird auch die Amnionruptur zu diesem Zeitpunkt als

regelrechter bzw. rechtzeitiger Blasensprung

bezeichnet. Von dieser physiologischen Amnionruptur gibt es in Abhängigkeit von Ort und Zeitpunkt des Blasensprunges verschiedene Varianten, die unter dem Begriff des

unzeitigen Blasensprunges

zusammengefaßt werden (WOLF). Wir unterscheiden:

- *vorzeitiger Blasensprung:* vor Wehenbeginn,
- *frühzeitiger Blasensprung:* während der Eröffnungsperiode,
- *rechtzeitiger Blasensprung:* bei vollständig erweitertem Muttermund,
- *verspäteter Blasensprung:* nach vollständig erweitertem Muttermund.

Vorzeitiger Blasensprung

Von einem *vorzeitigen Blasensprung* sprechen wir, wenn der Fruchtwasserabgang vor dem Einsetzen regelmäßiger Eröffnungswehen erfolgt. Er wird in etwa 20% aller Entbindungen (Aborte ausgenommen) beobachtet. Er tritt bevorzugt bei Frühgeburten und bei Mehrlingsschwangerschaften auf. Bei Erstgebärenden wird er häufiger als bei Mehrgebärenden beobachtet. Dagegen besteht keine generelle Altersdisposition und keine Korrelation zu bestimmten Kindslagen.

Unter den **ursächlichen Faktoren** für einen vorzeitigen Blasensprung hat der abnorm gesteigerte Uterusinnendruck offenbar keine wesentliche Bedeutung. Die für eine spontane Amnionruptur bei geschlossenem Muttermund erforderlichen intraamnialen Druckwerte können bei spontaner Wehentätigkeit nicht erreicht werden. Entscheidendes Moment ist die *mangelhafte Flächenverschieblichkeit der einzelnen Grenzschichten:* Dezidua-Chorion-Amnion. Bei vorzeitigem Blasensprung fehlt häufig eine gut ausgebildete und hydrophile, gleitfähige Intermediärschicht zwischen den Eihäuten im Bereich des unteren Uterinsegmentes. Infolge der abnorm starken Adhärenz von Amnion und Chorion ist die Trennung erschwert. Das Amnion ist dann schon während der Schwangerschafts- und Vorwehen über Dezidua und Chorion einer verstärkten Zugspannung ausgesetzt, die zur frühzeitigen Ruptur führen kann. Eine *verminderte Zerreißfestigkeit der Eihäute* durch entzündliche Infiltrate (Chorioamnionitis) und auch eine *unzureichende Schienung des unteren Eipols* bei isthmozervikaler Insuffizienz können den Blasensprung begünstigen. Es gibt deutliche Hinweise darauf, daß bestimmte *genitale Infektionen* zur Amnionruptur und zum vorzeitigen Wehenbeginn führen.

Die **Diagnose** des vorzeitigen Blasensprunges ist zumeist einfach. Der Fruchtwasserabgang ist ohne klinische Hilfsmittel zu erkennen. Bei starkem Fruchtwasserabgang sind Vorlagen, Wäsche und Bettzeug immer wieder durchnäßt, die klare oder milchig trübe, fade riechende Flüssigkeit tritt makroskopisch sichtbar aus der Scheide. Geringe Fruchtwassermengen können vor allem bei länger zurückliegendem Blasensprung dem Nachweis entgehen. Auszuschließen sind immer ein unwillkürlicher Urinabgang und ein vermehrter genitaler Fluor.

Zum **Fruchtwassernachweis** stehen im wesentlichen folgende Methoden zur Verfügung:

1. *Inspektion:* Nachweis einer Fruchtwasseransammlung im hinteren Scheidengewölbe oder einer Flüssigkeitsstraße im Zervikalkanal bei der Spekulumeinstellung. Fehlen der Eihäute bei der amnioskopischen Betrachtung des unteren Poles. Aber auch sonographisch ist der Fruchtwasserverlust erkennbar.
2. *Säure-Basen-Test:* Prüfung der absoluten Reaktion des Vaginalinhaltes durch geeignete Indikatoren, z. B. Lackmuspapier. Fruchtwasser verändert das saure Milieu (pH 4,5–5,5) zum alkalischen Bereich (pH 7,0–7,5).
3. *Zell- oder Schuppentest:* Mikroskopischer Nachweis von Fruchtwasserbestandteilen (Lanugohaare, Vernixflocken, Mekoniumteilchen, Hautschuppen) im gefärbten (Methylenblau, Nilblausulfat) Zervikalausstrich. Beweisend sind Lanugohärchen (selten) und kernlose, transparente Zellschollen.

Der

Verlauf der Schwangerschaft und der Entbindung

nach vorzeitigem Blasensprung sind im einzelnen nicht voraussehbar. Günstigstenfalls schließt sich die Rupturstelle in den Eihäuten wieder. Es bildet sich eine neue Vorblase. Die Schwangerschaft besteht ungestört fort bis zum erwarteten Geburtstermin. Ein solcher Ausgang ist bei konsequenter Therapie nicht selten. Er ist natürlich abhängig von den Ursachen der vorzeitigen Amnionruptur (Infektion, Zervixinsuffizienz) und von der Wehenbereitschaft des Uterus. Gelingt es nicht, die disponierenden Faktoren auszuschalten, so ist mit Rezidiven zu rechnen.

Bei ständigem Fruchtwasserabgang setzt die spontane Wehentätigkeit regelmäßig ein. Die **wehenlose Latenzzeit** schwankt zwischen wenigen Minuten und mehreren Tagen (Tab. 2). Die Latenzzeit ist kürzer bei ausgetragener Schwangerschaft gegenüber Frühgeburten (s. Geburtsleitung und Blasensprengung).

Tabelle 2 Wehenbeginn (Latenzzeit) nach vorzeitigem Blasensprung

Wehen-beginn	40. Woche	36. Woche	28. Woche
≤ 24 h	80 %	40 %	20 %

Der **mechanische Geburtsablauf** muß nach einem vorzeitigen Blasensprung nicht gestört sein. Entgegen früheren Ansichten verläuft die Geburt nicht schneller, die mittlere Geburtsdauer ist vielmehr verlängert und die Anzahl protrahierter Geburten erhöht. Als Konsequenz daraus ergeben sich nach früher Amniotomie signifikant gehäuft operative Entbindungen. Die perinatale Mortalität ist deutlich erhöht.

Die **Gefahren** des vorzeitigen Blasensprunges betreffen sowohl die Mutter, als auch die Frucht. Im Vordergrund steht die *aszendierende Infektion* der Uterushöhle mit einer Frequenz von 15–20% (s. Amnioninfektionssyndrom). Die Amnionruptur begünstigt die Keimaszension entscheidend. Häufig wird durch die Fruchtwasserinfektion die Wehentätigkeit vorzeitig ausgelöst. Weitere Gefahren für das Kind bestehen in dem Vorfall der Nabelschnur oder kleiner Teile.

Eine kausale **Therapie** des vorzeitigen Blasensprunges gibt es nicht. Die Verfahren zum Verschluß der Rupturstelle durch Operation oder Gewebsklebung haben sich bisher nicht bewährt. Die therapeutischen Bemühungen sind vielmehr auf die Vermeidung von Komplikationen ausgerichtet. Im Vordergrund steht eine rationale *Infektionsprophylaxe*.

Zu diesem Zweck ist die *Hospitalisierung* mit strenger Bettruhe notwendig. Unmittelbar nach Krankenhausaufnahme ist die einmalige Spekulumeinstellung der Portio vaginalis mit sterilen Instrumenten durchzuführen, um den Muttermund zu beurteilen und einen Vorfall kleiner Teile oder der Nabelschnur auszuschließen. Gleichzeitig wird ein Abstrich zur bakteriologischen Untersuchung abgenommen. Weitere innere vaginale oder rektale Explorationen sind kontraindiziert. Die Wirksamkeit einer generellen Prophylaxe mit Antibiotika ist umstritten. Die Infektionsmorbidität und -letalität der

Neugeborenen läßt sich durch diese Maßnahmen kaum beeinflussen. Zudem ist eine Selektion resistenter Keime zu befürchten. Sinnvoller ist eine gezielte Antibiotikatherapie bei nachgewiesener Keimbesiedlung. **Bei fieberfreiem Verlauf** wird das weitere Vorgehen vom Reifegrad des Kindes und somit auch vom Schwangerschaftsalter bestimmt. Die abwartende Haltung ist immer ein Kompromiß zwischen drohender Infektion und zunehmenden Überlebenschancen für das Kind. Es lassen sich die folgenden **Richtlinien** geben:

1. Nach der 38. Schwangerschaftswoche wird die Geburt medikamentös eingeleitet, wenn die Größe des Kindes dem Gestationsalter entspricht, die Cervix uteri geburtsreif ist und die Wehentätigkeit nicht innerhalb von Stunden nach dem Fruchtwasserabgang spontan einsetzt.
2. In der 36.–38. Schwangerschaftswoche und bei relativ kleinem Kind wird unter Bettruhe und tokolytischer Behandlung zunächst abgewartet. Ggf. wird die Lungenreifung durch Kortikosteroidgaben gefördert.
   Treten regelmäßige Eröffnungswehen auf oder kommt es zur aufsteigenden Infektion,

so werden die Tokolytika abgesetzt und die Geburt schonend eingeleitet.
3. Vor der 36. Schwangerschaftswoche sollte unter konsequenter Tokolyse immer abgewartet werden. Die Überlebenschancen der noch unreifen Kinder steigen praktisch mit jedem gewonnenen Tag. Die Bildung des Antiatelektasefaktors (Surfactant) wird, wenn nötig, wiederholt induziert. Ist die 36. Schwangerschaftswoche erreicht, so werden die sedierenden Maßnahmen gelockert und weiter nach den Richtlinien für dieses Schwangerschaftsalter verfahren. – Verschließt sich die Amnionrupturstelle, so wird die Patientin wieder mobilisiert.

Symptome der aszendierten Infektion wie Fieber und eine zunehmende Leukozytose mit Linksverschiebung sowie ansteigende Werte des C-reaktiven Proteins (CRP) machen es erforderlich, daß unverzüglich eine hochdosierte *Antibiotikatherapie* eingeleitet wird. Bei stärkeren, auch generalisierten Symptomen der intrauterinen Infektion ist aus materner und fetaler Indikation die Schwangerschaft in jedem Fall zu beenden.

Amnioninfektionssyndrom
(Intrauterine Infektion, Fruchtwasserinfektion, Fieber unter der Geburt, Chorioamnionitis)

Unter dem Begriff „**Amnioninfektionssyndrom**" werden alle unspezifischen prä- und subpartual entstandenen Infektionen der Plazenta, der Eihäute, des Fruchtwassers und der Frucht zusammengefaßt (GRAEFF; LANG). Die Infektion kann postpartual fortbestehen oder überhaupt erst nach der Geburt klinisch manifest werden.

Pathogenetisch ist bekannt, daß das Amnioninfektionssyndrom durch viele Erreger ausgelöst werden kann. Die Infektion mit fakultativ anaeroben Bakterien überwiegt. Der Infektionsmodus ist hämatogen, lymphogen, insbesondere aber aszendierend (s. Entzündung, S. 241). Der Uterusinhalt wird unter der Geburt auch bei intakter Fruchtblase von den ubiquitären Scheidenkeimen besiedelt.

Prädisponierend wirken der vorzeitige Blasensprung durch Fortfall der mechanischen Keimbarriere, die Änderung des sauren Scheidenmilieus durch das alkalische Fruchtwasser sowie

häufige innere Untersuchungen einschließlich der Maßnahmen zur internen Kardiotokographie und operative Eingriffe durch Keimverschleppung (HIRSCH u. KUBLI).

Das **Infektionsrisiko nach innerer Untersuchung** wird nicht einheitlich beurteilt. Offenbar ist die Infektionsgefahr bei vaginaler Exploration durch Keimverlagerung aus den unteren Genitalregionen und bei rektalem Vorgehen durch Inokulation aus dem hinteren Scheidengewölbe gleich groß. Zumindest besteht kein Unterschied in der Keimbesiedlung von Vaginal- und Zervixabstrichen und in der Infektionsmorbidität zwischen den beiden Formen der inneren Untersuchung. Wahrscheinlich gilt diese Aussage nur für den typischen Geburtsablauf. *Bei protrahierter Geburt*, einem vorzeitigen Blasensprung mit langer wehenloser Latenzzeit und häufigeren Untersuchungen ist der vaginale Weg infektionsgefährdender.

Die **Diagnose der maternen Infektion** wird aufgrund des Fiebers (axillar > 37,5 °C), rektal > 38,0 °C), der Pulsbeschleunigung und einer stärkeren bzw. zunehmenden Leukozytose mit Linksverschiebung gestellt. Zur Früherkennung einer aufsteigenden Infektion hat sich die Bestimmung des C-Reaktiven Proteins, eines primär aus der Leber stammenden Plasmaeiweißkörpers, bewährt. Bei massiver Infektion entwickelt sich ein schweres septisches Krankheitsbild. Ein bakterieller Schock oder Endotoxinschock kann hinzukommen. Plazenta, Eihäute und Fruchtwasser sind fötid und mißfarben. Das Übergreifen der Infektion auf die Frucht bzw. das Neugeborene äußert sich durch eine Reihe uncharakteristischer Symptome: Tachykardie, Atemdepression, Zyanose, Schlaffheit. Auf klinische Zeichen einer allgemeinen oder herdförmigen Infektion ist zu achten: Sepsis, Pyodermie, Pneumonie, Meningitis, Otitis usw. Ein symptomloses Intervall nach der Geburt beim Neugeborenen spricht nicht gegen eine intrauterine Infektion.

Die **prophylaktischen Möglichkeiten** beim Amnioninfektionssyndrom ergeben sich aus den disponierenden Faktoren. Wichtig ist vor allem die Vermeidung eines protrahierten Geburtsverlaufes. Die kritische Grenze liegt bei etwa 6–8 Stunden. – Die Behandlung besteht zunächst in einer intensiven antibiotischen Infektionsbekämpfung. Die Wahl des Präparates wird von seiner Verträglichkeit für Mutter und Kind und von der Empfindlichkeit der Erreger bestimmt. Geeignet sind vor allem das wenig toxische Penizillin in synthetischer Form, die Ampizilline und Zephalosporine.

Die gebräuchlichen **Antibiotika** sind plazentagängig. Sie gelangen in den fetalen Kreislauf und treten auch in das Fruchtwasser über. Die Plazentapassage ist jedoch verzögert, der fetale Wirkstoffspiegel erreicht erst nach Stunden 25–50% des maternen Niveaus. Unter der Geburt wird das Antibiotikum durch den Wehendruckkatheter direkt in die Amnionhöhle gegeben.

Parallel zur antibiotischen Therapie wird bei schwerer Infektion die Geburt eingeleitet oder beschleunigt.

Die **Prognose für die Mutter** ist mit der Einführung der Antibiotika entscheidend besser geworden. Dennoch bedeutet das Auftreten eines genitalen Fiebers während der Entbindung nach wie vor eine ernste Gefahr. Die Müttersterblichkeit und die Wochenbett-Morbidität sind in den letzten Jahren deutlich zurückgegangen. Akut bedrohlich ist der Endotoxinschock. – Die **Prognose für das Kind** hat sich indessen nicht grundlegend geändert. Die perinatale Letalität beträgt noch immer etwa 10%.

Anomalien der Fruchtwassermenge

Der Liquor amnii ist eine dynamische Flüssigkeit. Infolge der hohen Erneuerungsrate können schon geringe Störungen zwischen Produktion, Verbrauch und Resorption zu pathologischen Fruchtwassermengen führen. Am Ende der Tragzeit schwanken die Normalwerte zwischen 0,5–1,5 l.

Eine Vermehrung der Fruchtwassermenge über 1,5–2,0 l wird als

Polyhydramnie (Hydramnion)

bezeichnet. Es sind enorme Volumina von 10 l und mehr beobachtet worden. Ursachen und Entstehung des Hydramnions sind vielgestaltig. Zwei **ätiologische Gruppen** lassen sich ohne Zwang trennen: fetale und materne.

– *Fetale Mißbildungen* der Kopfregion wie ein Anenzephalus oder Spaltbildung des Kopfes oder des Rückens sowie des Verdauungstraktes wie eine Ösophagusatresie oder eine Darmatresie bzw. -aplasie sind wegen der verminderten intestinalen Resorption des Fruchtwassers regelmäßig mit einem Hydramnion kombiniert. Es besteht dann eine funktionelle oder anatomische Behinderung der normalen Peristaltik durch Beeinträchtigung des Schluckaktes oder durch ein mechanisches Passagehindernis.

– *Materne Ursachen* sind weitaus inhomogener. Sie umfassen Erkrankungen, die zu einem Hydrops fetalis oder zu einer Polyurie des Fetus disponieren wie ein Diabetes mellitus, eine Syphilis oder eine Nephritis. Auch der Hydrops fetus universalis beim Morbus haemolyticus ist hier zu nennen.

Die **Diagnose** der Fruchtwasservermehrung in der Amnionhöhle wird aufgrund der Übergröße des Uterus mit stärkerer Abrundung der sonst längsovalen Form gestellt. Der Fundus uteri steht höher, als es dem Schwangerschaftsalter entspricht. Die Uteruswand ist übermäßig gespannt, hart und druckempfindlich. Die Kindsteile sind schlecht durchzutasten, die Herztöne oft nur verdeckt zu hören. Die Frucht ist auffallend gut beweglich, sie schwimmt im Fruchtwasser. Wegen der großen Bewegungsfreiheit sind Lage- und Einstellungsanomalien häufig. Bei ausgeprägtem Hydramnion können Verdrängungserscheinungen auftreten, vor allem Dyspnoe. Die abnorme Zunahme des Leibesumfanges führt zur Überdehnung der Bauchdecken (breite Striae gravidarum). Es bilden sich Stauungsödeme im Bereich des Unterbauches und der äußeren Genitalorgane aus (Vulvaödem). Die *sonographischen Kriterien* der Polyhydramnie sind auf S. 119 zusammengestellt. *Differentialdiagnostisch* abzugrenzen sind Mehrlingsschwangerschaften, große Ovarialzysten und ein Aszites.

Der **Verlauf** ist meist chronisch. Befund und Beschwerden nehmen nur langsam zu. Eine spezielle geburtshilfliche **Therapie** ist dann nicht erforderlich. Allenfalls die Behandlung eines bestehenden Grundleidens. Bei stärkeren Verdrängungserscheinungen (akutes Hydramnion) kann die *Entlastung* (Blasensprengung, transabdominale Amniozentese) notwendig werden. Zum Ausschluß einer hochgradigen Mißbildung des Fetus sollten ein *Ultraschallbild*, evtl. auch eine *Röntgenübersichtsaufnahme* angefertigt und eine AFP-Bestimmung ausgeführt werden (S. 147). Die Geburtswehen setzen oft zu früh ein nach vorzeitigem Blasensprung. Der Fruchtwasserstrom kann die Nabelschnur und kleine Kindsteile mit herausschwemmen.

Für den **Geburtsverlauf** kennzeichnend ist eine primäre Wehenschwäche infolge starker Überdehnung des Uterus. Die Eröffnungsperiode ist verzögert. Auch atonische Nachblutungen kommen gehäuft vor. Die Geburtsleitung wird schon im Hinblick auf die zu erwartenden Mißbildungen der Frucht eher konservativ als aktiv ausgerichtet sein. Die Neugeborenen sind sorgfältig zu untersuchen. Wichtig ist der Ausschluß einer Ösophagusatresie durch Sondierung vor der ersten Fütterung (cave: Aspirationspneumonie).

Die **Prognose für die Mutter** ist beim chronischen Hydramnion gut. Bei einer akuten Entwicklung der Fruchtwasservermehrung drohen Herz-Kreislauf-Versagen, Ileus und Anurie. Die *Kinder* sind indessen erheblich gefährdet, wie dies bereits die mit 40% hohe Frequenz angebo

rener Fehlbildungen erkennen läßt. Von den Geburtskomplikationen sind typischerweise die Lageanomalien, der Nabelschnurvorfall und die vorzeitige Plazentalösung, in der Nachgeburtsperiode die atonischen Blutungen vermehrt. Die perinatale Letalität beträgt etwa 25%.

Bei einer Verminderung der Fruchtwassermenge auf weniger als 500 ml sprechen wir von einer

Oligohydramnie.

Es handelt sich um eine seltene Komplikation, deren *Ursache* zumeist in einer mangelhaften intrauterinen Miktion des Fetus bei Fehlbildungen der Niere bzw. der ableitenden Harnwege besteht. Schließlich ist eine Verminderung der Fruchtwassermenge regelmäßig auch bei der Überreife der Frucht als Zeichen einer *Plazentainsuffizienz* zu beobachten.

Die **präpartuale Diagnose** ergibt sich aus dem flachen Uterus, dem niedrigen Fundusstand, der geringen Beweglichkeit des allseits von der Uteruswand fest umschlossenen Kindes, der guten Tastbarkeit der Kindsteile, der geringen Vorwassermenge bei der Amnioskopie und aus dem Ultraschallbild. Die *sonographische Diagnose* der Oligohydramnie wird aufgrund der beiden folgenden Kriterien gestellt:

– Verringerung des Fruchtwassers über dem Rücken des Kindes auf einen Saum von deutlich weniger als 2 cm (der Rücken liegt evtl. der Uteruswand unmittelbar an),
– Vorkommen von Fruchtwasserdepots mit einem Durchmesser von 2–3 cm und weniger (HOLLÄNDER; REMPEN; SCHLENSKER).

Die Enge der Amnionhöhle kann zu Zwangshaltungen der Frucht mit Skelettdeformierungen (Schiefhals, Hakenfuß) führen. Klinisch wichtig ist, daß bei jeglichem Verdacht auf eine Oligohydramnie eine sorgfältige sonographische Kontrolle des Kindes zur rechtzeitigen Erkennung bzw. zum Ausschluß einer obstruktiven Erkrankung der Harnwege erfolgt.

Das **Auftreten pathologischer Fruchtwasserbestandteile**, wie dies bei der intrauterinen Asphyxie des Kindes, beim Fruchttod, bei Fehlbildungen des Kindes und beim Morbus haemolyticus bekannt ist, werden in den entsprechenden Kapiteln dieses Buches besprochen.

Amnioninfusionssyndrom
(Fruchtwasserembolie)

Unter einem Amnioninfusionssyndrom wird eine schwere, intrapartual plötzlich eintretende Schocksituation mit dem Hinweis auf eine Fruchtwassereinschwemmung in die materne Blutbahn verstanden. Die *Häufigkeit* beträgt 1 : 20000–30000 Entbindungen. Die klinische Signifikanz dieses Krankheitsbildes ist umstritten. Fruchtwasserbestandteile dringen sicher häufiger in den Kreislauf der Mutter ein als dies dem Geburtshelfer bekannt wird. Das Ereignis verläuft meist symptomarm und bleibt in der Regel wohl unerkannt. Nur bei massiver Amnioninfusion, namentlich mit mekoniumhaltigem Fruchtwasser, ist mit einem Schock zu rechnen. Als *Eintrittspforte* können nach Blasensprung die großen Venen der Endozervix, des Plazentarandes und der Plazentahaftstelle gelten. *Prädisponierend* wirken starke, schnell aufeinander folgende Wehen (Wehenmittelüberdosierung), die Eröffnung von Uterusgefäßen (operativ, traumatisch) und alle intrauterinen Manipulationen (GRAEFF u. Mitarb.; MÄLZER u. RESKY).

Die Fruchtwasserembolien verlegen die Lungenstrombahn und führen infolge pulmonaler Hypertension zum akuten Cor pulmonale mit Rechtsherzversagen. Es entsteht ein *schwerer kardialer Schock*. Auch ein anaphylaktischer Schock (Shwartzman-Sanarelli-Syndrom) wird diskutiert. Beim Überleben der akuten Phase entwickelt sich regelmäßig eine *Koagulopathie*.

Die schweren **klinischen Symptome** treten unter der Geburt oder in den ersten Stunden post partum völlig überraschend, d.h. ohne Prodrome auf. Es beginnt mit starker Atemnot Zyanose, beklemmendem Brustschmerz, Pulsjagen und

schwerem Schock. Ein Lungenödem kann hinzukommen sowie Blutungen infolge zunehmender Ungerinnbarkeit (SCHMIDT u. STADELMANN).

Die **klinische Diagnose** kann immer nur eine Verdachtsdiagnose sein. Sie stützt sich auf die typische Symptomatologie und die besondere geburtshilfliche Situation. Ein Amnioninfusionssyndrom bei stehender Fruchtblase und wehenlosem Uterus ist praktisch ausgeschlossen.

Differentialdiagnostisch abgegrenzt werden müssen alle schweren zerebralen, pulmonalen und kardiovaskulären Schockzustände, z.B. Lungenembolie, Pneumothorax, Herzinfarkt, Apoplexie. Gesichert wird die Diagnose durch den autoptischen Nachweis von Fruchtwasserbestandteilen (Lanugohaare – Mekoniumpartikel – Epidermisschuppen) in den Lungengefäßen und im rechten Herzen. Trophoblastzellen allein werden auch bei komplikationsloser Geburt in etwa 50% im Gefäßsystem gefunden.

Therapie: Das Amnioninfusionssyndrom ist immer eine ausgesprochene Notfallsituation in der Geburtshilfe. Die erforderlichen Maßnahmen müssen unverzüglich und folgerichtig einsetzen: O_2-Beatmung, gefäß- und bronchienerweiternde Mittel, Sedierung, evtl. Aderlaß, evtl. Korrektur eines Gerinnungsdefektes (S. 431).

Die **Mortalität** ist hoch. Trotz intensiver Therapie kommen die Frauen nach kurzer Zeit meist im irreversiblen Schock ad exitum. Bei Überstehen der perakuten Phase ist die weitere Prognose vor allem abhängig von der Beherrschung der Koagulopathie.

Pathologie der Nabelschnur

Die **Nabelschnur** ist die einzige direkte Verbindung zwischen Frucht und Plazenta. Als extrakorporaler arterieller und venöser Blutleiter wird sie zur entscheidenden „Lebensader" des Fetus. Der frei verlaufende Nabelstrang ist vor allem unter der Geburt mannigfachen Belastungen ausgesetzt. Die Unterbrechung oder Drosselung der Nabelschnurdurchblutung führt im-

mer zu einer gefährlichen Situation für das Kind.

Eine ernste Bedrohung des Kindes bedeutet in jedem Fall das

Vorliegen und der Vorfall der Nabelschnur.

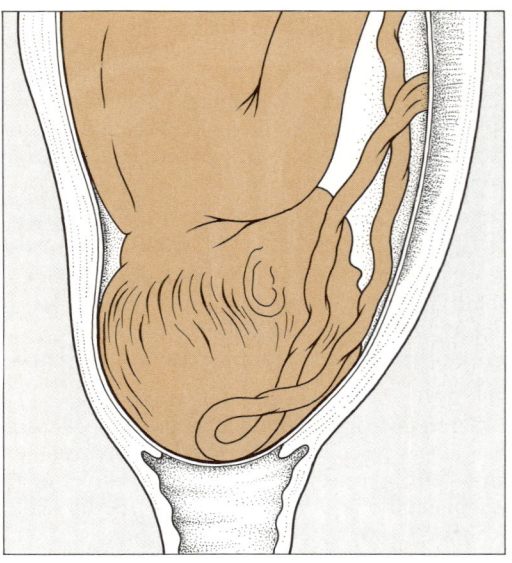

Abb. 8   Vorliegen der Nabelschnur

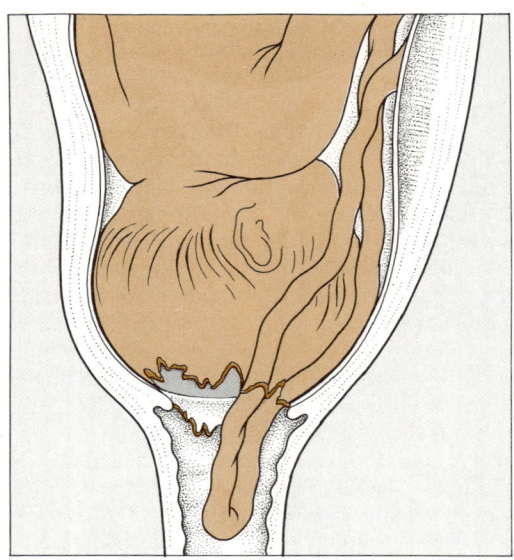

Abb. 9   Vorfall der Nabelschnur

Die *Nomenklatur* dieser Komplikation richtet sich nach dem Zustand der Fruchtblase: Liegt eine Nabelschnurschlinge bei intakter Fruchtblase neben oder vor dem vorangehenden Kindsteil (Kopf oder Steiß), so sprechen wir von einem *Vorliegen der Nabelschnur* (Abb. 8). Durch den Blasensprung wird aus dem Vorliegen ein okkulter (Nabelschnur bleibt im Uterus) oder ein manifester (Nabelschnur tritt aus dem Muttermund heraus) *Vorfall der Nabelschnur* (Abb. 9). Die Nabelschnur kann nach Blasensprung, auch ohne primär vorgelegen zu haben, gleich vorfallen.

Die **Häufigkeit** des manifesten Nabelschnurvorfalles beträgt nur etwa 0,5% aller Entbindungen. Dies ist bei der guten Beweglichkeit und Gleitfähigkeit der nur am plazentaren und fetalen Ende fixierten Nabelschnur eine überraschend niedrige Zahl. Offenbar ist die Abdichtung der freien Eihöhle gegen die Vorblase im Bereich des „Berührungsgürtels" so gut, daß für die Nabelschnur keine Lücke bleibt. Dafür spricht die *Häufung dieser Regelwidrigkeit bei geburtshilflichen Situationen, die mit einem mangelnden Abschluß des unteren Uterinsegments einhergehen:*

– Blasensprung bei noch hochstehendem vorangehendem Teil, namentlich bei Hydramnion; Lage- und Einstellungsanomalien

(Schräg- und Querlagen 20%, Beckenendlagen insgesamt 5%, Fußlagen 15%, Schädellagen 0,5%);
– relatives oder absolutes Mißverhältnis zwischen Beckeneingangsraum und Frucht (kleines Kind bei weitem Becken – großes Kind bei engem Becken);
– Multiparität.

Disponierend wirken auch eine übermäßige Länge des Nabelschnurstranges und der Tonusverlust der Nabelschnur bei intrauteriner Asphyxie.

Die **klinische Symptomatik** wird in erster Linie davon bestimmt, ob es sich um ein Vorliegen oder um einen Vorfall der Nabelschnur handelt. Das *Vorliegen* geht selten mit manifesten klinischen Erscheinungen einher. Vornehmlich bei Schädellagen kann mit dem Eintritt des Kopfes in das Becken die vorliegende Nabelschnur komprimiert werden. Die fetale Notsituation ist dann bei der kontinuierlichen Kontrolle der fetalen Herzfrequenz durch wehensynchrone, lageabhängige Dezelerationen rechtzeitig zu erkennen. Bedrohlich wird die Situation mit dem Blasensprung, d. h. beim *Vorfall der Nabelschnur*. Nach Wehenbeginn ist jetzt bei Längslagen immer mit einer stärkeren Drosselung der Nabelschnurdurchblutung zu rechnen.

Die **Diagnose** muß ohne Zeitverlust gestellt werden! Hierdurch wird die Prognose für das Kind entscheidend bestimmt. Das Erkennen eines Nabelschnurvorfalles ist leicht, wenn Nabelschnurschlingen vor die Vulva gefallen sind. Die Frühdiagnose ist aber auch in allen anderen Fällen bei sorgfältiger Überwachung der Entbindung möglich Bei jedem kardiotokographischen Verdacht auf eine Nabelschnurkompression ist unverzüglich vaginal zu untersuchen.

Die **Prophylaxe** beginnt mit der Vermeidung und sorgfältiger Überwachung disponierender Situationen. Die Notwendigkeit eine rechtzeitigen Klinikaufnahme nach Wehenbeginn bei Frühgeburten, Mehrlingsschwangerschaften und Lageanomalien sowie nach vorzeitigem Blasensprung ist besonders zu betonen.

Die **Behandlung des Nabelschnurvorliegens** besteht in der Beckenhochlagerung und Seitenlagerung der Gebärenden. Unter sorgfältiger Kontrolle der Herzfrequenz ist alles zu vermeiden, was zum vorzeitigen Blasensprung führen könnte. Nicht selten gleitet die Nabelschnur dann mit weiterer Eröffnung des Muttermundes und Tiefertreten des Kopfes zurück. Sicherheitshalber werden alle vorbereitenden Maßnahmen für eine schnelle operative Entbindung getroffen. Die Behandlung des Nabelschnurvorliegens ist zugleich Prophylaxe des Nabelschnurvorfalls.

Beim manifesten Vorfall muß die Geburt unverzüglich zu Ende geführt werden. Der Nabelschnurvorfall gehört zu den alarmierenden, akutbedrohlichen Ereignissen in der Geburtshilfe. Die Behandlung erfordert wohlüberlegte, entschlossene Maßnahmen. Im einzelnen richtet sich das Vorgehen nach dem Zustand des Kindes und dem geburtshilflichen Befund, vor allem der Muttermundweite.

Bei lebenden und ausreichend überlebensfähigen Kindern in *Schädellage* ist die möglichst schnelle Entbindung immer indiziert. Ist der Muttermund vollständig eröffnet, so kann vaginal entbunden werden. Bei Mehrgebärenden mit nicht zu hoch stehendem Kopf des Kindes ist die Vakuumextraktion der für das Kind gefährlicheren Wendung auf den Fuß mit nachfolgender ganzer Extraktion vorzuziehen. In Zweifelsfällen ist die Schnittentbindung die Methode der Wahl. Das gilt vor allem bei unvollständigem Muttermund. Bis zur Geburt ist in jedem Fall die vorgefallene und komprimierte Nabelschnur durch **Sofortmaßnahmen** zu entlasten. Wichtig ist die Ausschaltung der Wehentätigkeit, am besten durch eine unverzüglich eingeleitete Tokolyse. Auch das Hochschieben des Kopfes mit der Hand von der Vagina aus kann den Kompressionsdruck mindern, reicht jedoch bei kräftiger Wehentätigkeit allein nicht aus. Die Prognose für das Kind ist von der Wirksamkeit dieser Sofortmaßnahmen entscheidend abhängig.

Auch bei *Beckenendlagen* ist der Nabelschnurvorfall ein bedrohliches Ereignis. Die sofortige Beendigung der Geburt ist beim lebenden und lebensfähigen Kind auch hier indiziert.

Der Nabelschnurvorfall bei *Querlagen* ist allein keine bedrohliche Komplikation. Die Behandlung erfolgt nach den allgemeinen Richtlinien zur Geburtleitung bei dieser Lageanomalie.

Die **Reposition** der vorgefallenen Nabelschnur hat selten Aussicht auf dauerhaften Erfolg. Ihr Versuch ist verlorene und nicht zu ersetzende Zeit. Selbst wenn das schwierige Manöver gelingt, kann jederzeit ein Rezidiv auftreten.

Das **materne Geburtsrisiko** ist durch den Nabelschnurvorfall selbst nicht erhöht. Lediglich die gehäuft notwendigen entbindenden Operationen bedeuten eine erhöhte Gefährdung. Die *perinatale Mortalität* der Kinder liegt indessen auch bei klinischer Überwachung bei etwa 10%.

Die nächstwichtigen Nabelschnurkomplikationen unter der Geburt stellen die

Nabelschnurumschlingung und der Nabelschnurknoten

dar (Abb. 10). Nabelschnurumschlingungen werden bei etwa 20%, echte Knoten bei etwa 2% aller Entbindungen beobachtet (HARTGE).

Meistens ist die Nabelschnur um den Hals gelegt, seltener um Rumpf und Extremitäten. Gefährlich ist die sog.

reitende Nabelschnur

(Verlauf zwischen den Beinen) bei Beckenendlagen oder bei Schädellagen mit gleichzeitiger Schleife um den Hals. Die Nabelschnur kann vielfach umschlungen sein, auch *multiple Verknotungen* kommen vor. Eine übermäßig lange Nabelschnur wirkt offenbar disponierend. Wie beim Nabelschnurvorfall soll der Tonusverlust des Nabelschnurstranges bei *intrauteriner Asphyxie* zumindest die Entstehung fester Umschlingungen und Knoten begünstigen.

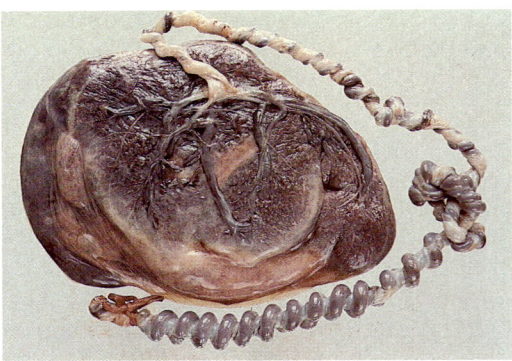

Abb. 10   Echter Nabelschnurknoten. Nabelschnur-stauung fetuswärts und Nabelschnurkollaps plazentawärts vom Knoten

Die **Bedeutung** der Nabelschnurkomplikationen für die perinatale Pathologie wird sicher überschätzt. Die Anzahl einschlägiger Befunde liegt wesentlich höher als die der wirklich ursächlichen Störungen. Nur in 10% ist mit einer intrauterinen Asphyxie zu rechnen, die perinatale Mortalität ist kaum belastet. Bei fehlender Todesursache wird eine zufällig bestehende Umschlingung oft zu Unrecht angeschuldigt. Erscheinungen sind vornehmlich nach Blasensprung mit dem Tiefertreten des Kopfes durch die Austreibungsperiode zu erwarten. Durch die Vergrößerung des Abstandes zwischen den beiden Nabelschnuransatzstellen entsteht eine erhöhte Spannung. Umschlingungen und Knoten werden fester gezogen. Es treten wehensynchron typische Kompressionssymptome, sog. variable Dezelerationen, auf. Die Behandlung besteht in der vorzeitigen, wenn erforderlich operativen Entbindung. Eine Schnittentbindung ist notwendig, wenn die Vorbedingungen für eine vaginale Entbindung nicht gegeben sind.

Die

Nabelschnurruptur

kann als vollständiger oder unvollständiger Abriß beobachtet werden.

Während einer Spontangeburt ist die normal lange Nabelschnur keinen stärkeren mechanischen Belastungen ausgesetzt. Bei zu kurzem Nabelstrang oder Sturzgeburten können jedoch außergewöhnliche Zugbeanspruchungen auftreten. Die gesunde Nabelschnur läßt sich um etwa 20–30% ihrer ursprünglichen Länge dehnen. Sie besitzt eine Zugfestigkeit von etwa 5 kg. Die Zerreißgrenze ist bei plötzlicher Bela-

stung stark herabgesetzt. Devitalisierung (entzündliche Infiltrate, Mekoniuminhibition) mindert die Belastbarkeit deutlich.

Ein **kompletter Abriß** der Nabelschnur kommt praktisch nur bei freiem Fall des Kindes vor (Sturzgeburt).

Die **inkomplette Ruptur** wird selten unter der Geburt, vornehmlich in der Austreibungszeit, beobachtet. Am häufigsten ist der Einriß der Wharton-Sulze und der Amnionhülle, seltener die Gefäßruptur. Bevorzugt ist stets das fetale Nabelschnurende. Immer handelt es sich, direkte Traumen ausgenommen, um eine absolut oder relativ (Umschlingung, Knoten) zu kurze Nabelschnur. Die starke Anspannung der Nabelschnur ist an dem federnden Zugwiderstand während der Austreibungswehen oder der Extraktion des Kindes zu erkennen.

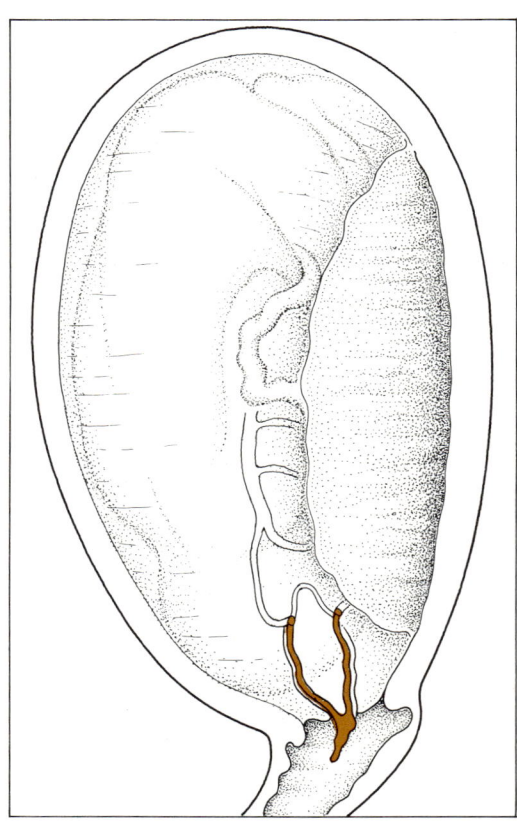

Abb. 11   Insertio velamentosa der Nabelschnur mit frei über die Eihäute verlaufenden Gefäßen im Bereich des unteren Eipoles. Mit der Amnionruptur ist es zum Einriß eines chorialen Gefäßes mit nachfolgender fetaler Blutung gekommen

Die
Nabelschnurgefäßruptur

ist stets ein akut bedrohliches Ereignis für das Kind. Nur selten bleibt die Rißstelle durch das Amnion gedeckt, so daß es zum *Nabelschnurhämatom* kommt. Die freie Gefäßruptur zeigt sich durch den unvermuteten Abgang hellroten Blutes und die schnell einsetzenden Zeichen einer schweren intrauterinen Asphyxie. Nur bei sofortiger Entwicklung, Abklemmen der Nabelschnur und Volumenauffüllung des fetalen Kreislaufs (Infusion in die Nabelvene) besteht eine reelle Chance für die Kinder. Die *Neugeborenen* befinden sich regelmäßig in einem schweren *posthämorrhagischen Schock*. Die Mortalität bei Gefäßruptur ist hoch (etwa 50%). Reißt die Nabelschnur erst nach der Entwicklung des Kindes, so ist der Blutverlust meist gering. Die mit der Ventilation erfolgende Eröffnung der Lungenstrombahn führt schnell zu einer Ausschaltung des Nabelschnurkreislaufes.

Eine weitere Möglichkeit der Blutung aus den Choriongefäßen und damit einer fetalen Blutung ist in Form der

Ruptur eines Choriongefäßes

bei dessen freiem, ungeschütztem Verlauf über die Eihäute gegeben. Entsprechende Gefäßanomalien werden beobachtet als:

– *Vasa aberrantia* (bogenförmiger Gefäßverlauf über die Eihäute am Plazentarand),

– *Brückengefäße* zwischen mehrteiligen Plazenten (Placenta bi- bzw. tripartita, Nebenplazenten),

– *Insertio velamentosa* (häutige Einpflanzung der Nabelschnur auf den Eihäuten mit ungeschütztem Gefäßverlauf), insbesondere bei Vasa praevia (Abb. 11; vgl. auch Abb. 11, S. 282).

Von
Vasa praevia

sprechen wir, wenn der gefäßführende Eihautbezirk im Bereich des unteren Eipoles liegt. Durch den tiefertretenden vorangehenden Teil kann die Kompression bei noch stehender Fruchtblase zur plazentaren Ischämie führen. Die meist wehensynchron auftretende Minderdurchblutung ist an den typischen CTG-Mustern zu erkennen. Mit dem Blasensprung bzw. der Blasensprengung können die ungeschützt verlaufenden Gefäße einreißen. Dann kommt es zu frischen vaginalen Blutabgängen unmittelbar nach der Amnionruptur mit nachfolgender anhaltender Bradykardie des Fetus. In letzteren Fällen kann nur die je nach der geburtshilflichen Situation ausgeführte sofortige Entwicklung des Kindes (Vakuumextraktion, Zangenentbindung, Kaiserschnitt) mit anschließender Schocktherapie das Kind vor dem Verblutungstod bewahren (Abb. 11).

Plazentainsuffizienzsyndrom

Die Plazenta als Zentrum der fetomaternen Einheit erfüllt diverse Aufgaben. Ihre wichtigste Funktion ist die adäquate Versorgung der heranwachsenden Frucht bis zur Geburt. **Plazentainsuffizienz** bedeutet unzureichende Leistung der Plazenta als Austausch- und Stoffwechselorgan für den Fetus.

Bei ungestörtem Schwangerschaftsverlauf wird die Plazenta den wachsenden Anforderungen des Fetus durch Steigerung ihrer funktionellen Kapazität gerecht. Prinzip dieses Leistungszuwachses ist ein Reifungs- und Wachstumsprozeß, die sog. **Fetalisierung** (S. 43). Größe und Funktionswert der Plazenta korrelieren gut mit dem Kindsgewicht. Bei normaler Entwicklung ist der Plazenta-Kind-Gewicht-Index innerhalb bestimmter Grenzen konstant. **Minderleistungen**

der Plazenta ergeben sich vor allem bei Reifungs- und Zirkulationsstörungen sowie bei degenerativen Veränderungen des Organs.

Plazentainsuffizienz ist für den Geburtshelfer ein vorwiegend klinischer Begriff, zu verstehen von den Rückwirkungen auf die Frucht. Primäre Folgen einer manifesten, langanhaltenden plazentaren Leistungsschwäche sind Untergewichtigkeit und/oder Wachstumsretardierungen. Doch ist nicht jede bei der Geburt zu leichte, zu kleine und/oder hinsichtlich ihrer Organentwicklung zurückgebliebene Frucht die Folge einer Plazentainsuffizienz. Eine proportionierte Untergewichtigkeit wird auch bei Frühgeburten nicht plazentarer Ursache beobachtet (Zervixinsuffizienz, vorzeitiger Blasensprung). Ferner kommen Retardierungen aller Art ohne Reifungsstörungen der Plazenta bei Mißbildungen und Infektionen des Fetus vor.

Zur **Abgrenzung einzelner Formen der Plazentainsuffizienz** sind mehrere Einteilungsklischees denkbar. Für die Praxis hat sich in Anlehnung an ein von GRUENWALD angegebenes Schema, das den zeitlichen Ablauf der Störung und ihren Schweregrad berücksichtigt, eine Dreiteilung bewährt:

1. Chronische Plazentainsuffizienz
Beginn: 2. Schwangerschaftshälfte oder früher,
Dauer: Wochen bis Monate,
Prototypen: Mangelernährung, Nikotinabusus, Grundleiden der Mutter, Mehrlingsgravidität, EPH-Syndrom,
Zustand der Kinder: proportionierte Wachstumsverzögerung, Untergewichtigkeit (small for date baby), Organverkleinerung (Thymus, Leber, Milz, Nebenniere), perinatale Asphyxie, Hypoglykämie- und Hypothermieepisoden, zerebrale Spätschäden.

2. Subchronische Plazentainsuffizienz
Beginn: vor der Geburt,
Dauer: Tage bis Wochen,
Prototypen: absolute oder relative Übertragung,
Zustand der Kinder: Dysmaturität, Exsikkose, niedriger Gewichts-Längen-Index, geringer initialer Gewichtsverlust, Hypoglykämieepisoden.

3. Akute Plazentainsuffizienz
a) Primär akut
Beginn: unter der Geburt,
Dauer: Minuten bis Stunden,
Prototypen: Hypertachysystolie des Myometriums, Kreislaufversagen der Mutter, vorzeitige Plazentalösung, Nabelschnurkomplikationen,
Zustand der Kinder: akute Asphyxie und Azidose, typische CTG-Muster, Atemdepression, Spätschäden.

b) Sekundär akut
Beginn: kurz vor und unter der Geburt,
Dauer: Stunden bis Tage,
Prototypen: protrahierte Geburt,
Zustand der Kinder: subakute Asphyxie und Azidose, diskrete CTG-Muster, Respiratory-distress-Syndrom.

Die **Zuordnung** gelingt nicht immer zwanglos. Sicher gibt es Übergangsformen. Auch können die länger anhaltenden Störungen jederzeit akut bedrohlich werden. Pathogenetisch und formalgenetisch sind die einzelnen Gruppen heterogen zusammengesetzt. Es verbinden sie die typischen Erscheinungen beim Kind.

Pathophysiologie der Plazentainsuffizienz

Welche der elementaren Partialfunktionen der Plazenta (S. 46 ff) bei einer verminderten Leistungsfähigkeit betroffen sind, ist vor allem von der Dauer und dem Schweregrad der Störung, weniger von ihrer Ätiologie abhängig.

Pathophysiologisch kann die Insuffizienz einzelner Funktionen ganz im Vordergrund stehen. **Drei Formen** lassen sich unschwer differenzieren (Tab. 3):

1. hämodynamische Insuffizienz
2. Membraninsuffizienz,
3. zellulär-parenchymatöse Insuffizienz.

Übergeordnetes pathogenetisches Prinzip der Leistungsschwäche fast aller Partialfunktionen der Plazenta ist die verminderte Durchblutung und damit die

hämodynamische Insuffizienz.

Ausreichende materne und fetale Plazentaminutenvolumina sind Voraussetzung für alle passiven und aktiven Leistungen dieses Organs. Jede Minderdurchblutung verringert die Aus-

Tabelle 3   Plazentainsuffizienz – Pathomechanismen

1. Hämodynamische Insuffizienz

Uteroplazentare Ischämie
(reduziertes maternes Plazentaminutenvolumen)
Umbilikoplazentare Ischämie
(reduziertes fetales Plazentaminutenvolumen)
Zirkulatorische Verteilungsstörungen

2. Membraninsuffizienz

Synzytiokapilläre Oberfläche reduziert
Synzytiokapilläre Membran verdickt oder devitalisiert

3. Zellulär-parenchymatöse Insuffizienz

Vitales Zellvolumen reduziert
O_2-Verbrauch erniedrigt
Aminosäurentransfer erniedrigt
Steroidhormon-, Nukleinsäure- und Fettsynthese erniedrigt

tauschkapazität für passive Stoffbewegungen durch den Abbau der diaplazentaren Potential- und Konzentrationsgefälle. Zugleich reduziert sie die energieverbrauchende zelluläre Aktivität durch ein ungenügendes Substrat- und Sauerstoffangebot.

Voraussetzung für eine ausreichende Versorgung des Kindes ist die dem Schwangerschaftsalter angepaßte **Adaptation und Regulation der Plazentadurchblutung.** Die Uterusgesamtdurchblutung · steigt während der Schwangerschaft dem Gewichtszuwachs des Fetus folgend exponentiell um das 10- bis 15fache des Ausgangswertes an. Die entscheidenden Veränderungen erfolgen im letzten Trimenon. Die enorme Steigerung der Durchblutung wird möglich durch eine Zunahme des Herzzeitvolumens um ca. 30% und vor allem durch die starke Abnahme des uterinen Gefäßwiderstandes auf weniger als ein Zehntel. Funktionell ist das uteroplazentare Gefäßsystem dann aufzufassen wie ein arteriovenöser Shunt. Die schwangerschaftsspezifischen Kreislaufadaptationen können durch lokale und/oder systemische Einflüsse gestört sein. Bei unzureichender Steigerung der Herzleistung sind uterine Mangeldurchblutungen und Wachstumsretardierungen des Fetus ebenso zu erwarten wie bei mangelhafter adaptiver Gefäßdilatation im Bereich der uteroplazentaren Arterien.

Prinzipiell ändert sich die Uterusdurchblutung nach dem modifizierten Ohmschen Gesetz direkt proportional mit dem Perfusionsdruck und umgekehrt proportional mit der Summe der Gefäßwiderstände. Der Pefusionsdruck ist definiert als arterieller Mitteldruck minus venösem Mitteldruck. Der Gefäßwiderstand ergibt sich aus der Viskosität des Blutes sowie der Länge und dem Gesamtquerschnitt der Strombahn (Tab. 4).

Durchblutungsstörungen im maternen uteroplazentaren System treten demnach auf bei Abnahme des Perfusionsdruckes bzw. Zunahme des Widerstandes. Der Perfusionsdruck ist erniedrigt bei allen Schocksituationen und bei kardialer Insuffizienz. Pathophysiologisch steht beim hämorrhagischen Schock, beim Endotoxinschock und beim Narkoseschock die Senkung des arteriellen Mitteldruckes im Vordergrund, während beim sog. Rückenlageschocksyndrom (Vena-cava-Kompressionssyndrom) offenbar die Erhöhung des venösen Mitteldruckes entscheidend ist (Tab. 4).

Widerstandsveränderungen sind zu erwarten bei unzureichender Adaptation bzw. lumenverengenden Mikroangiopathien der Deziduagefäße und bei ausgedehnten Verödungsbezirken (Hämatome, Infarkte), wie sie vor allem bei EPH-Gestosen gefunden werden. Auch Myometriumkontraktionen führen zur Beeinträchtigung der uteroplazentaren Durchblutung.

Durchblutungsstörungen im fetalen umbilikoplazentaren Gefäßsystem sind seltener, trotzdem sollte ihre Bedeutung nicht unterschätzt werden. Pathophysiologisch gelten auf der fetalen Seite die gleichen Voraussetzungen wie auf der maternen. Häufigste Ursache für ein vermindertes fetales Plazentaminutenvolumen sind Nabelschnurkompressionen. Eine Erhöhung des peripheren Gefäßwiderstandes ist bei degenerativen oder proliferativen Veränderungen im Bereich der Zottengefäße zu erwarten, z. B. bei Chorioamnionitis oder Thrombosen.

Eine verminderte Austauschkapazität der Plazenta ist, abgesehen von den geschilderten Durchblutungsstörungen, auch bei veränderten Eigenschaften der synzytiokapillären Stoffwechselmembran und damit bei der

Membraninsuffizienz

zu erwarten. Betroffen sind dabei vor allem die Substanzgruppen, deren Transferrate vorwiegend permeabilitätslimitiert sind. Wesentliche Membrankriterien für die Permeabilität sind die Oberfläche, die Dicke und die Leitfähigkeit. Typische Membraninsuffizienzen werden beobachtet bei schwerer Maturitas retardata placentae (s. dort).

Tabelle 4 Pathophysiologie uteroplazentarer Ischämien

Perfusionsdruck ↓	Strömungswiderstand ↑
A. arterieller Mitteldruck ↓ niedriges HZV niedriges Plasmavolumen	A. Gefäßgesamtquerschnitt ↓ EPH-Syndrom
	B. Gefäßstrecke ↑ Placenta retardata
B. venöser Mitteldruck ↑ Rechtsherzversagen Vena-cava-Kompression Wehentätigkeit	C. Gefäßtonus ↑ Vasokonstriktion z. B. Schock Vasokompression z. B. Wehen
	D. Viskosität Polyglobulie Thrombozyten-Aggregation

Eine **Verminderung der Gesamtoberfläche der Zotten** und damit der für die passiven Austauschvorgänge eigentlich maßgeblichen Kontaktfläche der Zottenkapillaren mit dem intervillösen System findet sich bei chronischer Plazentainsuffizienz, namentlich bei Spätgestose. Wegen der großen Flächenreserven ist mit einer manifesten Insuffizienz erst bei Ausfall von mehr als einem Drittel der aktiven Oberfläche zu rechnen.

Eine **Verlängerung des Diffusionsweges** durch Dickenzunahme der Plazentamembran (Zottenödem, Verbreiterung der Basalmembran) und der Plasmastrecke (Hydrämie) führt ebenfalls zur Behinderung der Diffusion. Entsprechende Veränderungen werden bei der Gestose, beim Diabetes mellitus und bei der Rhesusinkompatibilität beobachtet.

Eine **Herabsetzung der Diffusionsgeschwindigkeit** besteht bei schlechter Leitfähigkeit der trennenden Schichten. Sie ist im wesentlichen eine Funktion der Eiweißstruktur. Devitalisierung der synzytiokapillären Stoffwechselmembran führt zur Erhöhung des Diffusionswiderstandes.

Die Bedeutung einzelner Befunde für die Diffusionskapazität kann nur im Zusammenhang mit den übrigen Diffusionsbedingungen abgeschätzt werden. Wichtig ist auch bei adäquater Beschaffenheit der Einzelkomponenten eine gleichmäßige Verteilung der Diffusionskapazität über das ganze Organ im Sinne einer funktionell homogenen Plazenta.

Quantitativ bestehen hinsichtlich der Durchblutungsabhängigkeit für einzelne Stoffgruppen erhebliche Unterschiede, je nachdem ob der Transport vorwiegend fluß- bzw. permeabilitätslimitiert ist.

Die dritte Form der eingeschränkten plazentaren Leistungsfähigkeit besteht in der

zellulär-parenchymatösen Insuffizienz.

Die aktiven energiekonsumierenden Zelleistungen der Plazenta sind an einen funktionstüchtigen Trophoblasten gebunden. Das absolute Zellvolumen, besser noch der relative Anteil des funktionstüchtigen Trophoblasten am Gesamtzottenquerschnitt sind ein guter Anhaltspunkt für die zelluläre Kapazität. Bei schwerer EPH-Gestose ist das Verhältnis zugunsten devitalisierter und bindegewebiger Zottenstrukturen verschoben. Eine zellulär-parenchymatöse In-

suffizienz ist auch zu erkennen an einer veränderten Enzymausstattung des Synzytiums, einer verminderten Syntheseleistung der Plazenta und einer Abnahme der Transferrate für aktiv transportierte Substanzen. So wurde bei EPH-Gestosen eine Zunahme des „Anaerobioseindex" (LDH/MDH) gefunden als Ausdruck einer Sauerstoffmangelsituation.

Hauptenergiequelle für die zahlreichen aktiven Transport- und Stoffwechselleistungen des Trophoblasten ist das im Zytotrophoblasten metabolisierte *Adenosintriphosphat*. Limitierendes Element dieser Synthese ist vor allem der molekulare Sauerstoff. Außerdem stimulieren die plazentaren Östrogene die Bildung energiereicher Phosphorverbindungen auf enzymatischem Wege (Pyridinnukleotid-Transhydrogenasen). Die Freisetzung der im Adenosintriphosphat biologisch nutzbaren Energie wird vermutlich durch die Gestagene über eine Aktivierung der Phosphatasen unterstützt. Sauerstoffangebot und -verbrauch sowie Östrogen- und Gestagensynthese sind z. B. bei schwerer Gestose vermindert. Als Ausdruck der reduzierten zellulären Aktivität sind der Aminosäuretransfer, die Nukleinsäure- und Fettsynthese sowie der Natriumaustausch meßbar gehemmt.

Diagnostik

Die rechtzeitige antepartuale Diagnose der Plazentainsuffizienz ist nach wie vor problematisch. Nur wenige der pathophysiologischen Parameter sind für einen klinischen Funktionstest geeignet.

Wichtige **Hinweise** geben disponierende Schwangerschafts- und Geburtskomplikationen der Mutter. Häufig sind die einzelnen Formen der Plazentainsuffizienz auch zu *charakteristischen Anamnesen* assoziiert (Tab. 5).

Chronische Plazentainsuffizienzen werden gehäuft bei Mangel- und Fehlernährung der Mutter, bei Nikotinabusus und bei der sog. Reproduktionsschwäche (Ovarialinsuffizienz, Genitalhypoplasie, Spätkonzeptionen, Zustand nach Sterilitätsbehandlung) beobachtet. Bevorzugt finden sich chronische Störungen auch bei hypertensiven Spätgestosen, beim Diabetes mellitus und bei allen Implantationsanomalien der Plazenta (Uterusfehlbildungen, Uterus myomatosus, Zustand nach intrauterinen Eingriffen, „Endometriuminsuffizienz"). Hinweise auf eine erhöhte Gefährdung geben schießlich fieberhafte Infekte, z. B. Pyelonephritiden und Virusinfektionen, Zytomegalie und Hepatitis sowie rezidivierende uterine Blutungen. Zu nen-

Tabelle 5   Dispositionen zur Plazentainsuffizienz
aus Anamnese und Befund

Chronische Insuffizienz

Mangel- oder Fehlernährung
Nikotinabusus
Reproduktionsschwäche
Implantationsanomalien
EPH-Gestose
Diabetes mellitus
Infekte (fieberhaft)
Uterine Blutungen
Mehrlingsschwangerschaften
Übertragung

Akute Insuffizienz

Alle chronischen Störungen
Protrahierte Geburten
Wehenanomalien
Hypotonie- und Schockzustände
Ablatio placentae
Nabelschnurkomplikationen

nen sind ferner die Mehrlingsschwangerschaft und die Übertragung, in beiden Fällen wohl als relative Insuffizienzformen. Wichtig ist, daß die chronische Insuffizienz zum *Rezidiv* neigt, so daß auch bei späteren Graviditäten mit analogen Veränderungen gerechnet werden muß. Schließlich gibt es chronische Störungen ohne disponierende Faktoren.

Die *klinische Symptomatik der chronischen Insuffizienz* ist im wesentlichen die der intrauterinen Wachstumsretardierung: fehlende oder unterdurchschnittliche Gewichtszunahme der Mutter, mangelndes Größenwachstum des Uterus (Symphysen-Fundus-Abstand) und des Fetus, Abnahme der Fruchtwassermenge.

Zur **akuten Plazentainsuffizienz** disponieren alle chronischen Störungen, da sie jederzeit akut exazerbieren können. Gehäuft sind akute Plazentainsuffizienzen bei protrahierten Geburtsverläufen, bei Wehenanomalien, bei Hypotonie und Schockzuständen der Mutter, bei vorzeitiger Plazentalösung und bei Nabelschnurkomplikationen zu erwarten.

Die *Symptomatik* der akuten Störung ist die der intrauterinen Asphyxie des Fetus.

Die Beachtung disponierender Faktoren und der einfachen klinischen Symptomatik erleichtert den Selektionsprozeß gefährdeter Graviditäten. Zur genauen Erfassung der Plazentain-

suffizienz und ihres Schweregrades sind jedoch **spezielle diagnostische Verfahren** erforderlich (Tab. 6). Die einzelnen Methoden haben unterschiedliche Angriffspunkte. Es ist auch kaum zu erwarten, daß die vielseitigen Partialfunktionen der Plazenta durch einen einzigen, in jeder Weise verbindlichen Test charakterisiert werden können. So informieren Hormon- und Fermentanalysen über die Intaktheit der fetoplazentaren Einheit, während die Kardiotokographie und die Amnioskopie einen Hinweis auf respiratorische Störungen geben. Die sichersten Ergebnisse wird man bei der sinnvollen Kombination mehrerer Methoden erwarten können (Tab. 6). Insgesamt haben die biophysikalischen Methoden (CTG, Sonographie) gegenüber den biochemischen Verfahren an Bedeutung gewonnen.

Methoden zur Erkennung der chronischen Plazentainsuffizienz

Die diagnostische Problematik konzentriert sich auf zwei Fragen:

– die grundsätzliche Erfassung der plazentaren Funktionsstörung,
– die Bestimmung des Schweregrades, d.h. auch des Zeitpunktes, zu dem die Schwangerschaft wegen der drohenden intrauterinen Asphyxie vorzeitig beendet werden muß.

Zur rechtzeitigen Erkennung der Insuffizienz in Form einer **Basisdiagnostik** eignet sich vor allem die Ultraschalluntersuchung in Form der Fetometrie. Ergänzend kommen Hormonbestimmungen zur Anwendung. Zur genauen Festlegung des günstigsten Geburtstermines geben

Tabelle 6   Spezielle Diagnostik der Plazentainsuffizienz

Chronische Formen

Östrogenbestimmung
Human Placental Lactogen (HPL)
Kardiotokographie (CTG)
(evtl. mit Oxytocinbelastungstest)
Ultraschallechographie
Fetale Elektrokardiographie (FEKG)
Amnioskopie

Akute Formen

Kardiotokographie (CTG)
Fetalblutuntersuchung (FBU)
Amnioskopie

diese Verfahren indessen keine ausreichende Information. Entscheidend ist hier die Kardiographie ohne Belastung oder in Form des Streßtestes.

Die

Ultraschalluntersuchung

dient einmal der Erkennung intrauteriner Wachstumsretardierungen (Fetometrie) (S. 117). Gemessen werden der biparietale Kopfdurchmesser, der Thoraxdurchmesser und ggf. der Rumpfdiameter, aus denen sich die wichtigsten Kindsmaße mit überraschend großer Sicherheit berechnen lassen. Die sichersten Ergebnisse sind bei frühzeitig, d. h. etwa in der 30. Woche begonnenen Verlaufskontrollen zu erzielen, während spätere Einzelmessungen mit einer größeren Fehlerbreite belastet sind.

Über die Möglichkeit der ultrasonographischen Darstellung der Plazentaseptierung und die sich aus diesen Befunden ergebenden Konsequenzen für die Reifebeurteilung des Organes wird auf S. 119 berichtet.

Zur Prüfung der endokrinen Funktion der Plazenta steht uns einmal die

Östrogen- bzw. Östriolbestimmung im Plasma bzw. Urin

zur Verfügung. Die Östrogenausscheidung mit dem Harn steigt bis zur Entbindung ständig an. In den letzten Wochen beträgt sie ca. 30–40 mg/24 Std. (S. 59). Bei Östriolwerten unter 12 mg/24 Std. ist die stationäre Aufnahme mit Intensivüberwachung erforderlich, bei Werten unter 4 mg/24 Std. besteht eine akute Gefährdung des Fetus. Prognostisch ungünstig ist auch der sog. *Östrogensturz* (Abfall der Östriolausscheidung um 50% und mehr über länger als 2 Tage) zu bewerten.

Die *Bestimmung des freien Östriols* im Plasma hat an Bedeutung gewonnen. Der Vorteil gegenüber der Messung der Harnöstrogene besteht darin, daß Kurzzeitschwankungen erfaßt werden können und der Prozeß des Sammelns über 12 bzw. 24 Std. entfällt. Die Überwachung der fetoplazentaren Einheit mit Hilfe der Plasmaanalysen ist ca. ab der 32. Woche möglich, die Mittelwerte steigen mit der Schwangerschaft an, sie liegen etwa zwischen 10–15 ng/ml. Von der 36. Schwangerschaftswoche an sollten Werte unter 5 ng/ml Anlaß zur stationären Intensivüberwachung sein (HICKL; KNAPPSTEIN u. MELCHERT; LAURITZEN; KUSS; LEISS u. Mitarb.; KELLER).

Die

Bestimmung des Human placental lactogen (HPL)

eignet sich dank seiner kurzen Halbwertzeit gut zur Diagnostik der plazentaren Stoffwechselaktivität. Vorteilhaft ist die geringe individuelle Variationsbreite. Vor allem beim EPH-Syndrom mit Retardierung des Fetus finden sich deutlich erniedrigte Werte (KELLER).

Zur Überwachung von Risikograviditäten vor Geburtsbeginn steht die

externe Kardiographie

zur Verfügung. Die langsam fortschreitende chronische Plazentainsuffizienz führt zunächst zu einer Einengung der Bandbreite mit Abnahme der Nulldurchgänge; Veränderungen des basalen Niveaus können hinzukommen. Beide Befunde sollten immer Anlaß zur Hospitalisierung mit Intensivüberwachung sein. Das gleiche gilt prinzipiell für alle Dezelerationen, ausgenommen Frequenzänderungen beim sog. Rückenlage-Schocksyndrom. Wehenabhängige Dezelerationen deuten immer auf eine akute uteroplazentare Insuffizienz hin, die meist auf dem Boden einer chronischen Störung entstanden ist. Am wehenlosen Uterus kann die funktionelle Reservekapazität der Plazenta durch Belastungsteste geprüft werden (S. 121). Insbesondere der

Oxytocinbelastungstest

ermöglicht die Aufdeckung einer latenten plazentaren Insuffizienz. Für die Klassifizierung antepartualer Kardiotokogramme im Hinblick auf ihren prognostischen Aussagewert stehen heute eine Reihe brauchbarer Schemata oder Diagramme zur Verfügung (S. 120). Indikationen zur Kardiotokographie in der Schwangerschaft ergeben sich aus den klinisch faßbaren Risikohinweisen (Tab. 4). Art (stationär oder ambulant) und Häufigkeit der Kontrollen richten sich nach dem Schweregrad der Störung und der Form des Grundleidens. Mit der Kardiotokographie kann zwischen der 28.–30. Woche begonnen werden, bei hohem Risiko muß 3- bis 4mal täglich kontrolliert werden.

Die optische Kontrolle des **Fruchtwassers** in Form der

Amnioskopie

(Abb. 27 u. 28; S. 348) eignet sich nur für die

letzten Wochen der Tragzeit. Voraussetzung sind die Durchgängigkeit des Zervikalkanals und die Einstellbarkeit des unteren Eipoles. Entscheidend ist der Mekoniumnachweis. Die Amnioskopie ist ein zusätzliches Hilfsmittel zur Erkennung einer plazentaren Insuffizienz. Ihre Vorteile bestehen in der Einfachheit der Handhabung, den geringen Kosten und dem praktisch zu vernachlässigenden Risiko. Nachteilig ist die geringe Spezifität der Aussage im Hinblick auf eine tatsächliche Gefährdung: 80–90% aller Kinder mit mekoniumhaltigem Fruchtwasser werden lebensfrisch geboren. Mit konsequentem Einsatz der Kardiotokographie wird die Amnioskopie weitgehend entbehrlich.

Methoden zur Erkennung der akuten Plazentainsuffizienz

Für die Erkennung der akuten und subakuten Störungen der Plazenta sub partu ist die Kardiotokographie und insbesondere die

interne Kardiotokographie

mit direkter Ableitung des fetalen EKG heute die Methode der Wahl. Die typischen Herzfrequenzmuster sind zur respiratorischen Situation des Fetus gut korreliert. Kardiotokographisches Leitsymptom aller akuten uteroplazentaren Insuffizienzen sub partu und auch der umbilikoplazentaren Zirkulationsstörungen sind die verschiedenen Dezelerationen (S. 340). Demgegenüber treten die Kurzzeitschwankungen und das basale Niveau der Herzfrequenz in ihrer Bedeutung zurück. Für die prognostische Beurteilung der Dezelerationen sind ihre Häufigkeit und Ausdehnung wichtiger als ihre Form- und Zeitvarianten. Zur Abschätzung des Risikogrades kann die Dezelerationsdichte berechnet werden. Genauer, wenn auch aufwendiger, ist die planimetrische Bestimmung der Dezelerationsflächen.

Der Indikationsbereich der

Fetalblutanalyse

(S. 346) ist durch die Kardiotokographie deutlich eingeengt worden. Ausgeprägte Hypoxämien und Azidosen des Fetus ohne typische CTG-Veränderungen kommen praktisch nicht vor. Andererseits ergibt sich die Notwendigkeit zur FBA gerade bei schwer interpretierbaren CTG-Mustern (z.B. Oszillationsverlust mittleren Grades, anhaltende Tachykardien, leichte Bradykardien, mittelschwere Dezelerationen jeder

Art). In diesen Fällen kann die FBA zusätzlich Informationen und Sicherheit geben. Die kritische Grenze für den aktuellen pH-Wert liegt in der Eröffnungsperiode bei 7,25, in der Austreibungsperiode bei 7,20. Darüber befindet sich der präpathologische Bereich. Wichtiger als niedrige Einzelwerte ist eine zunehmende Tendenz zur Azidose. Aktuelle pH-Werte unter 7,10 (Doppelanalysen) sind eine absolute Indikation zur Beendigung der Geburt. Bei leichteren Azidosen kann dem Schweregrad entsprechend 15–30 Minuten unter weiterer blutchemischer Kontrolle abgewartet werden.

Prophylaxe und Therapie

Die Möglichkeiten einer wirksamen Prophylaxe und Therapie der Plazentainsuffizienz sind auch heute noch beschränkt. Dies gilt vor allem für die **chronischen Formen** (Tab. 7). Meistens bleibt nur die vorzeitige Beendigung der Gravidität, sofern ausreichend Überlebenschancen für den Fetus bestehen. *Vorbeugende Maßnahmen* sollten die Vermeidung disponierender Faktoren berücksichtigen. Wichtig ist die rechtzeitige Herausnahme der Schwangeren aus dem Arbeitsprozeß!

Eine **kausale Therapie** müßte bei einer Vermehrung der uteroplazentaren Perfusion ansetzen. In jedem Fall ist

Bettruhe

zu verordnen, da es als gesichert gilt, daß körperliche Aktivität die Uterusdurchblutung vermindert. – Im Tierversuch ist die Uterusdurch-

Tabelle 7   Prophylaxe und Therapie bei chronischer Plazentainsuffizienz

1. Vermeidung von disponierenden Faktoren
(z.B. Mangelernährung, Nikotin)

2. Steigerung der Uterusdurchblutung
Bettruhe
Gefäßerweiternde Pharmaka bei erhöhtem inneren Gefäßtonus
Tokolytika bei erhöhtem äußeren Tonus
Volumenauffüllung bei Blutverlust

3. Steigerung des Substratangebotes
Glukose-Insulin-Infusionen
Aminosäure-Infusionen
Sauerstoffinhalation

4. Vorzeitige Beendigung der Schwangerschaft

blutung durch hohe Gaben von Östrogenen zu steigern. Für den Menschen gibt es bisher keine eindeutigen Ergebnisse am schwangeren Uterus, wohl aber am nichtgraviden Organ. – *Gefäß-erweiternde Medikamente* aus der Gruppe der

Antihypertensiva

mit zentralen und peripheren Angriffspunkten, wie sie bei der EPH-Gestose eingesetzt werden, können einen erhöhten Gefäßwiderstand senken und somit die Durchblutung steigern. Auch

Tokolytika

wirken bei erhöhtem transmuralen Druck durchblutungssteigernd; dies gilt auch für den wehenlosen Uterus infolge einer Herabsetzung des Basaltonus. Die Wirksamkeit anderer gefäßaktiver Substanzen, z. B. von Complamin oder Persantin, hält einer strengen experimentellen Prüfung nicht stand. Gleiches gilt für die Behandlung der Fibrinoidablagerungen in Gestoseplazenten mit Heparin. – Bei chronischem Blutverlust ist die rechtzeitige *Volumenauffüllung* indiziert.

Theoretisch müßte auch die *Steigerung des Substrat- und Sauerstoffangebotes* über die Mutter zur einer Verbesserung der plazentaren Austauschvorgänge führen. Diskutiert werden Glukose-Insulin- oder Aminosäure-Infusionen an die Mutter oder unter Umgehung der Plazenta direkt ins Fruchtwasser sowie Sauerstoffinhalationen. Für den Menschen steht ein überzeugender Nachweis der Wirksamkeit bisher aus (KANEOKA u. Mitarb.).

Oft bleibt nur die

vorzeitige Beendigung der Schwangerschaft.

Bei der chronischen Insuffizienz mit Wachstumsstillstand bringt das Belassen des Fetus in utero über die 33.–34. Schwangerschaftswoche post menstruationem hinaus mehr Nachteile als Vorteile mit sich. Im Einzelfall kann die Bestimmung des günstigsten Entbindungstermines und die Wahl des geeigneten Entbindungsverfahrens schwierig sein. Die Entscheidung wird vor allem vom Reifegrad des Kindes (L/S-Ratio; S. 451), der vermuteten Reservekapazität der Plazenta (Belastungstest) und von der Beeinflußbarkeit des Grundleidens (z. B. Diabetes mellitus) bestimmt. Eine Geburt vor der 30. Woche p. m. sollte auch im Hinblick auf gehäufte Spätschäden möglichst vermieden werden.

Tabelle 8   Prophylaxe und Therapie bei akuter Plazentainsuffizienz

1. Vermeidung

materner Hypotonie- und Schockzustände
uteriner Hypertachysystolien
protrahierter Geburtsverläufe

2. Steigerung der Plazentadurchblutung

Volumenergänzung im Schock
Tokolytika bei muskulärer Hyperaktivität und Nabelschnurkomplikationen
Lagewechsel bei aortokavaler Kompression und Nabelschnurkomplikationen

3. Steigerung des O_2- und Substratangebotes

Sauerstoffatmung
Glukoseinfusionen
Pufferbaseninfusionen

4. Abkürzung und Erleichterung der Geburt

Analgetika, Spasmolytika
Wehenmittel
Operative Entbindung

Bei den **akuten plazentaren Insuffizienzformen** sind Prophylaxe und Therapie aussichtsreicher, aber auch dringlicher (Tab. 8). Vermieden werden sollte jeder Hypotonie- und Schockzustand der Mutter, insbesondere der Narkoseschock, der Schock bei Leitungsanästhesie, der hämorrhagische Schock und das Rückenlage-Schocksyndrom (Vena-cava-Kompression).

Wichtig ist weiterhin die *Vermeidung von Hyper- und Tachysystolien des Myometriums.* Dabei ist zu beachten, daß es offenbar auch spontane, nicht oxytocininduzierte hyperaktive Wehenanomalien gibt. Zur Behandlung haben die Tokolytika große Bedeutung.

Protrahierte Geburtsverläufe bedeuten immer ein erhöhtes Risiko. Bekannt ist die Korrelation zwischen Geburtsdauer einerseits und perinataler Mortalität, intrauteriner Asphyxie und frühkindlichen Hirnschäden andererseits.

Bei der manifesten akuten Insuffizienz ist eine kausale Therapie in vielen Fällen möglich (Tab. 8). Intrauterine Reanimation. Für alle Schockformen ist die

Volumenauffüllung

die Methode der Wahl. Gefäßanaleptika sind kontraindiziert! Sie führen zur Vasokonstriktion in der Peripherie einschließlich der Uterusgefäße und verstärken somit die Mangeldurchblutung. Bei muskulärer Hypertonie oder auch bei der Polysystolie des Uterus wirken die

Tokolytika

prompt und sicher. Das gleiche gilt für die meisten Nabelschnurkomplikationen. Der günstige Effekt auf die respiratorische Situation des Fetus ist meßbar (s. unten).

Eine uterine Minderdurchblutung infolge **Rükkenlage-Schocksyndrom** (S. 170) bei aortokavaler Kompression bessert sich schnell nach Lageänderung. Wahrscheinlich sind viele der sog. spontanen, d. h. wehenunabhängigen Dezelerationen des Fetus auf ein Rückenlage-Schocksyndrom zurückzuführen.

Ein weiteres therapeutisches Prinzip außer der Steigerung der Uterusdurchblutung wäre die

Erhöhung des Sauerstoff- und Substratangebotes.

Diskutiert werden die Sauerstoffatmung der Mutter sowie Glukose- und Pufferbasengaben (BOLTE u. Mitarb.; VIEHWEG u. Mitarb.). Hierbei handelt es sich jedoch nur um Palliativmaßnahmen zur Überbrückung der Zeit bis zur endgültigen Therapie. – Auch

geburtserleichternde Verfahren

können bei der akuten und subakuten Plazentainsuffizienz wirksam sein. Sie beeinflussen im wesentlichen die Geburtsdauer und somit den Energieumsatz der Mutter. – Häufig bleibt nur die

operative Beendigung der Entbindung.

Dabei ist der Eingriff für das Kind so schonend wie möglich durchzuführen. Schwierige Vakuum- bzw. Zangenextraktionen sind zu umgehen. Jedes Neugeborene nach Plazentainsuffizienz ist als ein Risikokind anzusehen. Es bedarf einer intensiven Überwachung.

Literatur

Beck, L.: Notfallsituationen von seiten des Kindes. In Käser, O., V. Friedberg, K. G. Ober, K. Thomsen, J. Zander: Gynäkologie und Geburtshilfe, Bd. II. Thieme, Stuttgart 1967; 2. Aufl. 1981

Bolte, A., K. D. Bachmann, G. Kühn: Die fetalen Herzaktionspotentiale und ihre diagnostische Bedeutung. Arch. Gynäkol. 203 (1966) 133

Bolte, A., U. Fuhrmann, W. Hamm, M. Kusche, K. H.

Schlensker, B. Stenzel: Geburtshilfliches Management bei schwerer fetaler Wachstumsretardierung. Geburtsh. u. Frauenheilk. 47 (1987) 518

Brehm, H., O. Käser, E. Halberstadt: Peripartuale Notfallsituationen von seiten der Mutter. In Käser, O., V. Friedberg, K. G. Ober, K. Thomsen, J. Zander: Gynäkologie und Geburtshilfe, Bd. II. Thieme, Stuttgart 1967; 2. Aufl. 1981

Caldeyro-Barcia, R., J. Poseiro, C. Mendez-Bauer, L. O. Gulin: Effect of abnormal uterine contractions on fetal heart rate during labor. In Wood, C.: Fifth World Congress of Gynaecology and Obstetrics. Butterworth, London 1967

Clifford, S. H.: Postmaturity – with placental dysfunction. J. Pediat. 44 (1954) 1

Conradt, A., H. Weidinger: Tokolytisch-konservative Behandlung des Blasensprunges mit Fenoterol. Geburtsh. u. Frauenheilk. 41 (1981) 702

Gaudenz, R., O. Käser: Peripartuale Notfallsituationen von seiten der Mutter. In Käser, O., V. Friedberg, K. G. Ober, K. Thomsen, J. Zander: Gynäkologie und Geburtshilfe, 2. Aufl., Bd. II/2. Thieme, Stuttgart 1981 (S. 15.1)

Graeff, H.: Amnioninfektionssyndrom. In: Infektionen in der Schwangerschaft, unter der Geburt und im Wochenbett. In Käser, O., V. Friedberg, K. G. Ober, K. Thomsen, J. Zander: Gynäkologie und Geburtshilfe, 2. Aufl., Bd. II/2. Thieme, Stuttgart 1981 (S. 16.13)

Graeff, H., K. Holzmann, J. M. Gokel, R. v. Hugo, R. Hafter: Pathomechanismen und Klinik der Fruchtwasserembolie. Geburtsh. u. Frauenheilk. 38 (1978) 887

Gruenwald, P.: Chronic fetal distress and placental insufficiency. Biol. Neonat. 5 (1963) 215

Gysler, R.: Der vorzeitige Blasensprung. Zbl. Gynäkol. 100 (1978) 1162

Hammacher, K.: Die kontinuierliche elektronische Überwachung der fetalen Herztätigkeit vor und während der Geburt. In Käser, O., V. Friedberg, K. G. Ober, K. Thomsen, J. Zander: Gynäkologie und Geburtshilfe, Bd. II. Thieme, Stuttgart 1967; 2. Aufl. 1981

Hartge, R.: Über das Vorkommen von Nabelschnurknoten, Geburtsh. u. Frauenheilk. 39 (1979) 976

Hickl, E.-J.: Die Überwachung der Risikoschwangerschaft. Gynäkologe 7 (1974) 2

Hirsch, H. A., F. A. Kubli: Das Amnioninfektionssyndrom. In Käser, O., V. Friedberg, K. G. Ober, K. Thomsen, J. Zander: Gynäkologie und Geburtshilfe, Bd. II. Thieme, Stuttgart 1967; 2. Aufl. 1981

Holländer, H.-J.: Die Ultraschalldiagnostik in der Schwangerschaft. Urban & Schwarzenberg, München 1972, 1984

Hörmann, G., H. Lemtis: Die menschliche Plazenta. In Schwalm, H., G. Döderlein, K.-H. Wulf: Klinik der Frauenheilkunde und Geburtshilfe, Bd. III. Urban & Schwarzenberg, München 1965

Kaneoka, T., S. Taguchi, H. Shimizu, K. Shirakawa: Prenatal diagnosis and treatment of intrauterine growth retardation. J. perinat. Med. 11 (1983) 204

Kappy, K. A., C. L. Cetrulo, R. A. Knuppel, C. J. Ingardia, A. J. Sbarra, J. C. Scerbo, G. W. Michell: Premature rupture of the membranes: A conservative approach. Amer. J. Obstet. Gynecol. 134 (1979) 655

Keller, P. J.: Hormonanalytik bei Risikoschwangerschaften. Gynäkol. Prax. 10 (1986) 229

Knapstein, P., F. Melchert: Biochemische Überwachung der Risikoschwangerschaft. Gynäkologe 11 (1978) 151

Kratochwil, A.: Ultraschalldiagnostik in Geburtshilfe und Gynäkologie. Thieme, Stuttgart 1968

Kubli, F.: Fetal distress. In Ewerbeck, H., V. Friedberg: Die Übergangsstörungen des Neugeborenen und die Bekämpfung der perinatalen Mortalität. Thieme, Stuttgart 1965

Kubli, F.: Intrauterine Asphyxie und die Erkennung fetaler Gefahrenzustände. In Käser, O., V. Friedberg, K. G. Ober, K. Thomsen, J. Zander: Gynäkologie und Geburtshilfe, Bd. II. Thieme, Stuttgart 1967b; 2. Aufl. 1981

Kuss, E.: Klinisch-chemische Untersuchungen zur Überwachung der gefährdeten Schwangerschaft. Gynäkologe 7 (1974) 124

Lang, N.: Amnioninfektionssyndrom. Gynäkol. Prax. 4 (1980) 37

Lauritzen, Ch.: Biochemische Methoden zur Überwachung von Schwangerschaft und Risikogeburt. Diagnost. 14 (1976) 453

Leis, D., W. Engelhardt, W. Vogt, O. Baamann: Östriol und HPL im Serum von stationär überwachten Schwangeren mit gefährdetem Fötus. Gynäkol. Prax. 3 (1979) 601

Mälzer, G., U. Resky: Die Fruchtwasserembolie. Z. Geburtsh. Gynäkol. 169 (1968) 16

Meudt, R., A. Hawrylenko, Th. Koller jr: Beitrag zum Problem des Blasensprungs. Gynaecologia 161 (1966) 473

Meyenburg, M.: Gibt es Veränderungen des Plazentasitzes im Bereich kaudaler Uterusabschnitte während der Schwangerschaft? Eine echographische Verlaufsstudie. Geburtsh. u. Frauenheilk. 36 (1976) 715

Naeye, R. L., W. L. Karkness, J. Utts: Abruptio placentae and perinatal death: a prospective study. Amer. J. Obstet. Gynecol. 128 (1977) 740

Nagy, G., J. Gaál: Wachstum des Fetus in mit Placenta praevia komplizierten Schwangerschaften. Zbl. Gynäkol. 97 (1975) 595

Page, E. W., E. B. Kind, J. A. Merill: Abruptio placentae. Obstet. and Gynecol. 3 (1954) 385

Pap, G., L. Fügedi: Beiträge zur Differentialdiagnostik bei Schwangerschaftsblutungen mit dem schnellen Ultraschallbildverfahren nach der Herausbildung der Plazenta. Zbl. Gynäkol. 102 (1980) 557

Pent, D.: Vasa previa. Amer. J. Obstet. Gynecol. 134 (1979) 151

Rempen, A.: Ultrasonographische Befunde in der Schwangerschaft. In Martius, G.: Differentialdiagnose in Geburtshilfe und Gynäkologie, 2. Aufl., Bd. I. Thieme, Stuttgart 1987 (S. 127).

Rivera-Alsine, M. E., L. R. Saldana, N. Maklad, S. Korp: The use of ultrasound in the expectant management of abruptio placentae. Amer. J. Obstet. Gynecol. 146 (1983) 924

Roemer, V. M.: Blutungen in der Schwangerschaft. In Wulf, K.-H., H. Schmidt-Matthiesen: Klinik der Frauenheilkunde und Geburtshilfe. Urban & Schwarzenberg, München 1986

Sadauskas, W. M., D. A. Maskimaitiene, S. S. Butkewiczius: Ergebnisse der konservativen und operativen Behandlung bei Fällen von Placenta praevia. Zbl. Gynäkol. 104 (1982) 129

Schlensker, K.-H.: Ultraschallplazentographie. Gynäkologe 9 (1976) 156

Schlensker, K.-H.: Atlas der Ultraschalldiagnostik in Geburtshilfe und Gynäkologie. Thieme, Stuttgart 1984

Schmidt, J., U. Stadelmann: Zur Fruchtwasserembolie. Geburtsh. u. Frauenheilk. 33 (1973) 130

Silver, R., R. Depp, R. E. Sabbagha, S. L. Dooley, M. L. Socol, R. K. Tamura: Placenta praevia: aggressive expectant management. Amer. J. Obstet. Gynecol. 150 (1984) 15

Sze-Ya Yeh, E. H. Non: Nabelschnurkomplikationen unter der Geburt. Gynäkologe 1 (1968) 71

Viehweg, B., K.-E. Ruckhäberle, G. Zimmermann, K. Beyreiß, J. Petzold, J. Forberg: Zur Therapie bei Verdacht auf intrauterine fetale Retardierung. Zbl. Gynäkol. 109 (1987) 818

Wolf, W.: Klinik des unzeitigen Blasensprunges. Wissenschaftliche Verlagsgesellschaft, Stuttgart 1946

Wulf, K.-H.: Das Plazentainsuffizienzsyndrom (ein klinisches Konzept). Z. Geburtsh. Perinatol. 185 (1981) 2

Wulf, K.-H.: Der unzeitige Blasensprung. Arch. Gynäkol. 238 (1985) 217

Aufgaben

1. Welche beiden Möglichkeiten einer vorzeitigen Plazentalösung sind Ihnen bekannt?
2. Welche Gründe kennen Sie für das gehäufte Auftreten der Placenta praevia bei Mehr- und Vielgebärenden?
3. Was verstehen wir unter den „annoncierenden Blutungen" bei der Placenta praevia?
4. Welches ist das charakteristische Symptom der Placenta praevia?
5. Was verstehen wir unter der „Kompressionsbehandlung" bei der Placenta praevia und unter welchen Bedingungen darf sie angewandt werden?
6. Können Sie pathogenetische Aussagen zur vorzeitigen Lösung der normalsitzenden Plazenta machen?
7. Wie ist das gehäufte Auftreten einer Koagulopathie bei der vorzeitigen Plazentalösung zu erklären?
8. Beschreiben Sie die Besonderheiten der Placenta extrachorialis!
9. Definieren Sie die folgenden Begriffe:
   – rechtzeitiger Blasensprung,
   – frühzeitiger Blasensprung,
   – vorzeitiger Blasensprung,
   – verspäteter Blasensprung.
10. Nennen Sie diagnostische Methoden zum Nachweis des vorzeitigen Blasensprunges!
11. Welche Gefahren bestehen für das Kind bei einem vorzeitigen Blasensprung?
12. Sind Ihnen disponierende Faktoren für die Entstehung eines Amnioninfektionssyndromes bekannt?
13. Was bezeichnen wir als „Polyhydramnie"?
14. Bei welchen Fehlbildungen des Kindes wird eine Polyhydramnie gehäuft beobachtet? Welche Erklärung können Sie hierfür geben?
15. Welche diagnostische Bedeutung hat das Vorliegen einer Oligohydramnie?
16. Wie ist die ernste Gefährdung der Kreißenden bzw. Entbundenen durch das Auftreten einer Fruchtwasserembolie zu erklären?
17. Definieren Sie die Begriffe „Vorliegen der Nabelschnur" und „Vorfall der Nabelschnur"!
18. Welche anderen Regelwidrigkeiten der Nabelschnur können zu einer hypoxischen Gefährdung des Kindes führen?
19. Was verstehen wir unter dem Begriff der „Vasa praevia"? Bei welchen Besonderheiten der Sekundinae werden sie beobachtet?
20. Machen sie pathogenetische Aussagen zum Plazentainsuffizienzsyndrom, und zwar getrennt für die
    – akute Plazentainsuffizienz,
    – die chronische Plazentainsuffizienz.
21. Welches ist das wichtigste diagnostische Verfahren zur frühzeitigen Erkennung einer *chronischen* Plazentainsuffizienz?
22. Mit welcher diagnostischen Methode wird am sichersten eine *akute* Plazentainsuffizienz erkannt?
23. Auf welchen diagnostischen Überlegungen basiert der Oxytocinbelastungstest?
24. Welche Pathomechanismen erklären die akute Plazentainsuffizienz bei der Venacava-Kompression in Rückenlage der Schwangeren?
25. Worauf beruht der therapeutische Effekt einer Tokolytikagabe bei der Gefährdung des Kindes durch eine akute Plazentainsuffizienz?

11 Intrauteriner Fruchttod

K.-H. Wulf

Lernziel

Das intrauterine Absterben des Kindes in der zweiten Schwangerschaftshälfte stellt heute bei einer Frequenz von etwa 1 auf 400 Entbindungen ein relativ seltenes Ereignis dar. Die damit in den letzten 2 Jahrzehnten erreichte deutliche Verringerung der Totgeburtlichkeit ist die Folge der heute gegebenen diagnostischen und therapeutischen Möglichkeiten im Rahmen der Schwangerenvorsorge. Um die derzeitig gültigen statistischen Ergebnisse halten zu können oder sogar weiter zu verbessern, sind ausreichende Kenntnisse der Todesursachen erforderlich. Nur die sorgfältige Beachtung der pathogenetischen Zusammenhänge erlaubt eine gezielte Prophylaxe.

Der eingetretene intrauterine Fruchttod macht die Beendigung der Gravidität unter größtmöglicher psychischer und physischer Schonung der Schwangeren erforderlich. Die dem Geburtshelfer zur Verfügung stehenden geburtshilflichen Maßnahmen werden besprochen. Auch hierbei muß sich der Lernende die in diesem Zusammmenhang am häufigsten auftretenden Komplikationen durch das Studium dieses Kapitels erarbeiten, um diese in seiner klinischen Tätigkeit durch entsprechende vorbeugende Maßnahmen zu vermeiden.

Der **intrauterine Fruchttod**, das Absterben des Kindes zwischen dem 6. und 10. Schwangerschaftsmonat, ist heute mit einer *Frequenz* von etwa 0,25% zu erwarten. Die damit in den letzten zwei Jahrzehnten erreichte Verminderung um etwa 3 Viertel darf als Ergebnis der Verbesserung der diagnostischen Methoden im Rahmen der Schwangerenvorsorge und der subpartualen Überwachung des Kindes sowie deren intensiverer und sorgfältigerer klinischen Anwendung angesehen werden. In erster Linie haben an der Verminderung der Totgeburtlichkeit die pränatale Diagnostik mit der durch sie gegebenen Möglichkeit der rechtzeitigen Erkennung schwerer, mit dem extrauterinen Leben nicht vereinbarer Fehlbildungen und die verbesserte Diagnostik der Plazentainsuffizienz Anteil. Dies lassen auch die Untersuchungen über die **Ursachen** des intrauterinen Fruchttodes erkennen (VOGEL u. SCHUHMACHER; SIMMA u. VOGEL; LÜCHTRATH). Die bei weitem wichtigste Todesursache stellt die

Hypoxie bzw. Anoxie

dar. In der Untersuchung von SIMMA u. VOGEL wurde sie bei 167 totgeborenen Kindern 119mal (= 71%) als das den Fruchttod bestimmende pathogenetische Prinzip erkannt. Häufig war dies allerdings erst durch die Einbeziehung der Plazenta in die pathomorphologischen Untersuchungen möglich. Diese Befunde stimmen weitgehend mit den Mortalitätsanalysen von REIFFENSTUHL u. STAUDACH, von BOLTE u. KÜPPER, von LÜCHTRATH sowie von HILLEMANNS u. Mitarb. überein. Nicht zuletzt wird die Wichtigkeit der *Plazentainsuffizienz* für den intrauterinen Fruchttod durch die Tatsache bestätigt, daß der Anteil der dystrophen Kinder an den Totgeburten außergewöhnlich groß ist. Die Bedeutung einer frühzeitig und unter Ausnutzung aller zur Verfügung stehenden diagnostischen Möglichkeiten erfolgenden plazentaren Funktionsdiagnostik wird damit nochmals unterstrichen (S. 286 ff.).

Eine weitere, bisher sicherlich zu wenig beachtete Ursache des intrauterinen Fruchttodes ist die

intrauterine Infektion mit Plazentitis.

Sie kann ihren Ausgang von einer latenten, d. h. nicht mit klinischen Symptomen einhergehenden Besiedlung der maternen Vagina mit pathogenen Keimen nehmen (HILLIER u. Mitarb.; J. MARTIUS u. HARTMANN). Unter der Geburt ist sie in 80% die Folge eines aszendierten Amnioninfektionssyndromes z. B. als Folge eines vorzeitigen Blasensprunges.

Einen etwa gleich hohen Anteil an der Pathogenese der Totgeburtlichkeit, und zwar von etwa 12–15% haben die

letalen Fehlbildungen.

Sie können bevorzugt bei Kindern mit Geburtsgewichten < 1500 g als intrauterine Todesursache erkannt werden (VOGEL u. SCHUHMACHER). Ihre Frequenz hat in den letzten Jahren als Folge der Intensivierung der pränatalen Diagnostik mit den aus ihren Ergebnissen abgeleiteten Schwangerschaftsunterbrechungen zwar abgenommen. Die verbesserte Hypoxiediagnostik hat ihren Anteil an der Totgeburtlichkeit indessen größer werden lassen.

Der Anteil **weiterer Schwangerschaftskomplikationen** wie des Diabetes mellitus, der hämolytischen Fetopathien und auch spezifischer Infektionen wie der Lues, der Toxoplasmose oder der Listeriose an der Totgeburtlichkeit ist statistisch ohne wesentliche Bedeutung. Dies bedeutet nicht, daß sie im Einzelfall nicht in die pathogenetischen Überlegungen einbezogen werden müssen. Ihre Verifizierung muß durch entsprechende diagnostische Maßnahmen sichergestellt sein (DAVIES u. ARROYO).

Der

Verlauf der Schwangerschaft

ist nach dem intrauterinen Fruchttod, und zwar auch nach dem Einsetzen der aseptischen Autolyse des Fetus, somatisch zumeist in den ersten Tagen unbeeinträchtigt. Eine Intoxikationsgefahr durch „Autolysegifte" besteht nicht. Gelegentlich klagt die Schwangere über Unbehagen, Frösteln, Übelkeit und Appetitlosigkeit. Eine erste Komplikation bedeutet indessen die *Infektion der Fruchthöhle.* Es drohen die Sepsis und der Endotoxinschock. Nach länger zurückliegendem Fruchttod, und zwar nach etwa 4 Wochen, ist mit dem Auftreten des

Dead-fetus-syndrome

zu rechnen. Es kommt durch die Einschwemmung thromboplastischen Materials in die materne Blutbahn zur Koagulopathie vom „Macerated-stillborn-Typus". Ursächlich wird hier

aber auch eine primäre Aktivierung der Fibrinolyse diskutiert.

Beim abgestorbenen Fetus setzt unmittelbar nach dem Fruchttod eine

Mazeration

als Folge der abakteriellen Autolyse ein. Diese fermentative Selbstzersetzung führt zu charakteristischen Veränderungen an der Körperoberfläche und an den inneren Organen (Abb. 1). Es sind die folgenden Stadien der Mazeration zu unterscheiden:

– *Mazeration I. Grades:* Haut grauweiß, erweicht, leicht verletzlich, durch den Geburtsvorgang kleinflächig abgeledert. Vernix caseosa und Nabelschnur häufig mekoniumimbibiert.
Auftreten: wenige Stunden post mortem.
– *Mazeration II. Grades:* Epidermis schmutzig grau, in Blasen abgehoben, in großen Fetzen abgestoßen. Subkutis ebenso wie das Fruchtwasser infolge hämolytischer Veränderungen braunrot (Fetus sanguinolentus), Lockerung der Gelenke und Knochenverbindungen.
Auftreten: wenige Tage post mortem.
– *Mazeration III. Grades*: Haut schmutzig graurot, geschrumpft, vollständiger Tonusverlust, Verflüssigung der inneren Organe (Kolliquationsnekrose). Brust-, Kopf- und Bauchhöhle bilden schlaffe fluktuierende Säcke.
Auftreten: 2–3 Wochen post mortem.

Es ist zu beachten, daß das Auftreten der beschriebenen Veränderungen im zeitlichen Abstand zum Eintritt des Fruchttodes großen Schwankungen unter-

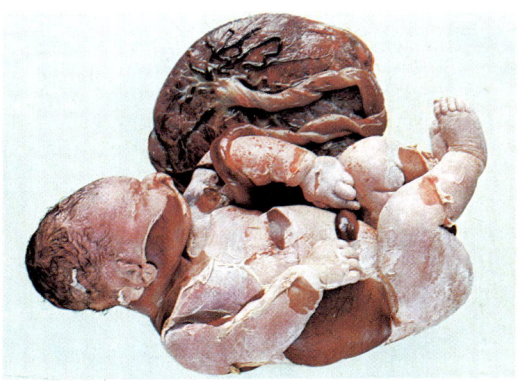

Abb. 1   Intrauteriner Fruchttod mit Mazeration dritten Grades (Fetus sanguinolentus)

worfen ist. Rückschlüsse aus dem Schweregrad der Mazeration auf den Zeitpunkt des Fruchttodes sind daher nur mit großer Zurückhaltung erlaubt. In seltenen Fällen bleibt vor allem bei kleinen Feten die Mazeration weitgehend aus. Es kommt zur Eintrocknung, zur Mumifikation (Fetus papyraceus) oder auch zur Inkrustation, zur Versteinerung (Lithopädion).

Die

Diagnose des intrauterinen Fruchttodes

ist heute bei gegebenem Verdacht ohne Mühe und ohne großen Aufwand zu stellen. Erster subjektiver *Hinweis* ist das Ausbleiben der Kindsbewegungen. Klinisches *Leitsymptom* ist der fehlende Nachweis der Herzaktionen, wobei das Nichthören mit dem Stethoskop allerdings nicht ausreicht: Die akustischen Phänomene können bei adipösen Bauchdecken, bei einem Hydramnion, aber auch bei dorsoposterioren Kindslagen verdeckt sein und sich so dem Nachweis mit dem Hörrohr entziehen. Auch die apparative Registrierung mittels des Doptongerätes bzw. des Kardiographen hat eine Versagerquote: Sie beträgt in den letzten Schwangerschaftswochen und während der Entbindung allerdings nur < 5%. *Beweisend* ist das Fehlen der fetalen Herzaktionen im Ultraschallbild.

Weitere klinische Symptome des eingetretenen Fruchttodes sind die Abnahme des Leibesumfanges und des Körpergewichtes der Schwangeren sowie das Tiefertreten des Fundus uteri. Körpergewicht und Leibesumfang gehen schon in den ersten Tagen nach dem Absterben des Kindes zurück, und zwar vor allem infolge des Fruchtwasserschwundes. Der Fundusstand sinkt erst nach 1–2 Wochen.

Typisch sind weiterhin die *Fruchtwasserveränderungen*. Im Ultraschallbild ist eine Verminderung bereits nach Stunden erkennbar. Bei der Amnioskopie bzw. beim Blasensprung zeigt sich ein gelblich-grünliches Fruchtwasser infolge der Mekoniumbeimengung. Später wird das Fruchtwasser infolge der Hämolyse fleischwasserfarben oder auch schmutzig-grau bzw. braunrot.

Zeitlich parallel zu den klinischen Symptomen bilden sich charakteristische *röntgenologische Veränderungen am Skelettsystem* aus. Sie beruhen im wesentlichen auf dem Tonus- und Flüssigkeitsverlust der abgestorbenen Frucht. In der klinischen Praxis hat die Ultraschallechographie die Röntgendiagnostik bei der Er-

fassung des intrauterinen Fruchttodes weitgehend verdrängt.

Die

Geburtsleitung

hat nach der Sicherstellung der Diagnose nicht zuletzt aus psychischen Gründen, d.h. vor allem mit Rücksicht auf die zunehmende Belastung der Patientin, in einer baldigen und möglichst schonenden Entleerung des Uterus zu bestehen. Eingreifende, die Schwangere zusätzlich gefährdende Eingriffe müssen durch ein umsichtiges Vorgehen so weit wie möglich vermieden werden. Bei einem *Fruchttod in der Spätschwangerschaft* ist, sofern Wehen nicht bestehen, die Geburtseinleitung zu indizieren. Das Vorgehen richtet sich im wesentlichen nach dem Zustand der Zervix und damit nach der Höhe des Bishop-Score. Bei niedrigem Score erfolgt eine Vorbehandlung mit Prostaglandinen bis zur ausreichenden Zervixreifung. Bei der anschließenden Oxytocininfusion kann die Dosierung höher als bei der Geburtseinleitung mit lebendem Kind erfolgen. Auf alle Fälle ist anzustreben, die Ausstoßung des abgestorbenen Kindes vor Ablauf von 4 Wochen nach dem Fruchttod zu erreichen, um das Auftreten einer Koagulopathie mit ausreichender Sicherheit zu vermeiden. Bei länger zurückliegendem Fruchttod sollten vor der Geburtseinleitung die Gerinnungsfaktoren bestimmt und notfalls substituiert werden. Eine prophylaktische Gabe eines Fibrinolysehemmers halten wir mit Rücksicht auf die mögliche Aktivierung der Fibrinolyse für indiziert.

Bei dem *Fruchttod sub partu* wird bei fehlender materner Indikation zur Beendigung der Entbindung die Spontanausstoßung abgewartet. Auch hier hat die Wehensubstitution mittels eines Oxytocindauertropfes keine Rücksicht auf das Kind zu nehmen. Die Analgesie kann allein auf die Belange der Kreißenden abgestimmt werden. Evtl. ist aus psychischen Gründen eine intravenöse Durchtrittsnarkose anzuraten. Die früher bei einer verzögerten Muttermunderöffnung angewandten instrumentellen Dauertraktionen, z.B. über eine am vorangehenden Teil fixierte Kopfschwartenzange, bei der Beckenendlage an einem heruntergeholten Fuß, haben bei den gegebenen Möglichkeiten der medikamentösen Geburtsleitung kaum noch eine Indikation. *Zerstückelnde Operationen* – z.B. in Form der Perforation oder Kraniotraxie – sollten aus dem gleichen Grunde, und zwar vor allem bei noch nicht am Beckenboden stehenden vorangehenden Teil zur Vermeidung materner Weichteilverletzungen unterlassen werden. Eine bis heute erhaltene Indikation stellt die Perforation des nachfolgenden Kopfes bei Beckenendlage zur Erleichterung der endgültigen Entwicklung des Kindes dar.

Nach der Entbindung sollte in jedem Fall die Zustimmung der Eltern zur pathomorphologischen Untersuchung des Kindes *und* der Nachgeburt erwirkt werden. Diese Forderung hat ihre Berechtigung, da insbesondere bei einer nachfolgenden Schwangerschaft auf diese Weise die Basis für eine sinnvolle Prophylaxe geschaffen werden kann. Die Untersuchung der Plazenta ist anzustreben, da in einem hohen Prozentsatz nur sie Hinweise auf die Ursache des intrauterinen Fruchttodes zu geben vermag (Vogel u. Schuhmacher; Simma u. Vogel).

Literatur

Bolte, A., U. Küpper: Die perinatale Mortalität. Arch. Gynäkol. 213 (1973) 307

Davies, B. R., P. Arroyo: The importance of primary diagnosis in perinatal death. Amer. J. Obstet. Gynecol. 152 (1985) 17

Hillemanns, H. G., L. Quaas, M. Steiner: Perinatalmedizinische Möglichkeiten und Grenzen des geburtshilflichen Zentrums – eine Analyse der Ursachen perinataler Mortalität 1982–1985. – Z. Geburtsh. Perinatol. 190 (1986) 215

Hillier, S. L., J. Martius, M. J. Krohn, D. A. Eschenbach: The prevalence of Microorganisms in placentas from women with term and preterm delivery. Vortrag vor „Infectious diseases society for obstetrics and gynecology". Vancouver Aug. 1985 (im Druck)

Kubli, F.: Der intrauterine Fruchttod in der zweiten Schwangerschaftshälfte. In Käser, O., V. Friedberg, K. G. Ober, K. Thomsen, J. Zander: Gynäkologie und Geburtshilfe, Bd. II. Thieme, Stuttgart 1967 (S. 133)

Lüchtrath, H.: Feto-infantile Sterblichkeit. Pathologisch-anatomische Ergebnisse einer Studie mit Einzelfallanalyse. Pathologe (1983) 24

Martius, J., A. A. Hartmann: Wertigkeit und Therapie der sexuell übertragbaren Krankheiten (durch Ureaplasma, Mykoplasma, Streptokokken, Zytomegalie-Virus, Human-Papilloma-Virus). Ther. Umsch. 41 (1984) 509

Reiffenstuhl, G., A. Staudach: Die Entwicklung der perinatalen Sterblichkeit in einem Zentralkrankenhaus. Geburtsh. u. Frauenheilk. 37 (1977) 406

Reiffenstuhl, G., A. Staudach, L. Labacher: Analyse der perinatalen Mortalität und Konsequenzen. Zbl. Gynäkol. 104 (1982) 705

Simma, M., M. Vogel: Eine kyematopathologische Untersuchung perinataler Todesfälle. Z. Geburtsh. Perinatol. 191 (1987) 7

Vogel, M., E. Schuhmacher: Perinatal- und Neonatalsterblichkeit. DBÄ 7 (1986) 354

Wulf, K.-H.: Das Plazentainsuffizienzsyndrom (ein klinisches Konzept). Z. Geburtsh. Perinatol. 185 (1981) 2

Aufgaben

1. Mit welcher Frequenz ist heute ein intrauteriner Fruchttod in der zweiten Schwangerschaftshälfte zu erwarten?
2. Nennen Sie wichtige, klinisch bedeutsame Ursachen des intrauterinen Absterbens des Kindes!
3. Kann es bei der Schwangeren durch die postmortalen Veränderungen des Fetus zu Organschädigungen kommen?
4. Was verstehen wir unter dem „Dead-fetus-syndrome"?
5. Beschreiben Sie die 3 Stadien der Mazeration!
6. Wie wird heute der intrauterine Fruchttod diagnostisch gesichert?
7. Aus welchen Gründen ist die Schwangerschaftsbeendigung beim Fruchttod indiziert?
8. Welche Befunde bestimmen das klinische Vorgehen zur Beendigung der Schwangerschaft beim intrauterinen Fruchttod?
9. Ist es mit Rücksicht auf die Schwangere sinnvoll, die zerstückelnden Operationen zur schnelleren Gewinnung des abgestorbenen Kindes großzügig anzuwenden? Begründen Sie Ihre Aussage!
10. Welche Prinzipien bestimmen beim intrauterinen Fruchttod die medikamentöse Geburtsleitung?

12 Physiologie der Geburt

G. Martius

Lernziel

Die vielfältigen Aufgaben bei der Leitung der Entbindung vermag der Geburtshelfer mit ausreichender protektiver und therapeutischer Wirkung zu erfüllen, wenn ihm die physiologischen Vorgänge dieses Teiles des Fortpflanzungsvorganges bekannt sind. Aus diesem Grunde werden in diesem Kapitel die Anatomie des *Geburtskanales* einschließlich des knöchernen Beckens und des Weichteilrohres, das *Geburtsobjekt* mit den unterschiedlichen, den mechanischen Geburtsablauf bestimmenden Anteilen und die die Fruchtausstoßung bestimmenden *uterinen Kontraktionen* dargestellt. Auf diese Weise kann zunächst der physiologische Geburtsablauf in Form der „vorderen Hinterhauptslage" erklärt werden.

Für den Studenten wie für den angehenden Facharzt ist das Verständnis der „Physiologie der Geburt" Voraussetzung für die diagnostischen Maßnahmen zur Überwachung von Mutter und Kind während der Entbindung. Zugleich bildet es die Basis für alle therapeutischen Maßnahmen, die zur Geburtserleichterung, zur Korrektur des Geburtsmechanismus und damit zur Überwindung von Regelwidrigkeiten erforderlich werden. Es ist in den vergangenen Jahren wiederholt die Frage gestellt worden, ob eine ausführliche Darstellung der geburtsmechanischen Vorgänge in einem modernen „Lehrbuch der Geburtshilfe" noch erforderlich ist, und zwar vor allem mit dem Hinweis darauf, daß sich die Geburtshilfe zur operativen Geburtsbeendigung weitgehend auf einfache vaginal-entbindende Operationen bei tiefstehendem Kopf beschränkt und alles andere der abdominalen Schnittentbindung überläßt. Eine solche therapeutische Simplifizierung ist nicht zulässig! Es ist vielmehr eine Tatsache, daß sowohl die konservative Geburtsleitung als auch das entbindende Operieren nicht auf geburtsmechanische Kenntnisse verzichten darf, wenn vor allem dem Kind nicht unnötige Belastungen zugemutet werden sollen. So bedeutet eine Vakuum- oder Zangenextraktion bei noch fehlender Haltungs- und Einstellungsänderung ohne die erforderliche instrumentelle Korrektur eine erhebliche zusätzliche Gefährdung des Kindes, aber auch der Kreißenden!

Schließlich vermag der Geburtshelfer eine prognostische Bewertung der uterinen Funktionen einschließlich der Veränderungen im Bereich der Zervix mit den sich hieraus ergebenden therapeutischen Konsequenzen nur vorzunehmen, wenn er über die physiologischen Vorgänge, die zum Ingangkommen der Wehen führen, und über ihre retrahierende und dilatierende Wirkung im Verlauf der Eröffnungsperiode ausreichend orientiert ist.

Es besteht damit für den Lernenden uneingeschränkt die Notwendigkeit, sich mit der „Physiologie der Geburt" intensiv auseinanderzusetzen. Erst hierdurch wird er in die Lage versetzt, die ihm später übertragenen diagnostischen und therapeutischen Aufgaben im Kreißsaal mit größtmöglicher Effektivität zu erfüllen.

Als „**Geburt**" werden diejenigen Vorgänge bezeichnet, die zur Eröffnung des Fruchthalters und zur Ausstoßung des Schwangerschaftsproduktes führen. Für ihr Verständnis sind ausreichende Kenntnisse der folgenden 3 „Partialfunktionen" des Geburtsverlaufes erforderlich:

– Anatomie des Geburtskanales,
– Anatomie des Geburtsobjektes,
– Anatomie und Physiologie des graviden Uterus.

Die unter dem Einfluß der uterinen Kontraktionen zustandekommende mechanische Adaptation des Geburtsobjektes an den maternen Geburtskanal, die schließlich zum Austritt des Kindes führt, wird zusammenfassend mit dem Begriff des

Geburtsmechanismus

belegt.

Anatomie des Geburtskanales

Der Geburtskanal, den das Kind unter dem Einfluß der Wehen passiert, besteht aus

– dem *knöchernen Becken:* von ihm kommt lediglich dem kleinen Becken geburtsmechanische Bedeutung zu;
– dem *Weichteilrohr:* es besteht aus Zervix, Vagina, Beckenboden und Vulva. Die unteren Anteile weiten sich unter dem Einfluß des durchtretenden vorangehenden Kindsteiles zum „*Weichteilansatzrohr*" aus und verlängern auf diese Weise den knöchernen Geburtskanal nach unten und vorne.

Das **knöcherne Becken** (Abb. 1) besteht aus 4 durch Bänder und Knorpel fest miteinander verbundenen Knochen, und zwar aus:

– 2 Hüftbeinen (Ossae coxae),
– Kreuzbein (Os sacrum),
– Steißbein (Os coccygis).

Die **Hüftbeine** (Abb. 1) werden aus 3 in der Hüftgelenkspfanne zusammengefügten Knochen gebildet, und zwar aus:

– Darmbein (Os ilium),
– Sitzbein (Os ischii),
– Schambein (Os pubis).

Die Hüftbeine sind beiderseits mit der breitflächigen Articulatio sacroiliaca mit dem Kreuzbein verbunden. Vorn vereinigen sie sich zur

Symphysis pubica.

Die bogenförmig angeordneten Hüftbeine umschließen so zusammen mit dem Kreuzbein das *kleine Becken*, einen mit Weichteilen ausgekleideten, nach kaudal durch den Beckenboden abgeschlossenen Raum. Im kleinen Becken unterscheiden wir 3 Etagen, die sog.

Beckenräume

(Abb. 2), denen geburtsmechanisch erhebliche Bedeutung zukommt, und zwar:

– Beckeneingangsraum,
– Beckenhöhle,
– Beckenausgangsraum.

Der

Beckeneingangsraum

bildet den Übergang vom großen zum kleinen Becken. Nach kranial wird er durch die Verbindungslinie vom Promontorium zum oberen Symphysenrand, nach unten durch die seitlichen Anteile der Linea terminalis begrenzt (Abb. 2, Tab. 1). Die **Maße** lassen erkennen, daß dem vorangehenden Kindsteil für den Eintritt in

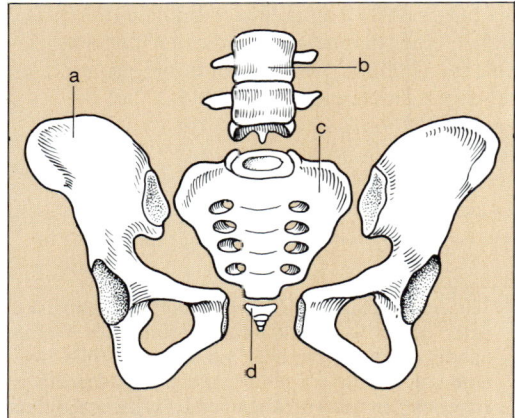

Abb. 1 Anatomie des Beckens. Das Becken ist in die beiden Hüftbeine, das Kreuzbein und das Steißbein zerlegt
a = Hüftbein, b = LWS,
c = Kreuzbein, d = Steißbein

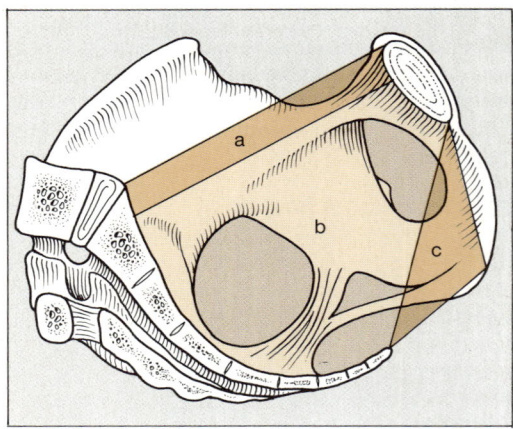

Abb. 2   Beckenräume des kleinen Beckens (nach *v. Massenbach*)
a = Beckeneingangsraum,
b = Beckenhöhle,
c = Beckenausgangsraum

Tabelle 1   Die drei Räume des kleinen Beckens mit ihren Begrenzungen, ihren geburtsmechanisch wirksamen Formen und ihren Maßen

Beckenräume	Maße		Form
Verbindungslinie Promontorium – oberer Symphysenrand			
Beckeneingangs- raum	gerade: schräg: quer:	12 cm 12,5 cm 13 cm	queroval
Verbindungslinie der seitlichen Linea terminalis			
Beckenhöhle	in allen Durch- messern 13 cm		rund
Verbindungslinie unterer Symphysenrand – Steißbein			
Beckenausgangs- raum	gerade: quer:	11,5 cm 10,5 cm	längsoval
dachähnliche Flächen vom unteren Symphysen- rand zur Verbindungslinie der Tubera ischiadica und von dort zum Steißbein			

das kleine Becken ein querovaler Raum zur Verfügung steht (Tab. 1). Geburtsmechanisch hat dabei die

Conjugata vera obstetrica

die größte Bedeutung, da sie mit einer Länge

von 12 cm die engste Stelle des Beckeneinganges darstellt (Abb. 3 und 4)*.

Der Querdurchmesser des Beckeneinganges, der

Diameter transversa

(Abb. 4) charakterisiert mit der Distanz zwischen den beiden seitlichen Anteilen der Linea terminalis von 13 cm die querovale Form des Beckeneinganges. Der schräge Durchmesser des Beckeneinganges, der

Diameter obliqua

(Abb. 4), verläuft von der Eminentia iliopubica der einen Seite zur gegenüberliegenden Articulatio sacroiliaca mit einer Länge von 12,5 cm. Für die Kontrolle der Einstellung des vorangehenden Teiles und deren Änderungen im geburtsmechanischen Ablauf kommt der Unterscheidung in einen

– *linken (ersten) schrägen Durchmesser* von der linken Eminentia iliopubica zur rechten Articulatio sacroiliaca und einen
– *rechten (zweiten) schrägen Durchmesser* von rechts vorn nach links hinten

Bedeutung zu: Bei regelrechtem Geburtsverlauf dreht sich der Kopf des Kindes bei linker (erster) vorderer Hinterhauptslage durch den 1. schrägen Durchmesser, bei rechter (zweiter) vorderer Hinterhauptslage durch den 2. schrägen Durchmesser. Bei der vaginalen Befundkontrolle erkannte Abweichungen von dieser Regel sind ein wichtiger und oftmals erster Hinweis auf das Bestehen einer geburtsmechanischen Regelwidrigkeit (s. „Pfeilnahtverlauf im entgegengesetzten schrägen Durchmesser", S. 384).

Die

Beckenhöhle

(Abb. 2, Tab. 1) schließt sich an den Beckenein-

---

* Seit der Beschreibung des knöchernen Geburtskanales durch Sᴇʟʟʜᴇɪᴍ haben infolge der **Wachstumsakzeleration** die Beckenmaße an Größe zugenommen. Die in den geburtshilflichen Lehrbüchern angegebenen Maßangaben bedurften deshalb einer Korrektur. In der Tab. 1 wie auch im Text dieser Neuauflage werden die Beckenmaße angegeben, wie sie von uns mit Hilfe computertomographischer Maße neu ermittelt wurden. Auf diese Weise erklären sich Diskrepanzen zu Angaben in anderen, älteren Lehrbüchern und Publikationen.

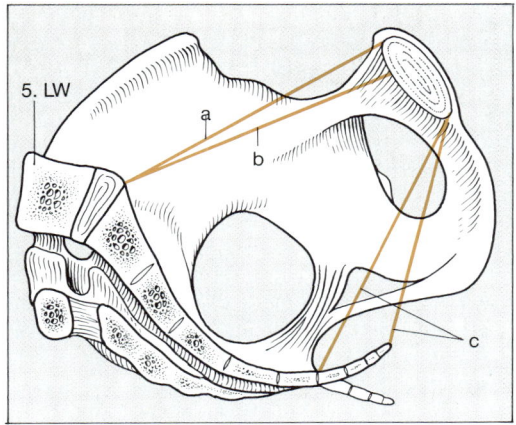

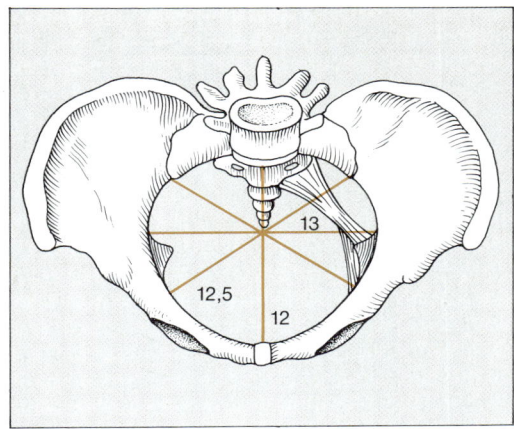

Abb. 3   Längsdurchmesser des Beckens
a = Conjugata vera anatomica,
b = Conjugata vera obstetrica,
c = Längsdurchmesser des Beckenausgangs

Abb. 4   Maße des Beckeneingangsraumes

gangsraum nach kaudal an. Damit entspricht die untere Begrenzung des Beckeneingangsraumes der oberen Begrenzung der Beckenhöhle. Die untere Begrenzung stellt die Verbindungslinie vom unteren Symphysenrand zum Kreuzbein-Steißbein-Gelenk (nicht zur Steißbeinspitze!) dar. Die **Maße** dieses Raumes betragen in allen Durchmessern 13 cm. Dies entspricht der *runden Form dieses Beckenabschnittes*, der dem Kopf damit die Möglichkeit zur Drehung gibt. Bei seitlicher Betrachtung erscheint die Beckenhöhle keilförmig bei gleichzeitigem größeren Raumangebot in den dorsalen (sakralen) Anteilen.

Der nach kaudal an die Beckenhöhle anschließende

Beckenausgangsraum

(Abb. 2, Tab. 1) hat bei der Betrachtung von oben eine längsovale Form. Nach vorn wird er von dem einem gotischen Bogen ähnlichen Arcus pubis, seitlich von den Tubera ischiadica und den Ligg. sacrotuberalia begrenzt. Zum Verständnis der unteren Begrenzung (Abb. 2) müssen zwei Ebenen angenommen werden: Sie verlaufen dachfirstartig vom unteren Symphysenrand zur Verbindungslinie der beiden Tubera ischiadica und von dort zurück zum Steißbein-Kreuzbein-Gelenk. Die geburtsmechanisch wirksame *längsovale Form* wird deutlicher, wenn die seitliche Einengung durch die Levatorenschenkel (Abb. 5) und die Abwinkelung des

Steißbeines nach dorsal Berücksichtigung finden. Der gerade Durchmesser des Beckenausgangsraumes wird dadurch von 10,5 cm auf 11,5 cm erweitert; der Querdurchmesser beträgt infolge der Einengung durch die Levatorenschenkel 10,5 cm.

Die Verbindungslinie aller Mittelpunkte der geraden Durchmesser der Beckenräume und des sich anschließenden Weichteilansatzrohres wird als

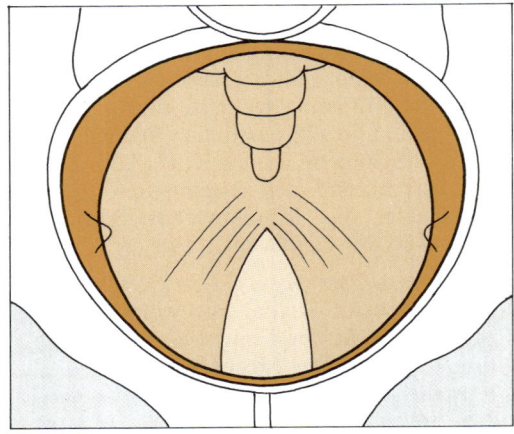

Abb. 5   Die drei Beckenräume in der Aufsicht
Beckeneingangsraum = queroval,
Beckenhöhle = rund,
Beckenausgangsraum = längsoval

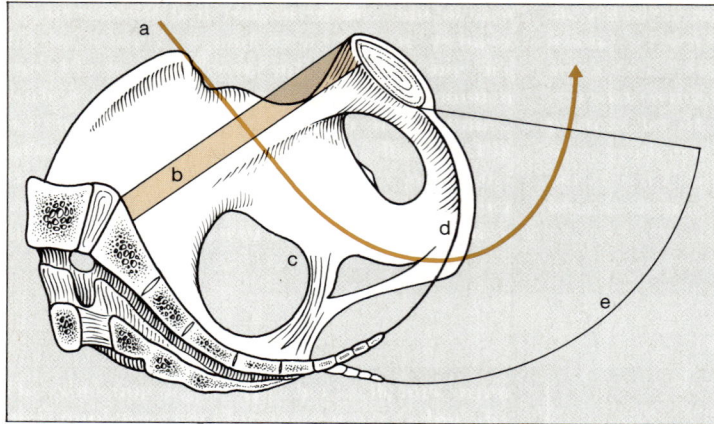

Abb. 6   Geburtskanal mit
Weichteilansatzrohr
a = Führungslinie,
b = Beckeneingang,
c = Beckenhöhle,
d = Beckenboden,
e = Weichteilansatzrohr

Führungslinie des Geburtskanales

bezeichnet (Abb. 6). Ihr hat das Geburtsobjekt während des Durchtrittes zu folgen. An dem Übergang aus dem gestreckten in den nach vorn abgebogenen Teil der Führungslinie bildet sie das „**Knie des Geburtskanales**". Diese vom Geburtsobjekt zu passierende Kurve kann durch eine kyphotische Lagerung der Kreißenden entschärft werden.

Während der Gravidität erfahren die Verbindungen der Beckenknochen eine *hormonale Auflockerung*, die unter der Geburt in gewissem Grade eine

Konfiguration des Beckens

und damit eine Adaptation an Größe und Form des Geburtsobjektes ermöglicht. Die Bedeutung der Konfigurationsfähigkeit des knöchernen Beckens ist zudem an der vermehrten Beweglichkeit der Hüftbeine in den Iliosakralgelenken zu erkennen, die sub partu eine **Stellungsänderung der Symphyse** ermöglicht (Abb. 7), die ebenfalls während des Durchtrittes des Geburtsobjektes das Raumangebot vergrößert, und zwar in der Form, daß

- *bei in den Hüftgelenken gestreckten Beinen* die Symphyse nach kaudal tritt, womit die Conjugata vera für den Eintritt des vorangehenden Teiles um 0,5–1,0 cm zunimmt,
- *bei in den Hüftgelenken gebeugten Beinen* der Längsdurchmesser des Beckenausganges durch die eintretende Kranialbewegung der Symphyse zunimmt, so daß dem vorangehenden Teil der Austritt aus dem knöchernen Becken erleichtert wird.

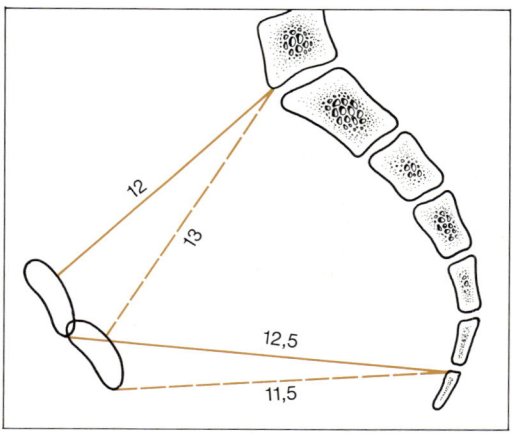

Abb. 7   Stellungsänderung der Symphyse (nach *Borell* u. *Fernström*)
– – – während des Eintrittes des Kopfes in den Beckeneingang mit Vergrößerung der Conjugata vera
——— während des Austrittes des Kopfes mit Vergrößerung des Längsdurchmessers des Beckenausgangs

Schließlich wird eine raumvergrößernde Konfiguration des Beckens durch die **Abwinkelung des Os coccygis** nach dorsal erreicht (Abb. 3).

Das **Weichteilrohr** wird von der Zervix, der Vagina, dem Beckenboden und der Vulva gebildet (Abb. 8). Damit liegt dieser vom Geburtsobjekt zu passierende Teil des Geburtskanales teilweise innerhalb des kleinen Beckens; teilweise ist er in Form des *Weichteilansatzrohres* dem Beckenausgang aufgesetzt, womit dieses eine Verlängerung des knöchernen Geburtskanales nach vorn

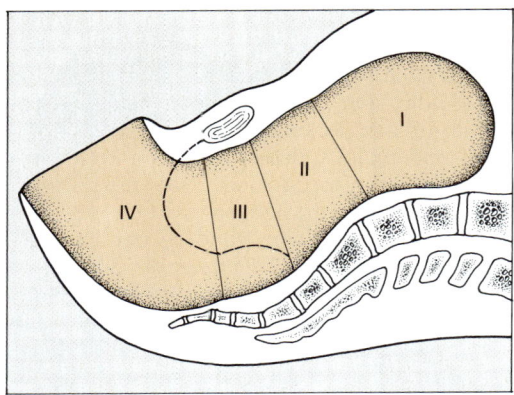

Abb. 8 Geburtskanal mit ausgeweitetem Weich-
teilrohr
I   = kontraktiler Teil des Uterus,
II = Zwischenstück,
III = Cervix uteri,
IV = Weichteilansatzrohr

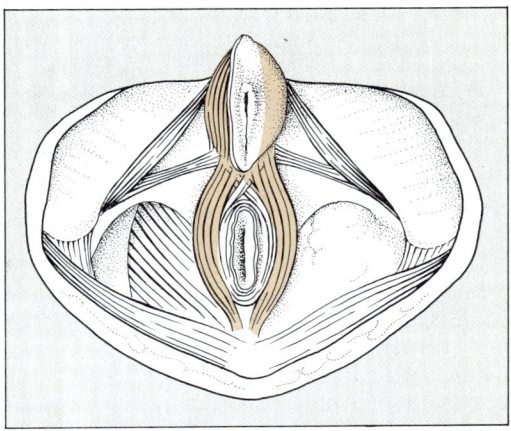

Abb. 9 Äußere Schließmuskelschicht des Beckenbodens

unten dargestellt. Die Grenze zwischen dem Corpus uteri und dem Weichteilrohr bildet die

Bandl-Retraktionsfurche.

Bei gewebearmen Bauchdecken ist sie oberhalb der Symphyse als querverlaufende Rinne zu tasten, die mit zunehmender Retraktion des Corpus uteri im Verlauf der Eröffnungsperiode höher steigt. Bei vollständiger Muttermunderweiterung steht sie dann 4 Querfinger über der Symphyse. Die *äußere Palpation* ermöglicht damit bis zu einem gewissen Grade die Kontrolle der Muttermundsweite.

Der

muskuläre Beckenboden

bildet den Verschluß des kleinen Beckens nach unten. Während er außerhalb der Gravidität und vor Wehenbeginn den intraabdominalen Druck abzufangen hat, muß er unter der Geburt dem Kind den Durchtritt gewähren. Hierbei wird der Beckenboden in das sich ausweitende Weichteilrohr einbezogen. Die *3 Schichten*, aus denen der Beckenboden gebildet wird, bestehen aus dachziegelartig übereinandergefügten Systemen aus Faszien und Muskulatur (Abb. 9–11):

– Die *äußere Schließmuskelschicht* (Abb. 9) besteht aus dem M. ischiocavernosus, dem M. transversus perinei superficialis, dem M. bulbospongiosus und dem M. sphincter ani ex-

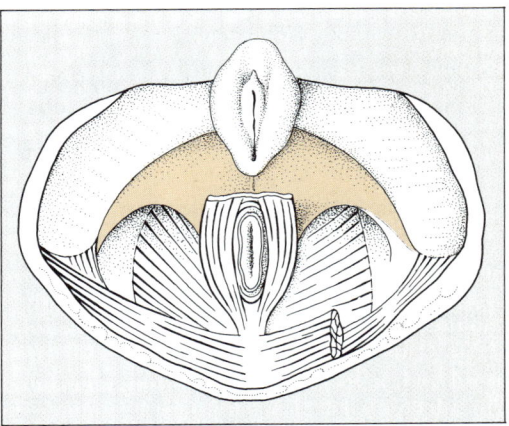

Abb. 10 Diaphragma urogenitale des Beckenbodens

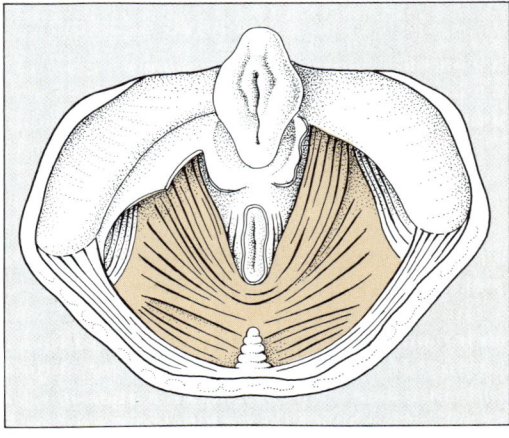

Abb. 11 Musculus levator ani des Beckenbodens

ternus. Die beiden letzten bilden zusammen eine Achtertour um Introitus vaginae und Anus.

– Das *Diaphragma urogenitale* (Abb. 10) ist als mittlere Schicht des Beckenbodens in Form einer dreieckigen Muskel-Faszien-Platte im Arcus pubis ausgespannt. Es enthält den M. transversus perinei profundus und Teile des muskulären Harnröhrenverschlusses.

– Das *Diaphragma pelvis* (Abb. 11) besteht im wesentlichen aus dem M. levator ani. Seine innere und kräftigste Schicht verläuft in zwei Portionen von der Steißbeinspitze bzw. dem Lig. anococcygeum nach vorn unten und setzt breitflächig an der seitlichen Becken-

wand an. Auf diese Weise entsteht eine „doppelte schiefe Ebene" von hinten und seitlich oben nach vorn und median unten: sie hat die Aufgabe, den vorangehenden Teil in Richtung auf den Beckenausgang nach vorn zu leiten und zugleich dessen Drehung im kleinen Becken zu unterstützen. Der *Levatorspalt* (Abb. 5) stellt die längsovale Öffnung zwischen den medianen Rändern der Levatorschenkel dar. Die *Erhaltung der Strukturen und damit der Statik des Beckenbodens* gehört zu den wichtigen Aufgaben des Geburtshelfers während der Preßperiode; ihr dient in erster Linie die richtige Indikationsstellung zur Episiotomie.

Geburtsobjekt

In etwa 94% aller Geburten besteht eine Schädellage, so daß der

Kopf als Geburtsobjekt

den wichtigsten Teil des Kindskörpers darstellt (Abb. 12 u. 13).

Am Kopf des Kindes sind Gehirnschädel, Gesichtsschädel und Schädelbasis zu unterscheiden. Im Gegensatz zum Gehirnschädel sind Gesichtsschädel und Schädelbasis wegen der festen Fügung der Knochen nicht konfigurierbar.

Der **Gehirnschädel** stellt als Umhüllung der Schädelhöhle ein Gehäuse aus platten Knochen mit ovoider Form dar. Die folgenden Knochen sind daran beteiligt:

– 2 Stirnbeine (Ossa frontalia),
– 2 Scheitelbeine (Ossa parietalia),
– 2 Schläfenbeine (Ossa temporalia),
– 1 Hinterhauptsbein (Os occipitale).

Die bindegewebige Verbindung der Schädelknochen erfolgt durch die

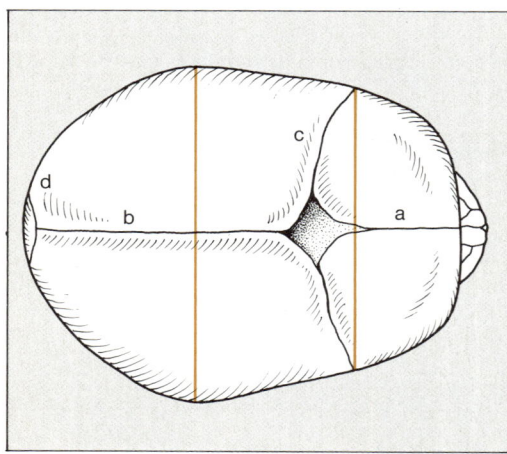

Abb. 12   Aufsicht eines Neugeborenenschädels
Großer querer Durchmesser = D. biparietalis,
kleiner querer Durchmesser = D. bitemporalis
a = Stirnnaht   c = Kranznaht
b = Pfeilnaht   d = Lambdanaht

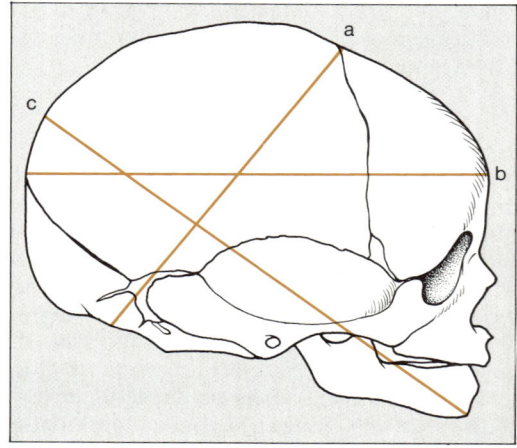

Abb. 13   Seitenansicht eines Neugeborenenschädels
a = D. suboccipitobregmatica
b = D. frontooccipitalis
c = D. mentooccipitalis

Nähte (Suturae)

(Abb. 12 u. 13), und zwar:

- *Stirnnaht* (Sutura frontalis): Naht zwischen den beiden Stirnbeinen;
- *Pfeilnaht* (Sutura sagittalis): Naht zwischen den beiden Scheitelbeinen;
- *Kranznaht* (Sutura coronaria): Naht seitlich der großen Fontanelle zwischen Stirn- und Scheitelbeinen;
- *Lambdanaht* (Sutura lambdoidea): Naht beiderseits der kleinen Fontanelle zwischen Scheitelbeinen und Hinterhauptsschuppe.

Die Verschieblichkeit der Schädelknochen gegeneinander im Bereich der Nähte erlaubt unter der Geburt eine *Konfigurierbarkeit des Kopfes.* Bei der geburtshilflichen Untersuchung dienen die Nähte als Orientierungshilfen bei der *Kontrolle der Einstellung des Kopfes* im kleinen Becken.

Die Knochenlücken, die durch das Zusammentreffen der Nähte entstehen, werden als

Fontanellen (Fonticuli cranii)

bezeichnet (Abb. 12). Es sind zu unterscheiden:

- *große Fontanelle* (Stirnfontanelle, Fonticulus anterior): Viereckige Fontanelle an dem Zusammentreffen von Stirn-, Kranz- und Pfeilnaht;

- *kleine Fontanelle* (Hinterhauptsfontanelle, Fonticulus posterior): dreieckige Fontanelle an der Vereinigung von Pfeilnaht und Lambdanaht.

Bei der vaginalen Untersuchung unter der Geburt dienen die Fontanellen der *Kontrolle der Haltung des Kopfes* im kleinen Becken.

- *Seitenfontanellen* (Keilbeinfontanelle, Fonticuli anteriolaterales; Warzenfontanellen, Fonticuli posterolaterales): beiderseits vor bzw. hinter dem Schläfenbein. Unter der Geburt werden sie nur bei einem verstärkten Asynklitismus bzw. der Ohrlage tastbar.

Die geburtsmechanisch wichtigen

Kopfmaße

sind in der Tab. 2 zusammengestellt. Es handelt sich um Durchschnittswerte des unkonfigurierten Kopfes reifer Kinder, wie sie zur Geburt mitgebracht und somit geburtsmechanisch primär wirksam werden (G. Martius u. Mitarb.). Unter der Geburt verringern sich die Maße infolge der Konfiguration des Kopfes.

Ein Einfluß der genetisch determinierten und damit zur Geburt mitgebrachten

Kopfform

auf den Geburtsmechanismus ist zu erwarten und unbestritten (H. Martius; Rydberg; Na-

Tabelle 2 Die geburtsmechanisch wichtigen Kopfmaße des Geburtsobjektes*

	Durchmesser und Umfänge	Beschreibung	Maße (cm)
Längsdurchmesser	Diameter frontooccipitalis (gerader Durchmesser)	Glabella – Hinterhaupt	12,0
	Diameter mentooccipitalis (großer schräger Durchmesser)	Kinn – Hinterhaupt	14,0
	Diameter suboccipitobregmatica (kleiner schräger Durchmesser)	Nacken – große Fontanelle	10,5
Querdurchmesser	Diameter biparietalis (großer querer Durchmesser)	Abstand der Scheitelbeinhöcker	9,5
	Diameter bitemporalis (kleiner querer Durchmesser)	größter Abstand der Schenkel der Kranznaht	8,5
Umfänge	Circumferentia frontooccipitalis (Hutmaß)	dem geraden Durchmesser entsprechend	35,0
	Circumferentia mentooccipitalis	dem großen schrägen Durchmesser entsprechend	39,0
	Circumferentia suboccipitobregmatica	dem kleinen schrägen Durchmesser entsprechend	33,0

* Die intrauterine Wachstumsakzeleration hat zu einer Vergrößerung der Kindsmaße geführt. Hiermit sind Abweichungen der in der Tabelle wiedergegebenen Maße von älteren Lehrbuchangaben erklärt.

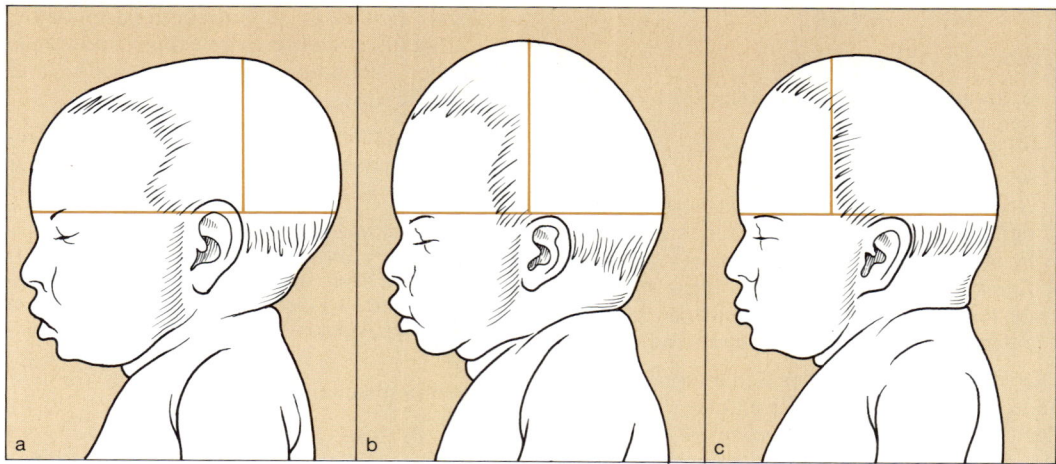

Abb. 14a–c   Primäre, zur Geburt mitgebrachte Kopfformen des Kindes
a = Langkopf, b = Turmschädel, c = Kurzkopf

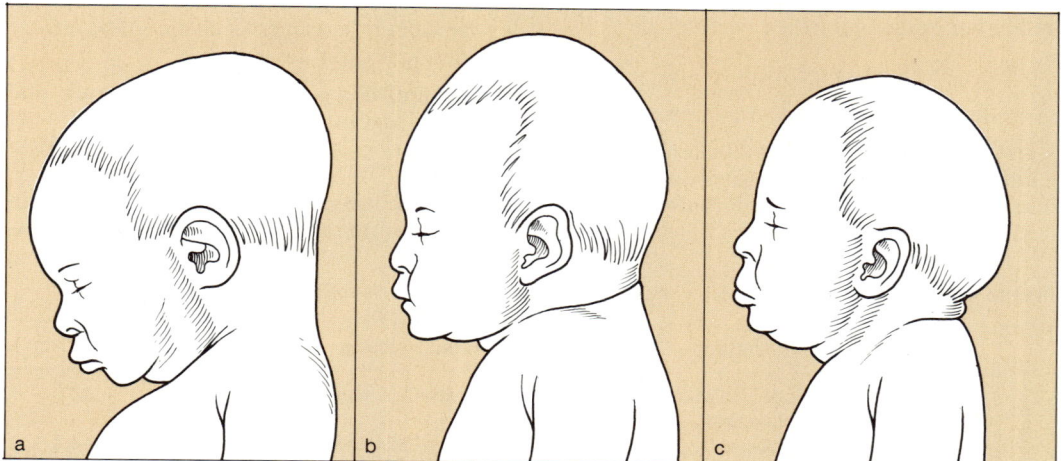

Abb. 15a–c   Die für die primäre Kopfform günstigste Haltungsänderung
a = Beugung des Langkopfes, b = beibehaltene indifferente Haltung des Turmschädels,
c = leichte Streckung des Kurzkopfes

RIK), da die Adaptation des Kopfes im Geburtskanal im Sinne der Formanpassung die Berücksichtigung der Kopfform zur Voraussetzung hat. Es sind die folgenden typischen Kopfformen zu unterscheiden (Abb. 14 u. 15):

– *Dolichozephalie:* Der lange, schmale, sich zum Hinterhaupt verjüngende Langkopf ist die häufigste angeborene Kopfform. Er muß sich zur Formanpassung an den Geburtskanal längsstellen, d. h. beugen.

– *Hypsi- bzw. Torrizephalie:* Der Turmschädel tritt erwartungsgemäß ohne Haltungsänderung mit dem Scheitel voran durch den Geburtskanal hindurch.

– *Brachyzephalie:* Der Kurzkopf schickt durch eine mäßige Streckung das Vorderhaupt voran.

– *Hyperdolichozephalie:* Der übermäßig lange Kopf neigt infolge einer frühen Streckung zur Gesichtslage. Bei gleichzeitig langem und flachem Hinterhaupt sucht der Kopf während der Gravidität die Formanpassung im Fundus uteri, was zur Beckenendlage führen kann.

- *Hypsidolichozephalie:* Der hohe Langkopf wird schließlich gehäuft bei der hinteren Hinterhauptslage gefunden.

Nach der Geburt des Kopfes, aber auch bei der Beckenendlage ist der

Rumpf als Geburtsobjekt

gezwungen, sich während des Durchtrittes durch den Geburtskanal den geburtsmechanischen Gesetzen zu unterwerfen. Am **Schultergürtel** überwiegt im Gegensatz zum Kopf der Querdurchmesser gegenüber dem Längsdurchmesser. Sein Umfang beträgt bei gleichzeitiger guter Konfigurierbarkeit 34–35 cm. – Die **Hüftbreite** mit einem Umfang von etwa 25 cm ist bei der Schädellagengeburt ohne geburtsmechanische Bedeutung. Lediglich bei übergewichtigen Kindern kommt es nach der Geburt der Schultern zur äußeren Drehung des Rumpfes, damit die Hüftbreite quer in den Beckeneingang eintreten kann. Bei der *Beckenendlage* wird indessen der geburtsmechanische Ablauf von der Formanpassung der Hüftbreite an den knöchernen Geburtskanal bestimmt.

Zur

Formanpassung des Geburtsobjektes

an den im Geburtskanal zur Verfügung stehenden Raum sind die folgenden Möglichkeiten gegeben:

- Konfiguration,
- Haltungsänderungen innerhalb des Geburtsobjektes,
- Abbiegung des vorangehenden Teiles in Richtung des Biegungsfazillimum.

Die **Konfiguration des Geburtsobjektes** tritt vorwiegend als Folge des Druckes der umgebenden

Weichteile auf (NARIK; BORELL u. FERNSTRÖM). Am Kopf erfolgt sie über eine Verschiebung der Schädelknochen gegeneinander, wobei die Scheitelbeine in kranialer Richtung ausweichen. Ein dachziegelartiges Übereinanderschieben tritt, wie früher angenommen, dabei nicht ein. Das Ausmaß der Platzersparnis beträgt für die Umfänge etwa 1 cm, für die queren Durchmesser 0,25–0,5 cm, wobei der Diameter biparietalis am stärksten an der Konfiguration beteiligt ist (G. MARTIUS u. Mitarb.).

Die **Haltungsänderungen** in Form der Beugung und Streckung führen ebenfalls zu einer besseren Raumausnutzung. So bewirkt die im Verlauf der Geburt eintretende *Beugung des dolichozephalen Kopfes* eine Verminderung des Umfanges von 35,0 cm auf 33,0 cm dadurch, daß anstelle des frontookzipitalen Durchmessers die Circumferentia suboccipitobregmatica geburtsmechanisch wirksam wird (vgl. Abb. 13).

Der Austritt des Kopfes aus dem Geburtskanal wird dadurch erleichtert, daß das Geburtsobjekt bestrebt ist, die **Abbiegung in Richtung des Biegungsfazillimum** zu erreichen. Es ist verständlich, daß sich der Kopf bei indifferenter Haltung bei etwa gleicher Gewebsspannung sowohl beugen, als auch strecken kann. Der *gebeugte Kopf* vermag jedoch am Knie des Geburtskanales leichter in die Streckung, der *gestreckte Kopf* leichter in die Beugung und damit in die Richtung der leichteren Abbiegbarkeit überzugehen. Bei der regelrechten vorderen Hinterhauptslage wird diese „leichtere Abbiegung" dadurch erreicht, daß sich der Kopf in der Beckenhöhle mit dem Hinterhaupt symphysenwärts dreht. Dies bedeutet, daß

- *bei gebeugtem Kopf* ein Biegungsfazillimum in Richtung der Streckung,
- *bei gestrecktem Kopf* ein Biegungsfazillimum in Richtung der Beugung besteht.

Über die Ursache der abbiegungsgerechten Drehung des Kopfes wird auf S. 322 berichtet.

Wehenbeginn; Ursachen des Geburtseintrittes

Die Schwangerschaftsdauer ist artspezifisch determiniert. Das Kind wird nach dem Abschluß der physiologischen Reifung geboren. Der **Auslösemechanismus**, der die geburtswirksamen Wehen am Ende der Gravidität in Gang setzt, stellt ein multifaktorielles Geschehen in Form

eines sinnvollen Zusammenwirkens mechanischer, nervaler, endokriner und biochemischer Faktoren dar. Einen wesentlichen Beitrag zum Verstehen des Geburtseintrittes haben in den letzten Jahren die Rezeptor- und die Prostaglandinforschung geleistet, die die z. T. spekulativen Deutungen der wehenauslösenden Vorgänge ergänzen bzw. korrigieren konnten.

Die wichtigsten

weheninduzierenden Faktoren,

die wir heute kennen, sind (HUSSLEIN u. Mitarb.; SCHMIDT-GOLLWITZER; GOESCHEN; u. a.):

1. Mechanische Faktoren:

– passive Dehnung des Myometriums,
– präpartuale Spannungsentlastung am Myometrium,
– passive bzw. aktive Dehnung der Zervix mit Stimulation der Prostaglandinsynthese.

2. Nervale Faktoren:

– parasympathische Aktivitätssteigerung des Myometriums,
– parasympathische Tonussenkung an der Zervix.

3. Chemische (endokrine) Faktoren:

a) *Östrogene:*
– Wachstumsstimulation am Myometrium,
– Synthese protaktiler Proteine,
– Synthese von Energiedonatoren,
– Stimulation der Oxytocin-Rezeptoren am Myometrium,
– Stimulation der Prostaglandinsynthese an Dezidua und Amnion,
– Senkung des Membranpotentials,
– Tonussenkung im Bereich der Zervix.

b) *Progesteron* (reduzierte Progesteronwirkung):
– nachlassende Stimulation der Betarezeptoren,
– nachlassende Heraufsetzung des Membranpotentials,
– Freisetzung von Phospholipase A_2 mit vermehrter Prostaglandinsynthese.

c) *Oxytocin:*
– Stimulation der Prostaglandinsynthese in Dezidua und Amnion,
– Verminderung des Membranpotentials,
– Kontraktion des Myometriums.

d) *Prostaglandine:*
– Sensibilisierung des Myometriums für Oxytocin,
– Membrandepolarisierung über Beeinflussung des Ca^{2+}-Ionen-Transportes,
– Kontraktion des Myometriums,
– Softening der Zervix (Verminderung des Kollagengehaltes),

– Induktion von „gap-junctions" (Erregungsübertragung zwischen den Muskelzellen).

Die Übersicht läßt die große Bedeutung der

Prostaglandine

für die Wehenauslösung erkennen. Ihre Synthese in der Dezidua und im Amnion wird durch Östrogene und das im steigendem Maße vom Fetus gebildete Oxytocin stimuliert. Da die Prostaglandine zugleich gemeinsam mit dem Oxytocin das Myometrium zur Kontraktion anregen und das Myometrium für das Oxytocin sensibilisieren, an der Zervix aber auch zum „Softening" führen, müssen sie als das wichtigste Regulativ für die Weheninduktion angesehen werden.

In vielfältiger Weise wird die Myometriumaktivität durch die

Östrogene

beeinflußt. Diese vorwiegend als Langzeiteffekt zu deutende Wirkung schafft durch die Hypertrophie des Myometriums und die Bereitstellung von Adenosintriphosphat und Kreatinphosphat die Vorbedingungen für die kontraktile Tätigkeit. Der von HUSSLEIN erstmalig nachgewiesene stimulierende Effekt der Östrogene auf die Bildung von *Oxytocinrezeptoren* stellt eine wesentliche Erkenntnis dar. Zugleich läßt sie erneut die Bedeutung der *fetalen Nebenniere* und des in ihr gebildeten Dehydroepiandrosteron in Form einer Materialanlieferung zur plazentaren Östrogenproduktion für die Geburtsauslösung erkennen (S. 58). Wir verstehen damit auch die kyematogene Tragzeitverlängerung bei der fetalen Nebennierenaplasie in ihrem pathogenetischen Mechanismus.

Vom

Progesteron

ist bekannt, daß ihm in der Gravidität eine protektive Wirkung zukommt, und zwar über die Stimulation der wehenhemmenden Betarezeptoren und die Steigerung des Membranpotentials, durch die die Reizschwelle am Myometrium heraufgesetzt wird (CSAPO). Die *Wehenauslösung* ist indessen nicht die Folge einer verminderten Progesteronsynthese, sondern einer

nachlassenden Wirkung des lokalen Progesteronblocks:

Bei ausreichender Flächenbeanspruchung der Uterusinnenfläche durch die Plazenta verhindert das Progesteron lokal das Auftreten koordinierter Kontraktionen. Die mit fortschreitender Gravidität eintretende relative Verkleinerung der Plazentahaftfläche im Vergleich zur plazentafreien Kavumwand schwächt die Wirkung der lokalen Progesteronwirkung mehr und mehr ab, woran wiederum die *Freisetzung von Phospholipase A₂* aus den Lyosomen beteiligt ist, die in zunehmendem Maße die Prostaglandinsynthese ermöglicht (SCHMIDT-GOLL-WITZER).

Die

zunehmende Bildung von Oxytocin

durch den Fetus, das die Eihäute, die Dezidua und das Myometrium transplazentar bzw. über das Fruchtwasser erreicht, stimuliert ebenfalls die Prostaglandinsynthese und setzt zugleich seinerseits das Membranpotential herab (DA-WOOD u. Mitarb.; SELLERS u. Mitarb.; HUSSLEIN u. Mitarb.). Es ist möglich, daß dem *Oxytocin damit eine Trigger-Funktion* für die Geburtsauslösung zukommt, die über die Prostaglandinsynthese – beeinflußt durch die Östrogene und die mechanischen Faktoren – Unterstützung findet.

Sicherlich zu wenig Beachtung haben in der Vergangenheit die

mechanischen Faktoren

in ihrer Bedeutung für die Wehenauslösung gefunden (MOSLER; WARKENTIN; ZIMMER). Die *Zunahme der uterinen Wandspannung* bewirkt eine verstärkte kontraktile Leistungsfähigkeit des Myometriums. Für die eigentliche Geburtsauslösung ist indessen die *Spannungsentlastung* mit Herabsetzung des Membranpotentials wichtiger. An ihr beteiligt sind die pränatale Gewichtsabnahme des Kindes und die Abnahme der Fruchtwassermenge.

Daß von den **nervalen Faktoren** ein

erhöhter Parasympathikotonus

den Geburtsbeginn beeinflußt, zeigt bereits das gehäufte Auftreten des spontanen Wehenbeginns in den Abendstunden. Die resultierende korporale Tonussteigerung bei gleichzeitiger zervikaler Tonussenkung ist dabei zugleich östrogenabhängig. Die **nervale Wehenregulation** nach dem Geburtsbeginn ist in der Abb. 16 dargestellt. Sie nimmt ihren Ausgang von der Zervix und wird von hier über den

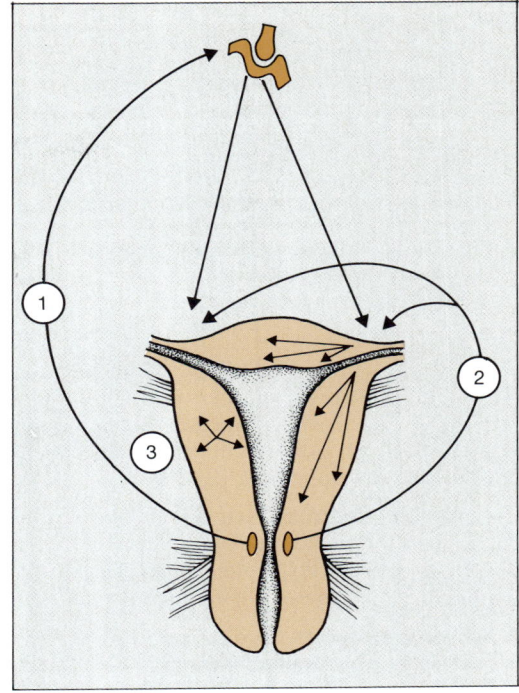

Abb. 16   Reizbildungsmöglichkeiten am Uterus (nach *F. Zimmer*)
1 = neurohormonaler (Ferguson-)Reflex,
——— neuraler afferenter Schenkel,
– – – hormonaler efferenter Schenkel,
2 = nervaler Wehenreflex (Huber),
3 = spontane Reizbildung

Ferguson-Reflex

mit einem afferenten nervalen Reiz zum Hypothalamus geleitet. In der Hypophyse wird er in Form einer Anregung der Oxytocinausschüttung in einen efferenten hormonalen Reiz transformiert.

Versucht man, nach dem Vorschlag von HUSS-LEIN zusammenfassend nach dem derzeitigen Stand der Erkenntnisse zu einer vertretbaren **Hypothese für die Ursachen des Geburtsbeginnes beim Menschen** zu kommen, so darf die folgende Formulierung Anspruch auf Gültigkeit haben:

Das vom Fetus gebildete Oxytocin induziert zusammen mit dem aus der fetoplazentaren Einheit stammenden Östrogen die Synthese von Prostaglandinen in der Dezidua und den Eihäuten. Sowohl das fetale Oxytocin als auch die Prostaglan-

dine führen zu Kontraktionen des Myometriums, wobei die Prostaglandine zugleich die Sensibilität des Myometriums für Oxytocin erhöhen. Die Kontraktionsbereitschaft des Uterus erfährt zusätzlich über eine Spannungsentlastung infolge der Verminderung des uterinen Inhalts und die Parasympathikotonie eine Verstärkung. Schließlich ermöglicht die prostaglandinabhängige Zer-

vixreifung die Zervixretraktion, so daß lokal die Voraussetzungen für die den Geburtsverlauf unterhaltende nervale Wehenregulation geschaffen werden. Die Wehenindukation hat damit zu einem fortlaufenden, wehenunterhaltenden Regulationsmechanismus geführt, dessen Ergebnis die Ausstoßung der Frucht und die Entleerung des Uterus sind.

Wehen

Der **Ruhetonus** des wehenlosen Uterus beträgt 8–12 mmHg (1,07–1,60 kPa). Im Verlauf der Gravidität und im Wehenintervall unter der Geburt zeigt er eine ansteigende Tendenz mit schließlich in der Austreibungsperiode erreichten Werten von 16 mmHg (2,13 kPa).

Die **uterinen Kontraktionen** haben im Verlauf der Gravidität vielfältige Aufgaben zu erfüllen. Diese wie das zeitlich unterschiedliche Auftreten haben zu folgender *Differenzierung* geführt:

– Schwangerschaftswehen,
– Vor- oder Senkwehen,
– Eröffnungswehen,
– Austreibungs- bzw. Preßwehen,
– Nachgeburtswehen,
– Nachwehen.

Bei den

Schwangerschaftswehen

handelt es sich um diskoordinierte Tonuserhöhungen bei gleichzeitiger hoher Erregungsschwelle des Myometriums, die eine Ausbreitung der Kontraktionen auf den gesamten Fruchthalter verhindert. Sie führen zu einem intraamnialen Druckanstieg bis zu 20 mmHg

(2,67 kPa). In der Frühgravidität sind sie bereits in Form des „Konsistenzwechsels des Uterus" erkennbar. Der *Zweck* der Kontraktionen während der Gravidität besteht in der Förderung der intervillösen Zirkulation und der Induktion der notwendigen Arbeitshypertrophie am Myometrium (ZIMMER).

Mit zunehmender Erregungsbereitschaft des Myometriums verstärken sich die uterinen Kontraktionen und nehmen den Charakter der

Vor- oder Senkwehen

an. Sie haben zunächst als diskoordinierte, d. h. nicht das gesamte Corpus uteri erfassende, schnell aufeinanderfolgende Kontraktionen im Tokogramm einen wellenförmigen Charakter. In dieser Form werden sie als **Alvarez-Wellen** bezeichnet (Abb. 17). Die weitere Herabsetzung der Erregungsschwelle läßt dann in den letzten Tagen vor dem Geburtsbeginn stärkere, aber noch immer diskoordinierte Wehen in Form der sog. **Braxton-Hicks-Kontraktionen** (Abb. 18) auftreten, die eingestreut in die Alvarez-Wellen durch einen stärkeren Druckanstieg bis 30 mmHg (4,00 kPa) und die kompensatorische Pause charakterisiert sind. Von den Geburtswe-

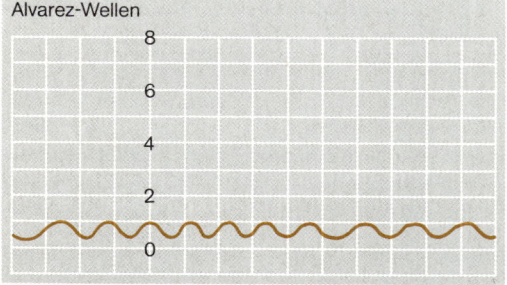

Abb. 17   Tokogramm bei typischen Alvarez-Wellen

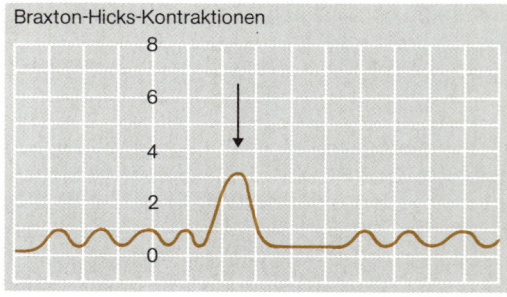

Abb. 18   Tokogramm einer Braxton-Hicks-Kontraktion in Alvarez-Wellen eingestreut mit kompensatorischer Pause

hen unterscheiden sie sich lediglich noch durch den fehlenden Rhythmus und die noch fehlende fundale Dominanz (s. unten). Diese im Toko- gramm ablesbaren Veränderungen werden auch als „*Koordinationsprozeß der uterinen Aktivität*" bezeichnet. Die *Aufgabe der Vorwehen* besteht in der Reifung der Zervix, der Entfaltung des unte- ren Unterinsegmentes und dem Tiefertreten des vorangehenden Kindsteiles.

Die

Eröffnungswehen

sind durch rhythmische Kontraktionen mit ei- ner Frequenz von 5–20/Std. bei zunehmender Häufigkeit und Intensität sowie durch die für sie typische fundale Dominanz gekennzeichnet. Ih- re Dauer beträgt 30–60 s, der erreichte intraute- rine Druckanstieg bis zu 60 mmHg (8,00 kPa) (Abb. 19). Die *Aufgabe* der Eröffnungswehen besteht in der Erweiterung des uterinen Ver- schlusses durch Retraktion des Corpus uteri mit nachfolgender Distraktion und Dilatation der Zervix (s. unten).

Nach der vollständigen Erweiterung des Mut- termundes treten die

Austreibungs- bzw. Preßwehen

bei einer Zunahme der Wehenfrequenz auf 5 pro 10 min, einer Erhöhung des Basaltonus auf 12–16 mmHg (1,60–2,13 kPa) und kontrak- tionsabhängigen intraamnialen Druckmaxima von 220 mmHg (29,3 kPa) auf. Es ist zu be- achten, daß in dieser Phase der Entbindung der vorangehende Kindsteil im Bereich des Berührungsgürtels einem Druck von 10 kg (= 100 g/cm^2) ausgesetzt ist (CRETIUS), und daß die uterine Durchblutung und damit die Sauer- stoffversorgung des Fetus oberhalb eines Druk- kes von 100 mmHg (13,3 kPa) sistieren (KLÖCK

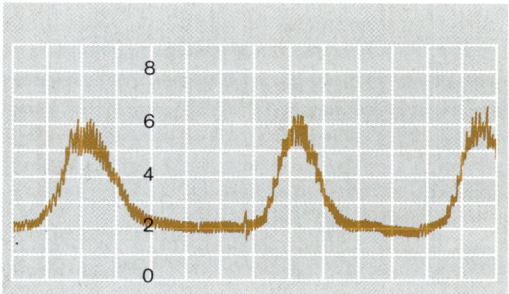

Abb. 19 Tokographiekurve während der Eröff- nungsperiode (Wehentyp II–III)

u. LAMBERTI). Die *Aufgabe* der Preßwehen be- steht in der Austreibung des Geburtsobjekts aus dem Geburtskanal.

Wenige Minuten nach dem Austritt des Kindes setzen erneut Kontraktionen in Form von

Nachgeburtswehen

ein. Sie führen über eine Verkleinerung der Pla- zentahaftfläche zu einer Flächenverschiebung zwischen Uteruswand und Plazenta und damit zur Ablösung und Ausstoßung der Nachgeburt.

Nach der vollständigen Entleerung des Uterus treten Kontraktionen in Form von

Nachwehen

auf. Sie führen zur Verminderung der uterinen Durchblutung, zur Blutstillung an der Plazenta- haftfläche und schließlich auch zum Abbau der Myometriumhypertrophie. Während die Erst- entbundene die Nachwehen zumeist nicht emp- findet, werden diese von der 2. Entbindung an und dann mit der Zahl der Entbindungen zu- nehmend schmerzhaft.

Wehenwirkung

Die Wirkung der Wehen auf den Uterus, die Zervix und das Schwangerschaftsprodukt wird erreicht durch:

– intrauterine Druckerhöhung,
– Retraktion des Corpus uteri,
– Distraktion der Cervix uteri,
– Dilatation der Cervix uteri.

Der Druckanstieg im Cavum uteri in Form der

intrauterinen Druckerhöhung

erreicht Werte von 20 mmHg–220 mmHg. Dies führt dazu, daß der Uterusinhalt in Richtung des geringsten Widerstandes, der in Richtung auf die Zervix gegeben ist, ausweicht (Abb. 20). Das *wirksame Prinzip* ist damit die Druckdiffe- renz zwischen innen und außen, die zugleich die Entstehung der Geburtsgeschwulst am voran- gehenden Kindsteil erklärt. Voraussetzung für diesen Effekt ist die *innere Abdichtung im Be- reich des Berührungsgürtels*. Zudem muß der

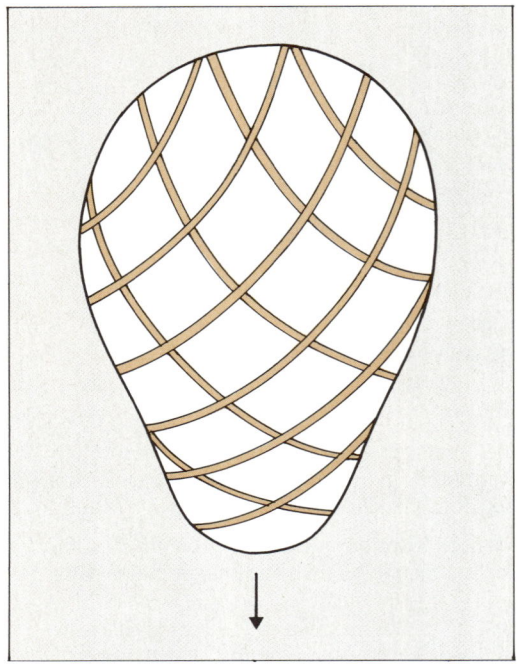

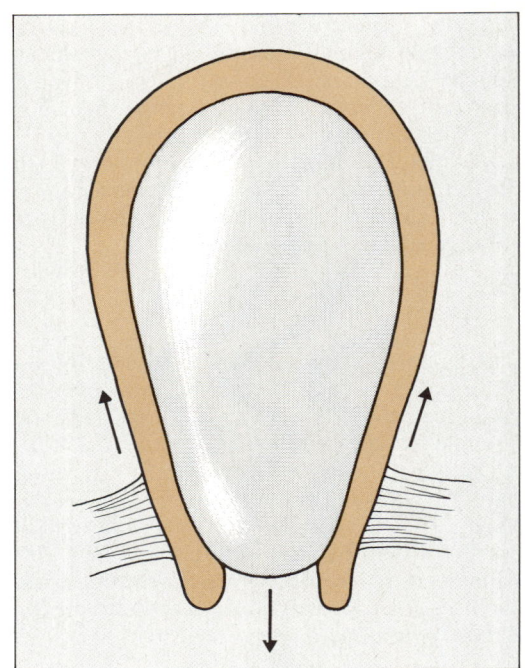

Abb. 20   Wehenwirkung durch intraamniale Druckerhöhung. Die Frucht weicht der intraamnialen Druckerhöhung in Richtung des geringsten Widerstandes im Bereich der Zervix aus

Abb. 21   Wehenwirkung durch Retraktion. Die Fixierung des Uterus im kleinen Becken ist die Voraussetzung für die Propulsion des Geburtsobjektes. Die korporale Retraktion bewirkt zugleich an der Zervix eine Distraktion

Uterus im kleinen Becken fixiert sein, wie dies durch die Bandverbindungen garantiert ist. Anderenfalls würde sich die Uteruswand über der Frucht zurückziehen (Abb. 21). Die Ligg. teretia uteri (Ligg. rotunda) und die Parametrien haben dabei eine ähnliche Wirkung wie verankernde Zeltschnüre (GREENHILL).

Die wichtigste Wirkung der uterinen Kontraktionen besteht in der

Retraktion des Corpus uteri.

Bei ihr zieht sich die Korpusmuskulatur mehr und mehr in Richtung auf den Fundus uteri zusammen, wodurch der Uterus an Wandstärke zunimmt. Zugleich verkleinert sich die Kavumfläche (Abb. 21). Beachtung verdient dabei die zwangsläufig eintretende Verminderung der uterinen Durchblutung. *Voraussetzung* für den Retraktionseffekt ist der regelrechte Ablauf der uterinen Kontraktionen mit fundaler Dominanz der Wehe, die durch den sog. **dreifach absteigenden Gradienten** (TDG = triple descend-

ing gradient) garantiert wird (ALVAREZ u. CALDEYRO-BARCIA). Hiermit ist gemeint

– der Beginn der Wehe im Fundusbereich,
– die vom Fundus zur Zervix abnehmende Kontraktionsstärke,
– die längere Dauer der Wehe im Fundus uteri.

Die fundale Dominanz ist mit dem Vorkommen der kleinsten Myometriumzellen im Bereich der Tubenecken erklärt: bei relativ großer Oberfläche sind sie der Stimulation durch das Oxytocin am besten zugänglich (BAYER; ZIMMER).

In Analogie zur fundalen Dominanz haben HUBER u. HEGAR die Wehenwirkung in Form des **Entleerungsreflexes** mit der Peristaltik am Darm verglichen: Die fundale Kontraktion geht mit einer distalen (zervixnahen) Tonusverminderung einher, wodurch dem Uterusinhalt gleichsam das Tor geöffnet wird. Der Entleerungsreflex stellt damit eine Umkehr der schwangerschaftserhaltenden Tonussituation während der Gravidität dar (Abb. 22 u. 23).

Die Retraktion des Corpus uteri bewirkt während der Wehe neben der kranialen, in Richtung

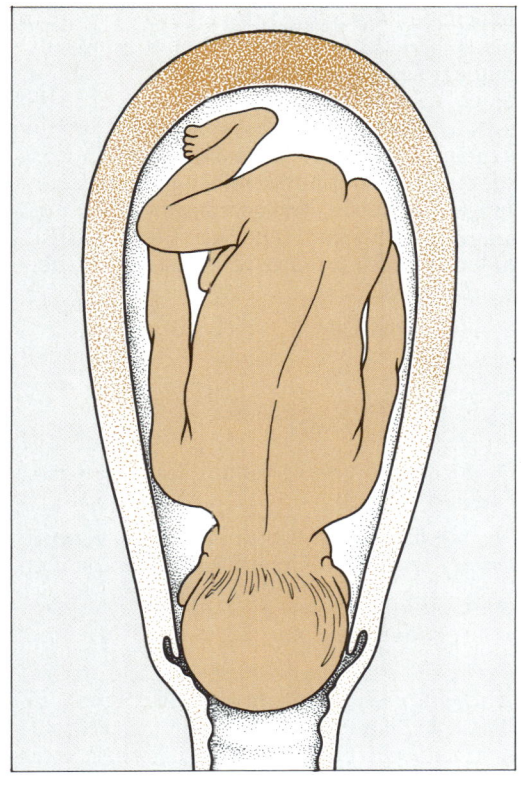

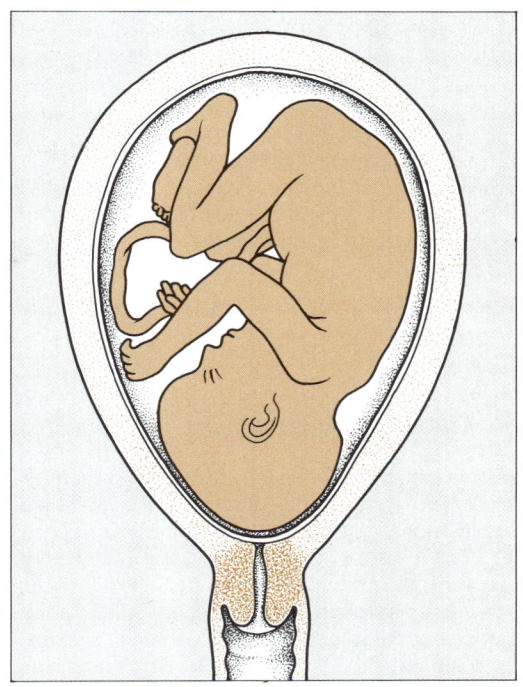

Abb. 23   Tonussituation des Uterus in der Schwangerschaft. Tonus des Corpus uteri und des Zwischenstückes niedrig, Tonus der Zervix hoch

Abb. 22   Tonussituation des Uterus unter der Geburt. Tonus des Corpus uteri besonders im Bereich des Fundus erhöht, Tonus der Zervix herabgesetzt

auf den Fundus uteri erfolgenden Zusammenziehung des Myometriums einen Zug am unteren Uterinsegment und an der Zervix. Diese als

Distraktion der Zervix

bezeichnete Wehenwirkung zieht somit den Uterusverschluß nach oben (Abb. 21). Das für die Dehnung notwendige Reservematerial stammt aus der Portio und den Parametrien (WOLF; LANGREDER).

Schließlich finden Retraktion und Distraktion an dem vorangehenden und tieferdrängenden Kindsteil einen Widerpart, der zusätzlich eine

Dilatation der Zervix

bewirkt. Dieses wehenabhängige Phänomen ist mit der Wirkung des Kopfes beim Anziehen eines Rollkragenpullovers zu vergleichen: auch hierbei wird der Kragen durch den Kopf während des Ziehens gedehnt.

Wehenschmerzen

Die Geburt ist ein physiologischer Vorgang, der mit Schmerzen verbunden ist. Dies hat den uterinen Kontraktionen die Bezeichnung „Wehen" eingebracht.

Für die **Entstehung** und damit für die Stärke der Schmerzen sind 3 Faktoren von Bedeutung:

– Schmerzreiz,
– Schmerzleitung,
– Schmerzempfindung.

Die Intensität der Schmerzen wird in erster Linie von der *Schmerzempfindung* bestimmt, die vor allem eine Abhängigkeit von der psychischen Situation aufweist (READ). Weiterhin ist es notwendig, zwischen den vom Corpus, der Zervix und besonders vom Peritoneum ausgehenden, über den Plexus uterovaginalis (FRANKENHÄUSER), die Plexus hypogastrici und den Plexus sacralis geleiteten vegetativen Kontraktionsschmerzen und den vom Weichteilansatzrohr aus zerebrospinal geleiteten Schmerzen während der Austreibungsperiode zu unterscheiden.

Über die **Bedeutung** der Wehenschmerzen sind mancherlei Betrachtungen angestellt worden. Wir sollten diesen Schmerzen keine Sonderstellung einräumen, sondern sie als Notsignal auffassen, das auf eine außergewöhnliche Situation hinweist. Daß ihnen eine regulierende Funktion während der Geburt zukommt, ist eine Mißlehre. Im Gegenteil sind sie sicher eine der häufigsten Ursachen für Verzögerungen im Geburtsablauf. Aus diesem Grunde gehört die Schmerzlinderung auch zu den wichtigsten Aufgaben des Geburtshelfers.

Geburtsmechanismus

Unter dem Begriff des „Geburtsmechanismus" verstehen wir die unter dem Einfluß der Wehen eintretenden und sich im Verlauf des Durchtrittes des Geburtsobjektes durch den Geburtskanal verändernden mechanischen Beziehungen zwischen vorangehendem Teil und Geburtskanal. Zum Verstehen des Geburtsmechanismus sind zunächst die folgenden **Begriffe** zu definieren:

– Haltung (Habitus),
– Einstellung (Praesentatio),
– Stellung (Positio),
– Poleinstellung,
– Lage (Situs).

Die Beziehungen der kindlichen Teile zueinander – z. B. die des Kopfes zum Rumpf – werden mit dem Begriff der

Haltung der Frucht (Habitus)

belegt. Ihre *Erkennung* erfolgt während der Entbindung durch die innere Untersuchung, und zwar unter Berücksichtigung des Fontanellenstandes:

– Stehen die große und kleine Fontanelle auf gleicher Höhe, so hat der Kopf eine *indifferente Haltung*;
– führt die kleine Fontanelle, so besteht eine *Beugehaltung*;
– tritt die große Fontanelle in die Führungslinie, so ist der Kopf in eine *Streckhaltung* übergegangen. Die **Haltungsänderung** erfolgt demnach bei der Schädellage in Form einer Beugung oder Streckung des Kopfes. Selbstverständlich hat bei der Bewertung des Fontanellenstandes der Höhenstand des Kopfes Berücksichtigung zu finden, da sich die Haltung des Kopfes im Verlauf des Tiefertretens ändert (Tab. 3).

Die mechanischen Beziehungen des vorangehenden Teiles zum Geburtskanal werden als

Einstellung der Frucht (Praesentatio)

bezeichnet. Die *Diagnose* erfolgt unter Berücksichtigung des Pfeilnahtverlaufes. Auch der Pfeilnahtverlauf ändert sich im Verlauf der Geburt, da der Kopf zur Anpassung an die unterschiedliche Form der einzelnen Beckenräume (Tab. 1) eine **Einstellungsänderung** vornehmen muß (Tab. 3).

Unter

Stellung der Frucht (Positio)

verstehen wir die Beziehungen der Oberfläche des Geburtsobjektes zur Innenfläche von Uterus und Geburtskanal. Die *Diagnose* erfolgt anhand der Position des fetalen Rückens, so daß wir zu unterscheiden haben:

– *1. Stellung*: Rücken links,
– *2. Stellung*: Rücken rechts,
– *Position a*: Rücken links oder rechts vorn,
– *Position b*: Rücken links oder rechts hinten.

Die **Diagnose der Stellung** kann mit dem 2. Leopold-Handgriff durch das Ertasten des Rückens bzw. kleiner Teile, durch die innere Untersuchung aufgrund des Standes der kleinen Fontanelle (Stand des Hinterhauptes), sicherer noch durch die Ultraschalluntersuchung mit dem Nachweis der fetalen Wirbelsäule gestellt werden. Während früher der subpartualen Stellungsdiagnose eine geringe Bedeutung zugemessen wurde, wissen wir heute, daß eine zu-

Tabelle 3   Haltung, Einstellung, Lage und Poleinstellung der Frucht. Übersicht über den regelrechten und regelwidrigen Geburtsmechanismus unter Berücksichtigung des Höhenstandes des Geburtsobjektes

	Haltung	Einstellung	Lage	Poleinstellung
regelrecht	**Beckeneingang** Indifferent (Fontanelle auf gleicher Höhe) **Beckenausgang** Beugehaltung (kleine Fontanelle führt)	**Beckeneingang** Hoher Querstand (Pfeilnahtverlauf quer) **Beckenausgang** Tiefer Geradstand (Pfeilnahtverlauf gerade)	Längslage	Schädellage
regelwidrig	**Beckeneingang** Roederer-Kopfhaltung (kleine Fontanelle führt) Streckhaltung (z.B. Stirneinstel- lung) **Beckenausgang** Streckhaltungen Scheitellage (Scheitel führt) Vorderhauptslage (große Fontanelle führt) Stirnlage (Stirn führt) Gesichtslage (Gesicht führt)	**Beckeneingang** Hoher Geradstand (Pfeilnahtverlauf gerade) Scheitelbeineinstellung (Pfeilnaht aus der Führungslinie abge- wichen) **Beckenausgang** Tiefer Querstand (Pfeilnahtverlauf quer) Hintere Hinterhauptslage (dorsoposteriore Ein- stellung) Innere Überdrehung Äußere Überdrehung	Schräglage Querlage	Beckenendlagen Einfache Steiß- lage Fußlagen Steißfußlagen Knielagen

verlässige Stellungsdiagnose z. B. die Deutung eines unsicheren Pfeilnaht- oder Fontanellenbefundes zu erleichtern vermag. Dies kann wiederum eine erforderliche entbindende Operation erheblich vereinfachen und damit gefahrloser gestalten. *Die sonographische Sicherung der Stellungsdiagnose ist deshalb heute bei jeder Patientin bei der Aufnahme in den Kreißsaal zu fordern!*

Der Begriff der

Poleinstellung der Frucht

wurde zur Kennzeichnung der Art des vorangehenden Teiles in die Geburtshilfe eingeführt (Tab. 3). Wir unterscheiden:

– *regelrechte Poleinstellung*: Schädellage,
– *regelwidrige Poleinstellung:* Beckenendlage.

Die *Diagnose* wird mittels des 3. und 4. Leopold-Handgriffes, durch die innere Untersuchung und durch die Ultraschalluntersuchung gestellt.

Schließlich beinhaltet nach strenger Definition die

Lage der Frucht (Situs)

allein die Beziehungen der Längsachse des Kindes zur Längsachse des Geburtskanales, so daß zu unterscheiden sind:

– *regelrechte Lage:* Längslage,
– *regelwidrige Lage*: Schräg- und Querlage.

Die *Diagnose der Lage* kann oft schon aus der Form des Uterus bei der Betrachtung des Leibes, sicherer mit dem 2. und 3. Leopold-Handgriff und mit der inneren Untersuchung gestellt werden: bei letzterer muß bereits ein „leeres kleines Becken" den Verdacht auf eine Schräg- bzw. Querlage lenken. Die endgültige Sicherung einer regelwidrigen Lage gelingt mittels der Ultraschalluntersuchung heute leicht.

Die aufgezeigten Begriffsbestimmungen lassen erkennen, daß übliche Bezeichnungen wie „Gesichtslage", „Vorderhauptslage" oder „Beckenendlage" eigentlich unrichtig sind: Bei den beiden ersten handelt es sich strenggenommen um Haltungsanomalien, bei der letzten um eine Anomalie der Poleinstellung. Der Anfänger sollte sich durch diese Diskrepanzen nicht verunsichern lassen.

Didaktisch ungeschickt ist es, bei der Flexion von einer „ersten Haltungsdrehung", bei der Drehung von einer „zweiten Haltungsdrehung" und bei der im Verlauf des Austrittes des Kopfes erfolgenden Streckung von einer „dritten Haltungsdrehung" zu sprechen, da diese Begriffe physikalisch falsch sind.

Geburtsmechanismus bei vorderer Hinterhauptslage

Der regelrechte Geburtsmechanismus ist mit dem Begriff der

vorderen Hinterhauptslage

gekennzeichnet (Tab. 4). Dies bedeutet, daß die Geburt in *Längslage* mit dem Kopf als vorangehendem Teil, d. h. in *Schädellage* verläuft, daß im Verlauf des Durchtrittes des Kopfes das *Hinterhaupt* die Führung übernimmt und daß sich vor dem Austritt des Kopfes das *Hinterhaupt nach vorn* zur Symphyse dreht.

Die **Längslage des Kindes** ist die Folge der Formanpassung der Fruchtwalze an die normalerweise längsovale Form des Uteruskavum.

Tabelle 4   Vorkommen der vorderen Hinterhauptslage und der wichtigsten geburtsmechanischen Regelwidrigkeiten

Vordere Hinterhauptslage		94 %
Dorsoposteriore Schädellagen = 2%	Hintere Hinterhauptslage	1 %
	Scheitel- und Vorderhauptslage	0,5%
	Stirn- und Gesichtslage	0,5%
Schädellagen		96 %
Beckenendlage		3 %
Längslage		99 %
Querlage		1 %
		100%

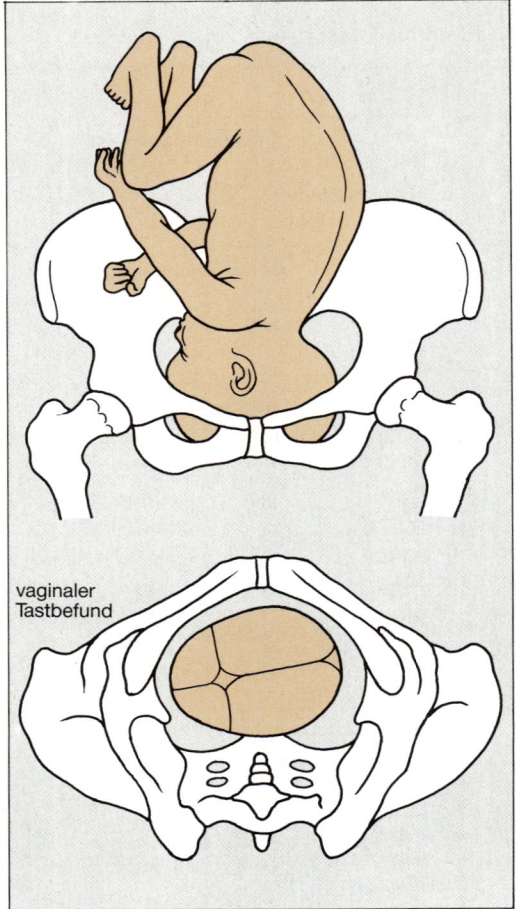

vaginaler Tastbefund

Abb. 24   Erste Phase der Geburt in 1. vorderer Hinterhauptslage.
Der Kopf tritt bei ungezwungender Haltung im hohen Querstand in den querovalen Beckeneingang ein. Die vaginale Untersuchung läßt die querverlaufende Pfeilnaht und die auf gleicher Höhe stehenden Fontanellen erkennen

Die **Schädellage** wird in fast 95% aller Geburten dadurch erreicht, daß der Kopf im Verlauf der Schwangerschaft bei zunächst labiler Fruchtlage etwa ab der 30. Woche in dem sich entfaltenden unteren Uterinsegment aufgefangen wird und zwar etwa so, wie eine Tür in das für sie passende Schloß fällt.

Die **Geburt in vorderer Hinterhauptslage** verläuft in vier Phasen (Abb. 24–30):

Während der

1. Phase der vorderen Hinterhauptslage

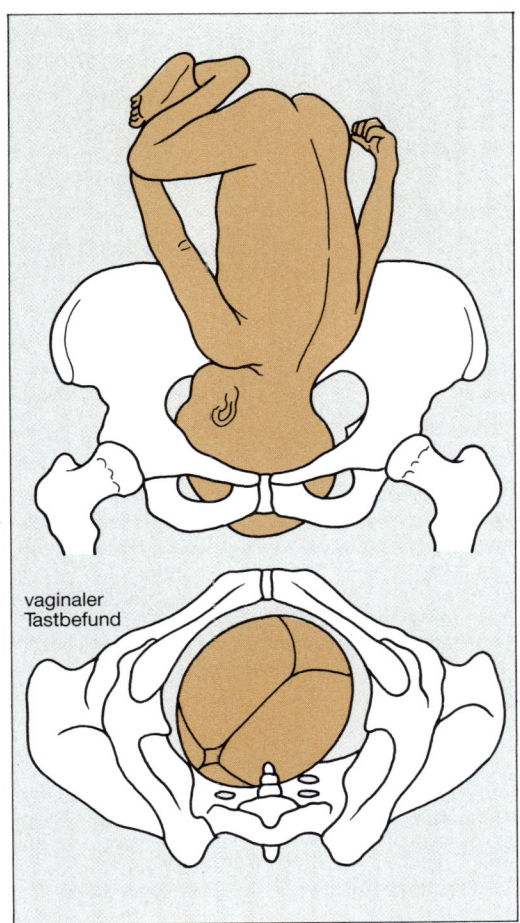

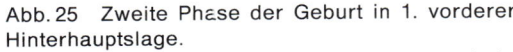

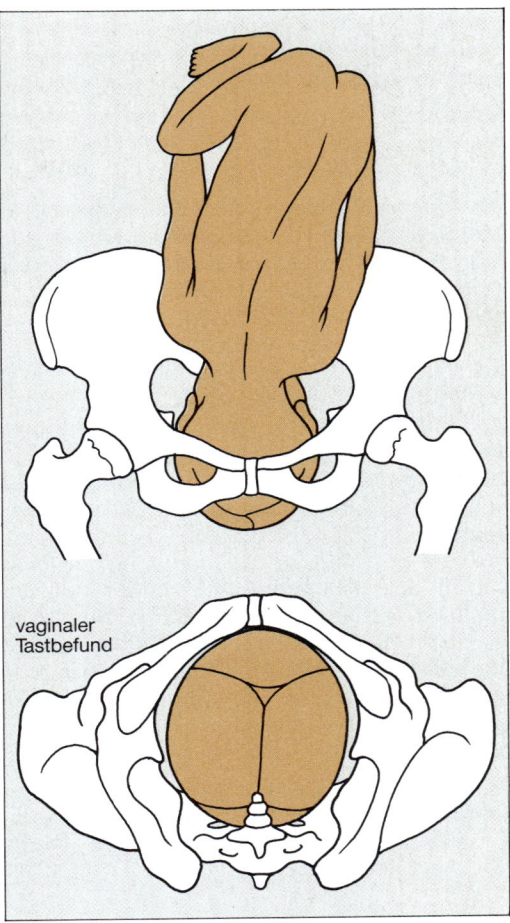

Abb. 25 Zweite Phase der Geburt in 1. vorderer Hinterhauptslage.
Der Kopf tritt tiefer in das kleine Becken, er dreht sich mit dem Hinterhaupt zunehmend nach vorn und beugt sich. Der Tastbefund zeigt einen „Beckenmittenschrägstand": Die kleine Fontanelle steht links vorn, die Pfeilnaht verläuft im 1. schrägen Durchmesser

Abb. 26 Abschluß der zweiten Phase der Geburt in 1. vorderer Hinterhauptslage.
Das Tiefertreten, die Beugung und die Drehung des Kopfes sind abgeschlossen. Der Kopf steht gebeugt im tiefen Geradstand. Der Tastbefund zeigt die kleine Fontanelle in Führung. Die Pfeilnaht verläuft im geraden Durchmesser des Beckenausganges

(Abb. 24) tritt der Kopf in den querovalen Beckeneingang ein. Zur Formanpassung erfolgt dies beim überwiegend zur Geburt mitgebrachten Langkopf in Form des **hohen Querstandes**. Bei ihm ist die Haltung des Kopfes noch ungezwungen: es besteht weder eine Beugung, noch eine Streckung, so daß der beim Eintritt geburtsmechanisch wirksame Umfang die Circumferentia frontooccipitalis mit 35,0 cm ist.

Der mit der *inneren Untersuchung* in diesem Sta-

dium der Geburt zu erhebende Befund (Abb. 24) zeigt bei im Beckeneingang stehendem Kopf die querverlaufende Pfeilnaht und den Stand der Fontanellen auf gleicher Höhe.

In der

2. Phase der vorderen Hinterhauptslage

kommt es zu drei gleichzeitig ablaufenden Bewegungen des Kopfes (Abb. 25 u. 26):

– zum Tiefertreten des Kopfes,
– zur Beugung des Kopfes,
– zur Drehung des Kopfes.

Auf diese Weise entsteht nach dem passageren Beckenmittenschrägstand der **tiefe Geradstand des Kopfes** (Abb. 26).

Die **Beugung des Kopfes** stellt eine Haltungsänderung dar. Sie ist zur besseren Raumausnutzung erforderlich: der im Beckeneingang noch in indifferenter Haltung stehende Langkopf stellt sich auf diese Weise zunehmend längs, wobei der Raumgewinn daran zu messen ist, daß anstelle der Circumferentia frontooccipitalis von 35,0 cm der kleinere Hinterhauptumfang, die Circumferentia suboccipitobregmaticalis von 33,0 cm geburtsmechanisch wirksam wird. Die Beugung des Langkopfes kann in ihrer raumsparenden Wirkung am Beispiel des **Ulmer Spatzen** erklärt werden (Abb. 27): Der Spatz stellte beim Anflug auf die Stadtmauer den von ihm im Schnabel getragenen Halm längs, um ihn in einen Mauerschlitz einführen zu können. Auf diese Weise bewahrte er, wie die Sage sagt, das Stadttor vor dem Abreißen, da die Stadtväter erkannten, daß sie lediglich durch das Umladen einem mit Langholz querbeladenem Wagen die Einfahrt in die Stadt ermöglichen konnten.

Die **Ursache der Beugung** (Abb. 28) ist in der unterschiedlichen Wölbung des Schädeldaches zu finden. Der dolichozephale Kopf ist im Bereich des Vorderhauptes flacher als im Bereich des steil abfallenden

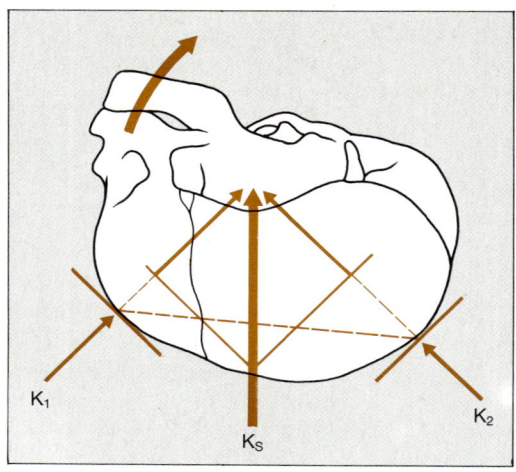

Abb. 28   Ursache der Haltungsänderung des Kopfes bei regelrechtem Geburtsmechanismus. Die Widerstände im Geburtskanal finden an dem flacheren Vorderhaupt einen besseren Angriffspunkt, so daß dieses vermehrt zurückgehalten und damit der Kopf in Beugung übergeführt wird
K_1 und K_2 = Kraftrichtung des Widerstandes im Geburtskanal, K_s = resultierende Kraftrichtung aus K_1 und K_2

Hinterhauptes. So finden die Widerstände im Geburtskanal am Vorderhaupt einen besseren Angriffspunkt: der Kopf wird hier stärker als im Bereich des Hinterhauptes zurückgehalten (G. MARTIUS u. Mitarb.).

Die **Drehung des Kopfes** stellt eine Einstellungsänderung dar. Sie dient der zunehmenden Formangleichung des Langkopfes an den längsovalen Beckenausgang. Die Drehung des Kopfes mit dem Hinterhaupt symphysenwärts (nach vorn!) hat dabei das Ziel der Abbiegungsübereinstimmung beim Austritt des Kopfes (S. 322).

Die **Ursache der Drehung** ist in der „schiefen Ebene der Levatorenschenkel" des Beckenbodens zu erkennen (S. 304), die den Kopf nicht nur nach vorn in den Hiatus genitalis leitet, sondern ihm auch durch die seitliche Neigung einen Drall gibt. Daß sich dabei der Kopf mit dem Nacken symphysenwärts dreht, vermag die Kreuzbeinaushöhlung zu erklären, die dem Kopf in den dorsalen Beckenanteilen mehr Raum zur Verfügung stellt; in diesen dreht sich das im Vergleich zum Hinterhaupt breitere Vorderhaupt hinein (RYDBERG). So wird es dem mit dem Nacken vorn stehenden Kopf ermöglicht, beim Austritt aus der Beugung in die Streckung überzugehen (s. Abbiegungsübereinstimmung).

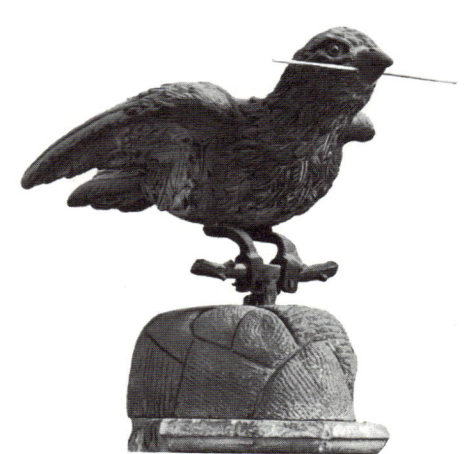

Abb. 27   „Ulmer Spatz". Bronzeplastik im Ulmer Münster

Die

3. Phase der vorderen Hinterhauptslage

(Abb. 29) entspricht dem Austritt des Kopfes aus dem kleinen Becken und dem Weichteilansatzrohr. Zu diesem Zweck stemmt sich das Kind mit dem Nacken an der Symphysenunterkante an, um dann aus der starken Beugehaltung in die Streckung überzugehen. Dabei werden nacheinander Hinterhaupt, Scheitel, Stirn und schließlich das Kinn über den Damm geboren.

In der

4. Phase der vorderen Hinterhauptslage

(Abb. 30) kommt es zum Durchtritt und Austritt der Schulterbreite und damit zur **Schultergeburt**. Im Augenblick des Austrittes des Kopfes tritt die Schulterbreite unter Wahrung der Formanpassung an den querovalen Beckeneingang im *hohen Schulterquerstand* in das kleine

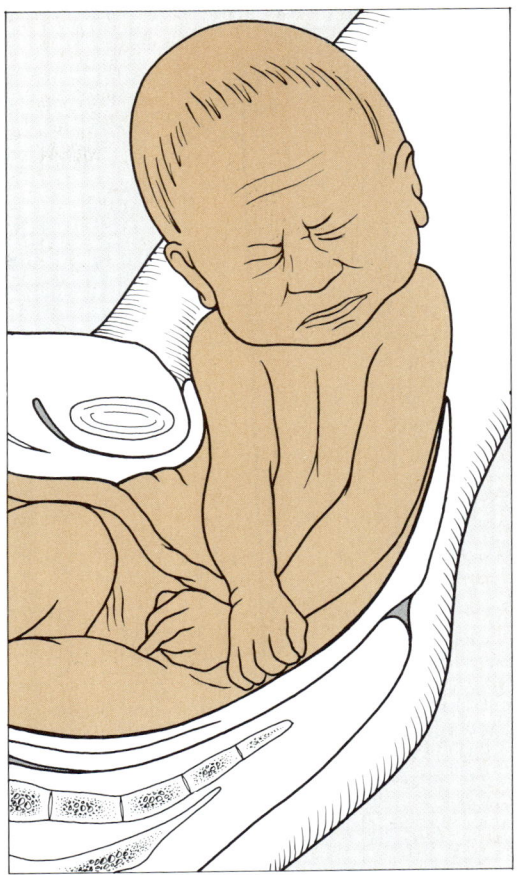

Abb. 30   Ende der vierten Phase der Geburt bei 1. vorderer Hinterhauptslage (Austrittsmechanismus der Schultern). Die Schultern sind im geraden Durchmesser ausgetreten, die hintere Schulter erscheint über dem Damm

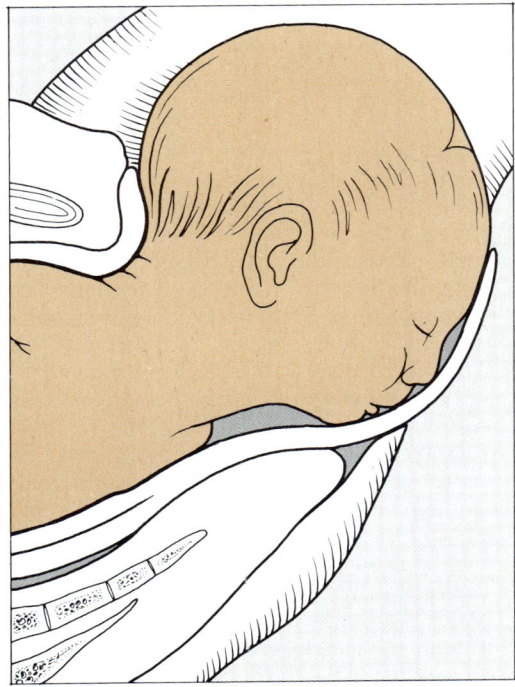

Abb. 29   Dritte Phase der Geburt bei 1. vorderer Hinterhauptslage. Der Kopf hat sich mit dem Nacken am Schambogen angestemmt, das Weichteilansatzrohr ist ausgewalzt

Becken ein. Nach ihrer Drehung in der runden Beckenhöhle verläßt sie den längsovalen Beckenausgang im *tiefen Schultergeradstand*. Die innere Drehung der Schultern ist an der **äußeren Drehung des Kopfes** zu erkennen: Nach seinem Austritt dreht sich der Kopf mit dem Hinterhaupt zur Seite, und zwar bei 1. Stellung (Rücken links) mit dem Hinterhaupt nach links, bei 2. Stellung (Rücken rechts) mit dem Hinterhaupt nach rechts.

Als zusätzliche geburtsmechanische Besonderheit bedarf der Beachtung – und zwar nicht zuletzt, um zu einer richtigen Deutung des Befundes bei der inneren Untersuchung zu kommen – die

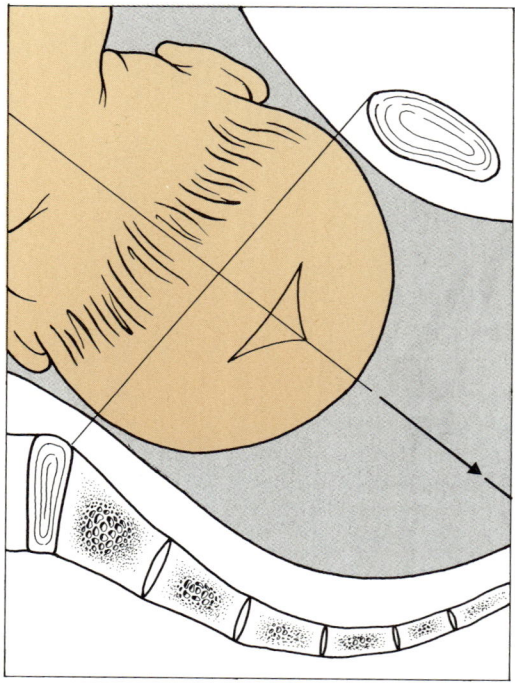

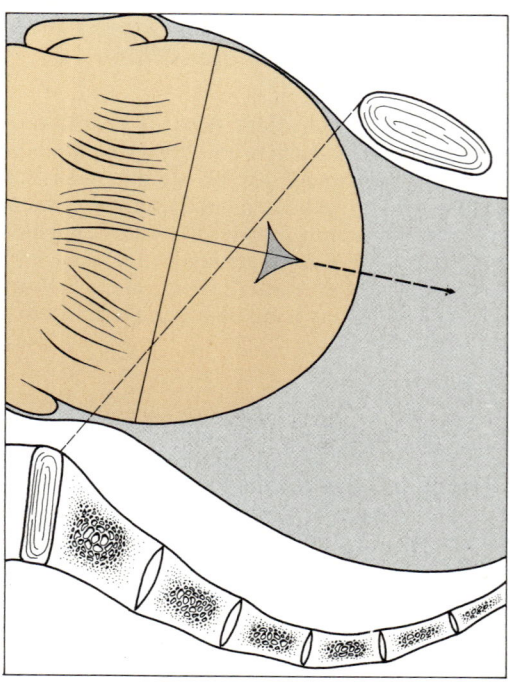

Abb. 31 Synklitische Einstellung des Kopfes im Beckeneingang

Abb. 32 Physiologischer hinterer Asynklitismus, ein häufiger Befund vor Wehenbeginn

synklitische bzw. asynklitische Einstellung des Kopfes*

im Geburtskanal (Abb. 31–34):

– Bei der *synklitischen Einstellung des Kopfes* steht die Pfeilnaht im Beckeneingang in der Mitte zwischen Promontorium und Symphyse, also in der Führungslinie (Abb. 31). Im Beckenausgang wird als synklitische Einstellung bezeichnet, wenn die im geraden Durchmesser verlaufende Pfeilnaht in der Mitte zwischen den beiden Tubera ischiadica, also auch hier in der Führungslinie zu finden ist (Abb. 26). Hiervon sind die folgenden Abweichungen bekannt:

– *Hinterer Asynklitismus:* Die Pfeilnaht ist der Symphyse genähert, das hintere Scheitelbein hat die Führung übernommen (Abb. 32). Dieser Befund ist – zumeist passager – vor

Wehenbeginn zu erheben und darf nicht als regelwidrig angesehen werden.

– *Vorderer Asynklitismus:* Die Pfeilnaht ist nach dorsal aus der Führungslinie abgewichen, das vordere Scheitelbein hat die Führung übernommen (Abb. 33). Die ursächlich verantwortliche Seitwärtsneigung des Kopfes trägt nach Wehenbeginn dazu bei, daß der Kopf nach dorsal ausweichen und so die Kurve um die Symphyse herum besser passieren kann.

– *Verstärkter hinterer und vorderer Asynklitismus:* Eine verstärkte, über das Physiologische hinausgehende Seitwärtsneigung des Kopfes ist als Anpassungsmechanismus vor allem beim platten Becken bekannt (S. 379).

– *Sagittalasynklitismus im Beckenausgang* (Abb. 34): Die gerade verlaufende Pfeilnaht ist nach rechts oder links aus der Führungslinie abgewichen. Diese Asynklitismusform ist als physiologische Variante, aber auch als Anpassungsmechanismus des Kopfes an einen querverengten Beckenausgang bekannt (S. 402).

---

* gr.: klinein = sich neigen; synklitisch = achsengerecht

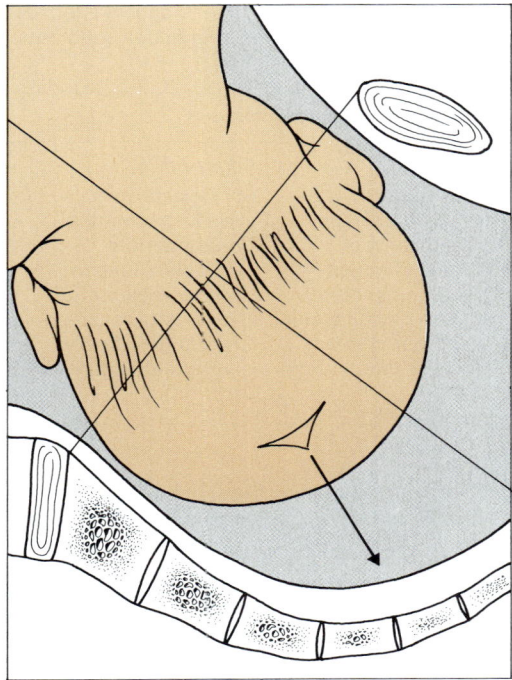

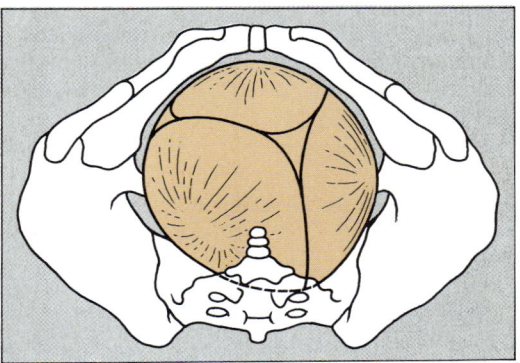

Abb. 34 Sagittalasynklitismus bei tiefstehendem Kopf. Der Kopf hat den Beckenboden erreicht, die Drehung ist vollendet. Die gerade verlaufende Pfeilnaht ist indessen aus der Führungslinie nach links abgewichen

Abb. 33 Regelrechter vorderer Asynklitismus (physiologische Naegele-Obliquität)

Geburtsmechanische Gesetze

Die im vorstehenden beschriebenen Adaptationsvorgänge des Geburtsobjektes an den Geburtskanal sind den Gesetzen der Mechanik unterworfen, und zwar dem von K. G. Gauss formulierten

Gesetz des geringsten Zwanges.

Auf den Geburtsvorgang angewandt bedeutet dies, daß das Geburtsobjekt bestrebt ist, sich in jeder Höhe des Geburtskanales den gegebenen Raumverhältnissen so anzupassen, daß es dem geringsten Zwang unterworfen ist. Dieses Ziel erreicht das Geburtsobjekt auf zweierlei Weise (Tab. 5):

1. durch das Bestreben nach Formübereinstimmung,
2. durch das Bestreben nach Abbiegungsübereinstimmung.

Das

Bestreben nach Formübereinstimmung

besagt, daß sich das Geburtsobjekt bemüht, sich während des Durchtrittes durch den Geburtskanal dessen jeweiliger Form anzupassen. Dies geschieht durch die folgenden Adaptationsvorgänge:

– Einstellung des Langkopfes im querovalen Beckeneingang im hohen Querstand;
– Drehung des tiefertretenden Kopfes zum tiefen Geradstand in Form einer Einstellungsänderung;
– Beugung des Langkopfes mit dessen Längsrichtung in Form einer Haltungsänderung;
– Eintritt der Schultern im hohen Querstand;
– Austritt der Schultern im tiefen Geradstand;
– Konfiguration des Geburtsobjektes.

Die **Ursache der Formanpassung** ist in dem Spannungsgefälle zu finden, das in Richtung auf das größere Raumangebot besteht. Es veranlaßt das Geburtsobjekt zu den erforderlichen Haltungs- und Einstellungsänderungen.

Tabelle 5   Formanpassung und Abbiegungsübereinstimmung. Übersicht über die Möglichkeiten des Geburtsobjektes, dem „Gesetz des geringsten Zwanges" zu genügen, mit den entsprechenden geburtsmechanischen Regelwidrigkeiten

A. Formanpassung		B. Abbiegungsübereinstimmung	
Regelrecht	*Regelwidrig*	*Regelrecht*	*Regelwidrig*
Beckeneingang		Dorsoanteriore Hinterhauptslage	Dorsoposteriore Hinterhauptslage
Hoher Querstand Roederer-Kopf- einstellung Scheitelbeineinstellung	Hoher Geradstand	Dorsoposteriore Streckhaltungen Unvollkommene Fuß- lage mit symphysen- wärts gerichtetem vorangehenden Fuß	Dorsoanteriore Streckhaltungen Unvollkommene Fuß- lage mit kreuzbein- wärts gerichtetem vorangehenden Fuß
Beckenausgang			
Tiefer Geradstand Beugehaltung	Tiefer Querstand indifferente Haltung		

Das

Bestreben nach Abbiegungs-übereinstimmung

hat das Ziel, dem gebeugten Kopf die Möglichkeit zu geben, beim Austritt aus dem Geburtskanal aus der Beugung in die Streckung überzugehen. Auf diese Weise wird das *Biegungsfazillimum*, die leichtere Abbiegbarkeit, in Anspruch genommen. Die Abbiegungsübereinstimmung wird bei der vorderen Hinterhauptslage dadurch erreicht, daß sich der gebeugte Kopf mit dem Hinterhaupt bzw. Nacken symphysenwärts dreht. Vice versa muß sich ein Kopf in Streckhaltung (S 372) mit dem Nacken kreuzbeinwärts drehen, wenn er in Richtung der leichteren Abbiegbarkeit austreten will. Im umgekehrten Fall – wie z. B. bei der hinteren Hin-

terhauptslage (S. 382) – muß der Kopf in Richtung des *Biegungsdiffizillimum* austreten.

Die **Ursache der Abbiegungsübereinstimmung** besteht in dem sog. haltungsabhängigen Rotationszwang: Bei der Beugehaltung findet sich die größte Schädelbreite im Bereich des Vorderhauptes, bei der Streckhaltung im Bereich des Hinterhauptes, wie dies die Abb. 35 deutlich erkennen läßt. Diese „*haltungsabhängige Kopfbreitenverlagerung*" (RUCKELSHAUSEN) führt nun wieder über die Formanpassung dazu, daß der Kopf jeweils die größere Kopfbreite in die mehr Raum bietende Kreuzbeinaushöhlung dreht. – Diese Tatsache, daß die Rotation des Kopfes durch die jeweilige Haltung in ihrer Richtung bestimmt wird, führt zu der praktisch wichtigen *Erkenntnis, daß die Haltungsänderung den primären Vorgang darstellt* und die Einstellungsänderung von ihr abhängig ist. Aus diesem Grunde hat der Geburtshelfer z. B. beim tiefen Querstand zunächst immer die fehlende Beugung zu korrigieren, wenn er die Drehung des Kopfes erreichen will.

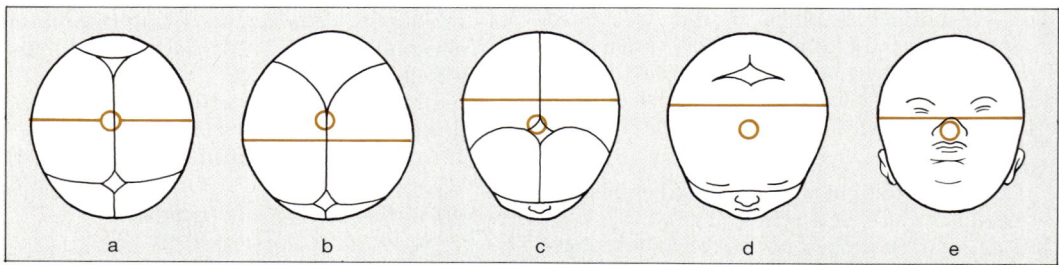

Abb. 35   Die haltungsabhängige Kopfbreitenverlagerung. Bei indifferenter Haltung fallen Führungspunkt und größte Kopfbreite zusammen (a), bei Beugehaltung ist die größte Kopfbreite zum Vorderhaupt hin verschoben (b), bei den Streckhaltungen findet sich die größte Kopfbreite zum Hinterhaupt verschoben (c–e)

Klinischer Geburtsverlauf

Die Geburt des Kindes beginnt mit dem Einsetzen regelmäßiger, zervixwirksamer Wehen. Da die Wahrnehmung der uterinen Kontraktionen eine deutliche Abhängigkeit von der Schmerzempfindlichkeit und der Aufmerksamkeit der Schwangeren aufweist, bereitet die exakte Festlegung des Geburtstermines häufig erhebliche Schwierigkeiten. Nach dem Wehenbeginn sind im klinischen Geburtsverlauf die folgenden **Phasen** zu unterscheiden:

– Eröffnungsperiode,
– Austreibungsperiode,
– Nachgeburtsperiode.

In der **Eröffnungsperiode** besteht die wichtigste Aufgabe der Wehen in der

Muttermundseröffnung

(S. 311). Sie erfolgt in Form der wehenabhängigen Retraktion, Distraktion und Dilatation der Zervix. Voraussetzung für die enorme Dehnung des Zervixgewebes sind Veränderungen an den kollagenen Fasern in Form einer Depolimerisation, die der Wirkung von Weichmachern in der Kunststoffindustrie vergleichbar sind (RUNGE u. RIEHM; HUBER u. HEGAR). An diesem Vorgang haben die Prostaglandine einen wesentlichen Anteil: sie führen zum sog. Priming bzw. Softening der Zervix (P. HUSSLEIN).

Die **Vorblase** als unterer Teil der Fruchtblase drängt im Verlauf der Eröffnungsperiode mehr und mehr in die sich erweiternde Zervix, bis sie hier sprungfertig, d.h. prall zu tasten ist. Ihr dehnender Effekt ist im Vergleich zu dem nach Blasensprung tieferdrängenden Kopf geringer. Die Veränderungen an der Zervix führen zur Ausstoßung des zervikalen Schleimpfropfes, die mit einer zumeist leichten vaginalen Blutung einhergeht. Dieses Phänomen der Zervixeröffnung wird als das

Zeichen der Kreißenden

bezeichnet. Ein „zweites Zeichnen" wird in Form einer neuerlichen mäßigen Blutung gegen Ende der Eröffnungsperiode aus dehnungsabhängigen Verletzungen im Bereich des äußeren Muttermundes beobachtet. Der

Blasensprung

als Ruptur der Eihäute im Bereich der Vorblase

mit Abgang des Vorwassers wird in ihrem zeitlichen Auftreten von 4 Faktoren bestimmt (MEUDT u. Mitarb.):

– Von der Bruchspannung der Eihäute: sie beträgt für das Amnion ca. 50 kg/cm³ (500 kPa), für das Chorion ca. 10 kg/cm³ (100 kPa),
– von der Versulzung der Intermediärschicht, die für die Verschieblichkeit der Eihäute gegeneinander verantwortlich ist,
– von der Weite des Muttermundes,
– von der Wehenintensität.

Der

rechtzeitige Blasensprung

tritt bei 60–70% aller Geburten am Ende der Eröffnungsperiode auf. Nach dem Abgang des Vorwassers sorgt der tiefertretende Kopf wie ein Kugelventil im Bereich des Berührungsgürtels für die Abdichtung des Cavum uteri. Dies wiederum verhindert ein vollständiges Abfließen des Fruchtwassers, ein Vorgang, der zur Aufrechterhaltung einer ausreichenden uterinen Durchblutung und der Nabelschnurzirkulation Bedeutung hat.

Die **Austreibungsperiode** beginnt mit der vollständigen Zervixretraktion bzw. mit den zu diesem Zeitpunkt unwillkürlich einsetzenden Preßwehen. Die mit intrauterinen Druckmaxima von > 200 mmHg einhergehenden Wehen führen zu einer Verminderung bzw. Unterbrechung der uterinen Durchblutung. Somit ist leicht verständlich, daß die

Preßperiode

als ein Teil der Austreibungsperiode die Phase der höchsten Gefährdung des Kindes darstellt. Dementsprechend werden in diesem Geburtsabschnitt im Vergleich zur Eröffnungsperiode im CTG doppelt so häufig Symptome einer fetalen Notsituation beobachtet. Die **Preßwehen** sind durch die unwillkürliche, reflektorische Anspannung der Bauchdecken bei gleichzeitigem Verschluß der Stimmritze charakterisiert. Sie führen nach der Passage des vorangehenden Teiles durch das Weichteilansatzrohr zunächst zum

Einschneiden des Kopfes

(Abb. 36), d.h. zu dessen Sichtbarwerden im Ostium vaginae. Der Sphincter ani beginnt zu

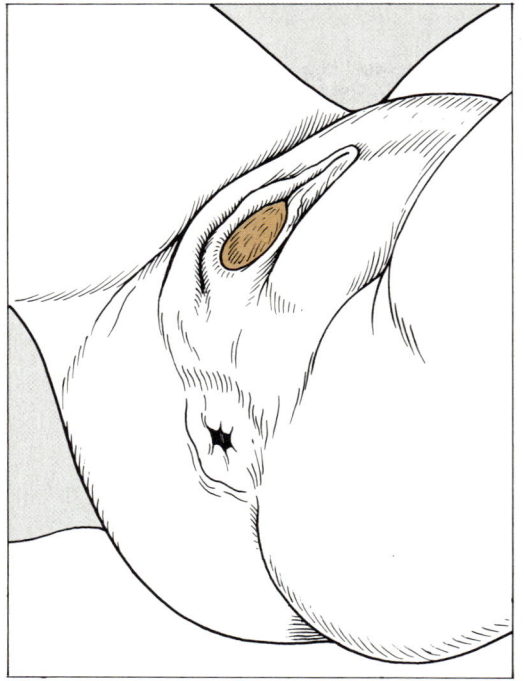

Abb. 36   Einschneiden des Kopfes

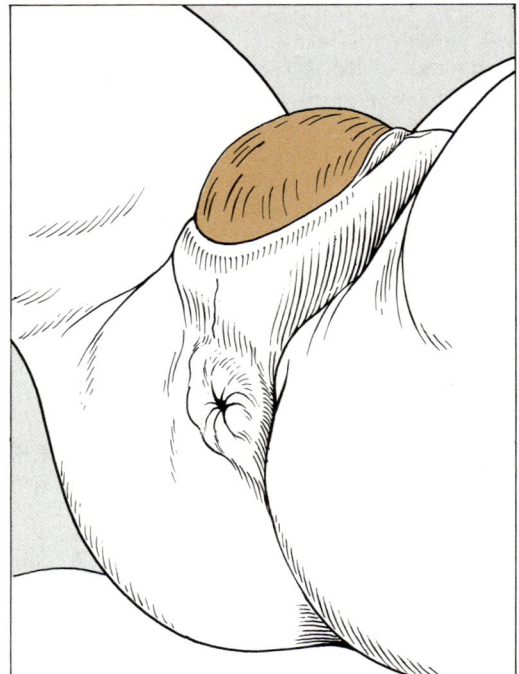

Abb. 37   Durchschneiden des Kopfes

klaffen, der Damm wölbt sich vor. Bleibt der Kopf kurz vor seinem Austritt in der Vulva stehen, so wird dies als das

Durchschneiden des Kopfes

(Abb. 37) bezeichnet. Ist das Kinn über den Damm geboren, so folgt, wie bereits beschrieben, die äußere Drehung des Kopfes mit anschließender Schultergeburt. Mit der Geburt des Rumpfes und dem Abfließen des Nachwassers ist die Austreibungsperiode abgeschlossen.

In der **Nachgeburtsperiode** beginnen in Form der Nachgeburtswehen die uterinen Kontraktionen erneut, sobald sich das Myometrium an den verminderten Füllungszustand des Cavum uteri angepaßt hat. Diese führen über eine Flächenverschiebung zwischen Uteruswand und Plazenta zur

Plazentalösung.

Sie erfolgt innerhalb der spongiösen Schicht der Decidua basalis, in der während der letzten Schwangerschaftswochen degenerative Veränderungen bereits entsprechende Vorbedingungen geschaffen haben. Ein Teil der Decidua

basalis verbleibt als grauer Schleier auf der maternen Plazentafläche. Der im Cavum uteri verbleibende Rest wird im Wochenbett mit den Lochien ausgeschieden. Die Plazentalösung ist normalerweise mit der ersten kräftigen Nachgeburtswehe abgeschlossen. Nach der Ausstoßung der Plazenta ist auf ihrer maternen Fläche das

retroplazentare Hämatom

zu erkennen. Es entsteht während der Ablösung durch eine Blutung aus den eröffneten uteroplazentaren Gefäßen.

Die **Art der Ausstoßung der Plazenta** ist unterschiedlich. Sie wird von der Ablösung bestimmt: Beginnt diese im Zentrum der Plazenta, so stülpt sich diese um: Die Plazenta wird nach dem *Modus Schultze* mit der Mitte der fetalen Fläche vorangehend geboren. Bei einer exzentrischen Ablösung wird die Plazenta nach dem *Modus Duncan* über deren Kante ausgestoßen. Die von den Eihäuten dabei nicht bedeckte materne Fläche erfährt dabei häufiger Verletzungen, wodurch die Beurteilbarkeit der Plazenta auf Vollständigkeit evtl. beeinträchtigt wird.

An der

postpartualen uterinen Blutstillung

im Bereich der eröffneten uteroplazentaren Gefäße sind die folgenden Kausalfaktoren beteiligt (SCHWENZER):

- die Nachwehen, die wie „lebende Ligaturen" die Gefäße abklemmen bzw. abknicken,
- die verminderte Durchblutung des Myometriums nach der Entleerung des Uteruskavum,
- der durch die Kreislaufumstellung ausgelöste Thrombozytenzerfall mit Thromboplastinaktivierung,
- Endothelproliferationen an den uterinen Gefäßen, die bereits gegen Ende der Gravidität nachweisbar sind.

Der **normale Blutverlust** während der Nachgeburtsperiode sollte 300 ml nicht übersteigen.

Der sofort nach der Entleerung des Uterus beginnende

Verschluß der Geburtswege

ist einmal die Folge der Umkehr des Entleerungsreflexes, bei der das untere Uterinsegment die Kontraktionsdominanz gegenüber dem Corpus uteri wiedergewinnt (BAYER) (S. 313; Abb. 23). Zusätzlich füllen sich die während der Gravidität entstandenen und unter der Geburt entleerten Corpora cavernosa im Bereich der Zervix und der Vagina. Schließlich wird innerhalb der ersten Wochenbetttage die Zervix wieder durch einen Schleimpfropf verschlossen. Es ist zu beachten, daß ein ungenügender Zervixverschluß am Ende der ersten postpartualen Woche ein Hinweis auf eine unzureichende Entleerung des Uteruskavum ist.

Dauer der Geburt

Die Dauer der Geburt wird von einer Vielzahl unterschiedlicher Faktoren bestimmt (Tab. 6). Dies macht es verständlich, daß sie schon unter physiologischen Verhältnissen eine große Variationsbreite aufweist, und daß es im Einzelfall

Tabelle 6   Faktoren, die die Geburtsdauer beeinflussen

Wehentätigkeit:
   Basaltonus
   Wehenamplitude, -dauer und -frequenz
   Koordination des Entleerungsreflexes

Weichteilwiderstand:
   Mechanischer Anteil (Elastizität, Plastizität)
   Kontraktiler Anteil

Knöchernes Becken:
   Form und Weite

Geburtsobjekt:
   Form, Größe, Konfgurabilität
   Haltung, Einstellung

Kondition der Kreißenden:
   Körperbau, Alter, Allgemeinzustand
   Psychische Situation
   Parität

Geburtsleitung:
   Psychoprophylaktische Geburtsvorbereitung
   Medikamentöse Geburtsleitung

schwierig ist, eine Prognose zu stellen. Das klinisch am besten verwertbare prognostische Kriterium ist der bei Wehenbeginn bestimmte „Zervix-Score" nach BISHOP (S. 331). Er ist wiederum von einem frühzeitigen und endgültigen Übergang der diskoordinierten Schwangerschaftswehen in koordinierte Eröffnungswehen abhängig. *Wehenanomalien* sind damit auch die häufigste Ursache eines protrahierten Geburtsverlaufes!

Die heute gegebenen Möglichkeiten der geburtshilflichen Analgesie und Spasmolyse haben im Laufe der Jahre zu einer erheblichen *Reduzierung der Geburtsdauer* geführt (Abb. 38). Es ist verständlich, daß diese in erster Linie dem Kind zugute kommt, das in Abhängigkeit von der Geburtsdauer früher als die Mutter gefährdet ist. Als

erreichbare Geburtsdauer

können bei Ausnutzung der heute zur Verfügung stehenden geburtserleichternden Maßnahmen die folgende Werte Anerkennung finden:

	Durchschnittswert	*Medianwert*
Erstgebärende	6–7 Std.	5–6 Std.
Mehrgebärende	3–4 Std.	3–3 1/2 Std.

Prognostisch bedeutsamer insbesondere für das Kind ist die

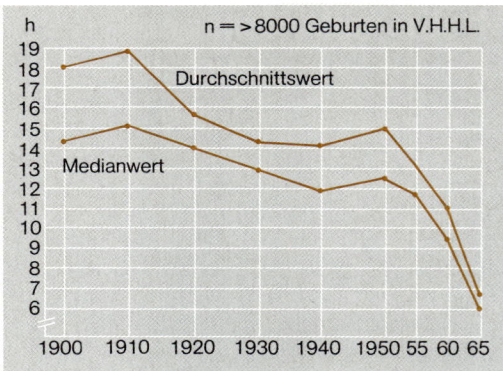

Abb. 38 Die Entwicklung der Geburtsdauer seit 1900. Spontangeburten in vorderer Hinterhauptslage (V. H. H. L.)(1. Univ.-Frauenklinik München)

zulässige Geburtsdauer,

ein Begriff, der die Grenzen der zeitlichen Belastbarkeit der Kreißenden, vor allem aber des Kindes aufzeigt. Zur Definition werden statistische Daten in Form der zeitabhängigen Frequenzzunahme der fetalen Gefährdungssymptome herangezogen (Döring u. Krauss; Hellman u. Prystowski; Hickl u. Martius) (Tab. 7). Bei Überscheiten dieser zulässigen Dauer wird dann logischerweise von einem „protrahierten Geburtsverlauf" im Sinne einer diagnostisch beachtenswerten und evtl. therapiebedürftigen Regelwidrigkeit gesprochen (S. 412). Es ist allerdings darauf hinzuweisen, daß die Definition der „zulässigen Geburtsdauer" und damit des „protrahierten Geburtsverlaufes" in der Literatur wie im klinischen Gebrauch unterschiedlich erfolgt und zudem von einigen Geburtshelfern die im Vergleich zur Erstgebärende früher eintretende Gefährdung des Kindes der Mehrgebärenden bestritten wird, sodaß auf eine entsprechende Differenzierung zwischen Erst- und Mehrgebärenden verzichtet wird. So nehmen Käser u. Richter eine

gefährdende Geburtszeitverlängerung unter Berücksichtigung des arithmetischen Mittelwertes und nach Addition der 2fachen Standardabweichung für die Erstgebärende mit 17 Std., für die Mehrgebärende mit 11–12 Std. an, Zeiten, nach denen 95% aller Kreißenden entbunden werden; die verbleibenden 5% werden unter dem Begriff des protrahierten Geburtsverlaufes zusammengefaßt.

Wichtig ist, daß das Überschreiten der zulässigen Geburtsdauer allein nicht als eine Indikation zur operativen Geburtsbeendigung angesehen werden sollte. In erster Linie sind es *diagnostische Maßnahmen*, zu denen sich der Geburtsverhelfer veranlaßt sehen muß. Hierbei steht die Beantwortung der folgenden Fragen im Vordergrund:

1. Wurde eine Regelwidrigkeit übersehen, die zum verzögerten Geburtsverlauf geführt hat?
2. Kann dem Kind aufgrund der Befunde der kontinuierlichen Überwachung eine weitere Wehentätigkeit zugemutet werden?
3. Ist ein weiteres konservatives Verhalten sinnvoll, da die Entbindung in absehbarer Zeit beendet sein wird oder durch einen leichten vaginal-operativen Eingriff beendet werden kann?

Die vordergründig *diagnostische Bedeutung des Begriffes „zulässige Geburtsdauer"* wird auch daraus erkennbar, daß uns die Möglichkeiten der subpartualen Überwachung des Kindes (CTG, MBA) eine Indikationsstellung zur operativen Geburtsbeendigung heute aufgrund fetaler Gefährdungssymptome erlaubt und nicht wie früher allein aufgrund der Geburtszeitwerte (Roemer u. Mitarb.).

Literatur

Alvarez, H., R. Caldeyro-Barcia: The normal and abnormal contractile waves of the uterus during labour. Gynaecologia 138 (1954) 190

Bayer, R.: Die Bedeutung der isthmischen Kontraktionsdominanz für die formale Rückbildung des unteren Uterinsegmentes und der Portio nach der Entbindung. Arch. Gynäkol. 195 (1961) 138

Borell, U., I. Fernström: Der Geburtsmechanismus. In Käser, O., V. Friedberg, K. G. Ober, K. Thomsen, J. Zander: Gynäkologie und Geburtshilfe, Bd. II. Thieme, Stuttgart 1967; 2. Aufl. 1981

Cretius, K.: Die Geburt. In Schwalm, H., G. Döderlein: Klinik der Frauenheilkunde und Geburtshilfe, Bd. II. Urban & Schwarzenberg, München 1964

Dawood, M. Y., C. F. Wang, R. Gupta, F. Fuchs: Fetal contribution of oxytocin in human labor. Obstet. and Gynecol. 52 (1978) 205

Döring, G. K., V. Krauss: Über die Bedeutung der Geburtsdauer für das Kind. Geburtsh. u. Frauenheilk. 27 (1967) 1185

Friedman, E. A.: Patterns of labor as indicator of risk. Clin. Obstet. Gynecol. 16 (1973) 172

Tabelle 7 Zulässige Geburtsdauer

	Erstgebärende	Mehrgebärende
Eröffnungsperiode	12 Std.	8 Std.
Austreibungsperiode	1 Std.	
Preßperiode	1/2 Std.	
Nachgeburtsperiode	1 Std.	

Hellman, L. M., M. Prystowsky: The duration of the second stage of labour. Amer. J. Obstet. Gynecol. 63 (1952) 1223

Husslein, P., A.-R. Fuchs, F. Fuchs: Der Einfluß von Oxytocin auf Produktion von Prostaglandinen in vitro und in vivo. Z. Geburtsh. Perinatol. 186 (1982) 141

Husslein, P., A.-R. Fuchs, M. S. Soloff, F. Fuchs: Initiiert fetales Oxytocin den Geburtsbeginn beim Menschen? Eine Hypothese. Geburtsh. u. Frauenheilk. 42 (1982) 579

Huber, R.: Zur Frage nach dem adäquaten Wehenreiz. Zbl. Gynäkol. 77 (1955) 1813

Huber, R., U. Hegar: Die Relaxation der Geburtswege – ein reflektorisch ausgelöster Tonusverlust. Arch. Gynäkol. 199 (1963) 83

Käser, O., R. Richter: Geburt aus Kopflage. In Käser, O., V. Friedberg, K. G. Ober, K. Thomsen, J. Zander: Gynäkologie und Geburtshilfe, 2. Aufl., Bd. I/2. Thieme, Stuttgart 1981 (S. 12.17)

Klöck, F. K., G. Lamberti: Die Leitung der Austreibungsperiode. Indikationen zur Geburtsbeendigung. Gynäkologe 8 (1975) 2

Martius, G.: Über die Beziehungen zwischen den distalen Tonusregulationen und der Wehentätigkeit. Bibl. gynaecol. (Basel) 20 (1959) 179

Martius, G., E. J. Hickl: Die azidotische Gefährdung des Kindes im Verlauf der Geburt. Geburtsh. u. Frauenheilk. 26 (1966) 1152

Martius, G., M. Käter, D. P. H. Kluge: Kopfmaße und Kopfform des Neugeborenen in ihren Beziehungen zum Geburtsmechanismus. Arch. Gynäkol. 199 (1964) 360

Meudt, R., A. Hawrylenko, T. Koller jr.: Beitrag zum Problem des Blasensprunges. Gynaecologia 161 (1966) 421

Narik, G.: Der Durchtrittsmechanismus des Geburtsobjektes im Beckenkanal. Wien. klin. Wschr. 77 (1965) 810

Roemer, V. M., H. Buess, K. Harms: Zum Problem der Leitung der Austreibungs- und Preßperiode. Arch. Gynäkol. 222 (1977) 29

Ruckelshausen, M. C.: Ein Beitrag zur Geburtsmechanik. Geburtsh. u. Frauenheilk. 24 (1964) 793

Rydberg, E.: The Mechanism of Labor. Thomas, Springfield 1954

Schwenzer, A. W.: Postpartuale Blutstillung. Arch. Gynäkol. 195 (1961) 114

Sellers, M.-S., H. T. Hodgson, L. A. Mourtford, M. D. Mitchell, A. B. M. Anderson, C. A. Turnbull: Is oxytocin involved in parturition? Brit. J. Obstet. Gynaecol. 88 (1981) 725

Warkentin, B.: Fetale Ursachen des Weheneintrittes. Ein kybernetisches Modell des Geburtsbeginnes. Arch. Gynäkol. 222 (1977) 15

Zimmer, F.: Die Uterusvergrößerung in der Schwangerschaft. Arch. Gynäkol. 202 (1965) 31

Zimmer, F., G. Martius, K. Engelhorn: Der Wirkungsmechanismus der Spasmolytika unter der Geburt. Dtsch. med. Wschr. 85 (1960) 883

Aufgaben

1. Aus welchen knöchernen Anteilen besteht das Becken?
2. Aus welchen Knochen sind die Hüftbeine zusammengesetzt?
3. Welche Linie bildet die Grenze zwischen großem und kleinem Becken?
4. Welche 3 Beckenräume sind im kleinen Becken zu unterscheiden?
5. Beschreiben Sie die typische, geburtswirksame Form der 3 Beckenräume!
6. Welche geburtsmechanische Bedeutung hat der M. levator ani?
7. Welche Nähte treffen sich am kindlichen Schädel
   – im Bereich der kleinen Fontanelle?
   – im Bereich der großen Fontanelle?
8. Welcher geburtsmechanische Adaptationsvorgang wird bei der inneren Untersuchung anhand des Pfeilnahtverlaufes kontrolliert?
9. Welche Möglichkeiten hat der Kopf, sich an die unterschiedlichen Formen der einzelnen Beckenräume anzupassen?
10. Was bezeichnen wir als das „Weichteilrohr" und was als „Weichteilansatzrohr"?
11. Was ist die Bandlsche Retraktionsfurche?
12. Aus welchen 3 Schichten besteht der Beckenboden?
13. Nennen Sie 3 typische Kopfformen des Kindes, die den Geburtsmechanismus beeinflussen!
14. In welcher Weise beeinflußt die fetale Nebenniere das Einsetzen der Wehen?
15. Welche Wirkung haben die Prostaglandine vor Wehenbeginn an der Zervix?
16. Kommt es vor Wehenbeginn zu einer Verminderung der protektiven Wirkung des Progesterons auf das Myometrium?
17. Nennen Sie die verschiedenen, während der Schwangerschaft und der Entbindung auftretenden Wehenarten?
18. Wodurch kommt es unter der Einwirkung der Eröffnungswehen zur Erweiterung der Zervix bzw. des Muttermundes?
19. Definieren Sie die folgenden geburtsmechanisch wichtigen Begriffe:
    – Haltung der Frucht,
    – Einstellung der Frucht,
    – Stellung der Frucht,
    – Poleinstellung der Frucht.
20. Warum wird der regelrechte geburtsmechanische Ablauf der menschlichen Geburt als „vordere Hinterhauptslage" bezeichnet?
21. Wie stellt sich der dolichozephale Kopf im Beckeneingang ein?
22. Welche 3 Bewegungen führt der kindliche Kopf während der Passage durch das kleine Becken aus?
23. Was verstehen wir unter einer „synklitischen" und „asynklitischen Einstellung" des Kopfes im kleinen Becken?
24. Warum muß der Geburtshelfer bei der Behandlung des tiefen Querstandes zuerst die fehlende Beugung des Kopfes korrigieren?
25. Was verstehen wir unter dem Begriff der „zulässigen Geburtsdauer"?

13 Überwachung und Leitung der Entbindung

G. Martius

Lernziel

Die Überwachung und Leitung der Entbindung bedeutet für den Geburtshelfer die verantwortungsvolle Übernahme sowohl von diagnostischen als auch von therapeutischen Aufgaben. In den letzten Jahren haben insbesondere die diagnostischen Methoden einen erheblichen Erkenntniszuwachs erfahren, die der subpartualen Überwachung des Kindes dienen. Dies gilt für die Kardiotokographie, aber auch für die kombinierte Anwendung von CTG und intrauteriner Blutgasanalyse. Neue diagnostische Verfahren wie die fortlaufende pO_2- und pCO_2-Messung und die qualitative Analyse des fetalen EKG stehen in der wissenschaftlichen Erprobung. Ihre Anwendbarkeit für die klinische Routinediagnostik bleibt zu prüfen. Schließlich wird der Lernende auf die Notwendigkeit und den Wert einer intensiven Nutzung der Sonographie im Kreißsaal u.a. zur Stellungsdiagnose hingewiesen.

Große Bedeutung für den Lernenden hat die in diesem Kapitel erfolgte Darstellung des Geburtsmechanismus. Ausreichende Kenntnisse bilden die Grundlage für die Befundbewertung bei der vaginalen Untersuchung, aber auch für evtl. erforderliche entbindende Operationen.

Ein weiteres Ziel dieses Kapitels ist die Unterweisung in den diagnostischen und therapeutischen Maßnahmen, die einen unkomplizierten Verlauf der Nachgeburtsperiode sicherzustellen vermögen. Hierbei hat der Lernende zu beachten, daß der posthämorrhagische Schock auch heute zu den häufigsten maternen Todesursachen gerechnet werden muß.

Die Erstversorgung des Kindes nach der Geburt gehört nach wie vor zu den verantwortungsvollen Aufgaben des Geburtshelfers. Die nachfolgende Darstellung versetzt ihn in die Lage, diese zu erfüllen nicht zuletzt, um eine erforderliche Konsultierung des Pädiaters rechtzeitig sicherstellen zu können.

Die Geburtserleichterung vermag sowohl die Belastung der Kreißenden, als auch die subpartuale Gefährdung des Kindes in Grenzen zu halten. Die Methoden, die der Geburtshelfer beherrschen muß, um die erforderliche Individualisierung sicherzustellen und ihre gefahrlose Anwendung zu ermöglichen, werden beschrieben.

Ein sorgfältiges Studium dieses Kapitels bildet für jeden Studenten und angehenden Facharzt die Voraussetzung für das Verständnis aller nachfolgend dargestellten Komplikationen unter und nach der Entbindung.

Die **Leitung der Entbindung** hat in erster Linie zum Ziel, die Kreißende unter Berücksichtigung der individuellen geburtsmechanischen, physischen und psychischen Gegebenheiten sowie unter größtmöglicher Schonung von Mutter und Kind zu entbinden. Dies bedeutet, daß die *Aufgaben des Geburtshelfers* sowohl in der Überwachung und Anleitung der Kreißenden als auch in der weitgehend lückenlosen Überwachung des Kindes zu bestehen haben.

Da Hebamme und Arzt unmittelbar nach dem Eintreffen der Schwangeren bzw. Kreißenden die Verantwortung für Mutter und Kind übernehmen, ist es erforderlich, sich ohne Zeitverlust durch die sog.

Aufnahmeuntersuchung

ein Bild von deren momentanem Zustand zu machen. Sie hat im wesentlichen aus den folgenden *diagnostischen Maßnahmen* zu bestehen:

- äußere Untersuchung einschließlich der palpatorischen Wehenkontrolle,
- stethoskopische Herztonkontrolle mit anschließender Herzton- und Wehenschreibung (sog. Aufnahme-CTG),
- vaginale Untersuchung vordergründig zur Erhebung des Portiobefundes (Prognoseindex), aber auch zur Erkennung geburtsmechanischer Regelwidrigkeiten,
- Aufnahme-Ultraschalluntersuchung,
- evtl. Aufnahme-Amnioskopie,
- Allgemeinuntersuchung der Kreißenden.

Aufgrund der gewonnenen Erkenntnisse kann ohne Zeitverlust entschieden werden, ob eine Gefährdung von Mutter oder Kind sofortige therapeutische Maßnahmen erforderlich macht bzw. ob und wieviel Zeit für die Vorbereitung der Kreißenden vor der Lagerung im Kreißsaal zur Verfügung steht. Die Aufnahmeuntersuchung hat damit einen wesentlichen Anteil an der *prognostischen Beurteilung des Geburtsverlaufes!* Zusätzlich gibt die Aufnahmeuntersuchung dem Untersucher zeitlich ausreichend Gelegenheit, die *Anamnese zu erheben bzw. zu ergänzen.* Über die Bedeutung der Anamnese für die prognostische Bewertung des Geburtsverlaufes wurde bereits auf S. 97 ausführlich berichtet.

Überwachung der Mutter und des Geburtsmechanismus während der Entbindung

Die Überwachung der Kreißenden hat das Ziel der Kontrolle der vitalen extragenitalen Funktionen. Die notwendige Individualisierung der Diagnostik erfolgt aufgrund der *Anamnese* und der Befunde, die bei der *Allgemeinuntersuchung* zur Zeit der Aufnahme erhoben wurden. Fehlen Hinweise auf eine Gefährdung, so werden im Verlauf der Entbindung routinemäßig der *Puls* stündlich, der *Blutdruck* 2stündlich und die *Temperatur* alle 4 Std., nach dem Blasensprung alle 2 Std. kontrolliert und auf dem Geburtsprotokoll notiert. Zur *Blasenentleerung* wird die Patientin in 3- bis 4stündlichen Abständen und zu Beginn der Austreibungsperiode angehalten.

Die Notwendigkeit zum

Anlegen einer i. v. Infusion

ergibt sich mit dem Ziel, jederzeit einen Zugang zum Kreißlauf zu haben. Auf diese Weise ist die Möglichkeit der i. v. Tokolyse bei der hyperkinetischen Wehenstörung und einer akuten fetalen Notsituation, aber auch der Wehenstimulation und schließlich der Flüssigkeits-, Glukose- und Elektrolytsubstitution z. B. bei einem protrahierten Geburtsverlauf gegeben. Mit letzterer sollte großzügig verfahren werden, da sich eine *orale Nahrungszufuhr* mit Rücksicht auf eine erforderliche Allgemeinanästhesie verbietet und Wehenstörungen infolge eines Glukose- und Elektrolytmangels keine Seltenheit darstellen.

Die **Kontrolle der geburtsmechanischen Situation**

und des Geburtsfortschrittes ist durch die

äußere Untersuchung

der Kreißenden nur sehr eingeschränkt möglich. Der erhöhte Basaltonus der Uterus wie dessen Druckschmerzhaftigkeit erlauben kaum die Erhebung sicherer Befunde. Bei fettarmen Bauchdecken kann zumindest zwischen den vaginalen Untersuchungen der Fortgang der Zervixretraktion anhand des Standes der *Bandl-Retraktionsfurche* kontrolliert werden (S. 303).

Die im Verlauf der Entbindung erforderliche Kontrolle des Portio- bzw. Muttermundbefundes sowie der Haltungs- und Einstellungsänderungen des Kopfes erfolgt heute, wie dies durch die Erhebung bei 310 Geburtshelfern im Jahre 1983 von SCHUTH, MÖNIG u. HILLEMANNS bestätigt wurde, ganz überwiegend, und zwar auch von Hebammen durch die

vaginale Untersuchung

(BERTELSEN u. JOHNSON). Nach hygienischer Händedesinfektion werden hierzu sterile Einmalhandschuhe verwendet. Dieses Vorgehen ist auch deshalb gerechtfertigt, da sich die bei der *rektalen Untersuchung* angenommene geringere Infektionsgefährdung der Kreißenden nicht bestätigt hat.

Zur **Befunderhebung** ist in jedem Fall ein systematisches Vorgehen erforderlich, wobei die folgenden Einzelheiten zu beachten sind:

- *Portio:* Länge, Gewebereichtum, Konsistenz, Stand im kleinen Becken,
- *Muttermund:* Weite, Beziehungen zum vorangehenden Kindsteil,
- *vorangehender Teil:* Art, Höhenstand,
- *Haltung:* Fontanellenstand,
- *Einstellung:* Pfeilnahtverlauf,
- *Vorblase:* Intaktheit; nach Blasensprung Menge und Farbe des Fruchtwassers,
- *Geburtskanal:* Weite bzw. Besonderheiten des knöchernen Beckens und des Weichteilansatzrohres.

Der bei Wehenbeginn, aber auch schon in den letzten Tagen der Gravidität und vor einer erforderlichen Wehenindunktion erhobene

Portio- bzw. Muttermundsbefund

ist als wesentlicher Teil des geburtshilflichen Prognoseindex (s. unten) ein wichtiges prognostisches Kriterium für die Wehenbereitschaft und die zu erwartende Zervixretraktion (DIECKMANN u. MCCREADY; K. BURGER; COCKS; BAUMGARTEN; BÖRNER). Als *prognostisch günstig* sind der Stand in der Führungslinie, die Gewebearmut, die bereits erfolgte Erweichung, das Anliegen des Muttermundes am vorangehenden Teil und die Spannungszunahme (!) während der uterinen Kontraktion anzusehen. Ein Teil dieser Befunde ist unter zusätzlicher Berücksichtigung des Höhenstandes des vorangehenden Teiles in dem

Prognoseindex nach Bishop

zusammengefaßt. Die in der Tab. 1 gewählte Bewertung mit 3 Punkten für jeden erhobenen Befund erlaubt eine differenziertere Bewertung als der Original-Score. Eine Punktzahl zwischen 10 und 15 ist mit einer Wehenbereitschaft, einer gu-

ten Oxytocin-Ansprechbarkeit und einer schnell verlaufenden Zervixretraktion gleichzusetzen.

Die **Muttermundweite** wird in Zentimetern des erreichten Lumens bzw. der Breite des noch stehenden Muttermundsaumes angegeben. Zugleich bedürfen der Gewebereichtum des Muttermundes, dessen Nachgiebigkeit bzw. Spastizität sowie dessen Veränderungen unter dem Einfluß der Wehen der Beachtung, da sie Hinweise auf die erforderliche medikamentöse Geburtsleitung geben. Es ist somit erforderlich, daß sich der Geburtshelfer für die innere Untersuchung ausreichend Zeit nimmt, um bei ihr nicht nur die absolute Muttermundweite zu bestimmen, sondern auch das Verhalten des Muttermundes „als Funktion in Abhängigkeit von den uterinen Kontraktionen", also während der Wehe, bewerten zu können.

Für die prognostische Beurteilung ist es von Wichtigkeit, daß auch der **unterschiedliche Portiobefund der Erst- und Mehrgebärenden** zu Geburtsbeginn Beachtung findet. Bei der Erstgebärenden beginnt die Zervixeröffnung in den letzten Schwangerschaftswochen im Bereich des inneren Muttermundes, so daß die Portio bei Wehenbeginn verstrichen (flach) ist (Abb. 1). Bei der Mehrgebärenden erfolgt die Eröffnung des inneren und äußeren Muttermundes gleichzeitig: die Portio ist deshalb bei ihr bei Wehenbeginn und in der frühen Eröffnungsperiode noch wulstig (Abb. 2).

Die Diagnose der

Art des führenden Kindsteiles und damit der Poleinstellung und Lage

erfolgt bei der vaginalen Untersuchung aufgrund der Oberflächenbeschaffenheit. Die Iden-

Tabelle 1 Geburtshilflicher Prognoseindex nach Bishop unter Berücksichtigung von Portiostand, Muttermundsweite und Höhenstand des vorangehenden Teiles unter Vergabe von jeweils 3 Bewertungspunkten (sog. erweiterter Bishop-Score)

Befunde	1	2	3
Stand der Portio	kreuzbeinwärts	nahe der Führungslinie	in Führungslinie
Länge der Portio	2 cm und mehr	1 cm	flach
Konsistenz der Portio	derb	mittel	weich
Muttermundweite	geschlossen	1–2 cm	2–3 cm
Höhe des vorangehenden Teiles	über Beckeneingang	zwischen oberem und unterem Schoßfugenrand	unterer Schoßfugenrand und tiefer

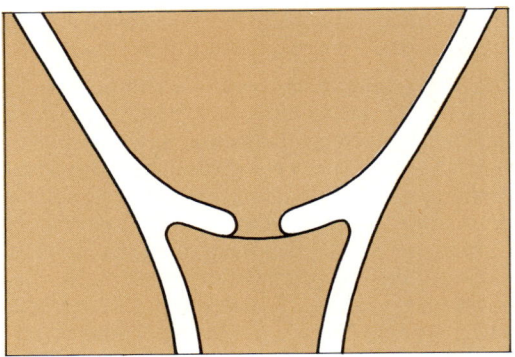

Abb. 1 Portiobefund der Erstgebärenden bei Wehenbeginn

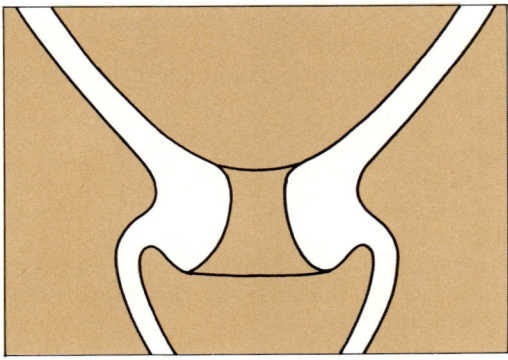

Abb. 2 Portiobefund der Mehrgebärenden bei Wehenbeginn

tifizierung des Kopfes erlaubt das Tasten der Nähte und Fontanellen sowie das **Knebel-Zeichen**, die Möglichkeit, mit dem touchierenden Finger eine Nickbewegung auszulösen.

Ein wichtiges prognostisches Kriterium stellt die

Höhenstandsdiagnose des vorangehenden Teiles

bei der vaginalen Untersuchung dar. Sie erfolgt heute zumeist durch die **Angaben von cm-Abständen von der Interspinalebene nach De Lee** (Abb. 3). Die Distanzen und damit die Maße gehen von der gut tastbaren Interspinalebene

(= 0 cm) aus. Sie betragen bis zum Beckenboden + 4 cm, bis zur oberen Schoßfugenrandebene, dem Eingang ins kleine Becken, − 8 cm (NIEDNER). Die gleichen Maße ergeben sich, wenn man die ebenfalls der Höhenstandsdiagnose dienenden **parallelen Beckenebenen nach Hodge** berücksichtigt. Bei ihnen bestimmt die obere Schoßfugenrandebene den parallelen Verlauf der tieferen, im kleinen Becken liegenden, vom führenden Kindteil zu passierenden Stationen: die untere Schoßfugenrandebene und die Interspinalebene (Abb. 4-8). Diese weisen eine Distanz von jeweils 4 cm auf, woraus sich wiederum ein Abstand der Interspinalebene

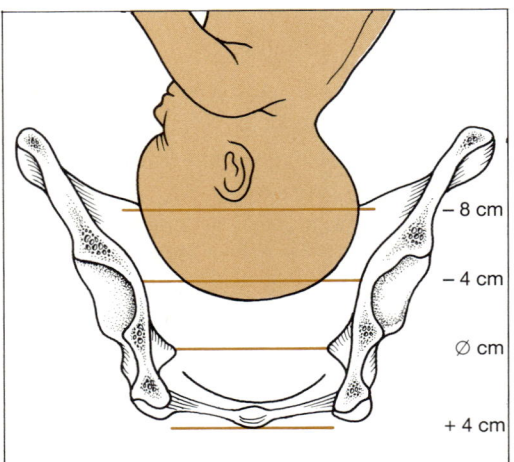

Abb. 3 Höhenstandsdiagnose nach *DeLee*. Die Höhenstandangaben erfolgen in cm, die die Distanz des vorangehenden Teiles von der Interspinalebene = 0 cm wiedergeben. Die eingezeichneten Ebenen entsprechen denen der Abb. 4

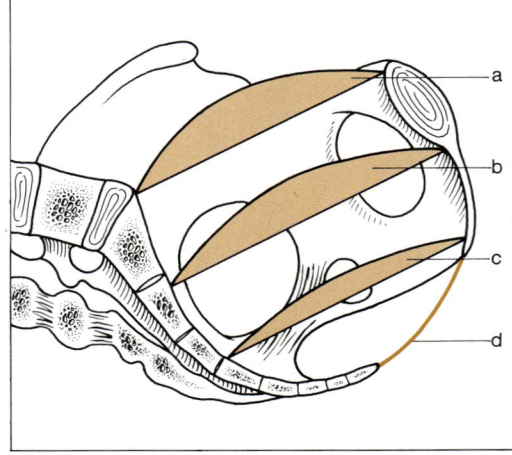

Abb. 4 Höhenstandsdiagnose mit Hilfe der parallelen Beckenebenen nach *Hodge*
a = obere Schußfugenrandebene;   b = untere Schußfugenrandebene;   c = Interspinalebene;
d = Beckenboden

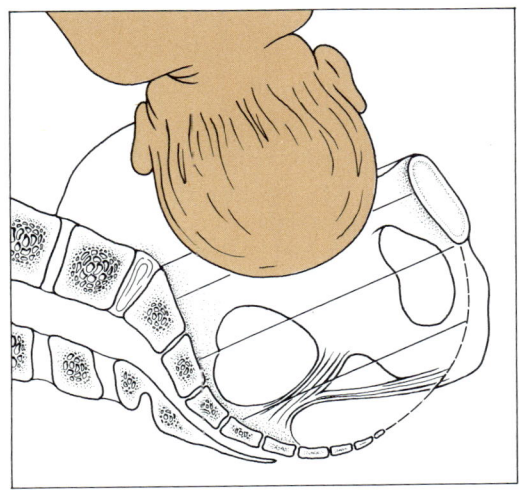

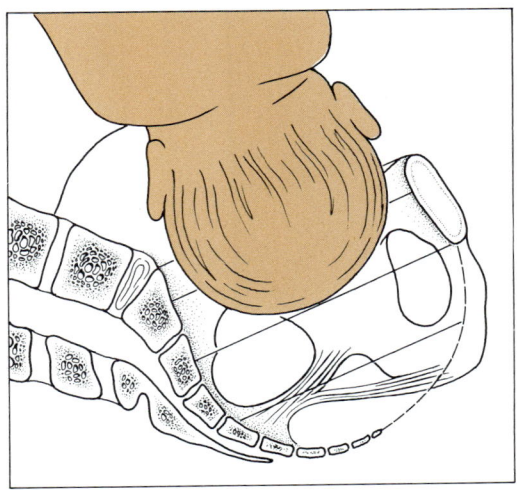

Abb. 5 Höhenstand des Kopfes (I). Tiefster Punkt zwischen oberer und unterer Schoßfugenrandebene (− 6 cm), Hinterfläche der Symphyse tastbar, Kreuzbeinaushöhlung leer

Abb. 6 Höhenstand des Kopfes (II). Tiefster Punkt am unteren Schoßfugenrand (− 4 cm), Hinterfläche der Symphyse nicht mehr tastbar, Kreuzbeinaushöhlung noch leer

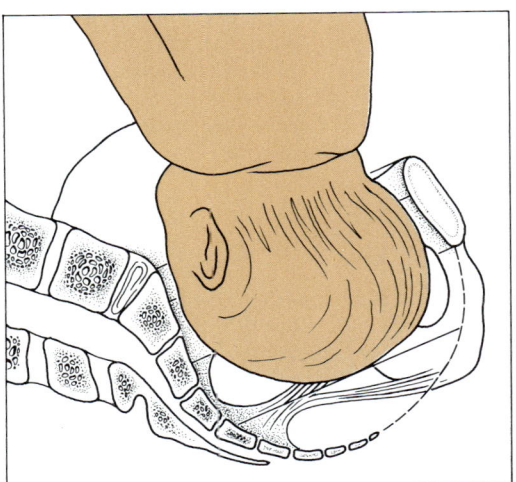

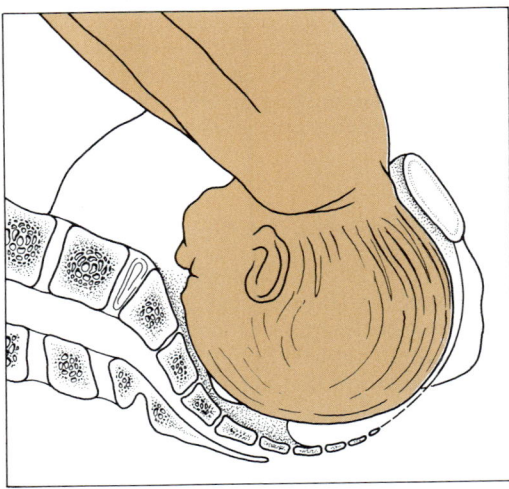

Abb. 7 Höhenstand des Kopfes (III). Tiefster Punkt an der Interspinalebene (O), Kreuzbeinaushöhlung nicht mehr tastbar

Abb. 8 Höhenstand des Kopfes (IV). Tiefster Punkt am Beckenboden (+ 4 cm) (tiefer Geradstand)

Abb. 5−8 Höhenstand des führenden kindlichen Kopfes während der Passage des kleinen Beckens bei gleichzeitiger Beugung und Drehung des Kopfes

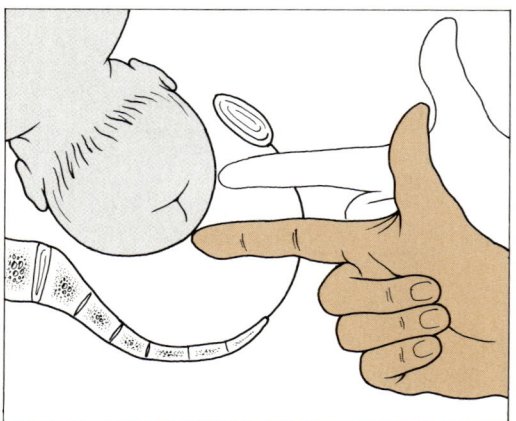

Abb. 9   Kontrolle des Höhenstandes des vorangehenden Teiles. Eine fehlerhafte Untersuchungstech-
nik außerhalb der Führungslinie täuscht einen noch
nicht vorhandenen Tiefstand des Kopfes vor

vom Beckeneingang von 8 cm ergibt. Bei beiden
Arten der Höhenstandsdiagnose ist es wichtig,
daß die Palpation exakt in der Führungslinie erfolgt (Abb. 9), da vor allem eine Höhenstandsbestimmung symphysennahe einen Tiefstand
des Kopfes vortäuscht, ein Fehler, der z. B. bei
der Indikationsstellung zu einer operativ-vagi-
nalen Entbindung schwerwiegende Folgen haben kann.

Die

palpatorische Fontanellendiagnose

hat bei der vaginalen Untersuchung das Ziel der
Erkennung der Haltung des kindlichen Kopfes.
Der Stand beider Fontanellen auf gleicher Höhe
läßt die indifferente Haltung erkennen. Steht die
dreieckige kleine Fontanelle in der Führungslinie, so hat sich der Kopf gebeugt. Gerät die
viereckige große Fontanelle in die Führung, so
zeigt dies die beginnende Streckung des Kopfes.
– Zusätzlich erlaubt die Fontanellenidentifizierung eine Aussage über die **Stellung des Geburtsobjektes**: Der Stand der kleinen Fontanelle entspricht der Position des Hinterhauptes, so daß
eine kleine Fontanelle auf der linken Seite einer
1. Stellung (Hinterhaupt links) und umgekehrt,
eine kleine Fontanelle links oder rechts hinten
einer dorsoposterioren Einstellung entspricht. –
Eine Erleichterung der nicht immer einfachen
Fontanellenidentifizierung kann durch ein Mitpressen durch die Kreißende während der Untersuchung erreicht werden: die eintretende

Konfiguration des Kopfes läßt die Fontanellen-
begrenzung deutlicher hervortreten.

Eine weitere Aufgabe der vaginalen Untersuchung besteht in der

Beurteilung des Pfeilnahtverlaufes

(vgl. Tab. 3, S. 315). Sie dient der *Einstellungsdiagnose*: eine querverlaufende Pfeilnaht zeigt
den Querstand des Kopfes, ein schräger Verlauf
den Schrägstand, ein gerader Verlauf den Geradstand des Kopfes im kleinen Becken an. Zur
Bewertung des Befundes hat jeweils der Höhenstand des Kopfes Berücksichtigung zu finden,
da die Einstellung in den verschiedenen Becken-
etagen aus Gründen de Formanpassung variiert. – Neben dem Pfeilnahtverlauf muß darauf geachtet werden, ob die Pfeilnaht in der
Führungslinie steht oder im Sinne einer *asynklitischen Einstellung* (S. 320) aus der Führungslinie abgewichen ist. – Ähnlich wie bei der Fontanellenidentifizierung ist es auch bei der Pfeil-
nahtkontrolle ein wertvolles diagnostisches
Hilfsmittel, die Kreißende während der Untersuchung mitpressen zu lassen: Der Untersucher
erkennt während des dabei erfolgenden Tiefertretens des Kopfes, wie sich der Pfeilnahtverlauf
ändert und damit, welche *Drehtendenz der Kopf*
im Verlauf des weiteren geburtsmechanischen
Ablaufes hat. Auf diese Weise kann z. B. frühzeitig eine dorsoposteriore Einstellung erkannt
werden.

Eine intakte, mit Vorwasser gefüllte

Vorblase

präsentiert sich dem tastenden Finger als weiches Kissen vor dem vorangehenden Kopf.
Wichtig ist es, zu beachten, daß eine dicht dem
vorangehende Teil anliegende bzw. nicht gefüllte Vorblase nicht zu tasten ist, daß ein solcher
Befund aber nicht mit dem bereits erfolgten Blasensprung gleichgesetzt werden darf. *Nach dem
Blasensprung* wird die vaginale Untersuchung
zur

Beurteilung des Fruchtwassers

genutzt. Es können die folgenden *Befunde* erhoben werden:

– klares bzw. leicht getrübtes Fruchtwasser mit
  Vernixflocken: regelrechter Befund bei unge-
  fährdetem reifen Kind,
– hämorrhagisches Fruchtwasser: Verdacht auf
  vorzeitige Plazentalösung bzw. fetale Blutung,

- übelriechendes, eitriges Fruchtwasser: Verdacht auf Chorioamnionitis,
- gelbbraunes Fruchtwasser: Verdacht auf Blutgruppeninkompatibilität,
- fleischwasserfarbenes Fruchtwasser: bei intrauterinem Fruchttod.

Über den

Zustand des Geburtskanales,

und zwar sowohl des Beckens als auch des Weichteilrohres vermag die vaginale Untersuchung nur unsicher Auskunft zu geben. Der diagnostische Wert ist insofern eingeschränkt, da nur gröbere Veränderungen zu realisieren sind wie eine seitlich gut erreichbare Linea terminalis, eine Aufhebung der Excavatio sacralis oder stark einspringende Spinae ischiadicae. Das Promontorium ist auch bei einer deutlichen Beckenanomalie nicht erreichbar! Eine *funktionelle Beurteilung des kleinen Beckens* erlaubt indessen das Mitpressen der Kreißenden während der Untersuchung: der Untersucher erkennt die Propulsion des vorangehende Teiles und damit die Aufnahmefähigkeit des Beckens.

Nach der Aufnahme der Patientin bzw. nach deren Vorbereitung für die Entbindung ist eine

orientierende Ultraschalluntersuchung im Kreißsaal

auch dann angezeigt, wenn Sonographiebefunde aus der letzten Phase der Gravidität vorliegen. Sie verfolgt vordergründig **drei diagnostische Ziele:**

- die Kontrolle des palpatorisch erhobenen *geburtsmechanischen Befundes*, insbesondere der Poleinstellung und der Lage des Kindes;

- die *Beurteilung der Kindsgröße* bzw. die Erkennung einer Übergröße des Kindes: Hierzu werden vor allem der Thorax- und abdominale Durchmesser, aber auch eine synoptische Bewertung des Rumpfes und der Extremitäten herangezogen, zumal der in das Becken eingetretene Kopf zumeist einer exakten Messung nicht mehr zugänglich ist, und der bp-Durchmesser bei der fetalen Hypertrophie kaum eine Aussage über das Geburtsgewicht zuläßt;
- die *Stellungsdiagnose:* Sie ist für die Bewertung des Pfeilnahtverlaufes bzw. zur frühzeitigen Erkennung einer Streckhaltung bzw. einer dorsoposterioren Einstellung, aber auch für eine möglicherweise notwendige vaginalentbindende Operation von wesentlicher Bedeutung.

Der aufgezeigte diagnostische Wert der Ultraschallkontrolle bei der Aufnahme in den Kreißsaal wird bis heute zu wenig genutzt. Welche Bedeutung insbesondere der sonographischen Stellungsdiagnose zukommt, läßt z. B. die operative Entbindung beim tiefen Querstand erkennen. Eine leichte Entwicklung des Kindes gelingt bei ihm nur, wenn die Vakuumglocke zum primären Ausgleich der fehlenden Beugung exzentrisch über der kleinen (!) Fontanelle angelegt wird, wobei zu deren Identifizierung die Stellungsdiagnose des fetalen Rückens eine wesentliche Hilfe bedeutet. Aber auch bei einem Pfeilnahtverlauf im schrägen Durchmesser kann ein tiefer Schrägstand bei vorderer Hinterhauptslage von einem Schrägstand bei hinterer Hinterhauptslage bzw. einer Streckhaltung exakt dann unterschieden werden, wenn bekannt ist, auf welcher Seite der fetale Rücken liegt.

Externe und interne Tokographie

Die **Kontrolle der uterinen Kontraktionen** kann palpatorisch, mit größerer Aussagekraft fortlaufend apparativ mittels der Tokographie erfolgen.

Bei der

externen Tokographie

(SCHÄFER 1896; RECH 1934) wird ein Wehentaster mit einem elastischen Gurt auf dem Abdomen der Kreißenden befestigt. Die Hubänderungen des Taststiftes werden von einem elektrischen Meßgerät in Form einer „Druckkurve" registriert. Diese wird bei der externen Tokographie jedoch nicht allein von der sich ändernden Härte der Uteruswand, sondern auch von der Aufrichtung des Uterus während der Wehe und der Dicke und Spannung der Bauchdecken beeinflußt. Metrisch verwertbare Absolutwerte der Amplitude der Wehe und des Basaltonus sind deshalb auf diese Weise nicht zu bekommen. Wird der Wehentaster an der gleichen Stelle belassen, so ist mit der externen Tokographie zumindest ein Eindruck von der relativen Wehenintensität und der Änderung des Basaltonus zu bekommen. Das Verfahren ist damit für die *routinemäßige Wehenüberwachung* ausreichend. Gegenüber der internen Tokographie bietet sie sogar den *Vorteil*, daß fetale Bewegungen als kleine, spitze, arrhythmische Zacken mitregistriert werden. Gehen sie mit sporadischen Akzelerationen in der Kardiotachographiekurve einher, so erkennen wir daraus die physiologische sympathikotone Antwort des Kindes auf die intrauterinen Bewegungen und damit dessen ungefährdeten Zustand. Das *Anlegen des Wehentasters* sollte ober- oder unterhalb des Nabels in der Mittellinie erfolgen, da hier die physiologische Rektusdiastase einen engeren Kontakt zwischen Tasterstift und Myometrium erlaubt.

Im Gegensatz zur externen Tokographie bedient sich die

interne Tokographie

(WASENIUS 1860; ALVAREZ u. CALDEYRO-BARCIA 1950) eines Openend-Katheters, der zwischen Uteruswand und Eihäuten oder in die Amnionhöhle eingeführt wird.

Der richtige Sitz der Katheterspitze oberhalb der größten Zirkumferenz des kindlichen Kopfes in etwa 30 cm Höhe wird zumeist durch den Austritt von Fruchtwasser angezeigt.

Die interne Tokographie liefert uns *Absolutwerte der uterinen Aktivität*. Sie ist damit das sicherste Verfahren zur Überwachung der Wehentätigkeit unter der Geburt, wobei der Kontrolle des Basaltonus Bedeutung zukommt. *Nachteile* sind die erst nach Blasensprung bzw. Blasensprengung mögliche Anwendung und das erhöhte Infektionsrisiko. Aus dem letzten Grunde sollte bei einer Überwachungszeit von > 6 Std. ein Antibiotikum intraamnial gegeben und die Dauer der internen Überwachung nicht über 10 Std. ausgedehnt werden (RÜTTGERS).

Die Abhängigkeit **materner puerperaler Infektionen** von der Art und der Frequenz interner diagnostischer Maßnahmen während der Entbindung zeigen übereinstimmend inländische wie ausländische Publikationen der letzten Jahre (LEDGER; AMIRIKIA u. Mitarb.). So berichten KÖNNECKE u. Mitarb. aus der Univ. Frauenklinik Jena aus den Jahren 1960 bis 1978 über eine Zunahme der intra- und transvaginalen diagnostischen Maßnahmen von 27,0% auf 68%, die von einem Frequenzanstieg der infektiösen Komplikationen von 27,0% auf 73,0% gefolgt war.

Hieraus ergibt sich, daß die Anwendung der internen Tokographie nicht der routinemäßigen Überwachung der Entbindung dienen kann, sondern an bestimmte **Indikationen** gebunden bleiben sollte (BAUMGARTEN; WILKEN u. Mitarb.), wobei die Bedeutung der Methode zur Erkennung pathologischer uteriner Hypo- und Hyperaktivitäten sowie von Koordinationsstörungen der Wehen bis heute erheblich unterschiedlich bewertet wird (HOHLBEIN u. HEINRICH). Als wichtigste Indikationen zur internen Tokographie werden genannt:

– medikamentöse Wehenindukton,
– Überwachung von Risikogeburten,
– protrahierter Geburtsverlauf,
– Entbindung nach vorausgegangener Hysterotomie insbesondere bei Periduralanästhesie.

Als **diagnostische Kriterien der Tokographie** können zur Beurteilung der uterinen Aktivität die folgenden Parameter herangezogen werden (Abb. 10): die Häufigkeit, Regelmäßigkeit und die Dauer der Wehe, das Wehenintervall sowie der Druckanstieg und Druckabfall, bei der *internen Tokographie* zusätzlich die Amplitude der Wehe und der uterine Basaltonus. Das *Integral der Druckkurve*, die planimetrierte Fläche innerhalb des Mechanogramms, entspricht weitgehend dem Summenwert der uterinen Aktivität. Er gibt die Einwirkung der Wehen auf den Fetus von allen Parametern am besten wieder. Die *Normalwerte* sind bei der Besprechung der Physiologie der Wehen genannt (S. 310 ff).

Prognostische Aussagen über die Zervixwirksamkeit der Wehen und damit über den klinischen Verlauf der Entbindung lassen die von BAUMGARTEN beschriebenen

physiologischen Wehentypen

zu. Sie berücksichtigen neben der intrauterinen Druckerhöhung vor allem die Art des Druckanstieges und des Druckabfalles und führen zu der folgenden Differenzierung (Abb. 10):

– *Wehentyp I*: langsamer Druckanstieg vor, steiler Druckabfall nach der Wehenakme. Die Fläche des Mechanogramms ist damit vor der Wehenakme größer als danach. Er findet sich zu etwa 80% in der frühen Eröffnungsperiode, um bis zur Austreibungsperiode auf etwa 10% abzunehmen und bedeutet zumeist einen eher langsamen Geburtsfortschritt.

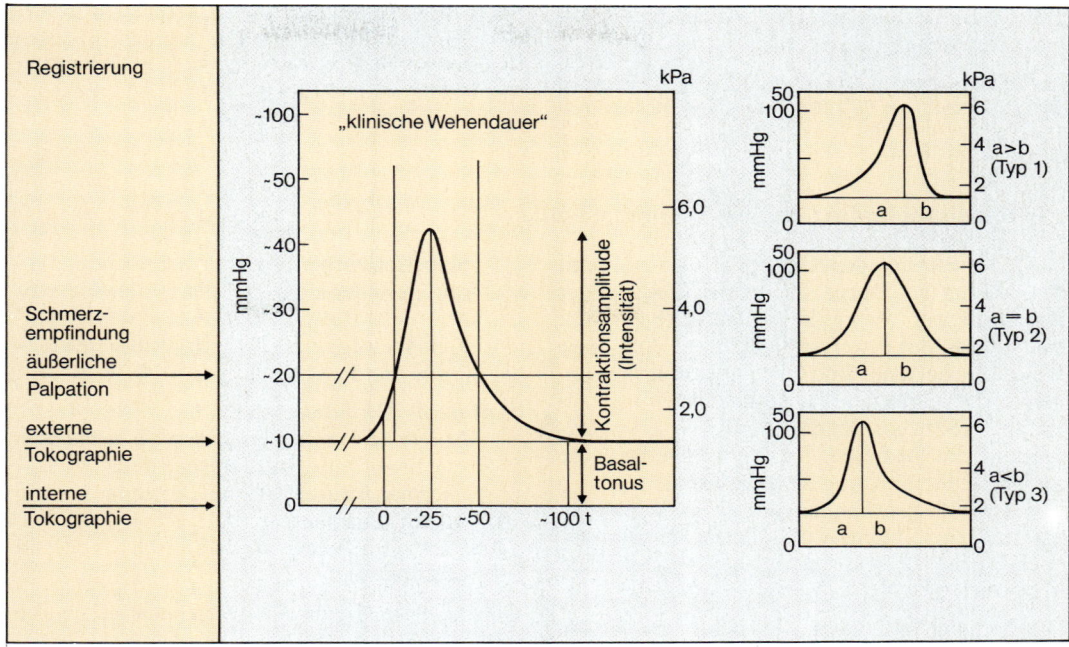

Abb. 10   Schematische Darstellung des Ablaufes einer Uteruskontraktion (Mitte), der Registriermöglich-
keiten (links) und der physiologischen Wehenformen (rechts) (aus *W. M. Fischer:* Kardiotokographie. Thieme, Stuttgart 1976)

– *Wehentyp II:* Kontraktion und Erschlaffung
verlaufen gleich schnell. Das Kurvenintegral
ergibt vor und nach dem Punctum maximum
der Druckkurve gleich große Flächen.

– *Wehentyp III:* spiegelbildlicher Verlauf des
Wehentyps I mit schnellem Druckanstieg und
langsamem Abfall. Dieser Wehentyp nimmt
im Verlauf der Geburt in der Frequenz zu und
scheint mit einer schnellen Muttermunderöffnung und damit mit einem guten Geburtsfortschritt korreliert zu sein (FISCHER).

Allein die Beachtung dieser prognostischen Kriterien wie z. B. eines Persistierens des Wehentyp
I in die späte Phase der Eröffnungsperiode hinein erlaubt es oftmals, einen protrahierten Geburtsverlauf pathogenetisch mit einer pathologischen Wehentätigkeit in Verbindung zu bringen.

Ein **normales Kardiotokogramm** mit regelrechten fetalen Herzfrequenzmustern und einer ex-
tern abgeleiteten Tokographiekurve mit einem
Wehentyp II gibt die Abb. 11 wieder. Über das

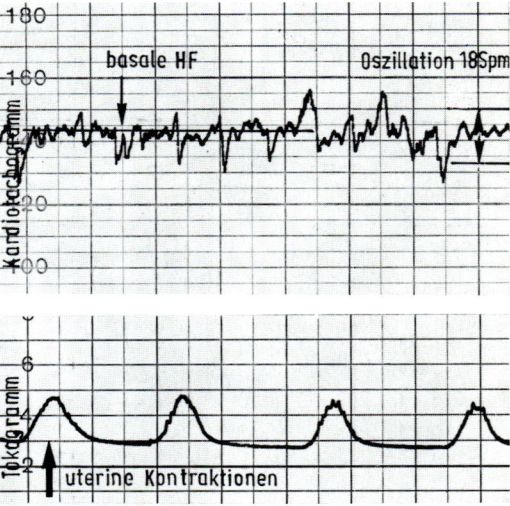

Abb. 11   Normales   Kardiotokogramm.   Basale
Herzfrequenz (bas. HF) 142 Schläge/min (Spm)
(2,37 Hz), Oszillation von 18 Spm (0,30 Hz). Regelmäßige uterine Kontraktionen (externe Tokographie): 6–8 Wehen/10 min

pathologische Tokogramm wird bei der Pathologie der Wehen berichtet.

Als Versuche einer metrischen Bewertung der uterinen Aktivität sind von WICINSKI der **Wehenindex**, von BAYER der **Leistungsindex** und von CALDEYRO-BARCIA die **Montevideo-Einheit** angegeben worden. Sie haben für die klinische Überwachung einer Entbindung nur eine geringe Bedeutung.

Kardiotachographie, Kardiotokographie

Die **Überwachung des Kindes** vor und während der Geburt hat durch die Entwicklung neuer diagnostischer Verfahren in den letzten Jahren eine ständige Ausweitung erfahren. Auf diese Weise wurde das Kind als „intrauteriner Patient" der direkten Zustandsbeurteilung zugänglich (SALING; BERG). Hierbei ist es vordergründig die Aufgabe des Geburtshelfers, die wichtigste Gefährdung des Kindes, die *Hypoxie* und *Azidose*, zu erkennen, um sie rechtzeitig behandeln zu können. Eine Übersicht über die nachfolgend zu besprechenden diagnostischen Methoden gibt die Tab. 2.

Die Möglichkeit der **Auskultation der fetalen Herztöne mit dem geburtshilflichen Stethoskop** ist seit den Veröffentlichungen von M. MAYOR (1821) und von LEJUMEAU DE KERGARADEK (1822) bekannt. Bei der Auskultation des maternen Abdomens in der 2. Schwangerschaftshälfte kann mit der Wahrnehmung folgender Geräusche gerechnet werden:

1. Fetale Geräusche:
– Herztöne in Form eines kurzen Doppelschlages,

– Nabelschnurgeräusch als schabendes Geräusch in der Frequenz der fetalen Herztöne,
– Kindsbewegungen als arrhythmische klopfende Geräusche.

2. Materne Geräusche:
– Aortengeräusch als blasendes Geräusch synchron mit dem maternen Puls,
– Uteringeräusch wie das Aortengeräusch, jedoch ohrnäher,
– Darmgeräusche arrhythmisch kollernd und zischend.

Der **günstigste Ort für die Auskultation** der fetalen Herztöne mit dem Stethoskop und damit auch für das Aufsetzen des Mikrophons bzw. des Schallkopfes für die Kardiotachographie ist der materne Bauchdeckenbezirk über den kranialen Anteilen des fetalen Rückens (Abb. 12). Hier ist die Zahl der von den Schallwellen zu passierenden Grenzflächen am geringsten.

Das **Hörbarwerden der Herztöne** mit dem geburtshilflichen Stethoskop ist in der 22. bis 24. Woche, mit dem Ultraschall-Doppler-Gerät bereits von der 12. Woche an zu erwarten.

Die Kontrolle des fetalen Zustandes erfolgt heute routinemäßig in fast allen Kliniken durch die kontinuierliche apparative Registrierung der fetalen Herztöne, das **Kardiotachogramm**, bei gleichzeitiger Aufzeichnung der Wehen durch die **Kardiotokographie**. Dieses diagnostische Vorgehen entspricht weitgehend der Erfüllung einer seit langem erhobenen Forderung, da jede *gezielte Anwendung der Kardiotokographie* wegen der Unsicherheit der Indikationsstellung problematisch ist! Es sind die folgenden *Anwendungsmöglichkeiten* der Kardiotachographie bzw. Kardiotokographie bekannt:

– präpartuales CTG,
– Aufnahme-CTG,
– kontinuierliches subpartuales CTG.

Für die apparative Aufzeichnung der fetalen Herztöne werden verschiedene **Rohsignale** genutzt. Es stehen zur Registrierung die folgenden Methoden zur Verfügung:

Tabelle 2 Subpartuale diagnostische Verfahren zur Überwachung des Kindes

---

Kardiotachographie, Kardiotokographie
– externe Ableitung
– interne Ableitung

Fetale Elektrokardiographie (F-EKG)
– R-Zackenamplitude zur Reifebestimmung
– qualitative Analyse des F-EKG

Fetale Blutanalyse (F-BA)
– pH-Wert-Bestimmung
– Bestimmung des äquilibrierten pH-Wertes

Kontinuierliche pO_2-Messung

Kontinuierliche pCO_2-Messung

Flowmessung mit gepulster Doppler-Sonographie

Amnioskopie

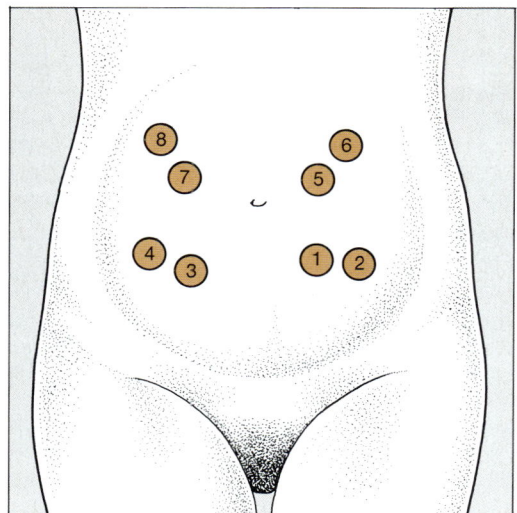

Abb. 12   Punctum maximum der fetalen Herztöne bei den Hinterhauptslagen und Beckenendlagen: optimale Position für die Lokalisation des Schallkopfes bei der CTG-Kontrolle

1 = linke vordere HHL;   5 = linke hintere BEL;
2 = linke hintere HHL;   6 = rechte hintere BEL;
3 = rechte vordere   7 = rechte vordere
    HHL;   BEL;
4 = rechte hintere HHL;   8 = rechte hintere BEL

– *Phonokardiographie:* Ableitung des Herzschalles mittels eines Mikrophones, das über dem Punctum maximum der fetalen Herztöne auf dem Abdomen der Mutter fixiert wird (vgl. Abb. 12).
– *Elektrokardiographie:* indirekte oder direkte Ableitung des fetalen EKG.
– *Ultrasonokardiographie:* Ableitung der Bewegungen des fetalen Herzens mittels des sonographischen Doppler-Effektes (CH. DOPPLER 1803– 1853).

Das Rohsignal wird im Kardiotokographen in Form der Tiggerung in einen elektrischen Impuls umgewandelt. Die *Frequenzmessung* erfolgt durch die momentane Hochrechnung der Minutenfrequenz aus dem zeitlichen Abstand zweier benachbarter Rohsignale (sog. Beat-to-beat-Methode), die als Kurve aufgezeichnet wird. Die gleichzeitige Registrierung der Wehen in Form der Kardiotokographie erlaubt eine zeitliche Korrelierung von Kardiotachographie-Symptomen mit der uterinen Aktivität, wodurch wichtige pathogenetische und prognostische Aussagen über pathologische Herzfrequenzmuster möglich werden (HAMMACHER).

Die vielfältigen, bei der Auswertung einer CTG-Kurve zu beachtenden **Kurvensymptome** bzw. **Herzfrequenzmuster** machen insbesondere für

Tabelle 3   Die wichtigsten kardiotokographischen Kurvensymptome (FHF = fetale Herzfrequenz; Spm = Schläge/min)

1. Langfristige FHF-Veränderung

– *Tachykardien*
– – leichte Tachykardien (160–180 Spm)
– – schwere Tachykardie (> 180 Spm)

– *Bradykardien*
– – prognostisch günstige B. (100–120 Spm)
– – prognostisch ungünstige B. (< 100 Spm)
– – terminale Bradykardie

2. Mittelfristige FHF-Veränderungen

– *Akzelerationen*
– – sporadische Akzeleration
– – periodische Akzeleration
– – reaktive Akzeleration
– – kompensatorische Akzeleration

– *Dezelerationen*
– – frühe Dezeleration (wehensynchron)
– – späte Dezeleration (in und nach der Wehe)
– – variable Dezeleration

3. Kurzfristige FHF-Veränderungen

– *Veränderungen der Oszillationsamplitude*
– – Oszillationstyp 0 (Bandbreite < 5 Spm)
– – Oszillationstyp I (Bandbreite 5–10 Spm)
– – Oszillationstyp II (Bandbreite 10–25 Spm)
– – Oszillationstyp III (Bandbreite > 25 Spm)

– *Veränderungen der Oszillationsfrequenz*
– – Anzahl der Perioden bzw. Gipfelpunkte
– – Anzahl der Nulldurchgänge

4. CTG-Score

den Lernenden eine schematisierende Ordnung erforderlich (CALDEYRO-BARCIA; HAMMACHER; HEINRICH u. SEIDENSCHNUR; FISCHER; GOESCHEN). Eine Übersicht über die klinisch bedeutsamen Kurvensymptome gibt die Tab. 3.

Über eine längere Registrierdauer zu beobachtende Alterationen des mittleren Herzfrequenzniveaus, der sog. *Basalfrequenz (Baseline)* werden als

langfristige FHF-Veränderungen

bezeichnet. Von der *Normokardie* mit einer Basalfrequenz von 120–160/min (2,00–2,67 Hz) sind zunächst die **Tachykardien** abzugrenzen, und zwar die

– *prognostisch günstigen leichten Tachykardien:* FHF-Beschleunigungen von 160–180 Spm. (2,67–3,00 Hz). Sie finden sich vor allem bei unreifen Kindern (Frühgeburten), bei Fieber

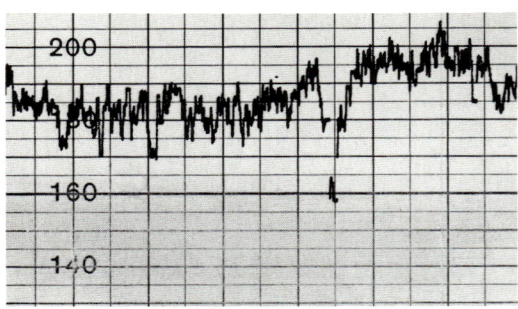

Abb. 13 Schwere Tachykardie mit ansteigender Basalfrequenz (180 bis 200 Spm [3,00 bis 3,33 Hz])

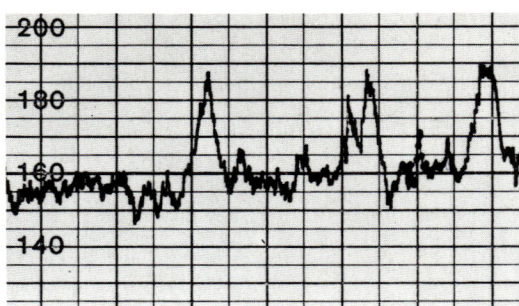

Abb. 14 Periodische Akzelerationen mit einer Basalfrequenz zwischen 150 und 160 Spm (2,50 und 2,67 Hz) und Frequenzsteigerungen bis 200 Spm (3,33 Hz)

der Mutter, unter Betamimetikagabe und als Folge taktiler Reize (s. Weckversuch S. 343);

– *prognostisch ungünstige schwere Tachykardien* (Abb. 13): Frequenzerhöhungen > 180 Spm. (> 3,99 Hz). Sie haben als Hinweis auf eine fetale Hypoxie zu gelten und zwar vor allem dann, wenn sie mit anderen mittel- und kurzfristigen FHF-Veränderungen einhergehen. Präpartual bedürfen sie kurzfristiger Kontrollen, subpartual der fetalen Blutanalyse.

Abweichungen von der Normokardie in Form von **Bradykardien** treten auf als

– *prognostisch günstige Bradykardien:* Die Frequenz liegt zwischen 100 und 120 Spm. (1,67–2,00 Hz). Sie werden als Ausdruck eines fetalen Vagotonus interpretiert;

– *prognostisch ungünstige Bradykardien:* Bei einer Frequenz < 100 Spm. (1,67 Hz) ist eine bedrohliche Gefährdung des Kindes anzunehmen, z. B. in Form der terminalen Bradykardie.

Frequenzänderungen in Form von Akzelerationen bis zu 10 min und in Form von Dezelerationen bis zu 3 min Dauer werden als

mittelfristige FHF-Veränderungen

bezeichnet. Sie treten auf als

– *Akzelerationen* (Abb. 14): Es handelt sich um deutliche Erhöhungen der Basalfrequenz bis zu 10 min Dauer. Sie treten sowohl in Form sporadischer Akzelerationen als physiologische sympathikotone Reaktion bei intaktem Herz-Kreislauf-System, z. B. in Abhängigkeit von Kindsbewegungen oder von taktilen Rei-

zen auf, als auch in Form periodische Akzelerationen infolge einer noch kompensierbaren uteroplazentaren Minderdurchblutung. Bei einem steilen Frequenzanstieg und -abfall ist an eine Nabelschnurkompression zu denken. Als *kompensatorische Tachykardie* (Abb. 15) sollten sie im Anschluß an eine Dezeleration als Zeichen der noch vorhandenen fetalen Adaptationsfähigkeit gedeutet werden.

– *Dezelerationen:* Hierunter wird das Wegtauchen der FHF unter die Basalfrequenz für eine Dauer bis zu 3 min bezeichnet. Unter prognostischen Gesichtspunkten ist es wichtig, bei den Dezelerationen zu unterscheiden:

– *Frühe Dezelerationen (Dip I)* (Abb. 15): Sie bestehen in einer kurzfristigen wehensynchronen Herztonverlangsamung, wobei Anfang und Ende der Frequenzabnahme mit dem Einsetzen und Aufhören der uterinen Kontraktion zeitlich übereinstimmen. Ursächlich werden sie mit einer Vagotonie als Folge der wehenabhängigen Kopfkompression in Verbindung gebracht. Dem entspricht ihre Zunahme nach Blasensprung bzw. Blasensprengung. Typischerweise treten sie auch bei einer Polysystolie auf; in diesen Fällen führt eine Wehenregulation mit Betamimetika sehr schnell zu ihrem Verschwinden. Bestehen sie länger als 30 min, so ist mit einer hypoxischen Gefährdung des Kindes zu rechnen: in der Eröffnungsperiode ist dann eine pH-Bestimmung, in der Austreibungsperiode die operative Geburtsbeendigung indiziert.

– *Späte Dezelerationen (Dip II)* (Abb. 16): Beginnt der Frequenzabfall erst mit der Wehenakme und kehrt er erst nach Beendigung der Wehe zur Basalfrequenz zurück (sog. Rest-

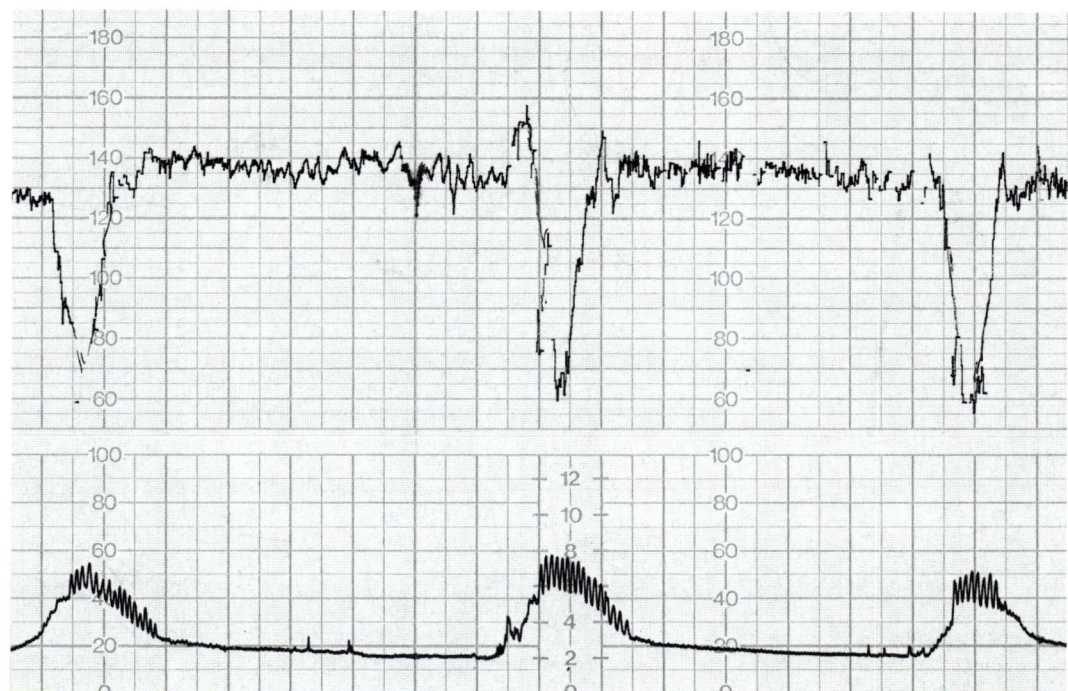

Abb. 15   Typische Frühdezelerationen (Dip I) synchron mit den uterinen Kontraktionen, V-förmig mit einem Dezelerationsverlust von 60 Spm. Die relativ kleine Dezelerationsfläche, die nachfolgende Tachykardie und die Oszillationsamplitude zwischen den Dezelerationen von > 10 Spm erlaubt eine prognostisch günstige Bewertung

bradykardie) so handelt es sich um die prognostisch ungünstigere Spätdezeleration. Mit der anhaltenden Bradykardie und dem Oszillationstyp 0 sind sie das wichtigste CTG-Symptom der fetalen Hypoxie. Die prognostische Wertung wird zusätzlich durch die Intensität des Frequenzabfalles, die Breite der Dezeleration (Dezelerationsfläche), die Oszillation während der Dezeleration und das Auftreten bzw. Fehlen einer kompensatorischen Tachykardie nach der Rückkehr zur Basalfrequenz bestimmt (Abb. 16 u. 17).

– *Varibale Dezelerationen:* Für sie ist charakteristisch, daß sie in ihrer Form und in ihrem zeitlichen Zusammenhang mit der Wehe wechseln. Häufig sind sie mit einer nachfolgenden Akzeleration kombiniert. Sie sind oftmals die Folge einer Nabelschnurkompression, wobei sie bei einem Frequenzabfall bis < 70 Spm. (1,17 Hz) und einer Dauer > 60 s mit einem signifikanten pH-Abfall einhergehen. In der Preßperiode finden sich va-

riable Dezelerationen mit einer deutlichen Häufung (45%).

Die im CTG auftretenden

kurzfristigen FHF-Veränderungen

werden mit den Begriffen „Oszillation" und „Fluktuation" charakterisiert. Die **Oszillation** wird aufgrund von zwei Parametern beurteilt, und zwar mit Hilfe der „Oszillationsamplitude" und der „Oszillationsfrequenz".

Die **Oszillationsamplitude** (Abb. 18–21) entspricht der Breite der Oszillationsausschläge. Sie wird auch als *Bandbreite der CTG-Kurve* bezeichnet. Sie gibt die Variabilität der fetalen Herzfrequenz wieder und wird mit den Oszillationstypen 0-III beschrieben:

– *Oszillationstyp 0* (Abb. 18): Diese sog. silente Kurve ist durch eine Bandbreite < 5 Spm. (0,08 Hz) gekennzeichnet. Sie kann der Ausdruck eines physiologischen Ruhezustandes des Kindes sein, wobei

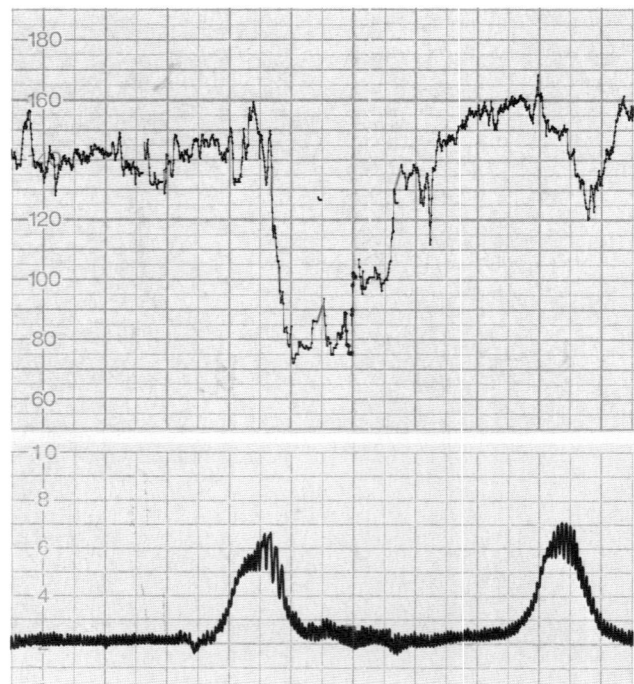

Abb. 16   Spätdezeleration (Dip II) mit
Beginn der Frequenzabnahme in der
Wehe und ihrem Fortbestehen über
das Ende der uterinen Kontraktion
hinaus. Breite Dezelerationsfläche,
Oszillationsverlust während der Dezeleration und langsame Rückkehr zur
Basalfrequenz. Diagnose: Plazentainsuffizienz in der 38. SSW

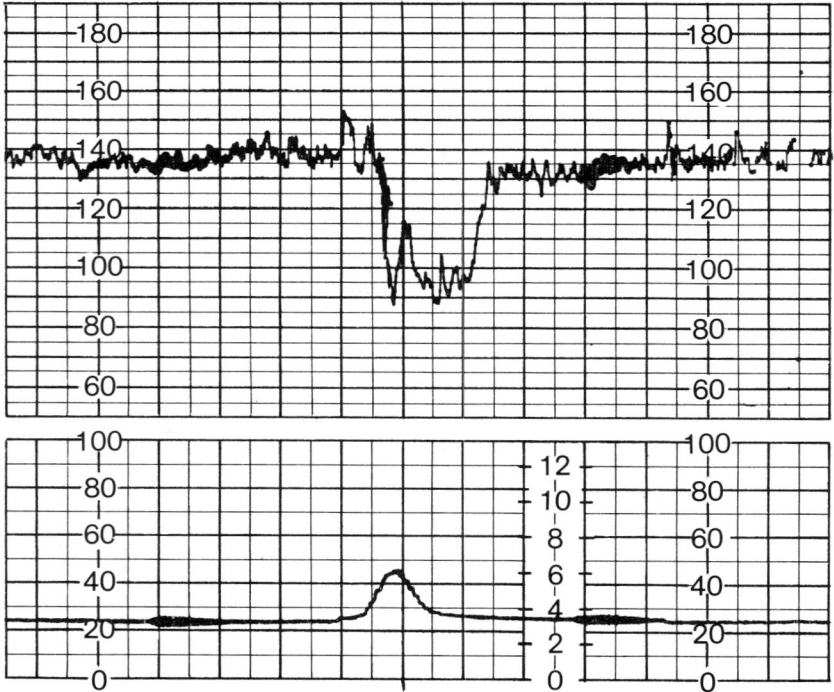

Abb. 17   Späte Dezeleration bei chronischer Plazentainsuffizienz mit breiter Dezelerationsfläche, verminderter Oszillationsfrequenz während der Dezeleration und verlangsamter Rückkehr der Herzfrequenz zur
Baseline (nach *Kastendieck*)

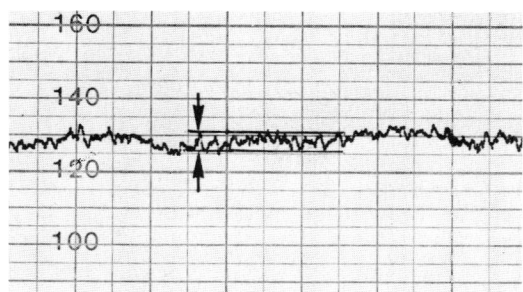

Abb. 18 Oszillationstyp 0 (silente Kurve) mit einer Amplitude < 5 Spm (< 0,08 Hz)

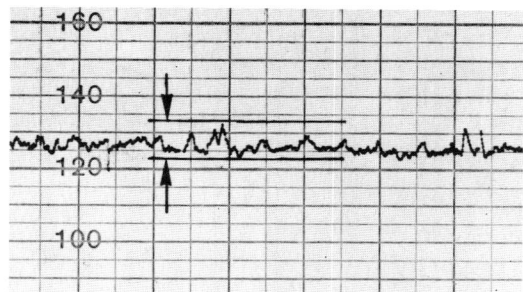

Abb. 19 Oszillationstyp I (eingeengt undulatorische Kurve) mit einer Amplitude von 5–10 Spm (0,08–0,17 Hz)

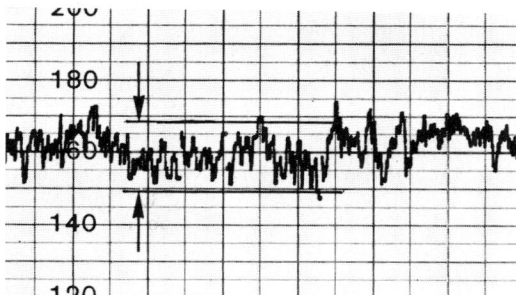

Abb. 20 Oszillationstyp II (undulatorische Kurve) mit einer Amplitude von 10–25 Spm (0,17 bis 0,42 Hz)

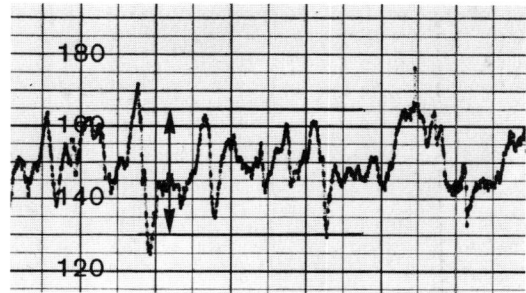

Abb. 21 Oszillationstyp III (saltatorische Kurve) mit einer Amplitude > 25 Spm (> 0,42 Hz)

durch z. B. taktile Reize eine Amplitudenverbreiterung zu erreichen ist (sog. Weckeffekt). Scheiden auch zentralsedierende Medikamente als Ursache aus, so muß der silente Kurvenverlauf insbesondere in Verbindung mit einer geringen Oszillationsfrequenz (Abb. 22) als Ausdruck einer hypoxisch bedingten, eingeschränkten Adaptationsfähigkeit des Herz-Kreislauf-Systems und damit als Ausdruck einer ernsten Gefährdung des Kindes gewertet werden.

– *Oszillationstyp I* (Abb. 19): Bei der eingeengt undulatorischen Kurve (Bandbreite 5–10 Spm. (0,08–0,17 Hz) entspricht die Pathogenese in etwa der der silenten Kurve. Die Prognose ist indessen hier günstiger zu stellen. Die erforderlichen Maßnahmen entsprechen sich.

– *Oszillationstyp II* (Abb. 20): Bei der undulatorischen Kurve (Bandbreite 10–25 Spm. (0,17 bis 0,42 Hz) handelt es sich um den Ausdruck des intrauterinen Wohlbefindens des Kindes mit normalen Herz-Kreislauf-Reaktionen.

– *Oszillationstyp III* (Abb. 21): Diese saltatorische Kurve (Bandbreite > 25 Spm. (> 0,42 Hz) wird vor allem bei Nabelschnurkompressionen beobachtet,

wobei sie ein funktionstüchtiges Herz-Kreislauf-System mit vermehrt kompensatorischer Leistung dokumentiert.

Die **Oszillationsfrequenz** (Abb. 22) gibt die Anzahl der Schwingungen der Frequenzkurve pro Zeiteinheit an. Sie kann auf zweierlei Weise ermittelt werden, und zwar durch:

– Anzahl der Schwingungen anhand der Gipfelpunkte bzw. Perioden pro Minute. Als normal gelten 2–6 Gipfelpunkte/min.
– Anzahl der *Nulldurchgänge*, d. h. der Schnittpunkte der Schwingungen mit der Mittelwerts- oder Nullinie = Floatingline. Ihre Anzahl muß doppelt so groß sein wie die der Gipfelpunkte, normal also 5–13/min.

Die *prognostische Bewertung der Oszillationsfrequenz* ist ebenfalls in der Abb. 22 dargestellt. Als prognostisch ungünstig ist ein Absinken der Gipfelpunkte unter 2/min. bzw. der Nulldurchgänge unter 5 sowie eine Verrundung der Gipfel-

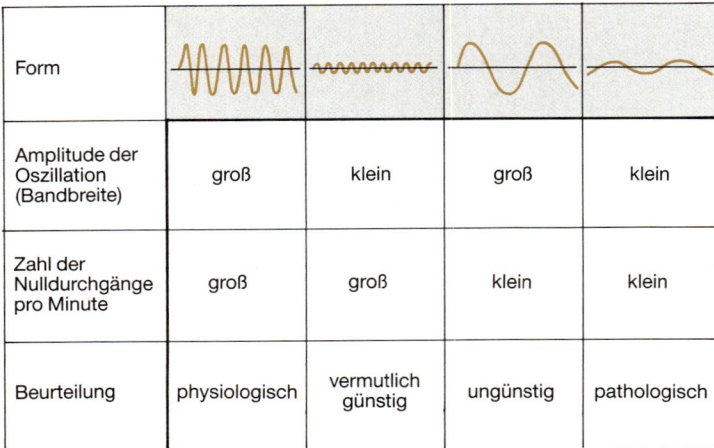

Form				
Amplitude der Oszillation (Bandbreite)	groß	klein	groß	klein
Zahl der Nulldurchgänge pro Minute	groß	groß	klein	klein
Beurteilung	physiologisch	vermutlich günstig	ungünstig	pathologisch

Abb. 22 Oszillationsamplitude (Bandbreite) und Oszillationsfrequenz (Nulldurchgänge) in ihrer prognostischen Wertigkeit (nach *Fischer*)

und Umkehrpunkte anzusehen. Sie findet sich zwar auch als Folge der Einwirkung zentral-sedierender Medikamente auf das fetale Herz-Kreislauf-System, muß jedoch immer als die mögliche Folge einer chronischen Hypoxie gewertet werden. Als *Zusatzkriterium bei der Beurteilung von Dezelerationen* haben Veränderungen der Oszillation besondere Beachtung zu finden, da ein gleichzeitiger Frequenz- und Oszillationsverlust als prognostisch besonders ungünstig zu werten sind. *Sinusoidale Verrundungen* als Folge einer stark erniedrigten Oszillationsfrequenz bei gleichzeitiger starker Ein-

schränkung der Oszillationsamplitude (silente Kurve) werden beim sterbenden Fetus gefunden.

Das Bestreben, zu einer summarischen Beurteilung der CTG-Kurvensymptomatik zu gelangen, die die klinische Auswertung erleichtert, aber auch eine wissenschaftliche statistische Anwendung ermöglicht, haben mehrere Autoren veranlaßt, einen

CTG-Score

zu entwickeln (KUBLI; HAMMACHER; FISCHER).

		0	1	2	Σ
basale FHF	Niveau (Spm) (Hz)	< 100 (< 1,67) > 180 (> 3,00)	100–120 (1,67–200) 160–180 (2,67–3,00)	120–160 (2,00–2,67)	
	Bandbreite (Spm) (Hz)	< 5 (< 0,08)	5–10 (0,08–0,17) > 30 (> 0,50)	10–30 (0,17–0,50)	
	Nulldurchgänge (n/min)	< 2	2–6	> 6	
FHF Alterationen	Akzelerationen	keine	periodische	sporadische	
	Dezelerationen	späte, variable mit prognostisch ungünstigen Zusatzkriterien	variable	keine, sporadisch auftretende Dip O	
	Zustandsindex				
	Registrierdauer: 30 min Berücksichtigung des jeweils ungünstigsten Musters Zusätzliches Zeitkriterium für basale FHF: 10 min Mindestdauer				

Abb. 23 CTG-Score (aus *W. M. Fischer*: Kardiotokographie. Thieme, Stuttgart 1976)

- *CTG-Score nach Fischer* (Abb. 23): Er vergibt in Anlehnung an das Apgar-Schema für 5 Kriterien Punkte von 0–2. Es werden die Basalfrequenz, die Bandbreite, die Null-durchgänge sowie Akzelerationen und Deze-lerationen berücksichtigt, und zwar bei einer Registrierdauer von 30 min die jeweils ungün-stigsten Muster. Abweichungen der Basalfre-quenz, der Bandbreite und der Nulldurchgän-ge werden nur bewertet, wenn sie mindestens 10 min zur Beobachtung kamen (graues Bild im Fischer-Score). Die *Ergebnisbeurteilung* erfolgt nach folgendem Schema:
- Punktzahl 8–10: physiologischer fetaler Zustand,

- Punktzahl 5–7: fragliche Prognose,
- Punktzahl 4 und weniger: bedrohlicher fe-taler Zustand.
- *CTG-Score nach Hammacher:* Er berücksich-tigt als Parameter die Basalfrequenz, Floa-tingline und den Oszillationstyp während ei-ner Registrierdauer von 30 min. Für jedes Kriterium können bis zu 6 Punkte vergeben werden, wobei ein Summenwert bis zu 2 ei-nem unauffälligen, bis zu 4 einem suspekten, bis 7 einem präpathologischen und ab 8 Punkten einem pathologischen Score ent-spricht (BÖGELSPACHER u. Mitarb.).

Fetale Elektrokardiographie (F-EKG)

Das F-EKG findet seit langem zur intrauterinen Überwachung des Kindes Verwendung. Zu-nächst haben BOLTE sowie KREUZER u. BOQUOI mithilfe der indirekten abdominodorsalen Ab-leitung über 3 Elektroden die

R-Zackenamplitude zur Reifebestimmung

(Abb. 24) herangezogen. Der Nachweis der R-Zacken gelingt bei der indirekten Ableitung mit ausreichender Sicherheit in der 22.–28. Woche und nach der 38. Woche. Die zwischenzeitliche Niedervoltage, die den R-Zackennachweis ver-hindert, ist die Folge des Isolierungseffektes durch die Vernix caseosa (BOLTE; KENDALL u. Mitarb.; HOPP u. Mitarb.). Vor der 38. Woche

erkennbare R-Zacken sowie einer R-Zacken-amplitude > 20 µV können als Hinweis auf eine **Überreife bei Plazentainsuffizienz** gewertet und entsprechend diagnostisch genutzt werden. Bei **Zwillingsgraviditäten** sind doppelte R-Zacken erkennbar (STORER u. Mitarb.). Bei der **Becken-endlage** kehrt sich die Ausschlagrichtung der R-Zacken um.

Die *direkte Ableitung* des F-EKG erfolgt sub-partual über eine am vorangehenden Kindsteil befestigte Elektrode. Auf diese Weise kann das fetale EKG zur

CTG-Ableitung

genutzt werden, indem die Herz-Aktionspoten-tiale als Rohsignale verwendet und im Kardio-tokographen in den zur Aufzeichnung erforder-lichen elektrischen Impuls umgewandelt werden (S. 339).

Neuere Untersuchungen mit dem Ziel einer Ver-besserung der fetalen elektronischen Überwa-chung beschäftigen sich mit der

qualitativen Analyse des fetalen EKG

(ROSÉN). Hierbei sind die erhöhte T-Wellenam-plitude das Hauptkriterium der fetalen Hyp-oxie. Im Tierversuch traten die EKG-Verände-rungen 10 Std. vor einem pH-Abfall auf und zwar als Folge einer myokardialen Glykogeno-lyse, dem wichtigsten Kompensationsmechanis-mus einer Hypoxie am fetalen Myokard.

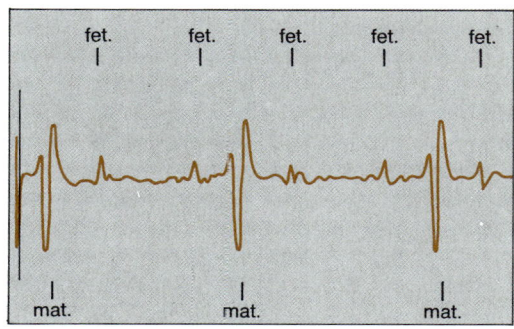

Abb. 24   Fetales EGK. R-Zackenamplitude 30 µV bei Schädellage

Fetale Blutanalyse (F-BA)

Die Analyse des aus dem vorangehenden Kindsteil entnommenen fetalen Blutes geht davon aus, daß die **Azidose** ein wichtigstes und zuverlässiges Kriterium der Hypoxie darstellt (SALING; BAUMGARTEN). Zu einer *respiratorischen Azidose* kommt es, wenn die Kohlensäure infolge eines gestörten Gasaustausches nicht genügend eliminiert wird. Es resultiert eine Hyperkapnie. Eine *metabolische Azidose* entsteht infolge der hypoxischen anaeroben Glykolyse mit Vermehrung der H-Ionen durch Bildung von Milchsäure.

Methodisch wird so vorgegangen, daß nach Lagerung der Kreißenden der vorangehende Kindsteil mit dem Amnioskop eingestellt und die Haut inzidiert wird (Abb. 25). Das austretende Blut wird mit einer etwa 30 cm langen, vorn gebogenen Glaskapillare aufgesogen (etwa 3 Tr. = 150 µl). Die Untersuchung sollte innerhalb von 20 min erfolgen, da in dieser Zeit mit einer Änderung des pH-Wertes nicht zu rechnen ist.

Für die Zustandsbeurteilung des Kindes ist die

Bestimmung des pH-Wertes

ausreichend. Die folgenden Ergebnisse sind möglich:
- *pH-Wert 7,25–7,20:* Präazidose,
- *pH-Wert 7,20–7,10:* leichte Azidose,
- *pH-Wert < 7,10:* schwere Azidose.

Der Unterscheidung einer respiratorischen Azidose von einer *metabolischen Azidose* als Folge einer vermehrten Milchsäurebildung durch anaerobe Glykolyse in den durch Sparschaltung minderdurchbluteten Geweben gelingt mittels des

äquilibrierten pH-Wertes.

Mit diesem Ziel wird die Blutprobe auf einen normalen CO_2-Druck von 40 mmHg (5,33 kPa) eingestellt ($= pH_{qu40}$). Liegt der pH-Wert anschließend bei 7,32, so war die Azidose durch eine Erhöhung der Wasserstoffionen-Konzentration, also respiratorisch bedingt. Bleibt der pH-Wert unverändert, so handelt es sich um eine metabolische Azidose.

Die **Indikationsstellung** zur F-BA hat zu berücksichtigen, daß es sich bei dieser Form der fetalen Überwachung um stichprobenartige Kontrol-

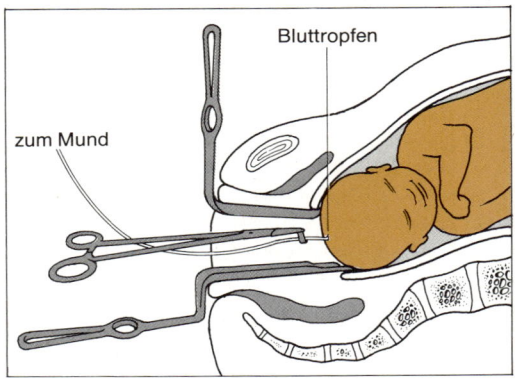

Abb. 25   Fetale Blutanalyse (aus *E. Saling:* Das Kind im Bereich der Geburtshilfe. Thieme, Stuttgart 1966)

len handelt. Ihr *Vorteil* liegt indessen in der Möglichkeit, den momentanen intrauterinen Zustand des Kindes objektivieren und so mit größerer Sicherheit therapeutische Entscheidungen treffen zu können (BAUMGARTEN; GOESCHEN; DUDENHAUSEN). Eine F-BA ist nach den heutigen Empfehlungen angezeigt:

- *Bei unklaren bzw. suspekten CTG-Befunden:*
  - anhaltende Tachykardie,
  - unklare Bradykardieformen,
  - mittelschwere variable Dezelerationen,
  - leichte bis mittelschwere späte Dezelerationen,
  - anhaltende Frühdezelerationen,
  - unklare Symptomkombinationen.

- *Risikograviditäten mit deutlich erhöhtem fetalen Risiko:*
  zu Beginn der Austreibungsperiode auch bei unauffälligem CTG.

Bei pH-Werten im präpathologischen Bereich wird die Untersuchung nach etwa 30 min überprüft. Bei pH-Werten von 7,20 und weniger wird die Entbindung operativ beendet. Einen unnötigen Zeitverlust bedeutet es indessen, eine pH-Wert-Bestimmung bei eindeutigen Symptomen der fetalen Gefährdung, die die operative Geburtsbeendigung sowieso erfordern, vorzunehmen (BERG).

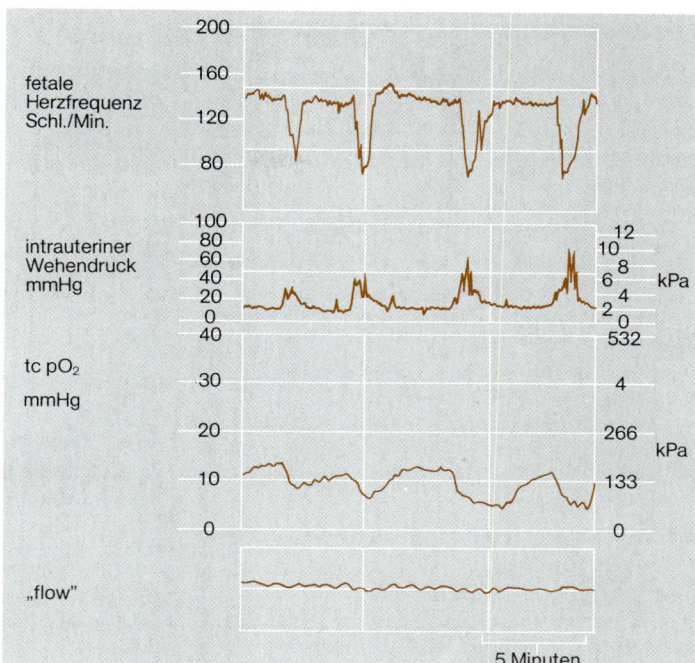

fetale
Herzfrequenz
Schl./Min.

intrauteriner
Wehendruck
mmHg

tc pO$_2$

mmHg

„flow"

5 Minuten

Abb. 26   Transkutane Sauer-
stoffpartialdruckmessung unter
der Geburt bei frühen Dezelerationen im CTG (Überlassung der
Abb. durch *C.S. Kurz*)

Kontinuierliche pO$_2$- und pCO$_2$-Messung

Ein weiteres diagnostisches Verfahren, das bis heute nicht zur Routine-Überwachung des Fetus zur Verfügung steht, ist die kontinuierliche transkutane Messung des Sauerstoffpartialdruckes (tc pO$_2$) und des Kohlendioxidpartialdruckes (tc pCO$_2$) (HUCH u. HUCH; KURZ u. Mitarb.; SCHMIDT u. Mitarb.). Die Entwicklung entsprechender Elektroden, die am vorangehenden Teil mit ausreichender Haftfähigkeit befestigt werden können (z. B. mittels Gewebekleber), ist die Voraussetzung für die klinische Anwendung (HUCH; SEVERINGHAUS). Bis heute ist es vordergründig die *Aufgabe der Methode*, im CTG auftretende pathologische Herzfrequenzmuster auf ihre klinische Relevanz zu überprüfen (Abb. 26).

Flow-Messungen mit der gepulsten Doppler-Sonographie

Eine Erweiterung der Methodik zur intrauterinen Überwachung des Kindes stellt die gepulste Doppler-Sonographie zur Flow-Messung an den Aa.uterinae, den Aa.umbilicales und der fetalen Aorta dar (ARABIN; FENDEL). Mit der apparativ allerdings aufwendigen Methode läßt sich bei der fetalen Dystrophie eine erniedrigte Blutflußgeschwindigkeit bei gleichzeitig erhöhtem Gefäßwiderstand nachweisen. Durch eine Betamimetikatherapie ließ sich allein eine Verbesserung des aortalen, nicht aber des umbilikalen Blutflusses erreichen. Bei der Sensitivität dieser Form der Doppler-Sonographie ist zu hoffen, daß sie in der Zukunft eine Hilfe bei der Erkennung der plazentaren Mangelversorgung sein wird.

Beurteilung des Fruchtwassers

Ein weiteres Diagnostikum zur Erkennung einer fetalen Gefährdung stellt die Beurteilung des Fruchtwassers dar. Dies kann auf die folgende Weise bzw. bei folgender Gelegenheit geschehen:

- durch Amniozentese in der Spätschwangerschaft,
- nach Blasensprung,
- bei der Blasensprengung,
- durch Amnioskopie.

Während die Qualität des Fruchtwassers nach Blasensprung bzw. anläßlich einer aus anderem Grund indizierten Blasensprengung in jedem Fall Beachtung finden muß, wird die **Amniozentese** allein zur makroskopisch-qualitativen Beurteilung heute so gut wie nicht mehr ausgeführt.

Die wichtigste Methode zur Fruchtwasserbeurteilung stellt die

Amnioskopie

dar (Abb. 27). Bei ihr wird in Steinschnittlagerung das röhrenförmige Amnioskop transvaginal und transzervikal bis vor die Vorblase eingeführt. Für die notwendige Beleuchtung wird Kaltlicht verwendet, um Farbfehler auszuschließen. Das **normale Amnioskopiebild** (Abb. 28) läßt hinter der Vorblase ein zunächst klares, ab der 38. Woche durch die Beimengung von Vernixflocken ein leicht trübes, flockiges, farbloses Fruchtwasser erkennen. Der Gehalt an Vernixflocken kann als Zeichen der Reife des Kindes gewertet werden (Jože u. Žabkar).

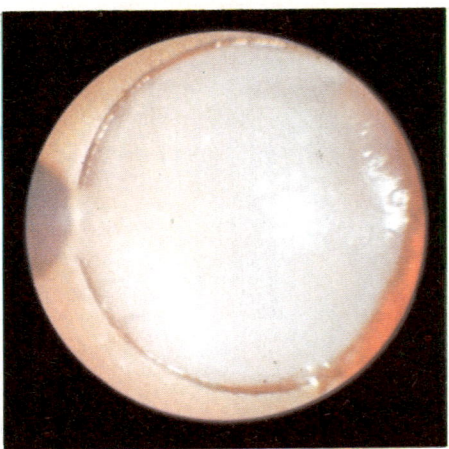

Abb. 28   Normales amnioskopisches Bild

Unter den **pathologischen Befunden** hat die *Grünfärbung* die größte Bedeutung, und zwar als Folge einer Mekoniumbeimengung nach intrauteriner Hypoxie. Der Befund macht weitere diagnostische Maßnahmen zur Klärung des fetalen Zustandes erforderlich. – Ein *gelblichbräunliches Fruchtwasser* ist ein Hinweis auf eine fetale Hämolyse z. B. infolge einer Blutgruppeninkompatibilität. Ein *fleischwasserfarbenes Fruchtwasser* findet sich beim intrauterinen Fruchttod.

Die Amnioskopie bedarf wie alle diskontinuierlichen Überwachungsmethoden einer **Indikationsstellung**. Sie ist bei jeglichem Verdacht auf eine Plazentainsuffizienz bzw. Hypoxie gegeben. Nach Saling gewährleisten dabei Intervalle von 48 Std. eine ausreichende Sicherheit. Weiterhin hat sich die Untersuchung in Form der *Aufnahmeamnioskopie* bei bisher unauffälligen Schwangerschaftsverläufen bewährt: bei ihnen werden mit einer Frequenz von 5% pathologische Befunde erhoben (Noschel u. Mitarb.).

Die **Fehlerquote** der Amnioskopie beträgt etwa 15%. Die Ursache ist in einer unterschiedlichen Färbung von Vor- und Nachwasser, in dem Vorkommen von klarem Fruchtwasser bei manifester Plazentainsuffizienz einschließlich des plazentogenen Fruchttodes (vor allem bei Frühgeburten und diabetischen Schwangeren) und in Fehlbeurteilungen des Fruchtwassers zu finden (Hickl, Reinold). Zu einer Falschaussage über die Farbe des Fruchtwassers kommt es bei ausreichender Erfahrung des Untersuchers indessen nur in etwa 1% (Roversi u. Mitarb.). Diese Fak-

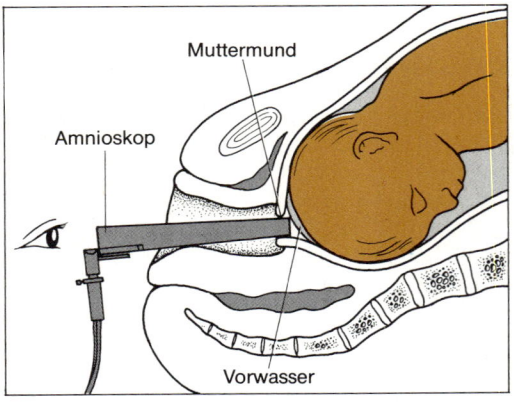

Abb. 27   Amnioskopie (aus *E. Saling: Das Kind im Bereich der Geburtshilfe.* Thieme, Stuttgart 1966)

ten sind bei der Bewertung der Amnioskopie als Überwachungsmethode ebenso zu berücksichtigen wie die Tatsache, daß es sich bei der Mekoniumausscheidung ins Fruchtwasser nicht um ein Frühzeichen der fetalen Gefährdung, sondern um die Folge eines hypoxischen Zustandes des Kindes handelt.

Leistungsfähigkeit der prä- und subpartualen Überwachung

In den letzten Jahren ist viel über den klinischen Wert und damit über die Leistungsfähigkeit der Überwachungsmethoden diskutiert worden. Hierbei interessiert sowohl die Frage nach der durch die erweiterte Diagnostik erreichten Verbesserung der Ergebnisse, als auch die nach einer durch sie induzierten Ausweitung der entbindenden Operationen, insbesondere der Schnittentbindung. Als **Beurteilungskriterien** stehen die perinatale Sterblichkeit, der postnatale Säure-Basen-Status und die Apgar-Werte zur Verfügung.

Die **perinatale Sterblichkeit** konnte durch die moderne Überwachung des Kindes deutlich auf Werte unter 1% gesenkt werden, ein Ergebnis, das noch in den 60er Jahren als unerreichbar angesehen wurde (PAKZAD u. SALING; LEHMANN u. Mitarb.; WULF; G. MARTIUS). Insbesondere lassen sich auf diese Weise so gut wie ganz hypoxische Todesfälle sub partu vermeiden.

Deutlicher noch ist der Einfluß der perinatalen Überwachungsmethoden auf die **Frühmorbidität der Kinder** (ALBRECHT u. Mitarb.). Unter diesem Begriff werden alle Neugeborenen mit einem pH-Wert im Nabelarterienblut < 7,15 und einem Apgar-Wert < 6 nach 1 min. zusammengefaßt (Kap. 14). Das heute *erreichbare Ziel* ist eine Frühmorbidität unter 10%. Es kann kein Zweifel daran bestehen, daß die prä- und subpartuale Überwachung damit zugleich in der Lage ist, die Zahl der bleibend hypoxisch geschädigten Kinder deutlich zu senken.

Hieraus ergibt sich die **Empfehlung**, die zur Verfügung stehenden Überwachungsmethoden und insbes. die kontinuierliche Kontrolle des Kindes mittels des CTG großzügig anzuwenden. Es muß unser Ziel sein, möglichst alle Entbindungen auf diese Weise zu überwachen, da jeder indizierte Gebrauch wegen der unsicheren Selektion zu schlechteren Ergebnissen führt (BAUMGARTEN). Nicht übersehen werden dürfen dabei allerdings die sich für die Schwangeren ergebenden Mehrbelastungen vor allem durch die ihnen aus fetaler Indikation zugemutete *Ausweitung der Indikationsstellung zur Schnittentbindung*. Für die Zukunft ergeben sich hieraus zwei wichtige Aufgaben, und zwar die der weiteren Verbesserung der Überwachungsmethoden und die der Vermeidung der Überinterpretationen der Ergebnisse und hier wiederum vordergründig abnormer Herzfrequenzmuster im CTG! Es besteht kaum ein Zweifel daran, daß die Frequenz vor allem der Schnittentbindungen, die allein aufgrund einer kardiotokographisch angenommenen fetalen Gefährdung ausgeführt werden, zu hoch ist!

Leitung der Austreibungs- und Preßperiode

Mit Beginn der Austreibungsperiode hat der Geburtshelfer die Überwachung der Kreißenden und besonders des Kindes zu intensivieren. Für das Kind bedeutet die Austreibungsperiode die Phase der Geburt, in der es aufgrund der fortgeschrittenen uterinen Retraktion am häufigsten zu einer Gefährdung kommt. Im CTG finden sich dementsprechend doppelt so häufig hypoxische Notsituationen als in der späten Eröffnungsperiode (KLÖCK u. LAMBERTI).

Im einzelnen sind bei der Leitung der Austreibungsperiode vom Geburtshelfer die folgenden **Aufgaben** zu bewältigen:

- Korrektur des Geburtsmechanismus,
- Anleitung zum Pressen,
- Entwicklung des Kopfes,

- Entwicklung der Schultern,
- Erstversorgung des Neugeborenen.

Der **Beginn der Austreibungsperiode** ist an der vollständigen Retraktion der Zervix nachweisbar. Bei der hierzu erforderlichen vaginalen Untersuchung ist zugleich zu überprüfen, in wie weit der kindliche Kopf die für diese Geburtsphase zu erwartenden Haltungs- und Einstellungsänderungen absolviert hat, d.h., ob eine

Korrektur des Geburtsmechanismus

erforderlich ist. Ist der physiologische tiefe Geradstand noch nicht erreicht, so steht zu diesem Zweck die **Seitenlagerung der Kreißenden** zur Verfügung. Die Seitenwahl ist aus der Regel abzuleiten: *„Die Kreißende wird auf die Seite des*

Teiles gelagert, der abgewichen ist, tiefertreten soll und nach vorn kommen soll." Dies bedeutet, daß die Patientin bei 1. Schräglage (Kopf nach links abgewichen), beim 1. Beckenmittenquerstand (Kopf in Beckenmitte, Pfeilnaht quer) und beim 1. tiefen Querstand (kleine Fontanelle links seitlich) auf die linke Seite gelegt werden muß. Auf diese Weise werden die Beugung und die Drehung des Kopfes gefördert. Damit wird erneut auf die Bedeutung der *Stellungsdiagnose* hingewiesen, die – wie auf S. 335 begründet wurde – bereits beim Eintritt in den Kreißsaal durch die Ultraschalluntersuchung überprüft und verifiziert werden soll. Dies gilt für die Austreibungsperiode umso mehr, da die vaginale Stellungsdiagnose anhand des Fontanellenstandes bei ausgeprägtem Caput succedaneum erhebliche Schwierigkeiten bereiten kann.

Eine der wichtigsten Aufgaben während der Austreibungsperiode ist die zeitlich und methodisch richtige

Anleitung zum Pressen.

Auf diese Weise vermag der Geburtshelfer einen wesentlichen Beitrag zur Verminderung der in diesem Geburtsabschnitt deutlich erhöhten hypoxischen Gefährdung des Kindes zu leisten. Das Ziel muß es dabei sein, die Zahl der Preßwehen, die zur Gewinnung des Kindes führen, möglichst klein zu halten, und damit dem Kind in den Wehenpausen ausreichend Zeit zu geben, die während des Pressens entstandene Sauerstoffschuld auszugleichen. Die folgenden **Empfehlungen** müssen Beachtung finden (KLÖCK u. LAMBERTI; ROEMER u. Mitarb.; SCHWENZEL u. KOPECKY, KASTENDIECK u. JENSEN; SCHENK u. Mitarb.):

– Mit dem *Beginn des Pressens* wird gewartet, bis der vorangehende Teil den Beckenboden erreicht hat, und bis die notwendigen Haltungs- und Einstellungsänderungen absolviert sind. Dies gelingt am besten unter einer ausreichenden Schmerzlinderung durch die PDA.
– Die *Zahl der Preßwehen* ist auf 3–4/10 min, die *Dauer des einzelnen Preßvorganges* auf 5–7 s zu begrenzen. Evtl. muß zwischendurch eine Preßwehe veratmet werden.
– Bei ausgesprochener *Hyper-* bzw. *Tachysystolie* ist eine Korrektur mit einem Betamimetikum indiziert.
– Die *Dauer der aktiven Preßperiode* sollte bei der Erstgebärenden auf 30 min, bei der Mehr-

gebärenden auf 20 min begrenzt werden. Bei unauffälligem CTG kann dieser Zeitwert geringfügig überschritten werden.

Eine weitere wichtige Aufgabe bei der Leitung der Austreibungsperiode ist die **Überwindung des Skelettmuskelabwehrreflexes.** Er tritt als Reaktion auf die Geburtsschmerzen in Form einer Abwehrlordose im Bereich der Lendenwirbelsäule mit starker Krümmung der Führungslinie (Abb. 29 u. 30), einer Anspannung des Beckenbodens und einer Adduktion der Oberschenkel auf.

Die Entwicklung des Kindes beginnt im Moment des Durchschneidens des Kopfes unter Zuhilfenahme des

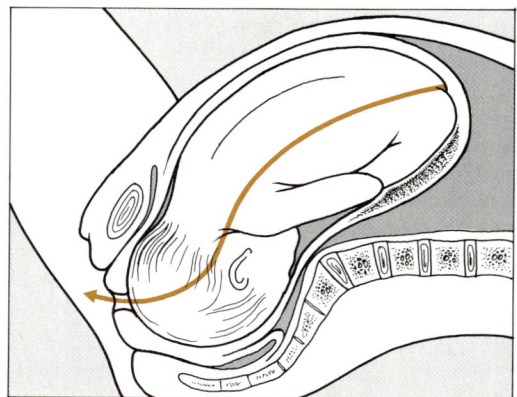

Abb. 29   Starke Krümmung der Führungslinie bei Abwehrlordose der Kreißenden

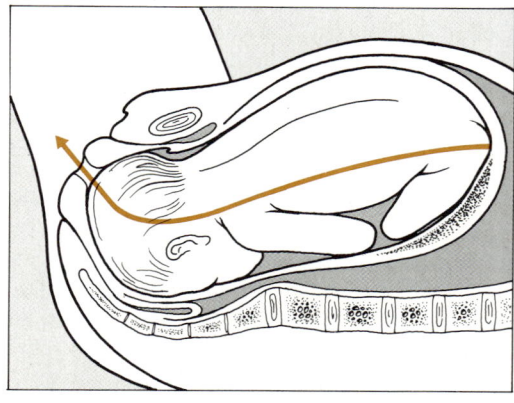

Abb. 30   Abflachung der Führungslinie durch Aufgabe der Abwehrlordose

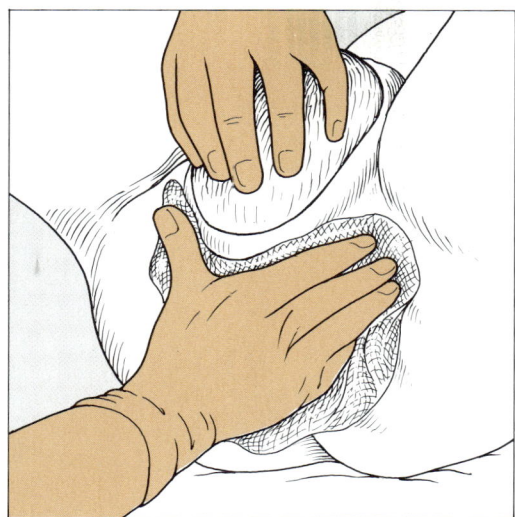

Abb. 31   Dammschutz in Rückenlage

Dammschutzes

(Abb. 31). Bei dem von den meisten Geburtshelfern bevorzugten Dammschutz in Rückenlage ergreift die linke Hand das Hinterhaupt, um das Tempo des Durchschneidens zu regulieren, während die rechte Hand den Kopf symphysenwärts der vorderen (linken) Hand entgegenführt. Die vordere (linke) Hand hat zugleich dafür zu sorgen, daß sich der Kopf nicht zu früh abbiegt, sondern wirklich mit dem Nacken in den Schambogen und dadurch ausreichend nach ventral gelangt. Der *Sinn des Dammschutzes* besteht in erster Linie in der Temporegulierung beim Durchschneiden des Kopfes. Auf diese Weise werden unkontrollierte Schädigungen der Weichteile, insbes. des Beckenbodens und des Dammes vermieden.

Einen wesentlichen Anteil an der Schonung der maternen Weichteile, aber auch an der geburtsmechanischen Schonung des Kindes hat die

Episiotomie

in Form des rechtzeitig ausgeführten Dammschnittes. Er trägt dazu bei, Überdehnungen der Weichteile, aber auch tiefe Beckenbodenverletzungen einschließlich von Abrissen des M. levator ani und damit spätere Deszensusbeschwerden zu vermeiden (OBER u. DÖRDELMANN; RUBELLI). Die *Indikationsstellung* sollte deshalb großzügig erfolgen, wobei bekannt ist, daß über die Notwendigkeit eines Dammschnittes mit

ausreichender Sicherheit erst im Verlauf der Preßperiode unter Berücksichtigung des Zustandes des Kindes, der Dauer dieser Geburtsphase und der kaum vorhersehbaren Dehnungsfähigkeit der Weichteile entschieden werden kann!

Die **Schnittrichtung** kann median, mediolateral und lateral gewählt werden. Ist bei der mediolateralen Episiotomie die Gefahr des Weiterreißens geringer und zugleich der erreichbare Raumgewinn größer, so werden in letzter Zeit wieder mehr die Vorteile der medianen Episiotomie unter Inkaufnahme einer auf 1–3% erhöhten Rate von Sphinkterverletzungen genutzt (KRÄUBIG; SCHREIBER; STOCKHAMMER u. Mitarb.; POROY; COATS u. Mitarb.; HEPP). Einzelheiten sind in den „Geburtshilflich-perinatalogischen Operationen" des Verf. enthalten.

Die **operative Versorgung** wird unmittelbar nach der vollständigen Entleerung des Uterus vorgenommen. Sie beginnt mit der Versorgung der Scheidenwunde durch Knopfnähte. Für den Verschluß der Dammwunde wie für das zu verwendende Nahtmaterial bestehen unterschiedliche Empfehlungen (SHUTE; COPONY u. WERNER; HEPP). Die geringsten Nahtbeschwerden im Wochenbett, gute primäre Heilungsergebnisse

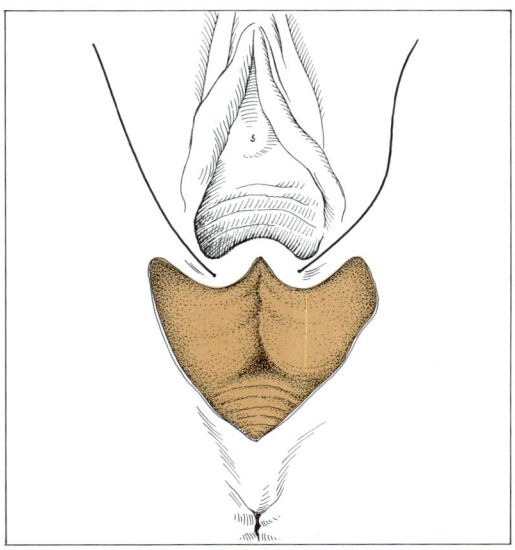

Abb. 32   Dammnaht mit durchgreifenden Nähten. Der obere Wundwinkel der Scheidenwunde ist dargestellt. Er wird mit einer adaptierenden Naht, die das Septum rectovaginale mitfaßt, verschlossen

und eine ausreichende Stabilität des Beckenbodens garantiert das folgende *operative Vorgehen*: die Scheidenwunde wird durch Knopfnähte verschlossen. Hierbei ist es zur Blutstillung notwendig, mit der ersten Naht den oberen Wundwinkel mitzufassen (Abb. 32). Es folgt die subkutane Adaptation des Septum rectovaginale mit Knopfnähten oder auch fortlaufend. In dem zuletzt genannten Fall kann der Damm rückläufig in Form einer fortlaufenden Intrakutannaht versorgt werden. Als Nahtmaterial finden resorbierbare Kunststoffäden (Dexon, Vicryl)

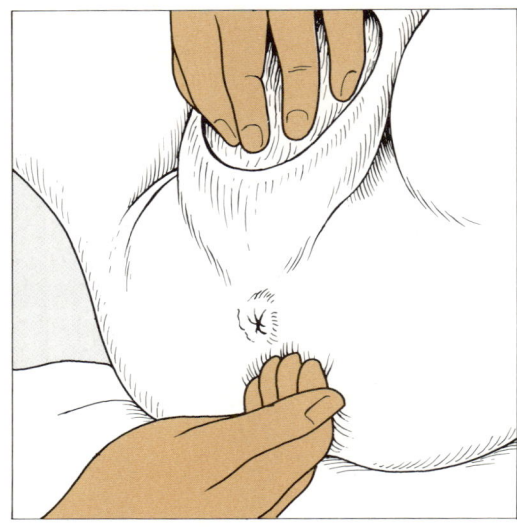

Abb. 34   Hinterdammgriff nach Ritgen

Verwendung (Hepp; Isager-Sally u. Mitarb.) (Abb. 33).

Kommt es in der Preßperiode zu einer Verzögerung des Durchtrittes des kindlichen Kopfes, so stehen zur Überwindung dieses für das Kind gefahrvollen Zustandes neben der Erweiterung und Verkürzung des Weichteilansatzrohres durch die Episiotomie zwei *unterstützende Handgriffe* zur Verfügung. Der

Hinterdammgriff nach Ritgen

(Abb. 34) sucht die Stirnhöcker des Kopfes zwischen Anus und Steißbeinspitze durch das Hinterdammgewebe auf. Der Kopf wird auf diese Weise der oberen Hand entgegengeführt. Wirksamer ist der

Kristeller-Handgriff

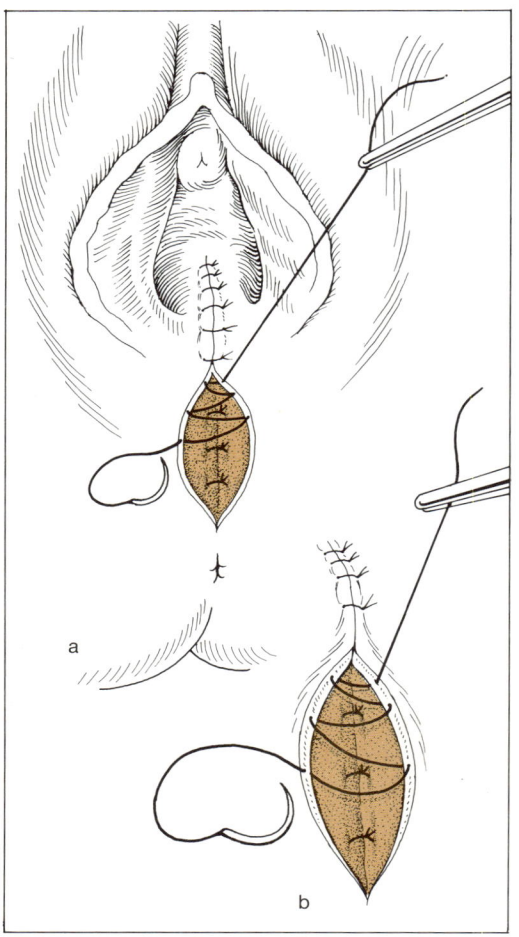

Abb. 33   Scheiden-Damm-Naht zur Versorgung einer Episiotomie. Die Scheidenwunde ist durch Knopfnähte verschlossen. Das Septum rectovaginale ist durch Knopfnähte adaptiert (a). Die Dammwunde wird durch eine fortlaufende Intrakutannaht versorgt (b)

(Abb. 35) in Form des breitflächigen Fundusdruckes mit den flach aufgelegten Händen durch eine Hilfsperson. Die Expression darf nur wehensynchron ausgeführt werden. Zugleich ist die *geburtsmechanische Wirkung des Handgriffes* zu beachten, die oft nicht genutzt wird oder sogar bei fehlerhafter Technik den Austritt des Kopfes behindern kann. Da sich der Fundusdruck über die fetale Wirbelsäule auf die Kopf-Hals-Verbindung fortsetzt, ist es erforderlich, bei noch nicht abgeschlossener Beugung und Drehung des Kopfes z. B. bei 1. Stellung den Fundus uteri vor der Expression nach rechts herüberzunehmen, um dann von oben rechts

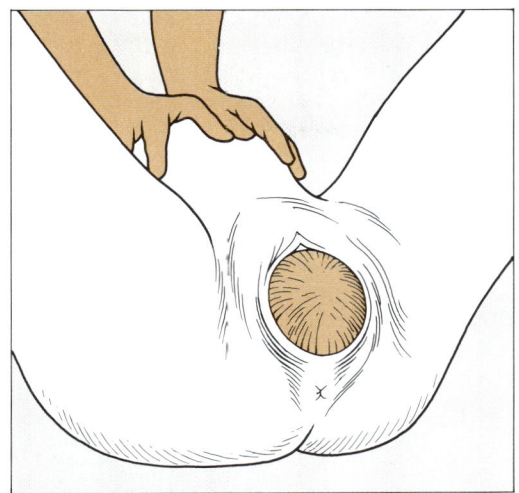

Abb. 35 Kristeller-Handgriff. Die Hände einer Hilfsperson sind flach auf dem Fundus uteri aufgelegt und exprimieren so mit breitflächigem Druck das Geburtsobjekt in Richtung der Führungslinie

nach unten links zu drücken (Abb. 36). – Bei einer sonographisch ermittelten Fundusplazenta wie bei Entbindungen nach vorausgegangener Hysterotomie darf der Kristeller-Handgriff nur mit Zurückhaltung angewandt werden. SALING hat zur Sicherstellung eines breitflächigen Fundusdruckes einen 15 cm breiten **Expressionsgürtel** empfohlen, der wehensynchron mit den Füßen durch die Hebammen angespannt wird (s. „Geburtshilflich-perinatologische Operationen" des Verf.).

Die folgenden **Indikationen** haben für den Kristeller-Handgriff Gültigkeit:

– verzögertes Durchschneiden des vorangehenden Teiles,
– Geburtserleichterung bei Erkrankungen der Mutter (Gestose, Herzfehler, Myopie usw.),
– Unterstützung der Vakuum- und Zangenextraktion,
– Unterstützung der Entwicklung des Kindes bei Beckenendlage,
– Unterstützung der Entwicklung des Kindes bei der Schnittentbindung,
– Unterstützung der Entwicklung bei Schulterdystokie nach erreichter Rotation des Schultergürtels in den queren Durchmesser im Beckeneingang.

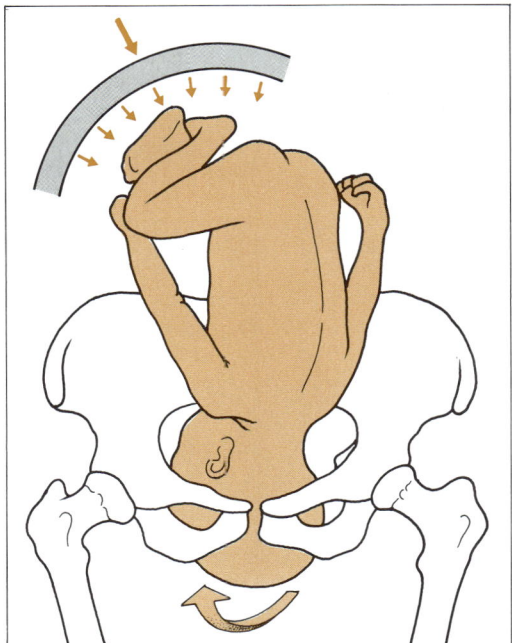

Abb. 36 Kristeller-Handgriff bei 1. Stellung des Rückens und fehlender Beugung und Drehung des Kopfes. Der Fundus uteri ist nach rechts hinübergenommen. Die Expression erfolgt nach links unten in Richtung auf das Hinterhaupt und fördert so zusätzlich die Beugung und Drehung des Kopfes

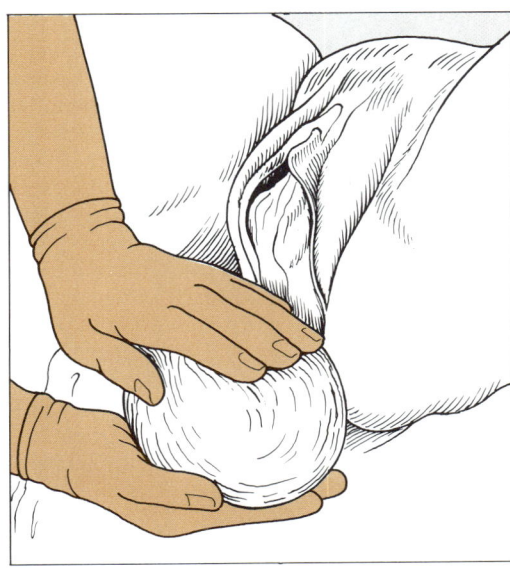

Abb. 37 Entwicklung der vorderen Schulter. Der Kopf wird mit den flach aufgelegten Händen gefaßt und kreuzbeinwärts gesenkt, bis der vordere Arm bis zur Mitte des Oberarmes geboren ist

Ist der Kopf geboren und einschließlich des Kinnes ausreichend von den Weichteilen freigegeben, so beginnt die

Entwicklung der Schultern

(Abb. 37). Hierzu wird die äußere Drehung des Kopfes mit den flach aufgelegten Händen unterstützt. Die *Drehungsrichtung* erfolgt entsprechend der Stellung des Rückens, d. h. bei 1. Stellung mit dem Hinterhaupt nach links, bei 2. Stellung nach rechts. Ist die Stellung nicht sicher bekannt, so wird der Kopf so gedreht, daß die Geburtsgeschwulst am Kopf symphysenwärts gerät. Durch Senken des Kopfes kann dann zuerst die vornstehende Schulter bis zur Mitte des Oberarmes unter der Symphyse sichtbar gemacht werden. Anschließend wird der Kopf *ohne Zug* (!) angehoben, bis die hintere Schulter über den Damm geboren ist. Viele Dammverletzungen entstehen durch eine unsachgemäße Entwicklung der hinteren Schulter! Der übrige Kindskörper kann dann leicht durch Zug in Richtung der Führungslinie gewonnen werden. Behindern Nabelschnurumschlingungen die Rumpfentwicklung, so werden sie zurückgestreift, im Notfall doppelt abgeklemmt und durchtrennt.

Erstversorgung des Kindes

Das entwickelte Kind wird zwischen den Beinen der Mutter abgelegt. Die erste Maßnahme besteht in dem

Absaugen von Mund und Rachen

mit einem sterilen Einmalkatheter, um Aspirationen zu vermeiden.

Nicht beendet ist und nach wie vor kontrovers geführt wird die Diskussion über den

Zeitpunkt der vorläufigen Abnabelung

(KÜNZEL; LINDERKAMP; STROWITZKI u. HEPP). Bei einer **Frühabnabelung** und insbesondere dann, wenn das Kind bei nicht abgeklemmter Nabelschnur über das Niveau der Plazenta gehalten wird – besondere Vorsicht ist hier bei der Schnittentbindung geboten (!) – kommt es zu erheblichen Blutverlusten in die Plazenta mit Hypovolämie, einer erhöhten Inzidenz intrakranieller Blutungen, einer Einschränkung der neonatalen Nierenfunktion, Lungenentfaltungsstörungen und einer verstärkten Trimenonanämisierung (Tab. 4). Bei einer **Spätabnabelung** ist mit einer Hypervolämie mit neurologischen und wiederum respiratorischen Störungen sowie mit einer Hyperbilirubinämie zu rechnen. Es können die folgenden **Empfehlungen** gegeben werden (KÜNZEL):

– *Reifes, lebensfrisches Kind:* Bis zur Abnabelung wird 2–3 min gewartet. Als Zeichen des ausreichenden Übertrittes des plazentaren Restblutes infolge des hydrostatischen Druckes und der uterinen Kontraktionen kollabiert zumeist die Nabelschnur. Soll das Kind bereits in dieser Phase auf den Leib der Mutter gelegt werden, so muß der Nabelschnurkreislauf durch eine Klemme unterbrochen werden. Die Inzidenz der Hyperbilirubinämien ist dabei nicht erhöht.

– *Niedriger Apgar-Wert:* Es ist damit zu rechnen, daß es bereits zu einer Umverteilung des Blutes zu ungunsten des Kindes gekommen ist. Nach einem mehrmaligen Ausstreichen der Nabelschnur in Richtung auf das Kind wird abgenabelt, um ohne Zeitverlust mit der Reanimation beginnen zu können.

Tabelle 4   Postpartuale Verteilung des Blutvolumens zwischen Kind und Plazenta (nach *Yao* u. Mitarb.)

	Neugeborenes	Plazenta
Geburt	67 %	33 %
1 min post partum bei Sistieren der Nabelschnurpulsationen	80 %	20 %
	87 %	13 %

Tabelle 5   Beurteilung der Neugeborenenmorbidität anhand des pH-Wertes des Nabelarterienblutes (Acidity score)

pH-NA-Wert	
> 7,30	normale Azidität
7,20–7,29	leichte Azidität
7,10–7,19	mäßige Azidität
7,00–7,09	fortgeschrittene Azidität
< 7,00	schwere Azidität

Tabelle 6   Apgar-Score (Modifikation nach *Wulf*)

Punkte	0	1	2	untersucht min post partum		
Puls	fehlt	schwach < 100	kräftig > 100	1 min	5 min	10 min
Atmung	fehlt	schnappend	rhythmisch			
Tonus	fehlt	schlaff	kräftig			
Farbe	blaß	blau	rosig			

Ergebnisbewertung:

8–10 = lebensfrisches Kind
5–7 = leichte Depression
0,4 = schwere Depression

– *Frühgeborenes, Sectio-Kind:* Der plazentaren Transfusion kommt bei ihnen zur Vermeidung des Atemnotsyndromes große Bedeutung zu. Es ist die Spätabnabelung bzw. das mehrmalige Ausstreichen der Nabelschnur in Richtung zum Kind angezeigt. Die Gefahr der Hypervolämie und Hyperbilirubinämie ist der Bedeutung dieser wichtigen prophylaktischen Maßnahme unterzuordnen.

Unter dem Aspekt der prognostischen Beurteilung und der Indikationsstellung zu therapeutischen Maßnahmen ist die

postnatale Zustandsdiagnose beim Neugeborenen

ein wichtiger Teil der Erstversorgung. Sie erfolgt zum einen durch die *Bestimmung des Nabelarterien-pH-Wertes* unmittelbar nach der Entwicklung des Kindes und durch die Bewertung des *Apgar-Score* (Tab. 5–6). Als pathologisch im Sinne der „**Frühmorbidität**" gelten pH-NA-Werte < 6 und ein Apgar-Score < 6 (S. 349).

Auf dem Wickeltisch erfolgt die erste orientierende Untersuchung des Kindes (s. pädiatrisches Kapitel). Hierbei wird durch den Geburtshelfer die Möglichkeit genutzt, die

Lokalisation des Caput succedaneum

festzulegen. Sie erlaubt die Überprüfung des abgelaufenen Geburtsmechanismus, eine Diagnose, die z. B. für die Erkennung einer äußeren Überdrehung oder für die Differenzierung dorsoposteriorer Kopfgeburten von Wichtigkeit ist. So findet sich das Caput succedaneum bei der 1. vorderen Hinterhauptslage rechts, bei 2. vorderer HHL links über dem Hinterhaupt. Der Geburtshelfer sollte auf diese nachträgliche Kontrolle des Geburtsmechanismus nicht verzichten.

Leitung der Nachgeburtsperiode

Nach der Entwicklung des Kindes gilt in dieser Geburtsphase die Aufmerksamkeit der **Limitierung des Blutverlustes.** Diese Forderung ist wie folgt zu begründen:

1. Auch heute steht der posthämorrhagische Schock als Ursache postpartualer Todesfälle an erster Stelle.
2. Die Infektgefährdung der Wöchnerin wird in starkem Maße durch die Intensität des intra- und postpartualen Blutverlustes bestimmt (SCHAUPP), und zwar mehr als durch intrauterine Eingriffe während der Nachgeburtsperiode.

Ein wesentlicher Teil der Blutungsprophylaxe wird durch eine sachgemäße

medikamentöse Nachgeburtsleitung

erreicht. Sie wird deshalb in den meisten Kliniken auch nicht mehr an eine Indikationsstellung gebunden. Sie besteht vielmehr in der grundsätzlichen Injektion von 3 IE Oxytocin unmittelbar nach der Entwicklung des Kindes. Die Gabe von Mutterkornpräparaten (z. B. Methergin) sollte wegen ihres laktationshemmenden Effektes indessen auf besonders gefährdete Patientinnen beschränkt werden (J. MARTIUS u.

Mitarb.; ARABIN). Nach der Gabe des Kontraktionsmittels wird die erste kräftige Nachgeburtswehe abgewartet, um dann die Nachgeburt durch die

Cord traction,

d. h. durch Zug an der Nabelschnur unter gleichzeitigem Fundusdruck zu gewinnen (LANGER; LAITINEN). Mit einer Sicherheit von 80% läßt sich so die Nachgeburt innerhalb weniger Minuten komplikationslos gewinnen. Ist dies nicht der Fall, so werden ein oder zwei weitere Nachgeburtswehen abgewartet und das Vorgehen wiederholt. Die Beachtung der sog. **Lösungszeichen** wie das Schlaffwerden der Nabelschnur, das nach rechts oben erfolgende Hochsteigen des leeren Uterus oder das fehlende Zurückweichen der Nabelschnur beim Hochschieben des Uterus durch die Bauchdecken hindurch erübrigt sich dabei. – Von einem **regelwidrigen Verlauf** sprechen wir in der Nachgeburtsperiode unter den folgenden Bedingungen:

– Ausbleiben der Gewinnung der Nachgeburt > 30 min,
– Blutverlust > 300 ml.

Die **Gewinnung der Eihäute** gelingt normalerweise ohne zusätzliche Maßnahmen. Bleiben diese nach dem Austritt der Plazenta hängen, so werden sie mit großen anatomischen Klemmen aufsteigend gefaßt und – evtl. nach Torquierung – vorsichtig herausgezogen.

Eine wichtige Aufgabe des Geburtshelfers besteht in der

Prüfung der geborenen Plazenta auf Vollständigkeit.

Sie hat das Ziel, Retentionen und damit Blutungen und Infektionen im Wochenbett zu vermeiden. Die Nachgeburt wird zu diesem Zweck zunächst an der Nabelschnur aufgehängt, um fehlende Eihäute und freiendigende Gefäße bei zurückgebliebenen Nebenplazenten zu erkennen. Auf der maternen Fläche wird das retroplazentare Hämatom abgestreift. Fehlende Kotyledonen zeigen sich an einer nicht intakten Deziduaschicht, die wiederum durch Abspülen der maternen Fläche unter warmen Wasser als permutterartiger Überzug sichtbar gemacht werden kann.

Nach der vollständigen Entleerung des Uterus erfolgt für etwa 20 min die

Lagerung nach Fritsch

in Rückenlage mit übereinandergeschlagenen Beinen. Sie hat den Vorteil der sicheren Blutungskontrolle. Bei thrombose- bzw. emboliegefährdeten Patientinnen ist es wichtiger, für eine frühzeitige Mobilisierung zu sorgen. Sind nach 2stündiger Kontrolle die vitalen Funktionen unbeeinträchtigt und ist der vaginale Blutverlust normal, so wird die Patientin auf die Wochenstation verlegt.

Geburtserleichterung

Die Geburtserleichterung hat das Ziel der Schmerzlinderung für die Kreißende und der Schonung des Kindes. Dem Geburtshelfer stehen hierzu eine Vielzahl therapeutischer Möglichkeiten zur Verfügung, die an verschiedenen Stellen des Circulus vitiosus „*Angst-Spannung-*

Schmerz" angreifen und sich deshalb auch in ihrer Wirkung ergänzen (Abb. 38). Voraussetzung für den Erfolg ist das Bemühen um eine Individualisierung des Vorgehens, d.h. die Therapie den Bedürfnissen der einzelnen Kreißenden anzupassen. *Unter diesen Bedingungen sollte es*

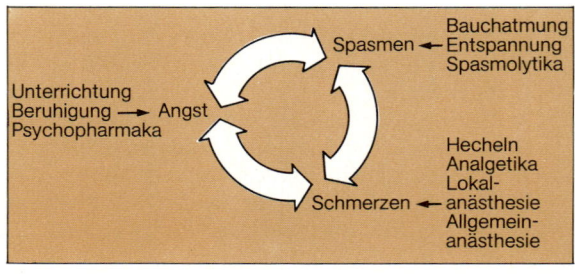

Abb. 38 Circulus vitiosus „Angst – Spasmen – Schmerzen" (nach *Read*). Die Möglichkeiten der therapeutischen Beeinflussung sind angegeben

heute vermeidbar sein, daß die Entbindung für die Patientin zu einem qualvollen Erlebnis wird.

Mit dem Begriff der Geburtserleichterung werden heute vielfach einige Entbindungsverfahren in Verbindung gebracht, die diesen Anspruch nicht immer und unbedingt erfüllen. Eine exakte Definition und damit eine genaue Kenntnis der mit ihr angestrebten Wirkung sind indessen Voraussetzung für deren Anwendung und auch für die von der Schwangeren erwartete Aufklärung. Die wichtigsten **geburtserleichternden Methoden**, die heute zur Anwendung kommen, sind:

- *Entbindung nach Read:* Anxiolyse, Spasmolyse und Analgesie durch vorgeburtliche Übungen mit Aufklärung, Entspannungsübungen und Atemübungen (S. 135).
- *Entbindung nach Lamaze und Nikolajew:* „Erziehung zur schmerzlosen Geburt" durch Aufklärung mit Abbau negativer Reflexe, durch Verstehen der Geburtsvorgänge und analgetisch wirksamer aktivierender Hechelatmung (S. 134).
- *medikamentöse Geburtserleichterung:*
  - Spasmolyse,
  - Verabfolgung von Analgetika,
  - Verabfolgung von Psychopharmaka,
  - Leitungsanästhesie,
- *Neuraltherapie,*
- *natürliche Geburt,*
- *sanfte Geburt nach Leboyer.*

Über die **Entbindung nach Read bzw. Lamaze u. Nikolajew** wurde ausführlich im Rahmen der Geburtsvorbereitung berichtet. Während der Entbindung ist es wichtig, daß die entsprechende Anleitung der Kreißenden zur Verarbeitung der Eröffnungswehen durch die Hebamme fortgesetzt wird, eine Forderung, die nur dann realisiert werden kann, wenn die Hebamme über gute methodische Kenntnisse verfügt.

Spasmolyse

Für die Pathologie der Geburt und insbesondere für den protrahierten Geburtsverlauf haben die spastischen Retraktionsstörungen pathogenetisch eine große Bedeutung. Dennoch ist die Effektivität der

Spasmolytikamedikation

wenig überzeugend. Die im Experiment erkennbaren Wirkungen in Form der Tonussenkung im Zervixbereich und der Koordinierung der uterinen Kontraktionen sind klinisch nicht ausgeprägt erkennbar. Die Chemie und die Angriffspunkte in Form einer muskulotrop-tonolytischen und neurotrop-analgetischen Wirkung der Präparate sind sehr unterschiedlich. Die *Applikation* erfolgt zumeist als Suppositorien, aber auch i. m. bzw. als Zusatz zur i. v. Infusion bei einer spastischen Retraktionsstörung mit noch geringer Schmerzhaftigkeit der Wehen.

Analgetika

Ähnliches wie für die Spasmolytika hat für die

Spasmoanalgetika

Gültigkeit. Buscopan compositum (Boehringer) oder auch Spasmo-Cibalgin S (Geigy) besitzen nur einen geringen analgetischen Effekt. Ihre Anwendung beschränkt sich deshalb auf die Ergänzung anderer geburtserleichternder Methoden, zumal Nebenwirkungen kaum zu beachten sind.

Von den **Opiaten bzw. den ihnen gleichgestellten Medikamenten** hat das

Pethidin (Dolantin)

auch heute Bedeutung. Die typische Indikation ist die hyperkinetische schmerzhafte Wehenstörung mit spastischer Zervixdystokie. Die Dosierung von 100 mg kann in 2stündlichen Abständen bis zu einer Gesamtdosis von etwa 250 mg, bei unruhigen Kreißenden evtl. auch in Kombination mit 50 mg Promethazin (Atosil, Bayer) in Form des sog.

Coctail lytique

wiederholt werden. Die *zeitliche Indikationsstellung* erfolgt – z. B. bei Ablehnung einer PDA – bei der Erstgebärenden bei einer Muttermundsweite von etwa 5 cm, bei der Mehrgebärenden entsprechend früher, um eine Pethidin-bedingte postnatale Atemdepression beim Kind zu vermeiden. Ist wegen einer schnell fortschreitenden Zervixretraktion dennoch mit ihr zu rechnen, so wird als spezifischer

Opiatantagonist

zur Dämpfung der opiatinduzierten Depression z. B. Narcanti Neonatal (Du Pont) (0,01 mg/kg i. v., evtl. mit Wiederholung nach 2–3 min) gegeben (FOLDES; LOEW; G. MARTIUS u. OPITZ). Ein stark wirksames Analgetikum, das sub partu zur Anwendung kommen kann, ist das

Pentazocin

(Fortral, Winthrop). Indikationen und Nebenwirkungen entsprechen weitgehend denen des Pethidin; die Plazentapassage verläuft indessen eher verzögert (MOORE u. Mitarb.; HUBER u. Mitarb.).

Medikamente, die zu einer Herabsetzung der Schmerzschwelle und damit zu einer Einsparung von Analgetika führen, zugleich aber einen muskelrelaxierenden und anxiolytischen Effekt besitzen, sind die

Psychopharmaka

(POHLMEIER; GITSCH u. Mitarb.). Zur Anwendung kommen Meprobamate (600–800 mg i. m.), Benzidiazepine (Valium; 10 mg i. m.), Haloperidol (Janssen; 2 mg i. m.) oder das Triflupromazin (Psyquil, Heyden; 10 mg i. m.). Das mögliche Auftreten silenter Herzfrequenzkurven ist zu beachten. Die Medikation erfolgt bei ängstlichen Kreißenden schon zu Beginn der Eröffnungsperiode, bei Unruhe- und Erregungszuständen bzw. zur Potenzierung der Analgetikawirkung bei starken Schmerzen mit Pethidin bzw. Pentazocin zusammen im Verlauf der Eröffnungsperiode.

Leitungsanästhesien

In zunehmendem Maße finden heute zur Analgesie sub partu die Lokal- und Leitungsanästhesien Verwendung, und zwar in den folgenden *Anästhesieformen:*
– Damminfiltration,
– Pudendusanästhesie,
– Parazervikalanästhesie,
– Präsakralanästhesie,
– Kaudalanästhesie,
– Peridural- bzw. Epiduralanästhesie (PDA, EDA).

Zur ausschließlichen Analgesie bei der Episiotomie und der Scheiden-Dammnaht ist die

Damminfiltration

ausreichend. Bei ihr wird das Dammgewebe mit einer langen Nadel von der hinteren Kommissur aus bzw. vor der operativen Wundversorgung vom Wundrand aus sternförmig infiltriert. Zur Anwendung kommen z. B. Scandicain (Astra Chemicals), Meaverin (Woelm) oder Carbostesin 0,25 bzw. 0,5% (Astra Chemicals) in einer Dosierung von 10–20 ml.

Zur Schmerzausschaltung in der Austreibungsperiode ist die

Pudendusanästhesie

(Abb. 39) geeignet. Durch sie werden das untere Drittel der Vagina und die Vulva unempfindlich, während am Damm eine völlige Schmerzfreiheit oft nur durch eine zusätzliche Damminfiltration zu erreichen ist. Transvaginal wird der N.pudendus beiderseits kaudal der Spinae ischiadicae mit der Iowa-Trompete (Abb. 40) aufgesucht, um nach dem Einführen der Nadel hier beiderseits 5 ml Mepivacain zu injizieren. Der Preßreflex bleibt unbeeinflußt (STOCKHAUSEN).

Eine Schmerzlinderung durch Ausschaltung der parazervikalen Plexus während der Eröffnungsperiode ist mit der

Parazervikalanästhesie (PCB)

(Abb. 41) zu erreichen (STOCKHAUSEN; RANNEY; BLEIER; MEINRENKEN; RÜTHER u. STOCKHAUSEN). Sie gelingt technisch einfach mit der Iowa-Trompete, die die Nadel vom seitlichen Scheidengewölbe aus nur 1,5 cm tief in die Parame-

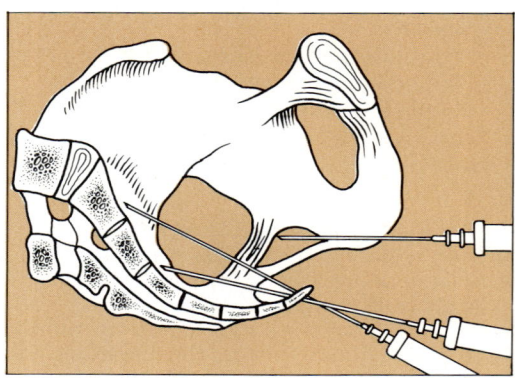

Abb. 39   Die Führung der Nadel bei der Pudendusanästhesie (oben) und der Präsakralanästhesie (unten)

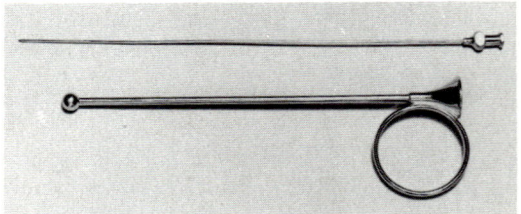

Abb. 40   Iowa-Trompete für die geburtshilfliche Leitungsanästhesie

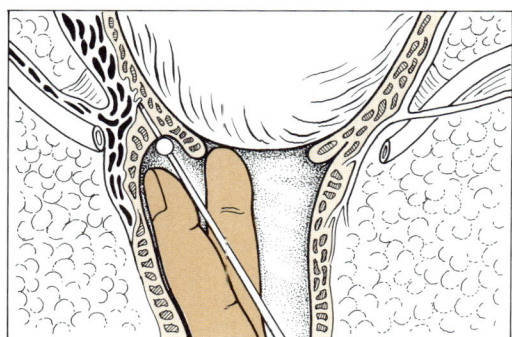

Abb. 41   Parazervikalanästhesie. Das Lokalanästhetikum wird vom seitlichen Scheidengewölbe aus im Bereich des parazervikalen Plexus pelvinus deponiert

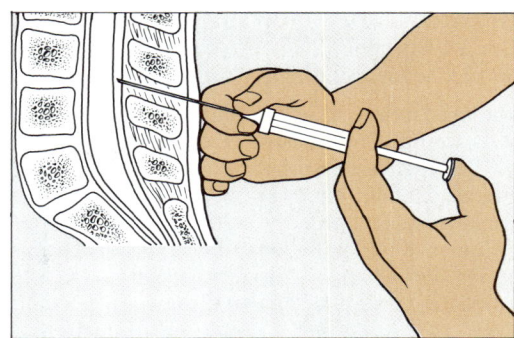

Abb. 42   Periduralanästhesie

trien eindringen läßt. Hier werden jeweils 10 ml 0,25%iges (2,5 g/l) Bupivacain (Carbostesin, Astra; Meaverin-ultra, Woelm) injiziert, wobei mehrfach durch Aspiration sichergestellt sein muß, daß eine intravasale Injektion vermieden wird. Die Schmerzausschaltung ist in über 90% der Fälle sehr gut.

Die Wirkungsdauer beträgt 1 1/2–2 Std. Die in 5–10% nach der PCB zu beobachtenden fetalen Bradykardien werden als Folge einer direkten Beeinflussung des fetalen Herzleitungssystemes gedeutet. Sie waren für die Dtsch. Gesellschaft f. Gynäkologie und Geburtshilfe Anlaß zu der Empfehlung, diese Anästhesieform streng zu indizieren und sie nur von Geburtshelfern mit besonderer Erfahrung in der Methodik unter kontinuierlicher CTG-Kontrolle durchzuführen. Dies wird ohne Zweifel und zwar schon aus juristischen Gründen dazu führen, daß die PCB in Zukunft erheblich an Bedeutung verlieren wird.* Gleiches gilt für die

Präsakralanästhesie

(Abb. 39), die in der Indikationsstellung weitgehend der PCB entspricht. Vor allem bei starken, im Kreuz empfundenen Wehenschmerzen kann sie – evtl. in Verbindung mit einer PCB – wesentlich zur Geburtserleichterung beitragen.

Der zunehmende Wunsch nach einer wirksamen geburtshilflichen Analgesie, aber auch die zunehmenden Bedenken gegenüber der Parazervikalanästhesie haben die

---

* Siehe Mitteilungen d. Dtsch. Ges. Gynäkol. Geburtsh. 8 (1984) Heft 1, S. 10 (Demeter-Verlag)

Periduralanästhesie (PDA; EDA)

(Abb. 42) in den letzten Jahren zu einer der wichtigsten subpartualen Analgesiemethoden werden lassen (Nolte). In über 90% ist mit ihr eine vollständige Schmerzausschaltung zu erreichen. Zudem wird ihr eine protektive Wirkung hinsichtlich fetaler Hypoxien zuerkannt (Hickl). Die wichtigsten **Indikationen** sind abgesehen von dem Wunsch der Patientin nach einer *kompletten Analgesie* ohne Einschränkung des Bewußtseins *Risikoentbindungen* mit einer herabgesetzten maternen Belastung und *spastische Retraktionsstörungen*, bei denen die PDA wesentlich zur Vermeidung protrahierter Geburtsverläufe beitragen kann (Harnacke u. Strasser; Hickl; Schliemann u. Muth). Bei der *Mehrlingsgeburt* vermag die PDA deutlich zur Verbesserung der subpartualen Situation der Kinder und zur Erleichterung der Gewinnung des 2. Kindes beizutragen.

Das **Anlegen der PDA** erfolgt in linker Seitenlagerung, häufiger im Sitzen nach der protektiven Infusion eines Plasmaexpanders zur Vermeidung eines hypovolämisch bedingten Blutdruckabfalles. Die Punktion wird mit einer Touhy-Nadel zwischen LW 3 und 4 vorgenommen. Die Nadel wird zunächst bis zum Lig. flavum vorgeschoben. Unter der Stempel-Druck-Methode mit einer Spritze mit physiol. Kochsalzlösung läßt sich der Periduralraum an dem Nachlassen des Widerstandes (los-of-resistance) erkennen. Als Analgetikum werden bei der Single-shot-Methode z. B. 8 ml Carbostesin 0,5% (Astra Chemicals) appliziert. Bei der *Katheter-PDA* (Harnacke u. Strasser) ist die

Möglichkeit gegeben, die analgetische Wirkung durch wiederholte Nachinjektionen von jeweils 10 ml Carbostesin 0,25% zu verlängern.

Von den **Nebenwirkungen der PDA** ist zum einen der *materne Blutdruckabfall* mit eingeschränkter Kompensationsmöglichkeit der Hypovolämie zu nennen. Nicht selten geht er mit CTG-Veränderungen einher, kann aber leicht mittels Volumensubstitution ausgeglichen werden. Eine *Verlängerung der Austreibungsperiode* ist die Folge des verminderten Preßdranges, aber auch einer *Wehenschwäche*. Unter kontinuierlicher CTG-Kontrolle kann sie mit zeitlichem Limit in Kauf genommen bzw. durch eine Oxytocin-Infusion gefahrlos ausgeglichen werden (BATES u. HELM). In diesem Zusammenhang sind Untersuchungen von MÜLLER-HOLVE u. Mitarb. interessant, die unter einer Bupivacain-PDA eine Verbesserung der *plazentaren Perfusion* nachweisen konnten! Das mehrfach berichtete *gehäufte Auftreten dorsoposteriorer Kopfeinstellungen* wird von einigen Autoren mit der PDA-bedingten Erschlaffung des M.levator ani in Verbindung gebracht (SZYMANEK u. Mitarb.; JOUPPILA u. Mitarb.). Nach eigenen Untersuchungen ist dies eher mit der bevorzugten Indikationsstellung zur PDA bei protrahierten, primär regelwidrigen Geburtsverläufen zu erklären. **Kontraindikationen** stellen Anomalien der Wirbelsäule, Infektionen an der Einstichstelle, Erkrankungen des ZNS, eine Blutungsneigung und die Hypovolämie bei akutem Blutverlust dar (BECK; STRASSER u. POTTHOFF; BRÄUTIGAM).

Die

Kaudalanästhesie

entspricht einer vom Sakralkanal aus angelegten Periduralanästhesie (HINGSON u. EDWARDS; STOECKEL; BECK). Die Einstichstelle befindet sich zwischen den Cornua sacralia. Hier wird die Touhy-Nadel senkrecht durch die Membran des Hiatus sacralis vorgeschoben, dann um 40 Grad gesenkt und 3–4 cm nach kranial geführt. Die Injektion des Lokalanästhetikum entspricht der bei der PDA. Über Erfahrungen an 924 Patientinnen haben 1979 DIEDRICH u. Mitarb. berichtet.

Allgemeinanästhesien

Die Allgemeinanästhesien haben durch den zunehmenden Gebrauch der Leitungsanästhesien in der Geburtshilfe erheblich an Bedeutung verloren. Die wichtigsten *Indikationen* sind heute die Durchtrittsnarkose bei starken Schmerzen in der Austreibungsperiode bei fehlender bzw. kontraindizierter oder verweigerter PDA und die Sectio-Narkose. Für die

intravenöse Durchtrittsnarkose

werden nach entsprechender Prämedikation z. B. Thiopental (Trapanal; Byk Gulden) in einer Dosierung von 250–500 mg – evtl. in Kombination mit 1 1/2–3 IE Oxytocin – i. v. unmittelbar vor dem Durchtritt des Kopfes injiziert. Möglichkeiten zur Überwindung eines Narkosezwischenfalles einschließlich der Intubation müssen gegeben sein. Die Beeinflussung des Kindes ist im allgemeinen ohne klinische Bedeutung. Für eine narkosebedingte Depression des Neugeborenen ist ein normaler pH-Wert bei niedrigem 1-min-Apgar-Score typisch.

Für das häufig in der Geburtshilfe angewandte Allgemeinnarkotikum

Halothan

(2-Brom-2-Chlor-1,1,1-Trifluoräthan) (Hoechst) ist die uterusrelaxierende Wirkung insbesondere in der Nachgeburtsperiode zu beachten. Eine wichtige Indikation für dieses Inhalationsnarkotikum ist die Verlängerung einer i. v. Durchtrittsnarkose z. B. zur Versorgung einer Episiotomie.

Die gegebenen Möglichkeiten der geburtserleichternden bzw. schmerzlindernden Methoden sollten frühzeitig, am besten schon während der Gravidität mit der Schwangeren besprochen werden. Hierbei muß die Patientin aber auch darauf hingewiesen werden, daß die endgültige Entscheidung erst aufgrund des Geburtsverlaufes getroffen werden kann, und daß dies dann jeweils nach entsprechender Unterrichtung im Einvernehmen mit der Patientin erfolgt. Die Patientin darf nicht das Gefühl entwickeln, daß ihr eine bestimmte geburtserleichternde Methode aufgedrängt werden soll. Die im Thieme-Verlag, Stuttgart, erschienene Monographie „Schwangerschaft und Geburt" gibt der Patientin frühzeitig die Möglichkeit, sich über die verschiedenen geburtserleichternden Methoden zu orientieren und evtl. schon vor Wehenbeginn ihr Einverständnis zu bekunden. Dies vermag dem Geburtshelfer die erforderliche Aufklärung zu erleichtern (MARTIUS u. LOOCK).

Wehenmittel, Uterotonika

Pharmaka, die in der Lage sind, das Myometrium zur Kontraktion anzuregen, werden zusammenfassend als Wehenmittel bzw. Uterotonika bezeichnet. Es sind zu unterscheiden:

- Oxytocin,
- Mutterkornalkaloide,
- Prostaglandine.

Das physiologische Wehenhormon des Hypophysenhinterlappens, das

Oxytocin

wird heute so gut wie ausschließlich in Form gereinigter, d.h. von dem gefäßwirksamen Vasopressin befreiter oder auch in Form synthetischer Präparate verabreicht: z.B. Oxytocin Horm, Oxytocin „Ferring", Orasthin Hoechst, und als vollsynthetisches Präparat das Syntocinon 3 IE Sandoz. Die *Dosisangaben* erfolgen in IE. Es ist zu beachten, daß einige Präparate sowohl mit 3 IE in 1 ml, als auch mit 10 IE pro 1 ml zur Verfügung stehen (z.B. Orasthin „stark"; Syntocinon 10 IE). Die *Applikation* erfolgt mit größtmöglicher Dosisvariabilität in Form von i.v. Infusionen mit einem Tropfenzähler, der vor allem Überdosierungen verhindert; es werden 3–6 IE Oxytocin in 500 ml 5%ige (0,28 mol/l) Glukose bzw. Lävulose mit 6–8 Tropfen/min Zufluß (= 3–4 mE/min) infundiert, um jeweils nach 10 min die Tropfenzahl bis zum Einsetzen regelmäßiger Wehen auf das Doppelte zu erhöhen. Die CTG-Überwachung sollte sichergestellt sein. Über die *Indikationen* der subpartualen Oxytocinmedikation wird bei den Wehenanomalien bzw. den Regelwidrigkeiten der Nachgeburtsperiode berichtet.

Die aus dem Mutterkorn (Secale cornutum), dem Dauermyzel des Pilzes Claviceps purpurea gewonnenen

Mutterkornalkaloide

und deren halbsynthetische Homologe finden ausschließlich nach der Geburt des Kindes Verwendung, da sie das Myometrium in unterschiedlicher Ausprägung zur Dauerkontraktion veranlassen. Bereits im Mittelalter waren im Zusammenhang mit Mutterkornvergiftungen Aborte beobachtet worden. Die uteruskontrahierende Wirkung ist auf zwei Alkaloide, das wasserunlösliche Ergotamin und das wasserlösliche Ergobasin zurückzuführen (STOLL). Klinische Verwendung finden u.a.:

Methergin (Sandoz): 1 ml = 0,2 mg, 20 Tropfen = 0,25 mg, 1 Dragée = 0,25 mg Methylergobasin,

Neogynergen (Sandoz): 1 ml bzw. 20 Tropfen = 0,25 mg Ergotamintartrat + 0,125 mg Ergobasintartrat,

Gynergen (Sandoz): 1 ml = 0,25 mg oder 0,5 mg, 1 Dragée = 1 mg, 20 Tropfen = 1 mg Ergotamintartrat.

Im Syntometrin (Sandoz) (5 IE Oxytocin + 0,25 mg Methylergobasin) steht ein wirksames Kombinationspräparat zur Behandlung postpartualer Blutungen zur Verfügung.

Einzelheiten über die *Anwendung der Sekalepräparate* in der Nachgeburtsperiode S. 430, im Wochenbett S. 549.

Die seit etwa 50 Jahren bekannten

Prostaglandine (PG)

sind hochaktive Lipide mit mannigfaltigen Wirkungen am Respirations- und Verdauungstrakt, der Gefäßmuskulatur sowie an den Tuben und am Uterus (KURZROK; GOLDBLATT; EULER). Der nachweisbare steile Konzentrationsanstieg z.Z. der Entbindung in Korrelation mit der plazentaren Östrogenbildung aus dem fetalen DHEA und die Verminderung der PG-Dehydrogenase legen eine Freisetzung der PG aus den Deziduazellen, aber auch einen verminderten Abbau nahe, Mechanismen, die die Bedeutung der PG für die Wehenauslösung und Wehensteuerung erkennen lassen. *Applikationsformen* sind die i.v. Infusion, die i.m. Applikation sowie die intravaginale oder auch die intrazervikale Anwendung in unterschiedlicher galenischer Zubereitung (THIERY u. AMY; BRENNER; u.a.). Als **Indikationen** sind bekannt:

- Entleerung des schwangeren Uterus bei geschlossenem Muttermund insbesondere bei der Erstschwangeren,
- Entleerung des Uterus nach der 12.–14. Schwangerschaftswoche,
- Erleichterung der Zervixdilatation bei gynäkologisch indizierten Kürettagen,
- Geburtseinleitung bei niedrigem Bishop-Score (fehlende Geburtsbereitschaft der Zervix),
- lebensbedrohliche atonische Blutungen in der Nachgeburtsperiode.

Einzelheiten werden bei den jeweiligen Erkrankungen bzw. Indikationen in diesem Buch besprochen.

Bei leichteren Formen der hypokinetischen Wehenstörung können – insbesondere durch die Hebamme –

physikalische Maßnahmen zur Wehenstimulation

angewandt werden. Es stehen zu diesem Zweck zur Verfügung:

– Darmentleerung durch Einlauf,
– Entleerung der Harnblase,
– warmes Vollbad,
– Wärmegürtel bzw. Heizkissen,
– wechselnde Seitenlagerung,
– mechanische Reizung der Mamille.

Literatur

Albrecht, H., J. Morgenstern, H. Schmidt: Untersuchungen zur Verteilung, Ursache und Vermeidbarkeit der perinatalen kindlichen Frühmorbidität. Geburtsh. u. Frauenheilk. 36 (1976) 401

Arabin, B.: Ultrasonographische Messung des fetalen und uteroplazentaren Blutflusses – Indikationen und klinische Aussagen. Vortrag Ges. Geburtsh. Gynäkol. zu Berlin, 5. III. 86

Bates, R. G., C. W. Helm: Epidural analgesia during labor: why does this increase the forceps delivery rate? J. roy. Soc. Med. 78 (1985) 890

Baumgarten, K.: Über eine transzervikale Methode zur inneren Druckmessung sub partu. Z. Geburtsh. Gynäkol. 165 (1966) 113

Baumgarten, K.: Mikroblutgasanalyse. Ihre Bedeutung in der modernen Geburtshilfe. Gynäkol. Prax. 5 (1981) 29

Baumgarten, K.: Vorteile und Risiken fetomaterneller Geburtsüberwachung. Geburtsh. u. Frauenheilk. 42 (1982) 572

Beck, L., H. Albrecht: Analgesie und Anästhesie in der Geburtshilfe. 2. Aufl. Thieme, Stuttgart 1982

Berg, D.: Überwachung von Risikoschwangerschaften. In Fischer, W. M.: Kardiotokographie, 3. Aufl. Thieme, Stuttgart 1981

Bertelsen, H., D. Johnson: Routine vaginal examinations during labour. Amer. J. Obstet. Gynecol. 85 (1963) 527

Bögelspacher, R. H., C. M. Schlotter, H. R. Böhm, W. Zubke, A. Scheub, G. Wössner: Erfahrungen bei der Bewertung des subpartalen Kardiotokogramms. Geburtsh. u. Frauenheilk. 41 (1981) 714

Bolte, A.: Zur Selektion gefährdeter Kinder bei verlängerter Schwangerschaftsdauer durch fetale Elektrokardiographie. Arch. Gynäkol. 204 (1967) 269

Caldeyro-Barcia, R.: Uterine Contractility in Obstetrics. Proc. 2nd World Congr. Gynecol. Obstet., Montreal 1958

Coats, P. M., K. K. Chan, M. Wilkins, R. J. Beard: A comparison between midline and mediolateral episiotomies. Brit. J. Obstet. Gynaecol. 87 (1980) 408

Copony, L., Ch. Werner: Vergleichende Studie über Früh- und Spätergebnisse nach transkutaner und intrakutaner Naht der mediolateralen Episiotomie. Z. Geburtsh. Perinatol. 184 (1980) 223

Dick, W.: Gefährdung der Mutter durch Allgemein- und Regionalanästhesie. Anaesthesist 29 (1980) 219

Diedrich, K., J. Bahnsen, D. Krebs, S. Holm, B. Zeugner: Die Anwendung der Caudalanästhesie in der Geburtshilfe. Geburtsh. u. Frauenheilk. 39 (1979) 897

Elert, R.: Prinzipielles zu Indikationen, Technik und Gefahren von operativen Entbindungen (Geburtseinleitung, Sectio, Forceps, Vakuumextraktion). In Käser, O., V. Friedberg, K. G. Ober, K. Thomsen, J. Zander: Gynäkologie und Geburtshilfe, Bd. II. Thieme, Stuttgart 1967 (S. 1092); 2. Aufl. 1981

Fendel, H.: Die gepulste Dopplersonographie in der Diagnostik der Risikoschwangerschaft. Habil.-Schrift Techn. Hochschule Aachen, 1986

Ferguson, J. K. W.: A study of the motility of the intact uterus at term. Surg. Gynecol. Obstet. 73 (1941) 359

Fischer, W. M.: Kardiotokographie, 3. Aufl. Thieme, Stuttgart 1981

Foldes, F.: Analgesie und Anästhesie im Kreißsaal. Geburtsh. u. Frauenheilk. 33 (1973) 837

Franke, P. R.: Erfolge intensiver Überwachung bei verlängerter Tragzeit. Zbl. Gynäkol. 95 (1973) 78

Friedman, E. A.: Patterns of labor as indicator of risk. Clin. Obstet. Gynecol. 16 (1973) 172

Gitsch, E., K. Philipp, M. Schönbauer: Der Einsatz von Midazolam unter der Geburt. Z. Geburtsh. Perinatol. 186 (1982) 46

Goeschen, K.: Kardiotokographie-Praxis, 2. Aufl. Thieme, Stuttgart 1985

Goeschen, K., E. Saling: Kardiotokographische Oszillationsmuster – Wertung und Konsequenzen. Gynäkol. Prax. 6 (1982) 449

Hammacher, K.: Elektronische Geburtsüberwachung, Med. Klin. 64 (1969) 1846

Harnacke, P., K. Strasser: Einfluß der Katheter-Periduralanaesthesie bei der Mutter. Gynäkologe 9 (1976) 203

Heinrich, J., G. Seidenschnur: Praxis der Kardiotokographie. Barth, Leipzig 1977

Hepp, H.: Moderne Nahtmaterialien und Nahttechniken in der Gynäkologie und Geburtshilfe. Urban & Schwarzenberg, München 1985

Hickl, E. J.: Die Früherkennung der fetalen Asphyxiegefährdung (Hypoxie und Azidose). Münch. med. Wschr. 109 (1967) 31

Hickl, E. J.: Analgesie und Anästhesie im Kreißsaal. Geburtsh. u. Frauenheilk. 33 (1973) 837

Hohlbein, A., J. Heinrich: Die Bedeutung der internen Tokographie und intrapartalen Tokolyse für die Geburtsleitung. Geburtsh. u. Frauenheilk. 46 (1986) 619

Hopp, H., G. Seidenschnur, J. Heinrich: Zur Frage der Wertigkeit der indirekten fetalen Elektrokardiographie für die pränatale Diagnostik. Zbl. Gynäkol. 96 (1974) 657

Huber, J. C., E. Kubista, E. Reinhold: Pentazocin als geburtshilfliches Analgetikum. Geburtsh. u. Frauenheilk. 42 (1982) 16

Huch, A., R. Huch: Klinische und physiologische Aspekte der transkutanen Sauerstoffdruckmessung in der Perinatalmedizin. Z. Geburtsh. Perinatol. 179 (1975) 235

Isager-Sally, L., J. Legarth, B. Jacobsen, E. Bostofte: Episiotomy repair – immediate and long-term sequelae. A prospective randomized study of three different methods of repair. Brit. J. Obstet. Gynaecol. 93 (1986) 420

Jouppila, R., P. Jouppila, J. M. Karinen, A. Hollmén: Segmental epidural analgesia in labour: related to the progress of labour, fetal malposition and instrumental delivery. Acta obstet. gynecol. scand. 58 (1979) 135

Jung, H.: Über die Elektrophysiologie der Uterusmuskulatur. Fortschr. Geburtsh. Gynäkol. 7 (1958) 4

Jung, H., P. Kopecky, F. K. Klöck: Die fetale Gefährdung durch die „Parazervikalblockaden", Geburtsh. u. Frauenheilk. 29 (1969) 519

Karim, S. M. M., S. D. Sharma: Oral administration of prostaglandins for the induction of labour. Brit. med. J. 1971/I, 260

Käser, O., R. Richter: Geburt aus Kopflage. In Käser, O., V. Friedberg, K. G. Ober, K. Thomsen, J. Zander: Gynäkologie und Geburtshilfe. 2. Aufl., Bd. I/2. Thieme, Stuttgart 1981 (S. 12.17)

Kastendieck, E., A. Jensen: Ist die intrauterine Reanimation auch während der Preßperiode indiziert? 87. Tag. Nordwestdtsch. Ges. für Gynäk., Hamburg 1979

Kendall, B., D. M. Farell, H. A. Kane, J. R. van Ostrand: Detection of fetal distress by the abnormal fetal radioelectrocardiogram. Amer. J. Obstet. Gynecol. 90 (1964) 340

Klöck, F. K., G. Lamberti: Die Leitung der Austreibungsperiode. Indikationen zur Geburtsbeendigung. Gynäkologe 8 (1975) 2

Knitza, R., H. Hepp, J. Wisser, U. Sans-Scherer: Zum Stand der geburtshilflichen Anästhesie in Deutschland. Geburtsh. u. Frauenheilk. 46 (1986) 162

Könnecke, J., W. Niedner, F. Wagner: Ergebnisse der Geburtsbeendigung durch Kaiserschnitt aus dem Blickwinkel der veränderten Indikationsstellung. Zbl. Gynäkol. 103 (1981) 963

Krause, W., Ch. Voitl, W. Voitl: Einfluß der Amnioskopie, Amniozentese und Mikroblutanalyse auf die perinatale Sterblichkeit in den Jahren 1966–1970 an der Universitäts-Frauenklinik Jena. Zbl. Gynäkol. 95 (1973) 149

Kreuzer, G., E. Boquoi: Fetale Elektrokardiographie. Münch. med. Wschr. 109 (1967) 784

Künzel, W.: Abnabelung – Überlegungen zur Wahl des richtigen Zeitpunktes. Z. Geburtsh. Perinatol. 186 (1982) 59

Kurz, C. S., A. Lysikievicz, R. Huch, A. Huch: Kontinuierliche Überwachung des fetalen und maternalen transkutanen Kohlendioxiddruckes unter der Geburt. Gynäkol. Rdsch. 22 (1982) 65

Laitinen, O., A. Jahkola: Kontrollierte Extraktion der Plazenta an der Nabelschnur. Acta obstet. gynecol. scand. 46 (1967) 354

Lamberti, G.: Die fetale Gefährdung bei Überschreiten des Geburtstermines. Therapiewoche 25 (1975) 6998

Lau, H.: Spätgeburt. In Schwalm, H., G. Döderlein: Klinik der Frauenheilkunde und Geburtshilfe, Bd. I. Urban & Schwarzenberg, München 1975

de Lee, J. B.: The prophylactic forceps operation. Amer. J. Obstet. Gynecol. 1 (1921) 34

Lehmann, W. D., G. K. Neumann, K. F. Kessler, W. D. Jonatha: Operationshäufigkeit und perinatale Sterblichkeit vor und nach Einführung der fetalen Blutgasanalyse und der kontinuierlichen Überwachung der fetalen Herzfrequenz. Geburtsh. u. Frauenheilk. 36 (1976) 247

Linderkamp, O.: Frühabnabelung oder Spätabnabelung. Gynäkologe 17 (1984) 281

Loew, K.: Morphinantagonisten in der Geburtshilfe. Wien. klin. Wschr. 72 (1960) 898

Loskant, G.: Der Schmerz als geburtshilfliches Problem. Med. Welt 26 (1975) 1163

Martius, G.: Über vermeidbare und unvermeidbare Todesfälle bei Neugeborenen. Ein Beitrag zur Frage der erreichbaren Mortalitätsziffer. Zbl. Gynäkol. 77 (1955) 1320

Martius, G.: Vaginale oder rektale Untersuchung in der Schwangerschaft und während der Geburt. Frauenarzt 12 (1971) 80

Martius, G.: Geburtshilflich-perinatologische Operationen. Thieme, Stuttgart 1986

Meinrenken, H., K. Rüther, H. Stockhausen: Transvaginale Leitungsanaesthesien in ihrer praktischen Anwendung. Gynäkologe 9 (1976) 193

Moore, J., T. G. McNabb, J. P. Glynn: The placental transfer of pentazocine and pethidine. Brit. J. Anaesthesiol. 45 (1973) 798

Müller-Holve, W., L. v. Meyer, P. Nagler: The concentration of bupivacaine in fetal organs during obstetrical epidural analgesia. J. perinat. Med. 14 (1986) 219

Niedner, W.: Höhenstandsbestimmung des vorangehenden kindlichen Teils im kleinen Becken. Gyne 5 (1987) 1

Nolte, H.: Die lumbale und caudale Peridural- und Spinalanaesthesie in der Geburtshilfe. Gynäkologe 9 (1976) 199

Nöschel, H., D. Stech, J. Zenner: Bedeutung von mekoniumhaltigem Fruchtwasser zu Geburtsbeginn nach normalem Schwangerschaftsverlauf. Zbl. Gynäkol. 97 (1975) 590

Pakzad, M., E. Saling: Perinatale Mortalität von Kindern mit Distress-Hinweisen vor dem Einsatz neuzeitlicher geburtshilflicher Überwachungsverfahren. Dtsch. med. Wschr. 94 (1969) 1563

Poroy, A.: Vorteile der medianen Episiotomie. Sexualmed. 15 (1986) 72

Ranney, B.: Paracervical block for firstage pain in primigravidas. Obstet. and Gynecol. 27 (1966) 757

Rauchfuß, R., F. Röpke, G. Widmaier: Beitrag zur klinischen Problematik der extremen fetalen somatischen Retardierung. Zbl. Gynäkol. 98 (1976) 23

Reynolds, S. R. M., J. S. Harris, I. H. Kaiser: Clinical Measurement of Uterine Forces in Pregnancy and Labor. Thomas, Springfield 1954

Ringler, M., J. C. Huber, E. Reinhold: Das Kardiotokogramm im Erleben der Frau: Hilfe für ein schöneres Geburtserlebnis oder technologisches Schreckgespenst? Z. Geburtsh. Perinatol. 185 (1981) 236

Roemer, V. M., H. Buess, K. Harms: Zum Problem der Leitung der Austreibungs- und Preßperiode. Arch. Gynäkol. 222 (1977) 29

Rosén, K. G.: Alterations in the fetal electrocardiogram as a sign fetal asphyxia – experimental data with a clinical implementation. J. perinat. Med. 14 (1986) 355

Roversi, G. D., V. Canussio, M. Gargiulo, E. Pedretti, U. Nicolini, A. Spreafico, D. Clerici Bagozzi, P. Vergani: The importance of amnioscopy in the supervision of the pregnant woman at risk: Retrospektive analysis of 4277 cases. J. perinat. Med. 6 (1978) 109

Rüther, K., H. Stockhausen: Kritische Bewertung der Parazervikalanästhesie in der Geburtshilfe (eigene Beobachtungen an 8038 Fällen). Geburtsh. u. Frauenheilk. 35 (1975) 774

Saling, E.: Das Kind im Bereich der Geburtshilfe. Thieme, Stuttgart 1966

Schaupp, jr., K.: Routine postpartum manual exploration of the uterus. Amer. J. Obstet. Gynecol. 98 (1967) 631

Schenk, D., H. Rüttgers, F. Kubli: Intrapartale Tokolyse zur Vermeidung der geburtshilflichen Notoperation. Gynäkologe 8 (1975) 28

Schlensker, K.-H.: Ultraschallmessungen der Conjugata vera. Geburtsh. u. Frauenheilk. 39 (1979) 333

Schliemann, F., H. Muth: Zur Periduralanästhesie in der Geburtshilfe. Geburtsh. u. Frauenheilk. 37 (1977) 51

Schmidt, S., K. Langner, J. Gesche, J. W. Dudenhausen, E. Saling: Der transkutan gemessene Kohlendioxydpartialdruck beim nichthypoxischen Feten während der Geburt. Geburtsh. u. Frauenheilk. 43 (1983) 538

Schuth, W., M. Mönig, H.-G. Hillemanns: Die manuelle geburtshilfliche Untersuchungsmethode. Geburtsh. Frauenheilk. 45 (1985) 860

Schwenzel, W., D. Kopecky: Überlegungen zur Leitung der Austreibungsperiode. Gynäkol. Prax. 6 (1982) 31

Severinghaus, J. W., M. Stafford, A. F. Bradley: tcPCO$_2$ electrode design, calibration and temperature gradient problems. Acta anaesthesiol. scand. 68 (1978) 118

Stark, G.: Bedeutung der Schwangerenvorsorge für die perinatale Sterblichkeit. Dtsch. Ärztebl. 72 (1975) 1764

Stockhausen, H.: Die transvaginalen Leitungsanästhesien in der Geburtshilfe. Gynäkol. Prax. 6 (1982) 633

Strowitzki, T., H. Hepp: Abnabelung. Münch. med. Wschr. 128 (1986) 503

Szymanek, J., K. Strasser, H.-W. Schlösser: Häufigkeit dorsoposteriorer Lagen bei Geburten mit und ohne Periduralanästhesie. Reg.-Anästh. 3 (1980) 21

Turnbull, A. C., A. B. M. Anderson: Endocrine factors in the onset of labour. Proc. roy. Soc. Med. 63 (1970) 1095

Wenske, C., G. Geier, E. Traub, K. W. Lüdtke, H. Heyes, A. Grüneberger: Geburtshilfliche Aspekte der Katheterperiduralanästhesie. Geburtsh. u. Frauenheilk. 43 (1983) 82

Wilken, H., J. Heinrich, W. Straube: Neue Aspekte einer verbesserten Geburtsleitung. Zbl. Gynäkol. 108 (1986) 1

Wulf, K.-H.: Panoramawandel in der Geburtshilfe. Geburtsh. u. Frauenheilk. 35 (1975) 393

Yao, A. C., J. Lind: Placenta transfusion. Amer. J. Dis. Child. 127 (1974) 128

Zahradnik, H. P., F. Geisthövel, R. Weitzell, M. Breckwoldt: Prostaglandin-F-Spiegel im menschlichen Plasma während der späten Schwangerschaft und während der Wehentätigkeit. Geburtsh. u. Frauenheilk. 36 (1976) 710

Zenner, J., H. Nöschel, D. Stech, H. Hoppe, P. Stech: Korrelation von antenatalem Kardiotokogramm und Amnioskopie bei der Überwachung der Schwangeren nach Überschreiten des errechneten Geburtstermines. Zbl. Gynäkol. 97 (1975) 583

Aufgaben

1. Welches Ziel und welche diagnostischen Maßnahmen beinhaltet die sog. Aufnahmeuntersuchung?
2. Welche Befunde sind bei der vaginalen Untersuchung während der Entbindung zu beachten?
3. Was verstehen wir unter dem Prognoseindex nach Bishop?
4. Auf welche Weise kann die Höhenstandsdiagnose für den vorangehenden Teil gestellt werden?
5. Welche geburtsmechanische Erkenntnis liefert uns die palpatorische Kontrolle des Pfeilnahtverlaufes?
6. Welche diagnostischen Kriterien ergeben sich aus der externen Tokographie?
7. Welche zusätzlichen Erkenntnisse erhalten wir bei der Verwendung der internen Tokographie?
8. Welche Rohsignale können zur apparativen Aufzeichnung der fetalen Herztöne bei der Kardiotachographie Verwendung finden?
9. Was verstehen wir bei der Kardiotokographie unter einer fetalen Normokardie?
10. Was ist eine schwere, prognostisch ungünstige Tachykardie und welcher Art von FHF-Veränderungen ist sie zuzurechnen?
11. Beschreiben Sie den kardiotokographischen Kurvenverlauf bei
    a) Frühdezelerationen!
    b) Spätdezelerationen!
12. Erklären Sie den Unterschied zwischen Oszillationsamplitude und Oszillationsfrequenz!
13. Welche prognostische Aussage erlaubt die R-Zacken-Amplitude im fetalen EGK?
14. Welches sind die wichtigsten Indikationen zur subpartualen pH-Wert-Bestimmung aus dem vorangehenden Kindsteil?
15. Welche pathologischen Befunde sind mittels der Amnioskopie zu erhalten und welche Aussage lassen sie zu?
16. Welche Schulter tritt bei der Entwicklung des Rumpfes zuerst durch?
17. Welche protektive Wirkung wird der Episiotomie zugeschrieben?
18. Was bezeichnen wir als Ritgen-Hinterdammgriff?
19. Welche Leitungsanästhesien stehen zur Geburtserleichterung für Mutter und Kind zur Verfügung?
20. Warum dürfen Mutterkornalkaloide vor der Geburt des Kindes nicht angewandt werden?

14 Pathologie der Geburt

G. Martius

Lernziel

Die Durchsicht dieses Kapitels gibt dem Lernenden die Möglichkeit, sich mit den Regelwidrigkeiten im Verlauf der Geburt auseinanderzusetzen. Zugleich vermag er auf diese Weise seine Kenntnisse der Physiologie der Geburt zu festigen.

Die wichtigste Ursache von Störungen des Geburtsverlaufes sind die „funktionellen Weichteilstörungen". Der Lernende wird begründet die Meinung vertreten können, daß diese Regelwidrigkeiten weit häufiger als Baustörungen des knöchernen Beckens Mutter und Kind z.B. über einen protrahierten Geburtsverlauf in Gefahr bringen können.

Auf der Basis der bereits erlernten Physiologie des Geburtsmechanismus können die in diesem Kapitel dargestellten geburtsmechanischen Regelwidrigkeiten wie z.B. die Anomalien der Lage, Poleinstellung, Haltung und Einstellung verstanden werden. So ist es möglich, die erforderlichen prophylaktischen und therapeutischen Maßnahmen rechtzeitig anzuwenden. Auf diese Weise können z.B. die prognostisch ungünstigen Beckenendlagen frühzeitig der primären Schnittentbindung zugeführt, die geburtsunmöglichen Querlagen evtl. durch die äußere Wendung korrigiert werden.

Die ausführliche Darstellung der diagnostischen Möglichkeiten bei der „intrauterinen Asphyxie" versetzt den Lernenden schließlich in die Lage, diese sehr ernste Gefahr für das Kind aufgrund anamnestischer, klinischer, endokrinologischer oder auch kardiotokographischer Befunde zu einem Zeitpunkt zu erkennen, zu dem deren erfolgreiche Behandlung erfolgen kann.

Das Ziel eines sorgfältigen Studiums dieses Kapitels ist die Vermeidung oder rechtzeitige Überwindung aller subpartualen Regelwidrigkeiten und damit die Verringerung der Morbidität und Mortalität von Mutter und Kind.

Pathologie der Wehen

Die anatomischen und funktionellen Störungen des Fruchthalters und des Weichteilrohres stellen die häufigste Ursache regelwidriger Geburtsverläufe dar. Sie werden unter dem Begriff der

Weichteildystokien

zusammengefaßt. Sie haben lange Zeit nicht das ihnen zustehende Interesse der Geburtshelfer gefunden. Zugleich ist zu beachten, daß die Symptomatik der Weichteildystokien in Form des protrahierten Geburtsverlaufes bei hochstehendem Kopf sehr viel Ähnlichkeit mit der beim engen Becken aufweist: Verwechslungen beider Regelwidrigkeiten sind daher keine Seltenheit.

Die **Ursachen der Wehenstörungen** sind vielfältig. Sie können sowohl in einer *asynchronen Aufhebung der Sperrvorgänge* bestehen, die der Sicherung der Schwangerschaft dienen (H. JUNG), als auch in *Anomalien des Fruchthalters* z.B. in Form einer Fehlbildung oder einer passiven Überdehnung, aber auch in einer primären Inertia uteri. Schließlich führen *Koordinationsstörungen der Wehentätigkeit*, in schweren Fällen über eine Umkehr des „dreifach absteigenden

Gradienten", zu therapeutisch evtl. schwer korrigierbaren Störungen des Geburtsverlaufes.

Die **Einteilung der Weichteildystokien** erfolgt am besten unter klinischen Aspekten. Hierbei sind zu unterscheiden:

1. *hypokinetische Wehenstörung:*
   – primäre Wehenschwäche (Hypokinese),
   – sekundäre Wehenschwäche (Hypokinese);

2. *hyperkinetische Wehenstörung:*
   – uterine Hyperaktivität,
   – uterine Hypertonie;
3. *Diskoordination der Wehen;*
4. *zervikale Dystokie.*

Für die Wahl des therapeutischen Vorgehens ist vor allem die Unterscheidung der uterinen Hypokinese von der Hyperkinese von Bedeutung.

Hypokinetische Wehenstörung

Die für den Geburtsfortschritt unzureichende uterine Aktivität (= Wehenschwäche) ist durch die folgenden **Symptome** charakterisiert (Abb. 1):

– geringe Wehenamplitude mit einem intrauterinen Druckanstieg < 30 mmHg (< 4,00 kPa),
– niedrige Wehenfrequenz von < 3 Wehen/ 10 min,
– kurze Wehendauer,
– niedriger Basaltonus.

Es sind anatomische und funktionelle Ursachen zu unterscheiden: **Anatomische Ursachen** bestehen in Form einer Uterushypoplasie, einer Überdehnung des Uterus bei Mehrlingen, bei großen Kindern oder bei einem Hydramnion und auch in Form von uterinen Fehlbildungen. Größere Bedeutung haben die **funktionellen Ursachen.** Die *primäre Hypokinese* ist oftmals die Folge eines gestörten Überganges der diskoordinierten Schwangerschaftswehen in die geburtswirksamen koordinierten Eröffnungswehen, aber auch einer unzureichenden Wehenstimulation durch einen hochstehenden oder fehlenden vorangehenden Teil (s. Beckenendlage und Querlage). *Sekundäre* oder *Ermüdungswehenschwächen* treten eher infolge eines protrahierten Geburtsverlaufes mit nachfolgendem Defizit an Energiedonatoren und Elekrolyten – insbesondere bei intrazellulärer Kaliumverarmung – auf.

Nicht immer einfach ist die Abgrenzung der hypokinetischen Wehenstörung von schmerzhaften Vorwehen, die gehäuft bei ängstlichen Patientinnen, aber auch bei einem verzögert verlaufenden Koordinationsvorgang auftreten. Der Fortbestand diskoordinierter, nicht zervixwirksamer Wehen wird dann auch als

Slow starter

bezeichnet. Im Tokogramm sind für diese Wehenanomalie die „*Mutter-Kind-Wehen*" oder auch „*Kamelwehen*" charakteristisch (s. Abb. 6, S. 369). – In der fortgeschrittenen Eröffnungsperiode weist das Überwiegen der Wehen vom Typ I auf eine uterine Hypokinese hin (s. Abb. 10, S. 337).

Die **Therapie** besteht in der individuell dosierten

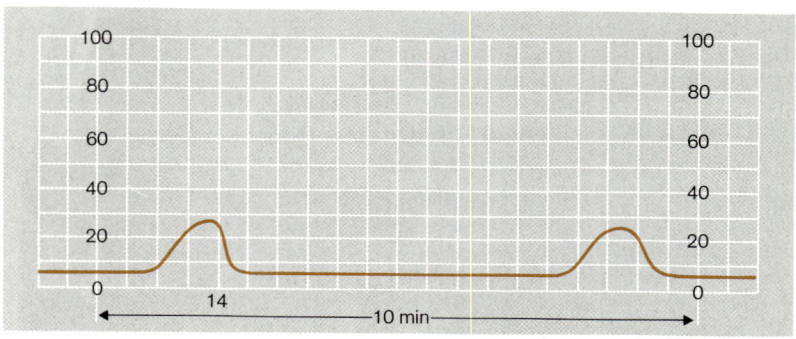

Abb. 1 Hypokinetische Wehenstörung. Niedrige Wehenfrequenz (< 3/10 min), niedrige Amplitude (< 30 mmHg = 4,00 kPa), kurze Wehendauer, niedriger Basaltonus

und deshalb mittels des Tokogramms kontrollierten Oxytocininfusion (S. 361). Diese medikamentöse Wehenstimulation kann wirkungsvoll durch die Blasensprengung, die digitale Muttermunddehnung und für begrenzte Zeit durch die wechselnde Seitenlagerung unterstützt werden. Bei der *sekundären Wehenschwäche* muß die erhöhte Gefährdung vor allem des Kindes Beachtung finden. Die kontinuierliche CTG-Kontrolle ist unerläßlich. Durch Nährinfusionen und – nach Kontrolle des Kaliumspiegels – durch die Kaliumsubstitution werden die Verbrauchserscheinungen am Myometrium ausgeglichen. Bleibt die medikamentöse Therapie in der Effektivität unzureichend, so vermögen gegen Ende der Eröffnungsperiode die digitale Zervixdehnung, evtl. zusammen mit der Perfusion Toulousaine, in der Austreibungsperiode die Vakuumextraktion die Situation zu beherrschen.

Hyperkinetische Wehenstörung

Die uterine Hyperkinese verzögert weit häufiger als die Wehenschwäche den Geburtsverlauf. Es sind zu unterscheiden (H. JUNG):

1. *Uterine Hyperaktivität* (Abb. 2 u. 3):
   – Kontraktionsamplitude > 50 mmHg (> 6,67 kPa),
   – Wehenfrequenz > 5/min,
   – Basaltonus mit bis zu 15 mmHg (2,00 kPa) normal.
2. *Uterine Hypertonie* (Abb. 4):
   – Erhöhung des Basaltonus auf > 15 mmHg (> 2,00 kPa),
   – Wehenfrequenz und -amplitude normal.

Die genannten Symptome können isoliert, aber

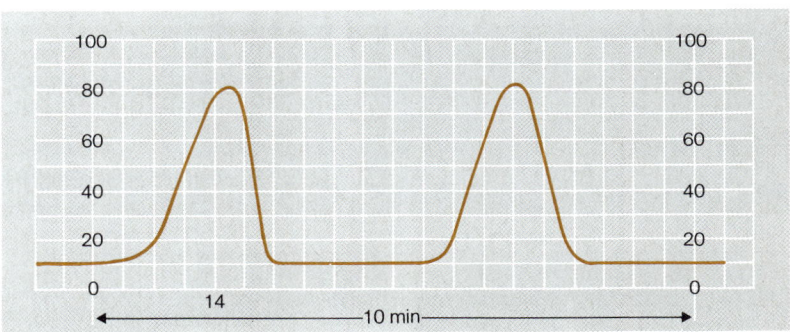

Abb. 2 Hyperkinetische Wehenstörung in Form einer uterinen Hyperaktivität mit Amplitudenvergrößerung. Hohe Kontraktionsamplitude (> 50 mmHg = 6,67 kPa) bei normaler Wehenfrequenz und normalem Basaltonus

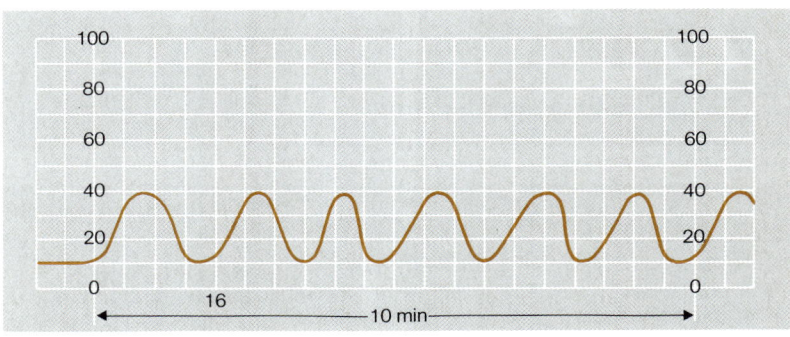

Abb. 3 Hyperkinetische Wehenstörung in Form einer uterinen Hyperaktivität mit Tachystolie. Hohe Wehenfrequenz (> 5/10 min) bei niedriger Amplitude

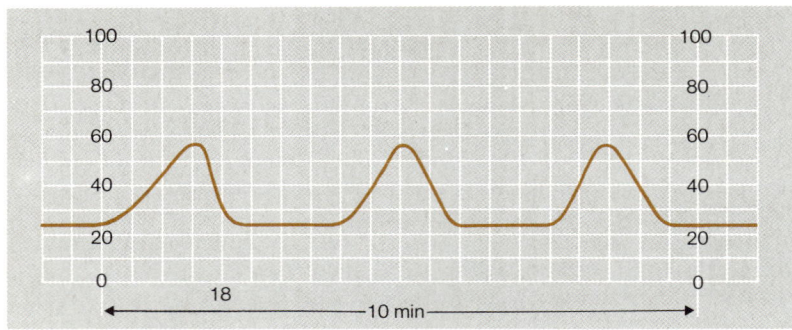

Abb. 4 Hyperkinetische Wehenstörung in Form einer uterinen Hypertonie. Erhöhter Basaltonus (> 15 mmHg = 2 kPa) bei normaler Wehenfrequenz und normaler Amplitude

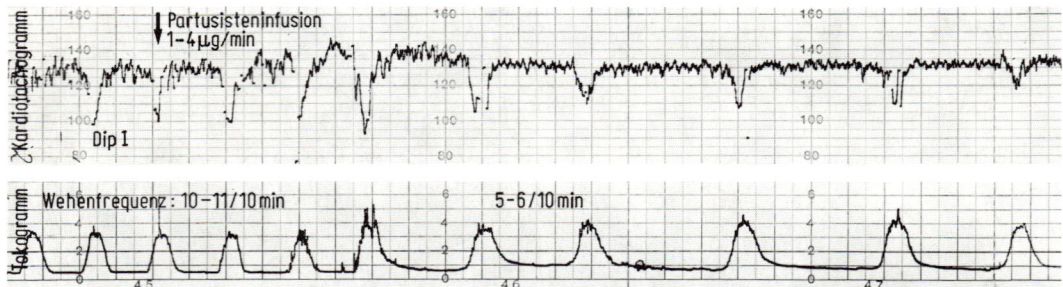

Abb. 5   Behandlung einer hyperkinetischen Wehenstörung mit Betamimetika. Tachystolie von 10−11 Wehen/10 min mit Dezelerationen vom Typ Dip I. Nach Partusisteninfusion Einregulierung der Wehenfrequenz auf 5−6/10 min mit gleichzeitiger Verminderung der Dezelerationstiefe

auch in unterschiedlicher Kombination auftreten!

Die **Ursachen** sind in einer exogenen, häufiger in einer endogenen *Oxytocinüberstimulierung* z. B. bei ängstlichen Kreißenden mit vegetativer Fehlsteuerung, aber auch bei einem verstärkten Dehnungsreiz an der Zervix bei zervikaler Dys-tokie zu suchen. Eine passive Überdehnung des Myometriums führt zu einer Verminderung des Membranpotentials an der Myometriumzelle und damit zumindest passager zur Hyperkinese.

Therapeutisch ist eine Wehenregulation zumeist schnell durch eine i. v. Tokolyse per infusionem zu erreichen (RIPPERT u. Mitarb.). (Abb. 5).

Diskoordinierte Wehenstörung

Die Diskoordination der uterinen Funktionen mit unzureichender funktioneller Reifung der Wehen fanden bereits beim Slow starter Erwähnung. Bei fehlender fundaler Dominanz der Kontraktionswelle treten isthmische oder zervikale Hypertonien bis hin zu ringförmigen Konstriktionen im Bereich des unteren Uterinsegmentes auf (CRETIUS; ALVAREZ u. CALDEYRO-BARCIA). Die Folge ist, daß die korporalen Kontraktionen die Zervix nicht erreichen bzw. an ihr ohne Retraktionseffekt bleiben. Im **Tokogramm** ist die Diskoordination an dem wechselnden zeitlichen Abstand und der unterschiedlichen Amplitudenhöhe sowie an den charakteristischen Mutter-Kind- bzw. Kamelwehen zu erkennen (Abb. 6): In der sattelförmigen Druckkurve weist die zweite Kontraktion eine geringere Amplitudenhöhe auf.

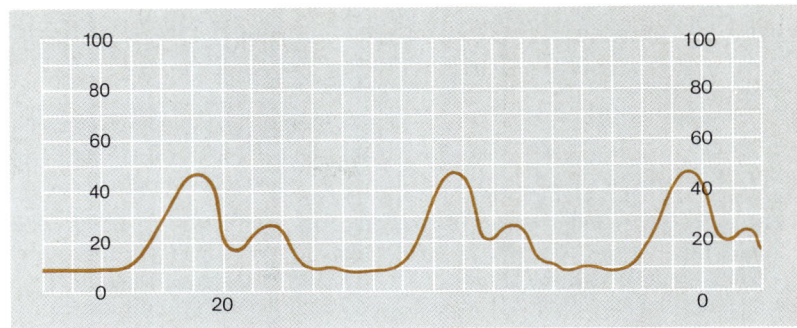

Abb. 6 Diskoordinierte Wehenstörung. Typische Mutter-Kind- oder Kamel-Wehen bei Inversion des „dreifach absteigenden Gradienten"

Eine relativ seltene, klinisch indessen charakteristische Folge des diskoordinierten Wehenablaufes ist die von BICKENBACH beschriebene

Retraktionsstörung.

Bei ihr kommt es trotz regelmäßiger Wehen zumeist schon in der frühen Eröffnungsperiode zum Sistieren der Zervixeröffnung. Neben den Tokographiesymptomen der Diskoordination ist für die Diagnosesicherung der *vaginale Tastbefund* von Bedeutung: Er zeigt, daß der äußere Muttermund auch während der Wehe schlaff und ohne Kontakt zum vorangehenden Teil bleibt, daß die korporale Kontraktion die Zervix also garnicht erreicht!

Die Retraktionsstörung ist damit ein Beispiel dafür, wie wichtig es ist, daß die zur Kontrolle des Geburtsfortschrittes ausgeführte vaginale Untersuchung in jedem Fall in der Wehenpause begon- *nen und über die Wehe hinweg fortgeführt wird: Nur dann vermögen wir die Zervixveränderungen in Abhängigkeit von der Wehentätigkeit prognostisch richtig zu beurteilen!*

Kausal ist für die Retraktionsstörung eine fehlerhafte Umschaltung der diskoordinierten Schwangerschaftswehen auf koordinierte Eröffnungswehen verantwortlich, wie dies gehäuft bei Frühgeburten, bei ängstlichen Patientinnen, aber auch nach Hirntraumen – z. B. nach einer schweren Commotio cerebri – beobachtet wird.

Die **Therapie** besteht in dem Versuch, die fundale Dominanz der Wehen durch niedrig dosierte Betamimetika in Verbindung mit einer medikamentösen Analgesie und Anxiolyse herzustellen. Eine häufig gleichzeitige unzureichende Erregbarkeit des Myometriums wird durch eine niedrig dosierte Oxytocininfusion (2–8 mE/min) ausgeglichen (JUNG).

Zervixdystokie

Da die Muttermunderöffnung nicht nur von der Wehentätigkeit und damit von der korporalen Retraktion abhängig ist, sondern zugleich von den anatomischen und funktionellen Bedingungen im Bereich der Zervix bestimmt wird, ist es ohne weiteres verständlich, daß auch **Regelwidrigkeiten im Bereich der Zervix** zu protrahierten Geburtsverläufen führen können. Es sind zu unterscheiden:

– anatomische Zervixveränderungen,
– funktionelle Zervixveränderungen.

Von den **anatomischen Zervixveränderungen** sind die nach operativen Eingriffen an der Por- tio vaginalis aufgetretenen

Zervixnarben

zu nennen. Sie sind nach einer Konisation, der Naht eines Emmet-Risses und auch nach einer Cerclage zu erwarten. Ihre Bedeutung als Ursache von Zervixretraktionsstörungen wird indessen zumeist überschätzt (LARSSON u. Mitarb.; ROBRECHT u. Mitarb.; WEBER u. OBEL). Die hormonale Auflockerung garantiert so gut wie immer eine ungestörte Muttermunderöffnung. Anderenfalls ist die evtl. wiederholte digitale, wehensynchron ausgeführte Muttermunddehnung zumeist ein wirksames therapeutisches Verfahren.

Eine weitere anatomische Ursache der gestörten Zervixretraktion stellt die

Conglutinatio orificii externi uteri

dar. Sie muß dem Geburtshelfer bekannt sein, wenn schwerwiegende therapeutische Fehlentscheidungen vermieden werden sollen. Bei ihr wird bei einer zunächst normalen Wehentätigkeit, später bei zunehmender Hyper- und Polysystolie, die Zervixretraktion durch ringförmige Fasern im Bereich des äußeren Muttermundes oder auch durch Verklebungen der Zervixinnenwand mit der Vorblase verhindert. Dies führt dazu, daß retraktionsabhängig das untere Uterinsegment papierdünn ausgezogen wird und schließlich den tief in das kleine Becken drängenden Kopf wie eine Kappe dicht überspannt. Der flache, grübchenförmige äußere Muttermund entzieht sich häufig der Palpation, so daß Verwechslungen mit einer vollständigen Erweiterung des Muttermundes immer wieder vorkommen und sogar Vakuum- oder Zangenextraktionen zur Geburtsbeendigung versucht wurden. Die *Behandlung* besteht in dem Aufsuchen des Grübchens, evtl. nach Darstellung im Spekulum, seiner Sondierung und digitalen Dehnung und der anschließenden Blasensprengung. Die vollständige Zervixretraktion erfolgt dann zumeist sehr schnell.

Eine typische, heute seltene Ursache einer anatomisch bedingten Zervixretraktionsstörung stellt das

Zervixkarzinom

dar. Evtl. wird es sub partu erst an der sistierenden Muttermunderöffnung erkannt. Einzelheiten der Diagnostik und Therapie sind an anderer Stelle dieses Buches dargestellt (S. 407).

Die klinische Bedeutung der mit

genitalen Doppelbildungen

einhergehenden Baustörungen der Zervix ist bereits daran zu erkennen, daß entsprechende Patientinnen eine überdurchschnittlich hohe Frequenz von *Zervixinsuffizienzen* mit nachfolgender Frühgeburt aufweisen (BLUM; KÄSER u. PALLASKE). Unter der Geburt sind schwer überwindbare *Retraktionsstörungen* keine Seltenheit (S. 407).

Schließlich ist das gehäufte Auftreten von anatomisch bedingten Retraktionsstörungen bei

Entbindung nach vorausgegangener Sectio caesarea

bekannt und nicht selten der Grund für die Re-Sectio (S. 422).

Unter den **funktionellen Zervixanomalien**, die die Zervixretraktion behindern und so evtl. zu erheblichen Geburtsverzögerungen führen können, kommt der

spastischen Zervixretraktionsstörung

die größte Bedeutung zu. Sie ist – vor allem bei ängstlich-verkrampften Kreißenden – die Folge einer Inversion des „dreifach absteigenden Gradienten" mit isolierter zervikaler Dystokie. Häufiger tritt sie als Teilsymptom der hyperkinetischen Wehenstörung auf (S. 367). Der charakteristische *vaginale Tastbefund* besteht in dem schmerzhaft gespannten, in der Wehe sich verkleinernden äußeren Muttermund. Therapeutisch ist diese Form der Zervixdystokie einer kombinierten analgetisch-anxiolytisch-spasmolytischen Therapie (z. B. PDA oder Pethidin) gut zugänglich.

Die höher im Bereich des inneren Muttermundes bzw. des unteren Uterinsegmentes lokalisierte zervikale Kontraktionsdominanz, der

Constriction ring,

läßt die uterinen Kontraktionen nicht passieren, so daß ein Retraktionseffekt an der Zervix ausbleibt. Zugleich wird der vorangehende Kindsteil hoch zurückgehalten. Evtl. läßt das schlauchförmig verengte untere Uterinsegment eine frühzeitige Beugung des Kopfes entstehen: Es kommt vor dem Eintritt des Kopfes in das kleine Becken zur *Roederer-Kopfhaltung* (G. MARTIUS) (S. 371). Der vaginale Tastbefund entspricht der bei der Retraktionsstörung (S. 369): Während der Wehe fehlt jeglicher Retraktionseffekt am äußeren Muttermund! Die *Therapie* entspricht weitgehend der der Retraktionsstörung in Form der kombinierten Anwendung von Analgetika bzw. der PDA, von Spasmolytika und Betamimetika. Nicht selten stellt die Schnittentbindung die einzige Möglichkeit zur Gewinnung des Kindes dar.

Regelwidriger Geburtsmechanismus

Die Darstellung des regelrechten Geburtsmechanismus hat gezeigt, daß das Verständnis der Beziehungen zwischen Geburtsobjekt und Geburtskanal durch den Gebrauch der Begriffe „Haltung", „Einstellung", „Poleinstellung" und „Lage" erleichtert wird. Auch im folgenden werden wir deshalb diese *Begriffe zur Rubrizierung* der möglichen Regelwidrigkeiten heranziehen. Es sind damit die folgenden **geburtsmechanischen Anomalien** zu besprechen:

– Haltungsanomalien
– Einstellungsanomalien,
– Poleinstellungsanomalien,
– Lageanomalien.

Dem Anfänger sei an dieser Stelle gesagt, daß „*geburtsmechanische Regelwidrigkeit*" nicht ohne weiteres mit einem „*ungünstigen Geburtsmechanismus*" gleichzusetzen ist. So kann einerseits eine geburtsmechanisch regelwidrige Geburt spontan verlaufen. Andererseits stellt die Abweichung vom Normalen oftmals einen Adaptationsversuch des Geburtsobjektes bei abnormen Raumverhältnissen im Geburtskanal oder bei einer abnormen Form des vorangehenden Teiles dar. Dies hat bei der prognostischen Beurteilung unbedingt Beachtung zu finden.

Haltungsanomalien

Haltungsanomalien stellen Regelwidrigkeiten der Beziehungen zwischen Kopf und Rumpf, d. h. Abweichungen von der normalen indifferenten Haltung im Beckeneingang und der regelrechten Beugehaltung des tiefstehenden Kopfes dar.

Eine typische **Haltungsanomalie im Beckeneingang** ist die

Roederer-Kopfhaltung

(Abb. 7). Der Kopf ist vorzeitig in eine Beugung übergegangen, so daß anstelle der Circumferentia frontooccipitalis von 35 cm die Circumferentia suboccipitobregmatica von nur 33 cm geburtsmechanisch wirksam wird. Die *Ursache* der vorzeitigen Beugung besteht in dem Versuch einer geburtsmechanischen Adaptation des Kopfes an einen engen Geburtskanal, z. B. an ein spastisches unteres Uterinsegment oder auch an einen engen Beckeneingang. Die *Diagnose* wird bei der vaginalen Untersuchung gestellt, und zwar an der bereits im Beckeneingang in Führung getretenen kleinen Fontanelle (Abb. 8).

Die *Geburtsleitung* besteht bei hoch über dem Beckeneingang stehendem Kopf (!) in der Überwindung der Spastizität des unteren Uterinsegmentes durch eine kombinierte analgetisch-spasmolytische Therapie, die durch Betamimetika komplettiert werden sollte. Bei im Beckeneingang stehendem Kopf ist für die therapeutischen Entscheidungen daran zu denken, daß die vorzeitige Beugung ein sinnvoller Adaptationsversuch an einen bestehenden Raummangel darstellt. Es wird deshalb unter CTG-Kontrolle zunächst abgewartet, ob der durch die Beugung erreichte Raumgewinn ausreicht. Verharrt der Kopf unverändert hoch, so ist die Schnittentbindung unumgänglich.

Die **Haltungsanomalien im Beckenausgang** bestehen in einer ausgebliebenen Beugung bzw. in einem unterschiedlichen Grad der Streckung

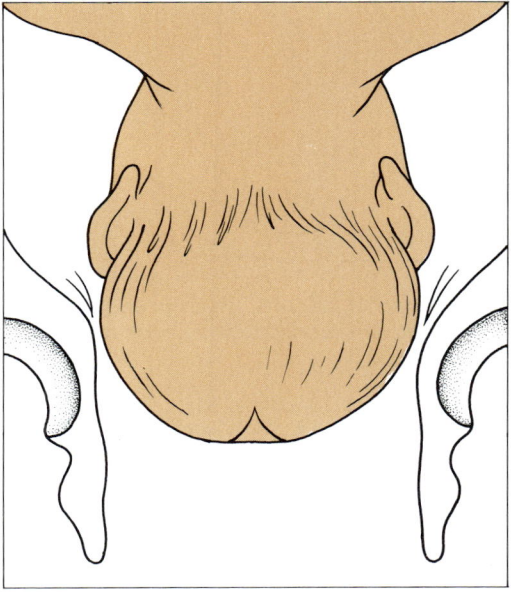

Abb. 7   Roederer-Kopfhaltung. Der Kopf ist bereits im Beckeneingang in die Beugehaltung übergegangen

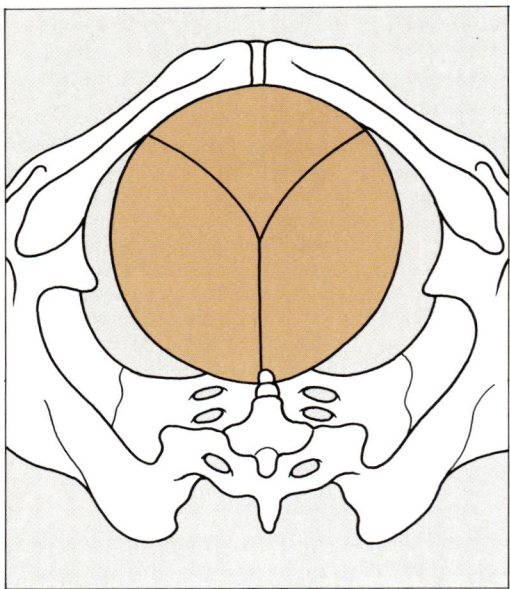

Abb. 8   Vaginaler Befund bei der Roederer-Kopfhaltung. Die kleine Fontanelle findet sich bereits im
Beckeneingang in Führung

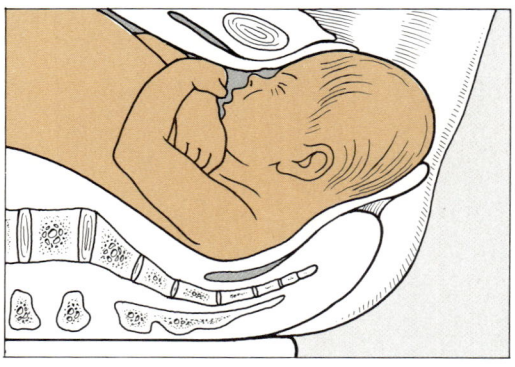

Abb. 9   Scheitellage. Als Ursache der Haltungsanomalie ist ein Turmschädel zu erkennen

des tiefstehenden Kopfes. Ihre *Häufigkeit* beträgt etwa 1% aller Geburten (s. Tab. 4, S. 316).
Wir unterscheiden:

– Scheitellage,
– Vorderhauptslage,
– Stirnlage,
– Gesichtslage.

Der geringste Grad der Streckhaltung, die

Scheitellage

Tabelle 1   Geburtsmechanische und diagnostische Besonderheiten der Scheitellage

Geburtsmechanismus

Führender Teil:	Pfeilnaht
Kopfumfang:	Circumferentia frontooccipitalis
Hypomochlion:	Stirn-Haar-Grenze
Abbiegung:	erst Beugung, dann Streckung
Kopfform:	Rundkopf, Turmschädel

Diagnostik

Pfeilnaht in der Beckenhöhle im „entgegengesetz-
ten schrägen Durchmesser"
Kleine Fontanelle nach hinten gerichtet
Dorsoposteriorer Austritt
Kopfgeschwulst:
    bei 1. Stellung rechtes Scheitelbein
    bei 2. Stellung linkes Scheitelbein

(Abb. 9), besteht darin, daß die normalerweise
während der Beckenpassage auftretende Beugung ausgeblieben ist. Die beiden Fontanellen
bleiben auf gleicher Höhe, der Kopf dreht sich
mit dem Hinterhaupt nach dorsal. Hat sich der
Kopf mit der Stirn-Haar-Grenze als Hypomochlion am unteren Symphysenrand angestemmt, so beugt sich der Kopf zunächst, bis das
Hinterhaupt über den Damm geboren ist. Die
anschließende Streckung läßt das Gesicht unter
der Symphyse austreten (Tab. 1).

Die **Ursache** ist zumeist in einer besonderen
Kopfform (Kurzkopf, Rundkopf, Turmschädel)
gegeben, die eine entsprechende Adaptation an
den Geburtskanal notwendig macht. Für sie bedeutet die Scheitellage einen günstigen Geburtsmechanismus. Bei großen Kindern zeigen sich
indessen, insbesondere bei erforderlichen entbindenden Operationen, oftmals erhebliche geburtsmechanische Schwierigkeiten.

Hat die Streckung einen höheren Grad erreicht,
so daß die große Fontanelle in die Führungslinie
getreten ist, so handelt es sich um eine

Vorderhauptslage

(Abb. 10 u. 11, Tab. 2). Die durch die Streckung
erfolgte Kopfbreitenverlagerung zum Hinterhaupt führt dazu, daß der Kopf eine dorsoposteriore Einstellung einnimmt (S. 322). Der Austritt erfolgt in Analogie zur Scheitellage durch
eine Beugung mit nachfolgender Streckung
(Tab. 2). Bei *großen Kindern* in Vorderhauptslage sind erhebliche geburtsmechanische Schwierigkeiten keine Seltenheit: Der relativ große

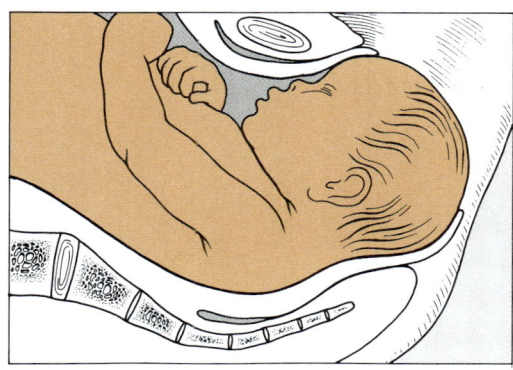

Abb. 10 Vorderhauptslage. Als Ursache der Haltungsanomalie ist ein Kurzkopf zu erkennen

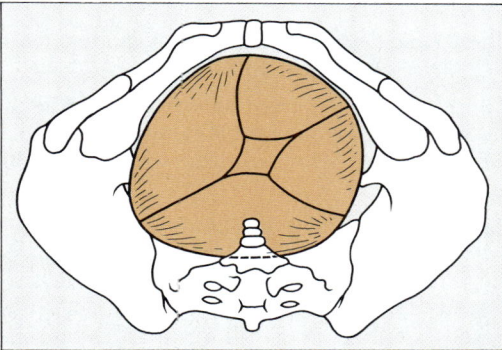

Abb. 11 Zweite Vorderhauptslage. Die vaginale Untersuchung zeigt die führende große Fontanelle. Die Pfeilnaht steht im 1. (entgegengesetzten!) schrägen Durchmesser. Der Kopf dreht sich mit dem Hinterhaupt nach dorsal

Tabelle 2 Geburtsmechanische und diagnostische Besonderheiten der Vorderhauptslage

Geburtsmechanismus

Führender Teil: große Fontanelle
Kopfumfang: Circumferentia frontooccipitalis
Hypomochlion: Stirn
Abbiegung: erst Beugung, dann Streckung
Kopfform: Brachyzephalie

Diagnostik

Pfeilnaht in der Beckenhöhle im „entgegengesetzten schrägen Durchmesser"
Kleine Fontanelle nach hinten gerichtet
Große Fontanelle in der Führungslinie
Dorsoposteriorer Austritt
Kopfgeschwulst:
    bei 1. Stellung rechts der großen Fontanelle
    bei 2. Stellung links der großen Fontanelle

Kopfumfang führt zu einer erheblichen Raumbeanspruchung. Zudem paßt die breite Stirn schlecht in den Schambogen, so daß der Kopf beim Austritt stark nach dorsal gedrängt wird. *Dorsoanteriore Scheitellagen* stellen eine Rarität dar.

Die **Ursache** ist meist in einer Brachyzephalie zu finden (Abb. 12): An dem flachen Hinterhaupt findet der Weichteilwiderstand eine bessere Angriffsfläche, so daß es stärker als das Vorderhaupt zurückgehalten wird. Dem entspricht das bevorzugte Auftreten der Vorderhauptslage bei Frühgeburten.

Eine besondere **Therapie** ist nicht erforderlich. Bei einer notwendigen *Vakuumextraktion* wird die Glocke über der großen Fontanelle angelegt, um mittels der Traktionen zunächst das Hinterhaupt über den Damm zu führen und dann das Gesicht unter der Symphyse zu gewinnen. Bei der *Zangenextraktion* muß die Konkavität der

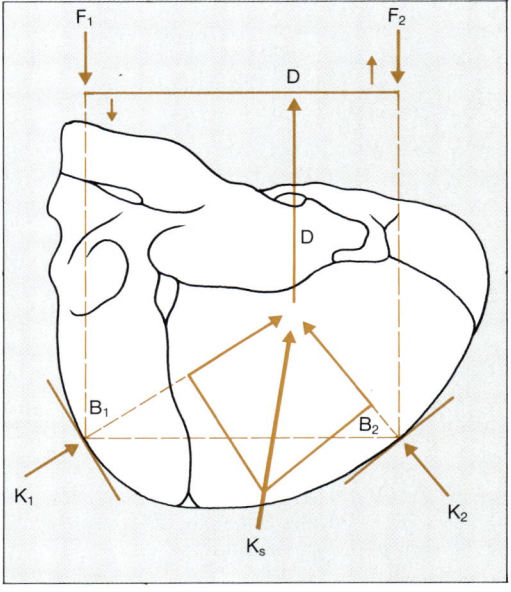

Abb. 12 Die Ursache der Streckung des brachyzephalen Kopfes zur Vorderhauptslage. K_1 und K_2 = Kraftrichtung des Widerstandes im Geburtskanal, F_1 und F_2 = intrauterine Druckerhöhung, K_s = resultierende Kraftrichtung aus K_1 und K_2. Die Kraftrichtung K_s bewirkt, daß das flache Hinterhaupt in stärkerem Maße zurückgehalten wird als das steilere Vorderhaupt, da der Weichteilwiderstand am Hinterhaupt eine bessere Angriffsfläche findet (s. Abb. 28, S. 318)

Löffel dem Gesicht zugewandt sein, damit durch die Extraktion der dorsoposteriore Kopf-austritt nachgeahmt werden kann.

Bei der seltensten und zugleich ungünstigsten Haltungsanomalie, der

Stirnlage

(Abb. 13) übernimmt die Stirn meist schon im Beckeneingang die Führung (HUSSLEIN; DÖRR). Die *Einstellung* wird am Stirnnahtverlauf kontrolliert: Sie dreht sich entsprechend der angestrebten dorsoposterioren Einstellung durch den entgegengesetzten schrägen Durchmesser (S. 318). Zwei *Besonderheiten* sollten bei der Stirnlagengeburt Berücksichtigung finden (Tab. 3):

– Der große Kopfumfang läßt den Kopf spät in das Becken eintreten, so daß das in den Nak-ken geschlagene Hinterhaupt von außen lange oberhalb der Linea terminalis tastbar bleibt.
– Das Hypomochlion ist breit, so daß sich der Kopf zur besseren Raumausnutzung oftmals mit dem seitlich von ihm liegenden Jochbein anstemmt: Dies bedeutet, daß der Kopf mit schräg verlaufender Stirnnaht austritt (H. MARTIUS) (Abb. 13).

Beim *Austritt des Kopfes* absolviert der Kopf zunächst eine große Beugung, bis das Hinterhaupt über den Damm geboren ist, um anschließend

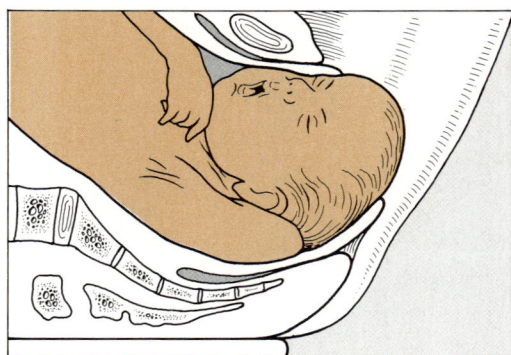

Abb. 13   Stirnlage. Der Austritt erfolgt mit schräg verlaufender Stirnnaht. Stemmpunkt ist das Joch-bein

Tabelle 3   Geburtsmechanische und diagnostische Besonderheiten der Stirnlage

Geburtsmechanismus

Führender Teil:	Stirn
Kopfumfang:	Circumferentia maxilloparietalis bzw. Circumferentia zygomaticoparietalis
Hypomochlion:	Oberkiefer bzw. Jochbein
Abbiegung:	große Beugung, kleine Streckung
Kopfform:	Pyramidenform

Diagnostik

Pfeilnaht in der Beckenhöhle im „entgegengesetzten schrägen Durchmesser"
Hinterhaupt über der Linea terminalis tastbar
Tastbare Margines supraorbitales bzw. Nasenwurzel
Dorsoposteriorer Austritt
Kopfgeschwulst:
  bei 1. Stellung rechts über der Stirn
  bei 2. Stellung links über der Stirn

durch eine kleine Streckung das Kinn unter der Symphyse erscheinen zu lassen.

Für die *Diagnosestellung* bei der inneren Untersuchung sind die tastbare Nasenwurzel und die scharfkantigen Margines supraorbitales wichtige Kriterien.

Als **Ursachen** sind alle Besonderheiten in Betracht zu ziehen, die auch bei der Gesichtslage zur Streckung des Kopfes über oder im Beckeneingang führen (s. unten). Vor allem sind dies Besonderheiten der Kopfform, die Hyperdolichozephalie bzw. das große Kind. Die einmal begonnene Streckung verlangt zur Verminderung des Kopfumfanges im Sinne der Formanpassung eigentlich die vollkommene Streckung zur Gesichtslage, da so anstelle der Circumferentia maxilloparietalis von 36–38 cm die Circumferentia tracheloparietalis von 34 cm geburtsmechanisch wirksam wird. Die Stirnlage wird deshalb auch als

unvollkommene Gesichtslage

bezeichnet. Sie kommt zustande, wenn z. B. eine feste Nabelschnurumschlingung, ein in den Nacken geschlagener Arm, vor allem aber eine frühzeitige starke Konfiguration des Kopfes mit der Ausbildung einer großen Geburtsgeschwulst über der Stirn (Abb. 13) die vollkommene Streckung verhindert (OSIANDER u. BUSCH).

Die **Geburtsleitung** hat den schon mit dem großen Kopfumfang von 38 cm zu erklärenden ungünstigen Geburtsmechanismus und die bei therapeutisch unbeeinflußten Stirnlagen mit fast 40% hohe perinatale Sterblichkeit zu berücksichtigen (HUSSLEIN). Bleibt die vollkommene Streckung zur Gesichtslage aus, so ist – vor allem bei großen Kindern – die Schnittentbindung erforderlich (DÖRR).

Den stärksten Grad der Streckhaltung stellt die mit einer Frequenz von 0,15–0,4% auftretende

Gesichtslage

dar (H. HUSSLEIN; MORRIS) (Abb. 14). Bei ihr streckt sich der Kopf nach primärer Stirneinstellung, bis bei der vaginalen Untersuchung das Kinn, aber auch die Margines supraorbitales, der Nasenrücken und die scharfkantigen Zahnleisten tastbar werden. Im kleinen Becken dreht sich zur Herstellung der Abbiegungsübereinstimmung das Gesicht symphysenwärts. Die Gesichtslinie steht damit in der Beckenhöhle typischerweise im entgegengesetzten schrägen Durchmesser. Der Austritt erfolgt durch eine große Beugung, bei der zunächst Kinn und Mund in der Vulva erscheinen und zuletzt das Hinterhaupt über den Damm tritt (Abb. 15–17). Als Hypomochlion dient der Kehlkopf. Das Durchtrittsplanum hat mit der Circumferentia tracheloparietalis einen Umfang von 34 cm (Tab. 4).

Gesichtslage und Hinterhauptslage sind damit geburtsmechanische Extreme, die genau gegensätzlich verlaufen: Die Formübereinstimmung wird bei der Hinterhauptslage durch die Beugung, bei der Gesichtslage durch die Streckung hergestellt. Zur Abbiegungsübereinstimmung kommt es bei der Hinterhauptslage durch die dorsoanteriore, bei der Gesichtslage durch die dorsoposteriore Einstellung. Der Austritt des Kopfes erfolgt bei der Hinterhauptslage durch die Streckung, bei der Gesichtslage durch die Beugung. Scheitellage, Vorderhauptslage und Stirnlage können

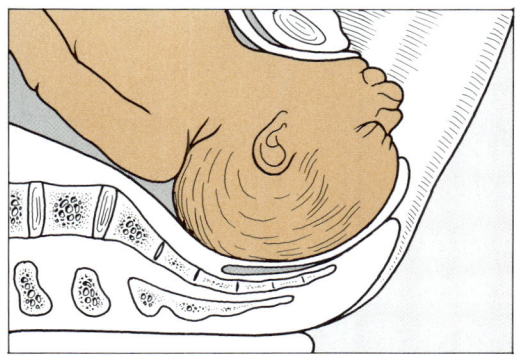

Abb. 14 Mentoanteriore Gesichtslage. Als Hypomochlion dient die Gegend des Kehlkopfes. Das Hinterhaupt ist in den Nacken geschlagen

Tabelle 4 Geburtsmechanische und diagnostische Besonderheiten der Gesichtslage

Geburtsmechanismus

Führender Teil:	Gesicht
Kopfumfang:	Circumferentia tracheloparietalis
Hypomochlion:	Hals im Bereich des Kehlkopfes
Abbiegung:	große Beugung
Kopfform:	Hyperdolichozephalie

Diagnostik

Unregelmäßiger vorangehender Teil
Tastbare Margines supraorbitales
Kinn tastbar (!)
Tiefe Nackenfurche rechts oder links oberhalb der Symphyse tastbar
Herztöne deutlich über der Brustseite
Geburtsgeschwulst:
  bei 1. Stellung rechte Wange
  bei 2. Stellung linke Wange

als Zwischenstufen zwischen diesen beiden Extremen gewertet werden.

Die Frage, ob neben der mentoanterioren Gesichtslage (Abb. 17 u. 18) eine

persistierende mentoposteriore Gesichtslage

(Abb. 19 u. 20) vorkommt, wird immer wieder diskutiert. Es handelt sich bei der mentoposterioren Gesichtslage um eine zusätzliche Einstellungsanomalie, die als *absolut ungünstige Kindslage* eine Geburt auf normalem Wege unmöglich macht (PREVEDOURAKIS). So gut wie immer dreht sich nach Erreichen des Beckenbodens der Kopf doch noch mit dem Hinterhaupt nach dorsal. Die *späte Kopfdrehung* ist auch ohne weiteres mit dem Hochstand des Hinterhauptes zu erklären, das lange Zeit vom Promontorium festgehalten wird.

Als **Ursache** ist zumeist die Hyperdolichozephalie des Kindes zu erkennen, bei der das flache Hinterhaupt durch die Weichteile verstärkt zurückgehalten wird (Abb. 21). Weitere Ursachen von seiten des Kindes sind der Anenzephalus mit dem nach kranial gerichteten Gesicht sowie Zelenbildung in der Lendenwirbelsäule, die diese schon vor Geburtsbeginn stark lordotisch krümmen. Beckenveränderungen sind als Ursache einer Gesichtslage indessen selten nachweisbar (CUCCO).

Die **Geburtsleitung** hat bei der Gesichtslage vordergründig zwei die Prognose beeinflussende Besonderheiten zu berücksichtigen:

– den protrahierten Geburtsverlauf, der mit der Hyperdolichozephalie, der starken Haltungs-

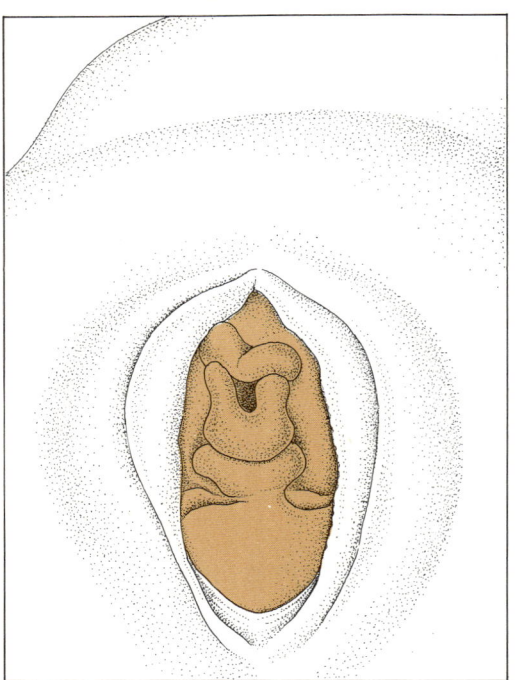

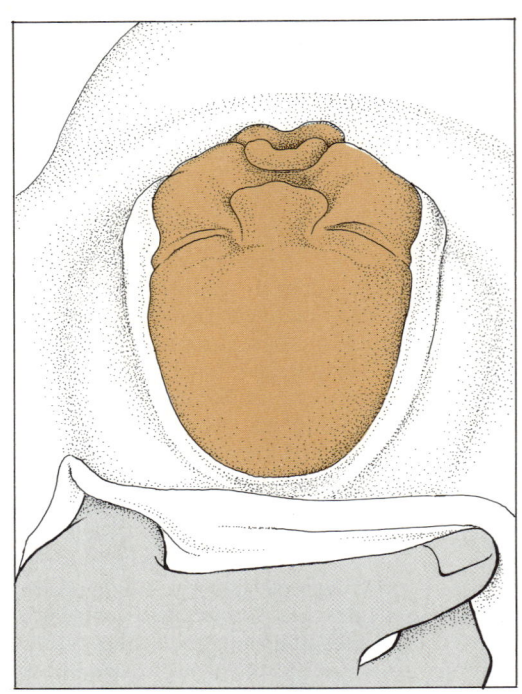

Abb. 15   Einschneiden des Kopfes bei mentoanteriorer Gesichtslage. Kinn, Mund und Nase sind in der Vulva sichtbar

Abb. 16   Durchschneiden des Kopfes bei mentoanteriorer Gesichtslage. Die Stirn wird durch zunehmende Beugung über den Damm geboren

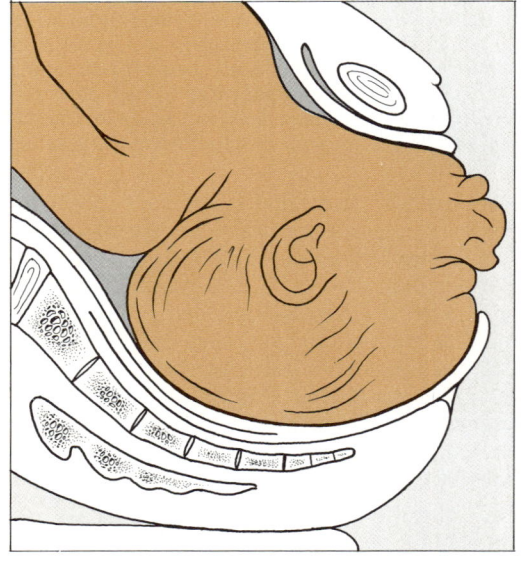

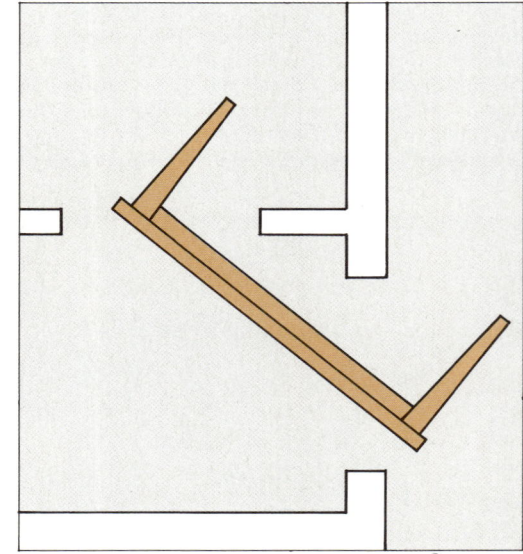

Abb. 17

Abb. 18

Abb. 17 und 18   Mentoanteriore Gesichtslage. Die Geburt ist möglich, ebenso wie ein Tisch 2 Türen passieren kann, wenn die Beine des Tisches in der Abbiegungsrichtung liegen

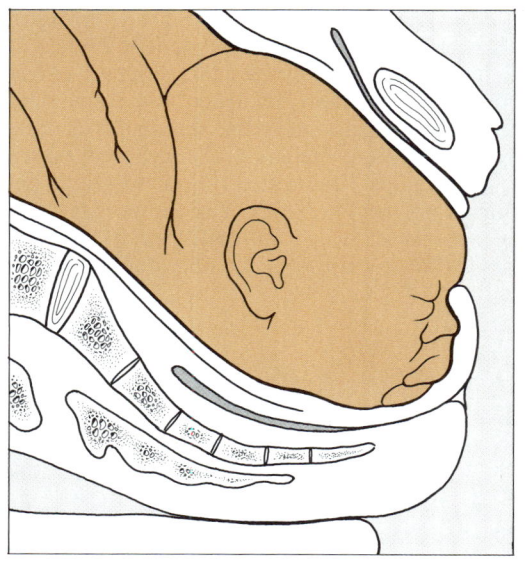

Abb. 19

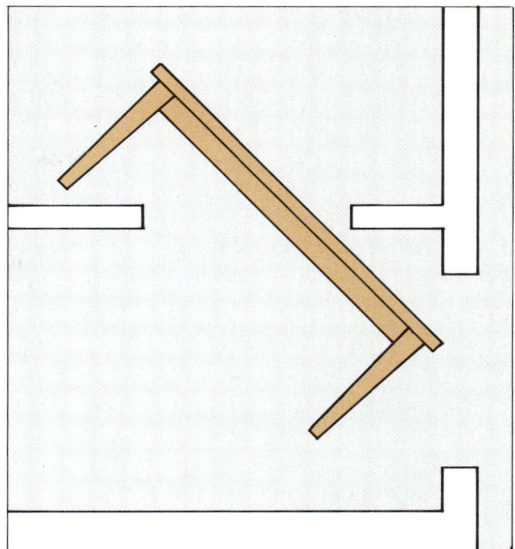

Abb. 20

Abb. 19 und 20   Mentoposteriore Gesichtslage. Die Geburtsunmöglichkeit kann mit einem Tisch verglichen werden, der 2 Türen nicht zu passieren vermag, wenn die Beine der Abbiegungsrichtung entgegengesetzt liegen

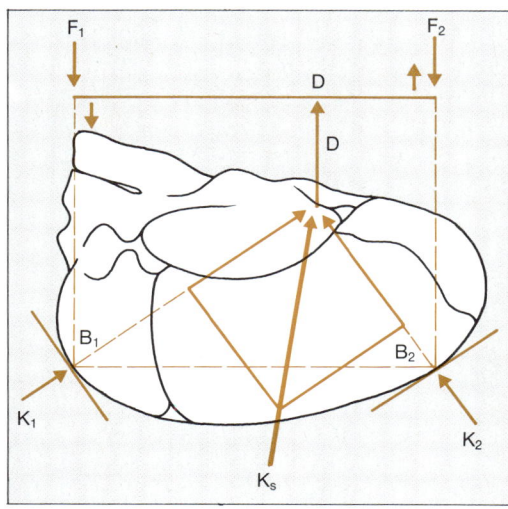

Abb. 21   Die Ursache der Streckung des betont dolichozephalen Kopfes zur Gesichtslage. K_1 und K_2 = Kraftrichtung des Widerstandes im Geburtskanal. K_s = resultierende Kraftübertragung aus K_1 und K_2, F_1 und F_2 = intrauterine Druckerhöhung. Die Kraftrichtung K_s bewirkt, daß das lange und flache Hinterhaupt in stärkerem Maße zurückgehalten wird als das steilere Vorderhaupt

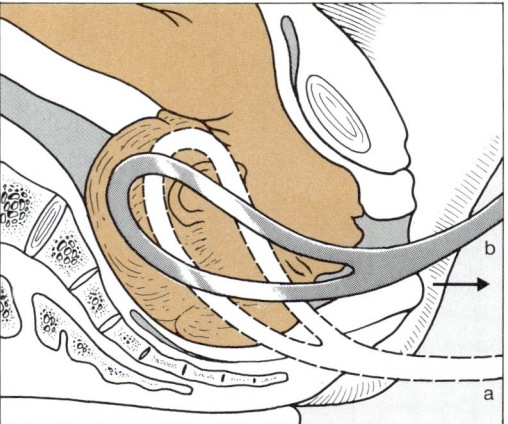

Abb. 22   Zangenextraktion bei Gesichtslage. Vor dem Schließen des Instrumentes müssen die Griffe angehoben werden (a), damit die Löffel das Hinterhaupt fassen. (b) zeigt die richtige Placierung der Löffel über dem in der Kreuzbeinaushöhlung liegenden Hinterhaupt. Der Pfeil kennzeichnet die Zugrichtung bis zum Erreichen des Stemmpunktes

spannung des Kindes und der fehlenden Konfigurierbarkeit des vorangehenden Gesichtes leicht zu erklären ist,
– die deutlich überhöhte hypoxische Gefährdung des Kindes.

Dies bedeutet, daß die *Schnittentbindung* großzügig indiziert werden muß, und zwar insbesondere dann, wenn aufgrund der Fetometrie mit einem großen Kind zu rechnen ist. Die Beendigung der oft stark verzögerten Austreibungsperiode mit einer hohen Frequenz bedrohlicher CTG-Veränderungen kann verständlicherweise

nicht mittels der Vakuumextraktion erfolgen. Für die *Zangenextraktion* werden die Löffel mit der Konkavität zum Gesicht gerichtet eingeführt und vor dem Schließen des Instrumentes angehoben, damit diese das in der Kreuzbeinaushöhlung stehende Hinterhaupt fassen (Abb. 22). Die Traktionen führen den Kopf zunächst horizontal, bis das Kind unter der Symphyse entwickelt ist, um dann durch Anheben der Griffe das Hinterhaupt über den Damm zu leiten.

Einstellungsanomalien

Die **Diagnose** der Einstellungsanomalien erfolgt unter Berücksichtigung des Pfeilnahtverlaufes. Da sich die Einstellung des vorangehenden Teiles mit dem Ziel der Formanpassung während des geburtsmechanischen Ablaufes auch unter physiologischen Bedingungen ändert, muß zur

Befundbewertung jeweils der Höhenstand des Kopfes Berücksichtigung finden.

Im Gegensatz zum physiologischen hohen Querstand trifft der Kopf beim

hohen Geradstand

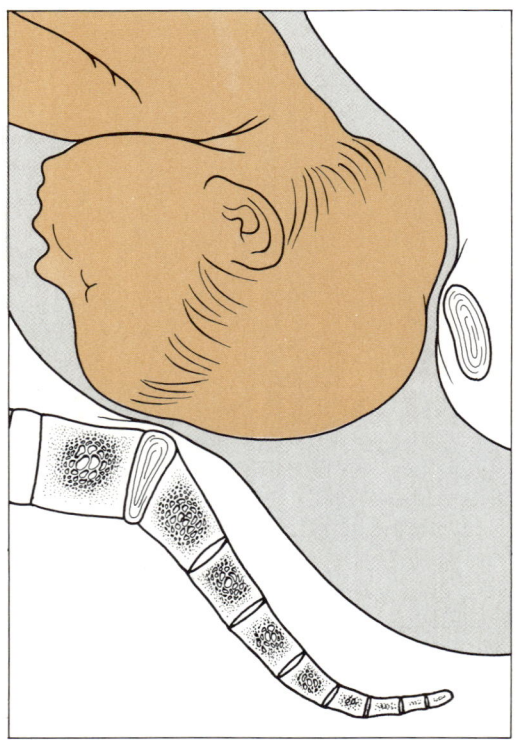

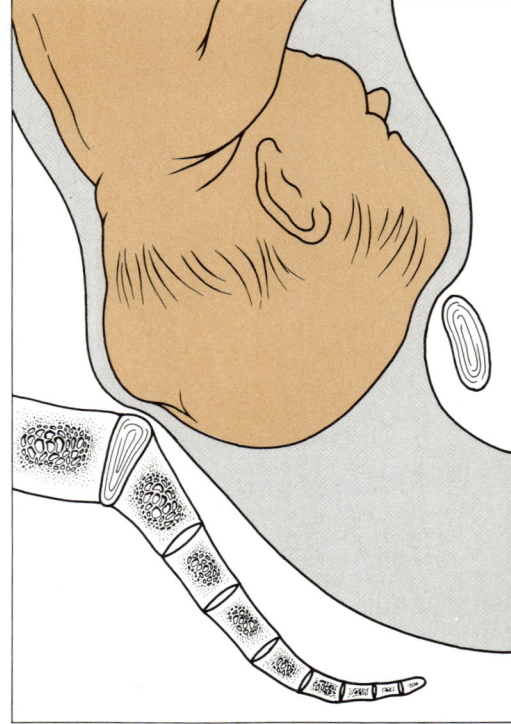

Abb. 23   Dorsoanteriorer hoher Geradstand. Positio occipitalis pubica

Abb. 24   Dorsoposteriorer hoher Geradstand. Positio occipitalis sacralis

mit gerade verlaufender Pfeilnaht auf dem quer-ovalen Beckeneingang auf (Abb. 23 u. 24). In Abhängigkeit vom Stand des Hinterhauptes unterscheiden wir:

- *dorsoanteriorer hoher Geradstand* (Positio occipitalis pubica),
- *dorsoposteriorer hoher Geradstand* (Positio occipitalis sacralis).

Der hohe Geradstand ist häufig von einer frühzeitigen Beugung des Kopfes im Sinne einer *Roederer-Kopfhaltung* begleitet. Mit ihr versucht der Kopf, trotz der ausgebliebenen Formanpassung den Beckeneingang zu überwinden. Der hohe Geradstand bei gleichzeitiger Roederer-Kopfhaltung ist damit eine typische Symptomenkombination.

Der hohe Geradstand ist, wie sonographische Kontrollen erkennen lassen, in der frühen Eröffnungsperiode mit etwa 2% kein seltenes, in zwei Drittel der Fälle jedoch passageres Ereignis. Die *Ursache* besteht darin, daß der Kopf z. B. durch ein spastisches unteres Uterinsegment dem Beckeneingang fehlerhaft zugeleitet wird. Damit ist der hohe Geradstand zumeist die Folge einer Weichteildystokie (G. Martius). Eine Drehungsbehinderung kann für den Kopf ferner durch feste Nabelschnurumschlingungen oder eine vorliegende Hand gegeben sein, während Beckenanomalien pathogenetisch von untergeordneter Bedeutung sind (Dörr u. Ocana; S. Müller). Nur in 0,5% aller Entbindungen führt ein persistierender hoher Geradstand zum Geburtsstillstand, sofern der Kopf nicht doch noch durch die vorzeitige Beugung im Sinne der Roederer-Kopfhaltung den Beckeneingang zu überwinden vermag.

Einen ersten **diagnostischen Hinweis** ergibt oftmals der 3. Leopold-Handgriff, mit dem der schmale quere Durchmesser des Kopfes getastet wird (Kirchhoff). Bei der inneren Untersuchung wird die Pfeilnaht bei hochstehendem Kopf im geraden Durchmesser getastet. Die Sicherung der Diagnose und die Kontrolle des geburtsmechanischen Verhaltens des Kopfes erfolgt heute mittels der Ultraschalluntersuchung.

Die **Geburtsleitung** versucht die Drehung des Kopfes zu unterstützen, und zwar durch eine intensive spasmolytisch-analgetische Therapie zur Beseitigung der Weichteildystokie und durch die *Lagerung der Kreißenden*, und zwar:

- beim dorsoanterioren hohen Gradstand auf die Bauchseite des Kindes,

- beim dorsoposterioren hohen Geradstand auf die Rückenseite.

Persistiert die Einstellungsanomalie bei zugleich ausbleibendem Tiefertreten des Kopfes, so ist die Schnittentbindung angezeigt.

Die

Scheitelbeineinstellung

(Abb. 25 u. 26) ist die Folge einer *Lateralflexion des Kopfes* im Beckeneingang. Auf diese Weise gerät die querverlaufende Pfeilnaht aus der Führungslinie heraus, und zwar (vgl. S. 320):

- *bei vorderer Scheitelbeineinstellung* nach dorsal; das vordere Scheitelbein übernimmt die Führung (= verstärkte Naegele-Obliquität = hinterer Asynklitismus (Abb. 25 u. 27);
- *bei hinterer Scheitelbeineinstellung* zur Symphyse hin; das hintere Scheitelbein übernimmt die Führung (= verstärkte Litzmann-Obliquität = vorderer Asynklitismus) (Abb. 26 u. 28).

Als **Ursache** wird auch heute meist das platte Becken genannt, in dessen spaltförmigen Beckeneingang der Kopf „über die Kante" einzutreten versucht. Dieser Adaptationsmechanismus kann mit dem Einknöpfen eines Knopfes in ein Knopfloch oder auch mit dem Umknicken eines Fußes in einer Straßenbahnschiene verglichen werden (Abb. 29). Mit dem Seltenerwerden des rachitischen Beckens sind *spastische Veränderungen oder Baustörungen des unteren Uterinsegmentes* zur wichtigsten Ursache geworden; sie leiten den Kopf dem Beckeneingang fehlerhaft zu (G. Martius).

Für die **Geburtsleitung** ist es wichtig, zwischen der prognostisch günstigen vorderen Scheitelbeineinstellung mit der Ausweichmöglichkeit des Kopfes in die Kreuzbeinaushöhlung (Abb. 25) und der prognostisch ungünstigen hinteren Scheitelbeineinstellung, bei der der Kopf auf der Symphyse aufrennt (Abb. 26), zu unterscheiden. Insbesondere bei letzterer muß bei fehlendem Geburtsfortschritt die Indikation zur Schnittentbindung großzügig gestellt werden.

Die häufigste Einstellungsanomalie ist die fehlende Drehung im kleinen Becken zur Anpassung des Langkopfes an den längsovalen Beckenausgang, der

tiefe Querstand

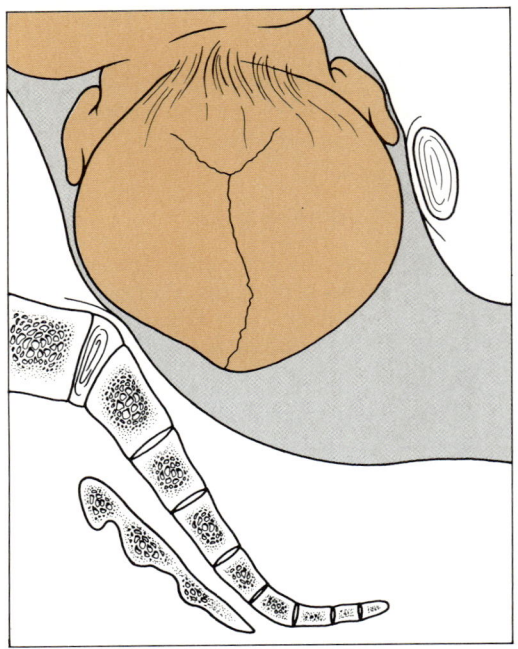

Abb. 25 Vordere Scheitelbeineinstellung. Die Pfeilnaht ist dem Promontorium genähert. Das vordere Scheitelbein hat die Führung übernommen

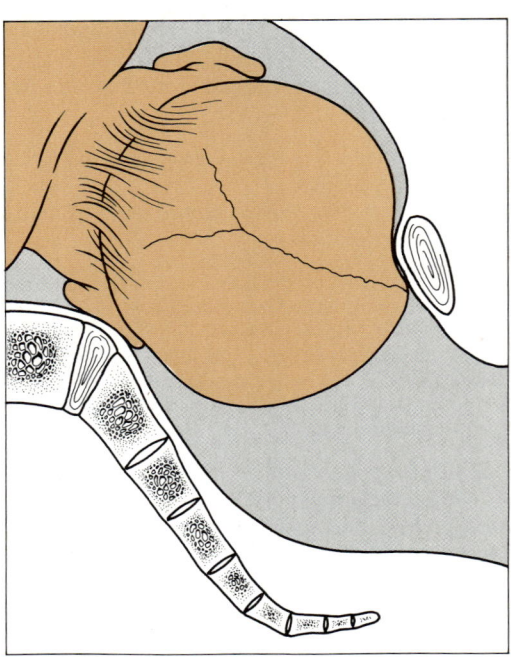

Abb. 26 Hintere Scheitelbeineinstellung. Die Pfeilnaht ist der Symphyse genähert. Das hintere Scheitelbein hat die Führung übernommen

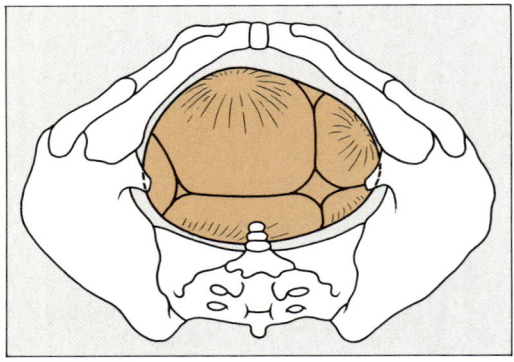

Abb. 27 Vordere Scheitelbeineinstellung. Der Tastbefund zeigt die querverlaufende, zugleich aber dem Promontorium genäherte Pfeilnaht bei hochstehendem Kopf

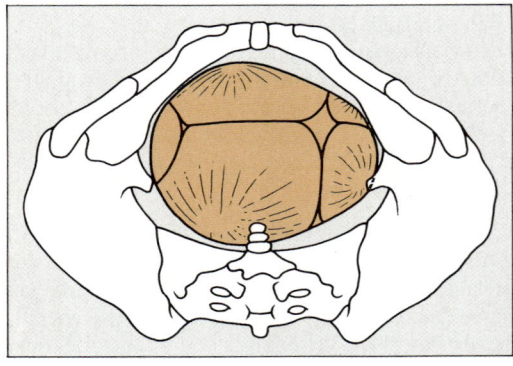

Abb. 28 Hintere Scheitelbeineinstellung. Der Tastbefund zeigt die querverlaufende, zugleich aber der Symphyse genäherte Pfeilnaht bei hochstehendem Kopf

(Abb. 30). Da bei ihm zugleich die Beugung des Kopfes ausgeblieben ist, handelt es sich sowohl um eine Einstellungs-, als auch um eine Haltungsanomalie, eine Tatsache, die für die Therapie von wesentlicher Bedeutung ist! Unter den gleichen Aspekten ist es wichtig zu unterschei-

den:

– *1. tiefer Querstand:* kleine Fontanelle links,
– *2. tiefer Querstand:* kleine Fontanelle rechts.

Die **Diagnose** ist am tiefstehenden Kopf durch die innere Untersuchung leicht zu stellen: Der

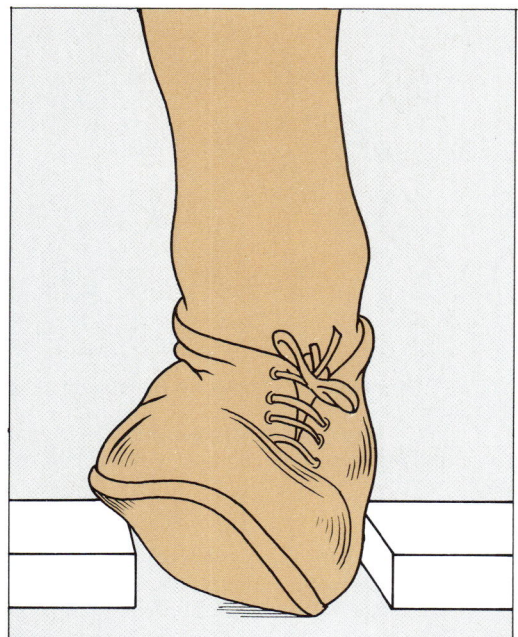

Abb. 29 Vergleich der Scheitelbeineinstellung des Kopfes beim platten Becken mit dem Umknicken des Fußes in einer Rille

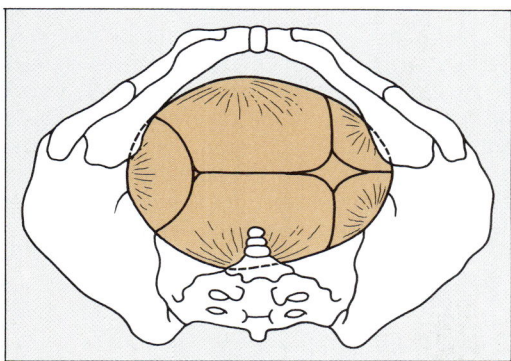

Abb. 30 Tiefer Querstand. Die Tastuntersuchung zeigt beim tiefstehenden Kopf die (noch) querverlaufende Pfeilnaht. Die Fontanellen stehen als Ausdruck der noch fehlenden Beugung auf gleicher Höhe. Die kleine Fontanelle ist rechts zu tasten (= 2. tiefer Querstand)

Kopf steht bei vollständiger Zervixretraktion am Beckenboden, die Pfeilnaht verläuft quer, die Fontanellen stehen auf gleicher Höhe.

Pathogenetisch kommt der noch fehlenden Beugung des Kopfes wesentliche Bedeutung zu. Un-

ter physiologischen Bedingungen fällt ihr die Aufgabe zu, die Drehung des Kopfes in Gang zu setzen und deren Richtung zu bestimmen (S. 322). Ein Ausbleiben der Drehung findet sich bevorzugt bei kleinen runden Köpfen (Frühgeburten), aber auch bei Wehenschwächen. Bei großen Kindern kann der Raummangel zu einer Drehungsbehinderung führen.

Die **Geburtsleitung** beginnt mit dem Versuch der Haltungskorrektur, und zwar unter kontinuierlicher CTG-Kontrolle und guter Analgesie durch die Lagerung der Kreißenden auf die Seite der kleinen Fontanelle. Falls erforderlich, erfolgt gleichzeitig die medikamentöse Wehenstimulation. Führt dies nicht innerhalb von 30–60 Min. zum Erfolg, d.h. zur Beugung und Drehung des Kopfes, so ist die *operative Geburtsbeendigung* indiziert. Für die

Vakuumextraktion beim tiefen Querstand

wird die Vakuumglocke über der kleinen Fontanelle, also exzentrisch angesaugt (Abb. 31). Die ersten Traktionen erfolgen dann zur Haltungskorrektur in Richtung auf das Gesicht des Kindes und nach dorsal (Abb. 32). Nach erfolgter Drehung wird der Kopf aus dem tiefen Geradstand endgültig entwickelt. Bei der

Zangenextraktion beim tiefen Querstand

müssen die Löffel „im entgegengesetzten schrägen Durchmesser", d.h. beim 1. tiefen Querstand im 2. schrägen, beim 2. tiefen Querstand im 1. schrägen Durchmesser angelegt werden. Hierzu muß beim 1. tiefen Querstand der rechte Löffel, beim 2. tiefen Querstand der linke Löffel über das Gesicht des Kindes nach vorn wandern (S. 481). Die Extraktion erfolgt unter Drehung um 90 Grad, bis das Hinterhaupt unter der Symphyse und die Zangenlöffel im entgegengesetzten schrägen Durchmesser angekommen sind, so daß der Kopf aus dem tiefen Geradstand endgültig entwickelt werden kann.

Von den Einstellungsanomalien findet die beim tiefstehenden Kopf zu beobachtende seitliche Abweichung der gerade verlaufenden Pfeilnaht in Form des

Sagittalasynklitismus im Beckenausgang

(Abb. 33) oftmals zu wenig Beachtung. Die kleine Fontanelle steht links bzw. rechts vorn; im

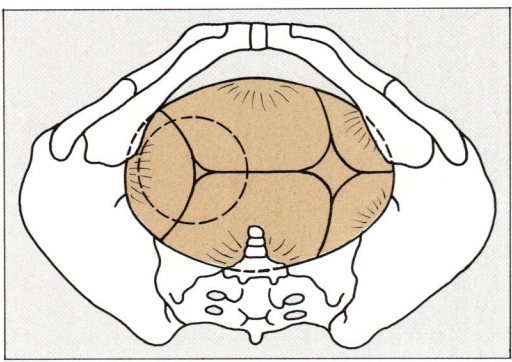

Abb. 31 Vakuumextraktion beim 2. tiefen Querstand. Placierung der Vakuumglocke

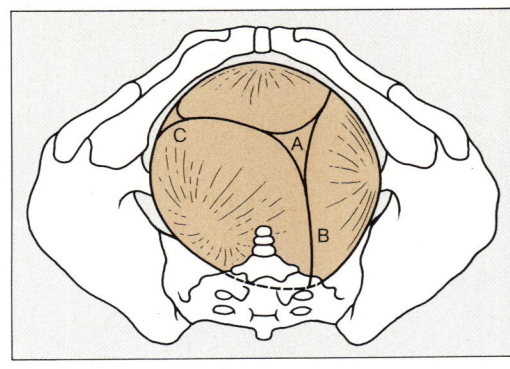

Abb. 33 Sagittalasynklitismus im Beckenausgang (Palpationsbefund)
A = kleine Fontanelle, B = längsverlaufende, zur Seite abgewichene Pfeilnaht, C = Keilbeinfontanelle

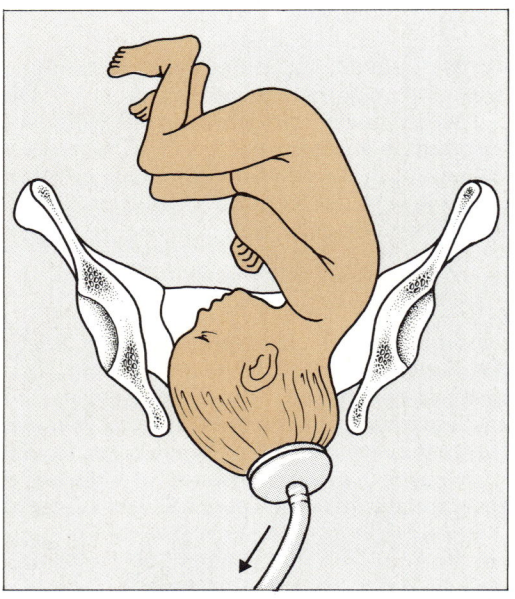

Abb. 32 Vakuumextraktion beim 1. tiefen Querstand. Die Glocke wurde nach dem Einführen in Richtung auf die kleine Fontanelle, also nach links verschoben und dort fixiert. Die nach rechts und hinten erfolgenden Traktionen bewirken die Beugung und damit die Drehung des Kopfes

Gegensatz zum tiefen Schrägstand verläuft die Pfeilnaht jedoch gerade nach dorsal. Evtl. ist auf der gegenüberliegenden Seite die Keilbeinfontanelle zu tasten.

Ursächlich handelt es sich zumeist um den Ver-

such der Anpassung eines großen Kopfes an den längsovalen Beckenausgang bzw. auch bei normaler Kindsgröße an einen querverengten Beckenausgang. Der Anpassungsversuch ist dem beim platten Becken in Form der Scheitelbeineinstellung vergleichbar (S. 379).

Therapeutisch ist die Lagerung auf die entgegengesetzte Seite, bei linksstehender Pfeilnaht also auf die rechte, bei rechtsstehender Pfeilnaht auf die linke Seite, zumeist ausreichend. Während des Pressens kann ein Fundusdruck in Form des Kristeller-Handgriffes von links oder rechts oben in Richtung auf die abgewichene Pfeilnaht zur Korrektur führen. Kommt es zum Geburtsstillstand, so wird die Vakuumglocke wie beim tiefen Schrägstand über der kleinen Fontanelle angelegt und primär zur Seite der abgewichenen Peilnaht extrahiert (MARTIUS).

Mit einer Häufigkeit von 2−5% ist die

hintere Hinterhauptslage

die wichtigste Einstellungsanomalie. Bei ihr hat sich unter Außerachtlassung der Abbiegungsübereinstimmung der gebeugte Kopf mit dem Hinterhaupt nach dorsal gedreht (Abb. 34). Zum Austritt muß deshalb der Kopf nach dem Anstemmen mit der breiten (!) großen Fontanelle im Schambogen eine *Beugung in Richtung des Biegungsdiffizillimums* ausführen. So wird zunächst das Hinterhaupt über den Damm geboren; anschließend folgen durch eine große Streckung Stirn und Gesicht unter der Symphyse (Tab. 5).

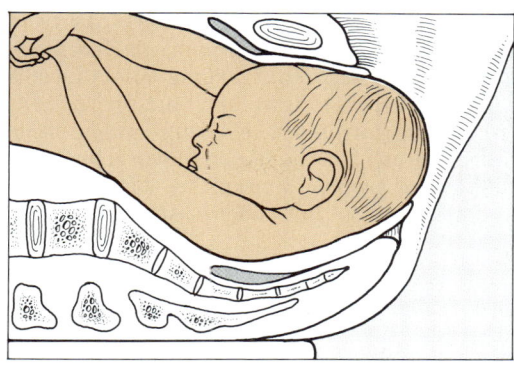

Abb. 34 Hintere Hinterhauptslage. Als Hypomochlion fungiert die große Fontanelle. Zum Austritt ist eine Beugung in Richtung des Biegungsdiffizillimums erforderlich

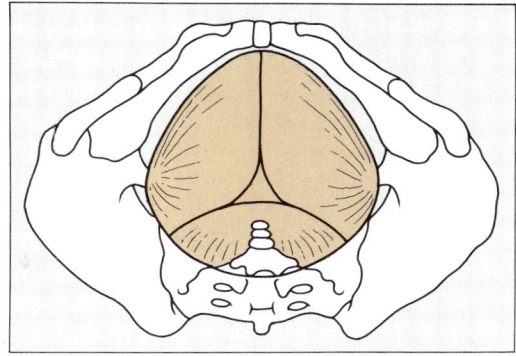

Abb. 35 Hintere Hinterhauptslage. Tastbefund bei vollendeter Drehung des Kopfes. Die kleine Fontanelle steht in der Führungslinie, das Hinterhaupt ist nach dorsal gerichtet, die große Fontanelle ist hinter der Symphyse verschwunden

Tabelle 5 Geburtsmechanische und diagnostische Besonderheiten der hinteren Hinterhauptslage

Geburtsmechanismus

Führender Teil: kleine Fontanelle
Kopfumfang: Circumferentia suboccipito-
bregmatica
Hypomochlion: große Fontanelle
Abbiegung: kleine Beugung, große Streckung
Kopfform: Hyperdolichozephalie
Hypsidolichozephalie

Diagnostik

Pfeilnaht in der Beckenhöhle im „entgegengesetzten schrägen Durchmesser"
Kleine Fontanelle führt
Große Fontanelle symphysenwärts gerichtet
Dorsoposteriorer Austritt
Kopfgeschwulst:
bei 1. Stellung rechts über dem Hinterhaupt
bei 2. Stellung links über dem Hinterhaupt

Diagnostisch sind zwei Hinweissymptome wichtig: die bei der Ultraschalluntersuchung bei Kreißsaalaufnahme zu erkennende b-Stellung des Rückens und die bei der vaginalen Untersuchung im Verlauf der Eröffnungsperiode zu erkennende Drehung der Pfeilnaht in den „entgegengesetzten schrägen Durchmesser" (Tab. 5). Im Gegensatz zu den Streckhaltungen gelangt die kleine Fontanelle mehr und mehr in die Führungslinie, während die große Fontanelle mit zunehmender Beugung hinter der Symphyse verschwindet (Abb. 35).

Den dargestellten geburtsmechanischen Schwierigkeiten entspricht der **klinische Geburtsverlauf.** Für ihn ist die verzögerte Austreibungsperiode infolge der erschwerten Abbiegung des Kopfes charakteristisch.

Die *pathogenetische Erklärung* der trotz der Beugung des Kopfes eintretenden dorsoposterioren Einstellung hat von dessen Eintritt in b-Stellung (Hinterhaupt links oder rechts hinten) auszugehen. Der bei der hinteren Hinterhauptslage gehäuft zu beobachtende hohe Langkopf (Hypsidolichozephalie) findet infolge des erhöhten Gewebswiderstandes die Anpassung an den längsovalen Beckenausgang nicht durch eine Drehung um 135 Grad nach vorn, sondern begnügt sich mit einer Drehung um 45 Grad nach dorsal. Seltener sind Drehungsbehinderungen durch feste Nabelschnurumschlingungen, einen vorliegenden Arm oder durch Beckenanomalien bedingt (KEPP u. RUCKELSHAUSEN; KIRCHHOFF; KÄSER; G. MARTIUS).

Kaum eine geburtsmechanische Regelwidrigkeit ist so intensiv Gegenstand wissenschaftlicher Diskussionen gewesen wie die hintere Hinterhauptslage. Während einige Autoren die *Häufigkeit* mit Werten zwischen 1% und 5% angeben (H. MARTIUS; KEPP u. RUCKELSHAUSEN; KREMER u. NARIK), bestreiten andere ihre Existenz. Dies ist deshalb unverständlich, da die **Kriterien der hinteren Hinterhauptslage,** der dorsoposteriore Austritt des Kopfes bei führender kleiner Fontanelle, eindeutig sind und der vorangegangene Geburtsmechanismus an dem *Sitz des Caput succedaneum über dem Hinterhaupt* auf dem Wickeltisch stets nachprüfbar ist. Auf diese Weise kann die hintere Hinterhauptslage leicht von einer dorsoposterioren Scheitellage abgegrenzt werden!

Die Notwendigkeit einer **operativen Geburts-**

beendigung ergibt sich bei der hinteren Hinterhauptslage am häufigsten wegen des verzögerten Verlaufes der Austreibungsperiode. Sowohl bei der Vakuumextraktion, als auch bei der Zangenextraktion wird versucht, die fehlende Rotation mit dem Instrument nachzuholen (H. MARTIUS; RUTHERFORD). Die Glocke wird zu diesem Zweck über der kleinen Fontanelle angelegt. Die nachfolgenden Traktionen geben dem Kopf Gelegenheit zur Drehung. Zur Zangenextraktion steht die sog. *Scanzoni-Drehzange* zur Verfügung, mit der der Kopf zunächst in den tiefen Querstand und nach Umsetzen der Löffel in den dorsoanterioren tiefen Geradstand gedreht wird.

Schießt der Kopf im kleinen Becken bei der Drehung über das angestrebte Ziel in Form des tiefen Geradstandes hinaus, so handelt es sich um eine

innere Überdrehung des Kopfes.

Bei führender kleiner Fontanelle gerät die Pfeilnaht dabei bei 1. Stellung in den 2. schrägen, bei 2. Stellung in den 1. schrägen Durchmesser. Zu-

meist handelt es sich hierbei um eine passagere Drehungsanomalie, deren *praktische Bedeutung* darin besteht, daß der „Pfeilnahtverlauf im entgegengesetzten schrägen Durchmesser" der differentialdiagnostischen Klärung bedarf: Eine Streckhaltung kann in diesen Fällen z. B. an der führenden großen Fontanelle, eine Hinterhauptslage an der führenden kleinen Fontanelle erkannt werden.

Dreht sich der *geborene Kopf* bei 1. Stellung mit dem Hinterhaupt nach rechts, bei 2. Stellung mit dem Hinterhaupt nach links, also umgekehrt als erwartet, so entspricht dies der

äußeren Überdrehung des Kopfes.

Sie ist bei 8% aller Entbindungen zu erwarten. Die *Ursache* besteht in der inneren Überdrehung der Schultern (S. 319). Der übrige Geburtsmechanismus bleibt unbeeinflußt. *Therapeutisch* ist bei der Entwicklung des Rumpfes lediglich darauf zu achten, daß dem Bestreben des Kopfes nach äußerer Überdrehung gefolgt wird.

Schulterdystokien

Die Schulterdystokien sind dadurch gekennzeichnet, daß die Entwicklung des Schultergürtels nach der Geburt des Kopfes Schwierigkeiten bereitet. Das oftmals völlig unerwartete Eintreten dieser Einstellungsanomalie bedeutet für das Kind eine erhebliche Gefährdung, und zwar sowohl durch die sofort einsetzende Hypoxie, als auch durch Traumen, die dieses durch die ohne Zeitverlust erforderliche Rumpfentwicklung erleidet (BELLMANN u. NIESEN; ACKER u. Mitarb.; QUIEL u. GLASER; G. MARTIUS). Unter pathogenetischen, vor allem aber unter therapeutischen Gesichtspunkten ist es notwendig, zu unterscheiden:

– hoher Schultergeradstand,
– tiefer Schulterquerstand.

Die **Häufigkeit** schwerer Schulterdystokien beträgt etwa 0,2%. Mit einer deutlich höheren Frequenz muß bei Kindern mit Geburtsgewichten > 4000 g (3%), > 4500 g (11%) und bei operativen Entbindungen aus Beckenmitte gerechnet werden (HOPWOOD; HANSMANN u. HINCKERS). Dies zeigt, daß die Übergröße des Kindes von wesentlicher Bedeutung ist, und zwar vor allem dann, wenn der Schulterumfang den des Kopfes übertrifft (SCHWARZ u. DIXON).

Beim

hohen Schultergeradstand

hat die Schulterbreite nicht die für die Passage dieses Beckenabschnittes erforderliche Einstellung im hohen Querstand erreicht (Abb. 36). Die vordere Schulter bleibt auf der Symphysenoberkante hängen. *Klinisch* ist charakteristisch, daß der geborene Kopf von den Weichteilen der Vulva nicht freigegeben wird; er erscheint vielmehr in die Vulva hineingezogen; die äußere Drehung des Kopfes gelingt nicht.

Die Vielzahl **therapeutischer Empfehlungen** zeigt bereits die Problematik der operativen Überwindung. Einzelheiten sind in den „Geburtshilflich-perinatologischen Operationen" des Verf. enthalten. Ein operatives Vorgehen, das sich uns in den letzten Jahren bewährt hat, haben wir unter dem Begriff der „*äußeren Überdrehung des Kopfes*" zusammengefaßt (Abb. 36): In PDA bzw. einer sofort eingeleiteten tiefen Allgemeinanästhesie wird die Episiotomie geschnitten bzw. erweitert. Es folgt die Stellungsänderung der Symphyse durch tiefes Absenken der gestreckten Beine mit anschließender Beugung in

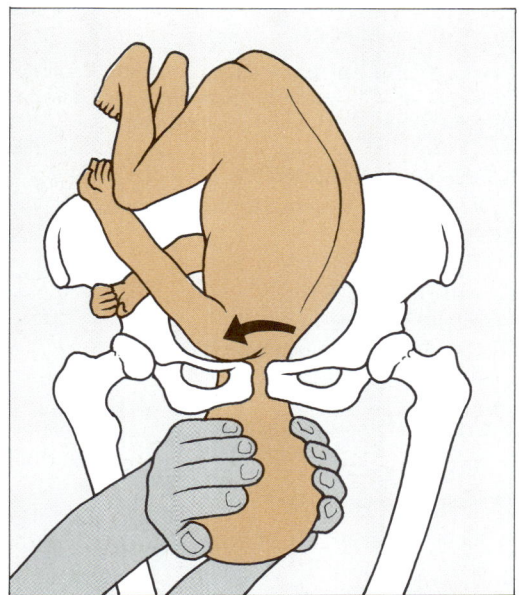

Abb. 36 Äußere Überdrehung des Kopfes zur Überwindung eines hohen Schultergeradstandes: Der Rücken des Kindes steht auf der linken Seite (1. Stellung); der Kopf wird nach rechts herüber „überdreht".

messers bei gleichzeitiger Disproportion beider Maße zugunsten des Thoraxquerdurchmessers sowie durch weitere überhöhte Werte, wie sie das erweiterte sonographische Somatogramm zu liefern vermag. Es bleibt jedoch zu berücksichtigen, daß gerade bei der fetalen Makrosomie der sonst akzeptierte Meßfehler von ± 300 g nicht mehr ausreichend Gültigkeit hat (vgl. Abb. 24, S. 118). Hinzukommt, daß über die Hälfte der makrosomen Kinder ohne Schulterdystokie geboren werden. Eine exakte Indikationsstellung zur prophylaktischen Schnittentbindung ist damit für die Schulterdystokie bis heute nicht möglich.

Bei vor bzw. während der Entwicklung *abgestorbenen Kindern* stellt die Dekapitation mit Extraktion des Rumpfes an den heruntergeholten Armen die für die Mutter schonendste Entbindungsmethode dar (DÖDERLEIN).

Die **Gefährdung des Kindes** ist insbesondere bei Entwicklungsverzögerungen, aber auch durch forcierte operative Maßnahmen erheblich. Die *Letalität* wird mit 2–16% angegeben. Die wichtigsten Schädigungen bestehen in Hypoxiefolgen, Frakturen im Bereich der Klavikula, des vorderen Armes und der Skapula sowie in Plexusschädigung evtl. in Kombination mit dem Horner-Symptomenkomplex im Bereich der ventral gerichteten Schulter und des dazugehörigen Armes. Zu ihrer Vermeidung muß der Operateur vor allem auf forcierte Traktionen am Kopf verzichten, zumal durch sie die Einklemmung der Schulterbreite im Beckeneingang eher verstärkt als überwunden wird (RUBIN; MCCALL; SCHWARTZ; BELLMANN u. NIESEN).

Zu einem

tiefen Schulterquerstand

kommt es nach der Geburt des Kopfes, wenn die Rotation der Schultern im Becken ausbleibt. Die Formanpassung an den längsovalen Beckenausgang bleibt aus. Klinisch zeigt sich dies an der ausbleibenden spontanen äußeren Drehung, wobei im Gegensatz zum hohen Schultergeradstand der Kopf nicht in die Vulva hineingezogen ist. Die *operative Behandlung* besteht in der äußeren Rückdrehung des mit den flach aufgelegten Händen gefaßten Kopfes. Die Rotation kann durch den Kristeller-Handgriff und mit zwei vom Rücken des Kindes her in die Vagina eingeführten Fingern – evtl. durch einen Assistenten – unterstützt werden.

den Hüftgelenken (s. Abb. 7, S. 302). Nun wird der Kopf mit den flachen Händen gefaßt und bei 1. Stellung mit dem Hinterhaupt nach rechts, bei 2. Stellung mit dem Hinterhaupt nach links gedreht. Auf diese Weise wird die fehlende Rotation des Schultergürtels in das Queroval des Beckeneingangs nachgeholt, was an der Freigabe des Kopfes durch die Weichteile zu erkennen ist. Mit diesem Vorgehen ist es uns in den letzten 3 Jahren möglich gewesen, in über 30 Fällen den hohen Schultergeradstand ohne weitere operative Maßnahmen und ohne Schädigung der Kinder zu entwickeln.

Die *Schnittentbindung* ist als prophylaktische Maßnahme in den letzten Jahren wiederholt diskutiert und im Rahmen juristischer Auseinandersetzungen gefordert worden. Voraussetzung wäre eine exakte präpartuale Bestimmung der Kindsgröße mittels der sonographischen Fetometrie. Eine Makrosomie des Kindes kann auf diese Weise vorausgesagt werden bei deutlicher Übermaßigkeit des bp- und Thoraxdurch-

Beckenendlagen

Die Beckenendlagen (BEL) (Abb. 37) stellen Regelwidrigkeiten der Poleinstellung dar. Sie stehen damit im Gegensatz zur regelrechten Poleinstellung in Form der Schädellagen. Die „Lage des Kindes" ist indessen im strengen Definitionssinn in Form der Längslage normal. Einstellung und Haltung des Kindes folgen bei der BEL eigenen Gesetzen. Mit einer Häufigkeit von heute etwa 6% stellt die BEL die bedeutendste geburtsmechanische Regelwidrigkeit dar. Die eingetretene Frequenzerhöhung ist mit der relativen Zunahme der Erstgebärenden und des Gebäralters zu erklären. Ein deutlich überhöhtes Vorkommen ist zu beobachten:

– bei Frühgeburten mit 10–15% BEL,
– bei Mehrlingsgeburten mit ca. 25%.

Die Beckenendlage stellt wie die Schädellage einen Sammelbegriff dar. Es sind in Abhängigkeit von dem Teil, der im Geburtskanal die Führung übernommen hat, zu unterscheiden (Tab. 6):

– einfache Steißlagen,
– unvollkommene und vollkommene Fußlagen,
– unvollkommene und vollkommene Steiß-Fuß-Lagen
– Knielagen.

Die *Stellungsdiagnose* entspricht in Abhängigkeit vom Stand des Rückens der bei den Schä-

Tabelle 6 Die verschiedenen Arten der Beckenendlagen (mit Angabe der Frequenz und des geburtsmechanisch wirksamen Umfanges)

1. Einfache Steißlage (ca. 66%)
   Beine an der Bauchseite hochgeschlagen
   Steiß führt
   Umfang: ca. 28 cm

2. Fußlagen (ca. 18%)
   a) *Vollkommene Fußlage*
      Beide Beine ausgestreckt
      Füße führen
      Umfang: ca. 25 cm
   b) *Unvollkommene Fußlage*
      Ein Bein hochgeschlagen
      Ein Fuß führt
      Umfang: ca. 27 cm

3. Steiß-Fuß-Lagen (ca. 15%)
   a) *Vollkommene Steiß-Fuß-Lage*
      Beine angehockt
      Füße liegen neben dem Steiß
      Umfang: ca. 33 cm
   b) *Unvollkommene Steiß-Fuß-Lage*
      Ein Bein hochgeschlagen
      Ein Fuß liegt neben dem Steiß
      Umfang: ca. 30 cm

4. Knielagen (< 1%)
   a) *Vollkommene Knielage*
      Beide Beine in den Knien gebeugt
      Beide Knie führen
      Umfang: ca. 25 cm
   b) *Unvollkommene Knielage*
      Ein Bein hochgeschlagen
      Ein Knie führt
      Umfang: ca. 27 cm

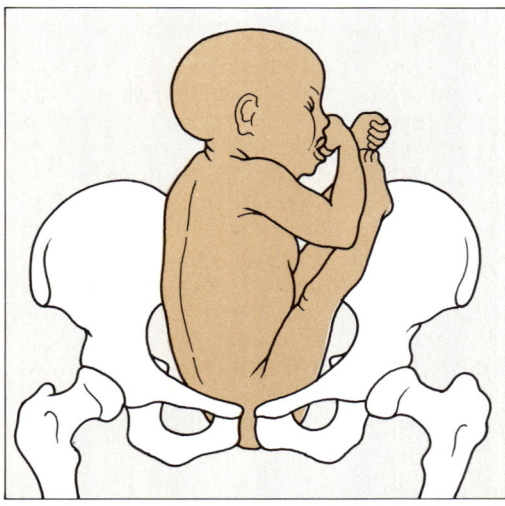

Abb. 37   Zweite einfache Steißlage. Die Beine sind hochgeschlagen (extended legs)

dellagen (WEIDENBACH u. THIEME; DÖRING u. HOSSFELD).

Der *geburtsmechanisch wirksame Umfang* ist in Abhängigkeit von der Art des vorangehenden Teiles unterschiedlich (Tab. 6). Im Gegensatz zu den Schädellagen ist bei den Beckenendlagen jedoch der größte Umfang der günstigste, da durch ihn die Weichteile für den nachfolgenden Kopf am besten gedehnt werden. Die vollkommene Steiß-Fuß-Lage gibt damit am ehesten Gewähr, daß bei der Kopfgeburt Weichteilschwierigkeiten ausbleiben.

Über die vielfältigen **Ursachen** der BEL gibt die Tab. 7 Auskunft. Es ist für den Geburtshelfer von praktischer Bedeutung, sich mit ihnen auseinanderzusetzen, da sie ihm Hinweise auf die

Tabelle 7 Ursachen der Beckenendlagen

1. Behinderung der Fruchtdrehung
- Oligohydramnie (z.B. bei Plazentainsuffizienz)
- straffer Fruchthalter (z.B. alte Erstgebärende)
- abnorme Form des Cavum uteri (Doppelbildung, Myom, Tubeneckenplazenta)
- Streckhaltung der Beine („extended legs")
- Riesenkind

2. Noch nicht erfolgte Fruchtdrehung
- Frühgeburt
- intrauteriner Fruchttod
- Plazentainsuffizienz (verminderte Kindsbewegungen)

3. Abnorme Beweglichkeit der Frucht
- Hydramnion
- schlaffer Fruchthalter (Vielgebärende)
- Frühgeburt (relativ große Fruchtwassermenge)

4. Störungen des Auffangmechanismus des Kopfes
- abnorme Kopfform (Hyperdolichozephalie, Anenzephalie)
- spastisches unteres Uterinsegment ⎫
- Placenta praevia ⎬ Weichteildystokie
- tiefsitzende Myome ⎭
- enges Becken, Riesenkinder

peripartualen Gefährdungen des Kindes geben, die unabhängig von der Poleinstellungsanomalie gegeben sind:

- *Behinderung der Fruchtdrehung:* Die sich normalerweise im 3. Trimenon vollziehende Stabilisierung der Schädellage bleibt aus, wenn die Beweglichkeit des Kindes in dieser Schwangerschaftsphase eingeschränkt ist. Beachtung zu finden hat hier vor allem die Oligohydramnie. Sie ist in der überwiegenden Zahl der Fälle wiederum die Folge einer Plazentafunktionsstörung und gibt damit einen Hinweis auf die erhöhte Hypoxiegefährdung und damit auf die eingeschränkte Belastbarkeit des Kindes bei der vaginalen Entbindung. Zugleich läßt sie erkennen, daß die Schnittentbindung allein nicht in der Lage sein kann, die bei der BEL erhöhte Morbidität und Letalität zu verbessern (s. unten).
- *Noch nicht erfolgte Fruchtdrehung:* Die (noch) ausgebliebene Fruchtdrehung erklärt das gehäufte Vorkommen von BEL bei Frühgeburten: Etwa 1/4 aller BEL treten im Zusammenhang mit einer vorzeitigen Schwangerschaftsbeendigung auf, da bis zur 24. Woche

noch 50% aller Kinder in BEL liegen (MILLER u. KOUAM; HUSSLEIN). Aber auch hier ist an das gleichzeitige Bestehen einer Plazentainsuffizienz zu denken!

- *Abnorme Beweglichkeit der Frucht:* Das gehäufte Vorkommen der BEL bei einer Vermehrung des Fruchtwassers bzw. einem schlaffen Fruchthalter ist seit langem bekannt: Dem Kind fehlt der Zwang zur Anpassung an den normalerweise zunehmenden Raummangel im Fruchthalter.
- *Störung des Auffangmechanismus für den Kopf:* Die Hyperdolichozephalie des BEL-Kindes (Abb. 38) ist nicht die Folge, sondern die Ursache der BEL. Aber auch wegverlegende Veränderungen im unteren Uterinsegment müssen Beachtung finden, da sie – wie z. B. die Placenta praevia – das therapeutische Vorgehen beeinflussen.
- *Habituelle Beckenendlage:* Sie entspricht einem gehäuften Vorkommen von BEL bei der gleichen Patientin bzw. in der Familie, zumeist infolge familiär vorkommender bzw. persistierender Ursachen. Der *Erwartungswert* für eine 2. BEL beträgt nach PISKAČEK u. Mitarb. 7%, nach ERBSLÖH sogar 15,9%.

Für die **Erkennung der BEL** sind oftmals das Fehlen eines ballottierenden vorangehenden Teiles und ein negatives *Knebel-Zeichen*, die fehlenden Nickbewegungen des Kopfes bei der inneren Untersuchung, erste Hinweise. Die *Sicherung der Diagnose* erfolgt heute mittels der Sonographie. Bei der vaginalen Untersuchung

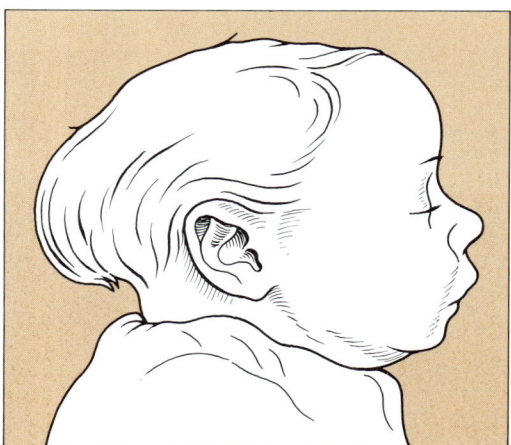

Abb. 38 Hyperdolichozephalie mit abgeflachtem Hinterhaupt bei einem Beckenendlagenkind

kann die Crista sacralis media über dem Kreuzbein des Kindes getastet werden.

Für den **Geburtsmechanismus bei BEL** ist charakteristisch, daß sich – im Gegensatz zur Schädellagengeburt – das Geburtsobjekt dreimal einer Formanpassung im Geburtskanal unterziehen muß: Bei der

Geburt des Steißes

tritt die Hüftbreite im hohen Querstand in den Beckeneingang ein. Nach der Drehung in der Beckenhöhle erfolgt der Austritt durch Lateralflexion der Lendenwirbelsäule, bei der sich die vordere Hüfte am unteren Symphysenrand anstemmt (Abb. 39). Für die nachfolgende

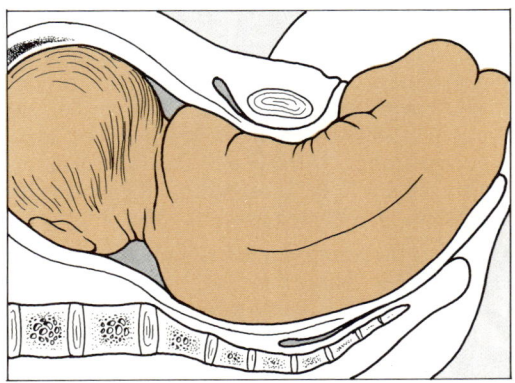

Abb. 39   Geburt in zweiter einfacher Steißlage. Die vordere Hüfte stemmt sich im Schambogen an. Austritt durch Lateralflexion der Wirbelsäule

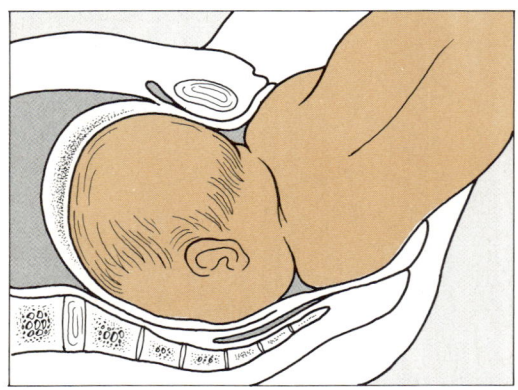

Abb. 40   Schultergeburt bei zweiter Beckenendlage. Die Schulterbreite passiert im geraden Durchmesser den Beckenausgang

Geburt des Schultergürtels

dreht sich der Steiß nach seinem Austritt mit dem Rücken nach vorn, um der Schulterbreite den Eintritt in den querovalen Beckeneingang zu ermöglichen. In der Beckenhöhle dreht sich die Schulterbreite in den geraden Durchmesser des Beckenausgangs zurück. Bei auf der Brust liegenden Armen wird zuerst die vordere, dann die hintere Schulter geboren (Abb. 40). Im gleichen Moment tritt für die

Geburt des nachfolgenden Kopfes

der Kopf im hohen Querstand in das Becken ein. Während des Tiefertretens beugt er sich und dreht sich mit dem Nacken nach vorn. Beim Austritt erscheinen nacheinander Kinn, Gesicht und schließlich das Hinterhaupt über dem Damm (Abb. 41).

Bei der häufigsten Form der BEL, der **einfachen Steißlage** (Tab. 6), wird der Geburtsmechanismus in allen Phasen durch die

Extended legs,

die an der Bauchseite des Kindes hochgeschlagenen Beine (Abb. 37), beeinflußt. Die dadurch gegebene Schienung des Rumpfes läßt im Geburtsobjekt in der Wehe eine vermehrte Haltungsspannung auftreten. Dies erklärt sowohl den verspäteten Eintritt des Steißes in das Becken, als auch die erschwerte Abbiegung des Rumpfes beim Austritt und damit den zumeist

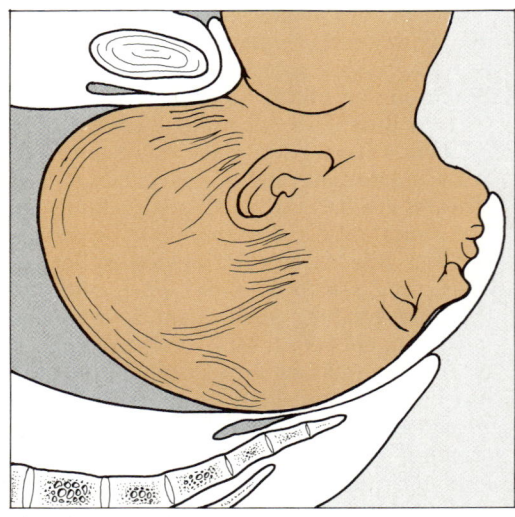

Abb. 41   Kopfgeburt bei Beckenendlage

verzögerten Verlauf der Preßperiode (THIESSEN; NARIK; KNAUS).

Bei den **Fußlagen** (Tab. 6) kann die Dehnung der Weichteile durch den geringen Umfang des vorangehenden Teiles so unzureichend bleiben, daß der Durchtritt des nachfolgenden Kopfes erschwert ist. Gleiches gilt für die sehr seltenen **Knielagen** (Tab.6).

Weitere geburtsmechanische Besonderheiten, die insbesondere bei der operativen Entwicklung des Kindes Beachtung zu finden haben, sind:

- *Der hochgeschlagene bzw. in den Nacken geschlagene Arm:* Durch ihn wird die Geburt des Kopfes behindert. Die Entwicklung des Kindes kann nur nach vorheriger Armlösung beendet werden (s. unten).
- *Dorsoposteriore Kopfgeburt:* Dreht sich der Kopf nach seinem Eintritt in das kleine Becken mit dem Hinterhaupt nach dorsal, so kann er in Beugehaltung durch Anstemmen mit der Nasenwurzel an der Symphyse, aber auch in der ungünstigeren Streckhaltung mit Anstemmen der vorderen Halsseite geboren werden. Zur manuell-operativen Entwicklung des Kopfes sind dann der umgekehrte Veit-Smellie-Handgriff bzw. der umgekehrte Prager Handgriff erforderlich.

Die aus allen statistischen Untersuchungen erkennbare

erhöhte Gefährdung des Beckenendlagenkindes

hat verschiedene, durch die Geburtsleitung nicht immer bzw. nicht ausreichend sicher zu beeinflussende Ursachen. Für die perinatale Gefährdung in Form einer erhöhten Morbidität und Letalität sind vor allem verantwortlich zu machen:

- *Plazentainsuffizienz:* Von der nutritiven Plazentafunktionsstörung ist bekannt, daß sie über die Oligohydramnie, aber auch über eine Verminderung der Kindsbewegungen zur BEL führen kann. Als *klinische Konsequenzen* ergeben sich die Notwendigkeit der Intensivüberwachung des Kindes prä- und subpartual sowie der sorgfältigen Indikationsstellung zur vorzeitigen Schwangerschaftsbeendigung und zum entbindenden Operieren entsprechend den therapeutischen Regeln bei dem Verdacht auf eine eingeschränkte intrauterine Versorgung. In prozessualen Auseinandersetzungen hat insbesondere der Gutachter die Möglichkeit der bereits präpartual erfolgten plazentogenen Schädigung des Kindes und

damit die nur eingeschränkt mögliche Einflußnahme auf die Entstehung einer Hypoxie und Azidose beim Kind durch den Geburtshelfer zu berücksichtigen. (HOCHULI u. KÄCH; FABER-NIJHOLT u. Mitarb.; GREEN u. Mitarb.; BERNASCHEK u. Mitarb.)

- *Nabelschnurvorfall:* Die mangelhafte Abdichtung des unregelmäßigen und hochstehenden vorangehenden Teiles läßt in etwa 6% aller BEL einen Nabelschnurvorfall auftreten.

- *vorzeitige Plazentalösung:* Sie tritt bei der BEL in einer besonderen Form auf, und zwar während der vaginalen Entwicklung des Kindes (s. Abb. 44 u. 45). Im Gegensatz zur Schädellage wird der Uterus während der Rumpfentwicklung zu zwei Dritteln entleert; die damit eintretende Verkleinerung der Plazentahaftfläche führt in etwa 20% aller vaginalen Entbindungen dazu, daß die Plazenta vorzeitig abgelöst und als sichtbares Kriterium für dieses Ereignis mit der Entwicklung des Kopfes ausgestoßen wird.

- *Protrahierter Geburtsverlauf:* Er ist mit dem hochstehenden Steiß, der beeinträchtigten Zervixretraktion und -dilatation sowie dem im Vergleich zur Schädellage komplizierteren geburtsmechanischen Ablauf erklärt. Die Möglichkeiten der kontinuierlichen subpartualen Überwachung mittels des CTG erlauben indessen zunächst ein abwartendes Verhalten des Geburtshelfers, zumal die hypoxische Gefährdung des Kindes allein durch die BEL in der Eröffnungsperiode nicht größer ist als bei einer Schädellagengeburt!

- *Erhöhte hypoxisch-azidotische Gefährdung des BEL-Kindes:* Sie hat vielerlei Gründe, von denen insbesondere die höhere Frequenz der Plazentainsuffizienzen und der Frühgeburten bereits erwähnt wurden. Ein weiterer Grund ist die relativ frühzeitige Kompression des im Vergleich zur Schädellagengeburt tiefstehenden Nabelschnuransatzes (Abb. 42 u. 43) (KURZ u. KÜNZEL). Wichtig ist, daß es sich um *respiratorische, in der Austreibungsperiode entstandene Azidosen* bei zugleich erhöhter arteriovenöser pH-Differenz handelt, die bei einem entsprechenden „Trainingsprogramm" auch bei der vaginalen Entbindung zu beherrschen sind (GLASER u. Mitarb.; HOCHULI u. KÄCH; MUTH; GREEN u. Mitarb.; EBERT u. NOWAK; BOLTE u. Mitarb.; BODMER u. Mitarb.; G. MARTIUS) (s. auch Sectio-Indikation, S. 392).

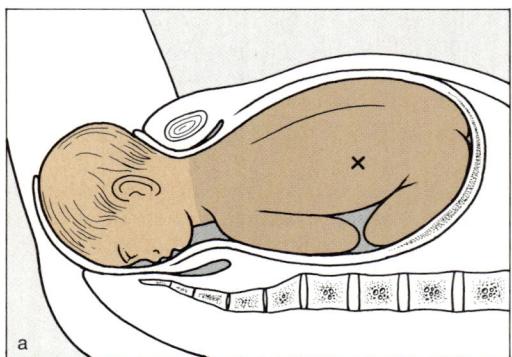

Abb. 42 Geburt in Schädellage. Während des Durchtrittes des Kopfes befindet sich die Hauptmasse des Geburtsobjektes noch im Uterus, die Volumenverminderung ist damit gering. Der Nabelschnuransatz ist zudem vom vorangehenden Teil weit distanziert, so daß eine Kompression des Nabelschnuransatzes (x) während der Preßperiode nicht zu erwarten ist

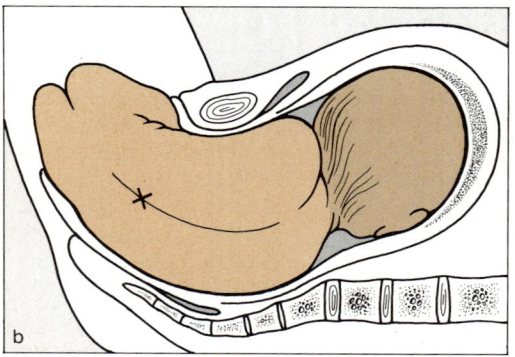

Abb. 43 Geburt in Beckenendlage. Durch das Austreten des Rumpfes bei Beckenendlage wird der Uterus etwa zu zwei Drittel entleert, bis der Kopf des Kindes durchtritt. Die starke Volumenverminderung schafft eine Disposition zur vorzeitigen Plazentalösung aufgrund der Verkleinerung der Plazentahaftfläche. Der Nabelschnuransatz ist nur etwa 10 cm vom vorangehenden Steiß entfernt; eine Kompression des Nabelschnuransatzes (x) tritt daher viel früher als bei der Schädellage auf

Von den zur **Behandlung der BEL** zur Verfügung stehenden geburtshilflichen Methoden wird die der Prophylaxe dienende

äußere Wendung in Schädellage

nach wie vor kontrovers diskutiert und entsprechend unterschiedlich indiziert (MÜLLER-HOL-

VE; BAYER; BERG u. KUNZE; KÖPPEL u. BENZ; O'GRADY u. Mitarb.; MORRISON u. Mitarb.; u. a.). Als *Zeitpunkt* wird die 38. bis 39. Woche heute zumeist bevorzugt, um die Zahl der Rückdrehungen, wie sie nach früher vorgenommenen Wendungen auftreten, möglichst niedrig zu halten, und um beim Auftreten fetaler Gefährdungssymptome die Möglichkeit der sofortigen abdominalen Entbindung zu haben (SALING; PLUTA u. Mitarb.). Nach ruhiger Lagerung der Schwangeren und bei unauffälligem CTG sowie evtl. bei gleichzeitiger unterstützender *Medikation* in Form von 10 mg Diazepam i. v. und einer Infusion von 2 – 5 µg/min Fenoterol zur Tokolyse erfolgt die Drehung des Kindes durch äußere Handgriffe zumeist in Form der „Rolle rückwärts". Eine abschließende CTG-Kontrolle und die Bestätigung des Wendungserfolges durch die Sonographie sind unerläßlich. Die *Effektivität* der äußeren Wendung in Form erreichter Schädellagen mit nachfolgender vaginaler Entbindung werden mit Werten um 50% bei gleichzeitiger Verminderung der Schnittentbindungen um die Hälfte angegeben (PLUTA u. Mitarb.; HAUSER; KYANK u. Mitarb.; YLIKORKALA u. HARTIKAINEN-SORRI). Streng zu beachten sind die *Kontraindikationen*, und zwar vor allem Veränderungen im Ruhe-CTG, Symptome der Plazentainsuffizienz, die Placenta praevia und die Vorderwandplazenta (WULF; BÄNNINGER u. SCHMID; MEYENBURG u. BUSCH; KIRKINEN u. YLÖSTALO). Die wegen einer fetalen Gefährdung unmittelbar nach der äußeren Wendung notwendigen Schnittentbindungen werden mit einer Frequenz von etwa 2% angegeben. Bei bestehender Rh-Heterospezifität ist eine *Anti-D-Prophylaxe* nach der Wendung erforderlich (GJODE u. RASMUSSEN).

Für die

vaginale Entwicklung des BEL-Kindes

stehen zur Verfügung:

1. Manualhilfe nach Bracht (Abb. 44 u. 45): Bei ihr wird der geborene Steiß mit beiden Händen umfaßt und unter Unterstützung durch den Kristeller-Handgriff aus der Führungslinie heraus auf den Unterbauch der Patientin geführt. Arme und Kopf folgen dabei ohne zusätzliche manuelle Maßnahmen.

2. Halten des Steißes mit dem Vakuumextraktor: Zur schnelleren Überwindung der beschriebenen, insbesondere bei den Extended legs gegebe-

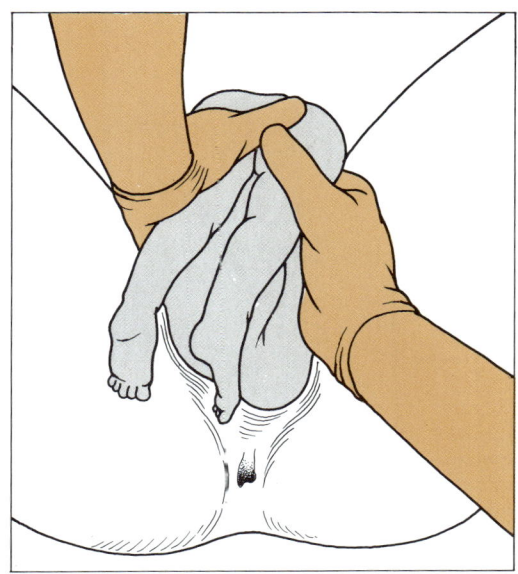

Abb. 44 Manualhilfe nach Bracht (I). Der Rumpf wird in Richtung auf die Bauchdecken der Mutter geführt

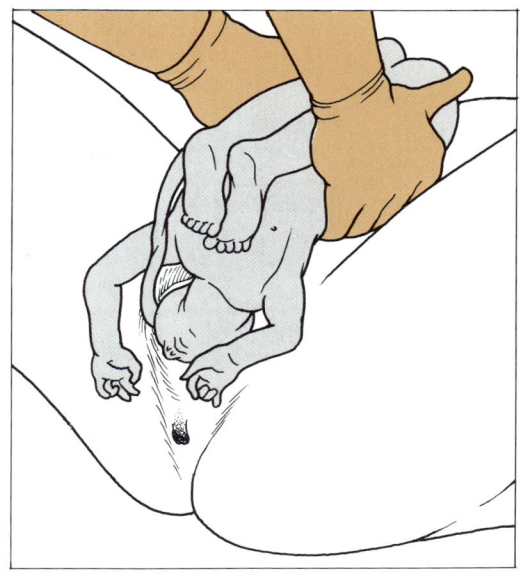

Abb. 45 Manualhilfe nach Bracht (II). Arme und Kopf werden ohne zusätzliche Hilfeleistung gewonnen

nen Abbiegungsschwierigkeiten und damit zur Abkürzung der das BEL-Kind besonders gefährdenden Preßperiode (s. oben) wird der in der Tiefe der Vulva sichtbare Steiß mit der kleinen Vakuumglocke gefaßt und ohne Traktionen (!) nach dem Pressen in der jeweils erreichten Position gehalten. Das sonst erfolgende Zurückgleiten des führenden Steißes wird dadurch vermieden. Der Steiß tritt mit 2–3 Preßwehen ohne zusätzliche Gefährdung aus (G. Martius; Hespe u. Mitarb.).

Die *perinatale Gefährdung* reifer Kinder ist unter der Voraussetzung einer sorgfältigen Indikationsstellung bei dem beschriebenen vaginalen Vorgehen im Vergleich zur Schnittentbindung nicht erhöht (Manzke; Hochuli u. Käch; Muth; Bolte u. Mitarb.).

Zur

operativen vaginalen Entwicklung des BEL-Kindes

werden bei gegebener Indikation, z. B. in Form einer in der späten Austreibungsperiode auftretenden fetalen Gefährdung, die folgenden **Extraktionsmethoden** angewandt:

1. Manuelle Extraktion: Das Kind wird bei der einfachen Steißlage in den Leistenbeugen gefaßt

und in der Führungslinie extrahiert. Nachfolgend ist die gesonderte Lösung von Armen und Kopf erforderlich (s. unten).

2. Vakuumextraktion am Steiß: Nach der Fixierung der kleinen Glocke auf der vorderen Gesäßhälfte wird der Rumpf in Richtung der Führungslinie extrahiert. Die Traktionen erfolgen wehensynchron unter Kristeller-Expression bis zum unteren Winkel des vorderen Schulterblattes mit nachfolgender Arm- und Kopflösung. Als Extraktionsinstrument kann auch die Zange Verwendung finden.

3. Extraktion am Fuß: Nach dem Herunterholen eines Beines bzw. bei der Fußlage kann das Kind erfolgreich durch Zug an dem vorderen Fuß gewonnen werden.

Ergibt sich während der vaginalen Entwicklung z. B. bei einem Ausbleiben der spontanen Schulter- und Armgeburt beim Bracht-Handgriff oder nach einer Extraktion am Steiß die Notwendigkeit der

operativen Schulter- und Armentwicklung,

so kommen die folgenden Handgriffe zur Anwendung:

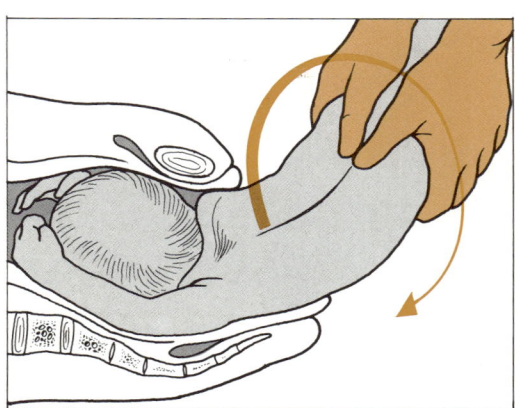

Abb. 46   Armlösung nach *Lövset* (I). Das Kind ist über dem Beckenring mit beiden Händen gefaßt. Der Pfeil zeigt die bevorstehende Bewegung: Anhebung, Drehen und Senken des Rumpfes, bis die zunächst hintenstehende Schulter unter der Symphyse erscheint

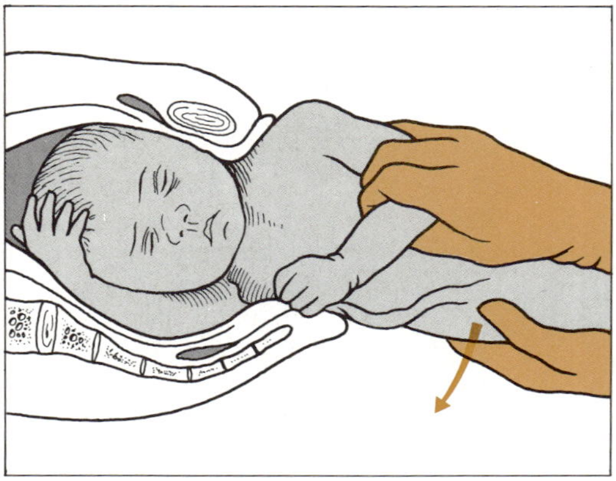

Abb. 47   Armlösung nach Lövset (II). Die hintere Schulter ist unter die Symphyse gedreht. Der dazugehörige Arm kann nun leicht vom Rücken her herausgestreift werden

1. Armlösung nach Lövset (Abb. 46 u. 47): Bei dieser sichersten und schonendsten Methode wird das Kind über dem Becken gefaßt, angehoben, um anschließend durch Drehen und Senken des Rumpfes die vordere Schulter sichtbar werden zu lassen. Ist der dazugehörige Arm vom Rücken her herausgestreift, so wird das Vorgehen in gleicher Weise für die zweite, jetzt hintenstehende Schulter wiederholt.

2. Armlösung nach Bickenbach: Bei ihr wird das Kind oberhalb der Knöchel an den Beinen angehoben, um zunächst den hinten stehenden Arm aus der Kreuzbeinaushöhlung und nach Senken des Rumpfes den vorderen Arm unter der Symphyse herauszustreifen.

Weitere, zur Beherrschung außergewöhnlicher Situationen zur Verfügung stehende und deshalb besonders zu indizierende Handgriffe – z. B. zur Lösung eines in den Nacken geschlagenen Armes – sind in den „Geburtshilflich-perinatologischen Operationen" des Verf. im einzelnen dargestellt.

Ergibt sich die Notwendigkeit der

Lösung des nachfolgenden Kopfes,

so gelingt dies bei dorsoanteriorer Einstellung mit dem *Handgriff nach Veit-Smellie* (Abb. 48). Hierzu wird das Kind mit der Bauchseite auf den Unterarm – bei linker Stellung auf den linken Unterarm und umgekehrt – gelegt. Der Kopf wird mit dem in den Mund eingeführten Zeigefinger gebeugt. Die Extraktion erfolgt mit

Zeige- und Mittelfinger der äußeren Hand, die den Hals gabelförmig von dorsal aus fassen.

Die

Indikationsstellung zur Sectio caesarea bei BEL

hat in den letzten Jahren eine erhebliche Aus-

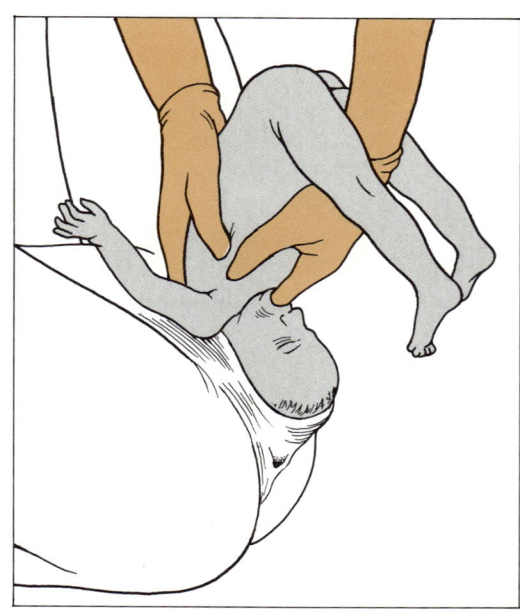

Abb. 48   Handgriff nach Veit-Smellie zur Gewinnung des nachfolgenden Kopfes bei Beckenendlage

weitung erfahren. Es kann hier schon gesagt werden, daß die Forderung, jede Beckenendlage durch die Schnittentbindung zu beenden, inzwischen wesentlich eingeschränkt wurde. Es konnte nachgewiesen werden, daß zum einen die Schnittentbindung nicht alle zusätzlichen Gefährdungen des Kindes zu beherrschen vermag, und daß es zum anderen gelingt, mit einer sorgfältigen selektiven Indikationsstellung bei gleichzeitiger Verminderung der Gefährdung der Schwangeren für die Kinder mit der vaginalen Entbindung gleich günstige Ergebnisse zu erreichen (MUTH; DÖRING; MANZKE; HOCHULI u. KÄCH; GREEN u. Mitarb.; BOLTE u. Mitarb.; EBERT u. NOWAK; BODEMER u. Mitarb.). Die folgenden **Indikationen zur primären und sekundären Sectio caesarea** finden heute Anerkennung:

1. Primäre Sectio-Indikation bei BEL:
– Übergröße des Kindes: sonographische Bestimmung des bp-Durchmessers > 10 cm bzw. des geschätzten Geburtsgewichtes > 3500 g. Zu beachten ist die Hyperdolichozephalie, die bei relativ kleinem bp-Durchmesser evtl. ein zu kleines Geburtsgewicht anzeigt (KASBY u. POLL).
– Verdacht auf ein relatives Mißverhältnis:

Differenz zwischen Conjugata vera und bp-Durchmesser bei Primiparae < 15 mm, bei Mehrgebärenden < 10 mm. Nach GIWA-OSAGIE benötigt ein Kind von 3400 g minimal eine Conjugata vera von 11,7 cm.
– Hyperextension des Kopfes: Die dorsale Überstreckung des Kopfes führt erfahrungsgemäß zur Erschwerung der vaginalen Entwicklung des Kindes (BALLAS u. Mitarb.).
– Frühgeburt und Beckenendlage: Schwangerschaftsbeendigung bis zur 32. (34. ?) Woche, vor allem bei zugleich unreifer Portio bzw. einem Geburtsgewicht < 1500 g (KRAUSE u. Mitarb.; RUCKHÄBERLE u. Mitarb.; HOCHULI u. KÄCH; WULF u. Mitarb.; RUPEK u. Mitarb.; MAIN u. Mitarb.; KENDALL u. HOMMERS; NISELL u. Mitarb.; GOLDENBERG u. NELSON; CHERVENAK u. Mitarb.).

2. Sekundäre Sectio-Indikation bei BEL:
– Protrahierter Geburtsverlauf: persistierender niedriger Bishop-Score bzw. Hochstand des Steißes trotz regelrechter uteriner Aktivität,
– Symptome der fetalen Gefährdung.

Diese Indikationsstellung führt zu einer *Sectio-Frequenz* von 30–50%, bei der Primipara von etwa 60%.

Quer- und Schräglagen

Quer- und Schräglagen stellen einer **Regelwidrigkeit der Lage** dar, bei der die Längsachse des Kindes mit der Längsachse des Fruchthalters bzw. des Geburtskanales einen Winkel bildet. Die *Häufigkeit* beträgt heute etwa 0,2%, wobei der Rückgang der Querlagen in den letzten Jahren eine Folge der Verringerung der Pluriparität und – in engem Kausalzusammenhang damit – der Placenta praevia ist.

Die **Einteilung** berücksichtigt die Stellung des Rückens und des Kopfes:

– 1. Querlage: Kopf links,
– 2. Querlage: Kopf rechts,
– dorsoanteriore Querlage: Rücken vorn,
– dorsosuperiore Querlage: Rücken oben,
– dorsoposteriore Querlage: Rücken hinten,
– dorsoinferiore Querlage: Rücken unten.

Die dorsosuperiore und dorsoanteriore Querlage treten aus Gründen der Formanpassung des Rückens an die konkave Uterushöhle am häufigsten auf (Abb. 49 u. 50).

Die Entstehung der Querlage gleicht in vielem derjenigen der Beckenendlage (S. 386f). Die Einstellung des Kopfes als vorangehender Teil wird verhindert oder ist unnötig. Zusätzlich erlauben aber *abnorme Raumverhältnisse im Uterus* die Querlage oder machen sie bei einem querovalen Cavum uteri (Uterus arcuatus, Korpusmyome) im Sinne der Formanpassung sogar nötig.

Die pathogenetische Bedeutung des *schlaffen Fruchthalters* geht daraus hervor, daß sich 90% aller Querlagen bei Mehr- und Vielgebärenden finden. Ein Viertel aller Querlagen tritt bei Frühgeburten auf, bei denen die *relativ große Fruchtwassermenge* die übermäßige Beweglichkeit und damit die Querlage zuläßt. *Störungen des Auffangmechanismus des Kopfes*, die zur Querlage führen, sind die Placenta praevia (10–15% der Querlagen) und das enge Becken. Weitere Ursachen sind die *Fundusplazenta* und die Mehrlingsgravidität (ca. 18% der Querlagen) (H. MARTIUS; HUSSLEIN; STEVENSON).

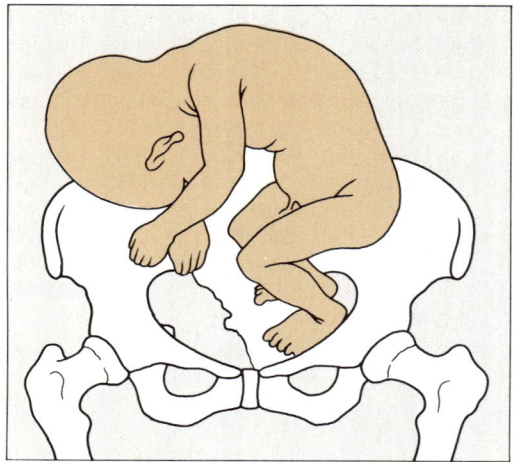

Abb. 49   Zweite dorsosuperiore Querlage

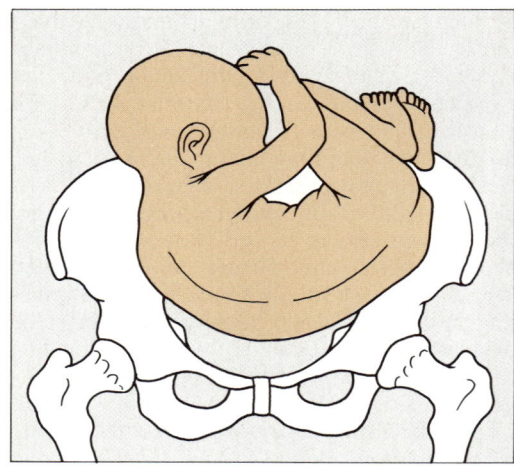

Abb. 50   Zweite dorsoanteriore Querlage

Die **Erkennung der Querlage** gelingt häufig schon bei der Betrachtung der Schwangeren aufgrund des breiten Fundus uteri (Abb. 51). Der mit dem 3. Leopold-Handgriff nicht zu tastende vorangehende Teil und das bei der inneren Untersuchung zu findende leere Becken sind weitere wichtige Hinweise. Bei adipösen Graviden muß allein das leere Becken an die Möglichkeit einer Querlage denken lassen! Die Sicherung der Diagnose gelingt durch das Auffinden eines ballottierenden Teiles seitlich im Uterus und mittels der Sonographie.

Die Querlage rechnet zu den

absolut ungünstigen Kindslagen.

Dies bedeutet, daß eine spontane Beendigung der Entbindung bei einem reifen und lebenden Kind unmöglich ist. Nur ein rechtzeitiges operatives Eingreifen kann Mutter und Kind vor lebensbedrohlichen Situationen bewahren. Zudem ist die Querlage durch einige typische **zusätzliche Komplikationen** prognostisch belastet:

– *Vorzeitiger Blasensprung:* Die fehlende Abdichtung des unteren Uterinsegmentes läßt in etwa 40% einen vor- bzw. frühzeitigen Blasensprung auftreten.
– *Nabelschnurvorfall:* Aus dem gleichen Grund kommt es bei 20–25% zum Nabelschnurvorfall.
– *Wehenschwächen:* Sie sind die Folge der mangelhaften Wehensteuerung bei Fehlen eines vorangehenden Kindsteiles.

Der **Geburtsverlauf** ohne therapeutische Einwirkung ist dadurch gekennzeichnet, daß es zunächst im Verlauf der Eröffnungsperiode zunehmend zu einer Abknickung der Wirbelsäule des Kindes kommt, so daß sich die Schulter – bei oftmals gleichzeitigem Armvorfall – im Beckeneingang einstellt. Diese

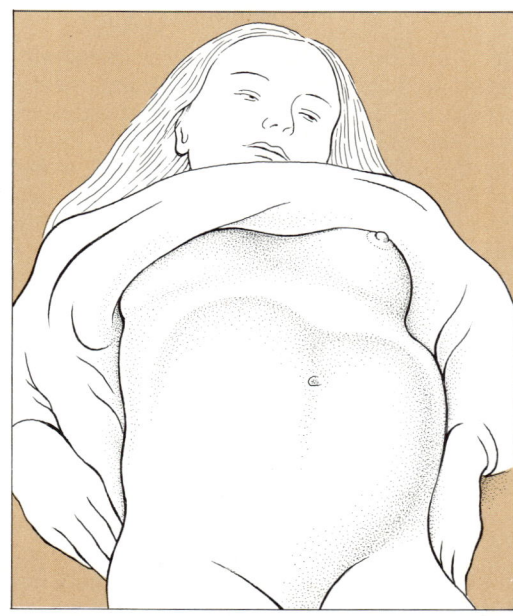

Abb. 51   Querlage in einem Uterus arcuatus

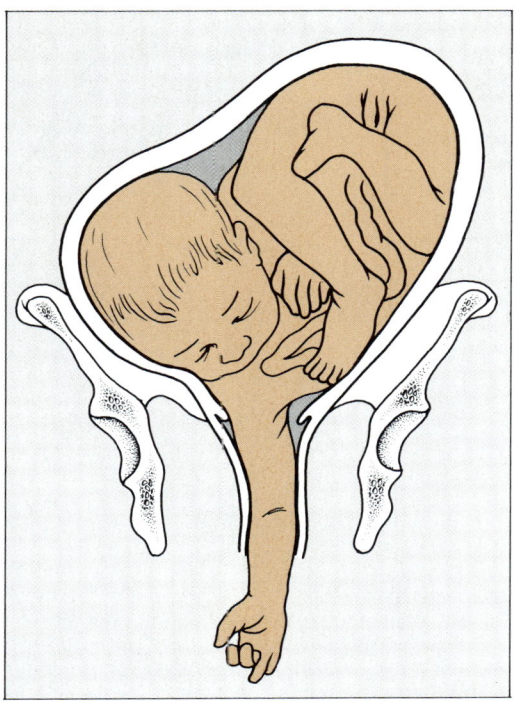

Abb. 52 Zweite dorsoposteriore Querlage in Schulterlage mit Armvorfall

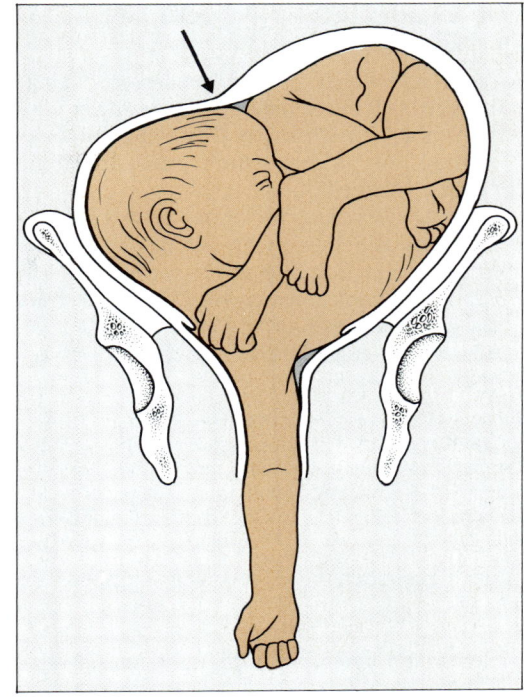

Abb. 53 Verschleppte Querlage mit drohender Uterusruptur. Starke Retraktion des Corpus uteri. Ausziehung des unteren Uterinsegments über dem kindlichen Kopf. Hochstand der Bandl-Furche

Schulterlage mit Armvorfall

bleibt bis zur vollständigen Erweiterung des Muttermundes bestehen (Abb. 52). Unter dem Einfluß der jetzt sich steigernden Wehentätigkeit wird die Schulter im Becken eingekeilt und das untere Uterinsegment als Folge der fortschreitenden Korpusretraktion zunehmend ausgezogen. In diesem Stadium der

verschleppten Querlage

ist eine innere Wendung ohne Rupturgefahr nicht mehr möglich (Abb. 53). – Im weiteren Verlauf bekommt die Wehentätigkeit tetanischen Charakter, das stark ausgezogene untere Uterinsegment, das den Kopf kappenförmig überzieht, ist schmerzhaft gespannt, die Bandl-Retraktionsfurche kann in Nabelhöhe stehen. Die Kreißende wird zunehmend unruhig und ängstlich. Das Stadium der

drohenden Uterusruptur

ist erreicht. – Während einer Wehe oder beim

Umlagern der Kreißenden tritt dann bald mit einem schneidenden Schmerz die

Uterusruptur

in Form einer Überdehnungsruptur ein. Für kurze Zeit folgt ein Gefühl der Erleichterung, bis sich die Zeichen der inneren Blutung und des peritonealen Schocks ausbilden. Die *Ruptur* erfolgt am häufigsten im Bereich des überdehnten unteren Uterinsegmentes oder in Form einer Kolpaporrhexis. Sie kann alle Wandschichten einschließlich des Peritoneums (Ruptura uteri completa (s. Abb. 86, S. 423) oder auch nur das Myometrium bei erhaltenem Serosaüberzug (Ruptura uteri incompleta) (s. Abb. 85, S. 423) erfassen. Das *Kind* stirbt zumeist bereits im Stadium der verschleppten Querlage, und zwar infolge der verminderten Uterusperfusion an einer präplazentaren Insuffizienz.

Eine

Spontangeburt bei Querlage

wird selten beobachtet. Folgende Möglichkeiten sind bekannt:

- *Versio spontanea:* Die einsetzenden Wehen drehen das Kind in die Längslage, da der vorher schlaffe Fruchthalter durch die Tonuserhöhung am Myometrium seine normale Form wiedererhält.
- *Evolutio spontanea:* Bei dieser Selbstentwicklung wird der Rumpf an der in das Becken eingetretenen Schulter vorbeigetrieben.
- *Partus conduplicato corpore:* Bei der „Geburt mit gedoppeltem Körper" wird das Kind wie ein zusammengeklapptes Taschenmesser geboren.

Bei der Selbstentwicklung und der Geburt mit gedoppeltem Körper handelt es sich um Beobachtungen bei unreifen bzw. abgestorbenen Kindern. Der Versuch, eine dieser Formen der Fruchtausstoßung abzuwarten, würde Kreißende und Kind in ernste Gefahr bringen.

In der **Behandlung der Querlage** stellt heute die

Schnittentbindung

bei lebendem und lebensfähigem Kind die Methode der Wahl dar. Hat der Versuch der *äußeren Wendung* (S. 390) nicht zum Erfolg geführt, so wird die Gravidität in Abhängigkeit vom Zervixbefund und von dem Auftreten von Wehen etwa in der 39. Woche durch die primäre Sectio caesarea beendet. Materne Todesfälle lassen sich auf diese Weise so gut wie ganz vermeiden, die der Kinder auf unter 10% reduzieren (BAJARDI). Eine weitere Senkung der perinatalen Sterblichkeit ist nur schwer erreichbar und zwar wegen des hohen Anteils der Frühgeburten und von Insertionsanomalien der Plazenta in Form der Placenta praevia bei Querlagenentbindungen.

Zur operativen Beendigung einer Querlagengeburt wird die

innere Wendung auf den Fuß

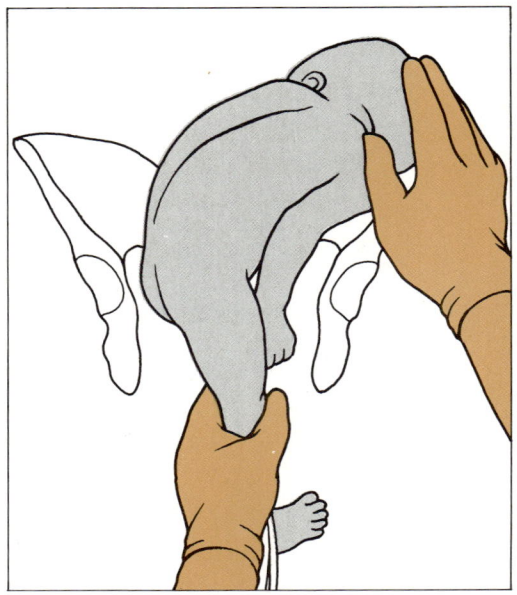

Abb. 54   Kombinierte innere Wendung mit Extraktion. Die innere Hand des Geburtshelfers hat bei dorsoanteriorer Querlage den unteren Fuß gefaßt und in die Scheide geleitet. Die äußere Hand schiebt den Kopf des Kindes in den Fundus uteri. Nach vollendeter Wendung wird das Kind aus unvollkommener Fußlage extrahiert

heute nur noch bei der Entwicklung des 2. Zwillingskindes aus Querlage und beim intrauterinen Fruchttod mit gut beweglichem Kind angewandt. Sie erfolgt in Form der *„direkten Wendung"* bei vollständig erweitertem Muttermund mit sofort angeschlossener Extraktion des Kindes an dem heruntergeholten Fuß (Abb. 54). Einzelheiten der Indikationsstellung und Technik der inneren Wendung sind in den „Geburtshilflich-perinatologischen Operationen" des Verf. beschrieben.

Mißverhältnis zwischen Geburtsobjekt und Geburtskanal

Störungen im Geburtsverlauf als Folge eines Mißverhältnisses zwischen Geburtsobjekt und Geburtskanal können aus zweierlei Gründen auftreten:

1. infolge einer Maß- oder Formanomalie des Beckens,
2. infolge einer Übergröße oder Fehlbildung des Geburtsobjektes.

Geschichtliches und heutige Bedeutung des engen Beckens

Das enge Becken als Ursache von Geburtsstörungen war dem Geburtshelfer lange Zeit unbekannt. Erst 1543 widersprach der Anatom VASALIUS der alten griechischen Vorstellung, daß sich der Beckenring türflügelartig öffnen und so dem Geburtsobjekt Durchlaß gewähren würde. Sein Schüler ARANTIUS (1572) erkannte die Beckenanomalien als Ursache schwerer Geburten. Um ihre Systematik haben sich später besonders LITZMANN und MICHAELIS sowie die Wiener BREUS und KOLISKO Verdienste erworben, während SELLHEIM als Schöpfer der funktionellen Betrachtungsweise der Geburt beim engen Becken anzusehen ist.

Die heutige geburtshilfliche Lehre trägt gerade in unserem Land schwer an der ehrwürdigen Tradition unseres Faches, von der sie sich zugunsten moderner Erkenntnisse oftmals nur zögernd zu befreien vermag. Dies gilt auch für die Geburtsstörungen als Folge einer Beckenanomalie.

Nicht jeder bei guter Wehentätigkeit über dem Beckeneingang verharrende Kopf ist der Ausdruck eines Mißverhältnisses zwischen Geburtsobjekt und Geburtskanal.

Weit häufiger handelt es sich um eine Weichteildystokie, z.B. in Form eines spastischen unteren Uterinsegmentes, die das Tiefertreten des Kopfes verhindert (G. MARTIUS) und bei der wegen des Geburtsstillstandes klinisch gerechtfertigt, aber unter der falschen Indikation „enges Becken" die Schnittentbindung ausgeführt wird. – *Diese enge Verflechtung von körperbaulichen und funktionellen Geburtsstörungen* geht aber auch daraus hervor, daß einige der „physiologischen Varianten des weiblichen Beckens" (Tab. 8) (CALDWELL u. MOLOY) Ausdruck der konstitutionellen Besonderheit des Individuums sind und mit gleichermaßen konstitutionsgebundenen funktionellen Wehenstörungen einhergehen. Die letzteren bestimmen den Geburtsverlauf aber oft in stärkerem Maße als die Beckenanomalie. So ist beim *Infantilismus* das für ihn typische anthropoide, in ausgeprägter Form das allgemein verengte Becken häufig mit einer Hypoplasie des Myometrium und dadurch bedingten Wehenschwächen verbunden. Das androide Becken beim *Virilismus* geht indessen mit Koordinationsstörungen der Wehen einher, wie sie für die athletische Schwangere charakteristisch sind (G. MARTIUS). Im Einzelfall bleibt es die Aufgabe des Geburtshelfers, die pathogenetische Bedeutung dieser beiden konstitutionellen Faktoren, der körperbaulichen Anomalie und der funktionellen Wehenstörung, zu differenzieren. Nur dann ist eine differenzierte Therapie möglich.

Zur Beurteilung der Bedeutung des engen Beckens bleibt weiterhin zu berücksichtigen, daß die schweren Formanomalien als Folge der *Rachitis* heute so gut wie ganz verschwunden sind und daß die auch für das intrauterine Wachstum zu erkennende *Akzeleration* nicht zu einem gehäuften Auftreten eines Mißverhältnisses geführt hat, zumal – wie SCHLENSKER erstmalig nachweisen konnte – auch das materne Becken an dieser Wachstumsakzeleration teilgenommen hat.

Die **Überbewertung des engen Beckens als Ursache von Geburtsstörungen** zeigen schließlich Publikationen der letzten Jahre, in denen die Beckenanomalie nach wie vor als die wichtigste geburtshilfliche Komplikation genannt wird. In den Sectio-Statistiken erscheint das enge Becken in 20–30% als Indikation (KIRCHHOFF). Indessen hat schon 1966 GOLOB Zweifel an der Exaktheit der Indikationsstellung geäußert, indem er zeigte, daß 90% der Frauen mit vorausgegangener Sectio wegen eines engen Beckens später auf vaginalem Wege entbunden werden konnten. Am MLK-Berlin mußten wir von 1968–1973 unter 1087 Schnittentbindungen

Tabelle 8   Die physiologischen Varianten des spezifisch weiblichen Beckens (gynaecoid type) (nach *Caldwell* u. *Moloy*)

1. Androides Becken (android type)
   – knochenkräftiges Becken
   – längsovaler Beckeneingang
   – geringe Kreuzbeinkrümmung
   – schmaler Arcus pubis

2. Anthropoides Becken (anthropoid type)
   – runder bis ovaler Beckeneingang
   – langes schmales Kreuzbein
   – mittelweiter Arcus pubis

3. Platter Beckentyp (platypelloid type)
   – betont querovaler Beckeneingang
   – abgeflachtes Kreuzbein
   – breiter Arcus pubis

4,8% wegen eines engen Beckens ausführen; dies entspricht bei einer Geburtenzahl von 10 363 einer Frequenz von 0,5% Beckenanomalien, die eine Geburt auf normalem Wege nicht zuließen. *Die Frequenz des engen Beckens als mechanisches Geburtshindernis ist damit mit etwa 0,5% anzunehmen.*

Beckenanomalien

Die **formale Differenzierung der Beckenanomalien** hat sich für die geburtshilfliche Praxis deshalb bewährt, da der Geburtsverlauf von der Form des Beckens und nicht von deren Pathogenese bestimmt wird (Tab. 9).

Die häufigste Beckenanomalie ist das

allgemeinverengte Becken

(Abb. 55). Sein Charakteristikum ist die proportionierte Verkleinerung des Innenraumes. *Pathogenetisch* sind zu unterscheiden:

– proportionierter Kleinwuchs (einschl. des proportionierten Zwergwuchses),

– Infantilismus mit zugleich fehlendem Hüftschwung und schmaler Michaelis-Raute (Abb. 56) infolge der unzureichenden Breitenentwicklung z. Z. der Pubertät,
– Virilismus (Abb. 57) mit grobknochigen und deshalb wenig Raum bietenden Beckenknochen.

Geburtsmechanisch ist typisch, daß der Kopf durch eine frühzeitige Beugung in Form der **Roederer-Kopfhaltung** (S. 371) versucht, den engen Beckeneingang zu überwinden.

Die als Folge einer frühkindlichen Rachitis auftretende Beckendeformität in Form des

Tabelle 9   Die Formanomalien des Beckens mit den wichtigsten pathogenetischen Faktoren und geburtsmechanischen Adaptationsversuchen

Beckenform	Geburtsmechanische Adaptation	
( ) = formale Pathogenese	günstig	ungünstig
Allgemein verengtes Becken (Kleinwuchs, Infantilismus, Virilismus)	Roederer-Kopfhaltung	hoher Geradstand, Deflexion
Plattes Becken (Rachitis, Osteomalazie)	vordere Scheitelbeinstellung, leichte Deflexion	hintere Scheitelbeinstellung
Querverengtes Becken (Infantilismus, Virilismus, Robert-Becken)	Roederer-Kopfhaltung	hoher Geradstand
Schrägverengtes Becken (Klaudikations-, Koxitis-, Luxations-, Skoliosebecken)	weitständige Einstellung	engständige Einstellung
Langes Becken (Assimilationsbecken)	vordere Scheitelbeinstellung	hintere Scheitelbeinstellung, hoher Geradstand, Beckenmittenquerstand
Längsverengtes Trichterbecken (Steilstellung des Kreuzbeines, enger Schambogen, Steißbeinankylose)	∅	tiefer Querstand
Querverengtes Trichterbecken (Drehung der Kreuzbeinbasis nach dorsal, einspringende Spinae bzw. Tubera ossis ischii)	Sagittalasynklitismus	tiefer Querstand

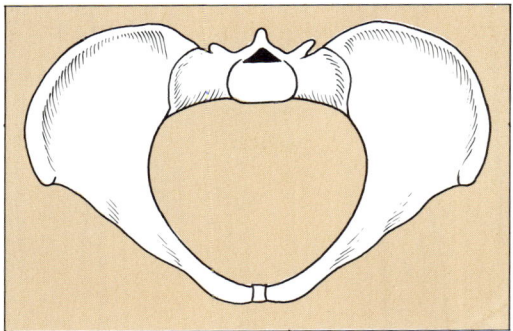

Abb. 55   Allgemeinverengtes Becken. Charakteristisch ist die rundliche Form des Beckeneinganges

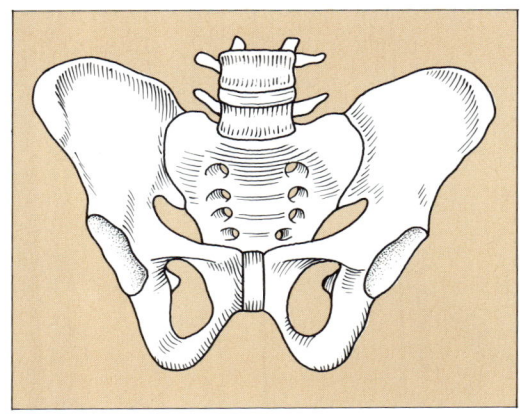

Abb. 57   Allgemeinverengtes viriles Becken

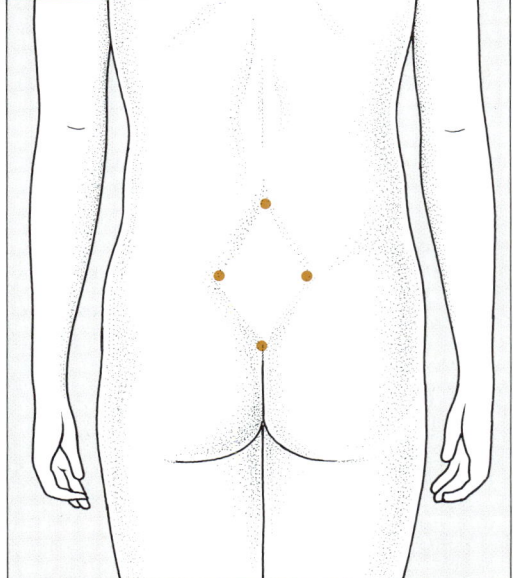

Abb. 56   Schmale Michaelis-Raute bei allgemeinverengtem (infantilem) Becken

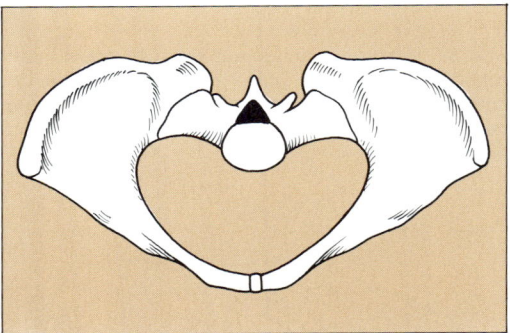

Abb. 58   Plattes Becken als Folge einer Rachitis

platten Beckens

(Abb. 58) zeichnet sich durch eine Verkürzung der Conjugata vera, die Drehung der Hüftbeine nach außen sowie durch die rachitisch bedingte Wachstumsstörung bei gleichzeitiger kompensatorischer Knochenapposition aus (Abb. 59 u. 60). *Diagnostisch* haben die Anamnese, der Baumm-Handgriff und die durch das Tiefertreten der Lendenwirbelsäule oben abgeflachte Michaelis-Raute (Abb. 61) Bedeutung.

Beim **Baumm-Handgriff** werden Daumen und Zeigefinger beider Hände von außen auf die Spinae und Cristae ossis ilii gelegt. Auf diese Weise ist die aufgehobene bzw. sogar umgekehrte Differenz zwischen Distantia spinarum und Distantia cristarum ohne Beckenzirkel zu erkennen.

Geburtsmechanisch stellt die Scheitelbeineinstellung bei gleichzeitiger Streckhaltung den typischen Adaptationsversuch des Kopfes an den schmalen Beckeneingang dar (S. 379).

Sowohl beim Infantilismus, als auch beim Virilismus bleibt die für das weibliche Becken typische Breitenentwicklung aus; es kommt zum

querverengten Becken.

Geburtsmechanisch ist der Versuch des Kopfes, durch eine vorzeitige Beugung im Sinne der Roederer-Kopfhaltung (S. 371) den Beckeneingang zu überwinden, charakteristisch. Auch der

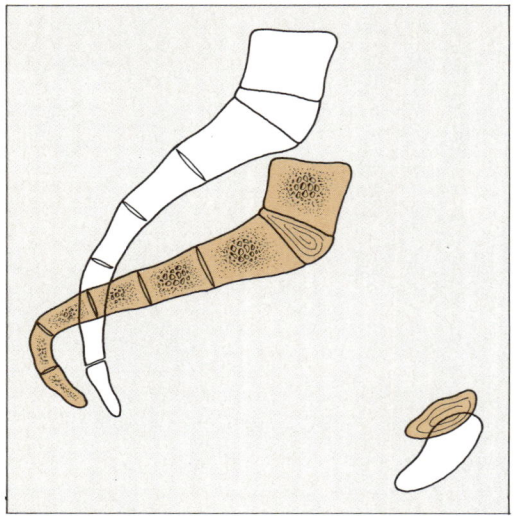

Abb. 59 Deformierungsmechanismus beim platt-rachitischen Becken. Das Promontorium ist tiefer-getreten, das Kreuzbein abgeflacht und horizontal gestellt, die Symphyse ist an das Promontorium herangezogen

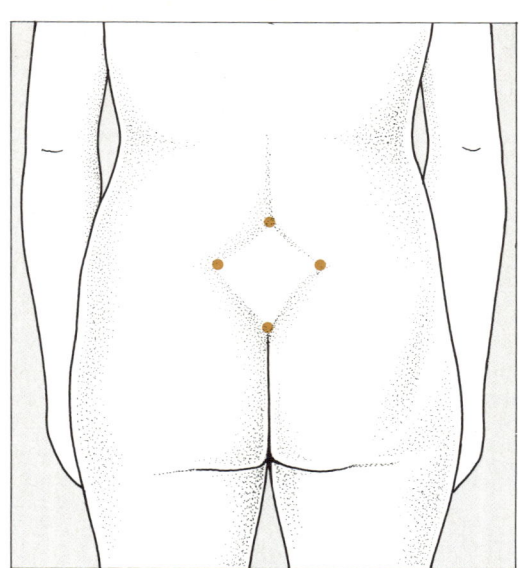

Abb. 61   Flache Michaelis-Raute bem platten Becken

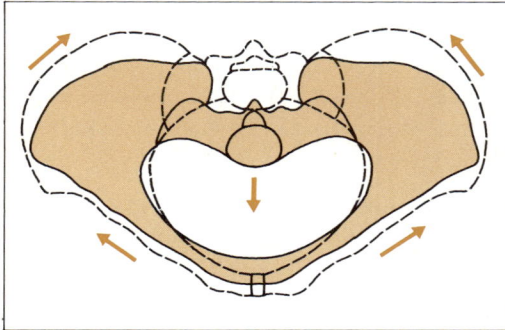

Abb. 60 Entstehung des plattrachitischen Bek-kens. Durch das Tiefertreten des Promontorium werden die Hüftbeine nach außen gedreht und nä-hern damit die Symphyse zusätzlich dem Promonto-rium

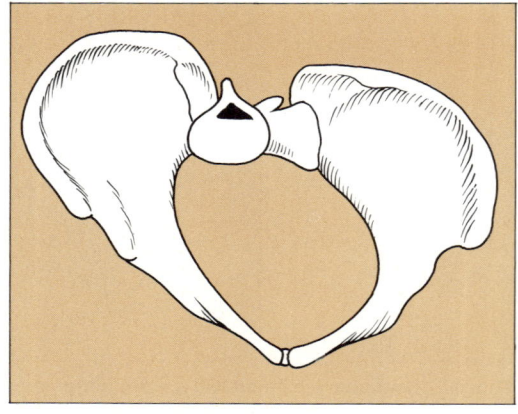

Abb. 62 Schrägverengtes Becken. Folge einer rechtsseitigen Koxitis mit Verkürzung des rechten Oberschenkels

hohe Geradstand wird gehäuft beim querver-engten Becken beobachtet, stellt indessen keine Adaptationserscheinung dar.

Eine einseitige Verminderung des schrägen Durchmessers führt zum

schrägverengten Becken

(Abb. 62). Am häufigsten ist es die Folge einer einseitigen Belastung des Beckens während des Wachstumsalters (Klaudikationsbecken, Koxi-tisbecken, Luxationsbecken), aber auch durch eine asymmetrische Belastung des Promonto-riums (Skoliosebecken). Der Kopf vermag den Beckeneingang zu überwinden, wenn er sich weitständig, d. h. mit der Pfeilnaht im größeren schrägen Durchmesser einstellt.

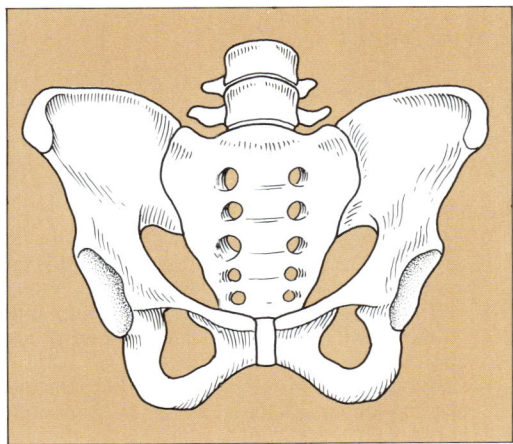

Abb. 63   Assimilationsbecken

Eine lumbosakrale Assimilation mit Aufnahme des 5. Lendenwirbels in den Verband der Kreuzbeinwirbel führt zu einem Hochstand des Promontoriums und damit zu einer kranialen Verlängerung des kleinen Beckens. Es resultiert das

lange Becken

(Abb. 63) (KIRCHHOFF). Eine unterschiedliche Ausprägung der Assimilation (Abb. 64) führt zu folgender Unterscheidung:

– *Übergangsbecken:* beginnende Assimilation, lumbosakraler Übergangswirbel;
– *einfaches langes Becken:* vollendete Assimilation mit erhaltener Kreuzbeinform;

– *Kanalbecken:* lumbosakrale Assimilation mit aufgehobener, evtl. konvexer Kreuzbeinkrümmung.

Geburtsmechanisch können in allen drei Etagen des Beckens Störungen auftreten:

– *Beckeneingang:* Die für das lange Becken charakteristische Steilstellung des Beckeneinganges (Abb. 64) führt zu einer Häufung des hohen Geradstandes und der hinteren Scheitelbeineinstellung;
– *Beckenhöhle:* Drehungsanomalien mit nachfolgendem persistierenden Beckenmittenquerstand;
– *Beckenausgang:* Häufung des tiefen Querstandes und der hinteren Hinterhauptslage.

Die *geburtsmechanische Bedeutung* des langen Beckens wird auch heute noch unterschiedlich bewertet (KIRCHHOFF; BORELL; MARTIUS u. LOOCK). Im Einzelfall darf nicht das z. B. durch eine seitliche Beckenröntgenaufnahme diagnostizierte lange Becken, sondern nur die geburtsmechanische Regelwidrigkeit die Geburtsleitung bestimmen, wenn unnötige Schnittentbindungen vermieden werden sollen.

Beckenfrakturen und tumoröse Veränderungen können die Ursache eines

unregelmäßig verengten Beckens

sein. Ein typischer Geburtsmechanismus ist nicht anzugeben.

Bei einer **Verengung des Beckenausganges** ver-

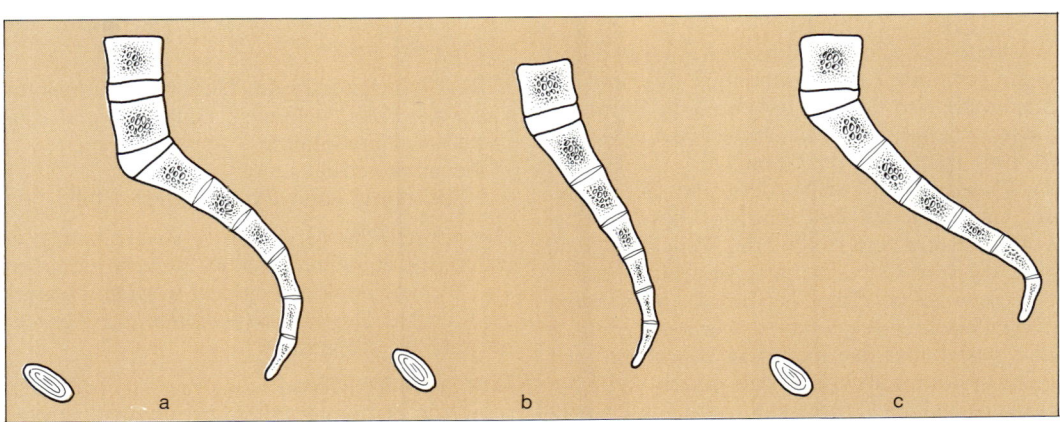

Abb. 64   Langes Becken nach Kirchhoff.
a) Assimilationsbecken mit Übergangswirbel.
b) Assimilationsbecken mit erhaltener Kreuzbeinform.
c) Assimilationsbecken mit aufgehobener Kreuzbeinaushöhlung (Kanalbecken)

jüngt sich das kleine Becken trichterförmig nach unten (= Trichterbecken). Beim

längsverengten Trichterbecken

handelt es sich zumeist um die Folge von Inklinationsanomalien des Kreuzbeines mit Steilstellung und Annäherung des Steißbeines an die Symphyse. Ein gleicher geburtsmechanischer Effekt entsteht durch einen engen Winkel des Arcus pubis (Verminderung von normal 85–90 Grad auf 60–70 Grad), da bei ihm der Kopf nicht zur Symphyse hin ausweichen kann und so verstärkt nach dorsal gedrängt wird. Schließlich kann eine Steißbeinankylose als Unfallfolge die Ursache eines längsverengten Trichterbeckens sein.

Eine Annäherung der seitlichen Beckenwände mit nachfolgendem

querverengten Trichterbecken

entsteht durch eine Drehung des Kreuzbeines um seine Querachse. Aber auch unabhängig davon kann es zum Einspringen der Spinae bzw. Tubera ossis ischii kommen. Als typischer geburtsmechanischer Adaptationsversuch ist der *Sagittalasynklitismus* des Kopfes im Beckenausgang zu beobachten (Abb. 33): Bei ihm ist die gerade verlaufende Pfeilnaht entsprechend der Scheitelbeineinstellung des Kopfes im Beckeneingang beim platten Becken aus der Führungslinie zur Seite abgewichen (v. JASCHKE).

Diagnose des engen Beckens

Während sich die Schwangerenvorsorge damit begnügen muß, Beckenanomalien aufgrund der Anamnese und der Untersuchung in Form der „anatomischen Beckendiagnose" zu erkennen (S. 106), steht unter der Geburt die „funktionelle Beckendiagnostik" im Vordergrund. Bei ihr hat der Geburtshelfer die Propulsion des Geburtsobjektes unter dem Einfluß der Wehen, zugleich aber die vom Geburtsobjekt gewählte Adaptationsform zu beachten (s. Tab. 9). Von diesen diagnostischen Ergebnissen werden Prognose und damit das therapeutische Vorgehen weit mehr bestimmt als von der absoluten Weite des Beckens und der Größe des Kindes. Zudem sollte – soweit möglich – eine Weichteildystokie als Ursache des unzureichenden Geburtsfortschrittes diagnostisch ausgeschlossen werden. Die wichtigsten *Methoden der funktionellen Becken-*

Tabelle 10   Methodische Möglichkeiten der funktionellen Beckendiagnostik

1. Äußere Untersuchung
 – 3. Leopold-Handgriff
 – 4. Leopold-Handgriff
 – Zangemeister-Handgriff

2. Innere Untersuchung
 – Höhenstandsdiagnose
   (parallele Beckenebenen, Abstand von der Interspinalebene nach de Lee)
 – gleichzeitige innere und äußere Untersuchung
   (Tiefertreten des Kopfes nach Fundusdruck bzw. während des Mitpressens)
 – Haltungs- und Einstellungsdiagnose (günstige oder ungünstige Adaptation des vorangehenden Teiles)

3. Ultraschalluntersuchung
 – Messung der Conjugata vera
 – fetale Biometrie
 – Bestimmung der Differenz von bp-Maß und Conjugata vera

diagnostik sub partu sind in der Tab. 10 zusammengefaßt.

Geburtsleitung beim engen Becken

Bei jeglichem Verdacht auf ein Mißverhältnis zwischen Geburtskanal und Geburtsobjekt ist die *Intensivüberwachung von Mutter und Kind* eine unbedingte Notwendigkeit. Sie hat die erhöhte Gefährdung durch den protrahierten Geburtsverlauf, aber auch durch eine Reihe *zusätzlicher Anomalien* zu berücksichtigen. Die wichtigsten sind:

– Regelwidrigkeiten des Geburtsmechanismus (Lage-, Poleinstellungs-, Haltungs- und Einstellungsanomalien),
– Wehenanomalien,
– Nabelschnur- und Extremitätenvorfall.

Die *geburtshilfliche Analgesie* ist großzügig zu indizieren, zumal nicht selten Beckenanomalien von Wehendystokien begleitet werden. Demgegenüber hat die *Wehenstimulation* mit Zurückhaltung zu erfolgen.

Eine *primäre Sectio caesarea* ist bei allen schweren Formanomalien, bei ungünstigen geburtsmechanischen Adaptationsversuchen des Geburtsobjektes und bei einer gleichzeitigen Übergröße des Kindes angezeigt. Für die *sekundäre Schnittentbindung* sind als wichtigste Indikationen zu nennen: der trotz fortschreitender Zervixretraktion verharrende Hochstand des vorangehenden Teiles; ein Geburtsmechanismus, der die Adaptationsmöglichkeiten nicht oder nicht genügend ausnutzt; materne oder fetale Gefährdungssymptome, die allein mit dem protrahierten Geburtsverlauf in Zusammenhang zu bringen sind.

Übergröße des Kindes

Zu einem Mißverhältnis zwischen Geburtskanal und Geburtsobjekt muß es verständlicherweise auch bei einer Übergröße des Kindes kommen (HANSMANN u. HINCKERS). Die geburtsmechanischen Bedingungen entsprechen denen beim allgemeinverengten Becken. Insbesondere ergeben sich entsprechende Probleme bei einem

Riesenkind

mit einem Geburtsgewicht > 4500 g. Diese Grenzziehung ist klinisch gerechtfertigt, da statistische Untersuchungen zeigen, daß von diesem Geburtsgewicht an aufwärts die Geburtsstörungen signifikant zunehmen (HOHLBEIN; KLOSE u. JOHANNIGMANN). Andere Autoren sprechen von einem Riesenkind bei Geburtsgewichten ab 4000 g bzw. ab 5000 g (WOLFF u. Mitarb.; RUMMLER).

Als **Ursache** der intrauterinen Hypertrophie mit Geburtsgewichten oberhalb der 90. Perzentile sind konstitutionelle Faktoren bei den Eltern (eigene hohe Geburtsgewichte, Adipositas),

aber auch ein Diabetes mellitus bekannt. WOLFF u. Mitarb. fanden bei Geburtsgewichten > 4500 g in 29,7% pathologische orale Glukosetoleranzteste. Weiterhin finden sich fetale Makrosomien gehäuft bei multiparen Frauen und einem hohen Gebäralter. Männliche Neugeborene überwiegen.

Die **frühzeitige Diagnose** der fetalen Makrosomie bereitet bis heute erhebliche Schwierigkeiten. Dies gilt auch für die *sonographische Fetometrie*, die uns zwar exakte Maße für den bp- und Thoraxdurchmesser zu liefern vermag, die aber gerade bei einem bp-Maß > 10,5 cm und einem Thoraxquerdurchmesser > 11 cm klinisch nicht mehr akzeptable Ungenauigkeiten bei der Gewichtsschätzung auftreten läßt (vgl. Abb. 24, S. 118). Dies gilt auch bis zu einem gewissen Grade von dem „erweiterten sonographischen Somatogramm" und der synoptischen Betrachtung des Kindes während der Sonographie. Ein Hinweis auf eine Makrosomie ist bei hohen absoluten Maßen eine gleichzeitige Disproportion von bp- und Thoraxquerdurchmesser zugunsten des letzteren im Sinne einer relativen Mikrozephalie (vgl. Schulterdystokie: S. 385).

Bei der **Geburtsleitung** haben nach der Überwindung des Beckeneinganges die Drehungsretardierung in der Beckenhöhle mit dem gehäuften Auftreten des tiefen Querstandes und der hinteren Hinterhauptslage und die nach der Geburt des Kopfes die Rumpfentwicklung behindernden Schulterdystokien Beachtung zu finden (S. 384).

Vorliegen und Vorfall kleiner Teile bei Schädellage

Im Gegensatz zur Geburt beim Vierfüßler führt der Extremitätenvorfall bei Schädellage zu einem Passagehindernis für das Geburtsobjekt. Die geburtsmechanische Regelwidrigkeit besteht damit in einem Mißverhältnis zwischen Geburtskanal und Geburtsobjekt. Die *Häufigkeit* dieses Ereignisses beträgt 0.05–0,1%. Die *Nomenklatur* entspricht der beim Vorliegen und Vorfall der Nabelschnur gebräuchlichen (S. 279):

– Vorliegen: bei erhaltener Fruchtblase,
– Vorfall: bei gesprungener Fruchtblase.

Die **Ursache** besteht zumeist in einer mangelhaften Abdichtung des Geburtskanales durch

den vorangehenden Kopf, wie dies bei einem Hydramnion, bei Mehrlingsentbindungen, aber auch bei einem engen Becken der Fall ist. Aus dem gleichen Grunde findet sich ein Armvorfall 10mal häufiger bei Mehrgebärenden als bei Erstgebärenden.

Für die zu treffenden **therapeutischen Entscheidungen** ist es wichtig, den Höhenstand des vorliegenden bzw. vorgefallenen Armes zu berücksichtigen. Bei einem

unvollkommenen Vorliegen bzw. Vorfall eines Armes

(Abb. 65) wird zunächst versucht, mit Hilfe der

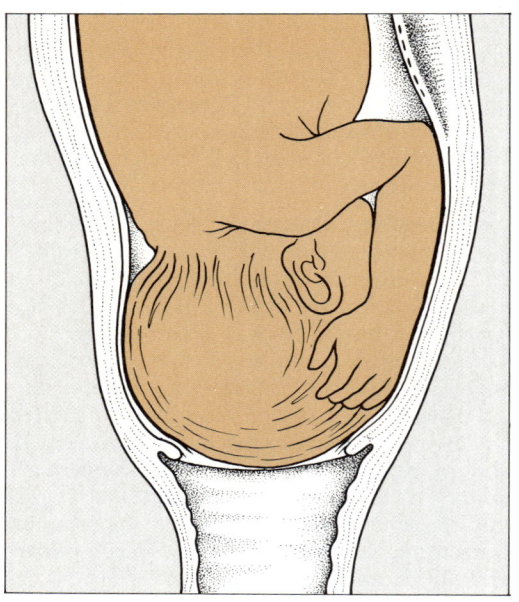

Abb. 65   Unvollkommener Armvorfall

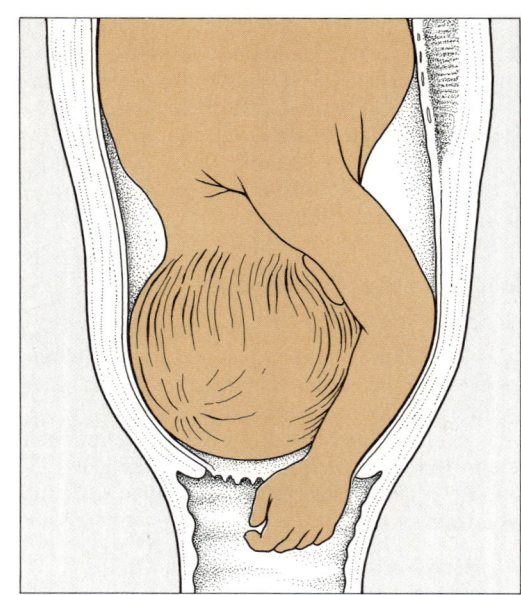

Abb. 66   Vollkommener Armvorfall

Lagerung der Kreißenden auf die dem Arm entgegengesetzte Seite ein Zurückgleiten zu erreichen. Während dieser Zeit ist für eine kontinuierliche Überwachung Sorge zu tragen, da in einem Drittel der Fälle zusätzlich ein Nabelschnurvorfall auftritt (KÄSER)! Bei einem

vollkommenen Armvorfall

(Abb. 66) liegt der Arm vor dem vorangehenden Kopf und zwar zumeist in der Vagina. Lagerungsversuche sollten hierbei zeitlich begrenzt nur während der frühen Eröffnungsperiode gemacht werden. Auf *Repositionsversuche* ist zu verzichten, da sie so gut wie immer erfolglos bleiben und eine zusätzliche Nabelschnurkomplikation provozieren können. Bei persistierendem Armvorfall ist daher die *Schnittentbindung*

nicht zu umgehen. Anderenfalls ist in Abhängigkeit von dem eintretenden Geburtsstillstand und der sich als Folge des unüberwindlichen Hindernisses schließlich entwickelnden Überdehnungsruptur des Uterus mit einer hohen Gefährdung von Kind und Mutter zu rechnen.

Eine seltene, vor allem bei unreifen und mazerierten Kindern zu beobachtende Regelwidrigkeit stellt der

Beinvorfall bei Schädellage

dar. Die Überwindung gelingt in diesen Fällen zumeist allein mittels der Lagerung der Kreißenden auf die dem Extremitätenvorfall entgegengesetzte Seite. Die Schnittentbindung ist nur selten indiziert (SCHNEEWEISS).

Genitale Tumoren als Geburtskomplikation

Myom und Schwangerschaft

Die Ehen von Frauen mit Myomen sind in 25% steril; die Frequenz der Graviditäten ist auf 5% vermindert. Dies ist vor allem mit dem höheren Durchschnittsalter, aber auch mit *Kavumdeformierungen* zu erklären (PROBST; OSSE u. AMMON). Bei geplanten Myomenu-

kleationen zur *Sterilitätsbehandlung* sollte dies Beachtung finden: Zykluskontrollen und eine Hysterographie bzw. Hysteroskopie sind unabdingbare Voraussetzungen.

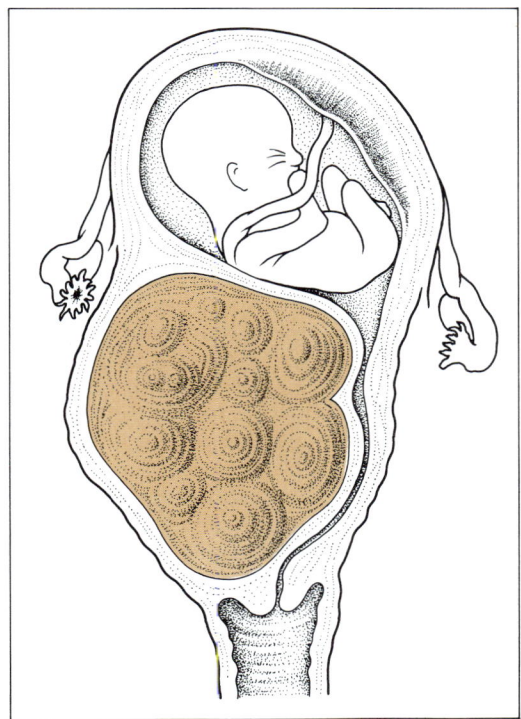

Abb. 67   Schwangerschaft in einem Uterus myomatosus

Die **Häufigkeit** von palpatorisch diagnostizierbaren Myomen in der Gravidität beträgt etwa 1% (Abb. 67). Bei Schnittentbindungen werden sie erwartungsgemäß häufiger und zwar in etwa 7% beobachtet (STROBEL; DUBRAUSZKY). Dies zeigt bereits, daß es bei einem nicht geringen Teil der Myompatientinnen zu keinerlei Störungen der Gravidität kommt (DÖRING u. LÄRM).

Die **Differentialdiagnose** „Myom und Gravidität" bereitete bis vor kurzem oftmals erhebliche Schwierigkeiten (DÖDERLEIN). Eine sorgfältige Zyklusanalyse, wiederholte Schwangerschaftsteste, vor allem aber das Ultraschallbild, ermöglichen indessen heute zumeist eine sichere Entscheidung, sofern rechtzeitig an beides gedacht wird. Wurden diese Untersuchungen unterlassen, so kann auch bei offenem Abdomen eine Abgrenzung schwierig sein.

In der **Therapie** muß insbesondere vor einem übereilten, unnötigen operativen Vorgehen gewarnt werden. Es können die folgenden Empfehlungen ausgesprochen werden:

– *Frühgravidität:* Die vor allem in Abhängigkeit von deformierenden Kavumveränderungen in 10–20% auftretenden Fehl- und Frühgeburten lassen es ratsam erscheinen, frühzeitig mit der Ruhigstellung und einer medikamentösen Tokolyse zu beginnen. Zu beachten ist, daß Myomschmerzen Frühgeburtsbestrebungen vortäuschen können. Bei der Indikationsstellung zu operativen Eingriffen ist zu bedenken, daß der Patientin der Erhalt der Gravidität nur selten garantiert werden kann, so daß insbesondere bei Erstgebärenden bzw. gegebenem Kinderwunsch zunächst alle Möglichkeiten eines konservativen Vorgehens ausgeschöpft werden sollten, um der Patientin die Gelegenheit zum Austragen wenigstens dieser Gravidität zu geben. Eine *Notwendigkeit zur operativen Intervention* ist gegeben, wenn unter den Symptomen eines akuten Abdomens eine Myomnekrose, eine Kapselruptur bzw. eine Stieldrehung eines gestielten subserösen Myoms eintritt.

Ein **Wachstum** der Myome wird in der Schwangerschaft häufig nur vorgetäuscht, und zwar aus zweierlei Gründen: einmal durch die auch im Tumor eintretende Hyperämie. Zum zweiten werden sie durch die „Wanderung nach außen" bzw. die Abflachung des Myometriums der Palpation besser zugänglich (BÖTTCHER u. BELLER). Die hormonale Situation in der Gravidität supprimiert indessen eher ein Wachstum vorhandener Myome.

– *Spätgravidität, Geburtsleitung:* Auch bei stark myomatös verändertem Uterus ist die Möglichkeit der vaginalen Entbindung schwer zu beurteilen (Abb. 67). Bei tiefsitzenden, den Beckeneingang verlegenden Myomen sowie bei nicht mehr fortbestehendem Kinderwunsch sollte sich der Geburtshelfer rechtzeitig zur *Schnittentbindung mit Hysterektomie* entschließen, damit die erforderlichen präoperativen Maßnahmen in Ruhe getroffen werden können. Häufig gelingt es indessen, subseröse Myome unter Erhaltung des Uterus zu enukleieren. Das endgültige operative Vorgehen sollte sich der Operateur in jedem Fall nach ausführlichem Gespräch mit der Patientin vorbehalten.

– *Nachgeburtsperiode, Wochenbett:* Vor allem intramurale Myome können in der Nachgeburtsperiode über eine Kontraktionsschwäche die Ursache atonischer Nachblutungen sein. Dennoch ist wie im Wochenbett mit *Kontraktionsmitteln* sparsam umzugehen, da sie Myomnekrosen provozieren können.

Ovarialtumor und Gravidität

Die **Häufigkeit** von Ovarialtumoren bei Schwangeren beträgt 0,5–1%.

Von den **echten Blastomen** sind die *Dermoide* (60%) und die *Kystome* (30%) die wichtigsten. Dermoide scheinen bevorzugt bei Frauen aus Familien mit Mehrlingsgraviditäten aufzutreten (FELD u. Mitarb.). Die *Malignitätsrate* wird mit 2,2% bis 15% angegeben, wobei nicht entschieden ist, ob die Gestation die maligne Entartung fördert (CHOWDHURY; JUBB; TAWA).

Bei geringen Ovarvergrößerungen bis gut Gänseeigröße bzw. einem sonographisch ermittelten Durchmesser von etwa 6 cm handelt es sich in der Frühgravidität meist um **Retentionszysten** als Ausdruck einer Überstimulierung der Ovarien. Besonders häufig wird dies bei Mehrlingsschwangerschaften beobachtet. Sie bilden sich spontan zurück, so daß es notwendig ist, vor unnötigen Laparotomien, die diesen Frauen auch heute noch oft zugemutet werden, zu warnen (FRANK u. BUTTENBERG).

In der Frühgravidität besteht bei größeren ovariellen Geschwülsten eine erhöhte Gefahr der *Fehlgeburt*, die auch größer ist als bei einer schonend ausgeführten Laparotomie (BOOTH; HAHMANN u. Mitarb.). Weiterhin bedeutet die Möglichkeit der *Stieldrehung* und der Ruptur eine akute Lebensgefährdung.

Bei Unklarheiten über die Genese eines Ovarialtumors kann insbesondere in der Frühgravidität vorteilhaft von der **Laparoskopie** Gebrauch gemacht werden. Auf diese Weise kann ein Ovarialkarzinom ausgeschlossen und die Zyste durch Punktion entleert werden.

Eine **Indikation zur Laparotomie** ist damit bei allen Tumoren gegeben, die im sonographischen Bild einen Durchmesser von 8–10 cm und mehr ohne erkennbare Rückbildungstendenz bei wiederholten Messungen aufweisen und die im Tumorinneren Echos erkennen lassen. Der *günstigste Zeitpunkt* ist der Beginn des 2. Trimenon. Lediglich bei der Feststellung eines Ovarialtumors in der 2. Schwangerschaftshälfte ist es gerechtfertigt, unter sorgfältiger Kontrolle bis zur Lebensfähigkeit des Kindes abzuwarten, um dann die **Schnittentbindung** mit der Tumorentfernung zu kombinieren.

Unter der Geburt kann eine tiefsitzende Ovarialgeschwulst zum *Geburtshindernis* werden. Der Versuch, die Geburt auf normalem Wege nach Reposition oder Punktion erzwingen zu wollen, muß als Fehler angesehen werden (STECH). Ebenso sei davor gewarnt, einen Ovarialtumor wegen der Gefahr der Stieldrehung mit in das **Wochenbett** hinübernehmen zu lassen.

Tumoren der Nachbarorgane

Sie unterscheiden sich klinisch und therapeutisch nicht von tiefsitzenden Myomen bzw. Ovarialtumoren. Vorliegende Kasuistiken nennen Neurofibrome, Ganglioneurome, Echinokokkenzysten, tuberkulöse Lymphome und Rektumkarzinome. Eine Beckenniere kann zum Geburtshindernis werden. Die Indikation zur Laparotomie ergibt sich aus den Symptomen.

Genitalkarzinome

Bei einer *Frequenz* von 0,01–0,3% ist das

Mammakarzinom

heute der wichtigste bösartige Tumor in der Gravidität (SCHWEPPE u. BELLER). Diagnostik und Therapie einschl. der Indikationsstellung zur Operation entsprechen den Grundsätzen außerhalb der Gravidität. Dies gilt auch für die Entscheidung über die Tumorexstirpation, die Segmentresektion mit gleichzeitiger Axillaausräumung und die Ablatio mammae. Bei einer ausreichenden Sorge für den erforderlichen Strahlenschutz kann auch die postoperative Bestrahlung bereits in der Gravidität begonnen werden. Eine erforderliche *Chemotherapie* macht indessen die Interruptio erforderlich. Die in früheren Jahren wiederholt geäußerte prognostisch ungünstige Beeinflussung des Mammakarzinoms durch eine zum Zeitpunkt der Erkennung bestehende bzw. nach Therapieende eintretende Gravidität scheint widerlegt. Ungünstigere Überlebensziffern müssen eher mit dem jugendlichen Alter und den immer wieder zu beobachtenden Verspätungen bei der Erkennung des Neoplasmas besonders in der 2. Schwangerschaftshälfte in Verbindung gebracht werden (MAX u. KLAMER; LEWIS u. Mitarb.; SCHOLZ u. SCHOLZ; BERGER).

Das

Zervixkarzinom

ist dank der Vorsorgeuntersuchungen in seiner *Frequenz* auch während der Gravidität zurückgegangen; sie beträgt heute etwa 0,005–0,01% (KÄSER u. HOHL; FRIEDBERG u. Mitarb.). Das *Wachstum* wird durch die Gravidität entgegen früheren Meinungen nicht gefördert (BICKENBACH u. SOOST). Als prognostisch ausgesprochen ungünstig ist indessen jede vaginale Entbindung anzusehen, da die Traumatisierung die Tumorausbreitung zumeist erheblich beschleunigt.

Die **Diagnose** wird auch heute oftmals mit vermeidbarer Verzögerung gestellt, und zwar, da zum einen die Untersuchung in der Frühgravidität zu wenig für die Smearkontrolle genutzt werden (ISBELL u. GROVER), andererseits bei Blutungen während der Gravidität nicht auch an das Bestehen eines Zervixkarzinoms gedacht wird. Zur Sicherung der Diagnose darf auf die Konisation nicht verzichtet werden; evtl. kann sie primär mit einer Cerclage kombiniert werden, die zugleich die Gefahr der Frühgeburt und der postoperativen Blutung vermindert.

Die **Therapie** hat wie außerhalb der Gravidität das Tumorstadium, zugleich aber das Schwangerschaftsalter zu berücksichtigen. Es können die folgenden *Empfehlungen* gegeben werden:

– *Im 1. Trimenon der Gravidität:* Behandlung wie außerhalb der Schwangerschaft. Die erweiterte Uterusexstirpation nach Wertheim-Meigs ist durch die Gewebsauflockerung eher erleichtert, während die Hyperämie keine operationstechnische Erschwerung bedeutet. Bei beginnender parametraner Infiltration sollte die Strahlentherapie einschl. der intrakavitären Bestrahlung wie außerhalb der Gravidität erfolgen. Nach der Fruchtausstoßung werden zur Vermeidung der wahrscheinlich prognostisch ungünstigen endokrinen Wochenbettsituation 500 mg Proluton Depot pro Woche injiziert (KAISER).

– *Im 2. Trimenon der Gravidität:* Es wird mit der intrazervikalen Therapie (Radium, Afterloading) begonnen. Bei der anschließenden Laparotomie kann je nach Ausdehnung des Tumors die Radikaloperation oder bei fortgeschrittenem Karzinom die supravaginale Uterusamputation nach Porro vorgenommen werden. Später wird die Strahlentherapie einschließlich der hormonalen Substitution fortgesetzt.

– *Im 3. Trimenon der Gravidität:* Nach der 28. Woche ist die Geburt eines lebensfähigen Kindes anzustreben. Nach Induktion der Lungenreife wird möglichst nach der 34. Woche die Sectio caesarea mit anschließender Radikaloperation bzw. bei fortgeschrittenem Karzinom mit der hohen supravaginalen Uterusamputation nach Porro und anschließender Nachbestrahlung vorgenommen.

Die **Prognose** ist um so günstiger, je jünger die Schwangerschaft zu Beginn der Behandlung ist. Die Behandlungsergebnisse schwanken zwischen 49% (1921–1964) und 63,6% (HITTMAIR). Berücksichtigt man die Stadienverteilung, so ist auffallend, *daß die Heilungsziffer der Gruppe I in etwa der der Gruppe III außerhalb der Gravidität entspricht.* Es ist möglich, daß es sich hierbei nicht um einen schwangerschaftsbedingten Unterschied in der Prognose, sondern um die Folge diagnostischer Schwierigkeiten handelt, da sich ein parametranes Infiltrat durch die Gewebsauflockerung dem Tastgefühl entziehen kann. G. SCHUBERT hat deshalb gefordert, alle Kollumkarzinome in der Gravidität wie die Gruppe III außerhalb der Schwangerschaft zu behandeln.

Das Auftreten eines Kollumkarzinoms in der Gravidität stellt den Arzt vor schwerwiegende diagnostische, therapeutische, genetische und auch menschliche Probleme. Die Behandlung sollte daher in einer Klinik mit speziellen Erfahrungen erfolgen.

Materne genitale Fehlbildungen

Unter pathogenetischen Gesichtspunkten können die folgenden Fehlbildungen der weiblichen Genitalorgane unterschieden werden (Abb. 68–73):

1. *Doppelbildung:* Folge einer unvollständigen Vereinigung der Müller-Gänge,
2. *Aplasie:* Folge einer unvollständigen Anlage der Müller-Gänge,

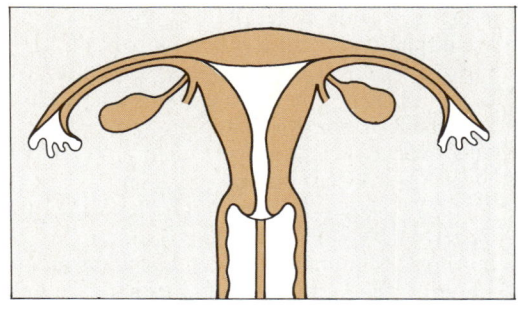

Abb. 68   Scheidenseptum

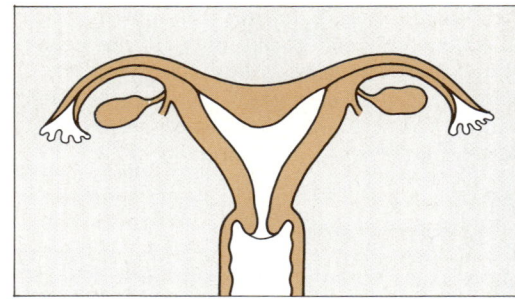

Abb. 69   Uterus arcuatus

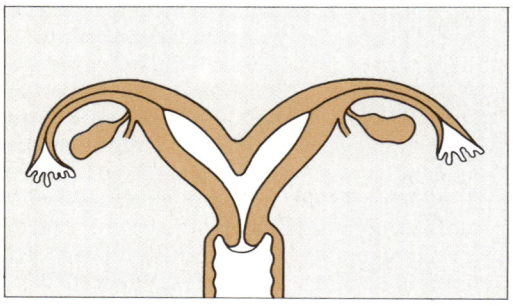

Abb. 70   Uterus bicornis

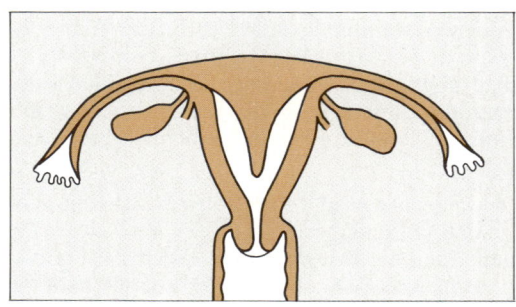

Abb. 71   Uterus subseptus

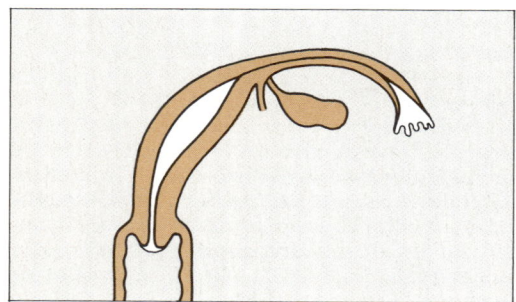

Abb. 72   Uterus unicornis

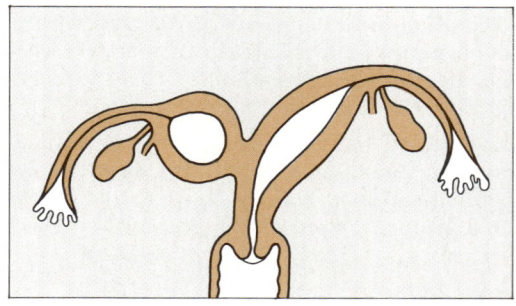

Abb. 73   Uterus bicornis mit rudimentärem Nebenhorn

3. Atresie: Folge einer unvollständigen Kanalisierung der Müller-Gänge.

Die **Müller-Gänge** entwickeln sich aus der Urogenitalfalte durch Einstülpung des Zölomepithels lateral vom Wolff-Gang in der 4.–5. Woche des Embryonallebens. Sie wachsen abwärts bis zum Sinus urogenitalis. Ihre Vereinigung findet mit der Bildung des einfachen Uteruskörpers in der 16. Woche ihren Abschluß.

Die **Häufigkeit** der genitalen Fehlbildungen wird sehr unterschiedlich angegeben, was wohl darauf beruht, daß es sich teils um Kollektive mit eingetretener Gravidität, teils um Befunde bei Sterilitätspatientinnen handelt (BREITNER u. NEIMEIER). Für die Gesamtbevölkerung wird sie auf 1–2,5% geschätzt.

Für die Geburtshilfe gilt ganz allgemein, daß angeborene Fehlbildungen des Genitales eine um so größere Rolle spielen, je geringer sie sind, da hochgradige Veränderungen eine Gravidität meist nicht zulassen.

Die **Komplikationen in der Gravidität** als Folge genitaler Fehlbildungen sind vielfältig. Aus einer Zusammenstellung von 1300 Schwangerschaften bei 700 genitalen Fehlbildungen können die folgenden Angaben entnommen werden (KÄSER u. PALLASKE):

– Fehlgeburten: 24%,
– Frühgeburten: 16%,
– Beckenendlagen: 15% (bei uterinen Fehlbildungen bis zu 50%!),
– Querlagen: 6%,
– Schnittentbindungen: 18%,
– perinatale Letalität: 13%.

Das gehäufte Auftreten der Zervixinsuffizienz macht entsprechende diagnostische und therapeutische Maßnahmen bei jeglichem Verdacht auf eine genitale Fehlbildung zur Pflicht (BLUM).

Die **Komplikationen während der Entbindung** bestehen in schwer beeinflußbaren Wehenanomalien einschl. der Retraktionsstörung, in dem gehäuften Auftreten geburtsmechanischer Ano-malien (s. oben), in Blutungen während der Nachgeburtsperiode infolge von plazentaren Implantationsstörungen und Atonien sowie in evtl. schwerwiegenden Rückbildungsstörungen im Wochenbett (PATT u. NIESEN; BRANDT u. Mit-arb.; PUSCH u. Mitarb.).

Einige Beispiele von *symmetrischen und asymmetrischen Doppelbildungen* des weiblichen Genitales zeigen die Abb. 68–73. Die Implantation in einem verschlossenen Nebenhorn (Abb. 73) ist mit einer abdominalen Überwanderung des Spermas oder des befruchteten Eies zu erklären. Wegen der Gefahr der Ruptur ist der Verlauf klinisch und prognostisch der einer interstitiellen Gravidität ähnlich.

Bei einer **Infertilität**, z.B. in Form vorausgegangener mehrfacher Aborte oder Frühgeburten, die aufgrund der anamnestischen Angaben und der Befunde mit großer Wahrscheinlichkeit auf die genitale Fehlbildung zurückzuführen ist, vermag die **Metroplastik** die Chancen für eine erfolgreiche Gravidität zu erhöhen (vgl. „Gynäkologische Operationen" des Verf.).

Fetale Fehlbildungen als Ursache von Geburtsstörungen

An dieser Stelle finden allein die fetalen Fehlbildungen Berücksichtigung, die die Ursache geburtsmechanischer Störungen darstellen. Aus einer Zusammenstellung von 212 Entbindungen bei fehlgebildeten Kindern ergibt sich die deutlich erhöhte Frequenz geburtshilflicher Komplikationen (BURNS u. MCCAIN):

– Frühgeburten: 34,4%,
– Beckenendlagen: 14,2%,
– operative Entbindungen: 42,9%,
– perinatale Sterblichkeit: 41,5%.

Ein wichtiger diagnostischer Hinweis ist der palpatorische bzw. sonographische Nachweis eines *Hydramnions*, das in etwa 10% aller fetalen Fehlbildungen vorhanden ist. Umgekehrt wird der Erwartungswert für eine fetale Fehlbildung beim Vorliegen eines Hydramnions mit 20–40% angegeben. Über die Möglichkeiten der *pränatalen Diagnostik* wurde auf S. 141 ff berichtet.

Die geburtshilfliche Bedeutung des

Hydrozephalus

besteht in dem Mißverhältnis zwischen führendem bzw. nachfolgendem Kopf und dem maternen Becken. Für die resultierende Uterusruptur ist typisch, daß sie in Form einer Überdehnungsruptur infolge der gleichzeitig vermehrten Querspannung im unteren Uterinsegment schon vor vollständiger Retraktion der Zervix eintreten kann. Ein Drittel aller Kinder mit einem Hydrozephalus stellt sich in Beckenendlage ein.

In der **Diagnostik** des Hydrozephalus hat heute die Ultraschalluntersuchung die größte Bedeutung. Ein bp-Durchmesser > 10,5 cm, eine schnelle und überdurchschnittliche Zunahme dieses Maßes bei erhöhtem Kopf-Thorax-Index in Form der relativen bzw. absoluten Makrozephalie sowie die Darstellung der erweiterten Ventrikel ermöglichen die frühzeitige Erkennung, wobei die Verdrängung des Hirnmantels zugleich wesentliche prognostische Aussagen zuläßt (S. 150).

Geburtshilflich ist auch mit Rücksicht auf die Mutter der Schnittentbindung der Vorzug zu ge-

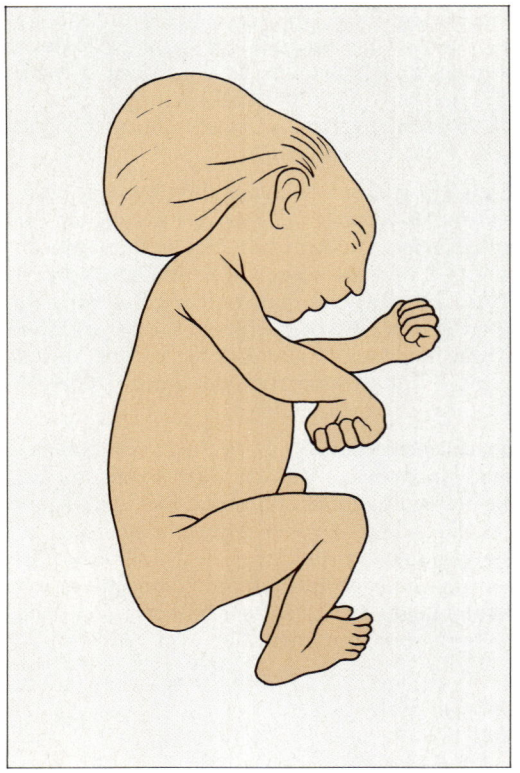

Abb. 74   Hernia cerebri occipitalis

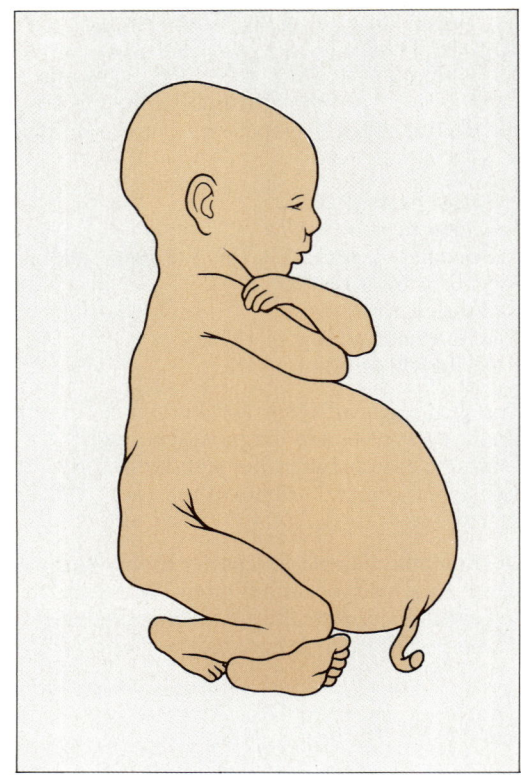

Abb. 75   Kongenitale Hydronephrose

ben, und zwar vor allem dann, wenn die Ultraschalldarstellung des fetalen Gehirnes die Möglichkeit einer postnatalen neurochirurgischen Behandlung und damit einer unbeeinträchtigten Entwicklung des Kindes wahrscheinlich macht (PATT u. NIESEN). Bei eingetretenem **Fruchttod** sollte die vaginale Entbindung angestrebt werden. Sie ist unter Zuhilfenahme der Punktion bzw. Perforation des vorangehenden oder nachfolgenden Kopfes auch zumeist erreichbar.

Von den

angeborenen Geschwülsten

haben insbesondere Zelenbildungen im Bereich des Schädeldaches oder der Lendenwirbelsäule (Abb. 74), aber auch Steiß- und Halsteratome sowie Lymphome als Geburtshindernis Bedeutung. Entsprechende Probleme können Organvergrößerungen in Form von Hydronephrosen, vesikalen Harnstauungen, Leberzysten und ein Aszites bei Mekoniumperitonitis bereiten

(Abb. 75). Pränatal sind sie heute zumeist mittels der Ultraschalldiagnostik erkennbar.

Eine unvollständige Trennung eineiiger Zwillinge führt zur Entstehung der

Duplicates,

von fetalen Doppelbildungen. Sie kommen symmetrisch in Form von Kraniopagen, Thorakopagen wie die siamesischen Zwillinge, Ischiopagen, aber auch als Dizephalus bzw. Dipygus vor (Abb. 76 u. 77). Asymmetrische Duplicates sind der Epignathus, der Epipygus, der Thoracopagus parasiticus und der Fetus inclusus. Während für die letzteren die pränatale Ultraschalluntersuchung zumindest einen Hinweis geben sollte, sind die diagnostischen Möglichkeiten bei den Pagenbildungen (Page: griech.: = verbinden) bei gewebearmen Brücken zwischen den Kindern eingeschränkt. *Geburtsmechanisch* bereiten sie um so mehr Schwierigkeiten, je weniger sie gegeneinander verschieblich sind. Bei

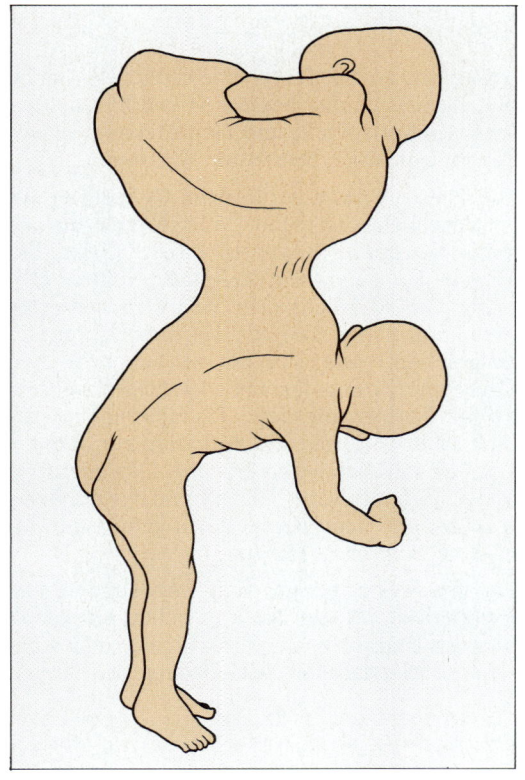

Abb. 76   Thorakopagus

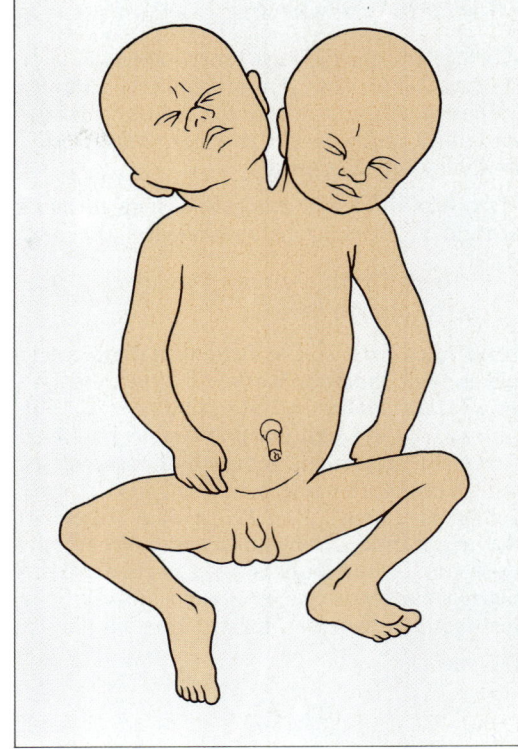

Abb. 77   Dizephalus

der erforderlichen operativen Geburtsbeendigung ist zur Vermeidung materner Geburtsverletzungen, insbesondere in Form der Uterus- bzw. Zervixruptur, der Schnittentbindung gegenüber schwierigen vaginalen Maßnahmen der Vorzug zu geben (H. BAYER).

Die Geburt eines

Anenzephalus

verläuft häufig in Gesichtslage, da das Gesicht in der Verlängerung der Rumpfachse angeordnet ist. Bei größeren Kindern kann nach der Geburt des kleinen Kopfes die Schulterentwick-

lung Schwierigkeiten bereiten. Die Notwendigkeit der frühen sonographischen Diagnose ergibt sich schon aus dem Bestreben nach einem rechtzeitigen Schwangerschaftsabbruch, aber auch aus der Erfahrung, daß mit Wehenbeginn häufig schwere CTG-Veränderungen auftreten, die zu einer nicht sinnvollen Schnittentbindung führen. Das Auftreten von *Übertragungen* ist beim Anenzephalus mit der Hypoplasie der Nebennieren erklärt. Sie ist die Ursache der verminderten, für die Geburtsauslösung wichtigen plazentaren Kortisol- und Östrogenproduktion und damit der erforderlichen Prostaglandinbildung.

Regelwidrige Geburtsdauer

Als regelwidrige Geburtsdauer haben die überstürzte Geburt und der protrahierte Geburtsverlauf Beachtung zu finden. Die Sturzgeburt (s. unten) ist indessen ein von der Geburtsdauer unabhängiges Ereignis.

Wird das Kind mit wenigen Wehen innerhalb kürzester Zeit geboren, so wird dies als

überstürzte Geburt (Partus praecipitatus)

bezeichnet. Eine exakte Definition dieses Ereignisses fehlt indessen bis heute. LACOMME gibt eine Geburtsdauer < 1 Std., CRETIUS < 2 Std., HUFFMANN < 3 Std. an. Die *Gefahr* besteht in der nicht gegebenen geburtshilflichen Versorgung von Mutter und Kind und in der Sturzgeburt (s. unten). Zur *Prophylaxe* bietet sich die rechtzeitige Schwangerschaftsbeendigung durch die Geburtseinleitung in Form der terminierten Entbindung bei hohem Bishop-Score insbesondere bei der Mehrgebärenden an.

Bei einem

protrahierten Geburtsverlauf

treten so gut wie immer zuerst Gefährdungssymptome beim Kind auf, das den gegebenen Belastungen gegenüber deutlich empfindlicher ist als die Kreißende. So ist es auch sinnvoll, die Definition am Zeitpunkt des Auftretens von fetalen Hypoxien und Azidosen zu orientieren. Zahlreiche Statistiken belegen, daß die subpartuale Gefährdung

– bei der Erstgebärenden bei einer Geburtsdauer > 12 Std.,
– bei der Mehrgebärenden bei einer Geburtsdauer von > 8 Std.

zunimmt (HELLMAN u. PRYSTOWSKY; DÖRING u. KRAUSS). Sie ist in erster Linie die Folge der Verringerung der uterinen Durchblutung und damit einer präplazentaren Insuffizienz.

Die möglichen **Ursachen** eines verzögerten Geburtsverlaufes sind entsprechend der zahlreichen, den Geburtsverlauf beeinflussenden Faktoren vielfältig. Die häufigste ist die spastische Retraktionsstörung der Zervix, die isoliert, häufiger indessen gemeinsam mit einer hyperkinetischen Wehenstörung auftritt. Weiterhin stellt die echte Retraktionsstörung mit unzureichendem Retraktionseffekt der korporalen Kontraktionen an der Zervix eine typische Ursache dar. Demgegenüber hat das Mißverhältnis zwischen Geburtsobjekt und Geburtskanal erheblich an klinischer Bedeutung verloren.

Die **Therapie** des protrahierten Geburtsverlaufes darf nicht erst beim Überschreiten der als kritische Grenze genannten 8 bzw. 12 Std. beginnen. Bis zu diesem Zeitpunkt sollten vielmehr alle Möglichkeiten der Geburtszeitbegrenzung, insbes. die der Geburtserleichterung, ausgeschöpft sein. An der zeitlich kritischen Grenze muß dann darüber entschieden werden, ob eine Fortsetzung dieser Therapie sinnvoll ist, oder ob bzw. wann eine Indikation zur operativen Geburtsbeendigung besteht. Das operative Vorgehen hat sich nach dem Stand der Zervixretraktion und dem momentanen geburtsmechanischen Befund zu richten.

Da die Austreibungs- und insbesondere die Preßperiode infolge der inzwischen erreichten uterinen Retraktion die für das Kind gefährlichste Geburtsphase darstellt, bedeutet ein

protrahierter Verlauf der Preßperiode

in jedem Fall eine ernstzunehmende Regelwidrigkeit. Als kritische Grenze sind auch unter den Bedingungen der kontinuierlichen intrauterinen Überwachung anzusehen:

– für die Erstgebärende: 30 Min.,
– für die Mehrgebärende: 20 Min.

Gelingt die spontane Beendigung der Entbindung in dieser Zeit nicht, und ist aufgrund der ungenügenden Propulsion des vorangehenden Teiles während der Preßwehe nicht zu erwarten, daß dies in Kürze zu erreichen ist, so ist beim tiefen Geradstand die *operative Geburtsbeendigung* mittels der Vakuum- oder Zangenextraktion großzügig zu indizieren. Bis zu diesem Zeitpunkt sollte die *Zahl der Preßwehen* nicht mehr als 3–4/10 min betragen bzw. durch Betamimetika entsprechend reguliert werden, damit die für das Kind entstehende Sauerstoffschuld im wehenfreien Intervall ausgeglichen wird (KLÖCK u. LAMBERTI). Bei noch nicht „zangengerecht" stehendem Kopf ist es erlaubt, unter kontinuierlicher CTG-Kontrolle und bei normalem pH-Wert abwartend die zulässige Dauer der Preßperiode für eine begrenzte Zeit zu überschreiten.

Unabhängig von der Geburtsdauer stellt die

Sturzgeburt

das Ereignis dar, bei dem das Kind aus dem Geburtskanal herausstürzt und sich in Abhängigkeit von der Distanz zur Aufschlagstelle mehr oder weniger verletzt. Verständlicherweise wird dies bevorzugt bei Vielgebärenden mit hohem Bishop-Score beobachtet. Typischerweise tritt die Sturzgeburt aber auch bei Erstgebärenden auf, die aus Unerfahrenheit die Wehen bzw. den einsetzenden Preßdrang falsch deuten. Auf diese Weise kann es zur sog. *Toilettengeburt* kommen.

Schon aus **forensischen Gründen** muß streng zwischen der überstürzten und der Sturzgeburt unterschieden werden. Nach einer Sturzgeburt mit tödlichen Verletzungen des Kindes kann die Mutter in den Verdacht der absichtlichen Kindstötung geraten. Auch ist zu beachten, daß diese durch das Ereignis der plötzlichen Ausstoßung des Kindes in ihrer Zurechnungsfähigkeit so sehr beeinträchtigt sein kann, daß sie zweckmäßige Handlungen zur Rettung des Kindes unterläßt.

Eine typische Komplikation der Sturzgeburt stellt die

Nabelschnurruptur

dar. Sie erfolgt meist in dem zum Kind hin gelegenen Drittel. Die Möglichkeit der Verblutung des Kindes ist gegeben. Da die Nabelschnur aber auch bei einer absoluten oder relativen Unterlänge bzw. bei entbindenden Operationen reißen kann, darf die Nabelschnurruptur nicht als sicheres Kriterium der Sturzgeburt gewertet werden.

Intrauterine Asphyxie
(Fetal distress)

Die wichtigste Ursache der fetalen intrauterinen Gefährdung ist die **Hypoxie**. Sie wird in 3–5% aller Geburten beobachtet und ist mit 50% die bedeutendste perinatale Todesursache. Die Mehrzahl frühkindlicher Hirnschäden ist auf eine perinatale Hypoxie zurückzuführen. – Der Begriff der „intrauterinen Asphyxie" ist mit dem angloamerikanischen „fetal distress" gleichzusetzen.

Eine Übersicht über die *Pathogenese* der möglichen Störungen der intrauterinen Atmung gibt die Tab. 11. Diese können an jeder Stelle des für den An- und Abtransport der Atemgase benutzten Weges auftreten, wobei der O_2-Mangel bzw. die CO_2-Überladung des fetalen Blutes die Folge einer akuten, subakuten und chronischen Störung des fetomaternalen Gasaustausches sein kann.

Relativ selten führen

Störungen des maternen Sauerstoffantransportes

zur fetalen Hypoxie. Sie werden bei Herz-Kreislauf-Störungen, Lungenerkrankungen, im eklamptischen Anfall und bei schweren Anämien (kritische Grenze: 7–8 g% Hb) beob-

Tabelle 11   Ursachen der fetalen Hypoxie

Störungen des maternen Sauerstoff-Antransportes
– Herz-Kreislauf-Störungen
– Lungenerkrankungen
– Anämie (< 8 g% Hb)
– hypotensives Syndrom
– eklamptischer Anfall

Störungen des uterinen (präplazentaren) Gefäßraumes
– Gestose
– infantiler Uterus
– Überdehnung des Myometrium
– protrahierter Geburtsverlauf
– erhöhter Basaltonus
– Hyper- und Tachysystolie

Plazentainsuffizienz
– hämodynamische Insuffizienz
– Membraninsuffizienz
– zellulär-parenchymatöse Insuffizienz
– Verkleinerung der Plazentahaftfläche
– vorzeitige Lösung der Plazenta

Störungen im postplazentaren (umbilikalen) Gefäßraum
– Nabelschnurkomplikationen
– fetale Asphyxie

achtet. Klinisch bedeutsamer ist das **hypotensive Syndrom** (S. 170). Dabei auftretende Herzton-veränderungen bilden sich in Seitenlagerung meist schnell zurück. Schließlich kann ein zu intensives Mitpressen zu einer ungenügenden Oxygenisierung des maternen Blutes führen.

Eine klinisch wichtige Ursache der fetalen Hypoxie stellen

Störungen der uterinen Durchblutung

dar. Beeinträchtigungen des sog. präplazenta-ren Gefäßraumes treten bevorzugt im Rahmen einer *Gestose* sowie als Folge einer verstärkten Retraktion des Corpus uteri bei *protrahiertem Geburtsverlauf*, insbesondere bei einer verlängerten Austreibungsperiode, auf. Oxytocinüber-dosierungen und eine spastische Zervixdystokie beeinträchtigen die uterine Durchblutung über eine *Erhöhung des Basaltonus* und eine *Hyper-* bzw. *Tachysystolie*. Ein unzureichender O_2-Antransport kann aber auch die Folge einer *Überdehnung des Myometriums* bei Mehrlingen oder einem Hydramnion sein. Schließlich werden präplazentare Insuffizienzen mit sonst nicht erklärbaren respiratorischen Störungen bei einem *Infantilismus des Uterus mit gewebsarmem Myometrium* beobachtet. Bei einer notwendigen Schnittentbindung ist die pathogenetische Deutung der fetalen Asphyxie anhand des nach der Entleerung auffallend kleinen und dünnwandigen Uterus möglich.

Über das

Plazentainsuffizienzsyndrom

mit nachfolgender intrauteriner Gefährdung des Kindes wurde ausführlich auf S. 283 berichtet. Art und Zeitpunkt der Manifestation der Funktionsbeeinträchtigung bestimmen die Konsequenzen für den intrauterinen Zustand des Kindes, so daß die Diagnostik die nutritive, die endokrine und die respiratorische Insuffizienzform zu berücksichtigen hat: Eine akute Lebensbedrohung ist für das Kind vor allem dann gegeben, wenn die nutritive Versorgungs-einschränkung in eine respiratorische Störung übergeht.

Für

Störungen des postplazentaren Gefäßraumes

sind am häufigsten *Nabelschnurkomplikationen* verantwortlich zu machen. Sie stellen eine in

14,5% mit dem intrauterinen Fruchttod asso-ziierte Störung dar (BRUCE u. Mitarb.). Eine *fetale Hypoxieursache* besteht bei einem posthä-morrhagischen fetalen Schock nach fetaler Blutung (s. unten), bei fetomaternaler Transfu-sion, aber auch bei einem nicht gedeckten Sauerstoffmehrverbrauch, z. B. bei Mehrlingen.

Diagnostik

Zur rechtzeitigen Erkennung einer intrauteri-nen Hypoxie ist es notwendig, daß bei gegebe-nem Verdacht alle zur Verfügung stehenden diagnostischen Möglichkeiten ausgenutzt wer-den. Die Notwendigkeit ergibt sich schon des-halb, da jede einzelne Methodik nur eine be-grenzte Sicherheit gewährleistet, aber auch, da die intrauterine Gefährdung des Kindes eine im Einzelfall erheblich unterschiedliche Primärma-nifestation aufweist.

Von wesentlicher Bedeutung ist die Beachtung der sich aus der Schwangerenvorsorge ergeben-den

anamnestischen Hinweissymptome,

und zwar schon deshalb, da sie es sind, die die *Indikation zur Intensivüberwachung* stellen las-sen. Hierbei bedürfen alle Erkrankungen bzw. Regelwidrigkeiten in der Gravidität, die gehäuft mit einer Plazentainsuffizienz einhergehen, der Beachtung: EPH-Gestosen, niedriges oder ho-hes Gebäralter, vorausgegangene hormonale Sterilitätsbehandlungen, Terminüberschrei-tung, Diabetes mellitus, vorausgegangene Tot-geburten bzw. fetale Wachstumsretardierungen usw.

Die Ultraschalluntersuchung vermag heute ei-nen wesentlichen diagnostischen Beitrag bei der fetalen Gefährdung zu leisten. Als

sonographische Hinweissymptome

haben die Wachstumsretardierung als Zeichen der nutritiven Versorgungsstörung, die Oligo-hydramnie und das vorzeitige Auftreten des so-nographischen Plazentareifegrades III mit deut-licher, die Basalplatte erreichender Septierung der Chorionplatte und dem Auftreten echofrei-er Bezirke im Parenchym Beachtung zu finden (GRANNUM u. Mitarb.) (S. 119).

Eine unterschiedliche Bewertung findet bis heu-te das Auftreten von

R-Zacken > 40 µV im fetalen EKG

als Symptom der Vernix-caseosa-Verminderung (BOLTE; KREUZER u. BOQUOI) (S. 345). Bei den nach wie vor gegebenen Unsicherheiten in der frühzeitigen Erkennung eines Plazentainsuffizienzsyndromes hat das fetale EKG für uns nach wie vor den Wert eines zusätzlichen diagnostischen Hilfsmittels.

In der Phase der präpartualen Diagnostik wird zur Erkennung respiratorischer Insuffizienzen der Plazenta in zunehmendem Maße die

präpartuale Kardiographie

in Anspruch genommen. Zur Beurteilung des CTG werden im wesentlichen die Basalfrequenz, die Fluktuation und die Oszillation herangezogen (S. 120). *Methodisch* steht zur Verfügung: der „Non-Streß-Test" mit der Beachtung der Reaktionen der CTG-Muster auf Kindsbewegungen bzw. im Anschluß an einen Wecktest. Beim Fehlen reaktiver Akzelerationen wird einer der auf S. 121 beschriebenen „Streß-" oder „Belastungsteste" angeschlossen.

Ein weiteres diagnostisches Verfahren zur präpartualen Kontrolle des fetalen Zustandes steht uns in Form der

Amnioskopie

zur Verfügung (S. 348). Es ist bekannt, daß die Gefahr der perinatalen Morbidität und Mortalität bei grünem Fruchtwasser um das 3-bis 5fache erhöht ist. Zu beachten ist indessen, daß der Mekoniumgehalt des Fruchtwassers kein Frühsymptom der Hypoxie darstellt, so daß bei einem entsprechenden Befund zusätzliche Kontrollen zur Beurteilung des fetalen Zustandes erforderlich sind.

Für die **intrapartuale Überwachung** des Kindes zur rechtzeitigen Erkennung einer hypoxischen Gefährdung ist die

grundsätzliche kardiotokographische Überwachung aller Entbindungen

eine heute ohne Einschränkung zu erhebende Forderung. Wird die Bewertung einzelner Kurvensymptome durch die Inanspruchnahme eines CTG-Score (und der fetalen Blutgasanalyse [s. unten]) ergänzt, so können subjektive Einflüsse bei der Beurteilung der Kurvensymptomatik erheblich reduziert werden (GOESCHEN). Einzelheiten der kardiotokographischen Gefährdungssymptomatik wurden auf S. 338 aus-

führlich dargestellt. Auf der einen Seite ist bekannt, daß die Kurvensymptomatik des CTG eine gute Korrelation zur respiratorischen und metabolischen Situation des Kindes in utero und zum postpartualen Zustand des Kindes (Apgar-Wert, pH-NA-Wert) aufweist: So finden sich deutlich gehäuft Azidosen bei einem silenten Kurvenverlauf bei gleichzeitiger Tachykardie und bei ausgeprägten späten Dezelerationen. Im Einzelfall ist die Prognosestellung für das Kind allein aufgrund pathologischer Herzfrequenzmuster jedoch nur bedingt möglich. Nach W. M. FISCHER ist bei normaler Uterusmotilität eine O_2-Mangelversorgung des Kindes anzunehmen und eine operative Geburtsbeendigung indiziert, wenn 30% der Wehen mit Spätdezelerationen einhergehen, während bei deren Häufigkeit von 5% und bei maximal 20 Spätdezelerationen noch mit der Geburt eines lebensfrischen Kindes gerechnet werden kann. Für die *Austreibungsperiode* kann nach KLÖCK u. LAMBERTI mit ausreichender Sicherheit gesagt werden, daß 7–8 Wehen nach der ersten und sich wiederholenden Spätdezeleration in 95% ein pH-Wert < 7,20 und ein Base excess < -10,0 mval/l (mmol/l) zu erwarten ist. Das gleiche gilt für 5 und mehr Spätdezelerationen. Mit jeder Spätdezeleration nimmt in der Austreibungsperiode der pH-Wert um durchschnittlich 0,014, der Basenüberschuß um 0,8 mval/l ab (LAMBERTI u. Mitarb.).

Bei den nach wie vor bestehenden Unsicherheiten bei der Beurteilung von Herzfrequenzmustern im CTG, die von der Norm abweichen, hat es sich in letzter Zeit als sinnvoll erwiesen, in Form der

kombinierten subpartualen Überwachung

zur Vermeidung von Fehlinterpretationen einer CTG-Kurve und damit zur Differenzierung hypoxisch gefährdeter und ungefährdeter Kinder mittels der Fetalblutanalyse den *pH-Wert* zu bestimmen. Nach GOESCHEN hat sich bei diesem Vorgehen gezeigt, daß bei einem suspekten CTG nur 12% der Kinder eine leichte Azidose (pH-Wert zwischen 7,29 und 7,25) und nur 10% einen pH-Wert < 7,24 aufwiesen. Die Fetalblutanalyse vermag damit nicht wenige unnötige operative Eingriffe zu verhindern. Allerdings sind bei normalen pH-Werten und sich verschlechternden CTG-Symptomen pH-Wert-Kontrollen indiziert! Zusätzlich macht es die gleichzeitige Blutanalyse bei Mutter und Kind möglich, bei einem niedrigen fetalen pH-Wert den Anteil der maternen Azidose in die therapeutischen Entscheidungen einzubeziehen (KASTENDIECK u. Mitarb.).

Bleiben die Symptome der fetalen Hypoxie unbeachtet oder führen sie nicht rechtzeitig zu den erfolgreichen therapeutischen Maßnahmen, so entwickelt sich in Analogie zur extrauterinen Situation ein

fetales Schocksyndrom

mit der Hypoxie als auslösendem Faktor (KÜNZEL). Das Unterschreiten der kritischen Grenze der uteroplazentoumbilikalen Durchblutung führt zunächst zu einer vermehrten Katecholaminausschüttung mit Umverteilung des Blutes unter Bevorzugung der lebenswichtigen Organe auf Kosten der Gefäßgebiete vor allem der Haut und der Nieren. Bei fortschreitender Schockentwicklung bleiben indessen auch Gehirn, Lunge, Herz und Nebenniere nicht von der Minderdurchblutung ausgeschlossen. Irreversible Schäden entstehen hier durch die mangelhafte Perfusion der Gewebe mit nachfolgender Zellschädigung und auch durch die Ausbildung von Thromben mit anhaltenden Gewebshypoxien. Der sich entwickelnde manifeste Schock mit bleibenden Schäden entspricht klinisch dem Bild des früher als „weiße Asphyxie" bezeichneten postpartualen Zustandes mit vermindert durchbluteter (weißer) Haut, fehlenden Reflexen, einer deutlichen muskulären Tonusverminderung, Bradykardie und fehlender Atmung.

Prophylaxe und Therapie

Die **Prophylaxe** der fetalen Hypoxie und Azidose hat in der Schwangerenvorsorge zu beginnen, wie dies die Pathogenese erkennen läßt (Tab. 11). Die Anämiebehandlung, die frühzeitige Erkennung und Behandlung der maternen Hyper- und Hypotonie, die Beschränkung der Tragzeit auf die individuell zulässige, vor allem von der Intaktheit bzw. Einschränkung der Plazentafunktion bestimmte Dauer und die Vermeidung protrahierter Geburtsverläufe schaffen die Grundbedingungen für eine ausreichende Versorgung des Kindes über den präplazentaren und plazentaren Bereich.

Die **Therapie** hat zwischen der intrauterinen Reanimation und der rechtzeitigen Schwangerschafts- bzw. Geburtsbeendigung bei manifester Hypoxie zu differenzieren.

Die

intrauterine Reanimation

hat vordergründig zwei Aufgaben zu erfüllen:

– die zumindest passagere Verbesserung der fetalen Sauerstoffversorgung und damit der Überwindung der akuten Asphyxie durch Optimierung der uterinen und damit der plazentaren Perfusion,
– die Verlängerung der DD-Zeit (decision-delivery) und damit die Überbrückung des Intervalls vom Entschluß zur operativen Entbindung bis zu deren Ausführung.

Die intrauterine Reanimation erfolgt mittels der **Tokolyse** durch die Gabe eines *Betamimetikums*. Zu diesem Zweck ist im Kreißsaal eine Injektionsspritze mit z. B. 0,1 mg Partusisten in 8 ml 5%iger (0,28 mol/l) Glukose griffbereit zu halten. Aus ihr werden 1–2 ml = 10–20 µg i. v. gegeben. Bei ungenügendem Effekt kann die Dosis nach einigen Minuten wiederholt werden (Abb. 78). Blutdruck und Puls der Kreißenden sind fortlaufend zu kontrollieren. Das weitere Vorgehen richtet sich nach dem CTG-Verlauf. Der Erfolg der Reanimation sollte durch die fetale Blutanalyse verifiziert werden.

Die *Indikation* zur intrauterinen Reanimation wird abgesehen von eindeutigen Gefährdungssymptomen im CTG nach dem pH-Wert des Kindes gestellt: prognostisch am günstigsten ist es, wenn mit der Tokolyse bei einem pH-Wert im präpathologischen Bereich (pH = 7,27–7,23) begonnen wird, während bei einem pH-Wert

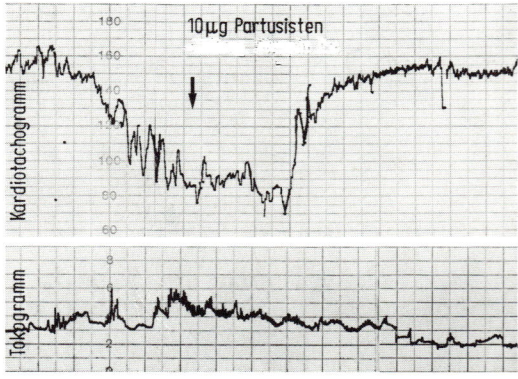

Abb. 78 Intrauterine Reanimation. Anhaltende Dezeleration bei erhöhtem uterinen Basaltonus. Nach Injektion von 10 µg Partusisten Senkung des uterinen Tonus und schnelle Normalisierung der fetalen Herzfrequenz

< 7,20 zumindest die operative Entbindung vorbereitet werden muß, um sie bei einem weiteren Absinken ohne Zeitverlust ausführen zu können (DUDENHAUSEN, SCHENK u. RÜTTGERS). Als *Gegenindikationen* gelten die Thyreotoxikose, das Glaukom, Herzrhythmusstörungen sowie Blutungen infolge einer vorzeitigen Plazentalösung.

Bei eindeutigen kardiotokographischen Gefährdungssymptomen und bei einem unzureichenden Effekt der intrauterinen Reanimation ist die

operative Geburtsbeendigung

angezeigt. Das operative Vorgehen richtet sich dabei nach dem Zervixbefund und der geburtsmechanischen Situation. Es sollte zugleich Beachtung finden, daß einem asphyktischen Kind belastende vaginale Eingriffe nicht zugemutet werden dürfen! In der *frühen Eröffnungsperiode* ist die Schnittentbindung angezeigt. In der *späten Eröffnungsperiode* kann bei gleichzeitigem Tiefstand des Kopfes und dünnsaumigem und eng dem vorangehenden Teil anliegenden Muttermund die Perfusion Toulousaine das Kind evtl. schneller und leichter aus der Gefahrensituation befreien als das abdominale Vorgehen. Eine strenge Beachtung der Vorbedingungen für diesen Eingriff ist Voraussetzung für die schonende Gewinnung des Kindes (s. Geburtshilflich-perinatologische Operationen" des Verf.). In der *Austreibungsperiode* gelingt insbesondere bei Zangengerechtstand des Kopfes die Geburtsbeendigung leicht mittels der Vakuum- oder Zangenextraktion, so daß die Indikationsstellung zur entbindenden Operation großzügig erfolgen kann.

Fetale Blutung als Ursache der intrauterinen Asphyxie

Eine bedeutende, wenn auch seltene Ursache einer intrauterinen Asphyxie ist die Blutung des Kindes mit nachfolgendem posthämorrhagischen Schock. **Pathogenetisch** sind die nachfolgenden Möglichkeiten gegeben:

Die häufigste Ursache für einen fetalen Blutverlust gegen Ende der Gravidität bzw. unter der Geburt ist die

Blutung aus dem intravillösen Raum.

Sie wird bevorzugt bei der vorzeitigen Lösung der Plazenta und zwar vor allem bei der Placenta praevia beobachtet (S. 269). Oftmals ist sie die Ursache für den schlechten postpartualen Zustand der Kinder nach einer aus entsprechender Indikation ausgeführten Schnittentbindung. Die Blutung des Kindes wird dabei wegen der gleichzeitigen vaginalen Blutung der Mutter nicht selten verkannt.

Eine vaginale Blutung, die unmittelbar im Anschluß an den Blasensprung bzw. bei einer Blasensprengung, aber auch nach dem Anlegen einer Elektrode zur internen CTG-Ableitung auftritt und mit akuten schweren CTG-Veränderungen einhergeht, muß den Verdacht auf eine

Blutung aus rupturierten Vasa praevia seu aberrantia

lenken (SCHOLTES u. HÄGELE; SPERNOL). Das Zusammentreffen des Fruchtwasserabganges, des Beginnes der vaginalen Blutung und der akuten Verschlechterung des intrauterinen Zustandes des Kindes ist so charakteristisch, daß die Diagnose zumeist leicht zu stellen ist.

Zu akuten schweren intrauterinen Asphyxien bei gleichzeitigem Auftreten einer vaginalen Blutung kommt es weiterhin infolge einer

Nabelschnurruptur.

Sie wird sub partu bei geburtshilflichen Operationen, seltener spontan bei kurzer Nabelschnur bzw. einer Insertio velamentosa beobachtet. Einen diagnostischen Hinweis geben vorausgegangene variable Dezelerationen im CTG (ITSKOVITZ u. Mitarb.).

Eine weitere Ursache des fetalen posthämorrhagischen Schocks ist in Form der

fetomaternalen bzw. fetoplazentaren Transfusion

gegeben. Sie kann durch chronisch wiederholte Blutungen, aber auch als akut lebensbedrohlicher Blutverlust in den Kreislauf der Mutter (maternale Makrotransfusion) bzw. in den intravillösen Raum erfolgen (NEEB; VON GRIEGERN u. GILLE; PUSCH u. ROSEGGER). Die Diagnose ergibt sich aufgrund des Nachweises von fetalen Erythrozyten im maternen Blut bzw. aus dem histologischen Plazentabefund.

Für die **Diagnosestellung** ist es wichtig, daß bei jeder vaginalen Blutung der Mutter prä- bzw. subpartual, deren Beginn mit dem Blasensprung bzw. einer Blasensprengung zeitlich zusammenfällt und die mit akuten schweren CTG-Veränderungen einhergeht, an eine fetale Blutung und damit an einen fetalen posthämorrhagischen Schock gedacht wird. Für das *geborene Kind* ist die schwere weiße Asphyxie charakteristisch, die sich trotz Intubation und ausreichender O$_2$-Beatmung nicht bessert.

Die **Behandlung** hat schon wegen der dramatischen Verschlechterung des intrauterinen Zustandes des Kindes in der sofortigen operativen Geburtsbeendigung zu bestehen. Der posthämorrhagische Schock erfordert die ohne Zeitverlust vorgenommene Transfusion über die Nabelvene.

Besteht unter der Geburt der Verdacht auf eine fetale Blutung und ist ausreichend Zeit vorhanden, so kann der Nachweis fetaler Erythrozyten im Vaginalblut mit Hilfe der Methode von Kleihauer-Betke, schneller mit Hilfe des **Ogita-Tests** erfolgen: 1 Tropfen des zu differenzierenden Blutes wird heparinisiert und mit 5 Tropfen einer 0,1%igen Kalilauge vermischt, 2 min geschüttelt, um dann 10 Tropfen einer 50% gesättigten Ammoniumsulfatlösung und 1 ON Salzsäure hinzuzugeben. Die Lösung wird auf ein Filterpapier aufgetropft: Das denaturierte materne Blut bleibt mit Zellfragmenten auf einem Punkt liegen, während anwesendes fetales Hb einen rötlichen Rand bildet.

Pathologie der Nachgeburtsperiode

(einschl. der maternen Geburtsverletzungen)

Die Entbindung ist ein physiologischer Vorgang, der mit der Entstehung von Wunden und damit auch mit Blutungen aus dem Fruchthalter von der plazentaren Insertionsfläche und aus Verletzungen im Bereich des Geburtskanals einhergeht. Das Ausmaß der Verletzungen schwankt zwischen oberflächlichen Schleimhautrissen und lebensbedrohenden Organschädigungen z. B. in Form der Uterusruptur. Klinisch wird der pathologische Verlauf der Nachgeburtsperiode durch das Auftreten von

Blutungen bestimmt, und zwar mit den folgenden unterschiedlichen *Manifestationsformen:*
– *Transvaginale Blutung:* Bei ihnen sind die Erkennung, die prognostische Bewertung aufgrund der Blutungsstärke und die pathogenetische Deutung unter Berücksichtigung des Zeitpunktes ihres Auftretens (Tab. 12) relativ einfach. Fast ausschließlich handelt es sich um Verletzungsfolgen im Bereich der Geburtswege bzw. um Störungen im Bereich der plazentaren Implantationsfläche.

Tabelle 12   Ursachen von Nachgeburtsblutungen unter Berücksichtigung der Lokalisation der Blutungsquelle und des diagnostisch wichtigen Zeitpunktes des Blutungsbeginnes

1. Vaginale Blutungen
– *Blutung infolge einer maternen Weichteilverletzung*
  (Auftreten der Blutung unmittelbar nach der Entwicklung des Kindes)
  – Vulvaverletzung
  – Dammverletzung
  – Scheidenverletzung
  – Zervixriß
  – Uterusruptur
– *Plazentalösungsblutung*
  (Auftreten der Blutung nach einem freien Intervall nach der Entwicklung des Kindes)
  – partielle Plazentalösung
  – Retentio placentae totalis
  – Retentio placenta partialis
  – Retention wandständiger Blutkoagel

– *Atonische Nachblutung*
  (Auftreten der Blutung nach blutungsfreiem Intervall nach vollständiger Entleerung des Uterus)
– *Geburtshilfliche Koagulopathie*
  – Verbrauchskoagulopathie (DIG)
  – Verlustkoagulopathie
  – Hyperfibrinolyse

2. Retroperitoneale Blutungen
– hohe Zervixverletzung
– Abriß der A. uterina
– Uterusruptur im unteren Korpus- bzw. Isthmusbereich

3. Intraabdominale Blutungen
– Uterusruptur

– *Retroperitoneale Blutung:* Sie treten bevorzugt bei hohen Zervix- bzw. Uterinaverletzungen auf. Bei fehlenden vaginalen Blutungen werden sie zumeist erst an dem sich entwickelnden posthämorrhagischen Schock erkannt.

– *Intraabdominale Blutungen:* Sie sind die Folge perforierender Uterusverletzungen (Uterusruptur), wobei die Diagnostik durch die subpartual oftmals fehlende Symptomatik des „akuten Abdomens" erschwert wird.

Die **Bedeutung der Blutungen in der Nachge-** **burtsperiode** wird bereits dadurch deutlich, daß die sub- bzw. postpartuale Verblutung unter den Todesursachen nach wie vor mit den Gestosen und den Infektionen an erster Stelle steht und im Vergleich zu diesen beiden in den letzten Jahren in der Frequenz nur gering abgenommen hat. Bei einer gestationsbedingten Gesamtletalität von 0,3‰ beträgt der Erwartungswert für den Verblutungstod in der Nachgeburtsperiode 0,01‰, wobei die Vermeidbarkeit auf > 90% geschätzt wird!

Materne Geburtsverletzungen
(einschl. der Uterusruptur)

An der **Vulva** und im Bereich des **Ostium vaginae** werden nicht selten als Folge der während des Durchschneidens des vorangehenden Kindsteiles auftretenden Zirkulärspannung

Schleimhautverletzungen der kleinen Labien und der Klitoris

beobachtet. Es handelt sich um typische, halbmondförmige Dehnungsrupturen (Abb. 79), die aus dem reichlich vaskularisierten Gewebe die Ursache starker Blutungen sein können. Im Wochenbett führen sie zu einem unangenehmen

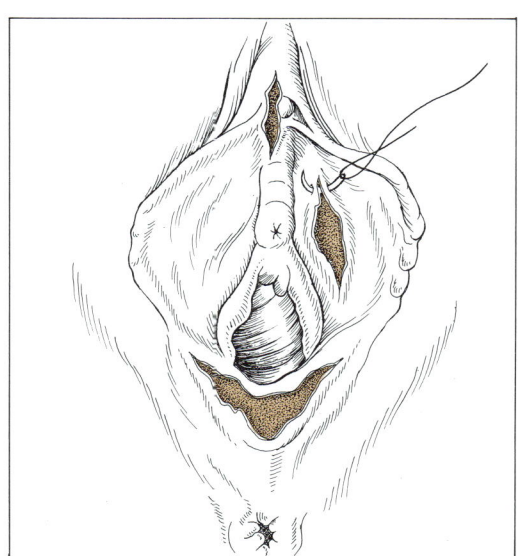

Abb. 79 Typische Schleimhautverletzungen des Ostium vaginae und der Vulva

Brennen bei der Miktion und damit evtl. zu einer reflektorischen Harnretention. Allein aus diesem Grunde ergibt sich die Notwendigkeit einer Versorgung durch adaptierende Nähte z. B. mit Catgut oo.

Oftmals übersehen werden

isolierte Scheidenverletzungen,

sofern sie postpartual nicht bluten. Ihre Versorgung erfolgt nach Einstellung mittels Spekula durch Knopfnähte. Bei enger Nachbarschaft zur Urethra wird diese mittels eines Katheters in ihrem Verlauf markiert. *Perforierende Vaginalverletzungen* mit Eröffnung des Douglas-Peritoneums machen wie bei der Kolpaporrhexis die Laparotomie erforderlich (s. „Geburtshilflich-perinatologische Operationen" des Verf.).

Die häufigste materne Weichteilverletzung ist der

Dammriß bzw. die Episiotomie

(Abb. 80–82). Hierbei handelt es sich immer um eine Damm-Scheiden-Verletzung. Es ist eine wichtige protektive Aufgabe des Geburtshelfers, unkontrollierte Gewebsverletzungen, aber auch Überdehnungsschäden im Bereich des Weichteilrohres durch die rechtzeitig indizierte Episiotomie zu vermeiden! – Es werden *drei Verletzungsgrade* unterschieden:

– *Dammriß 1. Grades:* Einriß der hinteren Kommissur ohne Verletzung der Dammuskulatur (Abb. 80):

– *Dammriß 2. Grades:* Einriß des Dammes einschließlich des M. bulbospongiosus und des Dammgewebes bis an den Sphincter ani heran (Abb. 81).

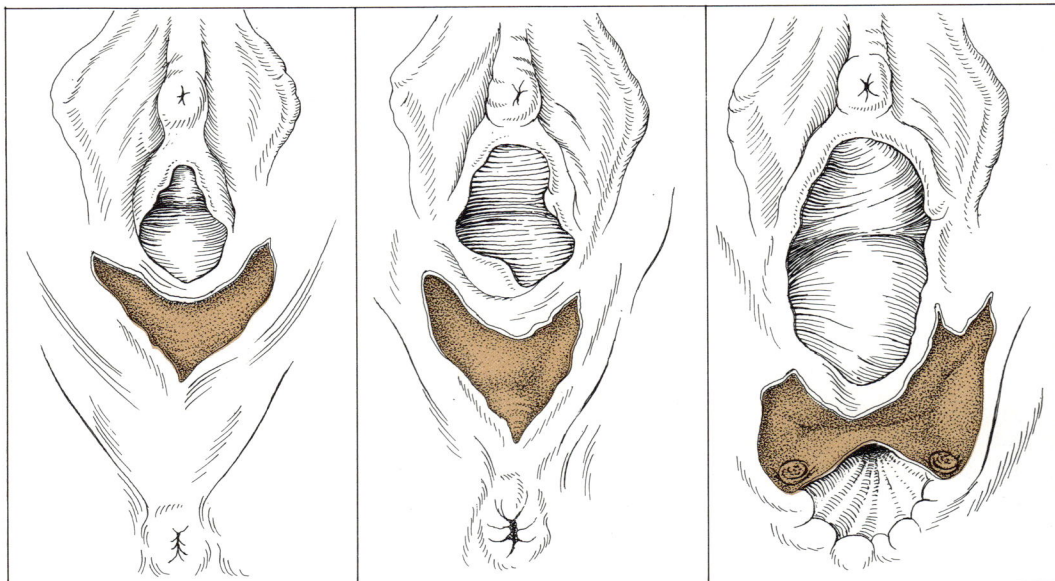

Abb. 80   Dammriß 1. Grades   Abb. 81   Dammriß 2. Grades   Abb. 82   Dammriß 3. Grades

– *Dammriß 3. Grades:* Verletzung einschließlich des Sphincter ani externus und evtl. der Rektumvorderwand (Abb. 82).

Die *Differenzierung von vier Schweregraden* mit der Unterscheidung eines

– Dammrisses 3. Grades = Zerreißung des Sphincter ani externus und eines
– Dammrisses 4. Grades = Zerreißung auch der vorderen Rektumwand
   bringt keine Vorteile (Döderlein u. BREITNER; MARTIN).

Die **Naht einer Dammverletzung** erfolgt nach der vollständigen Entleerung des Uterus ohne Zeitverlust, um stärkere Blutverluste aus der Wunde zu vermeiden. Über die Nahttechnik wurde im einzelnen bei der Darstellung der Episiotomie berichtet (S. 351).

Im Bereich der Vulva, des Dammes und der Fossa ischiorectalis auftretende Blutergüsse werden nach dem Vorschlag von MARTIN unter dem Begriff der

infralevatoriellen Hämatome

zusammengefaßt. Sie entstehen auf der Basis einer *Vulvavarikosis*. Häufiger, und zwar in 0,5% der Entbindungen sind sie die Folge einer Dammverletzung, wobei sie erst im Anschluß an deren operative Versorgung bemerkt werden

(Abb. 83). Es entwickelt sich innerhalb kurzer Zeit ein *Vulvahämatom* in Form einer prallen, bläulichen Schwellung. Der Introitus vaginae ist

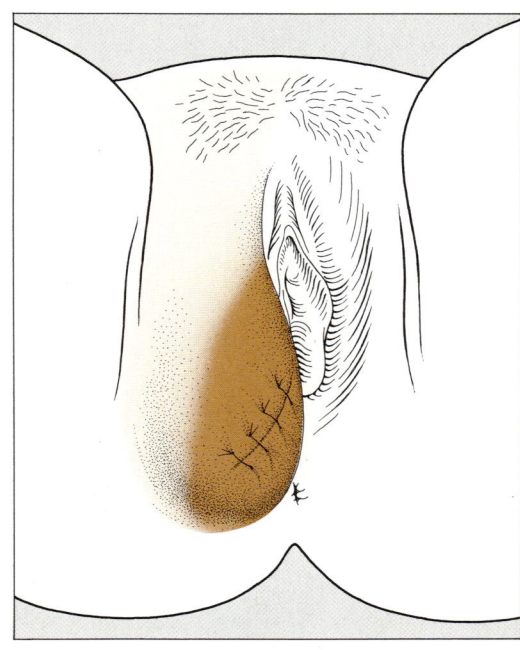

Abb. 83   Vulvahämatom im Bereich einer mit Naht versorgten Episiotomie

säbelscheidenartig zur gegenüberliegenden Seite verdrängt. Vorhandenes Nahtmaterial schneidet durch die Schwellung ein. Ein wichtiges Hinweissymptom sind die im Bereich der Dammnaht zunehmenden Schmerzen. Fehlen sie – z. B. infolge des Nachwirkens einer Periduralanästhesie – oder werden sie nicht beachtet, so ist die Gefahr größerer Blutverluste in das lockere paravaginale Gewebe mit nachfolgendem posthämorrhagischen Schock gegeben. Aus allen diesen Gründen gehört es zu den wichtigen Aufgaben der Hebamme, eine Dammnaht nach der Entbindung wiederholt zu inspizieren. – *Therapeutisch* sind bei kleineren und stationären Hämatomen Kompressionsverbände ausreichend. Größere und schnell wachsende Hämatome werden nach Wiedereröffnung der Naht bzw. nach Spaltung der Haut über der Kuppe des Hämatoms ausgeräumt. Das blutende Gefäß wird umstochen. Die Haut wird nach Einlegen eines Drains mit nicht zu eng gelegten Knopfnähten verschlossen.

Eine in jedem Fall lebensbedrohende Komplikation bedeutet die Entstehung eines

supralevatoriellen Hämatoms

im Bereich des Parametriums bzw. des Retroperitoneums. Die Blutung breitet sich schnell und von außen nicht bemerkbar bis zu den Nierenlagern aus, so daß das klinisch wichtige Hinweissymptom der zunehmende (posthämorrhagische) Schock darstellt. Aus ihm ergibt sich auch die Indikation zur Laparotomie mit dem Aufsuchen und der Umstechung des blutenden Gefäßes. Oftmals ist die Hysterektomie, aber auch die Ligatur der A. hypogastrica nicht zu umgehen (s. „Geburtshilflich-perinatologische Operationen" des Verf.).

Eine physiologische Verletzung stellen kleine, seitliche Einrisse im Bereich der Zervix dar, wie dies der quergespaltene Muttermund der Frau, die geboren hat, erkennen läßt. Demgegenüber führen in etwa 1% aller Entbindungen

ausgedehnte Zervixrisse

durch Verletzung der zervikalen Äste der A. uterina zumeist in kurzer Zeit zu lebensbedrohlichen Blutungen (Abb. 84). Das Charakteristikum ist auch hier wieder die sofort nach der Entwicklung des Kindes einsetzende Blutung. Ihr Auftreten ist nicht an eine operative Entwicklung des Kindes gebunden; sie werden vielmehr auch nach Spontangeburten und dann unerwartet beobachtet. Die erforderliche *Zervixnaht* erfolgt nach unverzüglicher und sicherer Entleerung des Cavum uteri durch die manuelle Plazentalösung bzw. Nachtastung nach Einstellung und Anhaken der Muttermundlippen mit Organfaßzangen bzw. Museux-Klemmen durch Knopfnähte. Die erste Naht sollte zum Erreichen einer sicheren Blutstillung oberhalb des oberen Wundwinkels gelegt werden. Der sorgfältigen Rekonstruktion der Zervix kommt dabei auch in Hinblick auf die Vermeidung eines späteren zervikalen Fluors oder einer sekundären zervikalen Sterilität bzw. Zervixinsuffizienz Bedeutung zu (MARTIN).

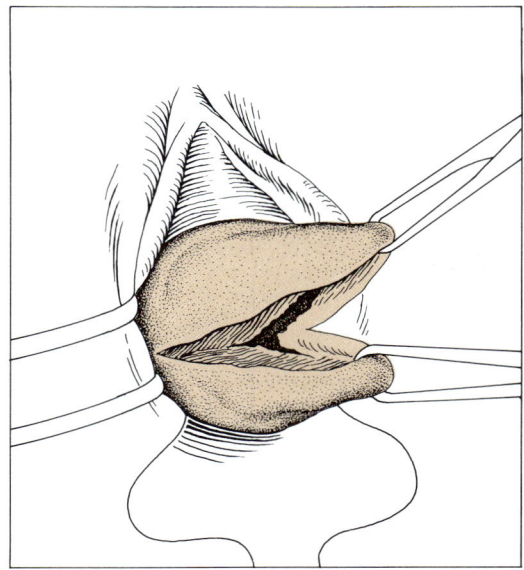

Abb. 84   Rechtsseitiger Zervixriß

Die gefährlichste materne Weichteilverletzung stellt bis heute die

Uterusruptur

dar. Ihre *Frequenz* kann aufgrund von Sammelstatistiken mit 0,03–0,08% bei deutlich höherer Gefährdung der Mehrgebärenden angegeben werden (LOSKANT; BACH u. MARTIN; G. MARTIUS). Die *Ursachen* sind unterschiedlich. Dies zeigt auch die nachfolgende Rubrizierung in der Reihenfolge der Häufigkeit ihres Auftretens:

– Narbenruptur
– Überdehnungsruptur,
– violente Ruptur,
– Spontanruptur.

Die häufigste Form, die als Folge einer voraus-gegangenen operativen Wandschädigung des Uterus z. B. in Form einer Schnittentbindung, einer Myomenukleation, einer Metroplastik oder auch einer Tubenimplantation auftritt, ist die

Narbenruptur.

Die Anamnese gibt damit wichtige, beachtens-werte Hinweise. Die *Rupturhäufigkeit nach Sectio caesarea* beträgt etwa 1%, wobei diese von der Nahttechnik, aber auch von dem Auftreten postoperativer Wundinfektionen abhängig ist. Charakteristisch für die Narbenruptur ist, daß sie ohne erkennbaren äußeren Anlaß bereits am wehenlosen Uterus in den letzten Wochen der Gravidität auftreten kann. Als *Hinweissymptom* gilt die Druckempfindlichkeit der Uterusnarbe. Es ist indessen sehr unzuverlässig, indem Nar-benrupturen bei schmerzloser Palpation ebenso beobachtet werden wie auch völlig intakte Hy-sterotomienarben bei Re-Sectiones wegen zu-nehmender und erheblicher Narbenschmerzen gesehen werden! Das *Eintreten der Ruptur* macht sich dann evtl. durch einen Spontanschmerz, das Sistieren der Wehen, das Verschwinden der Kindsbewegungen und das durch die Bauchdek-ken hindurch gut tastbare Kind bemerkbar. Eventuell ist aber auch eine im Wochenbett sich entwickelnde Peritonitis das erste Symptom (sog. stille Ruptur nach BICKENBACH).

Die Möglichkeit der **Prophylaxe** ist bis zu einem gewissen Grade durch die Beachtung der fol-genden Empfehlungen zu erreichen:

- Eröffnung des Uterus bei der Schnittentbin-dung im Bereich des unteren Uterinsegmentes in Form der Sectio caesarea transperitonealis supracervicalis.
- Naht der Hysterotomie einschichtig durch nicht zu dicht gelegte Einzelnähte (Vermei-dung hypoxischer Gewebsschäden!).
- Antibiotikaprophylaxe bei anzunehmender Infektionsgefährdung (Chorioamnionitis, Fieber unter der Geburt, sekundäre Sectio, wiederholte transvaginale diagnostische Maßnahmen sub partu).
- Antikonzeption nach Schnittentbindung für 1 Jahr.

Ein weiterer wichtiger Teil der Prophylaxe der Narbenruptur stellt die Berücksichtigung der heute anerkannten Regeln zur

Geburtsleitung nach voraus-gegangener Hysterotomie

dar (PLOTZ; SCHOLTES u. MILZ; GOESCHEN u. Mitarb.; DADAK u. LASNIK; GÖBEL u. LINK; G. MARTIUS). Sie können in den folgenden Punk-ten zusammengefaßt werden:

- Einholung genauer Angaben über Indika-tionsstellung, Operationstechnik und post-operative Komplikationen bei der vorausge-gangenen Sectio, die die Indikationsstellung zur Re-Sectio stark beeinflussen.
- Beachtung einer zunehmenden Druck-schmerzhaftigkeit der Sectionarbe als Zei-chen der drohenden Ruptur. Eventuell palpatorische Kontrolle der Narbe bei ge-burtsbereiter Portio nach Eipolablösung transzervikal (H. G. MÜLLER).
- Bei vaginaler Entbindung Abkürzung und Erleichterung der Preßperiode durch die Va-kuum- oder Zangenextraktion vom tiefen Geradstand.
- Manuelle Austastung des Uterus nach der va-ginalen Entbindung zur Überprüfung der In-taktheit der Narbe (KÄSER; ÄSTEDT; WARM).
- Sorgfältige Indikationsstellung zur Re-Sec-tio:
  - Fortbestehen der Indikation zur 1. Schnitt-entbindung;
  - zusätzliche Lage-, Poleinstellungs- oder Haltungsanomalie;
  - postoperative Infektion nach 1. Schnitt-entbindung;
  - tief herunterreichende Vorderwand-plazenta;
  - mehr als eine vorausgegangene Schnitt-entbindung (?);
  - ungünstiger Portiobefund nach Einsetzen regelmäßiger Wehen;
  - protrahierter Geburtsverlauf bei dem Ver-such der vaginalen Entbindung.

Die *Frequenz der Re-Sectiones* kann auf diese Weise mit 40–50% in vertretbaren Grenzen ge-halten werden. Der primäre Versuch der vagina-len Entbindung verschlechtert dabei die Ergeb-nisse nicht (DADAK u. LASNIK).

Die zur Beurteilung der Uterusnarbe empfohlene **Hysterographie** im schwangerschaftsfreien Intervall (OBOLENSKY u. ZÜRCHNER, SCHILLING u. SCHREIBER) ist in ihrem Aussagewert begrenzt, so daß ihre routi-nemäßige Anwendung nicht gerechtfertigt ist. Schwe-re Narbendeformitäten sollten eine Re-Sectio indizie-ren.

Eine weitgehend vermeidbare Rupturform stellt heute die infolge eines unüberwindlichen Ge-burtshindernisses auftretende

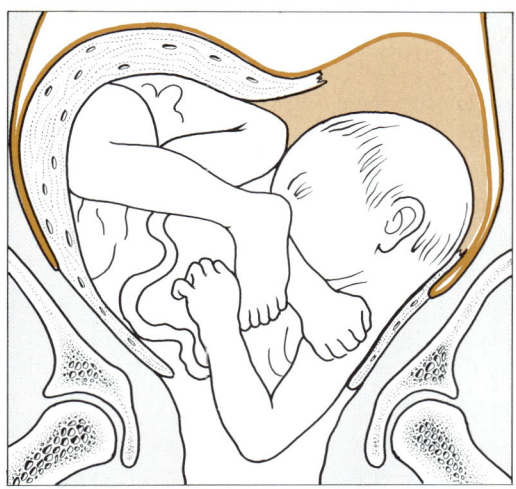

Abb. 85   Inkomplette (extraperitoneale) Uterusruptur bei Querlage

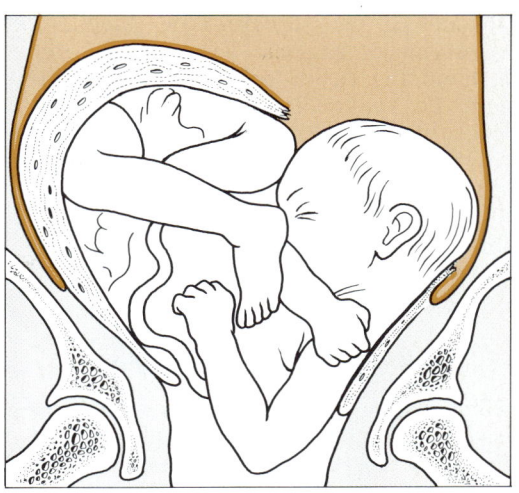

Abb. 86   Komplette (perforierende) Uterusruptur bei Querlage

Überdehnungsruptur des Uterus

dar. Ein entsprechendes Risiko ist insbesondere bei der Querlage (Abb. 85 u. 86), einem hohen Geradstand, einem Armvorfall und beim engen Becken bzw. einem übermäßigen Kind gegeben, und zwar nach vollständiger Erweiterung des Muttermundes: Die nach der Zervixretraktion fortschreitende Dehnung des unteren Uterinsegmentes führt zumeist zur suprazervikalen Ruptur. Dabei sind zu unterscheiden:

1. *Ruptura uteri incompleta* (Abb. 85): Ruptur bei erhaltenem Serosaüberzug mit geringer abdominaler Symptomatik.
2. *Ruptura uteri completa* (Abb. 86): Ruptur aller Wandschichten einschließlich des Peritoneum mit Blutung in das Abdomen.

Das *Kind* stirbt im Stadium der verschleppten Querlage, spätestens aber bei der drohenden Uterusruptur als Folge der eingeschränkten Durchblutung des präplazentaren (uterinen) Gefäßraumes ab.

Einzelheiten der Diagnostik und Klinik wurden bei der Querlage besprochen (S. 395).

Traumatische Verletzungen des Fruchthalters in Form der

violenten Uterusruptur

werden nach schwierigen entbindenden Operationen (innere Wendung, hohe Zangenextraktionen) und nach äußerer Gewalteinwirkung (stumpfes Trauma, Autounfall mit unterlassenem oder über dem Uterus erfolgtem Anlegen der Gurte) beobachtet. Diagnostische Hinweise sind die Entwicklung eines akuten Abdomens, der zumeist eingetretene intrauterine Fruchttod und der posthämorrhagische Schock der Schwangeren.

Die Abgrenzung einer

Spontanruptur des Uterus

von den beschriebenen Formen hat vor allem diagnostische Gründe: Es fehlt dem Geburtshelfer jeglicher anamnestischer Hinweis. Die *Ursache* ist vielfach erst aus dem Operationspräparat zu ermitteln. Die folgenden Veränderungen können zu einer Spontanruptur führen: angeborene Fehlbildungen des Uterus, Endometrioseherde, Hämangiome sowie wandschwache Stellen nach vorausgegangenen forcierten Abrasionen, manuellen Lösungen oder Endometritiden besonders bei Vielgebärenden. – Daß allein eine *Überdosierung von Wehenmitteln* zur Uterusruptur führen kann, ist unwahrscheinlich (CLAIBORNE u. SCHELIN). Zumeist werden auch hier zusätzlich Wandveränderungen gefunden.

Die **Behandlung der Uterusruptur** besteht weitgehend unabhängig von der Pathogenese in der ohne weiteren Zeitverlust durchgeführten *Laparotomie*. Hierbei wird der Uterus vollständig entleert und revidiert. Bei größeren Verletzungen ist die *Totalexstirpation*, bei schlechter

Operabilität die supravaginale Amputation vorzunehmen. Kleinere Risse werden durch *Naht* mit anschließender Peritonealisierung versorgt. Bei starker Blutung durch einen Abriß der A. uterina ergibt sich evtl. die Notwendigkeit der Unterbindung der A. iliaca interna. Alle operativen Maßnahmen müssen mit der erforderlichen *Schockbekämpfung* einhergehen. Lediglich bei dem *Verdacht auf eine Uterusruptur bei vollständig erweitertem Muttermund* ist es ge-

rechtfertigt, zunächst von einer gegebenen Möglichkeit der leichten vaginalen Entleerung des Uterus Gebrauch zu machen, um unmittelbar anschließend den Uterus auszutasten. **Prognostisch** gilt auch heute der Satz von ZWEIFEL, daß die Uterusruptur das Schlimmste ist, was einer Graviden widerfahren kann. Noch in neueren Statistiken wird die *Müttersterblichkeit* mit etwa 10%, die *perinatale Kindersterblichkeit* mit 50–60% angegeben.

Störungen der Plazentalösung

Während der Ablösung der Plazenta können verschiedenartige Regelwidrigkeiten auftreten. Sie führen einerseits zu einer *Verlängerung der Nachgeburtsperiode*, in anderen Fällen zu sog. *Lösungsblutungen*.

Von einer

Retentio placentae,

der verzögerten Ausstoßung der Plazenta, sprechen wir, wenn die Nachgeburt 30 Min. nach der Geburt des Kindes nicht gewonnen werden konnte. *Ursächlich* sind funktionelle und anatomische Störungen zu unterscheiden. So kann die Ausstoßung nach der Ablösung der Plazenta in Form der

Placenta incarcerata

durch strikturähnliche Kontraktionen des unteren Uterinsegmentes – z. B. nach Überdosierung von Kontraktionsmitteln bzw. nach zu frühen und zu intensiven Expressionsversuchen (Abb. 87) – aber auch durch eine überfüllte Harnblase (Abb. 88) verhindert werden. Die Behandlung besteht in der Entleerung der Blase, der Gabe eines Spasmolytikums, bei ausbleibendem Erfolg in der manuellen Plazentagewinnung, wobei die erforderliche Analgesie zur Überwindung eines Zervixspasmus beiträgt.

Bei der

Placenta adhaerens

(Abb. 89) handelt es sich um eine Plazentaretention infolge einer Kontraktionsschwäche des Uterus, z. B. nach protrahiertem Geburtsverlauf, bei einem überdehnten Fruchthalter, aber auch bei einer Plazentainsertion in einer der kontraktionsschwachen Tubenecken (RANNEY). Bei der flachen *Placenta membranacea* finden die Nachgeburtswehen keinen Angriffspunkt

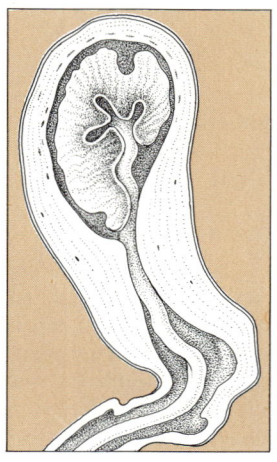

Abb. 87   Placenta incarcerata als Folge einer Kontraktur des unteren Uterinsegments

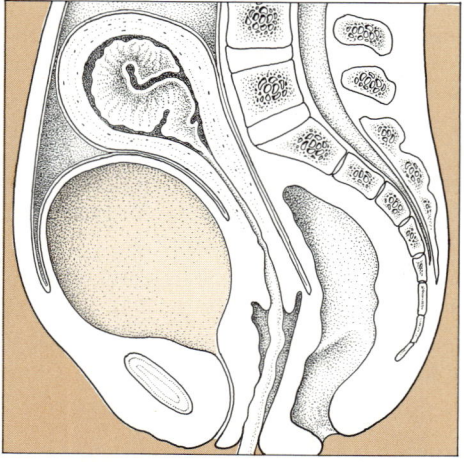

Abb. 88   Plazentaretention als Folge einer überfüllten Harnblase

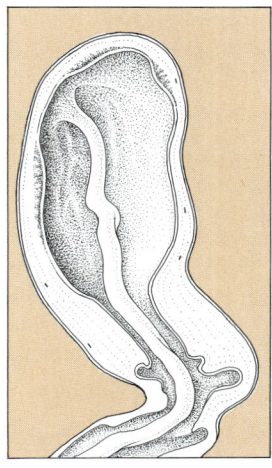

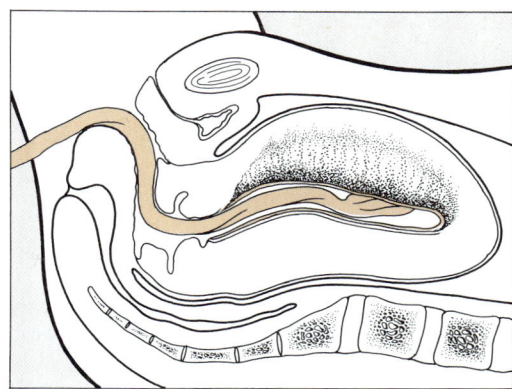

Abb. 90   Placenta increta

Abb. 89   Placenta membranacea

für die Ablösung der Nachgeburt. Allerdings bestehen bei ihr zumeist gleichzeitig Veränderungen im Sinne einer Placenta accreta, da die Ursache der Placenta membranacea in einem endometriumbedingten Implantationsschaden zu finden ist. Die *Behandlung* besteht in der Gabe von Kontraktionsmitteln. Führt auch der Credé-Handgriff nicht zum Erfolg, so wird nach 30 Min. die manuelle Plazentalösung vorgenommen. Einzelheiten des Operierens in der Nachgeburtsperiode finden sich auf S. 489.

Eine sehr seltene Regelwidrigkeit, die die Ablösung und Ausstoßung der Nachgeburt verhindert, stellt die

Placenta accreata, increta seu percreta

dar. Die Frequenzangaben schwanken zwischen 1 : 2000 und 1 : 70 000 (FRITZSCH; DI MASI). Die *Ursache* besteht in Nidationsstörungen häufig infolge vorausgegangener Endometriumschäden: Während sich bei der normalen Nidation die tryptischen Aktivitäten des Trophoblasten und das antitryptische Verhalten der Dezidua die Waage halten, stellt die Placenta increta das morphologische Substrat des gestörten fermentativen Gleichgewichtes dar. Die Zotten wachsen bis zum Myometrium (Placenta accreta), in dieses hinein (Placenta increta) oder sogar bis zur Uterusserosa (Placenta percreta) hindurch (Abb. 90). In der Anamnese finden sich gehäuft Abrasionen, Interruptionen, Schnittentbindungen, fieberhafte Wochenbettverläufe oder auch Zyklusstörungen (BREEN u. Mitarb.). Die Be-

deutung der *ungünstigen Implantationsbedingungen* geht auch aus ihrem gehäuften Vorkommen bei der Placenta praevia hervor: die Placenta cervicalis ist fast immer zugleich eine Placenta accreta.

Die **Behandlung** ist durch das Mißlingen der manuellen Plazentalösung gekennzeichnet, da eine Trennschicht nicht auffindbar ist. Zu der notwendigen Hysterektomie sollte man sich vor dem Eintritt schwerer Blutverluste, also rechtzeitig entschließen. Die Resultate der operativen Behandlung sind mit einer Letalität von etwa 15% günstiger als die des konservativen Vorgehens mit 50% Sterblichkeit (FRITZSCH).

Übersteigt der Blutverlust während der Plazentalösung 300 ml, so muß dies im Sinne einer

verstärkten Lösungsblutung

gewertet werden. Unter den *Ursachen* hat die partielle Ablösung als Folge einer Wehenschwäche, von unsachgemäßen Expressionsversuchen und auch bei umschriebenen Implantationsstörungen (Placenta accreta partialis) die größte Bedeutung.

Die **Behandlung** besteht in der sofortigen Verabreichung eines Kontraktionsmittels, dem Credé-Handgriff und, falls dies nicht erfolgreich ist, in der unverzüglichen manuellen Lösung. Sie gelingt in diesen Fällen leicht, da die Trennschicht an der abgelösten Plazentastelle ohne weiteres auffindbar ist.

Die unvollständige Ausstoßung der Nachgeburt, die sog.

partielle Plazentaretention,

beinhaltet zum einen die Gefahr der verstärkten *Blutung* aus dem sich mangelhaft kontrahierenden Myometrium in der Umgebung des Plazentarestes. Zum anderen „wächst der Plazentarest", da sich an ihn Blut schalenförmig anlegt. Dieser sog. **Plazentapolyp** wird schließlich im Muttermund sichtbar und führt zu plötzlich auftretenden Blutungen oder auch über eine aszendierende Infektion zur *puerperalen Endometritis* (PRINZ u. SCHUHMANN). *Diagnostisch* geben die aufgerauhte fetale Fläche der Plazenta bzw. das Fehlen von Kotyledonen einen Hinweis. Im Wochenbett ist der anhaltend klaffende Zervikalkanal zu beachten. Die *Behandlung* besteht in der manuellen Nachtastung bzw. der Ausschabung mit der großen stumpfen Kürette. Lediglich bei dem Verdacht auf eine intrauterine Infektion wird, sofern es die Blutung zuläßt, antibiotisch vorbehandelt, um dann die Uterusentleerung vorzunehmen. Die erhebliche Gefährdung der Entbundenen durch einen Plazentapolypen macht es notwendig, die Nachtastung unter prophylaktischen Gesichtspunkten großzügig, d. h. auch bei einer nicht sicher als vollständig zu beurteilenden Plazenta, zu indizieren. Das gleiche gilt für die Retention größerer Eihautreste.

Das „**Wachstum des Plazentapolypen**" hat auch *forensische Bedeutung*. Der zur Rechenschaft gezogene Geburtshelfer wird oftmals beschuldigt, das Fehlen größerer Plazentateile übersehen zu haben. Der Gutachter muß dem Juristen verständlich machen, daß aus geringen Plazentaresten durch Anlagerung von Blut ein großer Plazentapolyp entstehen kann.

In gleicher Weise wie ein Plazentarest beeinträchtigen die Kontraktion des Myometriums in der Nachgeburtsperiode

wandständige Blutkoagel.

Ein Verdacht auf diese Regelwidrigkeit ist gegeben bei Blutungen post partum bzw. im Wochenbett trotz sicher vollständig gewonnener Plazenta sowie bei einer anhaltend klaffenden Zervix, durch die die Koagel oftmals tastbar sind. Das *therapeutische Vorgehen* entspricht dem bei der unvollständigen Plazenta: Die Koagel werden mit dem Finger von der Wand abgelöst, um das Cavum uteri anschließend mit der stumpfen Kürette vollständig zu entleeren.

Makroskopisch erkennbare Plazenta- und Nabelschnuranomalien

Bei der für den Geburtshelfer obligaten Kontrolle der ausgestoßenen Nachgeburt sind vielfältige Strukturanomalien zu erkennen, die einer kausalen Deutung bedürfen, zumal sie retrospektiv Regelwidrigkeiten der abgelaufenen Gravidität pathogenetisch zu erklären vermögen, oftmals aber auch eine prognostische Aussage für weitere Graviditäten zulassen (FRIEDMANN u. VOGEL). Da die regelrechte Form der Plazenta durch die Zottenreduktion in der Frühgravidität bestimmt wird, können wir die vielfältigen

Formanomalien der Plazenta

auf eine fehlerhafte Zottenreduktion zumeist als Folge einer *Endometriuminsuffizienz* nach Endometritiden oder Kürettagen, aber auch bei einer z. Z. der Konzeption vorhandenen Corpusluteum-Insuffizienz zurückführen. Die in diesen Fällen unzureichende Trophoblastbildung im Bereich der Decidua basalis führt zu kompensatorischen Erscheinungen in dem eigentlich für die Zottenreduktion vorgesehenen Bezirk des Chorion laeve. Die wichtigsten Formanomalien sind:

– *Placenta succenturiata (Nebenplazenta)* (Abb. 91): inselartig angeordnete Kotyledonen auf den Eihäuten, die mit der Hauptplazenta durch Gefäße verbunden sind.
– *Placenta fenestrata:* umschriebene zottenfreie Bezirke innerhalb der Plazenta als Folge einer im Bereich des Chorion frondosum erfolgten Zottenreduktion.
– *Placenta bi- bzw. tripartita* (Abb. 92): Die Plazenta besteht aus zwei bzw. drei etwa gleichgroßen Anteilen. Typischerweise inseriert die Nabelschnur im Bereich der zottenfreien Zone entsprechend einer Insertio velamentosa (s. unten).
– *Placenta zonaria:* Die Plazenta umfaßt gürtelförmig die Fruchthöhle. Insertionsanomalien der Nabelschnur sind eine regelmäßige Begleiterscheinung.
– *Placenta membranacea* (Abb. 89): Die ungünstigen Nidationsbedingungen im Bereich der Decidua basalis haben zur Entwicklung eines

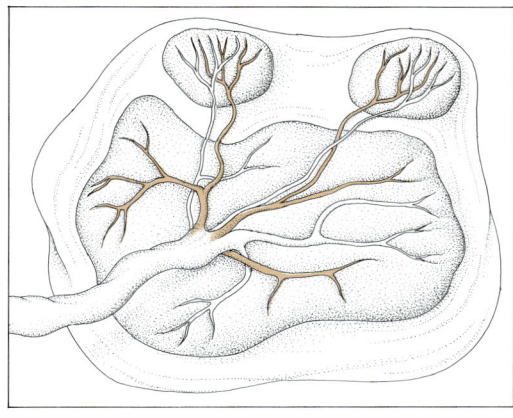

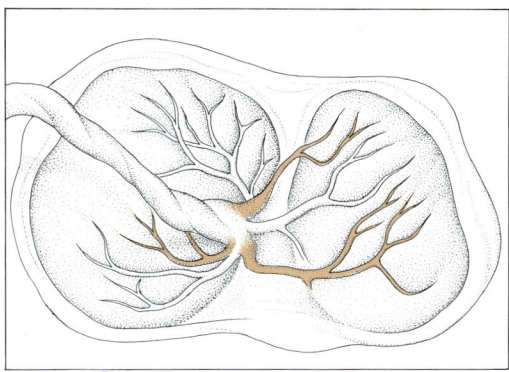

Abb. 92   Placenta bipartita

Abb. 91   Placenta succenturiata

dünnen, funktionell unzureichenden Trophoblasten geführt. Kompensatorisch ist die Zottenreduktion mit Bildung eines Chorion laeve
weitgehend ausgeblieben. Die Placenta membranacea ist als Folge der Nidationsstörung
häufig mit einer Placenta increta, wegen der
großen Flächenausdehnung aber auch mit einer Placenta praevia kombiniert.
– *Placenta extrachorialis:* (Placenta marginata,
Placenta circumvallata): s. S. 273.

Unter den **Parenchymschäden** der Plazenta
kommt den

Infarktbildungen

schon deshalb klinische Bedeutung zu, da sie einerseits über den Verlust von funktionstüchti-

gem Parenchym zur Plazentainsuffizienz führen
können, andererseits vielfach eine pathogenetische Fehldeutung erfahren. Es ist erforderlich
zu unterscheiden:

– *Stippchenförmige Infarkte der maternen Fläche:* Es handelt sich um eine physiologische
Erscheinung in Form 2–3 mm großer Kalkablagerungen als Zeichen der reifen Plazenta
ohne klinische Bedeutung (Abb. 93).
– *Massiver roter Infarkt:* Als Folge einer Unterbrechung der maternen arteriellen Blutzufuhr
entstehen dunkelrote Infarzierungen, die
sich nach 1–2 Wochen in einen braunen, nach
3–4 Wochen in einen weißen Infarkt umwandeln (Abb. 94). Sie werden bevorzugt bei
chronischen Zirkulationsstörungen bei hypo-

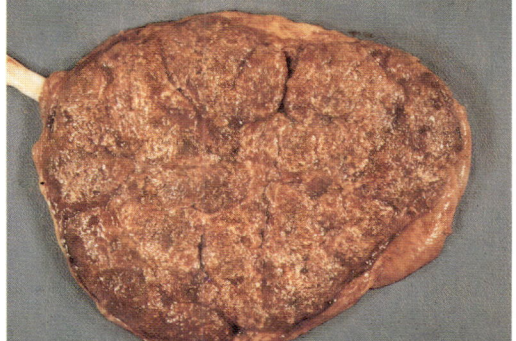

Abb. 93   Stippchenförmige, diffus auf der maternen
Plazentafläche verteilte Kalkablagerungen ohne
klinische Bedeutung

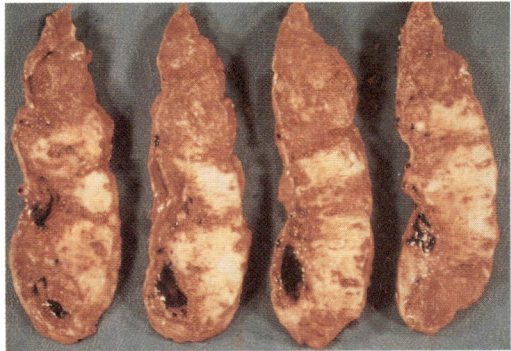

Abb. 94   Massive weiße Plazentainfarkte als Folge
einer Unterbrechung des arteriellen maternen Blut-
zuflusses. Sie entwickeln sich im Verlauf von 3–4
Wochen aus roten Infarkten mit territorial begrenz-
ter hämorrhagischer Zottennekrose

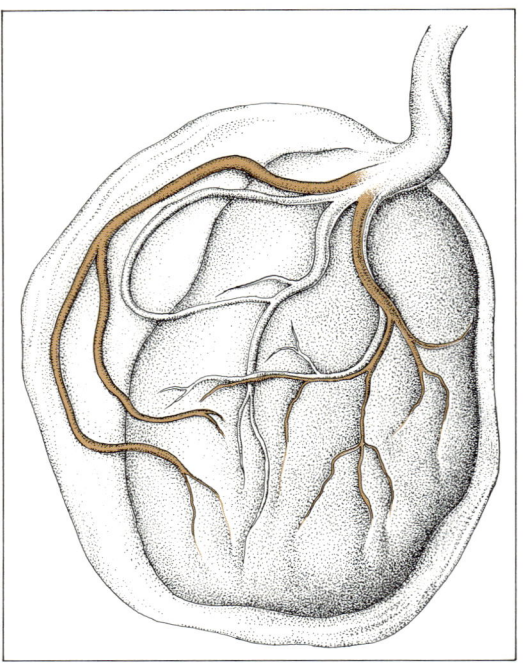

Abb. 95   Insertio marginalis der Nabelschnur mit abirrenden Gefäßen

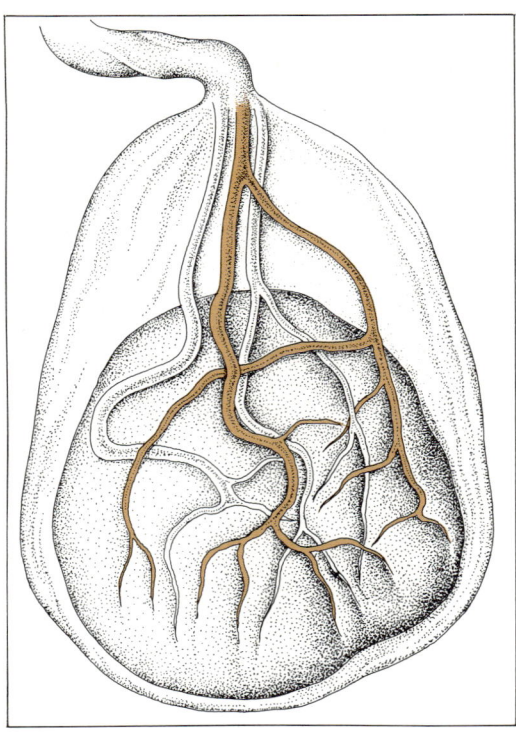

Abb. 96   Insertio velamentosa der Nabelschnur mit frei über die Eihäute verlaufenden Gefäßen

trophen Kindern beobachtet. Die große Reservekapazität der Plazenta läßt einen Parenchymverlust bis zu 20% zu, ohne daß es zu respiratorischen Insuffizienzerscheinungen kommt.

– *Kotyledoinfarkt:* Durchblutungsstörungen mit Begrenzung auf eine fetomaternale Strombahneinheit führen zu dunkelroten, bis zu pflaumengroßen Infarzierungen. Auch bei ihnen ist die Farbumwandlung wie beim massiven roten Infarkt zu beobachten.

– *Gitterinfarkt:* Dieser besonders an Gestoseplazenten zu erhebende Befund hat eine Verlegung des intervillösen Raumes durch Fibrin als Ursache. Es handelt sich um graurote bis weiße, in der Größe wechselnde, netzartige Fibrinablagerungen, die bevorzugt bei toxischen bzw. hypoxischen Schädigungen des Chorionepithels auftreten.

Von den

Tumoren der Plazenta

müssen vor allem die **Chorangiome** Beachtung

finden. Bei genauer Kontrolle der Nachgeburt sind sie mit einer Frequenz von 1% nachweisbar, und zwar mit pathogenetischer Korrelation bevorzugt bei einem Hydramnion, Frühgeburtsbestrebungen, einem Hydrops fetalis sowie bei Kardiomegalien des Fetus. Im Ultraschallbild erscheinen sie als echoarme Bezirke mit Kapselbildung. Ihr Gewicht kann bis zu 500 g betragen. – Demgegenüber sind die sehr seltenen **Teratome** der Plazenta in der Deckplatte zwischen Chorion und Amnion lokalisiert. Sie dürfen nicht mit einem Fetus papyraceus bei primär angelegter Mehrlingsgravidität verwechselt werden!

Ebenfalls eine Folge von Nidationsstörungen mit pathologischer Zottenreduktion stellen die

Insertionsanomalien der Nabelschnur

auf der chorialen Deckplatte dar (Abb. 95 u. 96). Bei der **Insertio marginalis** findet sich der Nabelschnuransatz am Rand, bei der **Insertio velamentosa** auf den Eihäuten mit frei, d. h. ungeschützt verlaufenden Umbilikalgefäßen. Erreichen diese den unteren Eipol, so werden sie als **Vasa praevia** bezeichnet. Gefäßrupturen sub partu beim Blasensprung bzw. einer Blasensprengung führen zur fetalen Blutung mit akuter Gefährdung des Kindes (S. 417).

Bei der postpartualen Plazentakontrolle bedarf schließlich die

Aplasie einer Umbilikalarterie

der Beachtung. Sie ist die Folge der primär singulären Gefäßanlage. Das gehäufte Vorkommen bei angeborenen Fehlbildungen des Kindes sollte Anlaß zu einer besonders sorgfältigen Kontrolle des Kindes geben. Der Pädiater muß über den Befund unterrichtet werden (MATHEUS u. SALA; BRYAN u. KOHLER; FROEHLICH u. FUJIHURA; FRIEDMANN).

Eine

regelwidrige Organgröße

wird in Form der Übergröße und der zu kleinen Plazenta beobachtet. Das *normale Gewicht* der gereinigten Plazenta liegt bei 450–500 g, das der Nachgeburt bei 550–600 g. Weiterhin wird zur Größenbeurteilung der *Plazentaquotient*, der Quotient aus Plazenta- und Kindgewicht, herangezogen (Tab. 13). Bei orthologer Kyemaentwicklung fällt der Quotient mit zunehmender Schwangerschaftsdauer ab.

Tabelle 13   Plazentagewicht, Basalfläche und Plazentaquotient in Abhängigkeit vom Tragzeitalter

Tragezeit SSW	gereinigtes Gewicht g	Basalfläche cm^2	Plazenta- quotient
27–28	155–325	95–182	0,26
29–31	220–380	121–198	0,18
32–34	255–425	155–225	0,16
35–37	295–490	185–276	0,14
38–42	345–620	202–298	0,12

– *Übergroße Plazenta:* Sie wird bevorzugt beim maternen Diabetes mellitus, beim Morbus haemolyticus, bei intrauterinen Infektionen und bei Chorangiomen mit einem Gewicht > 620 g gesehen.
– *Untergewichtige Plazenta:* Gewichte < 345 g bzw. eine Basalfläche < 202 cm^2 sind häufig mit einer nutritiven Funktionsstörung korreliert. Sie ist damit vor allem bei der H-Gestose, den Spätstadien des Diabetes mellitus, bei chronischen fetalen Infektionen und bei Chromosomenanomalien (vor allem bei Trisomien) anzutreffen. Schließlich hat sie als Ursache der sog. *plazentogenen Frühgeburt* klinisch Beachtung zu finden. Sonographisch ergibt sich ein Hinweis auf eine Organmindergröße bei einer Parenchymdicke von < 3 cm.

Blutungen nach vollständiger Entleerung des Uterus

Die nach der sicher vollständigen Entleerung des Uterus auftretende verstärkte Blutung hat zwei klinisch wichtige Ursachen:

– uterine Atonie,
– Koagulopathie.

Bei der

atonischen Nachblutung

hat *pathogenetisch* die Kontraktionsschwäche des Myometriums infolge einer Überbeanspruchung, z.B. durch einen protrahierten Geburtsverlauf, aber auch durch eine Überdehnung des Uterus bei Makrosomie des Kindes, einem Hydramnion oder bei Mehrlingen Bedeutung. Von den Implantationsanomalien müssen kausal die Placenta praevia und die Tubeneckenplazenta mit Kontraktionsschwäche des Myometriums im Bereich der Nidationsstelle Beachtung finden. Weiterhin neigen Myomträgerinnen und Schwangere mit einer Uterusfehlbildung zur postpartualen Atonie. Im Gegensatz zu diesen prädisponierenden, nicht beeinflußbaren Faktoren (EASTMAN) vermögen gewaltsame Expressionsversuche der Plazenta, eine Überdosierung von Analgetika und das uterusrelaxierend wirkende Halothan eine Atonie zu provozieren.

In den letzten Jahren hat sich unsere Auffasssung von der **Pathogenese der Atonie** gewandelt. Ohne Zweifel muß ein nicht geringer Teil der schweren und schwer beeinflußbaren „atonischen Blutungen" zu den Koagulopathien gerechnet werden, indem die Blutung z.B. durch eine lokale Hyperfibrinolyse zumindest gefördert wird oder bald in eine Verlustkoagulopathie übergeht (S. 432). Dies zeigt bereits die Frequenzminderung „schwer beherrschbarer Atonien" durch die frühzeitig begonnene Korrektur von Hämostasestörungen.

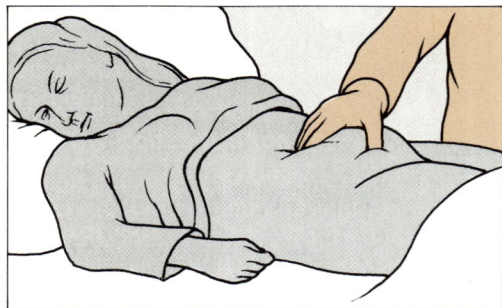

Abb. 97   Halten des Uterus bei Atonie

Klinisch ist für die Atonie die Blutung nach vollständiger Entleerung des Uterus charakteristisch. Sie verläuft zumeist in Schüben, da der Uterus immer wieder erschlafft und vollblutet. Prognostisch sind protrahierte Blutungen, bei denen die Vorlagen mehrfach gewechselt werden, ohne daß das bedrohliche Ausmaß der Blutung erkannt wird, ungünstiger als die primär starke Blutung, die unverzüglich zum therapeutischen Handeln zwingt (BEECHAM).

Die **Behandlung** beginnt mit der Injektion eines Kontraktionsmittels in Form eines Kombinationspräparates (z. B. Syntometrin, Fa. Sandoz): Methylergobasin + Oxytocin; 1 Amp. i. v.). Um gleichzeitig die für die Blutstillung so wichtige Verkleinerung der Plazentahaftfläche zu erreichen, muß der Uterus mit der flachen Hand vom Fundus her ausgedrückt und unter leicht massierenden Bewegungen gehalten werden (Abb. 97). Das Auflegen eines Sandsackes oder einer Eisblase vermag diese Maßnahme nicht zu ersetzen. Kommt die Blutung mit diesem Vorgehen nicht zum Stehen, so ist die Indikation zur *Prostaglandinanwendung* gegeben. Unter Kontrolle der vitalen Funktionen und bei Beachtung der Nebenwirkungen wird das Sulprostonpräparat Nalador 500 (Fa. Schering), 1 Amp./500 ml physiologischer Kochsalzlösung, beginnend mit 40 Tropfen/min infundiert. Ein besserer therapeutischer Effekt wird nicht zuletzt wegen des gleichzeitig vasokonstriktorischen Effektes dem $PGF_{2\alpha}$ zuerkannt, das in einer Dosierung von $0{,}5-4{,}0$ µg/min i. v. gegeben wird (CORSON u. BOLOGNESE; HAYASHI u. Mitarb.; HEINZL u. HENDRY; ZAHRADNIK u. STEINER). – Bei unzureichender Wirkung der medikamentösen Atoniebehandlung ist unbedingt

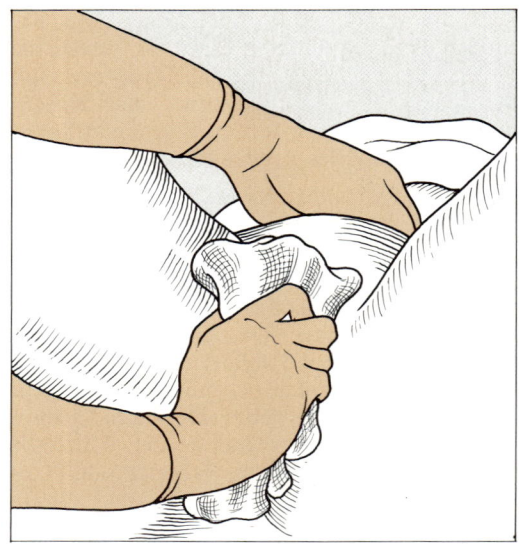

Abb. 98   Bimanuelle Uteruskompression nach *Fritsch*

daran zu denken, daß eine Weichteilverletzung z. B. in Form eines Zervixrisses übersehen wurde, daß der Uterus unvollständig entleert ist, oder daß eine Koagulopathie besteht. Es sind deshalb die folgenden Maßnahmen unverzüglich einzuleiten:

- *Austastung des Uterus:* zum Ausschluß einer partiellen Plazentaretention, von wandständigen Koageln und einer Uterusruptur;
- *Zervix- und Vaginarevision nach Spekulumeinstellung:* zum Ausschluß eines Zervix- und Vaginalrisses;
- *hämostaseologische Kontrolle:* zum Ausschluß einer Koagulopathie.

Bei starker Blutung kann der Geburtshelfer für die Zeit der erforderlichen diagnostischen Maßnahmen bis zum Beginn der Behandlung größere Blutverluste durch die Anwendung des

Handgriffes nach Fritsch

vermeiden (Abb. 98). Bei ihm wird mit der oberen Hand der Fundus uteri breitflächig gefaßt, um den Uterus zugleich durch leichtes Massieren in einem guten Kontraktionszustand zu halten. Die untere Hand faßt mit einem sterilen Tuch die Vulva und preßt diese der oberen Hand entgegen.

Geburtshilfliche Koagulopathie

Geburtshilfliche Koagulpathien als Folge akuter Störungen der Hämostase bzw. des fibrinolytischen Systems werden mit klinischer Relevanz mit einer *Häufigkeit* von 0,06% (1 : 1600 Entbindungen) beobachtet. Bei einzelnen Regelwidrigkeiten in der Gravidität bzw. sub partu ist das Entstehen einer Hämostasestörung ein fast typisches und damit zu erwartendes Ereignis: So tritt diese nach einer vorzeitigen Plazentalösung in 5–20%, nach dem Überleben der akuten Phase einer Fruchtwasserembolie fast regelmäßig auf. Die in den letzten Jahren zu beobachtende *Frequenzminderung* der in der Nachgeburtsperiode auftretenden Koagulopathien ist sehr wahrscheinlich die Folge der prophylaktischen und therapeutischen Maßnahmen zur Vermeidung der Verlustkoagulopathie (s. „Atonische Blutung", S. 429) und der frühzeitigen Erkennung der zur Koagulopathie disponierenden Erkrankungen wie der vorzeitigen Plazentalösung und des intrauterinen Fruchttodes (BELLER). – Es sind die folgenden *geburtshilflichen Hämostasestörungen* zu unterscheiden:

– Verbrauchskoagulopathie (DIG),
– Verlustkoagulopathie,
– Hyperfibrinolyse.

Bei der

Verbrauchskoagulopathie

besteht das wesentliche pathogenetische Prinzip in dem dissiminierten intravasalen Ausfall (DIG) von Fibrin mit Verbrauch der plasmatischen Gerinnungsfaktoren und der Thrombozyten (SCHNEIDER; LASH). Die nachfolgende Verlegung der terminalen Strombahn führt zu Störungen der Mikrozirkulation mit hypoxischer Gewebsschädigung. Erst sekundär entwickelt sich die hämorrhagische Diathese (GRAEFF u. KUHN; NAUMANN u. WEINSTEIN; VON HUGO u. GRAEFF).

Die **physiologische Hyperkoagulabilität der Schwangeren** bedeutet für die Entstehung der Verbrauchskoagulopathie einen disponierenden Faktor. Im Sinne der *Virchow-Trias* vermögen zusätzlich Veränderungen der Gefäßwand (z. B. in Form von Endothelschädigungen durch bakterielle Toxine oder eine schockbedingte Hypoxie) die intravasale Gerinnung zu induzieren. Weiterhin bedeutet eine *Verminderung der kapillären Perfusion* mit Azidose, pathologischer Thrombinaktivierung und Gefäßwandschaden, z. B. im Schock, eine Disposition.

Die **erste Phase der DIG** ist der disseminierte Ausfall von Fibrin in der terminalen Strombahn mit Verbrauch von Fibrinogen und anderen plasmatischen Gerinnungsfaktoren sowie von Thrombozyten und damit mit Verbrauch der zur Blutstillung benötigten Elemente.

Die zweite Phase der DIG ist durch die hämorrhagische Diathese sowie eine reaktive (reparative), gesteigerte Fibrinolyse charakterisiert.

Während demnach die erste Phase durch die klinische Manifestation lokalisierter oder auch generalisierter Organfunktionsstörungen (z. B. Niere, Lunge, ZNS) bestimmt wird, steht in der zweiten Phase die lokale (uterine) oder generalisierte hämorrhagische Diathese im Vordergrund.

Es sind **zwei klinische Verlaufsformen der DIG** zu unterscheiden:

– *Akute Verlaufsform* z. B. bei der vorzeitigen Lösung der Plazenta bzw. der Placenta praevia, der Fruchtwasserembolie, dem Amnioninfektionssyndrom, dem septischen Abort und der Pyelonephritis.
– *Subakute und chronische Verlaufsform* beim Missed abortion, beim intrauterinen Fruchttod und bei schwerer EPH-Gestose.

Die **Diagnose** der Verbrauchskoagulopathie wird aufgrund der klinischen Erscheinungen (Schock) und der Organfunktionsstörungen am ZNS, der Niere oder der Lunge sowie der Hämostaseveränderungen gestellt: fehlende Gerinnung im Clot observation test (Abb. 99) bzw. instabiles Gerinnsel, Fibrinogenverminderung, Thrombozytopenie, verminderter Quick-Wert, verlängerte Thrombinzeit (?), meist positiver Äthanol- bzw. Protaminsulfattest, qualitativer Nachweis von löslichen Fibrinmonomerkomplexen. Im Gegensatz zur lokalen (uterinen) Koagulopathie (s. unten) verhalten sich Kubitalvenen- und uterines Blut im Clot observation test bei der generalisierten Gerinnungsstörung identisch (Abb. 99).

Die **Therapie** hat drei Aufgaben zu erfüllen:

– Supplementierung der Gerinnungsfaktoren,
– Unterbrechung der DIG,
– Schockbekämpfung.

Die *Substitution der verbrauchten Gerinnungsfaktoren* erfolgt durch die Infusion von Fibrino-

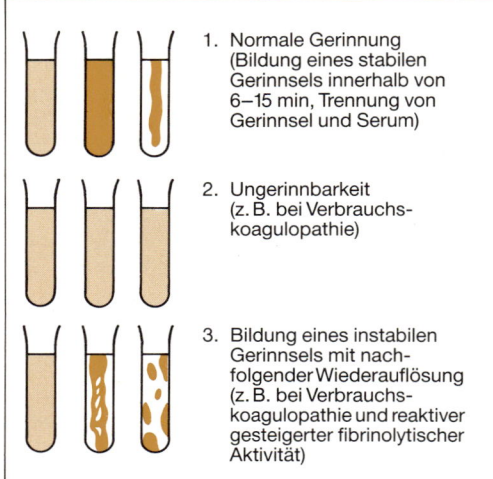

1. Normale Gerinnung (Bildung eines stabilen Gerinnsels innerhalb von 6–15 min, Trennung von Gerinnsel und Serum)

2. Ungerinnbarkeit (z. B. bei Verbrauchskoagulopathie)

3. Bildung eines instabilen Gerinnsels mit nachfolgender Wiederauflösung (z. B. bei Verbrauchskoagulopathie und reaktiver gesteigerter fibrinolytischer Aktivität)

Abb. 99   Clot observation test (Nativblut). Gerinnungsablauf im Reagenzglas

gen (3–6 g), von Frischblut bzw. von gefrorenem Frischplasma. Die weitere Korrektur der Hämostase hat sich nach den Ergebnissen der Faktorenbestimmungen zu richten. – Bei *vitalen hyperfibrinolytischen Blutungen* ist dem Proteinaseinhibitor Trasylol der Vorzug zu geben, da dieser im Gegensatz zu den synthetischen Antifibrinolytika die intravasalen Gerinnsel nicht oder kaum definitiv stabilisiert. Es ist jedoch zur Zurückhaltung zu raten, da der reaktiven Fibrinolyse vor allem bei der Schocküberwindung die Aufgabe zufällt, die verschlossene terminale Strombahn wieder zu öffnen.

Zur *Unterbrechung der intravasalen Gerinnung* wurde früher dem Heparin der Vorzug gegeben. Wegen der Gefahr einer Exazerbation der hämorrhagischen Diathese vor allem bei den post partum vorhandenen großen Wundflächen ist diese Therapie im akuten Stadium der Verbrauchskoagulopathie von den meisten Geburtshelfern verlassen worden. An ihre Stelle ist die Infusion von *Antithrombin-III-Konzentrat* (1000 E/6 h) getreten (HEILMANN u. Mitarb.). Eine Indikation zur Heparinisierung ist heute noch die Prophylaxe der DIG z. B. beim septischen Abort vor der Ablösung der Plazenta sowie als Low dose (10000–15000 E/24 h) post partum zur Verhinderung von Lungenkomplikationen in Form der Schocklunge.

Die *Schockbekämpfung* erfolgt unter den auf S. 438 beschriebenen Gesichtspunkten. Der Verwendung von Frischblut bzw. von gefrorenem Frischplasma ist der Vorzug zu geben. Für ausreichende Zugänge zum Gefäßsystem ist mit Rücksicht auf die erforderlichen diagnostischen und therapeutischen Maßnahmen unmittelbar nach dem Erkennen der Koagulopathie zu sorgen.

Im Gegensatz zur Verbrauchskoagulopathie sind für die heute häufigste geburtshilfliche Koagulopathie, die

Verlustkoagulopathie,

pathogenetisch primär große Blutverluste z. B. aus einer maternen Geburtsverletzung, bei Lösungsstörungen der Plazenta oder durch eine uterine Atonie von Bedeutung. Der bei ihr eintretende globale Zusammenbruch der Hämostase kann auf folgende Weise erklärt werden:

– Verlust an Gerinnungsfaktoren;
– Funktionsbeeinträchtigung der Thrombozyten im Konservenblut bzw. als Folge der Gabe von Blutersatzmitteln;
– Störungen der Hämostase infolge von Gefäßwandschäden, Gewebshypoxie und Azidose im Rahmen eines posthämorrhagischen Schocks.

Die *Diagnose* ist infolge der Komplexität der Pathogenese klinisch und gerinnungsanalytisch schwer zu stellen. Dies gilt insbesondere auch deshalb, da ursächlich oftmals eine

Kombinationsblutung in der Nachgeburtsperiode

anzunehmen ist. Es handelt sich dabei um Blutungen aus einer Damm-, Scheiden- oder Zervixverletzung bei gleichzeitiger Lösungsblutung bzw. Atonie, die über den Verlust von Gerinnungsfaktoren zu Hämostaseveränderungen, als Schockfolge aber auch zu Gefäßalterationen führen. Dementsprechend hat die *Behandlung* die komplexe Pathogenese zu berücksichtigen! Damit läßt sich auch eine gewisse Polypragmasie nicht vermeiden. Zugleich mit der Austastung des Uterus und der Spekulumeinstellung der Geburtswege hat die Hämostasekorrektur mit der Gabe von frischem warmem Blut, Frischplasma und Fibrinogen zu beginnen. Anzunehmende hyperfibrinolytische Vorgänge erfordern die Gabe von Antifibrinolytika (Trasylol: 200000 E/h als Injektion, 100000 E/h in der postpartualen bzw. postoperativen Phase). Heparin (10000 E/24 h) soll nach Korrektur des Hämostasedefektes die Entwicklung der Schocklunge verhindern.

Die

Hyperfibrinolyse

wird als Ursache der geburtshilflichen Koagulopathie zum einen im Rahmen der Verbrauchskoagulopathie (DIG) als sekundäre Hämostaseveränderung beobachtet. Klinisch bedeutungsvoller sind die *lokal-hyperfibrinolytischen Blutungen*, bei denen die Gerinnselauflösung an der plazentaren Nidationsstelle erhebliche Blutungen bei vollständig entleertem Uterus – evtl. mit nachfolgender Verlustkoagulopathie – be-

wirken kann. Die *Behandlung* erfolgt mit Trasylol, einem Kallikrein-Inaktivator (Fa. Bayer), mit einer Initialdosis von 500 000 KIE. Die Medikation wird 4stündlich mit Dosen von 200 000 KIE bis zum Sistieren der Blutung fortgesetzt. Die antifibrinolytisch wirksame Epsilonaminokapronsäure (Anvitoff, Fa. Knoll; Epsilon-Aminocapronsäure „Roche"; Gumbix, Kali-Chemie) erfordert eine Initialdosis von 500–2500 mg z. B. von Anvitoff langsam i. v. mit Fortsetzung in Form einer i. v. Dauertropfinfusion von $1–1\frac{1}{2}$ g/h. Die Anwendung ist nur zulässig, wenn sich die Patientin nicht im Schock befindet.

Schwangerschaftsunabhängige hämorrhagische Diathesen

In der Schwangerschaft können, abgesehen von den sog. geburtshilflichen Koagulopathien, alle hereditären und induzierten hämorrhagischen Diathesen auftreten. Von den

hereditären hämorrhagischen Diathesen

sind zu beachten:

– *von Willebrand-Jürgens-Syndrom:* Diese autosomal vererbte Erkrankung ist durch die Kombination einer Thrombozytenfunktionsstörung und der Verminderung der Faktor-VIII- bzw. -IX-Aktivität gekennzeichnet.
– *plasmatische Gerinnungsdefekte:* bei Konduktorinnen der Hämophilie A und B sowie bei Frauen mit hereditärem bzw. symptomatischem Faktor-II-, -V-, -VII- bzw. -XII- und -XIII-Mangel.

Die *Diagnose* ist aufgrund der anamestischen Angaben über die Neigung zu Blutungen bzw. Hämatomen und aufgrund der familiären Belastung zumeist leicht zu stellen. Dies führt über die rechtzeitige Gerinnungsanalyse zur Erkennung des Faktorenmangels. In der *Therapie* steht die Substitution der fehlenden Faktoren im Vordergrund. Läßt sich die Diagnose in einer akuten Situation nicht sofort stellen, so sind Infusionen von frischem warmem Blut, gefrorenem Frischplasma und Thrombozytenkonzentraten angezeigt.

Die

induzierten hämorrhagischen Diathesen

werden bevorzugt im Verlauf der Prophylaxe

und Therapie thrombotischer Komplikationen in der Schwangerschaft beobachtet:

– nach Anwendung von *Cumarinderivaten* (in der Schwangerschaft im Hinblick auf mögliche fetale Blutungen kontraindiziert),
– nach Anwendung von *Heparin* (in der Schwangerschaft nicht kontraindiziert),
– nach Anwendung von Thrombozytenaggregationshemmern (z. B. zur Tokolyse).

Eine **Cumarintherapie** muß in der Gravidität zu jedem Zeitpunkt abgebrochen werden. Vitamin K_1 (Konakion) normalisiert innerhalb von Stunden die Hämostase. Prothrombin-Komplex-Präparate können diese Zeit überbrücken.

Eine in der Gravidität erforderliche **Heparintherapie** kann in Form intravenöser Infusionen bis 3 Std. vor der Entbindung fortgesetzt werden. Bei guter Uteruskontraktion kann sie unmittelbar post partum wieder begonnen werden. Protaminhydrochlorid blockiert den Heparineffekt innerhalb von Minuten.

Thrombozytenaggregationshemmer machen bei ihrer Anwendung über längere Zeit in der Gravidität die Überwachung der Hämostase erforderlich. Da bei auftretenden Blutungen ein spezifisches Antidot nicht zur Verfügung steht, sind Frischblutinfusionen angezeigt.

Liegt eine ausgeprägte Beckenvenenthrombose oder eine andersartige schwere thromboembolische Komplikation vor, so ist die

Streptokinasetherapie in der Gravidität

unter der Voraussetzung indiziert, daß mit der

Entbindung nicht innerhalb der nächsten 2–3 Wochen zu rechnen ist. Steht diese unmittelbar bevor, so ist diese Zeit mit *Heparin* zu überbrücken. Nach vaginaler Entbindung ohne Verletzung des Geburtskanals bzw. ohne ausgedehnte Episiotomie kann bei Erhaltung einer optimalen Kontraktion des Uterus 4–5 Tage nach Manifestation der Thrombose mit der Streptokinasetherapie begonnen werden. Nach abdominaler Schnittentbindung oder vaginaler Entbindung mit schweren Verletzungen des Geburtskanals und/oder ausgedehnter Episiotomie sollte angestrebt werden, erst 10 Tage post partum mit der fibrinolytischen Therapie zu beginnen. Auch in diesen Fällen empfiehlt sich die Überbrückung mit Heparininfusionen (20 000–30 000 E/24 h). Liegt eine auf die Streptokinasetherapie zurückzuführende hämorrhagische Diathese vor, so ist diese mit *Antifibrinolytika* (natürlichen und synthetischen) zu behandeln. Eine Fibrinogensubstitution kann erforderlich sein.

Synoptische Darstellung der Pathophysiologie, Diagnose, Prophylaxe und Therapie der Verbrauchskoagulopathie (DIG)

Grundkrankheiten
– vorzeitige Plazentalösung,
– infizierter Abort,
– Amnioninfektionssyndrom,
– Missed abortion,
– Fruchtwasserembolie,
– EPH-Gestose.

Klinische Symptomatik
– vaginale Blutung,
– Schock,
– hämorrhagische Diathese,
– Tachypnoe (Lippenzyanose),
– Oligo-Anurie, dunkler Urin, Hämolyse
– Muskelschmerzen,
– Symptome von seiten des ZNS.

Gerinnungsanalyse
– pathologischer Clot observation test,
– Hypofibrinogenämie,
– Thrombozytenabfall,
– Faktorenverminderung,
– positiver Äthanoltest,
– Fibrin-Fibrinogen-Abbauprodukte (verlängerte Thrombinzeit, Nachweis im Serum),
– verlängerte PTT (partielle Thromboplastinzeit).

1. Koagulopathie bei vorzeitiger Plazentalösung
– *Gefährdete Patientinnen:*
vorzeitige Lösung Stadium I, II u. III nach Page, Multiparität, EPH-Gestose (?).

– *Klinik:*
Schock, akutes Nierenversagen, pulmonale Insuffizienz, Hämolyse, Muskelschmerzen.
– *Gerinnungsanalyse:*
Ungerinnbarkeit bzw. verzögerte Gerinnungsfähigkeit des Blutes bei Gerinnselbeobachtung, Wiederauflösung gebildeter Gerinnsel?, Hypofibrinogenämie, verlängerte Thrombinzeit, auch nach Korrektur durch Fibrinogen oder Normalplasma Thrombozytopenie, verlängerte PTT, positiver Äthanoltest.
– *Prophylaxe der DIG:*
Erhaltung einer optimalen kapillären Perfusion durch Schocktherapie bzw. -prophylaxe, rasche Entleerung des Uterus.
– *Therapie der Koagulopathie:*
Fibrinogen 2–6 g oder gefrorenes Frischplasma in rascher Tropfenfolge. Sofortige Entleerung des Uterus, u. U. abdominale Schnittentbindung, evtl. auch bei totem Kind. Bei lebensbedrohlicher hyperfibrinolytischer Blutung Trasylol 200 000 E i. v., 100 000 E/h als Infusion.

2. Koagulopathie bei Fruchtwasserembolie
Vorwiegend in der Lungenstrombahn lokalisierte DIG mit überschießender fibrinolytischer Aktivität ½–3 h nach dem initialen Ereignis.

– *Klinik:*
zunehmende pulmonale Insuffizienz mit Cor pulmonale und kardiogenem Schock, akutes Nierenversagen, hirnorganische Anfälle, Hämolyse, hyperfibrinolytische Blutungen.
– *Gerinnungsanalyse:*
Ungerinnbarkeit bzw. verzögerte Gerinnungsfähigkeit des Blutes ½–3 h nach der Embolie mit Wiederauflösung der gebildeten Gerinnsel bei der „Gerinnselbeobachtung" innerhalb einer Stunde. Thrombozytopenie. Hypofibrinogenämie. Stark verlängerte Thrombinzeit, auch nach Korrektur mit Normalplasma oder Fibrinogen, verlängerte PTT, positiver Äthanoltest.
– *Therapie der Koagulopathie:*
Bei Fruchtwasserembolien vor der Entbindung sofortige Entleerung des Uterus. Frühzeitige Intubation und maschinelle Beatmung mit positiv endexspiratorischem Druck (PEEP). Intensive Schocktherapie mit raschem Blutersatz (wenn möglich frisches warmes Vollblut). Pufferung. 2–6 g Fibrinogen oder gefrorenes Frischplasma als Schnellinfusion. Trasylol 200 000–500 000 E als Injektion, 200 000 E/h als Infusion. AMCHA (z. B. Ugurol) 500 mg oder Epsilonaminokapronsäure 4 g als Injektion, wenn lebensbedrohliche Blutungen bestehen. Wiederholte Injektionen, wenn erforderlich (s. dem Präparat beiliegende Information). Thrombozytenkonzentrate.

3. Koagulopathie bei infiziertem Abort
– *Gefährdete Patientinnen:*
septischer Abort mit Temperatur über 39°, Schüttelfrost.

– *Klinik:*
akutes Nierenversagen, pulmonale Insuffizienz, Bewußtseinstrübung, Meningismus, Hämolyse, Muskelschmerzen, hämorrhagische Hautnekrosen.

– *Gerinnungsanalyse:*
häufig normal erscheinende Gerinnungsverhältnisse bei der „Gerinnselbeobachtung", seltener Ungerinnbarkeit bzw. verzögerte Gerinnungsfähigkeit des Blutes. Keine Wiederauflösung der gebildeten Gerinnsel. Thrombozytopenie. Hypofibrinogenämie. Normale bis leicht verlängerte Thrombinzeit nach Korrektur mit Normalplasma oder Fibrinogen. Verlängerte PTT. Positiver Äthanoltest.

– *Prophylaxe der DIG bzw. des Endotoxinschocks:*
Bei den angeführten Symptomen: Heparininfusion 20 000 E/24 h. Bei Thrombozytenwerten unter 80 000/mm³ (80 · 10⁹/l) nur 10 000 E/24 h. Antibiotika. Ausreichende Hydratation.

– *Therapie der DIG bzw. des Endotoxinschocks:*
Fibrinogen 2–6 g oder gefrorenes Frischplasma als Infusion in rascher Tropfenfolge. Blutzufuhr unter strengster Kontrolle des zentralen Venendruckes. Sauerstoffzufuhr. Antibiotika und Diuretika. Intubation mit kontrollierter/assistierter Beatmung Prednison/Prednisolon 5–30 mg/kg Körpergewicht als Injektion. 4 stdl. Pufferung. Uterusexstirpation, wenn die konservative Therapie nicht in 3–4 h erfolgreich.

4. Koagulopathie bei Amnioninfektionssyndrom:

– *Gefährdete Patientinnen:*
ansteigende Temperaturen bzw. Schüttelfrost nach Blasensprung.

– *Klinik:*
wie bei infiziertem Abort (s. oben).

– *Gerinnungsanalyse:*
häufig normal erscheinende Gerinnungsverhältnisse bei der „Gerinnselbeobachtung", seltener Ungerinnbarkeit bzw. verzögerte Gerinnungsfähigkeit des Blutes besonders post partum. In Einzelfällen Wiederauflösung der gebildeten Gerinnsel innerhalb 1 h. Thrombozytopenie. Hypofibrinogenämie. Verlängerte Thrombinzeit, auch nach Korrektur mit Normalplasma oder Fibrinogen. Verlängerte PTT. Positiver Äthanoltest.

– *Prophylaxe der DIG bzw. des Endotoxinschocks:*
a) Mutter: bei Temperaturen über 39° und/oder Schüttelfrösten Beendigung der Schwangerschaft (vaginal oder abdominal). Wenn die Geburt verschoben werden soll, Heparin 400 E/h. Antibiotika. Ausreichende Hydratation.
b) Kind: sofortige Entbindung bei den geringsten, auch kurzfristigen Zeichen einer Störung der Vital-

funktionen (CTG, Mikroblutanalyse). U. U. abdominale Schnittentbindung auch bei „septischen" Temperaturen.

– *Therapie der DIG bzw. des Endotoxinschocks:*
Fibrinogen 2–6 g oder gefrorenes Frischplasma in rascher Tropfenfolge. Blutersatz in Form von Warmblut. Volumensubstitution und Wasserzufuhr unter strengster Kontrolle des zentralen Venendruckes und des HK. Antibiotika. Sauerstoffzufuhr. u. U. Intubation mit kontrollierter/assistierter Beatmung. Pufferung. Schocktherapie. Prednison/Prednisolon 5–30 mg/kg Körpergewicht als Injektion 4stdl.
Bei lebendem und totem Kind sofortige Entbindung je nach geburtshilflichem Befund (vaginal oder abdominal). Bei erkennbar eitriger Myometritis Uterusexstirpation. Cave: septische Thrombophlebitis im Abflußgebiet des Uterus. Exstirpation der Ovarialvenen.

5. Koagulopathie bei Missed abortion bzw. intrauterinem Fruchttod (Dead fetus syndrome):

– *Gefährdete Patientinnen:*
Retention der abgestorbenen Frucht länger als 8 Tage.

– *Klinik:*
vor Entleerung des Uterus geringe Haut- und Schleimhautblutungen, geringe vaginale Blutung. Bei der Uterusentleerung evtl. exzessive Blutung.

– *Gerinnungsanalyse:*
Ungerinnbarkeit bzw. verzögerte Gerinnungsfähigkeit des Blutes bei der Gerinnselbeobachtung. Wiederauflösung gebildeter Gerinnsel? Hypofibrinogenämie (leichte Thrombozytopenie). Thrombinzeit auch nach Korrektur mit Normalplasma bzw. Fibrinogen verlängert. Verlängerte PTT. Äthanoltest positiv.

– *Prophylaxe der Koagulopathie:*
Entleerung des Uterus in kürzester Zeit. Bei diskreten Veränderungen im System der Hämostase (z. B. Fibrinogengehalt des Plasmas unter 150–200 mg% (1,5–2,0 g/l) prophylaktische Injektion von 200 000 E Trasylol und Infusion von 100 000 E Trasylol/h während der nächsten 4 h.

– *Therapie der Koagulopathie:*
Fibrinogen 2–6 g oder gefrorenes Frischplasma in rascher Tropfenfolge. Trasylol 200 000 E als Injektion und 100 000 E als Infusion/h, mindestens 4 h nach der Entleerung des Uterus. (Auch in Fällen, bei denen sich keine Koagulopathie entwickelt, Oxytocin 15 E als Infusion bis zur Normalisierung der uterinen Blutung.)

Inversio uteri

Die Ein- bzw. Umstülpung des Uterus im Verlauf der Nachgeburtsperiode tritt in **3 Schweregraden** auf:

– Grad 1: Einstülpung des Fundus uteri,
– Grad 2: Einstülpung des Fundus uteri bis zum äußeren Muttermund,

– Grad 3: komplette Umstülpung des Peri- und Myometriums.

Ihre **Häufigkeit** wird mit 1 : 25 000 bis 1 : 400 000 Entbindungen angegeben mit Bevorzugung von Mehrgebärenden (RAUTER; MEINERT). Pathogenetisch hat die Atonie des Corpus uteri bei gleichzeitigem schlaffen unteren Uterinsegment Bedeutung. Eine fundale Plazentainsertion sowie ein forcierter Credé-Handgriff bei gleichzeitigem Zug an der Nabelschnur wirken begünstigend (RAUTER; LOBER u. REIHER).

Klinisch steht der peritoneale Schock im Vordergrund. Der Uterus kann oberhalb der Symphyse nicht getastet werden oder zeigt im Fundus eine Eindellung. Bei der inneren Untersuchung findet sich ein „höckeriger Tumor". Die Blutung ist unterschiedlich stark. Beim Inversionsgrad 3 wird der Tumor in der Vagina tastbar bzw. vor der Vulva sichtbar.

Die **Behandlung** beginnt mit der Korrektur des peritonealen Schocks. Die dann erforderliche Reposition des Uterus wird primär, d. h. in Form des „early manual replacement" (HIB-BARD) zur Überwindung des Inversionsringes im Bereich der Zervix nach dem Vorschlag von KASTENDIECK u. LEHMANN in i. v. Tokolyse vorgenommen. Technisch hat sich das in den „Geburtshilflich-perinatologischen Operationen" des Verf. im einzelnen beschriebenen Vorgehen nach HIBBARD bewährt. Ist längere Zeit zwischen der Inversio und dem Beginn der Therapie verstrichen, so bereitet das „late replacement" auf vaginalem Wege zumeist größere Schwierigkeiten, und zwar schon wegen der inzwischen eingetretenen Stauung des invertierten Corpus uteri. Hier wird häufig die Laparotomie mit Reposition des Uterus mittels zirkulär angesetzten Kugelzangen erforderlich (HUNTINGTON; WEIGHT; BERNDT u. RADZUWEIT; BOWES u. WATSON). Damit erübrigt sich auch heute weitgehend die abdominale oder vaginale Hysterektomie des invertierten Uterus.

Die **Prognose** kann unter der Bedingung des schnellen Therapiebeginnes und der sofort eingeleiteten Schocktherapie günstig gestellt werden. Die Letalität ist mit etwa 15% anzusetzen (BERNDT u. RADZUWEIT).

Luftembolie

Die Luftembolie in der Nachgeburtsperiode stellt ein seltenes, akut zum Schock oder auch zum plötzlichen Tod führendes Ereignis dar (LAKATOS). *Pathogenetisch* handelt es sich um das Einströmen von Luft in größere, unter der Geburt eröffnete Gefäße mit Bevorzugung von Patientinnen mit einer Placenta praevia. Der Tod tritt durch Herzstillstand infolge einer Verlegung des rechten Ventrikels, einer Koronararterie oder infolge einer zentralen Embolie ein.

Diagnostisch kann bei einem akuten, anderweitig nicht erklärbaren postpartualen Schock ein über dem Herzen hörbares, reibendes Geräusch ein Hinweis sein.

Therapeutisch wird zur Freilegung des Truncus pulmonalis die Linkslagerung der Patientin und evtl. die Punktion der rechten Herzkammer empfohlen (LEMBCKE). Gleichzeitig ist mit der Schocktherapie zu beginnen.

Geburtsschock

Unter einem **Schock** wird eine akute hämodynamische Störung mit kritischer Verringerung des Herzminutenvolumens bzw. des Stromzeitvolumens und nachfolgender Störung der Mikrozirkulation und damit des Gewebsstoffwechsels verstanden. Seine *Entstehung* ist in der Gravidität durch die erhöhte Kreislauflabilität begünstigt. Andererseits stellen die gestationsbedingte Hydrämie und die nach der Geburt aus dem sich kontrahierenden Uterus erfolgende „Transfu-sion" einen Schutzmechanismus vor allem für den posthämorrhagischen Schock dar.

Die **Ursachen** des geburtshilflichen Schocks sind außerordentlich vielseitig (Tab. 14). Bei jedem Versuch einer Rubrizierung muß bedacht werden, daß sich im Schock Kausales und Pathogenetisches in unterschiedlicher Weise überschneidet oder auch ergänzt bzw. potenziert, so daß didaktische Kompromisse nicht zu umgehen

Tabelle 14   Geburtshilfliche Schockursachen

1. Posthämorrhagischer Schock

a) *In der Schwangerschaft:*
- Fehlgeburt
- Extrauteringravidität
- Placenta praevia
- vorzeitige Lösung der Plazenta

b) *Während der Geburt:*
- Placenta praevia
- vorzeitige Lösung der Plazenta
- Uterusruptur

c) *In der Nachgeburtsperiode:*
- Rißblutung
- Lösungsblutung
- Blutung bei unvollständiger Plazenta
- Atonie
- Koagulopathie

2. Vasomotorenschock
- protrahierte Geburt (Erschöpfung)
- Pharmaka, Narkose
- Endotoxinschock
- intravasale Gerinnung

Peritonealer Schock:
- intraperitoneale Blutung
- Uterusruptur
- Uterusinversion
- forcierter Kristeller-Handgriff
- forcierter Credé-Handgriff
- perforierte Appendizitis
- stielgedrehter Ovarialtumor

3. Kardiogener Schock
- Myokardinfarkt
- Herzinsuffizienz
- Lungenembolie (Luftembolie)
- Fruchtwasserembolie

sind (FRIEDBERG). Dementsprechend sind auch die in der Literatur und in den einzelnen Kliniken gebräuchlichen pathogenetischen Differenzierungen unterschiedlich (DIEMER).

Die häufigste Form des geburtshilflichen Schocks ist die Folge einer Hypovolämie nach einem Blutverlust, der

posthämorrhagische Schock.

Unter prophylaktischen Aspekten sollte es sich der Geburtshelfer zur Regel machen, jeden Blutverlust > 300 ml als regelwidrig zu bewerten und bei einer Blutung > 500 ml ohne Zeitverlust den evtl. erforderlichen Blutersatz vorzubereiten. – Die Entwicklung einer Gefäßinsuffizienz in Form des

Vasomotorenschocks

wird durch die gestationsbedingte Tonusverminderung begünstigt. In diese Gruppe sind die Schockzustände durch Erschöpfung, durch Pharmaka, aber auch der Endotoxinschock und die im Rahmen einer DIG eintretende Gefäßtonusinsuffizienz zu rechnen. Nicht selten wird der Vasomotorenkollaps neurogen vom Peritoneum als *peritonealer Schock* z. B. bei einer Tumorstieldrehung oder einer intraabdominalen Blutung ausgelöst. – Eine subpartual seltener zu beobachtende Schockform ist der

kardiogene Schock.

Er ist die Folge eines Herzinfarktes, einer Herzinsuffizienz, einer Herzbeuteltamponade, aber auch einer Lungenembolie.

Ein anderes, vor allem von den Anästhesisten bevorzugtes Einteilungsprinzip ist die Differenzierung der folgenden Schockarten:

- posthämorrhagischer Schock,
- bakterieller Schock,
- kardiogener Schock.

Gerade die in der Geburtshilfe nicht seltenen, durch eine Traumatisierung bzw. Irritation des Peritoneum ausgelösten Schockzustände können hier schwer untergebracht werden.

Die rechtzeitige Erkennung eines Schocks sollte bei Beachtung der für die Überwachung der Kreißenden empfohlenen Maßnahmen sichergestellt sein. Für die wichtigste Schockform, den posthämorrhagischen Schock, ist ein Blutverlust über 500 ml ein wichtiger Hinweis.

Im **klinischen Verlauf** sind zwei Phasen des Schockgeschehens zu unterscheiden:

Die

1. Schockphase

ist durch das Ingangkommen der Gegenregulation in Form einer Katecholaminausschüttung als Reaktion auf den Volumenmangel charakterisiert. Die nachfolgende Vasokonstriktion versucht, die Durchblutung lebenswichtiger Organe sicherzustellen, indem die Blutzufuhr zur Haut, zur Muskulatur und zur Niere gedrosselt wird. Diese sog. **Zentralisation** erfährt durch das Einströmen von Gewebsflüssigkeit in die Strombahn eine Ergänzung. Auf diese Weise können Blutverluste bis zu 1500 ml kompensiert werden. Diagnostisch sind die Einengung der Blutdruckamplitude durch das Ansteigen des diastolischen und Abfallen des systolischen

Blutdrucks, die Tachykardie und die kalte Haut wichtig. Die nur geringen Blutdruckveränderungen bringen die Gefahr der Fehlbeurteilungen mit sich; um so wichtiger ist die Beachtung der Veränderungen des

$$\text{Schockindex} = \frac{\text{Puls}}{\text{systol. RR}},$$

der normal 60 : 120 = 0,5, im 1. Schockstadium 100 : 100 = 1,0, im 2. Schockstadium 100 : 70 = 1,5 beträgt (ALLGÖWER).

Überschreitet der Blutverlust die 20%-Grenze, so sinkt der Blutdruck bei gleichzeitiger Tachykardie ab, die Mikrozirkulationsstörung führt auch an lebenswichtigen Organen wie z. B. am Myokard zu hypoxischen Schädigungen mit metabolischer Azidose. Hiermit ist die

2. Schockphase

erreicht. Die Stagnation des Blutes läßt Flüssigkeit in das Gewebe austreten. Thrombozytenaggregation und Sludge-Bildungen der Erythrozyten unterstützen die Entstehung irreversibler Gewebsschäden. Dabei ist die Schockpatientin in besonderem Maße durch die *hypoxische Myokardose* und die *Schockniere* (Urinausscheidung über den Dauerkatheter < 25 ml/h!) bedroht. Der *Allgemeinzustand* ist durch eine zunehmende Unruhe, Kopfschmerzen, ein starkes Durstgefühl und Übelkeit charakterisiert, bis es als Folge der zentralen Hypoxie zur Somnolenz kommt.

Die **Behandlung** beginnt unabhängig von der Schockform mit dem Volumenersatz. Hierzu sind ausreichende Zugänge zum Kreislauf, evtl. über einen Vena-cava-Katheter, zu schaffen, über den bis zum Eintreffen der Blutkonserven Plasmaexpander gegeben werden. Die Menge wird nach dem Blutverlust und aufgrund der Kreislaufsituation bestimmt, wobei die Gefahr der Übertransfusion geringer ist als die des ungenügenden Ersatzes.

Die **Blutstillung** muß beim posthämorrhagischen Schock ebenfalls ohne Zeitverlust, d. h. gleichzeitig begonnen werden. Einzelheiten sind bei den jeweiligen Blutungsursachen beschrieben.

Die **medikamentöse Schocktherapie** erfolgt unter Verwendung von Kortikosteroiden (50–100 mg i. v.), von Glykosiden bzw. Strophantin mit Rücksicht auf die Gefahr der Myokardschädigung sowie bei einer Verminderung der Urinausscheidung nach Auffüllen des Kreislaufes durch Nierenstarterlösungen. Die erforderliche Menge an Puffersubstanz (z. B. 8,4%ige [1 mol/l] $NaHCO_3$) wird aufgrund des Basenüberschusses errechnet: negativer Basenüberschuß × kg Körpergewicht × 0,3. Die Verwendung von Sympathikomimetika ist indessen im Stadium der Zentralisation kontraindiziert, da sie die Zirkulationsstörungen in der Peripherie verstärken. Über die Therapie der primären oder sekundären Koagulopathie s. S. 431 ff.

Literatur

Acker, D.B., B.P. Sachs, E.A. Friedman: Risk factors for shoulder dystocia. Obstet. and Gynecol. 66 (1985) 762

Alvarez, H., R. Caldeyro-Barcia: The normal and abnormal contractile waves of the uterus during labour. Gynaecologia 138 (1954) 190

Bajardi, F.: Zur Behandlung der Querlage. Wien. klin. Wschr. 73 (1961) 75

Bänninger, U., J. Schmid: Die äußere Wendung aus Beckenendlage in Schädellage in Terminnähe. Z. Geburtsh. Perinatol. 181 (1977) 189

Baumgarten, K.: Advantages and disadvantages of low amniotomy. J. perinat. Med. 4 (1976) 3

Bayer, H.: Zur Frage der Geburtsleitung bei Doppelmißbildungen. Zbl. Gynäkol. 89 (1967) 28

Bayer, R.: Eine schonende und erfolgreiche Maßnahme zur Wendung von Beckenendlagen in Schädellagen: Die passive Brücke. Geburtsh. u. Frauenheilk. 40 (1980) 692

Beecham, C.T.: Postpartum hemorrhage as a cause of death. Amer. J. Obstet. Gynecol. 56 (1953) 1042

Beller, F.K.: Akute Gerinnungsstörungen in der Schwangerschaft – Der Gestaltwandel eines Krankheitsbildes. Zbl. Gynäkol. 109 (1987) 145

Bellmann, O., M. Niesen: Die Schulterdystokie. Gynäkologe 7 (1974) 95

Berg, G., U. Kunze: Critical remarks on external cephalic version under tocolysis. Report of a case of antepartum fetal death. J. perinat. Med. 5 (1977) 32

Bernaschek, G., A. Schaller, G. Gatterer, R. Naske, O. Preußlich, H.G. Zapotoczky: Der Entbindungsmodus von Erstgebärenden aus Beckenendlage – ein Risikofaktor für den Zerebralschaden? Z. Geburtsh. Perinatol. 186 (1982) 89

Blum, M.: Comparative study of serum CAP activity during pregnancy in malformed and normal uterus. J. perinat. Med. 6 (1978) 165

Bodemer, B., A. Benjamin, F.H. McLean, R.H. Usher: Has use of cesarean section reduced the risk of delivery in the preterm breech presentation? Amer. J. Obstet. Gynecol. 154 (1986) 244

Bolte, A., H.W. Steinmann, C.H. Beusch, H.J. Pütz, G.A. Schrawen: Kindliche Hirnschäden nach operativen Geburten. Katamnestische und elektroenzephalographische Untersuchungen nach Zangengeburten, Vakuumextraktionen, Geburten aus Beckenendlage und abdominalen Schnittentbindungen. Arch. Gynäkol. 205 (1968) 110

Booth, R.T.: Ovarian tumors in pregnancy. Obstet. and Gynecol. 21 (1963) 189

Böttcher, H.-D., F.K. Beller: Uterus myomatosus und Schwangerschaft. Z. Geburtsh. Perinatol. 181 (1977) 241

Brandt, M., H. Behling, H. Peterseim: Schwangerschafts-, Geburts- und Wochenbettverlauf bei Frauen mit Genitalmißbildungen. Zbl. Gynäkol. 104 (1982) 1440

Breen, J. L., R. Neubecker, C. A. Georgi, J. E. Franklin jr.: Placenta accreta, increta and percreta. A survey of 40 cases. Obstet. and Gynecol. 49 (1977) 43

Breitner, J., R. Neimeier: Die Erkennung und Behandlung der Uterusmißbildung. Gynaecologia 143 (1957) 1

Bruce, S., L. St. James, E. Bowe, H. Rey, H. Shamsi: Umbilical cord complications as a cause of perinatal morbidity and mortality. J. perinat. Med. 6 (1978) 89

Bryan, E. M., H. G. Kohler: The missing umbilical artery. II. Paediatric follow-up. Arch. Dis. Childh. 50 (1975) 714

Burns III, J. K., J. R. McCain: Maternal complications in the delivery of infants with congenital malformation. A study of 212 cases. Sth. med. J. 50 (1967) 1321

Chowdhury, N. N. R.: Ovarian tumors complicating pregnancy. A critical analysis of 24 cases. Amer. J. Obstet. Gynecol. 83 (1962) 615

Corson, S. L., R. J. Bolognese: Postpartum uterine atony treated with prostaglandins. Amer. J. Obstet. Gynecol. 129 (1977) 918

Cretius, K.: Die Geburt. In Schwalm, H., G. Döderlein: Klinik der Frauenheilkunde und Geburtshilfe. Urban & Schwarzenberg, München 1965

v. Criegern, Th., J. Gille: Schwere intrauterine Anämie des Feten durch feto-maternale Transfusion. Geburtsh. u. Frauenheilk. 41 (1981) 52

Cucco, U. P.: Face presentation. Amer. J. Obstet. Gynecol. 94 (1966) 1085

Dadak, C., E. Lasnik: Schwangerschaftsverlauf und fetal outcome nach Sectioentbindung. Wien. klin. Wschr. 97 (1985) 880

Diemer, H. P.: Behandlung des geburtshilflichen und gynäkologischen Schocks. In Martius, G.: Therapie in Geburtshilfe und Gynäkologie, Bd. I. Thieme, Stuttgart 1988

Döring, G. K., C. G. Hoffeld: Ergebnisse der prospektiven Geburtsleitung bei 500 Einlingsgeburten aus Beckenendlage. Geburtsh. u. Frauenheilk. 34 (1974) 436

Döring, G. K., V. Krauss: Über die Bedeutung der Geburtsdauer für das Kind. Geburtsh. und Frauenheilk. 27 (1967) 1185

Döring G. K., S. Lärm: Konservatives Vorgehen bei 64 schwangeren Myomträgerinnen: Verlauf von Schwangerschaft, Geburt und Wochenbett. Geburtsh. u. Frauenheilk. 47 (1987) 26

Dörr, H.: Stirnlage. Zbl. Gynäkol. 87 (1965) 1626

Dörr, H., A. Ocana: Über die in unserer Klinik beobachteten Fälle von hohem Geradstand. Zbl. Gynäkol. 79 (1957) 1982

Dudenhausen, J. W.: Intrauterine Hypoxie. In Martius, G.: Therapie in Geburtshilfe und Gynäkologie, Bd. I. Thieme, Stuttgart 1988

Ebert, F., F. Nowak: Die perinatale Mortalität bei der Beckenendlagengeburt an der Frauenklinik des Bergarbeiter-Krankenhauses Erlabrunn in den Jahren 1960–1974. Dtsch. Gesundh.-Wes. 31 (1976) 1588

Etterich, M.: Myom und Schwangerschaft. Gynaecologia 139 (1955) 303

Faber-Nijholt, R.: Neurological follow-up of 281 children born in breech presentation: a controlled study. Brit. med. J. 286 (1983) 9

Fauvet, E.: Zur Frage der Therapie des Kollumkarzinoms in der Schwangerschaft. Geburtsh. u. Frauenheilk. 26 (1966) 123

Feld, D., J. Labs, M. Nathanson: Bilateral ovarian dermoid cysts in triplets. Obstet. and Gynecol. 27 (1966) 525

Fischer, W. M.: Kardiotokographie, 3. Aufl. Thieme, Stuttgart 1981

Floyd, W. S.: Theca-lutein cysts of the ovary in a multiple pregnancy. Obstet. and Gynecol. 15 (1960) 743

Frank, G., D. Buttenberg: Ovarialtumor und Schwangerschaft. Zbl. Gynäkol. 86 (1964) 1217

Friedberg, V.: Der Geburtsschock. Gynäkologe 4 (1971) 19

Friedlaender, D.: External cephalic version in the management of breech presentation. A report on 706 patients treated by this method. Amer. J. Obstet. Gynecol. 95 (1966) 906

Friedmann, W., M. Vogel: Postpartuale Beurteilung makroskopischer Plazentaveränderungen. In Martius, G.: Differentialdiagnose in Geburtshilfe und Gynäkologie, 2. Aufl., Bd. I. Thieme, Stuttgart 1987 (S. 253)

Fritzsch, W.: Zur Morphologie und Klinik der Placenta increta. Zbl. Gynäkol. 90 (1968) 296

Froehlich, L. A., T. Fujihura: Follow-up infants with single umbilical artery. Pediatrics 52 (1973) 22

Gjode, P., T. B. Rasmussen: Fetomaternale Blutung beim Versuch der äußeren Wendung. Brit. J. Obstet. Gynaecol. 87 (1980) 571

Glaser, D., M. Steyer, J. Heidenreich: Geburtshilfe bei Beckenlage – vaginal oder abdominal. Ergebnisse einer klinischen Analyse. In Dudenhausen, J. W., E. Saling: Perinatale Medizin, Bd. XI. Thieme, Stuttgart 1986 (S. 220)

Göbel, G., M. Link: Uterusrupturen – diagnostische Probleme nach vorausgegangenen Kaiserschnitten. Zbl. Gynäkol. 108 (1986) 446

Goecke, H.: Über die Ursachen der Müttersterblichkeit und Möglichkeiten zu ihrer Senkung. Therapiewoche 14 (1964) 1

Goeschen, K., M. Pluta, G. Train, E. Saling: Geburtsleitung nach vorausgegangener Sectio; wie gefährlich ist ein vaginaler Entbindungsversuch? Z. Geburtsh. Perinatol. 186 (1982) 291

Golob, E.: Geburtsleitung nach Kaiserschnitt. Wien. klin. Wschr. 78 (1966) 3

Graeff, H., R. von Hugo: Fibrinogen derivatives in a case of abruptio placentae. Amer. J. Obstet. Gynecol. 120 (1974) 335

Graeff, H., W. Kuhn: Coagulation Disorders in Pregnancy. Saunders, Philadelphia 1980

Green, J.-E., F. McLean, L. P. Smith, R. Usher: Increases cesarean sectio rate for breech delivery. Amer. J. Obstet. Gynecol. 142 (1982) 643

Grupp, H.-J., H. Lemtis: Zervixkarzinom und Gravidität. Dtsch. med. Wschr. 99 (1974) 49

Hahmann, K., R. Buchholz, H. Bettzieche: Ovarialtumor und Schwangerschaft. Zbl. Gynäkol. 104 (1982) 690

Hamperl, H., C. Kaufmann, K. G. Ober: Histologische Untersuchungen an der Cervix schwangerer Frauen. Arch. Gynäkol. 184 (1954) 181

Hansmann, M., H. J. Hinckers: Das große Kind. Gynäkologe 7 (1974) 81

Hathaway, W. E., J. Bonnar: Perinatal Coagulation. Grune & Stratton, New York 1978

Hayashi, R. H., M. S. Castillo, M. L. Noah: Management of severe postpartum hemorrhage with prostaglandin $F_2\alpha$-analogue. Obstet. and Gynecol. 63 (1984) 806

Heilmann, L., H.-J. Genz, H. Ludwig: Schwere geburtshilfliche Hämostasedefekte: Diagnostik und therapeutisches Vorgehen. Geburtsh. u. Frauenheilk. 42 (1982) 853

Heinzl, S., M. Hendry: Die Behandlung der postpartalen Atonie mit Prostaglandinen. Z. Geburtsh. Perinatol. 190 (1986) 92

Hespe, A., G. Martius, U. Menneking: Geburtsleitung bei Beckenendlage unter Verzicht auf die Manualhilfe nach Bracht. Geburtsh. u. Frauenheilk. 32 (1972) 821

Hochuli, E., O. Käch: Die Beckenendlage. Geburtsh. u. Frauenheilk. 41 (1981) 23

Hohlbein, R.: Riesenkinder, ihre Besonderheiten und geburtshilfliche Prognose. Dtsch. Gesundh.-Wes. 50 (1956) 1719

Hopwood, H. G.: Shoulder dystocia: fifteen year's experience in a community hospital. Amer. J. Obstet. Gynecol. 144 (1982) 162

Husslein, H.: Die regelwidrige Geburt. In Schwalm, H., G. Döderlein: Klinik der Frauenheilkunde und Geburtshilfe, Bd. II. Urban & Schwarzenberg, München 1964

Itzkovitz, J., M. Friedman, B. A. Peretz, J. M. Brandes: Intrauterine rupture of the umbilical cord during delivery. Europ. J. Obstet. Gynecol. 10 (1980) 35

Jubb, E. D.: Primary carcinoma in pregnancy. Amer. J. Obstet. Gynecol. 85 (1963) 345

Jung, H.: Pathologische Wehentätigkeit – Uterine Dystokie. Gynäkologe 7 (1974) 68

Kaiser, R.: Die therapeutische Pseudogravidität. Geburtsh. u. Frauenheilk. 19 (1959) 593

Kasby, C. B., V. Poll: The breech head and its ultrasound significance. Brit. J. Obstet. Gynaecol. 89 (1982) 106

Käser, O.: Zur Ätiologie der occipitoposterioren Rotation. Gynaecologia 141 (1956) 65

Käser, O., H. J. Pallaske: Normale Geburt. In Käser, O., V. Friedberg, K. G. Ober, K. Thomsen, J. Zander: Gynäkologie und Geburtshilfe, Bd. II. Thieme, Stuttgart 1967; 2. Aufl. 1981

Kastendieck, E., G. Yilmar, A. Jensen, G. Horner: Die fetomaternale Blutanalyse (FMBA) zur Diagnose der Hypoxie des Feten sub partu. Z. Geburtsh. Perinatol. 190 (1986) 14

Kepp, R. K., M. Ruckelshausen: Ein Beitrag zur Ätiologie der hinteren Hinterhauptslage. Geburtsh. u. Frauenheilk. 15 (1955) 69

Kinch, R. A. H.: Shoulder girdle dystocia. Clin. Obstet. Gynecol. 5 (1962) 1031

Kirchhoff, H.: Zur Ätiologie und Diagnostik des „Hohen Geradstandes". Dtsch. med. Wschr. 83 (1958) 1651

Kirchhoff, H.: Beckenanomalien – ihre klinische Bedeutung heute. Gynäkol. Prax. 7 (1983) 19

Kirchhoff, H., H. Schmidt-Matthiesen: Physiologie und Pathologie des Beckens und der weichen Geburtswege. In Schwalm, H., G. Döderlein: Klinik der Frauenheilkunde und Geburtshilfe. Urban & Schwarzenberg, München 1964

Kirkinen, P., P. Ylöstalo: Ultrasonic examination before external version of breech presentation. Gyncol. Obstet. Invest. 13 (1982) 90

Klöck, F. K., G. Lamberti: Die Leitung der Austreibungsperiode, Indikationen zur Geburtsbeendigung. Gynäkologe 8 (1975) 2

Klose, B. J., J. Johannigmann: Das überschwere Neugeborene: Geburtsverlauf und Komplikationen. Med. Wschr. 25 (1971) 500

Köppel, R., J. Benz: Äußere Wendung der Beckenendlage – eine Möglichkeit zur Senkung der Sectiorate und der kindlichen Mortalität. Geburtsh. u. Frauenheilk. 46 (1986) 710

Krause, W., W. Michels, H. Kunath: Überwachung und Entbindung des unreifen Beckenendlagenkindes. Zbl. Gynäkol. 100 (1978) 1062

Krause, W., W. Möbius, U. Schmitke, W. Weinhold, H. Kunath: Die perinatale Mortalität und Morbidität bei Geburten aus Beckenendlage im Zeitraum von 1966 bis 1976/77 an der Universitäts-Frauenklinik Jena. Zbl. Gynäkol. 101 (1979) 823

Kremer, J., G. Narik: Die Bedeutung der hinteren Hinterhauptshaltung und der Mittelscheitelhaltung in der Geburtshilfe. Gynaecologia 163 (1967) 219

Kuhn, W.: Hämostase und Gestation. In Marx, R., H. A. Thies: Sexualhormone und Blutgerinnung. Schattauer, Stuttgart 1971

Kuhn, W., H. Graeff: Bakterieller Schock und Hyperkoagulabilität (Pathophysiologie-Prophylaxe). In Ahnefeld, F. W., C. Burri, W. Dick, M. Halmágyi: Springer, Berlin 1974

Kuhn, W., H. Graeff: Gerinnungsstörungen in der Geburtshilfe, 2. Aufl. Thieme, Stuttgart 1977

Künzel, W.: Das fetale Schocksyndrom. Z. Geburtsh. Perinatol. 190 (1986) 177

Kurz, C. S., W. Künzel: Fetale Herzfrequenz, Dezelerationsfläche und Säure-Basen-Status bei Entbindungen aus Beckenendlage und Schädellage. Z. Geburtsh. Perinatol. 181 (1977) 9

Lakatos, I.: Postpartale Luftembolien. Zbl. Gynäkol. 85 (1963) 1392

Lang, N.: Die Beckendystokie. Gynäkologe 7 (1974) 74

Lasch, H. G., H. J. Krecke, F. Rodriguez-Erdmann, H. H. Sessner, G. Schütterle: Verbrauchskoagulopathie (Pathogenese und Therapie). Folia haematol. (Frankfurt) N. F. 6 (1961) 325

Lober, R., H. Reiher: Inversio uteri post partum. Zbl. Gynäkol. 103 (1981) 110

Loskant, G.: Beitrag zum Problem der Uterusruptur in der Geburtshilfe. Gynaecologia (Basel) 162 (1967) 249

McCall, I. O.: Shoulder dystocia. Amer. J. Obstet. Gynecol. 83 (1962) 1846

McKay, D. G.: Disseminated Intravascular Coagulation. An Intermediary Mechanism of Disease. Harper & Row, New York 1965

Manzke, H.: Morbidity among infants born in breech presentation. J. perinat. Med. 6 (1978) 127

Martin, K.: Geburtsverletzungen. Gynäkologe 4 (1971) 31

Martius, G.: Funktionelle Weichteildystokien. Dtsch. med. Wschr. 95 (1970) 1182

Martius, G.: Roederersche Kopfhaltung als Folge einer Weichteilanomalie. Geburtsh. u. Frauenheilk. 30 (1970) 356

Martius, G.: Geburtshilflich-perinatologische Operationen. Thieme, Stuttgart 1986

Martius, G.: Die äußere Überdrehung des Kopfes zur Behandlung des hohen Schultergeradstandes. Geburtsh. u. Frauenheilk. 47 (1987) 197

Martius, G., W. Loock: Das lange Becken in seiner Bedeutung für Klinik und Lehre. Geburtsh. u. Frauenheilk. 41 (1981) 87

Martius, G., M. Käter, D. P. H. Kluge: Kopfmaße und Kopfform des Neugeborenen in ihren Beziehungen zum Geburtsmechanismus. Arch. Gynäkol. 200 (1965) 393

Martius, G.: Über die hintere Hinterhauptslage. Geburtsh. u. Frauenheilk. 20 (1960) 1001

Matheus, M., M. A. Sala: The importance of placental examination in newborns with single umbilical artery. Z. Geburtsh. Perinatol. 184 (1980) 231

Meyenburg, M., W. Busch: Die äußere Wendung unter Einsatz der Tokolyse. Z. Geburtsh. Perinatol. 180 (1976) 427

Miller, E.-C., L. Kouam: Zur Häufigkeit der Beckenendlagen im Verlauf der Schwangerschaft und zum Zeitpunkt der Geburt. Zbl. Gynäkol. 103 (1981) 105

Miller, E.-C., L. Kouam, S. Schwientek: Zum Problem der perinatalen Mortalität bei der Frühgeburt aus Beckenendlage im Vergleich zur Schädellage. Geburtsh. u. Frauenheilk. 40 (1980) 1013

Morris, N.: Face and brow presentation. J. Obstet. Gynaecol. Brit. Emp. 60 (1953) 1

Morrison, J. C., R. E. Myatt, J. N. Martin jr., G. R. Meeks, R. W. Martin, E. T. Bucovaz, W. L. Wiser: External cephalic version of the breech presentation under tocolysis. Amer. J. Obstet. Gynecol. 154 (1986) 900

Müller, H. G.: Früherkennung der stillen Uterusruptur nach vorausgegangenem Kaiserschnitt. Zbl. Gynäkol. 98 (1976) 493

Müller, S.: Der hohe Geradstand unter der Geburt. Dtsch. Gesundh.-Wes. 21 (1966) 830

Müller-Holve, W.: Komplikationen und deren Ursachen bei der äußeren Wendung des Feten aus Beckenendlage in Schädellage. Geburtsh. u. Frauenheilk. 39 (1979) 633

Narik, G.: Gestreckte Beine bei Steißlage (extended legs) als geburtshilfliche Komplikation. Zbl. Gynäkol. 77 (1955) 1677

Neeb, U.: Schwere intrauterine Anämie des Feten durch feto-maternale Transfusion. Geburtsh. u. Frauenheilk. 42 (1982) 213

O'Grady, J. P., J.-C. Veille. R. L. Holland, K. A. Burry: External cephalic version: a clinical experience. J. perinat. Med. 14 (1986) 189

Osse, K., G. Ammon: Schwangerschaft, Geburt und Wochenbett bei Myomträgerinnen. Zbl. Gynäkol. 86 (1964) 163

Patt, V., M. Niesen: Dystokie durch fetale Mißbildungen und Anomalien des mütterlichen Genitale. Gynäkologe 7 (1974) 106

Piskazeck, K., K. Rothe, K. Bilek: Die Häufigkeit der Beckenendlagen in der Universitätsfrauenklinik Leipzig (1951–1960) unter besonderer Berücksichtigung der habituellen Beckenendlagen. Zbl. Gynäkol. 85 (1963) 955

Plotz, E. J.: Geburtsleitung nach vorausgegangenem Kaiserschnitt. Gynäkologe 7 (1974) 116

Pluta, H., J. M. Giffei, E. Saling: Die äußere Wendung des Feten aus Beckenendlage bei Patientinnen mit Zustand nach abdominaler Schrittentbindung. Z. Geburtsh. Perinatol. 185 (1981) 121

Prevedourakis, C. N.: „Face presentation". Amer. J. Obstet. Gynecol. 94 (1966) 15

Prinz, W., R. A. Schuhmann: Der Plazentarpolyp als Ursache der Spätwochenbettsblutung. Z. Geburtsh. Perinatol. 186 (1982) 15

Pusch, H., H. Rosegger: Fetomaternale Bluttransfusion als Ursache schwerer geburtshilflicher Komplikationen. Geburtsh. u. Frauenheilk. 45 (1985) 737

Pusch, H., R. Winter, H. Kessler, M. Lahousen: Schwangerschaftsanamnese und Geburten bei Frauen mit Fehlbildungen des inneren Genitale. Geburtsh. u. Frauenheilk. 46 (1986) 725

Quiel, V., A. Glaser: Die Schulterdystokie als geburtshilfliche Komplikation. Zbl. Gynäkol. 107 (1985) 98

Rauter, B.: Die puerperale Uterusinversion. Zbl. Gynäkol. 87 (1965) 1373

Ries, J.: Zur Strahlenbehandlung des Kollumkarzinoms während der Schwangerschaft. Zbl. Gynäkol. 70 (1948) 847

Rippert, Ch., J. Hüter, F. Kubli, C. Meyer: Medikamentöse Therapie der hyperaktiven, hypertonen und diskoordinierten Wehentätigkeit sub partu. Geburtsh. u. Frauenheilk. 32 (1972) 393

Rodt, C., V. Lehmann: Komplikationen bei der äußeren Wendung aus Beckenendlage in Schädellage. 8. Dtsch. Kongr. Perinat. Medizin, Berlin 1977

Rubin, A.: Management of shoulder dystocia. J. Amer. med. Ass. 189 (1964) 835

Ruckelshausen, M. C.: Ein Beitrag zur Geburtsmechanik. Geburtsh. u. Frauenheilk. 24 (1964) 793

Ruckhäberle, K.-E., B. Viehweg, Ch. Schlegel, Ch. Vogtmann, H. Böttcher, K. Schürer, B. Ruckhäberle, R. Weißbad, Ch. Wolff: Art der Geburtsbeendigung, Zustandsdia-

gnostik und kindlicher Ausgang bei der Frühgeburt. Zbl. Gynäkol. 101 (1979) 532

Rummler, S.: Das Riesenkind im geburtshilflichen Krankengut der Frauenklinik Stralsund. Zbl. Gynäkol. 100 (1978) 521

Rutherford, A. M.: The management of the occipitoposterior position: a prospective study of 145 cases in 1979. N. Z. med. J. 94 (1981) 419

Saling, E., W. Müller-Holve: External cephalic version under tocolysis. J. perinat. Med. 3 (1975) 115

Schander, K., K. Schumann: Die cervicale Dystokie. Gynäkologe 7 (1974) 102

Schenk, D., H. Rüttgers, F. Kubli: Intrapartale Tokolyse zur Vermeidung der geburtshilflichen Notoperationen. Gynäkologe 8 (1975) 28

Schilling, H., H. Schreiber: Über die Prophylaxe der Uterusruptur bei Frauen nach früherem Kaiserschnitt. Dtsch. Gesundh.-Wes. 22 (1967) 1368

Schlensker, K.-H., G. Enderer-Steinfort, A. Bolte: Die äußere Wendung des Feten aus Beckenendlage in Schädellage am Schwangerschaftsende. Geburtsh. u. Frauenheilk. 38 (1978) 744

Schmidt, W., D. Heberling, F. Kubli: Antepartum ultrasonographic diagnosis of conjoined twins in early pregnancy. Amer. J. Obstet. Gynecol. 139 (1981) 961

Schneeweiss, W. D.: Doppelter Fußvorfall bei Schädellage. Geburtsh. u. Frauenheilk. 40 (1980) 1034

Schneider, Ch. L.: Fibrin embolism (disseminated intravascular coagulation) with defibrination as one of the endresults during abruptio placentae. Surg. Gynecol. Obstet. 92 (1951) 27

Scholtes, G., W. Hägele: Starke kindliche Blutung aus einem Vas aberrans nach Amniotomie im Rahmen einer Geburtseinleitung. Zbl. Gynäkol. 105 (1983) 236

Scholtes, G., H. Milz: Geburtsleitung nach vorausgegangenem Kaiserschnitt. Z. Geburtsh. Perinatol. 186 (1982) 285

Schubert, G.: Behandlung und Ergebnisse beim Kollumkarzinom in der Schwangerschaft. Geburtsh. u. Frauenheilk. 20 (1960) 1124

Schwartz, B. C., D. McDixon: Shoulder dystocia. Obstet. and Gynecol. 153 (1958) 479

Selye, H.: Thrombohemorrhagic Phenomena. Thomas, Springfield 1966

Spernol, R.: Schwere kindliche Blutung aus einem Vas praevium bei der Applikation einer Fetalelektrode nach spontanem Blasensprung. Z. Geburtsh. Perinatol. 185 (1981) 364

Stech, D.: Die Behandlung der Ovarialtumoren in der Schwangerschaft. Arch. Gynäkol. 195 (1961) 540

Stevenson, Ch. S.: Transverse or oblique presentation of the fetus in the last ten weeks of pregnancy. Amer. J. Obstet. Gynecol. 58 (1949) 3

Tawa, K.: Ovarian tumors in pregnancy. Amer. J. Obstet. Gynecol. 90 (1964) 511

Vardi, J., G. A. Fields: Microangiopathie hemolytic anemia in severe pre-eclampsia. Amer. J. Obstet. Gynecol. 119 (1974) 617

Weidenbach, R., R. Thieme: Klinische Ergebnisse bei 438 Beckenendlagen. Geburtsh. u. Frauenheilk. 28 (1968) 370

Westgren, M., H. Grundsell, I. Ingermarsson: Hyperextension of the fetal head in breech-presentation. A study with long-term follow-up. Brit. J. Obstet. Gynaecol. 88 (1981) 101

Williams, T. J., K. E. Turnbull: Carcinoma in situ and pregnancy. Obstet. and Gynecol. 24 (1964) 857

Wolff, F., K. Jung, A. Bolte: Häufigkeit und Ursachen der fetalen und neonatalen Makrosomie. Geburtsh. u. Frauenheilk. 42 (1982) 803

Ylikorkala, O., A.L. Hartikainen-Sorri: Value of external version in fetal malpresentation in combination with use of ultrasound. Acta obstet. gynecol. scand. 56 (1977) 63

Zatuchni, G.I., G.I. Andros: Prognostic index for vaginal delivery in breech presentation at term. Amer. J. Obstet. Gynecol. 98 (1967) 854

Aufgaben

1. Welche Ursachen der hypokinetischen Wehenstörung (uterinen Hypoaktivität) kennen Sie?
2. Welches sind die typischen Regelwidrigkeiten der Wehentätigkeit bei der hyperkinetischen Wehenstörung?
3. Handelt es sich bei der Roedererschen Kopfhaltung um eine „Haltungsanomalie" oder um eine „Einstellungsanomalie"?
4. Nennen Sie die möglichen Streckhaltungen des Kindes!
5. Warum ist es für die entbindende Operation beim tiefen Querstand von Bedeutung, nicht nur die ausgebliebene Drehung des Kopfes (Einstellungsänderung) zu berücksichtigen, sondern auch die fehlende Beugehaltung (Haltungsänderung) des Kopfes?
6. An welcher Stelle hat deshalb der Operateur die Vakuumglocke bei der Vakuumextraktion zur Überwindung eines tiefen Querstandes anzusetzen?
7. Warum muß sich das Kind bei der Streckhaltung, z.B. bei der Gesichtslage, mit dem Rücken nach dorsal drehen?
8. Was verstehen wir unter einer „inneren Überdrehung des Kopfes" und wie können wir sie diagnostizieren?
9. Auf welche Weise kommt es zur „äußeren Überdrehung des Kopfes"?
10. Nennen Sie die beiden Möglichkeiten der Schulterdystokie!
11. Mit welchem operativen Vorgehen gelingt die Überwindung des hohen Schultergeradstandes?
12. Wieso disponiert sowohl das Hydramnion als auch die Oligohydramnie zur Beckenendlage!
13. Nennen Sie die 7 verschiedenen Formen der Beckenendlage?
14. In welcher Phase der Beckenendlagengeburt ist das Kind in besonderem Maße hypoxiegefährdet?
15. Um welche geburtsmechanische Anomalie handelt es sich bei der Querlage?
16. Kennen Sie neben der Querlage andere „geburtsunmögliche geburtsmechanische Anomalien"?
17. Welche Gefahr besteht vordergründig für die Mutter bei der Querlagengeburt?
18. Wodurch kann es zur Entstehung eines allgemeinverengten Beckens kommen?
19. Was versteht der Geburtshelfer unter der „anatomischen" und der „funktionellen Diagnose eines engen Beckens"?
20. Was bezeichnen wir als „Roedersche Kopfhaltung"?
21. Welche Herzfrequenzmuster zeigen im Kardiotokogramm eine intrauterine Gefährdung des Kindes an?
22. Was bezeichnen wir als „prognostisch ungünstige Zusatzkriterien" bei der späten Dezeleration im CTG?
23. Wann ist eine fetale Blutgasanalyse mit Bestimmung des pH-Wertes zur Erkennung einer fetalen Azidose angezeigt?
24. Auf welchem Wege führt die intrauterine Reanimation in Form der Gabe eines Tokolytikums zur Verbesserung der fetalen Situation?
25. Nennen Sie die wichtigsten Blutungsursachen im Verlauf der Nachgeburtsperiode!
26. Welche Gefahren bestehen für die Frischentbundene bei der partiellen Plazentaretention?
27. Welche Formanomalien der Plazenta kennen Sie?
28. Welcher Blutungsbeginn ist für den Zervixriß typisch?
29. Was ist eine Inversio uteri?
30. Welche Ursachen des geburtshilflichen Schocks sind Ihnen bekannt?
31. Was verstehen wir unter dem Begriff der „geburtshilflichen Koagulopathie"?
32. Was ist der Unterschied zwischen der „Verbrauchskoagulopathie" und der „Verlustkoagulopathie"?

15 Frühgeburt, Übertragung

G. Martius

Lernziel

Wegen des nach wie vor hohen Anteils der Kinder mit einem intrauterinen Alter von 38 Wochen und weniger an der perinatalen Sterblichkeit muß es zu den wichtigen Aufgaben des Lernenden gehören, sich mit diesem geburtshilflichen Problem intensiv auseinanderzusetzen. Hierzu gehört das Verstehen der vielfältigen potentiellen Frühgeburtenursachen, die bereits die Möglichkeiten der Prophylaxe aufzeigen. Aus diesem Grunde werden im folgenden die vorzeitige Wehentätigkeit wie die Zervixinsuffizienz mit der für sie typischen Symptomatik und den gegebenen therapeutischen Maßnahmen besprochen. Auf diese Weise sollen der Student wie der angehende Facharzt die Fähigkeit erwerben, bei den Zeichen der drohenden Frühgeburt wirksame Maßnahmen zur Tragzeitverlängerung zu ergreifen. In jedem Einzelfall hat er dabei zu beachten, daß eine Frühgeburt das Symptom einer nachlassenden Plazentafunktion sein kann. Es wird verständlich, daß die sorgfältige Überwachung des intrauterinen fetalen Zustandes ein unverzichtbarer Teil der Diagnostik sein muß, und daß der Tragzeitverlängerung evtl. therapeutische Grenzen gesetzt sind.

Die Übertragung in Form der Verlängerung der physiologischen Schwangerschaftsdauer ist in Hinblick auf die zunehmende Gefährdung des Kindes pathogenetisch der fortschreitenden Plazentainsuffizienz gleichzusetzen. Diagnostik und Therapie entsprechen sich damit weitgehend. – Der Lernende erhält damit während des Studiums dieses Kapitels Gelegenheit, die für die diagnostischen und therapeutischen Maßnahmen so wichtige Terminbestimmung praktisch anzuwenden und in ihrer Bedeutung zu erkennen.

Für die **Tragzeit des Menschen** gelten die folgenden Normalwerte:

– 39–42 Wochen post menstruationem (p.m.),
– 37–40 Wochen post conceptionem (p.c.).

Dies bedeutet, daß ihr eine physiologische Schwankungsbreite von ± 14 Tagen eingeräumt wird. In diesem Zeitraum werden ca. 80% aller Kinder geboren.

Als

regelwidrige Schwangerschaftsdauer

werden Abweichungen von der Norm in Form einer Verkürzung bzw. Verlängerung verstanden:

– *Fehlgeburt:* bis einschl. 28. Woche p.m.,
– *Frühgeburt:* 29.–38. Woche p.m.,
– *Übertragung:* 43 Wochen und mehr.

Abweichend von dieser Definition haben die *Pädiater* eine internationale Übereinkunft getroffen, nach der als Frühgeburt eine Schwangerschaftsbeendigung vor der 37. Woche p.m. bezeichnet wird. (Die WHO-Empfehlung benutzt als Grenze zur Frühgeburt den 260. Tag p.m. und weicht damit wiederum + 1 Tag von der Definition der Pädiater ab!).

Berücksichtigt man zur Bestimmung der Schwangerschaftsdauer die

Reifezeichen und das Geburtsgewicht des Kindes,

so gelangt man zu folgender Differenzierung:

– *Reifes Kind:* Kind mit den Zeichen der Reife;
– *unreifes Kind:* Kind mit fehlenden bzw. unzureichend ausgebildeten Reifezeichen;
– *überreifes Kind:* Kind mit den Zeichen der Überreife (Clifford-Zeichen);

– *hypotrophes Kind:* Kind nach retardierter intrauteriner Entwicklung evtl. mit gleichzeitig bestehenden Zeichen der Unreife oder Überreife.

Die Beurteilung des Kindes aufgrund der Reifezeichen, die Rückschlüsse auf dessen Tragzeit zuläßt, kann mittels eines **Gestationsschemas** z. B. nach FAHR, LUBCHENKO oder PETRUSSA vorgenommen werden.

Die Beurteilung des Neugeborenen unter Berücksichtigung des Geburtsgewichtes hat zu dem Begriff der

„infants of low birth weight"

geführt: Mit ihm werden entsprechend der Empfehlung der WHO (1961) aus statistischen Gründen alle Kinder mit Geburtsgewichten von 2500 g und weniger zusammengefaßt. Es ist aber zu beachten, daß in dieser Gruppe enthalten sind:

– *eutrophe Untergewichtige:* Kinder mit Reifezeichen, die der Tragzeit entsprechen: ca. 60–70%.
– *hypotrophe Untergewichtige:* Kinder mit einem Geburtsgewicht unter der 10. Perzentile nach LUBCHENKO (S. 119) bzw. unter der 3. Perzentile nach USHER-MCLEAN infolge einer intrauterinen Wachstumsretardierung zu-

meist bei Plazentainsuffizienz: ca. 30% bis 40%.

Die aufgezeigten Definitionsunterschiede lassen erkennen, daß statistische Angaben aus der Perinatalperiode nur dann beurteilbar sind, wenn sie exakte Definitionen enthalten. Nur dann ist auch ihre Vergleichbarkeit gewährleistet. Für *klinische Konsequenzen*, insbesondere für therapeutische Entscheidungen, ist die Rubrizierung eines Neugeborenen sowohl unter Berücksichtigung der Tragzeit, als auch der Reifezeichen indessen wenig hilfreich. Diese haben sich in erster Linie an der Organreife und damit an der Fähigkeit des Kindes zur Adaptation an die Aufgaben des extrauterinen Lebens zu orientieren.

Standesamtlich meldepflichtig sind nach § 29 der Verordnung zur Ausführung des Personenstandgesetzes in der Fassung vom 23. April 1979 (BGBl. IS. 493):

1. Alle *lebendgeborenen Kinder*, unabhängig von Geburtsgewicht und -länge, bei denen nach der Scheidung vom Mutterleib entweder das Herz geschlagen oder die Nabelschnur pulsiert oder die natürliche Lungenatmung eingesetzt hat.
2. Alle *totgeborenen Kinder* mit einem Geburtsgewicht von mindestens 1000 g.

Frühgeburt

Als Frühgeburt wird eine Schwangerschaftsbeendigung zwischen der 29. und 38. Woche p. m. bezeichnet. Die Bedeutung der verkürzten Tragzeit geht allein aus der Tatsache hervor, daß es sich bei 80% aller perinatalen Todesfälle um Kinder mit Geburtsgewichten von 2500 g und weniger handelt. Aber auch die Frequenz der postnatalen Hirnschäden ist bei den untergewichtigen Kindern, und zwar sowohl bei den echten Frühgeborenen als Folge der noch unzureichenden Kapillarisierung des Zentralnervensystems mit daraus resultierender stärkerer hypoxischer Gefährdung, als auch bei den hypotrophen Kindern mit ihren charakteristischen Hirnreifungsstörungen deutlich höher (G. MARTIUS; DIEMER; KLOSS).

Die **Häufigkeit der Frühgeburten** wird entsprechend den Empfehlungen der WHO unter Zugrundelegung des Geburtsgewichtes der Kinder

angegeben, da die Tragzeitbestimmung auf weit größere Schwierigkeiten stößt als das Wiegen des Kindes. Damit werden in die Statistiken auch hypotrophe Kinder mit einbezogen, deren Anteil auf 30–40% geschätzt wird! Dementsprechend wurde in den Empfehlungen der WHO auch der Begriff des „premature infants" 1961 durch den der „infants of low birth weight" ersetzt (s. o.). *In klinischen Statistiken* schwankt die Frequenz der Frühgeborenen erheblich, und zwar zwischen 5% und 15%. Sie wird u. a. von der sozialen Struktur des Einzugsgebietes der einzelnen Klinik und den Möglichkeiten für eine intensive und sorgfältige Schwangerenvorsorge bestimmt.

Die **Ursachen der Frühgeburt** sind sehr vielfältig, eine Tatsache, die allein damit zu erklären ist, daß die Gravidität durch ein multifaktorielles Sicherheitssystem geschützt ist (JUNG; DÖRING;

HOYER u. THALHAMMER). Nur bei etwa 50% der Patientinnen ist deshalb die Ursache zu erkennen!

Das Verständnis der Pathogenese der Frühgeburt wird erleichtert, wenn wir zwischen geburtsinduzierenden und wehenhemmenden Faktoren unterscheiden (JUNG):

Von den *geburtsinduzierenden Faktoren* sind zu nennen:
Oxytocin,
Stimulation östrogenabhängiger Alpharezeptoren,
Steigerung der neuromuskulären Erregbarkeit (Rheobasensenkung),
Prostaglandine,
fetale Wehenauslösung über die Nebennierenrinde,
mangelhafter Zervixverschluß.
Als *wehenhemmende Faktoren* sind bekannt:
Progesteron,
Stimulation progesteronabhängiger Betarezeptoren,
Oxytocinase (?),
durch passive Dehnung freigesetzter myogener Hemmstoff,
Zervixfestigkeit.

Im einzelnen entsprechen die Frühgeburtenursachen in vielem denen der Fehlgeburt (Tab. 2, S. 244). Es ist auch hier zu differenzieren zwischen:

- maternen genitalen Ursachen,
- maternen extragenitalen Ursachen,
- kyematogenen Ursachen,
- artifizieller Frühgeburt.

Die meisten von ihnen sind an anderer Stelle dieses Buches einschließlich ihrer pathogenetischen Bedeutung dargestellt. Am häufigsten wird das Sicherungssystem des schwangeren Uterus durch die folgenden Faktoren durchbrochen (Abb. 1):

- Zervixinsuffizienz,
- uteroplazentare Insuffizienz,
- neurovegetative Übererregbarkeit.

Seit den Mitteilungen von PALMER u. LACOMME (1948) sowie von LASH u. LASH (1949) ist bekannt, daß eine traumatische Läsion des Os internum cervicis uteri als Folge einer Geburt oder Abrasio, aber auch eine konstitutionelle Bindegewebsschwäche schon bei der Erstgraviden zu einer

Insuffizienz des Zervixverschlusses

führen können. Durch die erweiterte Zervix tritt die Vorblase tiefer und springt schließlich als Folge des unzureichenden mechanischen Schut-

zes oder auch als Folge einer Chorioamnionitis nach einer aszendierten Infektion des unteren Eipoles.

Die **Diagnose** stützt sich auf die Angabe vorausgegangener Spätaborte mit einem überraschend, d. h. ohne Wehentätigkeit aufgetretenen Blasensprung (sog. stille Zervixdilatation). Bei der vaginalen Untersuchung wird die Portio verkürzt und dilatiert gefunden. Bei der Nullipara läßt sich evtl. auch eine trichterförmige Dilatation des inneren Muttermundes tasten. Bei einer beginnenden Zervixinsuffizienz (Verkürzung und Erweichung der Zervix) sind kurzfristige Kontrollen des Portiobefundes erforderlich, zumal die Veränderungen schnell fortschreiten können (DIENER).

Die **Behandlung** besteht in der operativen Zervixumschlingung (S. 448).

Als zweites, pathogenetisch bedeutendes Prinzip der Frühgeburt ist in der Abb. 1 die

uteroplazentare Insuffizienz

ausgewiesen. Hier treffen sich vielfältige, teils materne, teils kyematogene Frühgeburtenursachen. Die *uterine (präplazentare) Mangeldurchblutung* bei der Gestose und der Hypoplasia uteri sind ebenso zu nennen wie die bei Nikotinabusus auftretenden Gefäßveränderungen. Bei der *kyematogenen Frühgeburt* stehen die Trophoblast- bzw. Plazentafunktionsstörungen z. B. als Folge einer Endometriuminsuffizienz, einer Maturitas praecox placentae oder auch einer vorzeitigen Involution der Plazenta im Vordergrund.

Die auffallende Häufung schwerer Plazentaveränderungen bei Frühgeburten (KOENIG; REICHWEIN u. VOGEL) mit Befunden, die mit einem Überleben des Kindes in utero unvereinbar sind, zeigt, *daß die Frühgeburtsbestrebungen in diesen Fällen den Versuch darstellen, dem intrauterinen Fruchttod zuvorzukommen.* Wir bezeichnen sie als

notwendige Frühgeburt.

Als wichtigste therapeutische Konsequenz ergibt sich, daß es keineswegs bei jeder drohenden Frühgeburt gerechtfertigt ist, eine Verlängerung der Schwangerschaft zu versuchen. Erst eine genaue Funktionsanalyse der fetoplazentaren Einheit durch das CTG, die Sonographie und Östriol- und HPL-Bestimmungen vermag darüber zu entscheiden, ob schwangerschaftserhal-

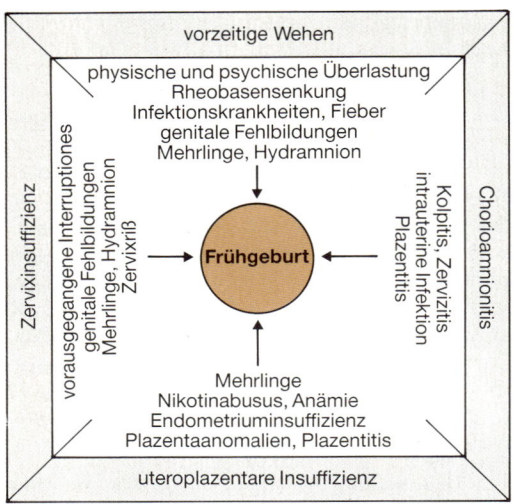

vorzeitige Wehen

physische und psychische Überlastung
Rheobasensenkung
Infektionskrankheiten, Fieber
genitale Fehlbildungen
Mehrlinge, Hydramnion

Zervixinsuffizienz

vorausgegangene Interruptiones
genitale Fehlbildungen
Mehrlinge, Hydramnion
Zervixriß

Frühgeburt

Kolpitis, Zervizitis
intrauterine Infektion
Plazentitis

Chorioamnionitis

Mehrlinge
Nikotinabusus, Anämie
Endometriuminsuffizienz
Plazentaanomalien, Plazentitis

uteroplazentare Insuffizienz

Abb. 1   Klinisch bedeutsame Faktoren in der Pathogenese der Frühgeburt

tende Maßnahmen gerechtfertigt sind oder evtl. die Frühgeburt die einzige Überlebenschance für das Kind darstellt.

Als dritter pathogenetisch wichtiger Faktor bei der Frühgeburt ist die

neurovegetative Übererregbarkeit

zu beachten (JUNG; GOESCHEN u. Mitarb.; ARABIN u. Mitarb.). Ihr Nachweis gelingt anhand der Rheobasensenkung, am besten durch Messung der motorischen Nervenleitgeschwindigkeit im Bereich des N. ulnaris. Welche vielfältigen Ursachen sie haben kann, ist aus der Abb. 1 zu ersehen. Umgebungseinflüsse stehen dabei ganz im Vordergrund (HERMS u. GABELMANN). Therapeutisch ist dies die Domäne der Tokolytika.

In der **Symptomatik der Frühgeburt** stehen die vorzeitig einsetzenden Wehen und die vaginale Blutung ganz im Vordergrund. Für die zu treffenden therapeutischen Entscheidungen ist es wichtig, daß unterschieden wird zwischen:

– drohender Frühgeburt,
– progredienter Frühgeburt.

Die

drohende Frühgeburt

ist vor allem durch die noch erhaltene bzw. nur gering verkürzte und dilatierte Zervix charakterisiert. Zudem läßt sich sehr bald die Beeinfluß-

barkeit der Wehen durch Tokolytika erkennen. Bei der

progredienten Frühgeburt

kommt es unter therapieresistenten Wehen zu einer fortschreitenden Zervixretraktion. Ein weiteres Kriterium ist der Blasensprung. Dies bedeutet, daß für den Geburtshelfer jetzt die Induktion der Lungenreife beim Kind und die geburtshilflichen Probleme ganz in den Vordergrund treten (s. unten).

Unter den **schwangerschaftserhaltenden Maßnahmen** kommt der

medikamentösen Tokolyse

die größte Bedeutung zu (Tab. 1). Die zu diesem Zweck in erster Linie herangezogenen **Betamimetika** führen über eine Stimulierung der Betarezeptoren an der Zellmembran der Muskelzelle zur Ruhigstellung des Myometriums (JUNG; HÜTER; WEIDINGER; ZELLER u. DUDENHAUSEN; ARABIN u. RÜTTGERS). Pharmakologisch leiten sie sich vom Isoproterenol ab. Die zur Verfügung stehenden Präparate (Partusisten, Fa. Boehringer, Ingelheim; Pre-par, Fa. Duphar; Dilatol, Fa. Tropon) haben eine hohe Uterusspezifität. Ihre Verträglichkeit ist unterschiedlich, so daß bei stärkeren Nebenwirkungen die Fortführung der Therapie evtl. durch einen Präparatwechsel ermöglicht wird. Bei starken, zervixwirksamen Wehen wird am besten mit einer *Infusionstherapie* (z. B. 0,5–1,0 mg Partusisten/500 ml Glukose) in einer Dosierung von 1 µg/min begonnen. Bei nachlassenden Wehen kann vom letzten Infusionstag an überlappend auf die *orale Medikation* übergegangen werden (z. B. 4–6 Tabl. à 5 mg Partusisten bis zum Sistieren der Kontraktionen und zur Mobilisierung der Schwangeren) (JUNG; KLÖCK u. CHANTRAINE). Die neuerdings angebotene Depotform des Tokolytikums Partusisten als Prolongette ermöglicht eine Dosierung in 6- bis 8stündlichen Intervallen (FENDEL u. Mitarb.; SCHUHMANN u. HALBERSTADT).

Die **Nebenwirkungen** der Betamimetika erklären sich mit der gleichzeitigen Beeinflussung der auch extragenital vorkommenden Betarezeptoren. Im Vordergrund stehen die *kardiologischen Symptome* in Form einer Tachykardie als Folge der positiven ino- und chronotropen Wirkung der Betamimetika. Toxische Veränderungen an den Myokardzellen kommen vor. Die Möglichkeit der therapeutischen Beeinflussung durch einen Ca^{2+}-Antagonisten wurde bereits erwähnt. Insbesondere bei einer kombinierten Tokoly-

Tabelle 1   Medikamentöse Therapie der drohenden Frühgeburt in Form eines 3-Stufen-Planes

Therapiestufe I

(palpatorischer und tokographischer Nachweis vorzeitiger Wehen ohne Zervixwirksamkeit einschl. der sog. prophylaktischen Tokolyse)
- Bettruhe, Arbeitsunfähigkeit, ambulante Medikation
- Betamimetika oral:
  Partusisten: 3–6 Tabl./24 Std. bzw. Dilatol: 4–6mal 10 Tropfen bzw. 3–6mal 1 Tabl./24 Std.
- Magnesiumzusatztherapie: z.B. 2mal 1 Tabl. Mg5-Longoral
- evtl. auch Magnesium als Monotherapie: 3–4 Kautabl./Tag Mg5-Longoral

Therapiestufe II

(uterine Kontraktionen < 1/10 min, beginnende Zervixveränderungen mit Verkürzung und Dilatation bei geschlossenem inneren Muttermund)
- stationäre Aufnahme, Bettruhe
- Betamimetika-Infusionstherapie: 0,5 mg Partusisten/500 ml Glukose: 5–10 Tropfen/min für 2–3 Tage bzw. bis zur deutlichen Verminderung der Kontraktionen
- Übergang zur oralen Therapie überlappend: z.B. 4–6mal 1 Tabl. Partusisten à 5 mg mit Beendigung der Infusion nach 6–8 Std.
- Magnesiumzusatztherapie: 3–4 Kautabl./Tag Mg5-Longoral
- Psychopharmaka-Zusatztherapie: bei unruhigen und ängstlichen Schwangeren (oder bei deutlicher Rheobasenabsenkung): 2–3mal 5 mg Valium-Tabl. oral

Therapiestufe III

(uterine Kontraktionen > 1/10 min, Zervixveränderungen mit Dilatation des inneren Muttermundes vor der 36. Woche p.m.)
- stationäre Aufnahme, strenge Bettruhe
- Betamimetika-Infusionstherapie: 1,0 mg Partusisten/500 ml Glukose: 10–40 Tropfen/min
- bei kardiovaskulären Nebenwirkungen: Betablocker: Beloc: 2–3mal 1 Tabl. à 50 bzw. 100 mg Betablocker i.v.: Beloc: 4 Amp. à 5 mg in 500 ml Glukose: 5 mg/Std. = 125 ml/Std.
- Magnesiumzusatztherapie: 5 Amp. Mg-Sulfat 10% in 500 ml Glukose = 125 ml/Std. (evtl. auch als Monotherapie!)
- Prostaglandinantagonist: Colfarit: 2 Tabl. alle 4–6 Std.; Aspisol als Infusionstherapie: 2mal 1 g über 5 Tage (vor der 36. Woche!)
- Beschränkung der Gesamtinfusionsmenge auf 1000–1500 ml/Tag
- Surfactant-Stimulation: bis einschl. 35. Woche: Celestan solubile: 2 ml = 2 Amp. i.v. bzw. Celestan Depot i.m. mit Wiederholung nach 48 Std.

setherapie mit Betaadrenergika und Prostaglandinsynthesehemmern ist die Gefahr einer verstärkten *Wasserretention* zu bedenken, die in Einzelfällen zum Lungenödem geführt hat (REIMAN u. FRÖLICH). Weitere Nebenwirkungen der Betamimetika sind die *Darmatonie, Hypokaliämien* sowie eine vermehrte *Glykogeno-* und *Lipolyse.* Die Glykogenolyse hat zusätzlich als Ursache postpartualer Hypoglykämien bei in der Adaptation gestörten „*Tokolytika-Kindern*" Beachtung zu finden (s. Kap. 18).

Als **Kontraindikationen** der Betamimetika gelten materne Herz-Kreislauf-Erkrankungen einschließlich der schweren Hypertonie, die Hyperthyreose, der Diabetes mellitus, starke vaginale Blutungen und die Chorioamnionitis. Über die notwendige Frühgeburt bei manifester Plazentainsuffizienz, die bei jeder Tokolyse die Überprüfung der Funktionstüchtigkeit der fetoplazentaren Einheit verlangt, wurde bereits berichtet (S. 445). Hierbei ist der mögliche Östriolsturz als Folge der Betamimetikamedikation zu beachten.

In Form der Azetylsalizylsäure steht schließlich ein **Prostaglandinantagonist** zur Wehenhemmung zur Verfügung (HÜTER). Bei unzureichender Betamimetikawirkung ist es deshalb angezeigt, z.B. Colfarit (Bayer), 2 Tabl. à 500 mg alle 4–6 h bzw. Aspisol (Bayer), 2mal 1 g i.v. über 5 Tage bis zur 36. Woche zu geben. Von den möglichen *Nebenwirkungen* haben besonders die Verzögerung der fetalen Lungenreife, subpartual das Kind gefährdende Thrombozytenaggregationsstörungen sowie ein vorzeitiger Verschluß des Ductus Botalli Beachtung zu finden (GROSPIETSCH).

Unterschiedlich gehandhabt wird bisher die medikamentöse Tokolyse mittels **Magnesium.** Diese früher bei den Betamimetika als Zusatztherapie zur Kardioprotektion angewandte Medikation wirkt in höherer Dosierung ebenfalls tokolytisch (CONRADT u. Mitarb.; SPÄTLING u. SPÄTLING; WEIDINGER). Sie kann insbesondere bei leichten Wehen allein, bei zervixwirksamen Wehen als Zusatztherapie indiziert werden. Hierzu stehen das Magnesiumaspartat (Mg 5-Longoral, Fa. Artesan, Kautabl. à 10 mval, 3 mal 1 Tabl./Tag) oder das Magnesiumsulfat 10%ig (Fa. Artesan) zur Verfügung. Von letzterem werden als Anfangsdosis 2–4 g in 20 min infundiert. Zur Fortsetzung der Behandlung erfolgen Infusionen mit 5 Amp. à 1 g in 500 ml Glukose mit einer Infusionsgeschwindigkeit von etwa 125 ml/Std. CONRADT u. Mitarb. konnten auf diese Weise eine signifikante Verringerung der Frühgeburten, des vorzeitigen Blasensprunges und auch der fetalen Wachstumsretardierungen erreichen.

Tabelle 2   Indikationen zur Tokolyse

Wehenhemmung	Verbesserung der uteroplazentaren Durchblutung
Abortus imminens	EPH-Gestose
Operative Behandlung der Zervixinsuffizienz	Plazentainsuffizienz
Placenta praevia	Hypertone Wehenstörung
Mehrlingsgravidität	Uterine Dauerkontraktion
Vorzeitiger Blasensprung	Intrauterine Notsituation des Fetus
Operationen am schwangeren Uterus	
Hypertone Wehenstörung	

Als **Indikation zur Tokolyse** (Tab. 2) gilt vor allem die drohende Frühgeburt mit uterinen Kontraktionen. Da die Tokolytika zugleich zu einer Verbesserung der uteroplazentaren Durchblutung mit einem meßbaren Anstieg des Sauerstoffpartialdruckes im fetalen Kreislauf führen, ergibt sich als weitere wichtige Indikation die Hypoxiegefahr des Kindes infolge einer uteroplazentaren Minderdurchblutung (Tab. 2) (KÜNZEL u. REINECKE; WEIDINGER u. Mitarb.). Eine Übersicht über die medikamentöse Therapie der drohenden Frühgeburt in Form eines *3-Stufen*planes gibt die Tab. 1.

Die typische Behandlung der **Zervixinsuffizienz** stellt bis etwa zur 32. Schwangerschaftswoche p.m. die

operative Zervixumschlingung

dar. Für sie stehen die folgenden Operationsverfahren zur Verfügung:

– *Zervixumschlingung nach Shirodkar* (Abb. 2): Die Portio wird mit zwei Kugelzangen bzw. Museux-Klemmen angefaßt und vorgezogen. Die vordere Kolpotomie erfolgt quer 2–3 cm oberhalb der vorderen Muttermundslippe, um von hier aus die Harnblase von der vorderen Zervixwand mit der Schere bis in Höhe des inneren Muttermundes zu trennen. Bei 2 Uhr beginnend wird nun ein kräftiger, nichtresorbierbarer Faden (z. B. Supramid Nr. 4 „extrastark") im umgekehrten Uhrzeigersinn durch mehrmaliges Ein- und Ausstechen unter Mitfassen des Portiokernes (!) in Höhe des inneren Muttermundes um die Zervix gelegt und fest geknüpft. Die Fadenenden werden anschließend in einem Abstand von 5–6 cm nochmals miteinander verknotet; hierdurch wird das Auffinden des Fadens erleichtert, wenn dieser bei ununterdrückbaren Wehen

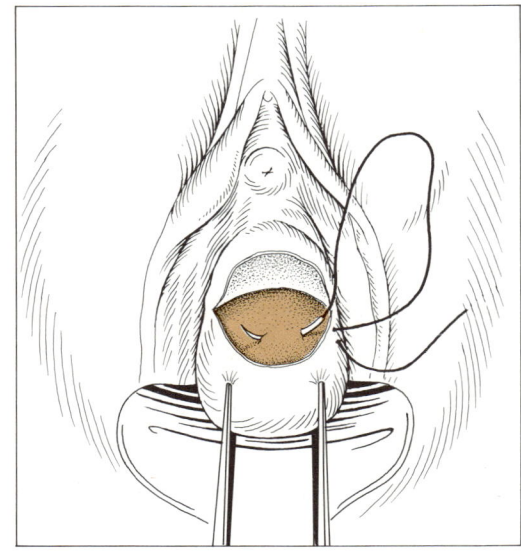

Abb. 2   Zervixumschlingung nach *Shirodkar*. Die Blase ist nach vorderer Kolpotomie bis in Höhe des inneren Muttermundes abgeschoben. Durch mehrmaliges Ein- und Ausstechen wird ein nicht resorbierbarer Faden im umgekehrten Uhrzeigersinn herumgelegt

bzw. anderenfalls etwa in der 38. Woche gezogen werden soll. Der Verschluß der Kolpotomie mit Catgut-Einzel- bzw. bei blutreichen Wundrändern mit Z-Nähten beendet die Operation.

– *Zervixumschlingung nach McDonald:* Dieses operative Vorgehen verzichtet bei hochstehendem Blasenscheitel auf die Kolpotomie und die Blasenpräparation. Die Fadenführung ist identisch mit der bei der Shirodkar-Operation.

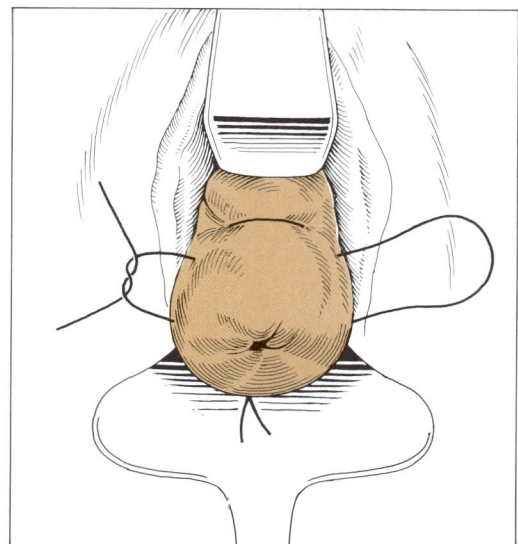

Abb. 3 Totaler Muttermundverschluß nach Wurm-Hefner. Der Verschluß des Muttermundes wird mit zwei U-Nähten vorgenommen

– *Muttermundverschluß nach Wurm-Hefner* (Abb. 3): Die Formierung der Zervix im Bereich des inneren Muttermundes erfolgt mit Hilfe von zwei U-Nähten. Die erste Naht wird vertikal von 5 Uhr nach 1 Uhr und rückläufig von 11 Uhr nach 7 Uhr gelegt und bei 6 Uhr geknüpft. Die zweite Naht verläuft in horizontaler Richtung von 10 Uhr nach 2 Uhr und zurück von 4 Uhr nach 8 Uhr; der Knoten liegt bei 9 Uhr. Als *Indikation* für dieses Vorgehen gilt die dünn ausgezogene und bereits dilatierte Zervix. In diesen Fällen ist es evtl. erforderlich, die Fäden durch die Zervixwand hindurchzustechen. Lochmüller u. Mitarb. konnten indessen auch bei gewebereicher Portio gleich gute Ergebnisse wie mit den vorstehenden Methoden erzielen.

– *Totaler Muttermundverschluß nach Szendi:* Bei einer dünnwandigen und bereits dilatierten Zervix gelingt wegen der Gewebearmut die Plazierung eines verschließbaren Fadens im Bereich des inneren Muttermundes häufig nicht mehr. In diesen Fällen kann dennoch ein Schutz des unteren Eipoles dadurch erreicht werden, daß im Bereich des äußeren Muttermundes die Muttermundslippen zirkulär und ausreichend breitflächig vom Epithel befreit und die entstehenden Wundflächen aufeinandergenäht werden. Als *Indi-*

kation gelten damit wiederholte Spätaborte bzw. Frühgeburten mit dünn ausgezogener, dilatierter Portio und evtl. sichtbarem unteren Eipol. (Lit. s. Saling). Szendi hat die Methode vor allem zur Behandlung der Placenta praevia empfohlen. Eine hochdosierte, perioperative Ampizillintherapie zur Vermeidung einer Chorioamnionitis ist zu empfehlen.

– *Abdominale Zervixumschlingung nach Ardillo:* Bei einem erheblichen Gewebemangel, wie er z. B. nach einer Konisation oder Portioamputation gesehen wird, kann evtl. die Zervixinsuffizienz durch einen vaginalen Eingriff operativ nicht mehr wirksam korrigiert werden. In diesen seltenen Fällen wird von einem tiefen, kleinen, suprasymphysären Querschnitt aus durch das Septum vesicocervicale hindurch der Isthmus uteri freigelegt und mit einem nichtresorbierbaren Faden verschlossen. Die Entbindung muß abdominal erfolgen.

Die **Indikationsstellung** zur operativen Zervixumschlingung erfolgt aufgrund der Anamnese und des Portiobefundes. Insbesondere bei anamnestischer Belastung in Form vorausgegangener Spätaborte und Frühgeburten sollte sie großzügig erfolgen (Tab. 3) (Reinhold u. Lackner).

Die Prognose ist vor allem von der frühzeitigen Erkennung der Zervixinsuffizienz abhängig. Den therapeutischen Wert der Cerclage zeigt der Vergleich der Graviditäten von Patientinnen

Tabelle 3 Indikationen zur Zervixumschlingung

1. Indikationsstellung aufgrund der Anamnese:
– vorausgegangene Spätaborte bzw. Frühgeburten
– vorzeitiger Blasensprung vor der 37. Woche nach stiller Zervixdilatation
– Cerclage bei vorausgegangener Gravidität

2. Indikationsstellung aufgrund des Untersuchungsbefundes:
– verkürzte und weiche Portio
– dilatierte (fingerdurchgängige) Portio bes. bei der Erstgraviden
– trichterförmige Dilatation des inneren Muttermundes
– weit hinaufreichende Emmet-Risse
– Zustand nach Konisation bzw. Portioamputation
– Mehrlingsgraviditäten

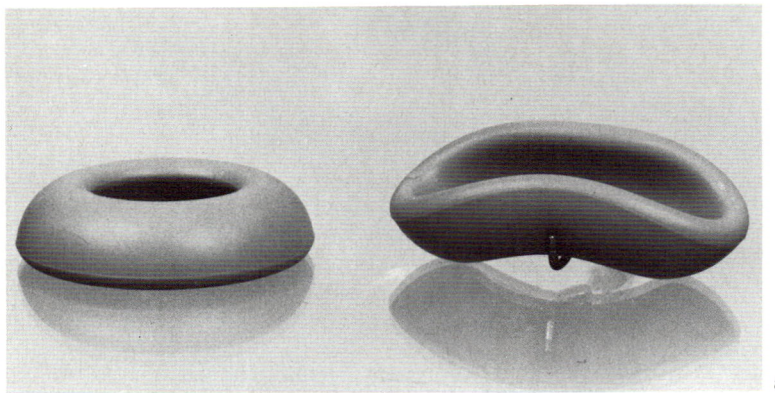

a

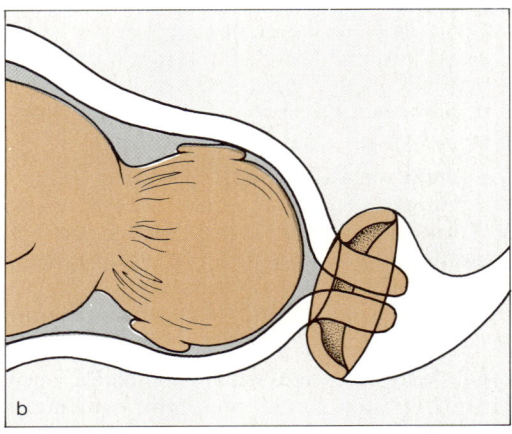

b

Abb. 4   a Standard-Cerclage-Pessar nach Arabin
b Cerclage-Pessar, der Zervix angepaßt

vor und nach der Zervixumschlingung (WIMHÖ-FER; MARTIUS u. ZANDER): Bei 435 Cerclage-Pa-tientinnen konnten wir die Frequenz der vergeb-lichen Graviditäten von 47,7% auf 5,8%, die Frühgeborenensterblichkeit von 75,5% auf 8,6% und die Häufigkeit der Frühgeburten von 17,2% auf 13,3% senken. Die Verbesserung der perinatalen Frühgeborenensterblichkeit (15,4% → 9,2%) wurde in erster Linie durch eine Verschiebung innerhalb des Frühgebore-nenkollektivs zu den höheren Gewichtsgruppen hin erreicht.

Eine weitere Verbesserung der operativen Er-gebnisse ließ sich in den letzten Jahren durch die *präoperativ begonnene medikamentöse Tokolyse* erreichen (JÜRGENS u. Mitarb.; KOEPCKE u. SEI-DENSCHNUR; CONRADT u. Mitarb.) (S. 446).

Zu wenig Aufmerksamkeit wird heute noch der Behandlung der Zervixinsuffizienz durch das

Einlegen eines

Cerclage-Pessars

geschenkt (BAYER; FÖRSTER u. Mitarb.; JORDE u. Mitarb.; ARABIN; HILLEMANNS u. QUAAS) (Abb. 4). Am besten geeignet ist das faltbare Si-likon-Schalenpessar nach ARABIN mit einem Durchmesser von 65 mm und einer zentralen Öffnung von 32 mm, da es gewebefreundlich ist und leicht vor der Portio plaziert werden kann (Abb. 4). Vor allem bei einer beginnenden Ver-kürzung und Dilatation der Zervix vermag das Pessar gute Dienste zu leisten und so dazu beizu-tragen, die Zahl der operativen Eingriffe an der Zervix zu vermindern. Über die vor allem von JORDE empfohlene kombinierte Behandlung der Zervixinsuffizienz durch Tokolytika, die Pessar-einlage und die Zervixverschlußoperationen gibt die Tab. 4 Auskunft.

In der **Therapie der progredienten Frühgeburt**

Tabelle 4   Kombinierte Therapie der Zervixinsuffizienz durch Pessareinlage, Tokolyse und Cerclage (nach *Jorde* u. Mitarb.)

Risikogruppe I

(anamnestische Belastung, beginnende Zervixverkürzung durch trichterförmige Dilatation des inneren Muttermundes, fehlende Wehen)

alleinige Pessareinlage
kurzfristige Befundkontrollen

Risikogruppe II

(wie Risikogruppe I mit Wehentätigkeit)

Pessareinlage
medikamentöse Tokolyse

Risikogruppe III

(deutliche Zervixveränderungen mit Verkürzung und Dilatation, auch ohne Wehentätigkeit)

Pessareinlage
Tokolyse (evtl. stationär per infusionem)
bei unzureichender Befundbesserung: Cerclage

Risikogruppe IV

(schwere Zervixinsuffizienz auch ohne Wehentätigkeit)

stationäre Aufnahme
i. v. Tokolyse
Cerclage
evtl. nachträglich zusätzlich Pessareinlage

---

kommt zunächst der

Surfactant-Stimulation

zur Prophylaxe des Atemnotsyndromes als wichtigster Todesursache des unreifen Kindes Bedeutung zu. Die Unreife der Lunge führt zu einer mangelhaften Stabilität der Alveolen, die wiederum auf eine unzureichende Produktion phospholipidhaltiger, oberflächenaktiver Substanzen, sog. *Surfactant*, durch die Pneumozyten zurückzuführen ist. Da das Lezithin und Sphingomyelin aus der fetalen Lunge in das Fruchtwasser abgegeben werden, ist ihr quantitativer Nachweis nach Amniozentese ein wichtiges Diagnostikum zur pränatalen Bestimmung der fetalen Lungenreife geworden (GLUCK; SCHWENZEL u. JUNG; DIEDRICH u. Mitarb.; LORENZ u. KUBLI). *Diagnostisch* stehen die Lezithinbestimmung, die Bestimmung des Lezithin/Sphingomyelin-Quotienten (LS-Ratio), die spektralphotometrische Messung der optischen Dichte und als einfache klinische Orientierungsmethode der Schütteltest nach CLEMENTS zur Verfügung (DIEDRICH u. Mitarb.; CO-

PELAND; MASSON u. Mitarb., KUSS; SALZER u. Mitarb.). Ein Lezithin-Wert > 3 mg/100 ml, eine LS-Ratio > 2 sowie eine optische Dichte, gemessen bei einer Wellenlänge von 650 nm (OD_{650}) von > 0,15 lassen eine reife Lunge ohne Gefährdung des Kindes durch ein postnatales Atemnotsyndrom annehmen. Auch ein positiver Schütteltest gilt mit ausreichender Sicherheit als Zeichen einer reifen Lunge, während ein negativer Schütteltest der Kontrolle durch die Lezithin- bzw. LS-Ratio-Bestimmung bedarf.

Die **medikamentöse Surfactant-Stimulation** gelingt zum einen unter Verwendung von *Glukokortikoiden* (SPELLACY u. Mitarb.; DIEDRICH u. Mitarb.; BRANDAU u. Mitarb.). Sie erfolgt durch die Verabreichung von Betamethason an die Schwangere, z. B. in Form von Celestan Depot (Byk-Essex; 1 ml = 4 mg Betamethasonphosphat + 3 mg Betamethasonazetat), wobei ein Zeitraum von mindestens 24 Stunden, möglichst aber von 48 Stunden vor der Geburt des Kindes für die Induktion der Lungenreife als ausreichend angesehen wird. Bleibt die Geburt des Kindes aus, so wird die Betamethasontherapie nach 8 Tagen wiederholt, sofern die Gefahr einer Frühgeburt unverändert gegeben ist. Es ist eine wichtige Aufgabe des Geburtshelfers, durch entsprechende wehenhemmende Maßnahmen den für die Lungenreife erforderlichen Abstand zwischen der Surfactant-Stimulation und der Geburt des Kindes sicherzustellen.

Eine Alternative zur Behandlung mit Glukokortikoiden stellt die *Surfactant-Stimulation mit Ambroxol* (Mucosolvan-Infusionslösungskonzentrat, 1000 mg/50 ml; Fa. Thomae) dar (WOLFF u. Mitarb.; LORENZ u. Mitarb.; SCHWENZEL u. JUNG; ZAHN u. Mitarb.). 50 ml des Konzentrates werden in 500 ml 5%iger Glukose oder physiologischer Kochsalzlösung über 2 Std. mit einer Geschwindigkeit von etwa 80 Tropfen/min (= 4,2 ml/min) infundiert. Die Infusion wird über 3–5 Tage fortgesetzt. Bei fortbestehender Indikation ist das Behandlungsschema nach 2 Wochen zu wiederholen. WOLFF u. Mitarb. erreichten auf diese Weise bei einer Tragzeit von maximal 34 Wochen eine RDS-Morbidität von 18,2% im Vergleich zu 35,7% nach der Betamethasonbehandlung. Der Nachteil besteht in der relativ langen Dauer der Primärbehandlung. Die Mucosolvan-Therapie ist indessen bei allen Kontraindikation für die Kortikosteroidanwendung zum empfehlen und zwar bei der schweren H-Gestose, der Chorioamnionitis, dem insulinbedürftigen Diabetes mellitus, bei schweren Herz- und Nierenerkrankungen, bei einer Ulkusanamnese sowie bei hochdosierter Tokolyse (SALZER u. Mitarb.).

Für die Indikationsstellung zur Surfactant-Stimulation hat der Geburtshelfer schließlich zu beachten, daß einige Besonderheiten im Schwangerschaftsverlauf die Lungenreife stimulieren, andere sie verzögern können. Die wichtigsten, heute bekannten **Fakten mit Beeinflussung der Lungenreife** beim Ungeborenen sind

- *Surfactant-stimulierende Faktoren:*
  H-Gestose,
  Plazentainsuffizienz,
  vorzeitiger Blasensprung,
  Wehen.
- *Surfactant-hemmende Faktoren:*
  Diabetes mellitus,
  intrauterine Infektionen (Lues, Toxoplasmose, Hepatitis),
  Hypoxie und Azidose,
  Rh-Inkompatibilität (Hydrops fetalis).

Die Therapie der drohenden Frühgeburt hat bei den Bemühungen der heutigen Geburtshilfe um eine Verminderung der perinatalen Sterblichkeit große Bedeutung. Sie hat in der Ausnutzung aller zur Verfügung stehenden schwangerschaftserhaltenden Maßnahmen zu bestehen. Die Zervixumschlingung vermag vor allem bei frühzeitig auftretenden Geburtsbestrebungen zu einem Zeitgewinn zu führen, wobei die gleichzeitige Tokolyse die operativen Ergebnisse verbessert. Nach der 32. Woche treten die Betamethason- und Tokolytikatherapie in den Vordergrund. Die Ergebnisse werden dabei im wesentlichen von der zeitlich richtigen und sorgfältig individualisierten Koordinierung der drei therapeutischen Möglichkeiten bestimmt.

Gelingt es mit den genannten therapeutischen Maßnahmen nicht, die drohende Frühgeburt aufzuhalten, so hat der Geburtshelfer seine Aufmerksamkeit der

Leitung der Frühgeburt

zu schenken. Das diagnostische und therapeutische Vorgehen hat sich dabei an den geburtshilflichen Besonderheiten der Frühgeburt zu orientieren. Sie bestehen vor allem in der oftmals verzögerten Retraktion der unzureichend geburtsbereiten Zervix, in der hohen Frequenz geburtsmechanischer Regelwidrigkeiten sowie in der deutlich erhöhten Hypoxiegefahr und verstärkten Vulnerabilität des noch unreifen Kindes.

Die *Häufung geburtsmechanischer Regelwidrigkeiten* ist bei der Schädellage des Kindes mit der relativen Kleinheit des Kopfes bei gleichzeitig nicht ausgereifter und daher eher runder Kopfform erklärt. Sie führt gehäuft zu einem Ausbleiben der erforderlichen Haltungsänderung und auch der Drehung. Scheitellagen, Vorderhauptslagen und der tiefe Querstand sind deshalb typische Komplikationen. – Die etwa 4fach höhere Frequenz der Beckenendlagen und das 5fache an Querlagen ist eine Folge der relativ großen Fruchtwassermenge bzw. der noch nicht erfolgten Fruchtdrehung (LAU).

Der *Nabelschnurvorfall* und der *Vorfall kleiner Teile* sind in ihrer Häufung leicht mit den genannten geburtsmechanischen Regelwidrigkeiten, aber auch mit dem zur Frühgeburt führenden vorzeitigen Blasensprung und der Kleinheit des Geburtsobjektes erklärt. Daß es auf diese Weise zu einer zusätzlichen Gefährdung des Kindes bei der Frühgeburt kommt, bedarf keiner Erklärung.

Bei der

Leitung der Eröffnungsperiode

ist zur Verringerung der Geburtsdauer und damit zur Schonung des Kindes eine *intensive Geburtserleichterung* indiziert. Hierbei ist den Leitungsanästhesien der Vorzug zu geben, während atemdepressorisch wirkende Analgetika kontraindiziert sind. Die kontinuierliche kardiotokographische Überwachung ist schon wegen der häufig gleichzeitig bestehenden Plazentafunktionsstörung erforderlich.

Die

Leitung der Austreibungsperiode

hat vor allem die in dieser Geburtsphase besonders ausgeprägte Hypoxie- und Azidosegefährdung des unreifen Kindes zu berücksichtigen. Zur Abkürzung der Preßperiode und zur schonenden Passage des Weichteilansatzrohres wird bei vollständig erweitertem Muttermund in einer noch wirksamen Leitungsanästhesie bzw. nach einem zu diesem Zweck ausgeführten Pudendusblock eine Episiotomie geschnitten. Schneidet der vorangehende Teil nicht mit wenigen Preßwehen spontan durch, so wird er mit Hilfe der Shute- bzw. Bamberger Divergenzzange, die den Kopf zusätzlich vor einer stärkeren Kompression bewahrt, über den Damm geleitet (S. 480).

Die

Schnittentbindung

vermag im Gegensatz zu früheren Vorstellungen bei entsprechender Indikationsstellung ebenfalls einen Beitrag zur Verbesserung der Überlebenschancen des Frühgeborenen zu leisten (HAESSLEIN u. GOODLINE). Dies gilt insbesondere bei einer gleichzeitig bestehenden Beckenendlage und Querlage, aber auch für den trotz anhaltender Wehen ungünstigen Portiobefund mit nachfolgender Retraktionsstörung und einem daraus resultierenden verzögerten Geburtsverlauf (KRAUSE u. Mitarb.). *Die tokolytisch unbe*einflußbare Wehentätigkeit bei fehlender Retraktion der noch unreifen Portio und vorzeitigem Blasensprung ist inzwischen sogar zu einer typischen Indikation zur Schnittentbindung bei der Frühgeburt geworden. Die auf diese Weise zugleich mögliche exakte Terminierung der Geburt des Kindes erleichtert zudem die sofortige Übernahme des Kindes durch den Pädiater. Für die Eröffnung des Uterus wird dabei die *Hysterotomie in Längsrichtung* empfohlen, da sie dem Kind während der Entwicklung mehr Platz bietet (KÄSER). Eine detaillierte Darstellung der Indikationsstellung und des operativen Vorgehens bei der abdominalen Beendigung einer Frühgeburt finden sich in den „Geburtshilflich-perinatologischen Operationen" des Verf.

Absolute und relative Übertragung
(Limitierung der Schwangerschaftsdauer, Geburtseinleitung)

Die seit langem bekannte überhöhte **Gefährdung des Kindes als Folge einer Übertragung** (BALLANTYNE 1902; FRIGYESI 1926; ZANGEMEISTER 1929) hat sich erst viel später als eine Folge von Involutionserscheinungen an der in ihrer Lebenszeit begrenzten Plazenta, d.h. als Folge von „altersbedingten Funktionsstörungen" erwiesen (CLIFFORD). *Heute wissen wir, daß die Gefahren der Tragzeitüberschreitung mit denen der Plazentainsuffizienz gleichzusetzen sind.* Die Plazentainsuffizienz tritt zunächst in Form einer nutritiven Dysfunktion auf, zu der sich später eine Beeinträchtigung des Gasaustausches, die respiratorische Insuffizienz, hinzugesellt.

Bei der Darstellung der Plazentapathologie wurde darauf hingewiesen, daß Involutionsvorgänge nicht allein in Abhängigkeit von der Tragzeitüberschreitung auftreten. Häufiger finden sich *vorzeitige degenerative Veränderungen*, und zwar bei einer Reihe von Schwangerschaftsstörungen, von denen die EPH-Gestose, die Endometriuminsuffizienz z.Z. der Nidation und materne extragenitale Endokrinopathien die wichtigsten sind. Auch sie führen zu einer Funktionsminderung der Plazenta, und zwar schon vor dem regelrechten Ende der Tragzeit. Das Kind gerät bei einem Fortbestand der Gravidität in die gleiche Notsituation wie bei der Tragzeitüberschreitung. Aus diesem Grunde ist es notwendig, wie folgt zu differenzieren:

– *absolute Übertragung:* echte Tragzeitüberschreitung,
– *relative Übertragung:* Überschreitung der zulässigen Tragzeit bei Plazentainsuffizienz.

Absolute Übertragung
(Partus serotinus, Post date labour)

Als absolute Übertragung bezeichnen wir eine Schwangerschaftsdauer von 42 Wochen bzw. von 295 Tagen p.m. und mehr. Die **Häufigkeit** beträgt bei einer Berechnung der Tragzeit vom 1. Tag der letzten Periode 10%, bei bekanntem Ovulationstermin 2,5% (KNÖRR u. PROBST; DÖRING), bei prospektiver Terminbestimmung sogar nur 1,5% (HUSSLEIN). Dies läßt erneut die Fragwürdigkeit der Annahme einer Terminüberschreitung allein aufgrund der rechnerischen Bestimmung des Geburtstermines erkennen.
Über die **Ursachen** der Tragzeitverlängerung ist uns wenig bekannt. Von einer *kyematogenen Übertragung* können wir bei fehlgebildeten Früchten (Spina bifida, Anenzephalus, Neben-

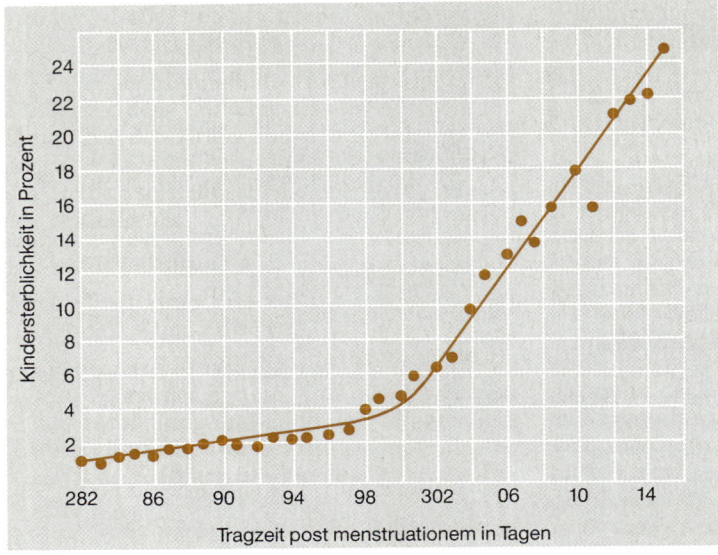

Abb. 5   Perinatale Sterblichkeit in Abhängigkeit von der Dauer der Übertragung (nach *Bickenbach*)

nierenaplasie), aber auch bei der Maturitas retardata placentae sprechen, die bekanntermaßen gehäuft mit einer Übertragung einhergeht. Als *materne Faktoren* sind aufgrund statistischer Untersuchungen der athletische Konstitutionstyp, die Multiparität und eine verminderte Erregbarkeit des Myometriums zu nennen. Störungen im weheninduzierenden System sind bis heute experimentell nicht faßbar; die nach zerebralen Traumen oder auch nach Enzephalomeningitiden zu beobachtenden Übertragungen müssen als Folge einer zentralen Regulationsstörung aufgefaßt werden.

Klinisch steht bei der Tragzeitverlängerung ganz die erhöhte

Gefährdung des Kindes durch das Überreifesyndrom

im Vordergrund (Abb. 5). Die Ursache ist die zunehmend sich verschlechternde plazentare Versorgung des Kindes. Bei der postnatalen Untersuchung des Kindes dokumentiert sie sich in Form der *Clifford-Zeichen* und zwar in Abhängigkeit von dem Schweregrad der nutritiven Plazentainsuffizienz wie folgt (Bach; Lau; Lamberti):

1. Stadium:
– fehlende Vernix caseosa,
– verstärkte Desquamatio lamellosa,
– Waschfrauenhände.

2. Stadium:
– mekoniumhaltiges Fruchtwasser,
– grünliche Verfärbung von Haut, Eihäuten und Nabelschnur

3. Stadium:
– Dehydration,
– trockene, faltige Haut,
– deutliche Grünfärbung der Haut.

Die später hinzutretende **respiratorische Insuffizienz der Plazenta** ist für die Häufung perinataler Hypoxien bei übertragenen Kindern verantwortlich (Mead u. Marcus). Dem entsprechen das doppelt so häufige Auftreten von grünem Fruchtwasser, die höhere Frequenz von CTG-Veränderungen und der ungünstigere postpartuale Säure-Basen-Status bei Kindern mit einem Überreifesyndrom (Zenner u. Mitarb.; Lamberti). Die Hypoxie manifestiert sich oft unter dem Einfluß der Wehen, die durch die zunehmende Retraktion die Durchblutung im uterinen (präplazentaren) Gefäßraum einschränken. Die Gefährdung des Kindes nimmt deshalb im Verlauf der Geburt zu und erreicht in der Austreibungsperiode ihr Maximum. Dies hat ebenso wie der oftmals *protrahierte Geburtsverlauf* bei der Geburtsleitung Beachtung zu finden.

Für die **Diagnose der echten Übertragung** sind drei Probleme zu bewältigen:

– Verifizierung der Tragzeitverlängerung,

– Erkennung der Plazentadysfunktion,
– Erkennung des Überreifesyndromes.

Die Problematik der rein rechnerisch erfolgenden Bestimmung des Entbindungstermines und damit die der erforderlichen

Verifizierung der Übertragung

ist bekannt. Für die notwendige Präzisierung einer angenommenen Tragzeitverlängerung müssen deshalb alle Fakten Berücksichtigung finden, die zur „Konditionierung des Geburtstermines" (S. 114) führen können. Es sind dies:

– Analyse der prägraviden Zyklusverhältnisse (S. 113),
– Termin des positiven Reaktionsausfalles eines frühen HCG-Tests unter Beachtung der Testempfindlichkeit (S. 101),
– Vergleich der Schwangerschaftsbefunde (Uterusgröße) mit den Terminangaben,
– Vergleich sonographisch festgestellter Fetometriebefunde mit der jeweiligen Schwangerschaftsdauer,
– Vaginalzytologie mit dem Nachweis des Bestehenbleibens eines Zellbildes „am Termin" über 5 Tage bzw. eines „Post-partum-Zellbildes".

Der wesentliche Teil der Diagnostik bei der Tragzeitüberschreitung ist indessen die

Kontrolle der Plazentafunktion.

Sie dient der rechtzeitigen Erkennung nutritiver und respiratorischer Funktionsstörungen, ohne deren Auftreten die Tragzeitüberschreitung keine Gefahr für das Kind bedeutet! Die *wichtigsten Symptome der verminderten nutritiven und respiratorischen Plazentaleistung* sind:

– Abnahme des Leibesumfanges (Runge-Zeichen),
– mekoniumhaltiges Fruchtwasser bei der Amnioskopie,

– pathologische Herzfrequenzmuster im präpartualen CTG bzw. beim Oxytocinbelastungstest,
– pathologische Flow-Werte bei der Doppler-Sonographie,
– erniedrigte Östriol- und HPL-Werte bzw. Östriolsturz,
– pathologischer DHEA-Belastungstest (unter der Norm liegender Anstieg der Harnöstrogene nach intraamnialer Injektion von 200 mg Dehydroepiandrosteron-Sulfat) (DELL'ACQUA u. Mitarb.),
– vorzeitiges Auftreten echomorphologischer Plazentaveränderungen entsprechend dem Stadium 3 der Reifung (S. 119).

Das **präpartuale CTG** einschließlich des **Oxytocinbelastungstests** hat in den letzten Jahren in der Plazentafunktionsdiagnostik erheblich an Bedeutung gewonnen (HEINRICH, HALBERSTADT u. SCHUHMANN, SÁCHEZ-RAMOS u. Mitarb.). Bei fehlenden CTG-Veränderungen vor Wehenbeginn läßt sich eine latente respiratorische Leistungsinsuffizienz der Plazenta mit relativ geringem Aufwand zumeist mit dem Oxytocinbelastungstest verifizieren (S. 120).

Die genannten diagnostischen Verfahren erlauben heute mit ziemlicher **Sicherheit** eine Aussage über den momentanen intrauterinen Zustand des Kindes. Dies gilt insbesondere für das präpartuale CTG (THORNTON u. Mitarb.), mit größerer Einschränkung für die endokrine Überwachung der Plazentafunktion. *Problematisch* bleiben indessen die latenten Formen der Plazentainsuffizienz mit der evtl. nicht rechtzeitigen Indikationsstellung zur Intensivüberwachung und auch die akuten Insuffizienzformen etwa bei der vorzeitigen Lösung der Plazenta und bei prä- und postplazentaren Zirkulationsstörungen. Diese Tatsache hat u. a. auch bei der Behandlung der Übertragung durch die Terminierung der Entbindung Berücksichtigung zu finden (s. unten).

Relative Übertragung

Der Begriff der relativen Übertragung beinhaltet *die zu lange Schwangerschaftsdauer bei einer vorzeitig eingeschränkten Plazentafunktion.* Bei diesen Graviditäten ist also die plazentare Versorgung des Kindes bereits zu einem Zeitpunkt unzureichend, der vor dem Ende der physiologischen Schwangerschaftsdauer liegt. Die vorzeitige Schwangerschaftsbeendigung als Folge

spontan einsetzender Wehen in Form der sog. „notwendigen Frühgeburt", durch die das Kind vor einer Schädigung bewahrt worden wäre, ist ausgeblieben.

Die **Diagnostik** bei der relativen Übertragung ist damit mit der bei der Plazentainsuffizienz identisch. Die Aufgabe des Geburtshelfers besteht primär darin, die potentielle plazentogene Gefährdung des Kindes aufgrund der im Rahmen der Schwangerenvorsorge erhobenen Befunde (Anamnese, Palpation, Fetometrie, Plazentafunktionsproben) rechtzeitig zu erkennen. Hieraus ergibt sich die für das Schicksal des Kindes so wichtige *Indikation zur Intensivüberwachung*, wozu neben den HPL- und Östriolbestimmungen vor allem das präpartuale CTG einschließlich des Oxytocinbelastungstests zur Verfügung stehen. Das fetale EKG gibt einen Hinweis auf ein sich entwickelndes *Überreifesyndrom des Kindes*, das auch bei der relativen Übertragung das charakteristische morphologische Substrat der fetalen Gefährdung ist. Die Beobachtung, daß sich das Überreifesyndrom bei einer geradlinig korrelierten Abhängigkeit von der Schwangerschaftsdauer in etwa 10% der Neugeborenen schon vor der 40. Schwangerschaftswoche nachweisen läßt, zeigt die Bedeutung der relativen Übertragung mit aller Deutlichkeit.

Therapie der absoluten und relativen Übertragung

Das therapeutische Vorgehen bei der Übertragung wird so gut wie ausschließlich von der Gefährdung des Kindes durch die plazentare Funktionsstörung bestimmt. Dies bedeutet, daß auch bei sicherer Tragzeitüberschreitung und dem Fehlen von Gefährdungssymptomen bei der Intensivüberwachung des Kindes eine Therapie unnötig ist (ALLEMANN u. RAMZIN). Bereits die nicht ausreichend gegebene Möglichkeit der Kontrolle des Kindes bei der echten Übertragung macht indessen wie jeder Verdacht auf eine plazentogene Gefährdung des Kindes die Schwangerschaftsbeendigung notwendig. Hierbei hat der Geburtshelfer zunächst zwei Entscheidungen zu treffen:

– Festlegung des Entbindungstermins,
– Festlegung des therapeutischen Vorgehens.

Erscheint es aufgrund der vorliegenden Befunde nicht zulässig, den spontanen Wehenbeginn abzuwarten, so erfolgt die Festlegung des Entbindungstermins in Form der

individuellen Terminierung

(BOLTE). Das Ziel ist es dabei, den für das Kind optimalen Geburtstermin zu finden. Im Rahmen der Planung für die Schwangerschaftsbeendigung sind die folgenden Möglichkeiten der zeitlichen Terminierung gegeben:

– *Schwangerschaftsbeendigung vor dem errechneten Termin:* Schwere, mit dem intrauterinen Leben des Kindes nicht vereinbare Plazenteninsuffizienzen werden in Einzelfällen bereits in der 28./29. Schwangerschaftswoche beobachtet. Die Schwangerschaftsbeendigung hat in diesen Fällen im Sinne der „*notwendigen Frühgeburt*" zu erfolgen.

– *Schwangerschaftsbeendigung am errechneten Termin:* Ergeben sich aufgrund der Anamnese oder der während der Intensivüberwachung erhobenen Befunde Hinweise auf eine fetale Gefährdung, die ein Überschreiten des physiologischen Schwangerschaftsendes nicht ratsam erscheinen lassen, so fällt insbesondere bei geburtsbereiter Portio und sicheren Reifezeichen des Kindes der Entschluß zur Geburtseinleitung nicht schwer. Ein entsprechendes Vorgehen kann aber auch aus organisatorischen Gründen – z. B. bei einer Muttermundweite von 3 cm und mehr und fehlenden Wehen, wegen einer größeren Entfernung der Wohnung der Patientin von der Klinik oder auch allein aus familiären Gründen – vom Arzt vorgeschlagen bzw. von der Patientin gewünscht werden. Diese auch als

terminierte bzw. programmierte Entbindung

bezeichnete Geburtseinleitung hat, sofern sie unter strengen Auswahlkriterien – insbesondere unter Beachtung der tatsächlich gegebenen „Geburtsbereitschaft der Zervix" – erfolgte, eine Reihe nicht zu übersehender Vorteile wie den der gegebenen Kontrollmöglichkeit des Kindes von der ersten Wehe an und damit den der rechtzeitigen Erkennung unvorhersehbarer fetaler Notsituationen einschl. der latenten, sich erst mit Wehenbeginn manifestierenden Plazentainsuffizienz. Die Erfahrungen der Geburtshelfer mit diesem Vorgehen, die die Vorbedingungen sorgfältig beachtet haben, sind ohne Einschränkung gut (HILLEMANNS; WULF; VOKAER; GITSCH u. Mitarb.; BAUMGARTEN; G. MARTIUS).

– *Schwangerschaftsbeendigung bei Übertragung:* Nach dem Überschreiten eines exakt bestimmten Entbindungstermins richtet sich die zeitliche Terminierung zum einen nach der Reife der Zervix, zum zweiten nach dem Auftreten fetaler Gefährdungssymptome.

Das **geburtshilfliche Vorgehen** bei einer als notwendig erachteten Schwangerschaftsbeendigung hat in erster Linie den Zervixbefund zu beachten. Es ist deshalb ratsam zu unterscheiden zwischen:

- Geburtseinleitung bei hohem Bishop-Score,
- Geburtseinleitung bei niedrigem Bishop-Score.

Die Induktion zervixwirksamer Wehen bereitet bei der

Geburtseinleitung mit hohem Bishop-Score

keine wesentlichen methodischen Schwierigkeiten. Nach entsprechender Vorbereitung und Lagerung der Patientin im Kreißsaal wird eine *Oxytocininfusion* mit 6 IE/500 ml 5%ige Glukose angelegt und mittels einer ansteigenden Dosierung von 8 auf 30 Tropfen/min bzw. von 4 mE auf 12 mE die Ansprechbarkeit des Myometriums getestet. Eine exakte Dosierung wird durch einen Infusionsautomaten erleichtert, womit vor allem Überdosierungen vermieden werden können. Mit dem Einsetzen regelmäßiger Wehen wird die Infusionsgeschwindigkeit vermindert. Zusätzlich oder nach dem Einsetzen uteriner Kontraktionen wird die medikamentöse Weheninduktion durch die *digitale Muttermunddehnung, die Ablösung des unteren Eipoles von der Zervixwand oder auch die Blasensprengung* unterstützt. Eine zusätzliche Gefährdung des Kindes ist hierdurch nicht gegeben (BAUMGARTEN).

Besteht die Notwendigkeit der

Schwangerschaftsbeendigung bei niedrigem Bishop-Score,

so ergeben sich erheblich größere methodische Probleme. Es muß mit einer größeren Latenzzeit bis zum Einsetzen zervixwirksamer Wehen, mit Retraktionsstörungen und damit mit einem protrahierten Geburtsverlauf und mit einer höheren Frequenz operativer Entbindungen gerechnet werden. Allein dies zeigt, daß die Indikation zur Geburtseinleitung sehr streng zu stellen ist! Ist sie gegeben, so besteht die erste therapeutische Aufgabe in der *Zervixreifung mittels Prostaglandinen*, und zwar unter Verwendung von $PGF_{2\alpha}$ bzw. PGE_2, die intravaginal bzw. intrazervikal verabreicht werden können. Intrazervikal bzw. mittels einer Portiokappe vor der Portio wird ein PGE_2-Gel unter Verwendung von Hydroxyäthylzellulose als Wirkstoffträger

in einer einmaligen Dosierung von 400–500 µg appliziert. Zur intravaginalen Anwendung kommt heute vorwiegend die PGE_2-haltige Minprostin-E_2-Vaginaltablette (Fa. Upjohn) zur Anwendung (HUSSLEIN; STEINER u. Mitarb.; EGARTER u. Mitarb.; OSMERS u. RATH; HUSSLEIN u. Mitarb.; DENNEMARK u. RATH; SCHMIDT u. Mitarb.; GOESCHEN u. SALING; SCHMIDT-GOLL-WITZER; GRÜNBERGER u. HUSSLEIN; MOTTER u. Mitarb; KOFLER). Bei normalen Herzfrequenzmustern im CTG kann die Patientin nach der Tablettenapplikation aufstehen und umhergehen. Nach 2 Std. wird erneut ein CTG geschrieben. Eine Wiederholung der Medikation ist nach frühestens 6 Std. möglich. Die guten Ergebnisse haben inzwischen sogar dazu geführt, die lokale Prostaglandinmedikation für die programmierte Entbindung heranzuziehen (OUT u. Mitarb.; VIERHOUT u. Mitarb.; HUSSLEIN u. Mitarb.).

Welche Bedeutung die

Antigestagene

zur Herstellung der Wehenbereitschaft bzw. zur Sensibilisierung des Myometriums für das Oxytocin und die Prostaglandine haben werden, ist noch nicht mit ausreichender Sicherheit zu erkennen (ELGER). Es ist möglich, daß es mit einer entsprechenden Vorbehandlung gelingt, mit deutlich niedrigeren Dosen an Oxytocin bzw. Prostagladinen zur Geburtseinleitung auszukommen.

Die weitere **Geburtsleitung** nach dem Einsetzen der Wehen erfolgt entsprechend den Empfehlungen bei der Risikogeburt. Die kontinuierliche Kontrolle der fetalen Herztöne ist uneingeschränkt zu fordern. Bei den Symptomen der fetalen Gefährdung wird wie nach einem spontanen Wehenbeginn die

operative Geburtsbeendigung

erforderlich. Sie wird in ihrem methodischen Vorgehen in erster Linie vom Stand der Zervixretraktion und der geburtsmechanischen Situation bestimmt.

Literatur

Allemann, F., M.S. Ramzin: Die klinische Bedeutung der Übertragung bei prospektiver Terminbestimmung. Z. Geburtsh. Perinatol. 185 (1981) 262

Arabin, H.: Pessartherapie. In Martius, G.: Therapie in Geburtshilfe und Gynäkologie. Thieme, Stuttgart 1988

Arabin, B., H. Rüttgers: Vergleich verschiedener Tokolytika. Gynäkol. Prax. 10 (1986) 237

Arabin, B., M. Naschold, H. Rüttgers, F. Kubli: Die Bedeutung der Rheobasenbestimmung bei der Erkennung der drohenden Frühgeburt. Z. Geburtsh. Perinatol. 189 (1985) 210

Bayer, H.: Einige neue Gesichtspunkte bei der Prophylaxe und Therapie der drohenden Frühgeburt. Zbl. Gynäkol. 99 (1977) 547

Bolte, A., K. H. Breuker, W. Haase, J. Stille: Vor- und Nachteile der terminierten Geburt. Geburtsh. u. Frauenheilk. 36 (1976) 220

Brandau, H., J. Martius, H. Metze: Cortisonprophylaxe zur Prävention des Atemnotsyndromes. In Metze, H., D. Schäfer: Retrolentale Fibroplasie. Bücherei des Pädiaters. Bd. 85. Enke, Stuttgart 1982

Clifford, S. H.: Postmaturity – with placental dysfunction. J. Pediat. 44 (1954) 1

Conradt, A., H. Weidinger, H. Algayer: Die Bedeutung von Magnesium bei vorzeitiger Wehentätigkeit. Ber. Geburtsh. Gynäkol. 122 (1986) 882

Conradt, A., H. Weidinger, J. Bodenstein: Tokolyse bei Notfall-Cerclage. Geburtsh. u. Frauenheilk. 42 (1982) 291

Copeland, W.: Rapid assessment of fetal pulmonary maturity. Amer. J. Obstet. Gynecol. 135 (1979) 1048

Dennemark, N., W. Rath: Lokale Prostaglandintherapie zur Geburtseinleitung bei Risikoschwangerschaften. Gynäkol. Prax. 9 (1985) 657

Diedrich, K., M. Stefan, D. Krebs: The effect of betamethasone therapy on the L/S-ratio in amniotic fluid. J. perinat. Med. 6 (1978) 22

Diedrich, K., S. E. Evans, H. J. Gibitz, A. R. Helbing, G. Kynast, T. Heinze: Enzymatische Lezithinbestimmung im Fruchtwasser zur antenatalen Lungenreifediagnostik – eine multizentrische Studie. Z. Geburtsh. Perinatol. 186 (1982) 19

Diemer, K.: Zur Frage der Hypoxie-Empfindlichkeit des Gehirnes im Säuglingsalter. Mschr. Kinderheilk. 114 (1966) 116

Diener, L.: Die Veränderungen der Zervixstatus während der Schwangerschaft. Zbl. Gynäkol. 101 (1979) 224

Döring, G. K.: Verkürzte und verlängerte Tragzeit. In Käser, O., V. Friedberg, K. G. Ober, K. Thomsen, J. Zander: Gynäkologie und Geburtshilfe, Bd. II. Thieme, Stuttgart 1967; 2. Aufl. 1981

Egarter, Ch., W. Grünberger, P. Husslein: Prostaglandin-E₂-Gel zur Reifung der Zervix und/oder zur Geburtseinleitung bei unreifer Portio am Ende der Schwangerschaft. Z. Geburtsh. Perinatol. 190 (1986) 83

Egarter, Ch., E. Kofler, P. Husslein: Geburtseinleitung bei 2179 Schwangerschaften durch Prostaglandin (PG)-E₂-Tabl. Ber. Geburtsh. Gynäkol. 122 (1986) 866

Egarter, Ch., K. Philipp, D. Skodler, E. Kofler: Uterusaktivität bei Geburtseinleitung durch vaginale Applikation von Prostaglandin E₂-Tabletten. Z. Geburtsh. Perinatol. 190 (1986) 107

Egarter, Ch., B. Schurz, G. Wagner, W. Grünberger, P. Husslein: Vergleich zwischen Prostaglandin E₂-Gel und Oxytocin bei medizinisch indizierten Geburtseinleitungen. Geburtsh. u. Frauenheilk. 47 (1987) 337

Fendel, H., M. Fendel, H. Jung: Comparative investigations into oral tocolytic therapy with fenoterol tablets and perlongets. In Jung, H., G. Lamberti: Beta-mimetic Drugs in Obstetrics and Perinatology. Thieme, Stuttgart 1982 (p. 84)

Förster, F., R. During, G. Schwarzlos: Therapie der Zervixinsuffizienz – Zerklage oder Stützpessar? Zbl. gynäkol. 108 (1986) 230

Gitsch, E., E. Reinhold, H. Tulzer: Programmierte Geburt. Wien. med. Wschr. 21 (1978) 669

Goeschen, K., E. Saling: Induktion der Zervixreife mit Oxytocin – versus PGF₂α – Infusion versus PGE₂-Gel intrazervikal bei Risikoschwangeren mit unreifer Zervix. Geburtsh. u. Frauenheilk. 42 (1982) 810

Goeschen, K., J. W. Dudenhausen, G. Kynast, E. Saling: Spektralphotometrische Analyse des Fruchtwassers: eine einfache Methode zur Bestimmung der fetalen Lungenreife. Geburtsh. u. Frauenheilk. 40 (1980) 813

Grospietsch, G.: Zusatz- bzw. Begleittherapie. In Grospietsch, G., W. Kuhn: Tokolyse mit Betastimulatoren. Thieme, Stuttgart 1983 (S. 182)

Grünberger, W.: Lokale Applikation von PGE₂ mittels Portiokappe zur Geburtseinleitung. Wien. klin. Wschr. 94 (1982) 561

Grünberger, W., P. Husslein: „Portio-Priming" bei Terminüberschreitung und niedrigem Pelvic score. Geburtsh. u. Frauenheilk. 39 (1979) 793

Haesslein, H. C., R. C. Goodlin: Delivery of the tiny newborn. Amer. J. Obstet. Gynecol. 134 (1979) 192

Hillemanns, H. G., F. Mross: Die programmierte Geburt auf der Basis der artifiziellen Fruchtblaseneröffnung. In Dudenhausen, J. W., E. Saling: Perinatale Medizin, Bd. VI. Thieme, Stuttgart 1975

Hillemanns, H. G., L. Quaas: Cerlage oder Stützpessar zur Therapie der Zervixinsuffizienz. Gynäkol. Prax. 10 (1986) 727

Husslein, P.: Geburtseinleitung. In Martius, G.: Therapie in Geburtshilfe und Gynäkologie, Bd. I. Thieme, Stuttgart 1988

Husslein, P., W. Grünberger, J. Huber: Lokale Prostaglandinapplikation mittels Portiokappe: Eine neue Methode der Geburtseinleitung. Z. Geburtsh. Perinatol. 184 (1980) 267

Husslein, P., Ch. Egarter, P. Sevelda, H. Genger, H. Salzer, E. Kofler: Geburtseinleitung mit 3 mg Prostaglandin-E-₂-Vaginaltabletten. Eine Renaissance der programmierten Geburt? Geburtsh. u. Frauenheilk. 46 (1986) 83

Jorde, A., B. Hamann, P. Deicke, H. H. Belling: Ein kubisches Stützpessar im Rahmen komplexer Behandlung der drohenden Frühgeburt. Zbl. Gynäkol. 100 (1978) 235

Jorde, A., K. Kästli, B. Hamann, H. Pockrandt: Untersuchungen über die Veränderungen der Vaginalflora bei Stützpessarbehandlung in der Schwangerschaft. Zbl. Gynäkol. 105 (1983) 855

Jung, H.: Frühgeburt. Gynäkologe 8 (1975) 176

Jung, H., G. Lamberti, R. Austermann, P. Closs: Die programmierte Geburt. In Dudenhausen, J. W., E. Saling: Perinatale Medizin, Bd. V, Thieme, Stuttgart 1974

Jürgens, H., I. Köppe, U. Fricke: Kombination von Zerklage und medikamentöser Tokolyse bei drohender Frühgeburt. Zbl. Gynäkol. 98 (1976) 245

Klöck, F.-K.: Die Frühgeburt. Therapiewoche 31 (1981) 4665

Kloss, K.: Hirnentwicklungsstörungen bei Mangelgeburten. Materia med. Nordmark 27 (1975) 258

Koenig, U. D.: Proliferative Gefäßveränderungen der kindlichen Placentargefäße und ihre Beziehung zur Placenta-Insuffizienz und Frühgeburt. Z. Geburtsh. Perinatol. 176 (1972) 356

Kofler, E., Ch. Egarter, P. Husslein: Erfahrungen bei 2149 Geburtseinleitungen mit 3 mg Prostaglandin-E₂-Vaginaltabletten. Geburtsh. u. Frauenheilk. 46 (1986) 863

Krause, W., D. Hartmann, E. Klust: Das perinatale Schicksal der durch Sectio caesarea entbundenen Kinder mit einem Geburtsgewicht ≤ 2000 g. Zbl. Gynäkol. 97 (1975) 1345

Kuss, E.: Biochemie und präpartale Diagnostik der Lungenreife. J. clin. Chem. clin. Biochem. 14 (1976) 503

Kuss, E.: Biochemie und postpartale Diagnostik der Lungenreife. J. clin. Chem. clin. Biochem. 14 (1976) 503

Lamberti, G.: Die fetale Gefährdung bei Überschreiten des Geburtstermines. Therapiewoche 25 (1975) 6998

Lau, H.: Frühgeburt, Frühreife, Unreife. In Schwalm, H., G. Döderlein: Klinik der Frauenheilkunde und Geburtshilfe, Bd. I. Urban & Schwarzenberg, München 1964

Leursen, N. H., I. A. McKenzie, M. P. Embrey: Preinduction of cervical priming with oral prostaglandin E_2. Amer. J. Obstet. Gynecol. 135 (1979) 1057

Lorenz, U., F. Kubli: Enzymatische Bestimmung der Lecithin-Konzentration im Fruchtwasser zur antepartalen fetalen Lungenreifebestimmung. Z. Geburtsh. Perinatol. 190 (1986) 141

Martius, G.: Die Metabasissterblichkeit als Frühgeborenenproblem. Geburtsh. u. Frauenheilk. 23 (1963) 1099

Martius, G.: Geburtshilfliche Operationen, 12. Aufl. Thieme, Stuttgart 1978

Martius, G.: Die Programmierung der Geburt als präventive Maßnahme. Med. Klin. 74 (1979) 745

Martius, G.: Gynäkologische Operationen. Thieme, Stuttgart 1980

Martius, G.: Geburtshilflich-perinatologische Operationen. Thieme, Stuttgart 1986

Martius, G.: Drohende Frühgeburt, Leitung der Frühgeburt. In Martius, G.: Therapie in Geburtshilfe und Gynäkologie. Thieme, Stuttgart 1988

Martius, G., H. Zander: Zur Behandlung der Zervixinsuffizienz. In Dudenhausen, J. W., E. Saling: Perinatale Medizin, Bd. IV. Thieme, Stuttgart 1973 (S. 337)

Masson, D., K. Diedrich, G. Rehm, M. Stefan, H. Schultze-Mosgau: Die Messung der Oberflächenspannung im Fruchtwasser als einfache Methode zur Bestimmung der fetalen Lungenreife. Geburtsh. u. Frauenheilk. 37 (1977) 57

Motter, W., G. Ralph, W. Lichtenegger, J. Haas: Geburtseinleitung durch intravaginale Applikation von Prostaglandin-E_2-Tabletten. Geburtsh. u. Frauenheilk. 47 (1987) 113

Osmers, R., W. Rath: Anwendung von Prostaglandinen zur Geburtseinleitung. Gynäkol. Prax. 10 (1986) 621

Out, J. J., M. E. Vierhout, F. Verhage, H. J. Duivenvoorden, H. C. S. Wallenburg: Elective induction of labor: a prospective clinical study II: Psychological effects. J. perinat. Med. 13 (1985) 163

Reichwein, D., M. Vogel: Formen und Häufigkeit maternoplacentarer Durchblutungsstörungen bei Neugeborenen unterschiedlicher Gewichts- und Reifeklassen. Z. Geburtsh. Perinatol. 176 (1972) 364

Reiman, I. W., J. C. Frölich: Risiken einer Tokolysebehandlung durch Kombination von Betaadrenergica und Prostaglandinsynthesehemmstoffen. Z. Geburtsh. Perinatol. 185 (1981) 305

Reinhold, E., G. Lackner: Frequenzzunahme der Zervixverschlußoperationen. Med. Klin. 70 (1975) 551

Saling, E.: Der frühe totale Muttermundverschluß zur Vermeidung habitueller Aborte und Frühgeburten. Z. Geburtsh. Perinatol. 185 (1981) 259

Salzer, H., P. Husslein, J. Nezbeda: The effect of premature rupture of the membranes on the surface activity of amniotic fluid and on the pulmonary function of the newborn. Arch. Gynäkol. 230 (1980) 149

Salzer, H., H. Weidinger, G. Simbruner, E. Vytiska-Binstorfer: Ambroxyl versus Betamethason zur Förderung der antepartalen Lungenreife – eine multizentrische Studie. Z. Geburts. Perinatol. 190 (1986) 49

Schmidt, W., G. Widmaier, S. Ditz, F. Kubli: Abortinduktion und „Priming" mit Prostaglandin-$F_{2\alpha}$ und Prostaglandin-E_2 – Vergleich der intraamnialen, der extraamnialen und intrazervikalen Applikation. Geburtsh. u. Frauenheilk. 42 (1982) 118

Schmidt, W., G. Widmaier, B. Arabin, S. Ditz, F. Kubli: Die Zervixreifung am Termin – ein Vergleich von drei Methoden: Oxytocin-Infusion, Prostaglandin-$F_{2\alpha}$-Gel und Prostaglandin-E_2-Gel intrazervikal. Geburtsh. u. Frauenheilk. 42 (1982) 6

Schmidt-Gollwitzer, M., K. Schmidt-Gollwitzer, B. Schussler, R. Koch, J. Nevinny-Stickel: Erste Erfahrungen mit einem neuen Prostaglandin-E_2-Derivat. Geburtsh. u. Frauenheilk. 37 (1977) 1030

Schumann, R., E. Halberstadt: Double blind study in the efficacy of fenoterol perlongets. In Jung, H., G. Lamberti: Beta-mimetic Drugs in Obstetrics and Perinatology. Thieme, Stuttgart 1982 (p. 87)

Spätling, L., G. Spätling: Magnesiumsubstitution in der Schwangerschaft – eine Doppelblindstudie. Ber. Gynäkol. Geburtsh. 122 (1986) 882

Steiner, H., R. Weitzel, H. P. Zahradnik: Vergleichende Untersuchungen zwischen Geburtseinleitungen mit Prostaglandin und Orasthin. Geburtsh. u. Frauenheilk. 36 (1976) 773

Szendi, B.: Operative Behandlung der Insuffizienz des Muttermundes in der Schwangerschaft. Wien. klin. Wschr. 73 (1961) 618

Thornton, Y. S., S. Y. Yeb, R. H. Petvie: Antepartum fetal heart rate testing and the post-term gestation. J. perinat. Med. 10 (1982) 196

Vierhout, M. E., J. J. Out, H. C. S. Wallenburg: Elective induction of labor: a prospective clinical study I: Obstetric and neonatal effects. J. perinat. Med. 13 (1985) 155

Volkaer, R.: Die programmierte Geburt oder die Geburt nach Vereinbarung. Ther. Umsch. 38 (1981) 1002

Wolff, F., H. Ponnath, W. Wiest: Induktion der fetalen Lungenreife durch Ambroxyl und Betamethason. Geburtsh. u. Frauenheilk. 47 (1987) 19

Wulf, K. H.: Die programmierte Geburt. Ther. Umsch. 38 (1981) 1009

Zeller, G., J. W. Dudenhausen: Die Indikation zur Tokolyse. Eine vergleichende Untersuchung. Zbl. Gynäkol. 108 (1986) 1473

Zenner, I., H. Nöschel, D. Stech, H. Hoppe, P. Stech: Korrelation von antenatalem Kardiotokogramm und Amnioskopie bei der Überwachung von Schwangeren nach Überschreiten des errechneten Geburtstermines. Zbl. Gynäkol. 97 (1975) 583

Aufgaben

1. Bis zu welcher Schwangerschaftswoche bezeichnen wir eine vorzeitige Schwangerschaftsbeendigung als Frühgeburt?
2. Wie haben wir den Begriff der „Kinder mit niedrigem Geburtsgewicht" zu definieren?
3. Welche Ursachen kennen Sie für ein niedriges Geburtsgewicht?
4. Welche Kinder sind standesamtlich meldepflichtig?
5. Nennen Sie die wichtigsten Frühgeburtenursachen!
6. Wodurch kann es zu einer Zervixinsuffizienz kommen?
7. Wodurch wird die frühzeitige Erkennung eines unzureichenden Zervixverschlusses sichergestellt?
8. Bei welchen Schwangeren müssen wir mit einer unzureichenden Uterusdurchblutung in Form der präplazentaren Insuffizienz rechnen?
9. Was verstehen wir unter dem Begriff der „notwendigen Frühgeburt"?
10. Über welche Möglichkeiten der medikamentösen Therapie vorzeitiger Wehen verfügt der Geburtshelfer?
11. Wie kann eine Zervixinsuffizienz behandelt werden?
12. Was verstehen wir unter der „Lungenreife" beim Neugeborenen und welche Möglichkeiten zur Lungenreife-Induktion stehen bei der progredienten Frühgeburt zur Verfügung?
13. Warum treten bei der Frühgeburt gehäuft geburtsmechanische Regelwidrigkeiten auf und welche typischen Störungen des Geburtsmechanismus kennen Sie?
14. Von welchem Zeitpunkt der Tragzeitüberschreitung an müssen wir mit einer Gefährdung des Kindes durch das Nachlassen der Plazentafunktion rechnen?
15. Was verstehen wir unter einer „relativen Übertragung"?
16. Nennen Sie die typischen Symptome des Überreifesyndroms beim Neugeborenen (Cliffordsche Zeichen)?
17. Wie können wir eine Tragzeitüberschreitung und damit eine „echte Übertragung" diagnostizieren?
18. Welche Veränderungen finden wir im fetalen EKG bei der Übertragung?
19. Wie ist das therapeutische Vorgehen bei der Übertragung mit einem hohen Bishop-Score?
20. Welche Möglichkeiten der Zervixreifung stehen zur Geburtseinleitung bei niedrigem Bishop-Score zur Verfügung?

16 Mehrlingsschwangerschaft und Mehrlingsgeburt

G. Martius

Lernziel

In diesem Kapitel hat der Lernende zunächst zu verstehen, daß die Mehrlingsgravidität mit einer deutlich überhöhten perinatalen Sterblichkeit belastet ist. Sie vermag der Arzt vor allem dadurch zu senken, daß er das Bestehen von Mehrlingen rechtzeitig erkennt. Denn nur dies versetzt ihn in die Lage, den in der Gravidität gehäuft auftretenden Regelwidrigkeiten rechtzeitig zu begegnen.

Nach dem Studium dieses Kapitels sollte der Lernende in der Lage sein, die Tatsache zu erklären, daß im Schwangerschaftsverlauf die Frühgeburt, die EPH-Gestose und die Plazentainsuffizienz als Komplikationen die größte Bedeutung haben.

Während der Entbindung ist wiederum die erhöhte Gefährdung der oftmals noch unreifen Kinder zu beachten. Die Häufung ge-burtsmechanischer Regelwidrigkeiten als typisches Phänomen der Mehrlingsgeburt stellt den Geburtshelfer ebenso wie die erhöhte Gefährdung des 2. Kindes vor vielfältige Probleme. Die daraus ohne weiteres abzuleitende überdurchschnittliche Frequenz entbindender Operationen verlangt vom Arzt gute Kenntnisse in der Indikationsstellung wie auch in der operativen Technik.

Nicht zuletzt hat sich der angehende Arzt in diesem Kapitel mit den Begriffen „Eineiigkeit" und „Zweieiigkeit" auseinanderzusetzen, damit er die nach der Entbindung häufig an ihn gestellte Frage nach der Eiigkeit der Kinder möglichst exakt und begründet beantworten kann. Die Grenzen dieser Diagnostik aufgrund der Eihaut- und Plazentabefunde muß er dabei im Auge behalten.

Die Zahl der Nachkommen pro Fortpflanzungsvorgang steht in umgekehrter Abhängigkeit von der phylogenetischen Entwicklung der Spezies. Trotz der relativen Seltenheit der Mehrlingsschwangerschaft beim Menschen wird ihr Auftreten von einigen – und zwar nicht zuletzt wegen ihres gehäuften Vorkommens bei genitalen Doppelbildungen – als Atavismus aufgefaßt (WAIDL).

Die **Häufigkeit** von Mehrlingsgeburten gibt die auch heute für europäische Verhältnisse zutreffende

Hellin-Regel

(1895) an. Danach kommen vor:

- Zwillinge: $1 : 85 = 1,18\%$ = a
- Drillinge: $1 : 85^2 = 1 : 7255 = 0,013\%$ = a^2
- Vierlinge: $1 : 85^3 = 1 : 614125$ = a^3
- Fünflinge: $1 : 85^4 = 1 : 52\,200\,625$ = a^4

Von den Zwillingsgeburten sind 75% zweieiige Zwillinge und 25% eineiige Zwillinge (s. unten).

Es ist bekannt, daß einige Faktoren die Entstehung von Mehrlingsschwangerschaften positiv beeinflussen. Da die Frequenz der eineiigen Zwillinge in allen Rassen konstant ist, können die nachfolgend genannten Faktoren eine *positive Korrelation nur zu den zweieiigen Zwillingen* aufweisen. Es sind dies (PROPPING u. KRÜGER):

- außereheliche Gravidität;
- gehäufte Kohabitationen (größere Wahrscheinlichkeit für die Befruchtung von zwei ovulierten Oozyten);
- Eintritt der Gravidität in den ersten 3 Ehemonaten;
- Urbanisierungseffekt (höhere Zwillingsrate bei der Landbevölkerung mit Rückgang mit der Verstädterung eines Landes);
- erhöhter Gonadotropin-(FSH-)Spiegel;
- Vorkommen von Mehrlingen in der Familie der Frau (und des Mannes?) mit einer 4mal höheren Wiederholungswahrscheinlichkeit für die Mutter;

– Alter der Mutter mit einem linearen Abstieg von der Pubertät bis zum Alter von 35–39 Jahren um 0,7–0,8‰ pro Lebensjahr mit anschließendem steilen Abfall;
– Ordnungszahl der Entbindung mit einer Wahrscheinlichkeitszunahme von 0,8‰ pro Gravidität infolge einer ansteigenden Gonadotropinsekretion (?) (HOOGENDOORN).

Das bekannte häufigere Auftreten von Mehrlingsgeburten mit z. T. hohen Kinderzahlen nach einer *Gonadotropinmedikation bei bestehender Anovulation* ist für die Gesamtfrequenz der Mehrlinge ohne Bedeutung. – Die Annahme, daß die *hormonale Kontrazeptiva* über einen Rebound-Effekt zu einer Zunahme der Mehrlingsgeburten führen würden, hat sich nicht bestätigt. Eher ist anzunehmen, daß Doppelovulationen nach Absetzen der Ovulationshemmer seltener auftreten (KRÜGER u. PROPPING; DÖRING).

Entstehung von Mehrlingen
(Monozygotie, Dizygotie)

Die Entstehung von Mehrlingsgraviditäten wird im folgenden anhand von Zwillingen erklärt. Höhere Grade von Mehrlingen beruhen auf dem gleichen Prinzip, wobei es sich bei den letzteren um eineiige Mehrlinge, um mehreiige Mehrlinge oder aber auch um Kombinationen der beiden angegebenen Möglichkeiten handeln kann: So können z. B. Drillinge dreieiig, aber auch eineiig und zweieiig sein.

Zu

eineiigen (monozygoten) Zwillingen

kommt es durch die Konjugation eines Oozyten mit einem Spermatozoon mit nachfolgender Teilung in 2 Embryonalanlagen. Die Monozygotie ist mit 25% an den Zwillingsgraviditäten beteiligt. Bei einer konstanten *Frequenz* von 3–4/1000 Geburten weisen sie nur unbedeutende rassische und säkulare Schwankungen auf (Tab. 1).

Der **Zeitpunkt der Teilung**, die aus dem Gameten eineiige Zwillinge entstehen läßt, ist unterschiedlich. Wichtig ist dabei, daß hierdurch die Gestalt der Plazenta und der Eihäute bestimmt wird (VOGEL). Es sind die folgenden Möglichkeiten gegeben:

1. *Teilung in den ersten 3 Tagen* (Abb. 1): Im Morulastadium entwickeln sich zwei Fruchtanlagen mit je einer Chorionhaut und einer Amnionhöhle, da die Differenzierung in Trophoblast und Embryoblast noch nicht erfolgt ist. Die getrennt erfolgende Nidation führt nur dann zur Verschmelzung der Plazenten, wenn die Implantation im Uterus nicht zu weit distanziert geschieht. Dennoch bleibt in der Berührungszone der dichorisch-diamniotische Ursprung nachweisbar (s. unten).
2. *Teilung im Blastulastadium zwischen dem 3. und 8. Tag* (Abb. 2): Da der Trophoblast bereits ausgebildet ist, beschränkt sich die

Tabelle 1   Häufigkeit von zweieiigen (ZZ) und eineiigen Zwillingsgeburten (EZ) (nach *Propping* u. *Krüger* 1976)

Herkunft	Periode	ZZ/1000 Geburten	EZ/1000 Geburten
Spanien	1951–1953	5,9	3,2
Portugal	1955–1956	6,5	3,6
Frankreich	1946–1951	7,1	3,7
Österreich	1952–1956	7,5	3,4
Schweiz	1943–1948	8,1	3,6
Bundesrepublik Deutschland	1950–1955	8,2	3,3
Schweden	1946–1955	8,6	3,2
Italien	1949–1955	8,6	3,7
England und Wales	1946–1955	8,9	3,6
US-Weiße	1905–1959	6,7	3,9
US-Neger	1905–1959	11,0	3,9
US-Chinesen Kalifornien	1905–1959	2,2	4,8
US-Japaner	1905–1959	2,1	4,6
Japan	1955–1962	2,4	4,0

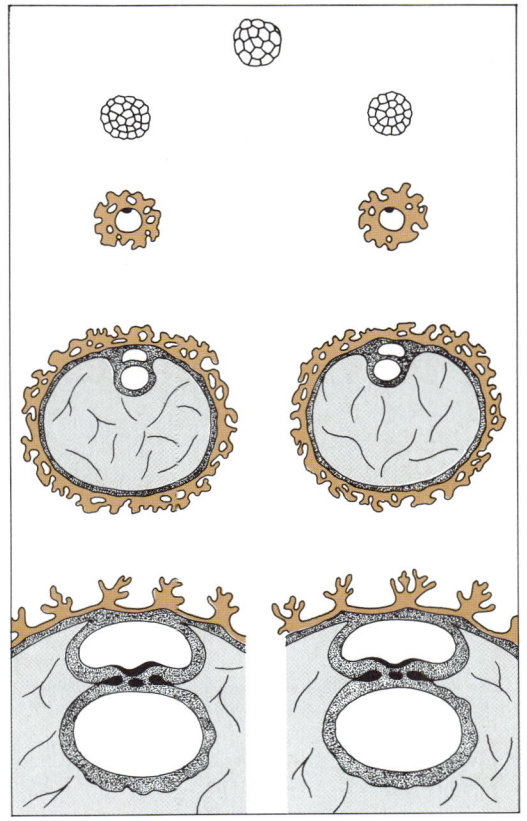

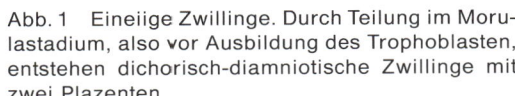

Abb. 1   Eineiige Zwillinge. Durch Teilung im Morulastadium, also vor Ausbildung des Trophoblasten, entstehen dichorisch-diamniotische Zwillinge mit zwei Plazenten

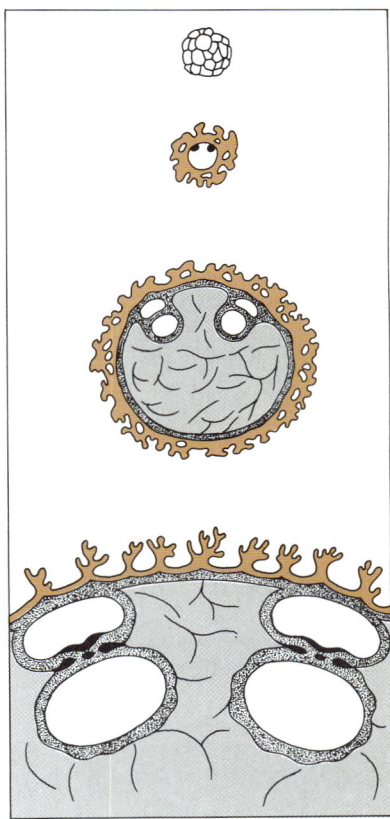

Abb. 2   Eineiige Zwillinge. Durch Teilung des Embryoblasten entstehen monochorisch-diamniotische Zwillinge

Teilung auf den Embryoblasten und das Amnion. Das Resultat ist eine einzige, monochorische, diamniotische Nachgeburt.

3. *Teilung zwischen dem 8. und 13. Tag* (Abb. 3): Nach der bereits erfolgten Ausbildung der Amnionhöhle teilt sich nun lediglich noch das Embryonalschild. Die beiden Embryonen befinden sich deshalb in einer Fruchthöhle. Bei gemeinsamer Plazenta findet sich eine monochorisch-monoamniotische Nachgeburt.

4. *Teilung nach dem 13. Tag:* Eine nach dem 13. Tag einsetzende Teilung bedingt eine unvollständige Trennung der Embryonen und führt damit zur Doppelmißbildung (Duplicates) (S. 410).

Zu

zweieiigen (dizygoten) Zwillingen

kommt es durch die Befruchtung von 2 Oozyten durch 2 Spermatozoen. Damit sind die Kinder *genetisch* nacheinander geborenen Geschwisterkindern gleichzustellen: Sie sind nicht erbgleich und können zweigeschlechtlich sein. An den Zwillingsgeburten sind sie mit 75% beteiligt, wobei ihre *Frequenz* deutliche, rassisch bedingte Unterschiede aufweist (Tab. 1): Hierbei ist eine Bevorzugung der schwarzen Bevölkerung ebenso auffallend wie die für Europa erkennbare Häufigkeitsabnahme von Norden nach Süden; bei den Japanern ist die Dizygotie auffallend selten (JAMES).

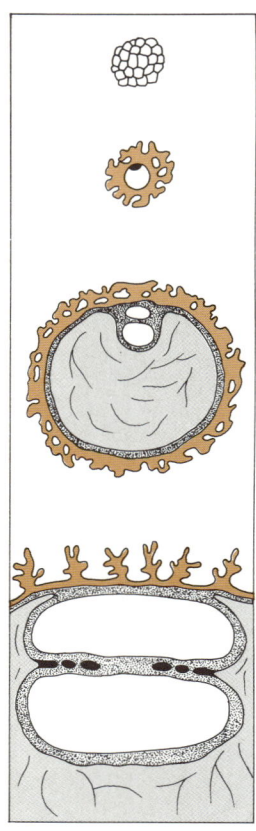

Abb. 3   Eineiige Zwillinge. Durch Teilung des Embryonalschildes entstehen monochorisch-monoamniotische Zwillinge

Über die **Herkunft der Oozyten**, die bei der Dizygotie befruchtet werden, ist uns folgendes bekannt. Sie stammen aus:

– einer Ovulation in jedem Ovar,
– aus zwei Ovulationen in einem Ovar,
– aus der Ovulation eines Zwillingsfollikels,
– aus der Ovulation eines doppelkernigen Oozyten.

Die **Nachgeburt** zeigt als Folge der getrennten Imprägnation und Nidation zwei Plazenten, zwei Chorien und zwei Amnien (Abb. 4). Lediglich eine eng benachbarte Nidation kann zur Verschmelzung der Plazenten führen, so daß makroskopisch der Eindruck eines primär gemeinsamen Trophoblasten entsteht (Abb. 5).

Eine Sonderform der Dizygotie stellt die als

Nachempfängnis

bekannte Entstehung von Zwillingen aus verschiedenen Kohabitationen dar. Die gegebenen Möglichkeiten in Form der

– Superfecundatio = Überschwängerung,
– Superfetation = Überfruchtung,

wurden auf S. 27 beschrieben.

Stirbt bei der Mehrlingsgravidität im 1. Trimenon eine Frucht ab, so kann sie mumifiziert und durch den intrauterinen Druck komprimiert werden. Sie wird dann nach der Entbindung mit der Nachgeburt in Form eines

Fetus papyraceus bzw. Fetus compressus

ausgestoßen. Bereits VON VERSCHUER glaubte, daß sich etwa ein Drittel aller Mehrlingsgraviditäten sekundär in eine Einlingsgravidität umwandeln, eine Tatsache, die inzwischen durch sonographische Untersuchungen bestätigt werden konnte (HOFFBAUER).

Die **Diagnose der Eineiigkeit bzw. Zweieiigkeit** post partum ist zum einen von erheblicher klinischer Bedeutung. Immer wieder wird der Geburtshelfer sehr bald nach der Entbindung von den Eltern nach der Eiigkeit der Kinder gefragt. Ihr wissenschaftlicher Wert besteht darin, daß die „Zwillingsmethode" der genetischen Forschung wichtige Ergebnisse zu bringen vermag und in den vergangenen Jahren bereits gebracht hat. Es können zur Eiigkeitsdiagnose die folgenden *Befunde* herangezogen werden (Tab. 2):

Tabelle 2   Häufigkeit zwei- und eineiiger Zwillinge bei den einzelnen Plazentationsformen (nach *Benirschke* u. *Driscoll* 1967)

dichoriotisch-diamniotisch Plazenta getrennt	80,9 % dizygote Zwillinge
dichoriotisch-diamniotisch Plazenta fusioniert	19,1 % monozygote Zwillinge
monochoriotisch-diamniotisch 1 Plazenta, 2 Fruchthöhlen	nahezu 100 % monozygote Zwillinge
monochoriotisch-monoamniotisch 1 Plazenta, 1 Fruchthöhle	100 % monozygote Zwillinge

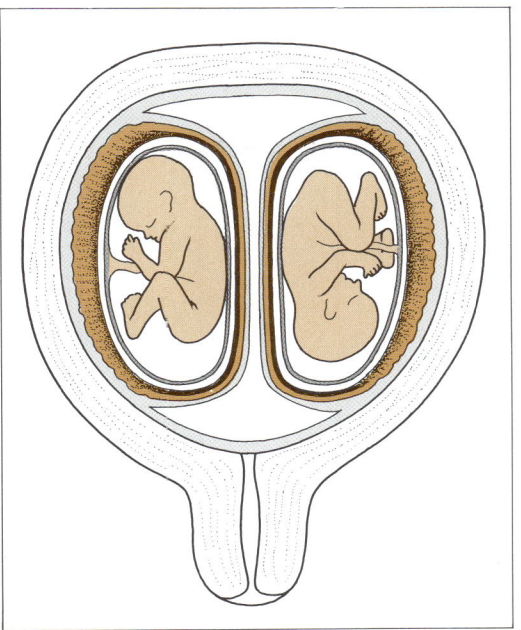

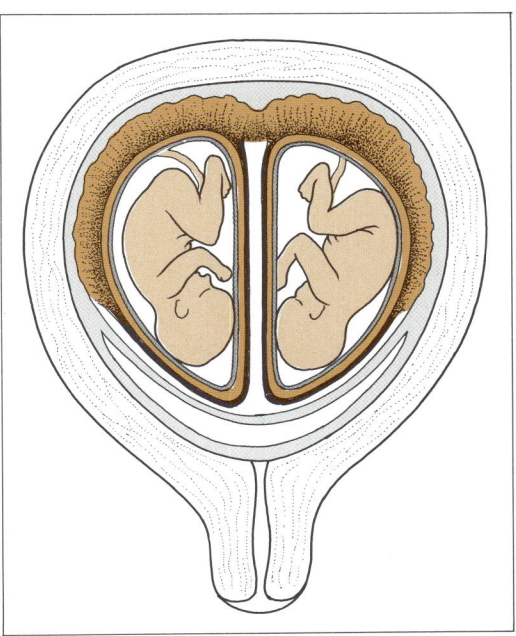

Abb. 4 Dichorisch-diamniotische Zwillinge. Die distanzierte Nidation hat zu getrennten Plazenten und der gesonderter Ausbildung einer Decidua capsularis geführt

| | Chorion | | Dezidua | | Amnion |

Abb. 5 Dichorisch-diamniotische Zwillinge. Die eng benachbarte Nidation hat zu einer Verschmelzung der Plazenten und einer gemeinsamen Decidua capsularis geführt

– Geschlecht der Kinder,
– Eihautbefund im Bereich der Trennwand,
– Plazentabefund einschl. 3. Kreislauf,
– Ähnlichkeitsprüfung,
– Blutgruppenuntersuchung,
– enzymhistochemische und gewebstypisierende Untersuchungen.

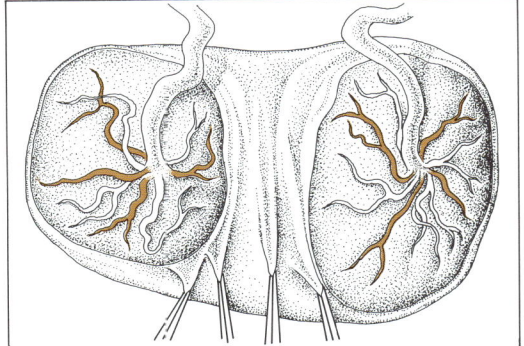

Abb. 6 Nachgeburt dichorisch-diamniotischer Zwillinge mit getrennten Plazenten. In der Trennwand sind vier Eihäute zu erkennen

1. *Geschlecht der Kinder:* Gleichgeschlechtliche Kinder können mono- und dizygot sein; zweigeschlechtliche Kinder sind immer dizygot.
2. *Zahl der Eihäute:*
   a) *Dichoriaten-Diamnioten* (Abb. 6) sind meist zweieiig, da die frühe Trennung EZ (eineiige Zwillinge) im Morulastadium, die zur Dichorie führen würde, selten ist.
   b) *Monochoriaten-Diamnioten* (Abb. 7 u. 8) sind meist monozygote Zwillinge, die sich im Blastulastadium getrennt haben. Die Beobachtung erbungleicher monochorischer Kinder ist mit der Resorption des Chorions während der Gravidität zu erklären.
   c) *Monochoriaten-Monoamnioten* (Abb. 9) sind mit der gleichen Einschränkung wie unter b) fast ausschließlich monozygote Zwillinge.
3. *Plazentabefund:* Die Untersuchung der Plazenta mit der Feststellung einer getrennten Trophoblastanlage bzw. einer fusionierten „gemeinsamen Plazenta" erlauben keine sichere Aussage über die Eiigkeit. Sowohl bei

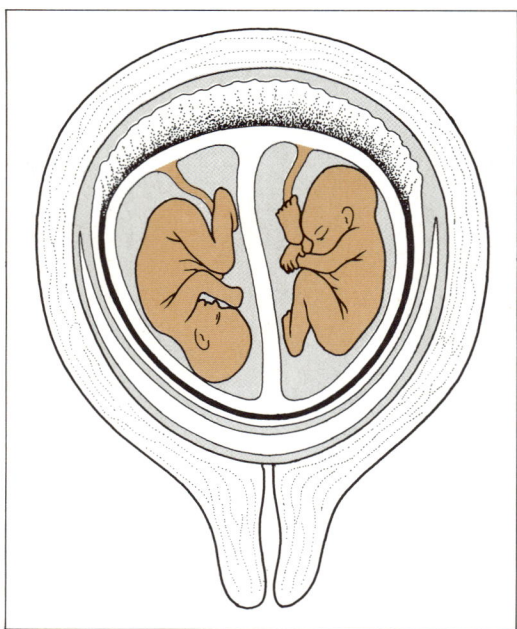

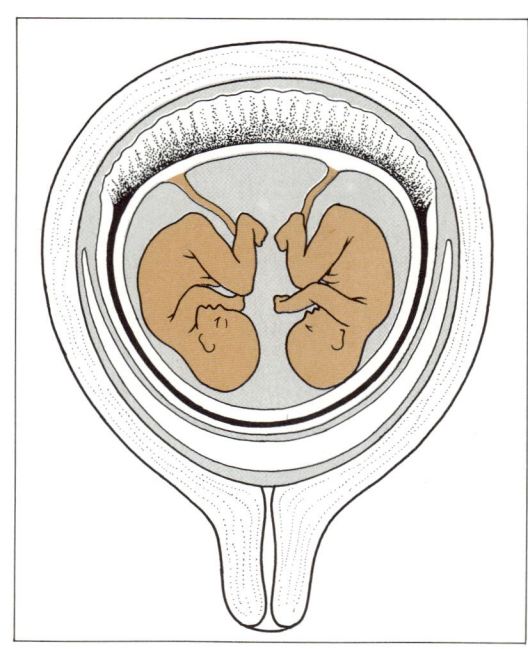

Abb. 7   Monochorisch-diamniotische Zwillinge

Abb. 9   Monochorisch-monoamniotische Zwillinge

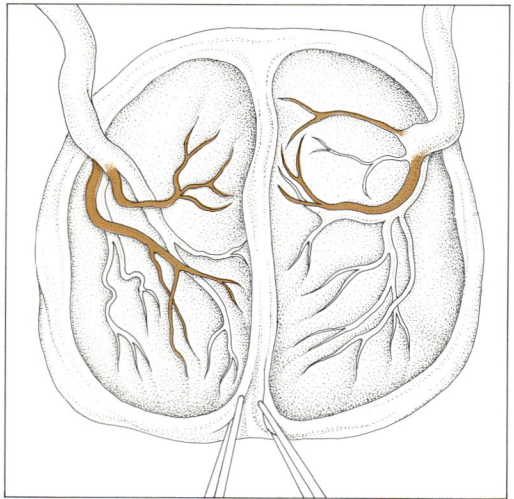

Abb. 8   Nachgeburt monochorisch-diamniotischer Zwillinge mit gemeinsamer Plazenta

3. Kreislauf,

Gefäßanastomosen zwischen beiden umbilikalen Kreisläufen, zu. Sie lassen sich sowohl oberflächlich zwischen den Segmentgefäßen und zwar arterioarteriell, venovenös und arteriovenös, als auch tief und somit nicht ohne weiteres erkennbar intrakotyledar nachweisen. Sie kommen so gut wie ausschließlich bei der Monozygotie vor. In monochorischen Plazenten sind sie in 85% nachweisbar, wobei es im Vergleich zum Rind beim Menschen bezweifelt wird, ob Gefäßanastomosen auch bei der Dizygotie möglich sind (KLOOSTERMAN; BENIRSCHKE). Die *klinische Bedeutung* des 3. Kreislaufes besteht in der möglichen Entstehung einer fetofetalen Transfusion (S. 473).

4. *Blutgruppenbestimmung:* Bei einer Konkordanz von 9 Blutgruppensystemen ist die Eineiigkeit mit einer Sicherheit von 99,9% nachweisbar (BAUMGARTEN).

5. *Enzymhistochemische und gewebstypisierende Untersuchungen:* Diese an tiefgefrorenem Plazentagewebe erfolgenden Untersuchungen haben eine hohe Spezifität. Sie sind indessen an Speziallaboratorien gebunden (DEROM).

der Dizygotie kann es zu einer breitflächigen Fusionierung kommen, wie auch eine frühe Trennung bei Monozygotie getrennte Plazenten entstehen lassen kann. Eine besondere Bedeutung kommt bei der Plazentakontrolle dem sog.

6. *Ähnlichkeitsprüfung:* Sie erlaubt mit Hilfe eines anthropologischen Gutachtens den Ausschluß einer Monozygotie in 98% aufgrund einer Merkmalsdiskordanz.

Schwangerschaftsverlauf

Der Verlauf der Mehrlingsgravidität wird durch die mechanische und biologische Mehrbelastung der Frau bestimmt. Dies führt zu einem gehäuften Auftreten zahlreicher Komplikationen.

Mit einer Frequenz von 30–50% sind die

Gestosen

die bedeutendste Regelwidrigkeit bei der Mehrlingsgravidität. Als Frühgestose in Form der *Hyperemesis* finden sie sich bei 20% der Schwangeren (DÖRING u. Mitarb.). – Die *EPH-Gestose* tritt mit etwa 20% 4mal häufiger, die Eklampsie 5mal häufiger als bei Einlingsgraviditäten auf. Dies bedeutet zugleich eine zusätzliche Gefährdung der Mehrlingskinder durch die

Plazentainsuffizienz

(WINTER; ITTRICH u. HERRMANN; GOESCHEN). Dem entspricht, daß bei den untergewichtigen Kindern (s. unten) der Anteil derjenigen, die nach der Definition von LUBCHENKO als Mangelgeborene zu bezeichnen sind, mit 60% auffallend hoch ist.

Eine weitere Ursache der erhöhten perinatalen Gefährdung der Mehrlingskinder ist die deutlich erhöhte Frequenz an

Frühgeburten.

So betrug in dem Kollektiv von DÖRING u. Mitarb. von 200 Zwillingsschwangerschaften

(1966–1977) die *durchschnittliche Tragzeit* nur 258 Tage p. m. In Abhängigkeit vom Grad der Mehrlinge konnten RECORD u. Mitarb. die folgenden Tragzeiten errechnen:

– Einlinge: 280,5 Tage p. m.,
– Zwillinge: 261,6 Tage p. m.,
– Drillinge: 246,8 Tage p. m.,
– Vierlinge: 236,8 Tage p. m.

Klinisch von Interesse ist es, daß sowohl BOLTE u. Mitarb., als auch GOESCHEN statistisch den Nachweis führen konnten, daß es mit einer intensiven Schwangerenvorsorge gelingt, die durchschnittliche Tragzeit bei Zwillingsgraviditäten um etwa 1 Woche zu verlängern. – Das *durchschnittliche Geburtsgewicht* bei Zwillingskindern haben DÖRING u. Mitarb. für die Jahre 1966–1977 mit 2244 g, GOESCHEN u. Mitarb. für die Jahre 1967–1978 bei 350 Zwillingskindern mit 2380 g errechnet, wobei im letzten Kollektiv die ersten Kinder im Durchschnitt 2422 g, die zweiten Kinder nur 2338 g wogen.

Weitere Schwangerschaftskomplikationen, die bei Mehrlingsgraviditäten gehäuft zu erwarten sind, sind Blutungen in der Frühgravidität (15%) und in Abhängigkeit davon eine um das 2- bis 3fache erhöhte Frequenz der Fehlgeburten, die Placenta praevia (2%) als Folge der größeren Flächenbeanspruchung durch den Trophoblasten, die Anämie mit 11 g Hb/l (35%) und das Hydramnion (12%).

Diagnose der Mehrlingsgravidität, Schwangerenvorsorge

Die Mehrlingsgraviditäten sind zu den Risikograviditäten zu rechnen (POWERS). Eine wesentliche Voraussetzung für den Erfolg prophylaktischer und therapeutischer Maßnahmen ist die

frühe Diagnose der Mehrlingsschwangerschaft.

Noch 1971 hat SCHOLTES darauf verwiesen, daß nur in 3,2% aller Mehrlingsgraviditäten die Diagnose so frühzeitig gestellt wurde, daß eine Prophylaxe insbesondere in Hinblick auf die Frühgeburt und die Plazentainsuffizienz noch

möglich und sinnvoll war. Heute gelingt es vor allem mit Hilfe der Ultraschalluntersuchung, die Mehrlinge sehr früh antenatal zu erkennen, wobei in über 70% der Fälle die Diagnose so rechtzeitig gestellt wird, daß sich aus ihr therapeutische Konsequenzen ergeben (BOLTE u. BREUKER; GOESCHEN). In den ersten Wochen der Gravidität haben zunächst **Hinweissymptome** Beachtung zu finden, und zwar:

– familiäres Vorkommen von Mehrlingen (insbes. bei anzunehmender Dizygotie);

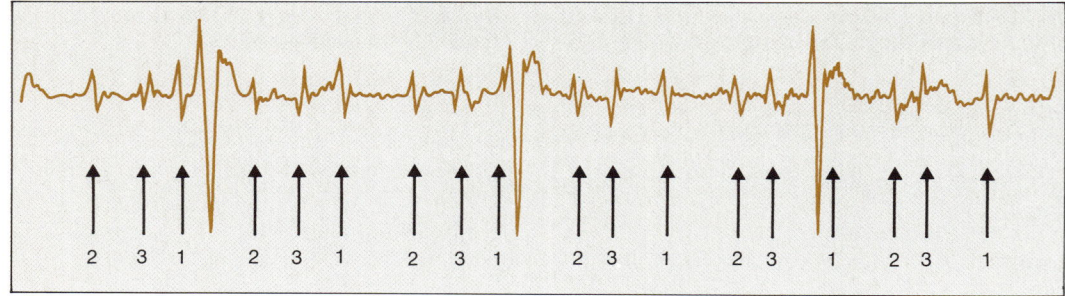

Abb. 10   Fetales EKG einer Drillingsschwangerschaft (aus *G. Kreuzer, R.D. Meyer:* Geburtsh. u. Frauenheilk. 27 [1967] 43)

– verstärkte Schwangerschaftsbeschwerden wie Hyperemesis, Varikosis, Dyspnoe im Vergleich zu vorausgegangenen Graviditäten;
– Palpation eines übergroßen Uterus bei sicheren Terminangaben;
– erhöhter Gonadotropintiter.

Die notwendige **Sicherung der Diagnose** gelingt heute mit den folgenden Untersuchungsmethoden:

– Palpation von drei großen Kindsteilen,
– Darstellung im Ultraschallbild,
– doppelte R-Zacken im fetalen EKG (Abb. 10),
– unterschiedliche Herzfrequenzen in gleichzeitig abgeleiteten CTG.

Ist die Mehrlingsgravidität bestätigt, so treten im Rahmen der **Schwangerenvorsorge** 2 Aufgaben in den Vordergrund:

– Vemeidung der Frühgeburt,
– rechtzeitige Erkennung der Plazentainsuffizienz.

In der

Prophylaxe der Frühgeburt

hat es sich bewährt, der Patientin schon frühzeitig zur *körperlichen Schonung* und zur *Aufgabe der Berufstätigkeit* von der 28. Woche an zu raten. Eine frühzeitige Wehentätigkeit muß zu einer großzügig indizierten *Tokolyse* Anlaß geben. Der notwendigen rechtzeitigen Erkennung der Zervixinsuffizienz dienen die in 14tägigen Abständen, von der 24. Woche an wöchentlich vorgenommenen *vaginalen Untersuchungen* mit regelmäßiger Kontrolle des Zervixbefundes. Bei entsprechender Befundänderung wird die Indikation zur *Cerclage* – zumeist unter perioperativer Tokolyse – gestellt. Die frühzeitige Tokolyse

vermag, wie statistische Kontrollen zeigen, nicht nur zu einer Verlängerung der Tragzeit bei Mehrlingen zu führen. Sie bewirkt zugleich über eine Verbesserung der uterinen Durchblutung eine Verminderung von Differenzen der Geburtsgewichte (VIEHWEG u. Mitarb.).

Einen wichtigen Beitrag zur Verminderung der perinatalen Kinderverluste leistet weiterhin die rechtzeitige

Erkennung der Plazentainsuffizienz.

Hierzu stehen die folgenden diagnostischen Methoden zur Verfügung:

– *Ultraschalluntersuchung in der Frühgravidität* mit dem Ziel der exakten Bestimmung des Gestationsalters.
– *Sonographische Fetometrie* in zunächst 4wöchentlichen, von der 32. Woche an in 14tägigen Abständen. In den letzten Wochen der Gravidität ist dabei besonders auf ein diskordantes Wachstum des biparietalen und Thoraxdurchmessers als Symptom der plazentogenen Wachstumsretardierung bei einem der Kinder zu achten. – Eine *Diskordanz der biparietalen Kopfdurchmesser* von über 4 mm muß nach LEVENO u. Mitarb. als Zeichen der intrauterinen Gefährdung des kleineren Kindes infolge einer Plazentainsuffizienz gewertet werden. Dementsprechend nimmt mit der Tragzeitverlängerung die *Gewichtsdifferenz der Kinder* von etwa 300 g in der 35. bis 36. Woche auf 600 g in der 37.–38. Woche deutlich zu (GOESCHEN). – Zugleich kann das Geburtsgewicht eines Kindes von 2000 g, das durch die Fetometrie ermittelt wurde, als „*kritische Gewichtsgrenze*" angesehen werden, nachdem bekannt ist, daß sich nach dem Überschreiten dieses Gewichtes die Überle-

benschancen kaum noch verbessern. Dies hat jedoch nur bei einem gleichzeitigen Verdacht auf eine Mangelversorgung eines der beiden Kinder therapeutische Konsequenzen. Das Geburtsgewicht von 2000 g ist wiederum bei Zwillingen mit einem bp-Durchmesser von 8,7–8,8 cm korreliert (GOESCHEN).

– *Sonographische Kontrolle der Fruchtwassermenge* zur rechtzeitigen Erkennung einer Oligohydramnie bei einem oder beiden Kindern.
– *Sonographische Plazentareifediagnostik* zur Feststellung eines vorzeitigen Auftretens des Plazentareifegrades III.
– *Fetales EKG zur Reifediagnostik* etwa von der 34. Schwangerschaftswoche an in 8tägigen Abständen.

– *Kardiographie* beider Kinder in Form des Non-Streß- bzw. bei gegebener Indikation des Streßtestes von dem Zeitpunkt an, zu dem der Verdacht auf eine Plazentainsuffizienz besteht bzw. in regelmäßigen, aus den individuellen Gegebenheiten abzuleitenden Abständen von der 36. Woche an.

Die *endokrine Kontrolle der fetoplazentaren Einheit* hat zur Erkennung der Plazentainsuffizienz indessen eine nur sehr bedingte Aussagekraft. Die gewonnenen HPL- und Östriolwerte stellen Summenwerte dar, die keine zuverlässige Aussage über den Zustand des einzelnen Kindes zulassen (ITTRICH u. HERRMANN; MASSON).

In der *Therapie* der Plazentainsuffizienz steht die Begrenzung der Schwangerschaftsdauer ganz im Vordergrund (s. unten).

Geburtsverlauf, Geburtsleitung

Der Übergang zu einer mehr aktiven Geburtsleitung sowohl hinsichtlich der Begrenzung der Schwangerschaftsdauer als auch der großzügiger indizierten operativen Gewinnung der Kinder hat in den letzten Jahren zu einer deutlichen Verbesserung der bisher unbefriedigenden Ergebnisse geführt.

Ist es im Rahmen der Schwangerenvorsorge mit den dargestellten prophylaktischen Maßnahmen gelungen, die Gefahr der Frühgeburt zu beherrschen, so tritt im 3. Trimenon die

Begrenzung der Schwangerschaftsdauer

zur Beherrschung der durch die Plazentainsuffizienz für die Kinder gegebenen Gefahren in den Vordergrund. In früheren Jahren hat das gehäufte Auftreten dieser Regelwidrigkeit für die Mehrlingsgravidität zunächst zu der Empfehlung geführt, die Schwangerschaftsdauer grundsätzlich auf 38 Wochen p. m. zu begrenzen. Inzwischen haben wir die Möglichkeit einer exakteren *Indikationsstellung* für diese therapeutische Maßnahme, und zwar mit Hilfe der sonographischen Fetometrie, der Doppler-Sonographie, der Plazentareifebestimmung und der Fruchtwassermengenkontrolle sowie mittels der Kardiotokographie.

Für die **kardiotokographische Überwachung** bei Mehrlingsschwangerschaften gelten die gleichen Regeln, wie sie beim antenatalen Kardiotokogramm angegeben wurden (S. 120). Bei je-

der Kontrolle sind Frequenzkurven von beiden Kindern aufzunehmen.

Aufgrund der mit den genannten diagnostischen Methoden erhobenen Befunde ist es möglich, zu den folgenden Empfehlungen für die

zeitliche Indikationsstellung zur Schwangerschaftsbeendigung

bei Mehrlingen zu kommen:

– *Bei unkompliziertem Schwangerschaftsverlauf*, insbesondere bei fehlenden Gestosezeichen und fehlendem Hinweis auf eine Plazentainsuffizienz Beendigung der Gravidität etwa am Ende der 38. Woche p. m.
– *Bei dem Verdacht auf eine Plazentainsuffizienz* (Gestosesymptome, diskordantes Wachstum der Kinder, diskrete CTG-Veränderungen). Beendigung der Gravidität bei einem bp-Kopfdurchmesser des größeren Kindes von 8,8 cm und mehr bzw. einem geschätzten Geburtsgewicht von 2000 g und mehr. Die vorherige Bestimmung der LS-Ratio ist anzustreben. Anderenfalls ist eine ausreichende *Vorbehandlung mit Glukokortikoiden* erforderlich. Dies gilt insbesondere für Mehrlingsgraviditäten mit vorangegangener Langzeittokolyse, da durch sie die Surfactant-Bildung beeinträchtigt wird (GOESCHEN u. Mitarb.).
– *Bei manifester Plazentainsuffizienz* je nach Schwangerschaftsdauer sofortige Entbindung bzw. kurzfristig wiederholte oder sogar

kontinuierliche CTG-Überwachung, bis 36 bzw. 48 h nach der Glukokortikoidgabe mit einer ausreichenden Lungenreife gerechnet werden kann.

Bei dem

therapeutischen Vorgehen zur Schwangerschaftsbeendigung

ist zwischen der vaginalen und der abdominalen Entbindung zu unterscheiden:

– *Vaginale Entbindung:* Sie kann besonders bei einem hohen Portioindex und bei Schädellage des 1. Kindes mit eingetretenem Kopf angestrebt werden.
– *Schnittentbindung:* Die primäre Schnittentbindung hat auch für die Beendigung der Mehrlingsgravidität an Bedeutung gewonnen. Als wichtigste Indikationen haben heute Gültigkeit:

  – niedriger Portioindex (ungünstige Portio),
  – Blasensprung bei nicht geburtsbereiter Portio und nicht zu unterdrückenden Wehen,
  – Frühgeburt mit Unreife der Kinder und unreifer Portio (BARRET u. Mitarb.),
  – deutliche Gestosesymptomatik,
  – deutlich diskordantes Wachstum der Kinder,
  – Lokalisation der Plazenta, die das Cavum uteri in zwei Etagen unterteilt und damit eine erschwerte Entwicklung des 2. Kindes erwarten läßt,
  – schwerwiegende geburtsmechanische Anomalie des 1. Kindes.

Daß die entsprechend den vorstehenden Empfehlungen **großzügig gestellte Sectioindikation** in der Lage ist, die perinatale Sterblichkeit zu verringern, lassen mehrere neuere Statistiken in Übereinstimmung mit den eigenen Erfahrungen erkennen (vgl. Tab. 5) (BOLTE u. BREUKER, DÖRING u. Mitarb.). HO u. WU berichten über 1,45% Kinderverluste nach Sectio im Vergleich zu 6,23% nach vaginaler Entbindung.

Geburtsleitung

Die Leitung der Mehrlingsgeburt hat die deutlich *überhöhte Frequenz von Regelwidrigkeiten* zu berücksichtigen. Unter ihnen sind die wichtigsten:

– *Geburtsmechanische Anomalien:* Die Notwendigkeit der günstigen Raumausnutzung im Fruchthalter führt vor allem zu Lage- und Poleinstellungsanomalien. Aber auch regelwidrige Schädellagen treten vermehrt auf (Tab. 3). Dabei ist der 2. Zwilling deutlich stärker betroffen als das führende Kind.
– *Wehenschwächen:* Sie treten als Folge der Überdehnung des Fruchthalters in allen Phasen der Geburt auf und machen eine vorsichtige Steuerung der Wehentätigkeit durch eine Oxytocininfusion notwendig. In der *Nachgeburtsperiode* sind aus dem gleichen Grunde Kontraktionsmittel zur Blutungsprophylaxe erforderlich.
– *Hypoxische Gefährdung der Kinder:* Für sie sind, wie aus dem Gesagten ohne weiteres hervorgeht, in erster Linie die Plazentainsuffizienz, protrahierte Geburtsverläufe, gehäuft auftretende Nabelschnurkomplikationen und besonders die Verkleinerung der Plazentahaftfläche nach der Geburt des 1. Kindes verantwortlich.

Hieraus ergeben sich die folgenden

Richtlinien für die Leitung der Mehrlingsgeburt:

Die *kontinuierliche kardiotokographische Überwachung beider Kinder* gehört heute zu den Selbstverständlichkeiten bei der Leitung der Mehrlingsgeburt. Symptome der Hypoxie bei einem der Kinder machen die sofortige operative Geburtsbeendigung in Abhängigkeit von der geburtsmechanischen Situation des 1. Kindes und des Zervixbefundes erforderlich.

Die *Geburtsleitung beim 1. Kind* wird von dessen geburtsmechanischem Befund bestimmt. Die Entwicklung des Kindes erfolgt aufgrund der gleichen Indikationsstellung zum operativen Vorgehen wie bei der Einlingsgeburt.

Tabelle 3   Geburtsmechanische Situation bei Zwillingen (*Guttmacher* u. *Kohl*)

Beide Kinder in Schädellage	46,9%
Schädellage und Beckenendlage	37,0%
Beide Kinder in Beckenendlage	8,7%
Schädellage und Querlage	4,9%
Beckenendlage und Querlage	1,9%
Beide Kinder in Querlage	0,6%

Tabelle 4   Perinatale Sterblichkeit des 2. Zwillings in Abhängigkeit vom Entbindungsintervall nach dem 1. Kind (nach *Stucki, D., A. Stucki*)

Intervall (min)	Mortalitätsrate des 2. Zwillings (%)
5	9
6–10	9
11–15	13,1
16–30	14,2
31–60	18,7
+60	20,0

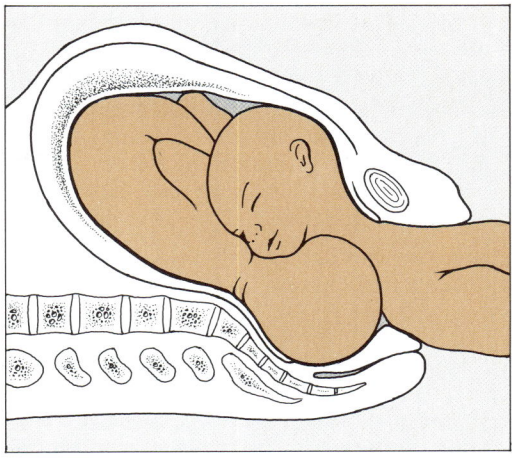

Abb. 11   Zwillingskollision in Form einer Verhakung: Die vollständige Entwicklung des 1. Kindes aus Beckenendlage ist nicht möglich, da der Kopf des 2. Kindes bereits in das kleine Becken eingetreten ist.

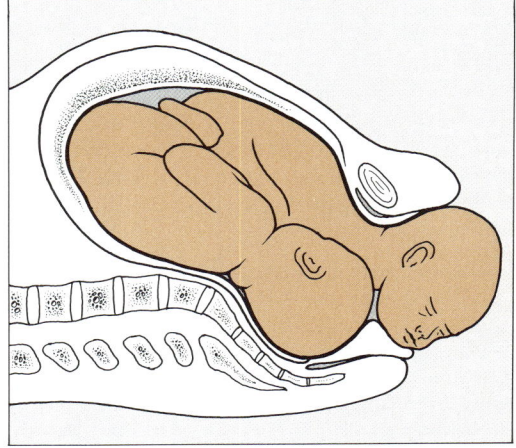

Abb. 12   Zwillingskollision in Form einer vollendeten Einkeilung (Compaction). Beide Kinder befinden sich in Schädellage, der Kopf des 2. Kindes ist vor dem Rumpf des 1. Kindes in das kleine Becken eingetreten

Nach der Geburt des 1. Kindes wird sofort mit den Vorbereitungen für die Gewinnung des 2. Kindes begonnen, da bekannt ist, daß eine Verlängerung des Geburtsintervalles > 5–10 Min. die Prognose für dieses zunehmend verschlechtert (Tab. 4). Dies ist ohne weiteres damit zu erklären, daß die erneut einsetzenden uterinen Kontraktionen und damit die erhebliche Verkleinerung des Uterus die präplazentare und plazentare Perfusion beeinträchtigen, daß aus gleichem Grunde die Gefahr der vorzeitigen Plazentalösung für das 2. Kind zunimmt, und daß die Beweglichkeit des 2. Kindes für eine evtl. erforderliche operative Entwicklung schlechter wird. Aus diesem Grunde ist es ratsam, nach der Geburt des 1. Kindes die 2. Fruchtblase zu sprengen und nun durch die *innere* Untersuchung die geburtsmechanische Situation des 2. Kindes zu klären. Jede forcierte äußere Palpation in Form der Leopold-Handgriffe muß zusätzlich zur Anregung uteriner Kontraktionen beitragen! Die

Entwicklung des 2. Kindes

wird dann nach den folgenden Empfehlungen vorgenommen (G. MARTIUS):

1. Bei Schädellage, schnell tiefertretendem vorangehenden Teil und normalem CTG kann die Spontangeburt des Kindes abgewartet werden.
2. Bei gleicher geburtsmechanischer Situation und dem Auftreten pathologischer Herzfrequenzmuster erfolgt die Entwicklung des 2. Kindes aus Schädellage durch die Zangen- bzw. Vakuumextraktion.
3. Bei Beckenendlage des 2. Kindes wird bei noch hochstehendem Steiß der vordere Fuß heruntergeholt, um an ihm das Kind zu extrahieren. Die Extraktion mit Lösung der Arme und des nachfolgenden Kopfes gelingt ohne jede Mühe und ist in der Lage, den zu erwartenden Komplikationen zuvorzukommen.
4. Bei verharrendem Kopfhochstand und bei Querlage wird das 2. Kind vor dem Einsetzen erneuter kräftiger Wehen, die die Beweglichkeit des Kindes erheblich einschränken, durch die zu diesem Zeitpunkt ebenfalls tech-

nisch einfache innere Wendung mit anschließender Extraktion gewonnen.

Es gibt keinen Anlaß, diese bewährten Regeln
für die Geburtsleitung bei der Mehrlingsgeburt
und insbesondere für die Gewinnung des
2. Kindes erneut in Zweifel zu ziehen und ein
abwartendes Verhalten nach der Geburt des
1. Kindes zu empfehlen!

Eine seltene, bevorzugt bei Monoamnioten auftretende Komplikation ist die der

Zwillingskollision

(Abb. 11 u. 12). Weitere Möglichkeiten der
„Zwillingskollision" mit Unterscheidung der
Verhakung (Interlocking), der teilweisen Einkeilung (Impaction), der vollendeten Einkeilung (Compaction) und der eigentlichen Kolli-
sion sind mit beschreibenden Abbildungen in
den „Geburtshilflich-perinatologischen Operationen" des Verf. enthalten. Entsteht aufgrund
der Verzögerung der Austreibungsperiode der
Verdacht auf ein Verkeilen von zwei großen
Kindsteilen, so wird mit der ganzen Hand eingegangen und versucht, den höherstehenden
Kindsteil zurückzuschieben (CSÉFFALVAY,
STRICKLAND u. SANEMAN). Die erhöhte Gefahr
der Uterusruptur macht die anschließende Austastung notwendig. Führt das Vorgehen nicht
zum Ziel, so ist die Schnittentbindung angezeigt. Eine Zusammenstellung von 232 Fällen
von Zwillingskollision ist durch HENDELES und
von 69 Fällen durch NISSEN erfolgt.

Prognose

Die deutlich überhöhte Gefährdung der Kinder
bei Mehrlingsgraviditäten läßt sich aus der im
Vergleich zu Einlingsschwangerschaften überhöhten

perinatalen Sterblichkeit

erkennen (Tab. 5) (RISTEDT u. KRÄUBIG; KLEIN;
EMERICH u. Mitarb.; SCHOLTES; HO u. WU; VON
RECHENBERG). Die statistischen Kontrollen der
letzten Jahre zeigen aber auch, daß es unter Aus-

Tabelle 5   Zwillingsstatistik (1967–1985) (Martin-
Luther-Krankenhaus, Berlin)

Zwillingsgeburten	295 =	0,9 %
Zwillingskinder	590	
Untergewichtigkeit		
(2500 g und weniger)	349 =	59,1 %
Perinatale Sterblichkeit	23 =	3,9 %
1. Zwilling	7 =	2,37 %
2. Zwilling	16 =	5,42 %
nach Spontangeburt (22,5 %)		1,2 %
nach vaginaler Operation		
(40,7 %)		1,7 %
nach Sectio (36,8 %)		1,0 %
Anteil der Untergewichtigen		
an der perinatalen Sterblichkeit	21 =	91,3 %
Perinatale Sterblichkeit bei Intensiv-		
betreuung (Bettruhe, Tokolyse,		
Cerclage)		1,2 %
Perinatale Sterblichkeit ohne		
Intensivbetreuung		2,7 %

nutzung aller Möglichkeiten der Früherkennung der Mehrlingsgravidität und den daraus
abzuleitenden prophylaktischen und therapeutischen Konsequenzen gelingt, die perinatale
Sterblichkeit auf Werte von unter 10% (DÖRING
u. Mitarb.), ja auf unter 5% (GOESCHEN) zu senken. Im eigenen Kollektiv betrug die perinatale
Sterblichkeit von Zwillingskindern über 1000 g
Geburtsgewicht und nach Abzug der lebensun-
fähigen angeborenen Fehlbildungen bei intensiver Betreuung in der Schwangerschaft bei 254
Kindern 1,57%, so daß wir die *„erreichbare perinatale Mortalität"* (S. 571) heute in einer Größenordnung von 1–2% ansetzen können. Die
Senkung der perinatalen Sterblichkeit wird damit in den nächsten Jahren vor allem unter den
folgenden Bedingungen zu erreichen sein:

– der rechtzeitigen Diagnose der Mehrlingsgravidität,
– der Vermeidung der Frühgeburt,
– der rechtzeitigen Erkennung der Plazentainsuffizienz,
– der erfolgreichen Prophylaxe des Atemnotsyndroms.
– der Geburtsleitung beim 2. Kind unter Abkürzung des Geburtsintervalles zwischen 1.
  und 2. Kind.

Die wichtigsten

Todesursachen

bei Zwillingskindern in der Perinatalperiode
sind:

- *In der präpartualen Phase* die chronische, nutritive Plazentainsuffizienz.
- *In der subpartualen Phase* die akute, respiratorische Plazentainsuffizienz als Folge von Nabelschnurkomplikationen, beim 2. Kind als Folge einer Verkleinerung der Plazentahaftfläche, der Verminderung der präplazentaren uterinen Durchblutung und evtl. als Folge einer vorzeitigen Lösung der Plazenta nach der Geburt des 1. Kindes.
- *In der postpartualen Phase* als Folge der pulmonalen Unreife (Atemnotsyndrom) bei sehr unreifen Kindern, aber auch nach Langzeittokolyse durch die betamimetikabedingte Suppression der Surfactant-Bildung.

Die

Übersterblichkeit des 2. Kindes

ist eine seit langem bekannte Tatsache (s. auch Tab. 4) (WYSHAK u. WHITE; WEIDENBACH u. KLOSE; STUCKI u. STUCKI; KRAUSE u. Mitarb.; SCHMIDT u. Mitarb.; SCHOLTES). Die Ursachen dieses Phänomens wurden auf S. 471 besprochen. Sicher ist, daß sie nicht vordergründig in den geburtsmechanischen Regelwidrigkeiten zu suchen ist. So ist auch zur Verringerung oder sogar Aufhebung dieses Phänomens die Abkürzung des Geburtsintervalles zwischen 1. und 2. Kind als wichtigste prohylaktische Aufgabe des Geburtshelfers zu nennen!

Einen interessanten Hinweis auf das therapeutische Vorgehen hinsichtlich der Begrenzung der Schwangerschaftsdauer gibt schließlich der

Vergleich der perinatalen Sterblichkeit von Einlingen und Zwillingen

in verschiedenen Gewichtsgruppen (Tab. 6). Es zeigt sich, daß in den Gewichtsgruppen zwischen 1001 g und 2500 g die Zwillingskinder größere Überlebenschancen haben als die Kinder aus Einlingsgraviditäten. Dies ist die Folge eines relativ hohen Anteiles an Small-for-date-babies in den einzelnen Gewichtsgruppen bei den Mehrlingen. Dementsprechend macht sich das gehäufte Auftreten der Plazentainsuffizienz von einem Geburtsgewicht > 2500 g wiederum zu ungunsten der Mehrlinge bemerkbar.

Die

höhere Gefährdung der Monozygoten

zeigt sich schon durch die bei ihnen gehäuften und stärkeren Entwicklungsdifferenzen. Zudem treten Nabelschnurkomplikationen, Fehlbildungen und Schädigungen als Folge ungleicher Zirkulationsbedingungen über den 3. Kreislauf vermehrt auf. So kann es bei dem einen Zwillingskind zum „Transfusionssyndrom" mit Plethora, Ödemen und einem Hydramnion, beim anderen zu Anämie, Dehydratation und Pädatrophie kommen. Evtl. ist beim „Empfängerkind" ein Aderlaß, beim „Spenderkind" eine Transfusion unmittelbar nach der Geburt erforderlich.

Bei **höheren Graden von Mehrlingen** steigt die perinatale Sterblichkeit erheblich. RECORD u. Mitarb. haben für 23 206 Einlinge, 666 Zwillinge, 786 Drillinge und 108 Vierlinge folgende Sterblichkeitsziffern errechnet:

- Einlinge 3,9%,
- Zwillinge 15,2%,
- Drillinge 30,9%,
- Vierlinge 50,9%.

Ein **Beispiel einer Zwillingsstatistik** für 295 Zwillingsgeburten mit 590 Kindern aus den Jahren 1967 bis 1985 gibt die Tab. 5 wieder.

Literatur

Aaron, J.B., J. Halperin: Fetal survival in 376 twin deliveries. Amer. J. Obstet. Gynecol. 69 (1953) 794

Barret, J.M., S.M. Staggs, J.E. van Hooydonk, J.H. Growdon, F.H. Boehm: The effect of type of delivery upon neonatal outcome in premature twins. Amer. J. Obstet. Gynecol. 143 (1982) 360

Baumgarten, K.: Serologischer Nachweis der Eineiigkeit von Zwillingen. Geburtsh. u. Frauenheilk. 22 (1962) 1010

Benirschke, K.: Accurate recording of twin placentation. Obstet. and Gynecol. 18 (1961) 334

Bolte, A., K.-H. Breuker: Diagnose der Zwillingsschwangerschaft und Geburtsverlauf. Arch. Gynäkol. 228 (1979) 172 (Kongreßband)

Bolte, A., H.H. Zippel, R. Berendes, V. Meyer: Die Bedeutung der pränatalen Zwillingsdiagnose. Geburtsh. u. Frauenheilk. 38 (1978) 260

Tabelle 6   Vergleich der perinatalen Sterblichkeit von Einlingen und Zwillingen in verschiedenen Gewichtsgruppen (nach *Goeschen*)

Geburtsgewicht	Einlinge	Zwillinge
< 1000 g	76,8%	80,0%
1001–1500 g	30,7%	17,7%
1501–2000 g	11,2%	8,5%
2001–2500 g	6,7%	1,8%
> 2500 g	0,5%	1,3%

Breuker, H.-H., S. Kagel, A. Bolte: Die simultane Herzfrequenzregistrierung bei Zwillingen. Geburtsh. u. Frauenheilk. 38 (1978) 525

Brown, E. J., H. G. Dixon: Twin pregnancy. J. Obstet. Gynaecol. Brit. Cwlth 70 (1963) 251

Cséffalvay, T.: Ein glücklich ausgegangener Fall von Zwillingskollision. Geburtsh. u. Frauenheilk. 25 (1965) 1195

Derom, R.: Diagnosis of Zygosity at Multiple Birth. Eurocat Guide, Brüssel 1979

Döring, G. K., K. J. Fresenius: Weitere Ergebnisse über Schwangerschaft und Geburt nach Anwendung von Ovulationshemmern. Geburtsh. u. Frauenheilk. 39 (1979) 369

Döring, G. K., C. H. Hossfeld, A. Auer: Über die Risiken der Zwillingsschwangerschaft und -geburt. Geburtsh. u. Frauenheilk. 38 (1978) 516

Erskine, R. L. A., J. W. K. Ritchie, G. A. Murnaghan: Antenatal diagnosis of placental anastomosis in a twin pregnancy using Doppler ultrasound. Brit. J. Obstet. Gynaecol. 93 (1986) 955

Goeschen, K.: Prognostische und therapeutische Konsequenzen bei der Überwachung von Mehrlingen. Geburtsh. u. Frauenheilk. 39 (1979) 447

Goeschen, K., J. W. Dudenhausen, G. Kynast, E. Saling: Lezithingehalt des Fruchtwassers bei Zwillingsschwangerschaften ohne und mit Langzeittokolyse. Gynecol. obstet. Invest. 11 (1980) 301

Hendeles, S.: Dystocie par blocage du foetus lors d' accouchements gémellaires. Bull. Soc. roy. belge Gynécol. Obstét. 37 (1967) 303

Ho, S. K., P. Y. K. Wu: Perinatal factors and neonatal morbidity in twin pregnancy. Amer. J. Obstet. Gynecol. 122 (1975) 979

Ittrich, G., K. Herrmann: Untersuchungen über die Östrogenausscheidung bei Zwillingsschwangerschaften. Zbl. Gynäkol. 94 (1972) 1094

James, W. H.: Secular changes in dizygotic twinning rates. J. biosoc. Sci. 4 (1972) 427

Klein, J.: Perinatal mortality in twin pregnancy. Obstet. and Gynecol. 23 (1964) 738

Kloos, K., M. Vogel: Pathologie der Perinatalperiode. Thieme, Stuttgart 1974 (S. 280)

Kloosterman, G. J.: The „third circulation" in identical twins. Ned. T. Verlosk. 63 (1963) 395

Krause, W., K. H. Eichhorn, P. Martin, H. J. Seewald, U. Möller, W. Michels: Die Geminischwangerschaft – ein besonderes Problem der modernen Geburtsmedizin. Geburtsh. u. Frauenheilk. 44 (1984) 157

Krüger, J., P. Propping: Rückgang der Zwillingsgeburten in Deutschland. Dtsch. med. Wschr. 101 (1976) 475

Leveno, K. J., R. Santos-Ramos, J. H. Duenhoelter, P. J. Whalley: Zephalometrie mit Ultraschall in Zwillingsschwangerschaften: Vergleichende Untersuchungen mit Einlingsschwangerschaften und eine Bewertung der Zwillingsdiskordanz. Arch. Gynäkol. 228 (1979) 165 (Kongreßband)

Martius, G.: Mehrlingsschwangerschaft und Mehrlingsgeburt. In Martius, G.: Geburtshilflich-perinatologische Operationen. Thieme, Stuttgart 1986 (S. 258)

Martius, G.: Podiumgespräch: Zwillingsgravidität. 98. Tagung d. Nordwestdtsch. Ges. Gynäkol. Geburtsh. Berlin 1.–3. Mai 1987

Masson, G. M.: Plasma Estriol in normal and preeclamptic multiple pregnancies. J. Obstet. Gynecol. 42 (1973) 568

Nissen, E. D.: Collision impaction, complication and interlocking. Obstet. and Gynecol. 11 (1958) 514

Powers, W. F.: Twin pregnancy. J. Amer. Coll. obstet. Gynecol. 42 (1973) 795

Propping, P., J. Krüger: Über die Häufigkeit von Zwillingsgeburten. Dtsch. med. Wschr. 101 (1976) 506

von Rechenberg, K. N.: Zwillingsschwangerschaft und -geburt nur in einem Zentrumsspital? Geburtsh. u. Frauenheilk. 46 (1986) 715

Record, R. G., J. R. Gibson, T. McKeon: Foetal and infant mortality in multiple pregnancy. J. Obstet. Gynaecol. Brit. Emp. 59 (1952) 471

Ristedt, T., H. Kräubig: Der zweite Zwilling – Schicksal und Folgerungen für die Geburtsleitung. Zbl. Gynäkol. 90 (1968) 449

Schmidt, J., B. Cimutta, K. Müller: Ergebnisse einer intensiven antenatalen und intranatalen Betreuung der Geminischwangerschaften an der Frauenklinik des Bezirkskrankenhauses Karl-Marx-Stadt. Zbl. Gynäkol. 101 (1979) 839

Scholtes, G.: Zum Problem der Zwillingsschwangerschaft. Arch. Gynäkol. 210 (1971) 188

Scholtes, G., W. Steinert: Betreuung der Zwillingsschwangerschaften unter heutigen Aspekten – eine prospektive Untersuchung. Z. Geburtsh. Perinatol. 188 (1984) 178

Stamm, H.: Verlauf und Leitung der Zwillings- und Mehrlingsgeburten. In Käser, O., V. Friedberg, K. G. Ober, K. Thomsen, J. Zander: Gynäkologie und Geburtshilfe, Bd. II. Thieme, Stuttgart 1967; 2. Aufl. 1981

Strickland, N., P. Saneman: Locked twins. Report of 3 cases. Obstet. and Gynecol. 29 (1967) 211

Stucki, D., A. Stucki: Zwillingsschwangerschaft und Zwillingsgeburt. Eine retrospektive (1970–1976) und prospektive (1977–1978) Studie. Z. Geburtsh. Perinatol. 184 (1980) 235

Viehweg, B., K.-E. Ruckhäberle, Ch. Vogtmann: Frühgeburtlichkeit und Plazentainsuffizienz bei Geminischwangerschaft. Zbl. Gynäkol. 104 (1982) 221

Vogel, M.: Mehrlingsplazenta. In Martius, G.: Differentialdiagnose in Geburtshilfe und Gynäkologie, Bd. I. Thieme, Stuttgart 1987

Waidl, G.: Die Mehrlingsgeburt. In Schwalm, H., G. Döderlein: Klinik der Frauenheilkunde und Geburtshilfe. Urban & Schwarzenberg, München 1964

Weidenbach, A., B. J. Klose: Geburtsleitung und Überlebenschance des 1. Zwillings. Geburtsh. u. Frauenheilk. 30 (1970) 795

Winter, R.: Senkung der perinatalen Mortalität von Zwillingskindern durch prophylaktische Tokolyse. Fortschr. Med. 96 (1978) 307

Wyshak, G., C. White: Birth hazard of the second twin. J. Amer. med. Ass. 186 (1963) 869

Aufgaben

1. Welche Aussage können wir unter Verwendung der Hellin-Regel bei der Mehrlingsschwangerschaft treffen?
2. Auf welche Weise können Mehrlinge entstehen?
3. Definieren Sie die Begriffe „Monozygotie" und „Dizygotie"!
4. Erlaubt die Feststellung einer dichorisch-diamniotischen Nachgeburt die sichere Aussage hinsichtlich der Zweieiigkeit der Kinder?
5. Was bezeichnen wir bei der Mehrlingsgravidität als „dritten Kreislauf"?
6. Welche Erklärung können Sie für das gehäufte Auftreten der H-Gestose bei Mehrlingsgraviditäten geben?
7. Welche Möglichkeiten hat der Geburtshelfer zur Früherkennung einer Mehrlingsgravidität?
8. Welche Ergebnisse der Ultraschallfetometrie rechtfertigen den Verdacht auf eine intrauterine Mangelversorgung des einen Kindes?
9. Welche Kontrollen während der Gravidität sind notwendig, um die bei der Mehrlingsgravidität gehäuft vorkommende Frühgeburt rechtzeitig zu erkennen?
10. Welchen diagnostischen Aussagewert haben die HPL- und Östriolbestimmungen bei der Mehrlingsgravidität?
11. Welche therapeutischen Möglichkeiten sind zur Behandlung einer drohenden Frühgeburt bei der Mehrlingsgravidität gegeben?
12. Begründen Sie die Notwendigkeit der Begrenzung der Schwangerschaftsdauer auf etwa 38 Wochen p. m. für die Mehrlingsgravidität!
13. Können Sie Indikationen zur primären Sectio bei der Mehrlingsgeburt nennen?
14. Mit welcher Häufigkeit kommen Beckenendlagen bei Mehrlingsgeburten vor (Summenwert für beide Kinder!)?
15. Wie gehen Sie operativ nach der Geburt des 1. Kindes vor, wenn das 2. Kind in Querlage liegt?
16. Was verstehen wir unter einer Zwillingskollision?
17. Mit welcher perinatalen Mortalität müssen wir unter den gegebenen Umständen bei Mehrlingsgraviditäten rechnen?
18. Wie ist die seit langem bekannte Übersterblichkeit des 2. Zwillingskindes zu erklären?
19. Können Sie eine Erklärung dafür angeben, daß ein Kind aus einer Mehrlingsgravidität im Vergleich zu einem Einlingskind bei gleichem Geburtsgewicht eine höhere Überlebenschance hat?
20. Nennen Sie die wichtigsten Gefährdungen von Mehrlingskindern, und zwar:
    – für die präpartuale Phase,
    – für die subpartuale Phase,
    – für die postpartuale Phase!

17 Geburtshilfliches Operieren

G. Martius

Lernziel

Dieses Kapitel hat es sich zur Aufgabe gemacht, den Studenten und den angehenden Facharzt mit den Grundzügen der Indikationslehre in der operativen Geburtshilfe und mit den Prinzipien der Methodik vertraut zu machen. Seit der Studienreform wird der Student nicht mehr im entbindenden Operieren am Phantom ausgebildet. Nachdem dieser Kurs nach dem Vorschlag von BICKENBACH zugleich zu „Geburtshilflichen Übungen am Phantom" genutzt wurde, vermochte er besser als jede theoretische Vorlesung dem Studenten zugleich Vorstellungen von den regelrechten und regelwidrigen Geburtsvorgängen zu vermitteln. Da zusätzlich das klinische Praktikum im Kreißsaal aus der studentischen Ausbildung gestrichen wurde, verläßt heute ein großer Teil der Studenten die Universität, ohne jemals Gelegenheit zum praktischen Studium der Ge-

burtshilfe gehabt zu haben, ja ohne jemals eine Geburt miterlebt zu haben (WULF). Die im Staatsexamen zu erfragenden Kenntnisse in diesem Fach sind dementsprechend auf ein Minimum gesunken. Nicht zuletzt waren es diese Überlegungen, die die Entscheidung bestimmten, in dieses Lehrbuch ein Kapitel über das geburtshilfliche Operieren einzufügen. Wenn die nachfolgende Darstellung auch kein Ersatz für praktische Erfahrungen im Kreißsaal sein kann, so vermag es den Lernenden doch mit den Prinzipien des operativ-therapeutischen Handelns zur Abwendung von Gefahren für Mutter und Kind vertraut zu machen. Für den angehenden Facharzt ist indessen die Beschreibung der operativen Technik in diesem Kapitel nicht ausreichend. Ihm kann es das Studium einer speziellen geburtshilflichen Operationslehre nicht ersparen.

Das geburtshilfliche Operieren verlangt vom Geburtshelfer die Bewältigung von zwei Aufgaben sehr unterschiedlicher Art: Zum einen hat er sich vor jedem Eingriff um eine sorgfältige **Indikationsstellung** zu bemühen. Es ist das Ziel eines geburtshilflich-operativen Eingriffes, eine für die Mutter oder das Kind zu erkennende Gefahr im Sinne der Prophylaxe zu vermeiden oder nach ihrer Manifestation rechtzeitig zu überwinden. Ist zu erwarten, daß dies mit Hilfe eines der zur Verfügung stehenden Eingriffe möglich ist, so ist eine Indikation zu diesem Eingriff gegeben.

Die Ausführung des operativen Eingriffes als zweite Aufgabe des Geburtshelfers ist von der **Beherrschung der operativen Technik** abhängig (BAYER; KUBLI u. FRIEDBERG; G. MARTIUS). Nur unter diesen Bedingungen gelingt es, die durch den Eingriff gegebene zusätzliche Belastung für

Mutter und Kind in vertretbaren Grenzen zu halten und die gegebene Gefahr erfolgreich abzuwenden. Zu einem technisch richtigen entbindenden Operieren gehören dabei sowohl die Kenntnis und die exakte Handhabung der zur Verfügung stehenden Instrumente, als auch ausreichende geburtsmechanische Kenntnisse, die im Einzelfall die Vollendung der gegebenen, besonderen Situation im Sinne des „Gesetzes des geringsten Zwanges" ermöglichen. Dies ist deshalb von besonderer Bedeutung, da eine unterlassene oder auch nur unzureichende Beachtung der geburtsmechanischen Situation eine oftmals erhebliche zusätzliche Belastung insbesondere für das Kind durch den operativen Eingriff mit sich bringt.

Die Notwendigkeit zu einem operativen Eingriff während der Gravidität, unter der Geburt und auch in der Nachgeburtsperiode und damit eine

Indikation zur operativen Intervention

kann sich sowohl aufgrund einer zu erkennenden Gefährdung der Mutter, als auch aufgrund einer Gefährdung des Kindes ergeben. Es sind damit zu unterscheiden:

– Indikationen von seiten des Kindes,
– Indikationen von seiten der Mutter.

Da ein Teil der geburtshilflichen Regelwidrigkeiten sowohl für die Mutter als auch für das Kind in allerdings oftmals unterschiedlich ausgeprägter Größe eine Gefahr bedeuten, werden nicht wenige operative Eingriffe aufgrund einer „gemischten" oder auch „kombinierten Indikation" ausgeführt. Für den Anfänger bedeutet es indessen eine didaktische Erleichterung, die potentiellen Gefährdungen zunächst getrennt darzustellen.

Der überwiegende Teil der geburtshilflichen Eingriffe wird heute zur Überwindung einer fetalen Notsituation und damit aufgrund einer

Indikation von seiten des Kindes

ausgeführt. Da in der Pathogenese der intrauterinen Gefährdung des Kindes die ungenügende Sauerstoffversorgung, die *Hypoxie* mit nachfolgender Azidose, an erster Stelle steht, die zum intrauterinen Fruchttod oder zu postnatal persistierenden Schäden führen kann, kommt bei der Indikationsstellung der frühzeitigen Erkennung dieser Gefahr eine ebenso große Bedeutung zu wie der Rechtzeitigkeit der operativen Intervention. Die amerikanischen Geburtshelfer verwenden in diesem Zusammenhang den hilfreichen Begriff der **DD-Zeit** (decision – delivery) – deutschsprachig auch als EE-Zeit (Erkennung – Entwicklung) bezeichnet. Er gibt die von der einzelnen Klinik bzw. vom Geburtshelfer benötigte Zeit von der Erkennung der Gefahr mit der Entscheidung zum operativen Vorgehen bis zur Entwicklung des Kindes an. Die klinische Relevanz der DD-Zeit wird bei einer vorher nicht erkennbaren, akuten, schweren fetalen Gefährdung mit der Notwendigkeit der sofortigen abdominalen Geburtsbeendigung im Sinne einer Not-Sectio deutlich.

Die **Symptome der fetalen Gefährdung** sind in den vorstehenden Kapiteln dieses Buches beschrieben worden. Sie werden mit den ebenfalls bereits dargestellten „perinatalen Überwachungsmethoden" diagnostiziert. Die wichtig-

Tabelle 1   Diagnose der fetalen Gefährdung in der Gravidität und unter der Geburt

1. Gefährdungssymptome in der Gravidität

– *Ultraschall-Biometrie:* verminderte oder sistierende Zunahme (Minusvarianten) einzelner oder mehrerer Meßwerte
– *eingeschränkte plazentare Hormonsynthese:* erniedrigte HPL- bzw. Östriolwerte
– *Veränderungen der Fruchtwassermenge:* Oligohydramnie (evtl. auch Polyhydramnie)
– *sonographische Plazentareife:* vorzeitiges Auftreten des Reifegrades III
– *präpartuales CTG:* pathologische Herzfrequenzmuster beim Non-Streß- bzw. Streßtest
– *Amnioskopie:* grünes Fruchtwasser
– *Nabelschnurvorfall*
– *vaginale Blutung der Mutter*

2. Gefährdungssymptome sub partu

– *CTG:* pathologische Herzfrequenzmuster
– *Mikroblutuntersuchung:* erniedrigter pH-Wert
– *fetale Blutung:* z.B. Nachweis durch Ogita-Test
– *protrahierter Geburtsverlauf:* bei Erstgebärenden > 12 Std., bei Mehrgebärenden > 8 Std. Protrahierter Verlauf der Preßperiode: bei Erstgebärenden > 30 Min., bei Mehrgebärenden > 20 Min.

sten Gefährdungssymptome sind in der Tab. 1 nochmals zusammengefaßt. Es ist an dieser Stelle erneut vor der Gefahr der *Überbewertung* einzelner, von der Norm abweichender Befunde zu warnen. Dies gilt insbesondere für die endokrinen Parameter der Plazentafunktion (HPL, Östriol), für den Nachweis von grünem Fruchtwasser bei der Amnioskopie und einer von der Norm abweichenden CTG-Symptomatik. In vielen Fällen ist es ratsam, pathologische Befunde, die als Ergebnis *einer* Überwachungsmethode erhoben wurden, durch ein anderes diagnostisches Verfahren zu überprüfen (s. auch „Kombinierte fetale Überwachung", S. 346). Nur unter diesen Bedingungen wird es möglich sein, die Zahl der ungerechtfertigten, d.h. nicht ausreichend indizierten operativen Eingriffe zu reduzieren. Die erhebliche Frequenzzunahme der Schnittentbindung in den letzten Jahren ist sicherlich z.T. auf eine Überbewertung einzelner Befunde bei der perinatalen Überwachung zurückzuführen (AMIRIKIA; NEZBEDA u. Mitarb.; KUHN; HÜTER).

Verständlicherweise ist es eher die Ausnahme, daß eine materne Regelwidrigkeit in der Gravidität oder unter der Geburt den intrauterinen

Zustand des Kindes unbeeinträchtigt läßt. Dem entspricht, daß die ausschließlichen

Indikationen von seiten der Mutter

eher eine Seltenheit darstellen. Zu nennen sind hier die *Weichteildystokien* in ihren unterschiedlichen Manifestationsformen wie den Zervixdystokien bzw. Retraktionsstörungen, die medikamentös nicht beeinflußbaren diskoordinierten Wehenstörungen, die genitalen Fehlbildungen und die Entbindung nach sectio caesarea mit dem Verdacht auf eine Narbenruptur. *Mechanische Geburtshindernisse* in Form eines engen Beckens spielen indessen heute in der Indikationsstellung eine untergeordnete, wenn auch noch immer überbewertete Rolle (S. 397). Wichtiger sind als Dystokieursache die *geburtsmechanischen Regelwidrigkeiten*, soweit sie durch eine mangelhafte oder fehlende Adaptation zum protrahierten Geburtsverlauf führen oder sogar zu einem Geburtshindernis werden. Eine besonders sorgfältige Indikationsstellung verlangen die *extragenitalen Erkrankungen* mit eingeschränkter Belastbarkeit der Mutter. Ein operativer Eingriff ist dann sinnvoll, wenn er das vordergründige Ziel der Schonung der Schwangeren bzw. Kreißenden zu erreichen vermag.

Ein charakteristisches Beispiel für die

kombinierten Indikationen

stellen die *vaginalen Blutungen* am Ende der Gravidität und sub partu dar. Da die Blutungsquelle am häufigsten im Bereich der Plazentahaftstelle zu finden ist, geht die akute Gefährdung der Mutter so gut wie immer mit einer akuten Lebensbedrohung des Kindes einher. Aber auch die *schweren H-Gestosen*, insbesondere in Form der drohenden und manifesten Eklampsie, machen häufig entbindende operative Eingriffe notwendig, um sowohl die Mutter, als auch das Kind vor bleibenden Schäden zu bewahren.

Neben der Indikationsstellung stellt, wie eingangs gezeigt wurde, die Beherrschung der

Technik des geburtshilflichen Operierens

eine uneingeschränkte Voraussetzung für die klinische Tätigkeit des Geburtshelfers dar. Nachdem bereits die für die pränatale Diagnostik und Therapie sowie zur operativen Behandlung genitaler und extragenitaler Erkrankungen

erforderlichen Eingriffe in den vorstehenden Kapiteln dieses Buches dargestellt wurden, werden nachfolgend die entbindenden und während der Nachgeburtsperiode notwendigen Operationen beschrieben. Für den Studenten wie für den in der Facharztausbildung stehen-

Tabelle 2 Übersicht über die geburtshilflichen Operationen

Vaginal entbindende Operationen

– Vakuumextraktion
– Zangenextraktion
– Löffelentbindung nach Saling
– Spekulumentbindung nach Bauereisen
– Eingriffe zur vaginalen Entwicklung des Kindes aus Beckenendlage:
  – Manualhilfe nach Bracht
  – Halten des Steißes mit dem Vakuumextraktor
  – Vakuumextraktion am Steiß
  – Zangenextraktion am Steiß
  – Herunterholen eines Fußes und Extraktion
  – Armlösungen
  – Lösung des nachfolgenden Kopfes
– Wendungsoperationen:
  – äußere Wendung
  – kombinierte direkte innere Wendung
– Embryotomien:
  – Perforation des Kopfes
  – Dissectio fetus

Abdominale entbindende Operationen

– Sectio caesarea intraperitonealis supracervicalis
– Sectio caesarea extraperitonealis
– Sectio caesarea mit supravaginaler Uterusamputation (Porro-Operation)
– Sectio caesarea mit Totalexstirpation des Uterus (caesarean hysterectomy)

Handgriffe und Operationen in der Nachgeburtsperiode

– Credé-Handgriff
– manuelle Plazentalösung
– Nachtastung
– Handgriff nach Fritsch
– Handgriff nach Zweifel
– Operationen zur Versorgung von Verletzungen:
  – Scheiden-Damm-Naht
  – Zervixnaht
  – Uterusexstirpation bei Uterusruptur
  – postpartuale Beckenbodenplastik

Operationen zur postpartualen Sterilisation

– Tubenkoagulation per laparoscopiam
– Tubenkoagulation per laparotomiam bei Sectio caesarea
– Tubenresektion per laparotomiam
– Uterusexstirpation (caesarean hysterectomy)

den Assistenten ist an dieser Stelle einschränkend zu bemerken, daß die Anwendung entbindender Operationen ständig wiederholte *Übungen am Phantom* zur Voraussetzung hat. Nur sie sind in der Lage, ihm die im Kreißsaal erforderliche Routine und damit die notwendige manuelle Geschicklichkeit zu vermitteln und zu erhalten. Eine ausführliche Darstellung aller operativen Eingriffe einschl. der Indikations-stellung im Rahmen der pränatalen Diagnostik, im Verlauf der Gravidität und während und nach der Entbindung ist in den „Geburtshilf-lich-perinatologischen Operationen" des Verf. enthalten. Auf sie sei verwiesen, sofern sich der Lernende über die nachfolgend beschriebenen Prinzipien des entbindenden Operierens hinaus orientieren will. Eine Übersicht über die geburtshilflichen Operationen gibt die Tab. 2.

Vakuumextraktion

In den meisten geburtshilflichen Kliniken ist seit den 60er Jahren die Vakuumextraktion zur häufigsten entbindenden Operation geworden. Ihre klinische Anwendung wurde durch die Schaffung einer ausreichend haftenden Vakuumglocke durch MALMSTRÖM u. UDDENBERG sowie durch EVELBAUER möglich. Das *Instrumentarium* besteht aus der Vakuumpumpe, dem Schlauchsystem mit einer innen geführten Kette, an dem der Kreuzgriff für die Extraktion befestigt ist, und den Vakuumglocken mit einem Öffnungsdurchmesser von 30 mm, 40 mm und 50 mm.

Die Vakuumextraktion ist in erster Linie eine entbindende Operation zur Gewinnung des am Beckenboden stehenden Kopfes. Weitere

Anwendungsgebiete

sind die Unterstützung der vaginalen Beckenendlagenentbindung durch das Halten des Steißes zur Überwindung der Haltungsspannung im Kind bei den Extended legs, die Vakuumextraktion am Steiß und die Gewinnung des vorangehenden Teiles durch die Hysterotomiewunde bei der Sectio caesarea. Von großer klinischer Bedeutung ist, daß die Vakuumextraktion abgesehen von dem instrumentellen Zug an dem vorangehenden Teil bei noch nicht vollendeter geburtsmechanischer Adaptation auch zur *Korrektur des Geburtsmechanismus* genutzt wird. Dies geschieht durch die Wahl der Zugrichtung während der Extraktion, vor allem und primär aber durch das entsprechende

Anlegen der Vakuumglocke

am vorangehenden Kindsteil. Die Glocke wird zu diesem Zweck zunächst über die Kante in die Vagina eingeführt (Abb. 1) und vor dem Kopf um 90 Grad gedreht. Die *Wahl des Glockenansatzes* hat sich dann nach der geburtsmechani-

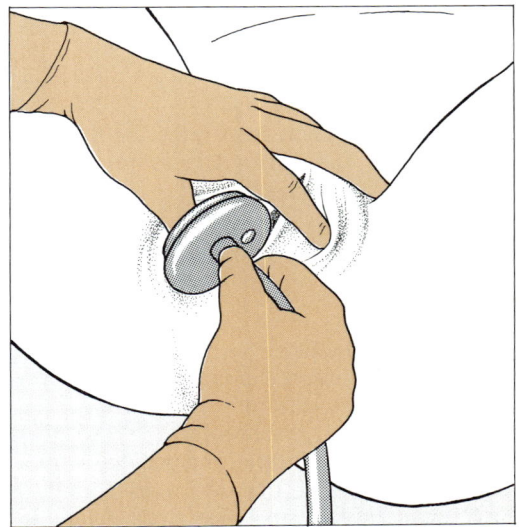

Abb. 1   Anlegen der Vakuumglocke. Die Glocke wird über die Kante in die Vagina eingeführt

schen Situation zu richten: bei bereits vollendeter geburtsmechanischer Adaptation ist dies der führende Teil und damit die Führungslinie. Bei noch unvollkommener Haltungs- und Einstellungsänderung ist zu berücksichtigen, daß ein exzentrischer Glockenansatz die bisher ausgebliebene, für eine leichte Beendigung der Vakuumextraktion indessen wichtige geburtsmechanische Anpassung des Kopfes nachholen kann. Hierbei gilt die *Regel*, daß das Anlegen der Glocke über dem Teil des Kopfes zu erfolgen hat, der bei dessen Austritt die Führung übernehmen soll. So wird – um nur ein Beispiel zu nennen – beim 1. tiefen Querstand die Glocke über der links im kleinen Becken stehenden kleinen Fontanelle angelegt. Ist die Glocke entsprechend plaziert, so wird sie hier durch das Ein-

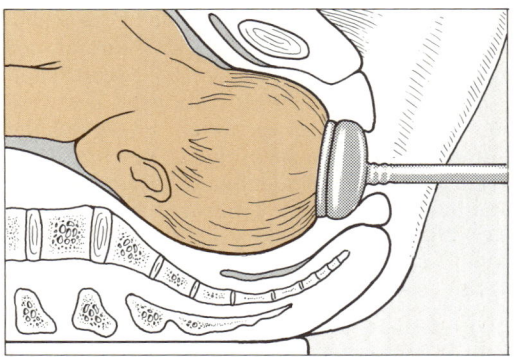

Abb. 2   Traktionsrichtung a bei der Vakuumextraktion. Die Traktionen erfolgen zu Beginn der Extraktion in horizontaler Richtung

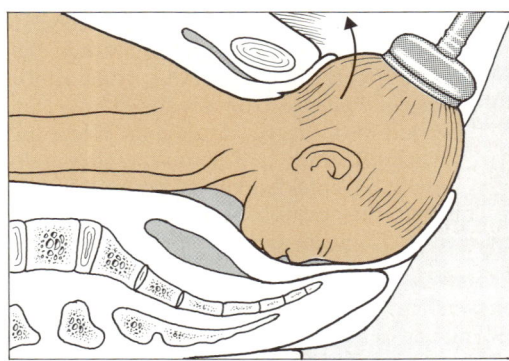

Abb. 3   Traktionsrichtung c bei der Vakuumextraktion. Zum Durchschneiden des Kopfes werden die Traktionen in fast vertikaler Richtung geführt

schalten der Vakuumpumpe mit einem Unterdruck von 0,6–0,8 kg/cm³ angesaugt.

Nach dem Probezug und der Kontrolle, daß mütterliche Weichteile nicht mitgefaßt wurden, erfolgen die

Traktionen

(Abb. 2 u. 3) beim tiefen Geradstand des Kopfes in der Führungslinie mit entsprechendem Wechsel der Traktionsrichtung. Sie werden wehensynchron unter gleichzeitigem Mitpressen durch die Kreißende und entsprechender Expressionshilfe durch den Kristeller-Handgriff ausgeführt. *Bei geburtsmechanischen Anomalien* ist zu beachten, daß nach entsprechendem exzentrischen Anlegen der Vakuumglocke (s. oben) zunächst die noch fehlende Haltungsän-

derung durch Traktionen aus der Führungslinie heraus zur gegenüberliegenden Seite, also z. B. beim 2. tiefen Querstand nach links herüber und umgekehrt (vgl. Abb. 32, S. 382), nachgeholt werden muß. Diese operativ erreichte Haltungsänderung ist zumeist ausreichend, um auch die noch fehlende Einstellungsänderung (Drehung) des Kopfes zu erzielen. Es ist damit zu erkennen, daß ein geburtsmechanisch adaptiertes Operieren auch bei der Vakuumextraktion die Berücksichtigung des Geburtsmechanismus zur Voraussetzung hat, wenn das Kind unter größtmöglicher Schonung gewonnen werden soll! Operationstechnische Einzelheiten der Anwendung der Vakuumextraktion bei geburtsmechanischen Anomalien sind in den „Geburtshilfliche-perinatologischen Operationen" des Verf. enthalten.

Zangenextraktion

Die Zangenextraktion hat eine wechselvolle und schon deshalb höchst interessante Vorgeschichte. Nach ihrer ersten Erwähnung im 11. Jahrhundert ist sie deutlich älter als die Vakuumextraktion (SHUTE; G. MARTIUS). Im Laufe der Jahrhunderte ist eine Fülle verschiedener **Zangenmodelle** entwickelt und empfohlen worden. Heute werden von den Geburtshelfern bevorzugt angewandt:

– *Parallelzangen:* Von ihnen haben sich vor allem die Shute-Zange und die Bamberger Divergenzzange (Abb. 4 u. 5) durchgesetzt (SIPLI u. KRONE; QUASTHOFF; SHUTE). Sie haben

den Vorteil der „kontrollierten Kompression" des Kopfes des Kindes und zwar insbesondere bei unreifen Kindern.
– *Kleine Naegele-Zange:* Sie folgt dem alten Konstruktionsprinzip der im Schloß in Form der „Junctura per axim et contabulationem" zusammengefügten gekreuzten Löffel (Abb. 6). Sie hat den Vorteil des geringen Gewichtes und damit der leichten Handhabung.
– *Kielland-Zange:* Sie ist durch die fehlende Beckenkrümmung und ein ausschließlich als Junctura per contabulationem ausgebildetes Schloß gekennzeichnet. Sie eignet sich damit besonders für Extraktionen aus Beckenmitte

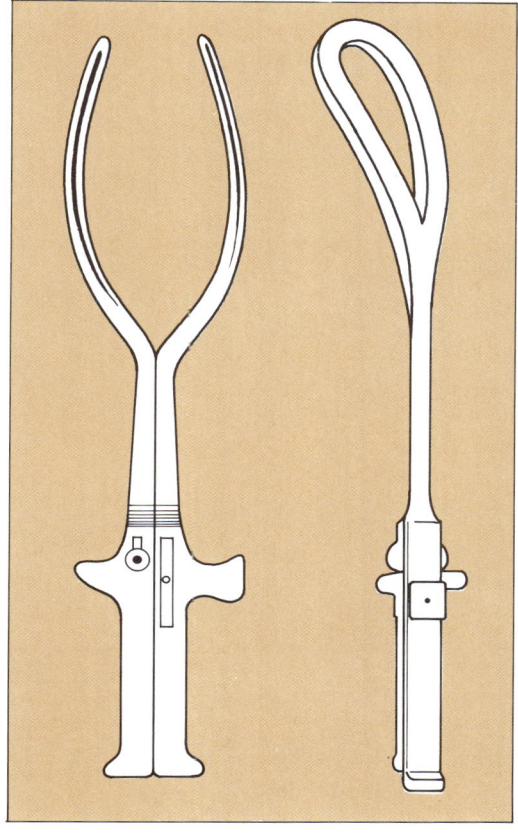

Abb. 4   Parallelzange nach Shute

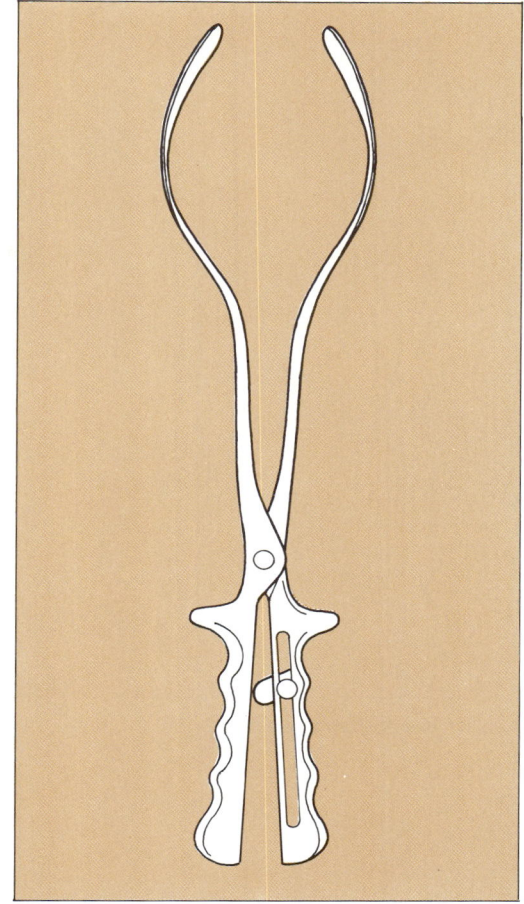

Abb. 5   Bamberger Divergenzzange

und bei noch nicht beendeter Drehung des Kopfes.

Das

Anlegen der Zange

am kindlichen Kopf erfordert im Vergleich zur Vakuumextraktion größere Erfahrungen und intensivere Vorübungen am Phantom. Es beginnt mit dem Hinhalten des geschlossenen Instrumentes, bei dem bereits die Position des Instrumentes nachgeahmt wird, die der jeweiligen geburtsmechanischen Situation entspricht. Es folgt das Einführen des linken Löffels (Abb. 8), der mit der linken Hand gehalten aus einer senkrechten Position heraus durch Senken des Griffes auf den in die Vagina eingeführten Fingern der rechten Hand zwischen Kopf und Vaginal-

wand gleitet. Das gleiche Vorgehen wird für den rechten Löffel wiederholt (Abb. 9). Ist das Instrument im Schloß zusammengefügt, wird nach dem Probezug mit der Extraktion begonnen.

Eine nicht vollendete Drehung des Kopfes hat bereits beim Anlegen des Instrumentes Berücksichtigung zu finden. Die Zange wird durch das sog. Wandernlassen des nach vorn kommenden Löffels schräg im Becken bzw. am Kopf angelegt, wobei darauf zu achten ist, daß die Zangenspitzen jeweils auf den kindlichen Teil gerichtet sind, der durch die Drehung nach vorn gebracht werden soll (Abb. 10).

Entsprechend dem bei der Vakuumextraktion beschriebenen Vorgehen werden die

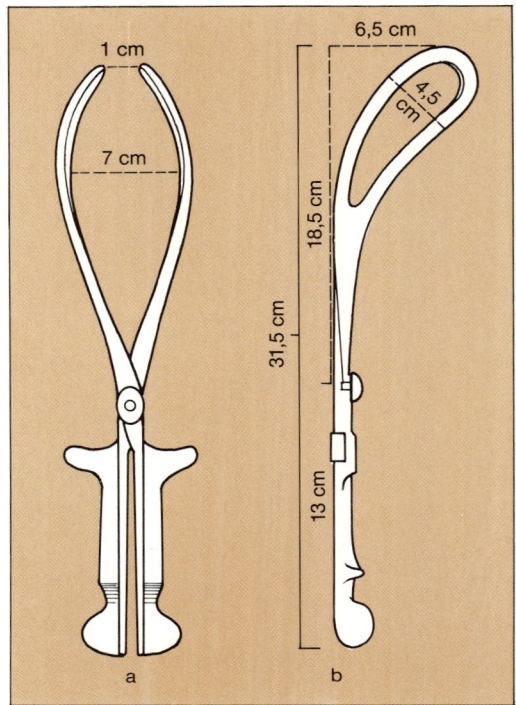

Abb. 6   Kleine Naegele-Zange

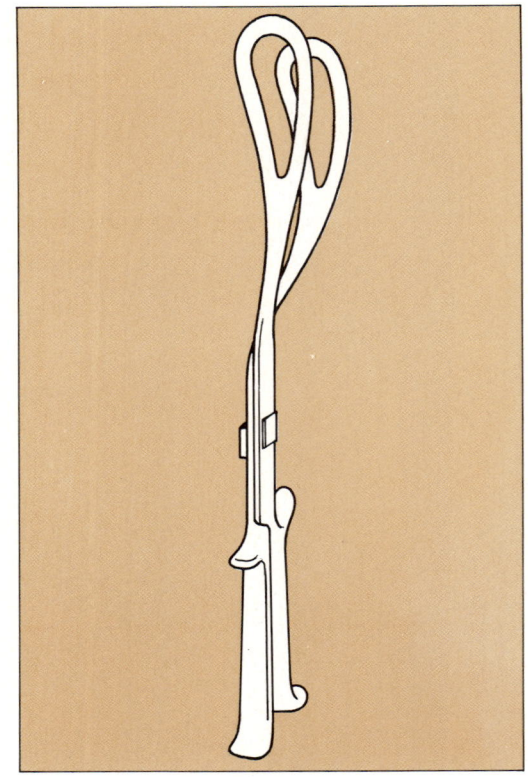

Abb. 7   Kielland-Zange

Traktionen mit der Zange

wehensynchron und zwar in horizontaler Richtung (= Position a) bis zum Erreichen des Stemmpunktes am unteren Symphysenrand geführt, um mit dem Tieftreten des Kopfes zunehmend in die Positionen b und c überzugehen (Abb. 11–13).

Es ist wichtig, daß sich der Geburtshelfer vor Beginn der Zangenoperation durch eine sorgfältige vaginale Untersuchung darüber orientiert, wie die augenblickliche *geburtsmechanische Situation* ist, bzw. welchen Teil der geburtsmechanischen Adaptation er während der Extraktion nachzuholen hat. Diese muß durch ein situationsgerechtes Anlegen des Instrumentes (s. oben) und durch die Wahl der entsprechenden Traktionsrichtung im Verlauf der Operation nachgeholt werden. Bei der Zangenextraktion hat dies deshalb besonders exakt zu erfolgen, da

dem Kopf weniger als bei der Vakuumextraktion die Möglichkeit gegeben ist, die erforderlichen Adaptationsvorgänge während der Operation selbständig auszuführen.

Die **klinische Anwendung** der Zangenextraktion entspricht hinsichtlich der Indikationsstellung und der durch die Operation gegebenen Belastung von Mutter und Kind weitgehend der der Vakuumextraktion. Ein Teil der Geburtshelfer bevorzugt die Zangenextraktion nach wie vor bei der akuten schweren Gefährdung des Kindes und dies mit dem Hinweis auf eine mögliche Abkürzung der DD-Zeit. Bei *Frühgeburten* wird die „kontrollierte Kompression" der Parallelzangen immer häufiger genutzt, indem die Zange zum Herausleiten des Kopfes aus dem Weichteilansatzrohr gleichsam schützend angelegt wird. Die *Gesichtslage* ist nach wie vor ein typisches Anwendungsgebiet der Zange bei notwendiger Extraktion.

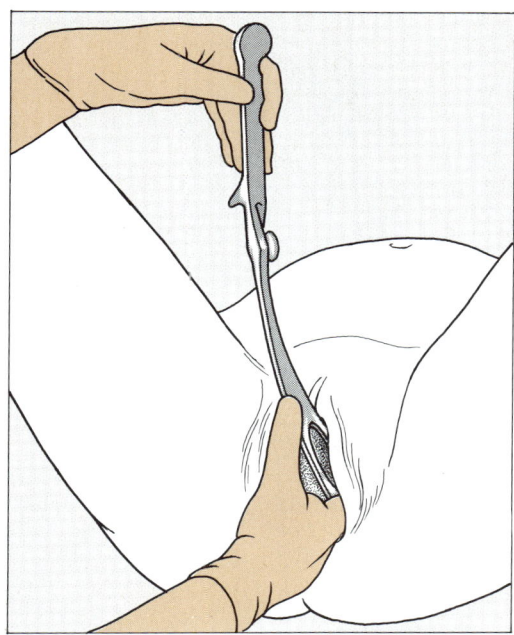

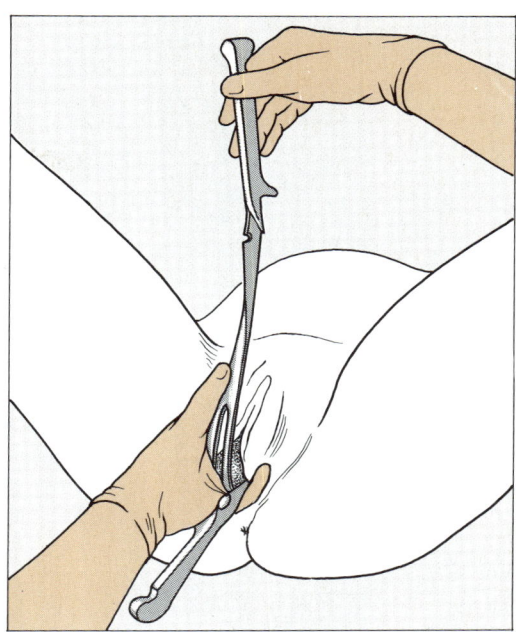

Abb. 8 Einführen des linken Zangenlöffels. Die linke Hand hält den Löffel senkrecht locker in der Hand. Die Spitze des Löffels wird auf die in die Vagina eingeführten Zeige- und Mittelfinger aufgesetzt. Durch Senken des Griffes gleitet der Löffel entlang dem Zeigefinger zwischen Kopf und Vaginalwand in die Vagina

Abb. 9 Einführen des rechten Zangenlöffels. Der linke Löffel wird mit dem kleinen Finger der linken Hand gehalten. Wiederum dienen Daumen sowie Zeige- und Mittelfinger der in die Vagina eingeführten linken Hand als Gleitschiene. Der rechte Löffel wird mit der rechten Hand aus der Senkrechten durch Senken des Griffes eingeführt

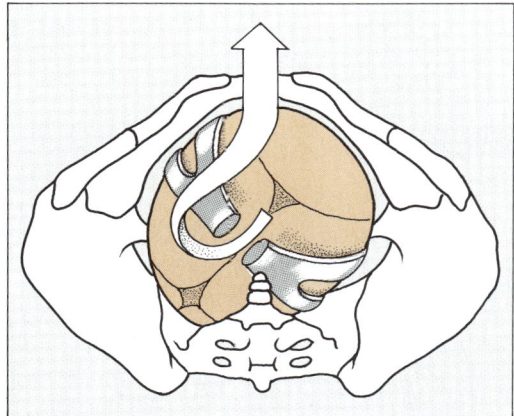

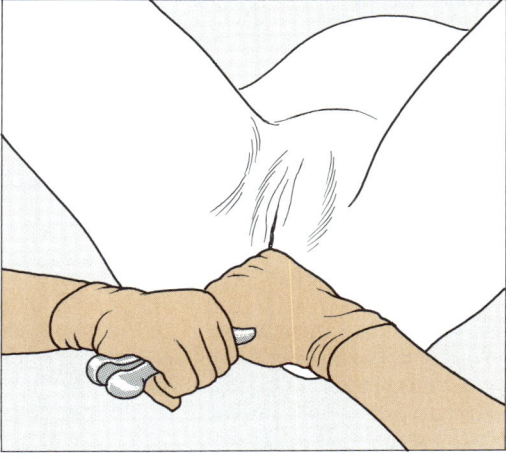

Abb. 10 Zangenextraktion bei noch nicht vollendeter Drehung des Kopfes in Form eines 1. tiefen Schrägstandes. Der linke (erste) Löffel wurde links hinten angelegt, der rechte (zweite) Löffel ist durch das Wandernlassen dieses Löffels nach rechts vorn gebracht worden. Die Zange liegt beim 1. tiefen Schrägstand im 2. schrägen Durchmesser des kleinen Beckens

Abb. 11 Extraktion mit der Zange in der Traktionsrichtung a. Beide Hände ergreifen von der Seite kommend die Zangengriffe. Bis zum Erreichen des Stemmpunktes wird in der Horizontalen (= Traktionsrichtung a) gezogen

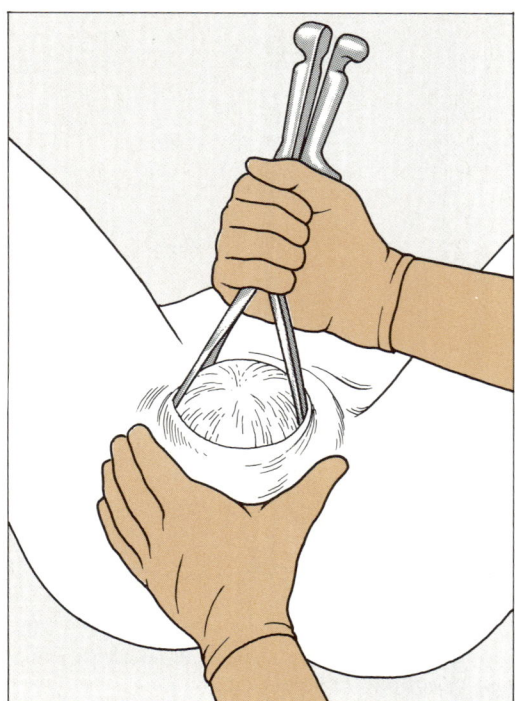

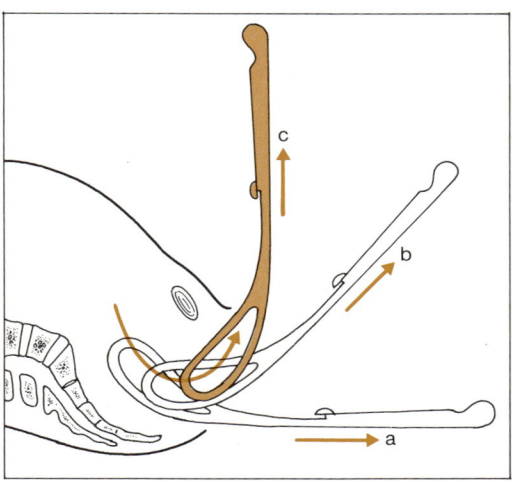

Abb. 13 Traktionsrichtungen bei der Zangenextraktion (nach *Döderlein*)

Abb. 12 Zangenextraktion während des Durchschneidens des Kopfes in der Traktionsrichtung c. Beim Durchschneiden des vorangehenden Teiles wird in fast senkrechter Richtung extrahiert (= Traktionsrichtung c). Der Dammschutz erfolgt mit der linken Hand, die den Kopf dem Instrument entgegendrückt

Weitere entbindende Operationen bei Schädellage

Die Möglichkeit des Durchleitens des Kopfes durch das Weichteilansatzrohr gibt der

Geburtslöffel nach Saling

(Abb. 14). Das Instrument ist V-förmig konstruiert mit einem Gleitschloß am hinteren Ende der Griffe. Da die Zug- und Rotationsmöglichkeiten mit dem Instrument eingeschränkt sind, eignet es sich nicht zu Extraktionen, die eine geburtsmechanische Korrektur zur Voraussetzung haben. Ihr Indikationsgebiet ist der protrahierte Verlauf der Preßperiode.

Die von BAUEREISEN inaugurierte

Spekulumentbindung

(Abb. 15) verfolgt das Ziel der Verminderung des Weichteilwiderstandes für das Kind. Dies wird mit dem Einsetzen des Gauss-Entbindungsspekulum erreicht, das nach dem Schneiden einer Episiotomie über den Damm eingeführt und nach dorsal gezogen wird (WOLFF-RAM). Eine Indikation zur Spekulumgeburt ist gegeben, wenn bei einschneidendem vorangehenden Kindsteil Verzögerungen der Preßperiode überwunden werden sollen, bzw. wenn bei einer Frühgeburt eine Schonung des Kindes durch Verminderung der Weichteilkompression angestrebt wird.

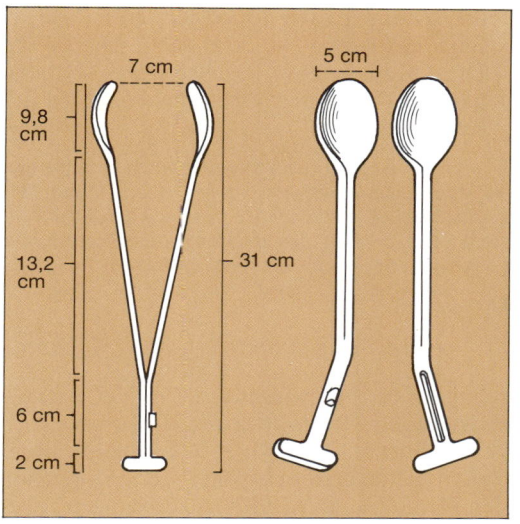

Abb. 14   Geburtslöffel nach Saling

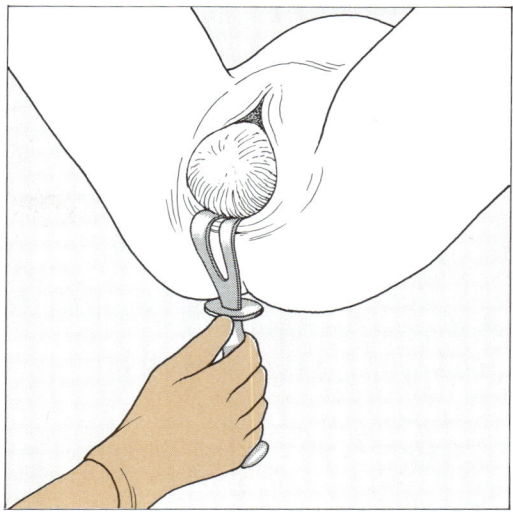

Abb. 15   Spekulumentbindung nach Bauereisen

Vaginale Entbindung bei Beckenendlage

Für die vaginale Entwicklung des Kindes aus Beckenendlage muß der Geburtshelfer eine Vielzahl manueller und instrumenteller operativer Methoden beherrschen, will er auch seltene, unvorhersehbare geburtsmechanische Komplikationen mit der Gewinnung eines gesunden Kindes überwinden. Für den in der Facharztausbildung stehenden Assistenten bedeutet dies bei der relativen Seltenheit, mit der er auch an größeren geburtshilflichen Kliniken die vaginale Beckenendlagengeburt erlebt, die Pflicht zu regelmäßigen *Übungen am Phantom* (S. 476).

Das **methodische Vorgehen** hat sich an dem dreifach hintereinander ablaufenden Geburtsmechanismus für den Durchtritt des Steißes, der Schultern und Arme und des nachfolgenden Kopfes zu orientieren. Diese Tatsache hat auch die didaktisch hilfreiche *Rubrizierung* in operative Verfahren zur

– Gewinnung des Steißes,
– Gewinnung der Schultern und Arme,
– Gewinnung des nachfolgenden Kopfes

bestimmt.

Die **Handgriffe zur Gewinnung des Steißes** gehen zunächst von der Vorstellung aus, daß es gelingt, das Kind allein durch unterstützende Handgriffe zu entwickeln, indem der dreifach hintereinander ablaufende geburtsmechanische

Ablauf sich selbst überlassen bleibt, der Austritt lediglich manuell unterstützt wird. Diesem Vorgehen entspricht die

Manualhilfe nach Bracht,

die auf S. 391 und mit den Abb. 44 u. 45 bereits dargestellt wurde. Bei der einfachen Steißlage führen die hochgeschlagenen Beine zu einer erheblichen Haltungsspannung im Bereich des Rumpfes, die die Abbiegung des Rumpfes erschwert und damit die Preßperiode oftmals erheblich verzögert. Die dadurch für das Kind resultierenden Gefahren können ohne Störung des geburtsmechanischen Ablaufes technisch einfach durch das

Halten des Steißes mit dem Vakuumextraktor

überwunden werden (HESPE u. Mitarb.; G. MARTIUS) (S. 390).

Ist eine Indikation zur operativen Beendigung in der Austreibungsperiode gegeben, so stehen dem Operateur verschiedene

Extraktionsmethoden

zur Verfügung, und zwar die manuelle Extraktion, die Vakuum- bzw. Zangenextraktion am Steiß und das vorbereitende Herunterholen des vorderen Fußes mit anschließender Extraktion an dem gewonnenen Fuß.

Bleibt bei der Manualhilfe bzw. beim Halten des Steißes mit dem Vakuumextraktor der spontane Durchtritt der Arme und des Schultergürtels aus, aber auch im Anschluß an jede Extraktion des Steißes, so stellt sich die operative Aufgabe der gesonderten

Armlösung.

Methodisch kann dies auf die folgenden verschiedenen Arten erfolgen:

- *Kombinierte Armlösung nach Bickenbach:* Es wird zuerst der hintere Arm aus der Kreuzbeinaushöhlung und dann der vordere Arm unter der Symphyse gelöst. Dieses technisch einfache Vorgehen führt in über 90% zum Erfolg.
- *Armlösung nach Löwset:* Die Arme werden durch die Rumpfdrehung, die primär für den dorsal stehenden Arm und anschließend für

den sekundär nach dorsal geratenen Arm erfolgt, gewonnen. (s. Abb. 46 u. 47, S. 392). Die technisch etwas schwierigere Methode hat den Vorteil der hohen Sicherheit bei der Armgewinnung.

Weitere Armlösungen einschl. der Müller-Armlösung, der klassischen Armlösung sowie der Gewinnung des in den Nacken geschlagenen Armes sind in Anwendung und Technik in den „Geburtshilflich-perinatologischen Operationen" des Verf. enthalten.

Die

Lösung des nachfolgenden Kopfes

gelingt in der überwiegenden Zahl der Beckenendlagengeburten mittels des *Handgriffes nach Veit-Smellie* (s. Abb. 48, S. 392). Die Notwendigkeit hierzu ergibt sich nach jeder Extraktion des Rumpfes, nach allen Armlösungen, aber auch dann, wenn der Kopf beim Bracht-Handgriff bzw. nach dem Halten des Steißes mit dem Vakuumextraktor nicht spontan folgt.

Äußere und innere Wendung

Die Umwandlung einer Beckenendlage und einer Querlage kann vor Wehenbeginn zur Herstellung einer prognostisch günstigeren Situation durch die

äußere Wendung

vorgenommen werden. Über die äußere Wendung bei Beckenendlage wurde bereits auf S. 390 ausführlich berichtet. Die dort genannten Kontraindikationen bedürfen auch bei der Querlage der strengen Beachtung: Bei der Querlage ist dies insbesondere die bei ihr überproportional vorhandene Placenta praevia. Das Wendungsmanöver erfolgt durch kombinierte äußere Handgriffe, mit denen der Kopf – bei der Querlage evtl. auch der Steiß – über den Beckeneingang gebracht wird. Bei einer eingeschränk-

ten Beweglichkeit des Kindes kann die äußere Wendung durch eine kombinierte sedierend-tokolytische Medikation erleichtert werden (S. 390).

Die sog.

kombinierte direkte innere Wendung

wandelt eine Querlage durch gleichzeitige innere und äußere Handgriffe in eine unvollkommene Fußlage um, und zwar bei vollständig erweitertem Muttermund, um das Kind anschließend sofort extrahieren zu können (Abb. 54, S. 396). Die Anwendung der inneren Wendung erfolgt heute so gut wie ausschließlich beim 2. Zwillingskind und evtl. beim in Querlage liegenden abgestorbenen Kind.

Embryotomien

Aus der großen Zahl der zerstückelnden Operationen, die jahrhundertelang das geburtshilfliche Operieren durch den Arzt bestimmt haben, benötigt die heutige Geburtshilfe nur noch wenige Eingriffe. Aber auch für sie ergibt sich eine **Indikation** nur noch in Ausnahmefällen. Eine Embryotomie ist gerechtfertigt, wenn bei abgestorbenem Kind durch die Operation eine Ge-

burtserleichterung oder Schonung der Mutter z. B. dadurch zu erreichen ist, daß ihr ein größerer Eingriff wie etwa eine abdominale Schnittentbindung erspart werden kann.

In der heutigen Geburtshilfe ergibt sich in Einzelfällen die Notwendigkeit zur

Perforation des Kopfes,

und zwar vor allem bei Spätaborten bzw. einer Interruptio bei fortgeschrittener Gravidität, bei der erfahrungsgemäß die vollständige Zervixretraktion oftmals schwer zu erreichen ist. Die Perforation kann am vorangehenden wie am nachfolgenden Kopf vorgenommen werden (Abb. 16). Der vorangehende Kopf wird mit Kugelzangen oder Museux-Klemmen fixiert, um dann das Schädeldach mit einer Kornzange (evtl. auch mittels eines Perforatoriums) zu durchstoßen. Am nachfolgenden Kopf gelingt die Perforation unter Zug am Rumpf von der Halswirbelsäule aus durch die Schädelbasis. Ist die Schädelhöhle eröffnet, so wird die Perforationsstelle durch Spreizen des Instrumentes erweitert, so daß sich der Schädelinhalt entleert. Die Operation wird durch die vollständige Entwicklung des Kindes durch Extraktion abgeschlossen.

Die

Dissectio fetus

kommt in zwei Formen zur Anwendung:

– *Dekapitation:* Es handelt sich um das Abtrennen des geborenen Kopfes unter Verwendung der großen Siebold-Schere. Eine typische Indikation ist der Fruchttod beim hohen Schultergeradstand, bei dem die Dekapitation das Herunterholen der Arme und an ihnen die Extraktion des Rumpfes zuläßt.

– *Exenteration (Eviszeration):* Sie erfolgt wie die Perforation des Kopfes mittels einer gebogenen Kornzange, nachdem der tiefste Rumpfanteil mit Spekula eingestellt worden ist. Anschließend werden die Ränder der Perforationsstelle mit Museux-Klemmen gefaßt und die Eingeweide mit einer Abortzange ausgeräumt. Eine Indikation zur Exenteration ist gegeben, wenn der Rumpf nach der Geburt des Kopfes ein unüberwindliches Hindernis darstellt, wie dies z. B. bei Nieren-

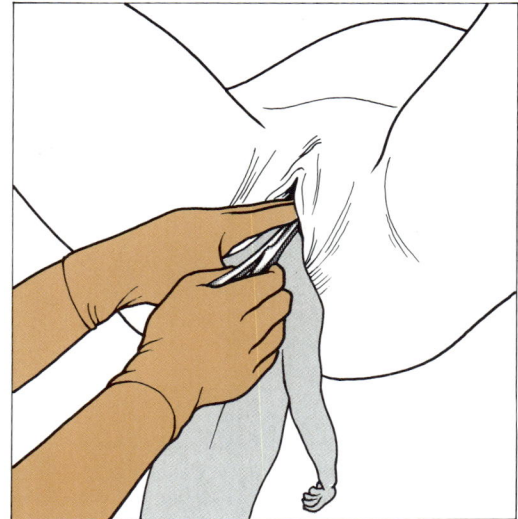

Abb. 16 Perforation des nachfolgenden Kopfes. Der Rumpf des Kindes wird an den Beinen durch eine Hilfsperson stark kreuzbeinwärts gezogen. Auf diese Weise wird die Nackenfalle erreichbar. Hier wird das Perforatorium aufgesetzt und in Richtung auf das Foramen magnum vorgeschoben

zysten, Zelebildungen im Bereich des Rükkens oder des Abdomens, beim Steißbeinteratom oder auch bei den Duplicates der Fall sein kann.

Bei der *Indikationsstellung zu allen Embryotomien* muß der Operateur die Gefährdung der Mutter durch instrumentelle Verletzungen und durch die Uterusruptur berücksichtigen. Schwierige operative Manipulationen sollten daher rechtzeitig abgebrochen bzw. voraussehbar unterlassen und der abdominalen Schnittentbindung zugeführt werden (s. „Geburtshilflich-perinatologische Operationen" des Verf.).

Dies gilt auch für Entbindungen bei abgestorbenem Kind.

Abdominale Schnittentbindung
(Sectio caesarea)

Es ist heute anzunehmen, daß die abdominale Schnittentbindung bereits im Altertum bekannt war. Die Bezeichnung „Sectio caesarea" oder „Kaiserschnitt" stammt von dem Jesuitenpater TH. RAYNAUDUS (1637), der sie an die Stelle des bis dahin gebräuchlichen „Partus caesareus" = Schnittentbindung setzte.

Nach PLINIUS ist das Wort „Caesar" bzw. „Kaiser" aus der Tatsache abzuleiten, daß der erste Caesar aus dem Leib der Mutter herausgeschnitten worden war.

Die Schnittentbindung wird heute fast ausschließlich als trans- oder intraperitoneale su-

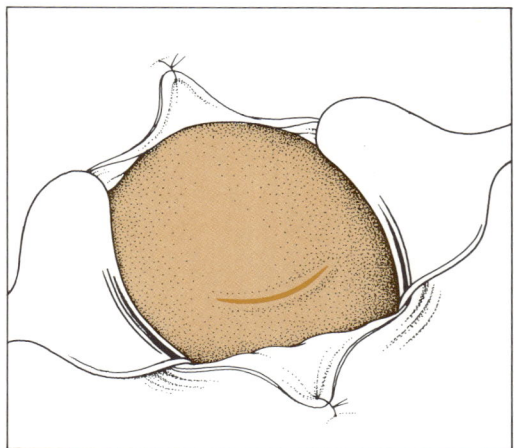

Abb. 17   Schnittentbindung I. Das untere Uterinsegment ist durch das Abpräparieren der Blase freigelegt. Die Inzision des Myometrium (= Hysterotomie) erfolgt bogenförmig im unteren Uterinsegment

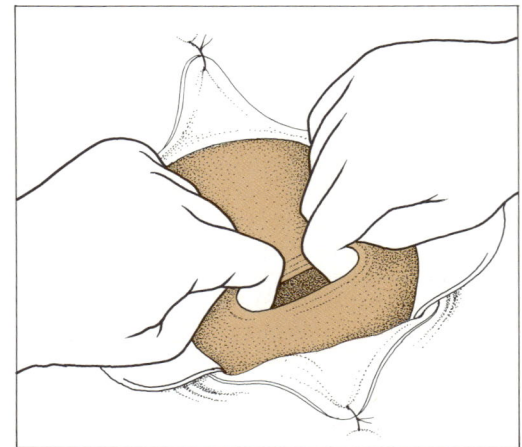

Abb. 18   Schnittentbindung II. Die Hysterotomiewunde im Bereich des unteren Uterinsegmentes wird stumpf nach beiden Seiten hin erweitert

pravaginale Operation ausgeführt. Die *korporale Eröffnung des Uterus* ist wegen der deutlich erhöhten Rupturgefahr bei nachfolgenden Graviditäten weitgehend verlassen worden. Die *extraperitoneale Schnittentbindung* (KÄSER u. Mitarb.; IMIG u. PERKINS; G. MARTIUS) wird heute kaum noch praktiziert, nachdem sich gezeigt hat, daß sie in einem hohen Prozentsatz doch zu Verletzungen des Bauchfelles an der Blasenumschlagfalte und damit zur Eröffnung der Peritonealhöhle führt. Die *supravaginale Uterusamputation* (Porro-Operation) ist vor allem bei korporalen Uterusverletzungen mit schlechter Operabilität der Frischentbundenen und beim fortgeschrittenen Zervixkarzinom und lebensfähigem Kind indiziert. Über die zur Sterilisation vorgenommene „*caesarean hysterectomy*" wird auf S. 491 berichtet.

Die **Sectio caesarea intraperitonealis supracervicalis** ist damit als typisches operatives Vorgehen anzusehen. Die

Eröffnung der Bauchdecken

erfolgt bei ihr so gut wie immer durch den Pfannenstiel-Querschnitt (HETZEL u. Mitarb.). Dies gilt auch für die Not-Sectio, da der Zeitverlust im Vergleich zum Unterbauchlängsschnitt zu vernachlässigen ist. Es folgen das Spalten des peritonealen Blasenscheitels und das Abpräparieren der Blase vom unteren Uterinsegment nach kaudal. Für die

Hysterotomie,

die Eröffnung des Uterus, wird der Isthmus uteri dicht unterhalb der Retraktionsfurche quer oder auch bogenförmig inzidiert und anschließend stumpf erweitert (Abb. 17 u. 18). Ist die Fruchtblase eröffnet, so folgt nun die

Entwicklung des Kindes.

Bei der Schädellage gelingt sie nach dem Einstellen des Hinterhauptes in der Uteruswunde raumsparend am besten mit dem Vakuumextraktor (Abb. 19). Andere Möglichkeiten sind in Form der manuellen Kopfentwicklung, der Verwendung des Sellheim-Löffels oder der Sectio-Zange, bei der Beckenendlage und Querlage in Form des Herunterholens eines Fußes mit anschließender Extraktion gegeben. Nach der Gewinnung der Plazenta durch die manuelle Lösung und die anschließende Austastung des Cavum uteri beginnt die

Naht der Hysterotomie

(Abb. 20) an den beiden Wundecken, um primär eine Verminderung der Blutung zu erreichen. Die weitere Wundversorgung wird durch adaptierende, nicht zu dicht gelegte Knopfnähte unter Verwendung eines resorbierbaren Nahtmaterials vorgenommen (POTTER u. JOHNSTON; KISS u. Mitarb.; KÄSER u. Mitarb.; G. MARTIUS). Die Extraperitonealisierung der Wunde

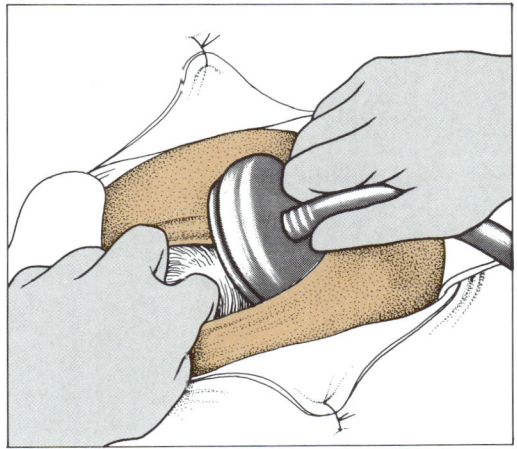

Abb. 19 Schnittentbindung III. Der mit dem Hinterhaupt in die Hysterotomiewunde gedrehte Kopf wird mit der mittleren Vakuumglocke gefaßt und extrahiert

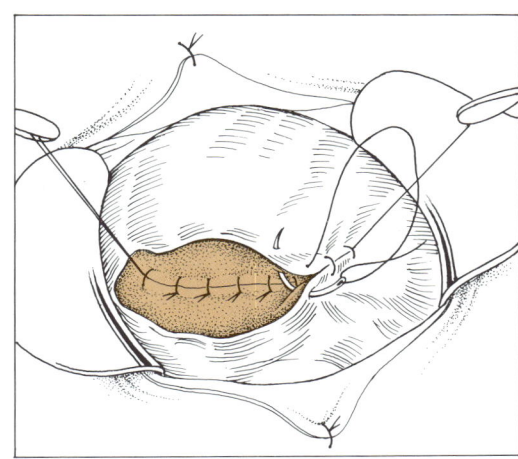

Abb. 20 Schnittentbindung IV. Für die Naht der Hysterotomiewunde wurden die Wundecken gefaßt. Zwischen den Ecknähten ist die Wunde durch Einzelknopfnähte verschlossen. Durch eine fortlaufende Peritonealnaht wird die Wunde extraperitonealisiert

erfolgt mittels einer zweiten Nahtreihe, mit der das Blasenperitoneum über die Hysterotomiewunde gelegt wird. Den Abschluß der Operation bilden die Toilette der Bauchhöhle, die Inspektion der Adnexe, die Palpation des Oberbauches und schließlich der schichtweise Verschluß der Bauchdecken.

Eine **Indikation zur Schnittentbindung** ist immer dann gegeben, wenn zur Beendigung der Schwangerschaft (= primäre Sectio) bzw. der Entbindung (= sekundäre Sectio) die Entwicklung des Kindes auf vaginalem Wege nicht möglich ist. Die Schnittentbindung bedarf damit auch keiner besonderen Indikationslehre.

Handgriffe und Operationen in der Nachgeburtsperiode

Die Notwendigkeit zum operativen Eingreifen ergibt sich in der Nachgeburtsperiode vor allem aus drei Gründen:

– zur Versorgung von Geburtsverletzungen;
– zur sicheren Entleerung des Uterus (Entfernung der Nachgeburt, von Plazentaresten und von wandständigen Blutkoageln);
– zur Vermeidung größerer Blutverluste.

Über die **operative Versorgung von Geburtsverletzungen**, insbesondere von Schleimhautverletzungen im Bereich des Introitus, eines Dammrisses bzw. einer Episiotomie und eines Zervixrisses wurde bereits bei den Regelwidrigkeiten der Nachgeburtsperiode berichtet (S. 351).

Zur **Gewinnung der Nachgeburt** nach deren Ablösung von der Uteruswand steht der

Credé-Handgriff

zur Verfügung (Abb. 21). Für die Expression wird der Fundus uteri mit der vollen Hand gefaßt, um dann zunächst eine Wehe anzureiben. Der am weichen Uterus ausgeführte Handgriff kann zu Gewebsschädigungen im Bereich des Myometriums und evtl. zur Inversio uteri führen. Vom Fundus aus wird dann der Uterus in Richtung auf den Scheidenausgang exprimiert, wobei die gleichzeitige Cord traction die Effektivität des Handgriffes erhöht.

Die **Gewinnung der nichtgelösten Nachgeburt** erfolgt durch die

manuelle Plazentalösung

(Abb. 22). Bei ihr geht der Operateur in Allgemein- oder einer noch wirksamen Periduralanästhesie mit der ganzen Hand zunächst in die Scheide ein, um von hier aus unter gleichzeitigem Stützen des Fundus uteri mit der anderen Hand langsam in den Uterus vorzudringen. Die

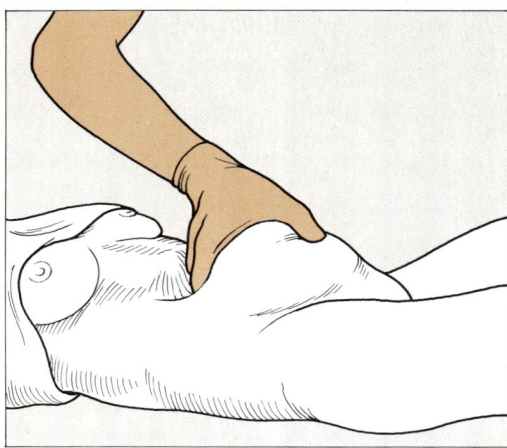

Abb. 21   Credé-Handgriff

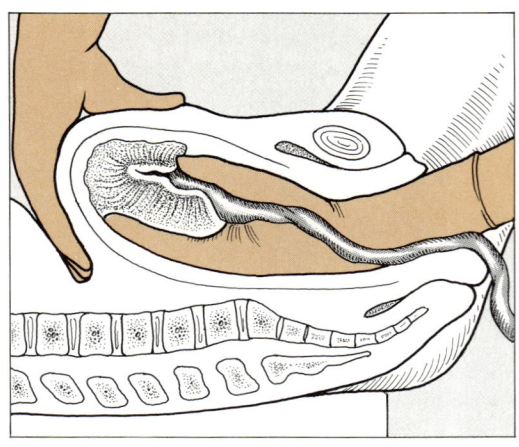

Abb. 22   Manuelle Plazentalösung

Nabelschnur dient dabei als Wegweiser. Die Ablösung der Plazenta mit der Kleinfingerseite der inneren Hand beginnt am besten an einer bereits abgelösten Stelle, da hier die richtige Schicht am sichersten aufzufinden ist.

Gleichzeitig hält die äußere Hand die entsprechende Stelle der Uteruswand der operierenden inneren Hand entgegen. Erst wenn die Plazenta vollständig abgelöst ist, wird sie gefaßt und durch Zurückziehen der Hand herausgebracht. Die anschließende Nachtastung revidiert nochmals die Uterushöhle. Zum Abschluß der Operation ist die Gabe eines Kontraktionsmittels angezeigt.

Besteht in der Nachgeburtsperiode nach der Gewinnung der Nachgeburt der Verdacht auf eine partielle Plazentaretention, auf wandständige Blutkoagel, die die Kontraktionsfähigkeit des Uterus beeinträchtigen, oder auch auf eine Uterusruptur, so ist eine Indikation zur

Nachtastung

gegeben. Sie sollte primär immer manuell erfolgen, wobei das operative Vorgehen dem bei der manuellen Lösung entspricht (s. oben). Zur

Entfernung festhaftender Plazentareste kann sekundär instrumentell vorgegangen werden, und zwar dann unter Verwendung der großen stumpfen *Bumm-Kürette*. Daß der Versorgung größerer und stark blutender Zervix-, Scheiden- und Dammverletzungen immer die Nachtastung vorausgeschickt werden muß, wurde auf S. 421 begründet.

Zur **Vermeidung größerer Blutverluste** in der Nachgeburtsperiode ist selbstverständlich ein an der jeweiligen Ursache orientiertes therapeutisches Vorgehen anzustreben. Da die kausale Klärung jedoch nicht immer auf Anhieb gelingt, aber auch zur Überbrückung der für die Operationsvorbereitungen benötigten Zeit, kann vorübergehend der Blutverlust durch die

Handgriffe nach Zweifel bzw. Fritsch

in Grenzen gehalten werden (S. 430). Bei dem Handgriff nach Zweifel geht der Operateur im Gegensatz zum Fritsch-Handgriff (Abb. 98, S. 430), bei dem die mit einem sterilen Tuch gefaßte Vulva dem Uterus entgegengedrückt wird, mit der ganzen Hand in die Vagina ein, um so den Uterus unmittelbar bimanuell komprimieren zu können.

Operationen zur postpartualen Sterilisation

Die auf Wunsch der Patientin und auch aus medizinischer Indikation erfolgende postpartuale Unterbrechung der Tubenpassage hat in den letzten zwei Jahrzehnten an Bedeutung gewonnen. Im wesentlichen stehen hierzu die folgenden Eingriffe zur Verfügung:
- Tubenkoagulation per laparoscopiam,
- Tubenkoagulation per laparotomiam einschl.

der Sterilisation anläßlich einer Schnittentbindung,
– Tubenresektion per laparotomiam,
– Hysterektomie.

Die

laparoskopische Tubenkoagulation

erfolgt unter den gleichen Vorbedingungen und mit gleicher Technik wie außerhalb des Wochenbettes. Von einem etwa 2 cm langen subumbilikalen Querschnitt aus, der die Haut durchtrennt, wird mit der Veress-Nadel das Pneumoperitoneum angelegt. Nach laparoskopischer Kontrolle des inneren Genitale wird der Hilfstroikart suprasymphysär eingeführt und durch ihn mittels der Koagulationszange die Tube uterusnahe eleviert. Die bipolare Koagulation muß bei der puerperal gewebereichen Tube ausführlicher erfolgen, wenn die gleiche Sicherheit erreicht werden soll (HIRSCH; SEMM) (Abb. 23). Mit dem Ablassen des Pneumoperitoneums und der Versorgung der Hautwunden durch Klammern ist der Eingriff beendet. Die *Versagerquote* beträgt 0,2–0,5%. Es ist wichtig, daß die Patientin im Rahmen der präoperativen Aufklärung auf diese Tatsache hingewiesen wird (ESER u. KOCH; WEISSAUER u. HIRSCH; FRANGENHEIM; MCDONELL).

Im Verlauf einer Schnittentbindung wird nach dem Verschluß der Hysterotomiewunde die

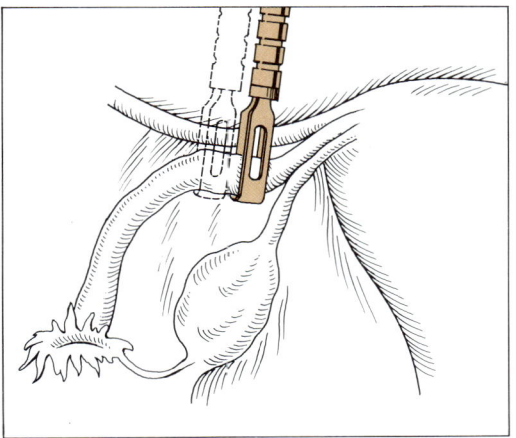

Abb. 23   Bipolare Tubenkoagulation. Bei der per laparoscopiam oder per laparotomiam durchzuführenden Sterilisation erfolgt die Tubenkoagulation mit der bipolaren Koagulationszange. Die Tube wird uterusnahe mit der Zange gefaßt, eleviert und an zwei benachbarten Stellen koaguliert

Tubenkoagulation per laparotomiam

vorgenommen. Eine allein zum Zweck der Sterilisation postpartual vorgenommene Laparotomie ist kaum noch zu rechtfertigen. Bei dem Verdacht auf ausgedehnte Adhäsionen, z. B. nach vorausgegangenen mehrfachen abdominalen Eingriffen, kann, sofern eine andere Möglichkeit der Kontrazeption nicht gefunden wird, von der offenen Laparoskopie Gebrauch gemacht werden. Weitere operative Eingriffe an der Tube zur Sterilisation, die z. B. erforderlich werden, wenn die Tubenkoagulation nicht zur Verfügung steht, sind in den „Gynäkologischen Operationen" des Verf. dargestellt. – Die zur Sterilisation im Rahmen einer Schnittentbindung vorgenommene Uterusexstirpation in Form der

Caesarean hysterectomy

ist in den vergangenen Jahren unter unterschiedlichen Aspekten wiederholt diskutiert worden (JOHN u. BRITTON; HAYNES; AMIRIKIA; RICHTER u. EIERMANN; THONET). Die im Vergleich zur alleinigen Schnittentbindung erhöhte materne Morbidität und Letalität, die nicht geleugnet werden kann, sollte Veranlassung sein, sie unter strengen Kriterien nur bei gleichzeitig bestehenden uterinen Erkrankungen zu indizieren (H. MARTIUS; NIESERT u. Mitarb.; G. MARTIUS). Eine ausführliche Darstellung der operativen Technik sowie der Indikationsstellung ist in den „Geburtshilflich-perinatologischen Operationen" des Verf. enthalten.

Literatur

Amirikia, H.: Sterilisation – Indikation zur Hysterektomie? Amer. J. Obstet. Gynecol. 134 (1979) 431
Amirikia, H., B. Zarewych, T. N. Evans: Cesarean section: a 15-year review of changing incidence, indications and risks. Amer. J. Obstet. Gynecol. 140 (1981) 81
Bauereisen, J. A.: Erfahrungen mit der Spekulumentbindung als Ersatz der Beckenausgangszange. Zbl. Gynäkol. 73 (1951) 134
Bayer, H.: Zur derzeitigen Wertigkeit, Technik und Indikationsstellung geburtshilflicher Operationen. Zbl. Gynäkol. 105 (1983) 401
Eser, A., H.-G. Koch: Aktuelle Rechtsprobleme der Sterilisation. Gynäkologe 15 (1982) 62
Evelbauer, K.: Vakuum-Extraktion. Arch. Gynäkol. 198 (1963) 523
Frangenheim, H.: Wie sicher sind die einzelnen Methoden der laparoskopischen Tubensterilisation? Geburtsh. u. Frauenheilk. 40 (1980) 896
Friedmann, W., M. Vogel: Postpartuale Beurteilung makroskopischer Plazentaveränderungen. In Martius, G.: Differentialdiagnose in Geburtshilfe und Gynäkologie, 2. Aufl., Bd. 1. Thieme, Stuttgart 1987

Haynes, D. M.: Sterilisation – Indikation zur Hysterektomie? Amer. J. Obstet. Gynecol. 134 (1979) 393

Hespe, A., G. Martius, U. Menneking: Geburtsleitung bei Beckenendlage unter Verzicht auf die Manualhilfe nach Bracht. Geburtsh. u. Frauenheilk. 32 (1972) 821

Hetzel, H., A. Bischler, W. Geir, O. Dapunt: Sectio caesarea: Pfannenstiel- oder Längsschnitt. Z. Geburtsh. Perinatol. 183 (1979) 128

Hüter, J.: Die aktuelle mütterliche Sectio-Morbidität und Mortalität in der Bundesrepublik Deutschland. Gynäkologe 8 (1975) 19

Imig, J. R., R. P. Perkins: Extra peritoneal cesarean section: A new need for old skills. Amer. J. Obstet. Gynecol. 125 (1976) 51

John, J., M. D. Britton: Sterilization by cesarean hysterectomy. Amer. J. Obstet. Gynecol. 137 (1980) 887

Käser, O., F. A. Iklé, H. A. Hirsch: Atlas der gynäkologischen Operationen, 4. Aufl. Thieme, Stuttgart 1983

Kiss, D., J. Györik, K. Rajkovits: Histologische Untersuchungen der Uteruswundheilung nach Schnittentbindung. Zbl. Gynäkol. 100 (1978) 309

Kubli, F., V. Friedberg: Operative Geburtshilfe. Gynäkologe 8 (1975) 1ff

Kuhn, W.: Die menschliche Geburt – ein chirurgisches Problem? Dtsch. med. Wschr. 105 (1980) 1435

McDonell, C. F.: Puerperal Laparoscopic sterilization. Amer. J. Obstet. Gynecol. 137 (1980) 910

Malmström, T.: Der Vakuumextraktor. Arch. Gynäkol. 198 (1963) 512

Martius, G.: Gynäkologische Operationen. Thieme, Stuttgart 1980

Martius, G.: Geburtshilflich-perinatologische Operationen. Thieme, Stuttgart 1986

Nezbeda, J., P. Altmann, E. Reinhold: Sectio Caesarea – Morbidität von Mutter und Kind. Z. Geburtsh. Perinatol. 184 (1980) 371

Niesert, St., S. Großmann, J. Schneider, H. K. Weitzel: Risiken der Kaiserschnitt-Hysterektomie. Geburtsh. u. Frauenheilk. 47 (1987) 375

Potter, M., D. C. Johnston: Uterine closure in cesarean section. Amer. J. Obstet. Gynecol. 67 (1954) 760

Quasthoff, H.: Eine neue Divergenz-Geburtszange. Geburtsh. u. Frauenheilk. 40 (1980) 466

Richter, K., W. Eiermann: Hysterektomiesektio oder Tubenkoagulation nach Kaiserschnitt – ein Vergleich. Geburtsh. u. Frauenheilk. 43 (1983) 209

Saling, E.: Geburtshilflicher Löffel. Z. Geburtsh. Perinatol. 184 (1980) 310

Shute, W. B.: An obstetrical forceps using a new principle of parallelism. Amer. J. Obstet. Gynecol. 77 (1959) 442

Sipli, W., H. A. Krone: Ein neues Zangenmodell. Bamberger Divergenzzange. Geburtsh. u. Frauenheilk. 36 (1976) 592

Thonet, R. G. N.: Obstetric hysterectomy-an 11-year experience. Brit. J. Obstet. Gynecol. 93 (1986) 794

Weissauer, W., G. Hirsch: Sterilisation aus rechtlicher Sicht. Gynäkol. Prax. 5 (1981) 253

Wille, P.: Spekulumbindung und Vakuumextraktion im Rahmen der klassischen Geburtshilfe. Zbl. Gynäkol. 86 (1964) 1065

Wolffram, E.: Die Spekulumbindung nach A. Bauereisen. Landarzt 33 (1957) 630

Aufgaben

1. Was verstehen wir beim geburtshilflichen Operieren unter einer „Indikation von seiten des Kindes"?

2. Nennen Sie die wichtigsten Symptome der intrauterinen Gefährdung des Kindes!

3. Warum handelt es sich bei einer Blutung in der Gravidität bzw. unter der Geburt, die zur operativen Intervention Veranlassung gibt, zumeist um eine sog. „kombinierte Indikation"?

4. An welcher Stelle muß die Vakuumglocke beim 1. tiefen Querstand angelegt werden?

5. Beschreiben Sie die beim vaginal entbindenden Operieren einzuhaltenden 3 Traktionsrichtungen!

6. Was verstehen wir unter den Vorbedingungen für die vaginale operative Entbindung?

7. Welchen Vorteil besitzen die Parallelzangen im Vergleich zu den früher bevorzugten Kreuzzangen?

8. Welcher Zangenlöffel muß für die Extraktion zuerst angelegt werden?

9. An welcher Stelle wird der Uterus für die abdominale Entwicklung des Kindes eröffnet? Wie ist die vollständige Bezeichnung dieser Operation?

10. Können Sie ein oder zwei Indikationen nennen, die die Uterusexstirpation im Anschluß an eine Schnittentbindung in Form der „caesarean hysterectomy" notwendig macht?

11. Was verstehen wir unter Embryotomien?

12. Nennen Sie einige Operationsmethoden, die im Rahmen einer Embryotomie heute noch zur Anwendung kommen!

13. Welche Aufgabe hat der Credé-Handgriff?

14. Aus welchen Gründen wird in der Nachgeburtsperiode die manuelle Plazentalösung ausgeführt?

15. Welche operativen Eingriffe stehen zur postpartualen Sterilisation zur Verfügung?

16. Wie groß ist die Versagerquote bei der laparoskopischen Tubenkoagulation?

18 Das Neugeborene

M. Obladen

Lernziel

Dieses Kapitel befaßt sich mit der Versorgung gesunder Neugeborener und mit den häufigsten neonatalen Erkrankungen, soweit sie für die Erkennung und Überwachung in der Geburtsklinik erforderlich sind.

Als Lernergebnis können Sie Störungen der postnatalen Adaptation erkennen, über die Prinzipien der Neugeborenenreanimation Auskunft geben und entscheiden, welche Neugeborene in eine Kinderklinik verlegt werden müssen.

Das gesunde Neugeborene und seine Pflege

Das Neugeborene und seine Eltern

Jede Mutter erwartet ein gesundes Baby und hat das Recht darauf, sich auf seine Ankunft zu freuen. Geschlecht, Gewicht, Aussehen und Gesundheit des Kindes werden von den Eltern mit Spannung, oft auch mit Angst vorausbedacht, da sich nun das Leben der ganzen Familie verändert. Die kleinste Abweichung von dem, was die Mutter als normal empfindet, kann in einer Phase, in der sie emotional besonders verletzlich ist, große Not verursachen. Eine oft formulierte Kritik an der Krankenhausgeburtshilfe ist, daß das Neugeborene zu häufig pathologisiert wird, und daß unnötige, teilweise einander widersprechende Informationen und Ratschläge durch zu viele, teilweise unerfahrene Ärzte und Schwestern gegeben werden.

Wer Neugeborene in einer Entbindungsabteilung betreut, muß über den Fortschritt der Neonatologie in den letzten Jahren und über die Möglichkeiten moderner Neugeborenen-Intensivpflege informiert sein, darf mit diesem Wissen jedoch nicht die Mutter verunsichern oder ängstigen. Insbesondere wenn die Eltern über Krankheiten, Fehlbildungen, Behinderungen, Operationen, eine ernste Prognose oder über die Notwendigkeit einer Verlegung des Kindes informiert werden, ist äußerste Behutsamkeit geboten. Das Kind gehört seinen Eltern. Sie haben das Recht, auf ihr Kind stolz zu sein. So wie der Frauenarzt, der Geburtshilfe betreibt, gelernt hat, die Bedürfnisse des Kindes zu berücksichtigen, müssen auch Kinderärzte, die sich um Neugeborene kümmern, die seelischen Bedürfnisse der Eltern stets vor Augen haben.

Neonatologie

Die Neonatologie hat sich als Teilgebiet der Pädiatrie seit Mitte der 60er Jahre äußerst rasch entwickelt, nachdem mit der Blutgasanalyse die Diagnostik von Atemstörungen möglich wurde und als bessere Kenntnis der perinatalen Adaptation und der Physiologie des Frühgeborenen weltweit zum Aufbau von erfolgreich arbeitenden Neugeborenen-Intensivstationen führte. Tab. 1 faßt die wichtigsten Stationen in der Entwicklung der Neonatologie und in der Einführung wichtiger diagnostischer und therapeutischer Verfahren zusammen. Der unkritische Einsatz neuer Behandlungsmethoden beim Neugeborenen hat jedoch auch zu iatrogenen Katastrophen geführt, von denen einige in Tab. 2 zusammengefaßt sind.

Für das Verständnis ist es notwendig, die folgenden **Definitionen der Weltgesundheitsorganisation** zu kennen:

– *Neugeborenenperiode:* Zeit vom Abnabeln bis zum Ende des 28. Lebenstages. Sie wird unterteilt in eine *frühe Neonatalperiode* = bis Ende des 7. Lebenstages und eine *späte Neonatalperiode* = 8.–28. Lebenstag.
– *Säuglingszeit:* Zeit von der Geburt bis zum Ende des 1. Lebensjahres.
– *Lebendgeboren:* Kind von 500 g Gewicht oder mehr, das bei der Geburt Atmung, Herztätigkeit oder Nabelschnurpulsationen aufweist.
– *Untergewichtiges Neugeborenes* (LBW = low birthweight): Geburtsgewicht < 2500 g.
– *Sehr untergewichtiges Neugeborenes* (VLBW): Geburtsgewicht < 1500 g.
– *Gestationsalter:* Tragzeit in Wochen, gerechnet ab 1. Tag der letzten Regel.
– *Frühgeborenes:* Kind, das vor Vollendung der 37. Schwangerschaftswoche geboren wurde (Europäische Gesellschaft für Perinatale Medizin: 36. Woche).
– *Reifgeborenes Kind:* Geburt in der 38.–42. Schwangerschaftswoche.
– *Übertragung:* Geburt nach der 42. Schwangerschaftswoche.
– *Hypotrophes Neugeborenes* (small for gestational age): Körpergewicht unter der 10. Percentile der intrauterinen Wachstumskurve.
– *Eutrophes Neugeborenes* (appropriate for gestational age): Körpergewicht 10.–90. Percentile.

– *Hypertrophes Neugeborenes* (large for gestational age): Körpergewicht über der 90. Percentile der intrauterinen Wachstumskurve.

Tabelle 1   Chronologische Zusammenstellung wichtiger diagnostischer und therapeutischer Verfahren in der Neonatologie

Einführung

1947	Diamond	Austauschtransfusion
1958	James	Blutgasanalyse
1963	Stahlman	Künstliche Beatmung
1963	Nelson	Lungenfunktion
1964	Drillien	Frühfütterung
1965	Stern	Thermoneutralpflege
1965	Astrup	Säure-Basen-Status
1966	Usher	Gestationsalterbestimmung
1968	Lucey	Fototherapie
1971	Gluck	Surfactant-Analytik
1971	Gregory	CPAP, PEEP
1973	Huch	transkutaner pO_2
1976	Butterfield	Regionalisierung
1980	Babcock	Schädelsonographie
1981	Fujiwara	Surfactat-Substitution

Tabelle 2   Iatrogene Katastrophen beim Neugeborenen durch unkritische Behandlungsmethoden

Zeitraum	Behandlung	Folge
1942–1954	Sauerstoff undosiert	Retinopathie
1953–1958	Sulfisoxazol	Kernikterus
1957–1961	Chloramphenicol	Gray-Syndrom
1959–1962	Thalidomid	Dysmelie
1964–1972	Stilboestrol	Vaginakarzinom
1977–1987	Vitamin E	nekrotisierende Enterokolitis

Erstversorgung

Die Tab. 3 faßt die 10 Gebote der Erstversorgung im Kreißsaal zusammen: Nur die ersten 5 Schritte müssen in den ersten Lebensminuten durchgeführt werden. Die Maßnahmen 6 bis 10 können nach dem ersten Kontakt des Kindes mit seiner Mutter in Ruhe nachgeholt werden. Vor dem ersten Atemzug sollen Rachen und Nase von Schleim und Fruchtwasser durch das *Absaugen* mit einem Einmalkatheter befreit werden. Das *Warmhalten* erfolgt zweckmäßigerweise mit einem vorgewärmten Moltontuch, in welches das Kind vollständig eingeschlagen wird. Ein nasses Neugeborenes unbekleidet auf den Bauch der Mutter zu legen, zeugt nicht von Einfühlungsvermögen, sondern von Unkenntnis der Temperaturregulation (S. 511). Es kann insbesondere bei anpassungsgestörten Neugeborenen zu erheblicher Unterkühlung führen.

Tabelle 3   Kreißsaal-Erstversorgung des gesunden Neugeborenen

1. vorläufiges Abnabeln
2. Absaugen
3. Abtrocknen
4. Warmhalten
5. Apgar-Score 1′ und 5′
6. Untersuchung, Magensonde
7. endgültiges Abnabeln
8. Reinigen
9. Credé-Prophylaxe
10. Vitamin K

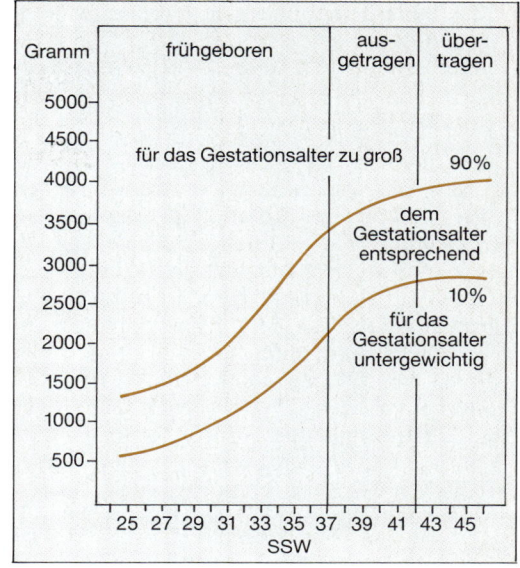

Abb. 1   Intrauterine Wachstumskurven für das Körpergewicht (nach *Battaglia* u. *Lubchenco*)

Dagegen kann man sich mit dem Ankleiden des Kindes Zeit lassen. Ebenso ist es unnötig, durch perfekte Reinigung des Kindes die Vernix caseosa zu entfernen. Zur *Prophylaxe der Gonoblennorrhö* muß die Credé-Prophylaxe mit einprozentigem Argentum nitricum bzw. zur Vermeidung eines möglichen Argentumkatarrhs mit Nebacetinlösung durchgeführt werden. Zur *Verhütung von Vitamin-K-Mangelblutungen*, die insbesondere bei vollgestillten Neugeborenen drohen, sollte jedes Neugeborene 1 mg Vitamin K subkutan erhalten.

Der Asphyxie-Index nach Virginia Apgar, der sog.

Apgar-Score,

erlaubt eine postpartuale Klassifikation bei eventueller Depression des Kindes. Nach dem in Tab. 4 dargestellten Untersuchungsschema wird im 1., 5. und 10. Lebensminute eine Punktewertung vorgenommen. Dabei ist ein Wert von 7–10 normal, 4–6 Punkte entsprechen einer mäßigen, 0–3 einer schweren Asphyxie (S. 520). Durch subjektive Fehleinschätzungen kann der Apgar-Score verfälscht sein. Des-

halb ist es ratsam, ihn durch den Nabelschnur-pH-Wert zu ergänzen (Saling). Insbesondere bei Frühgeborenen sagt der Apgar-Score wegen der bei diesen Kindern immer zu findenden muskulären Hypotonie und häufigen zentralen Atemantriebsstörung über den Asphyxierungsgrad wenig aus. Hier geben Blutgasanalyse, Blutdruckmessung (Ozillometrie) und die Messung der Kerntemperatur bessere Informationen über den Zustand des Kindes.

Eine differenzierte, d. h.

quantitative Bestimmung des kindlichen Gestationsalters

muß postpartual erfolgen, und zwar:

Tabelle 4   Asphyxie-Index (Punktzahl)

Symptom	0	1	2	Summe
Hautfarbe	blau oder weiß	Stamm rosig Extremitäten blau	rosig	
Atmung	keine	Schnappatmung oder unregelmäßig	regelmäßig kräftig schreiend	
Muskeltonus	schlaff	träge, Flexionsbewegung	gut, Spontanbewegungen	
Reflexe beim Absaugen	keine	Grimassieren	Husten oder Niesen	
Herzschläge	keine	100	100	

1. bei Unklarheiten über den errechneten Termin,
2. bei allen Kindern unter 2500 g Geburtsgewicht,
3. bei allen kranken Neugeborenen.

Die Bestimmung der Reife aus den Körpermaßen ist heute verlassen, da sie zu gefährlichen Fehleinschätzungen führen kann. Als *reif* bezeichnet man ein Kind, das nach der Vollendung der 36. Schwangerschaftswoche (WHO: 37.!) geboren wurde, als *hypotroph* ein Kind, dessen Körpergewicht unter der 10. Percentile der intrauterinen Wachstumskurve liegt (S. 494) (Abb. 1). Besonders gefährdet sind *hypertrophe Frühgeborene*, also Kinder bei einer Geburt vor der 37. Schwangerschaftswoche mit einem Gewicht über der 90. Percentile (vor allem Kinder diabetischer Mütter). Sie fallen bei der alleinigen Bestimmung der Körpermaße nicht auf.

Die Tab. 5 zeigt einen **somatischen Reifescore** (FINNSTRÖM), der von Krankheitszustand und Integrität des Nervensystems unabhängig ist. Ähnlich wie beim Apgar-Score, werden für die einzelnen Untersuchungen Punkte vergeben, aus deren Summe sich dann die Tragzeit mit einer Treffsicherheit von $\pm$ 10 Tagen berechnen läßt (Tab. 6).

Außer den in Tab. 5 dargestellten meßbaren Reifemerkmalen gibt es noch eine Reihe anderer Zeichen der Reife bzw. der Unreife (Lanugobehaarung, Descensus testis, Labienverschluß), die sich jedoch nicht so genau einer bestimmten Tragzeit zuordnen lassen, sowie eine Reihe neuromuskulärer Reifezeichen (DUBOWITZ), die nur beim gesunden Kind verläßlich sind. Kurz nach der Geburt wird das Neugeborene vom Geburtshelfer oder der Hebamme untersucht. Diese Untersuchung schließt äußerlich sichtba-

Tabelle 5   Somatischer Reifescore nach *Finnström*

Klinisches Kriterium	1	2	3	4
Hautdurch-sichtigkeit	zahlreiche Venen, Verzweigungen und Venulae klar erkennbar, besonders über Abdomen	Venen und Verzweigungen erkennbar	wenige große Gefäße klar über Abdomen erkennbar	wenige große Gefäße undeutlich erkennbar oder keine Gefäße sichtbar
Ohrmuschel-knorpel	im Antitragus nicht fühlbar	im Antitragus fühlbar	im Anthelix vorhanden	im Helix vollständig vorhanden
Plantare Haut-fältelung	keine Hautfältelung	nur vordere transverse Hautfalte	einige Falten über den vorderen zwei Dritteln	gesamte Sohle mit Hautfalten bedeckt, einschließlich Ferse
Brustdrüsen-gewebe (Durchmesser)	< 5 mm	5–10 mm	> 10 mm	
Brustwarzen-bildung	Mamille kaum erkennbar, kein Warzenhof	Mamille gut erkennbar, Warzenhof vorhanden, nicht erhaben	Mamille gut erkennbar, Rand des Warzenhofs über Hautniveau	
Fingernägel	Fingerkuppen noch nicht erreicht	Fingerkuppen erreicht	Fingerkuppen erreicht bzw. überragt; distaler Nagelrand deutlich ausgebildet	
Kopfhaar	zart, wollen, flaumig; einzelne Haare nicht zu unterscheiden	kräftig, seidig; jedes einzelne Haar erkennbar		

Tabelle 6

Gesamtpunktzahl (7 Kriterien)	Schwangerschaftsdauer	
	Tage	Wochen/Tage
7	191	27 + 2
8	198	28 + 2
9	204	29 + 1
10	211	30 + 1
11	217	31
12	224	32
13	230	32 + 6
14	237	33 + 6
15	243	34 + 5
16	250	35 + 5
17	256	36 + 4
18	263	37 + 4
19	269	38 + 3
20	276	39 + 3
21	282	40 + 2
22	289	41 + 2
23	295	42 + 1

re Fehlbildungen aus und stellt sicher, daß das Baby gut adaptiert ist. Das Kind sollte danach sehr bald der Mutter in den Arm gegeben werden: In der ersten Lebensstunde ist ein gesundes Neugeborenes oft wach und reaktionsfähig und gibt den Eltern eine gute Möglichkeit zur Kontaktaufnahme. Wenn der Zustand von Mutter und Kind es erlaubt, sollten die Eltern in dieser sensitiven und wichtigen Phase mit dem Kind alleingelassen werden.

Die

Neugeborenen-Basisuntersuchung,

die Vorsorgeuntersuchung U2, findet zwischen dem 3. und 5. Lebenstag statt. Sie wird durch einen erfahrenen Kinderarzt und nach Möglichkeit in Anwesenheit der Mutter durchgeführt. Vor der Untersuchung ist die Geburtsakte auf wichtige Hintergrundinformationen durchzusehen: Familienanamnese, Alter, Sozialstatus, Krankheiten und eventuelle Behandlungen der Mutter, Verlauf früherer Schwangerschaften, Komplikationen, Diagnostik und Behandlung während der jetzigen Schwangerschaft, Geburtsverlauf, Apgar-Score, Reanimation oder sonstige Maßnahmen, die am Kind durchgeführt wurden. In der Tab. 7 ist eine Checkliste für die Neugeborenen-Basisuntersuchung enthalten. Außer den Reifezeichen (Tab. 5 u. 6) umfaßt sie ein Suchprogamm auf angeborene Fehlbildungen und wichtige Neugeborenenreflexe.

Eine der wichtigsten Einzeluntersuchungen dürfte die der **Hüfte** sein: Erkennung und Frühbehandlung einer

Hüftgelenksdysplasie

erspart dem Kind eine lebenslange Behinderung. Die echte Hüftluxation gehört mit 1,6 pro 1000 Lebendgeborenen zu den häufigeren Fehlbildungen. Sie findet sich vor allem bei Beckenendlagen und familiärer Belastung und häufiger bei Mädchen und an der linken Hüfte. Eine instabile Hüfte hat jedes 60. Neugeborene. Untersucht werden Faltenasymmetrie, Abspreizhemmung und Ausrenkungsphänomen nach Ortolani (Abb. 2a, 2b). Die Untersuchung erfolgt in rechtwinkliger Flexion von Knien und Hüften, Mittelfinger über den großen Trochanteren, Daumen über den Aduktoren und zwar zur Feststellung einer muskulären Abspreizhemmung. Dann werden die Oberschenkel unter gleichzeitiger Außenrotation vorsichtig abduziert. Bei dieser Bewegung spürt der Mittelfinger

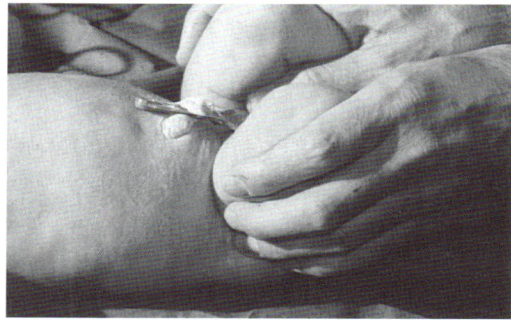

Abb. 2a   Untersuchung des Hüftgelenks: Daumen sind zum Tasten des muskulären Widerstandes auf den Adduktoren

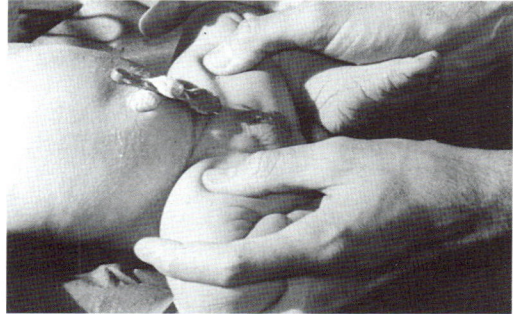

Abb. 2b   Untersuchung der Abspreizhemmung im Hüftgelenk

Tabelle 7   Checkliste für die Neugeborenen-Basisuntersuchung

Haut

Blässe
Zyanose
verstärkter oder
verlängerter Ikterus
Hämangiom
Ödeme
Exsikkose
Fisteln (Dermalsinus)
Hautverletzung
Kephalhämatom
andere Hämatome

Brustorgane

Herz
Herzgeräusch
Herzaktion beschleunigt
($>$150/min), verlang-
samt ($<$90/min),
unregelmäßig

Lunge
path. Auskultationsbefund
Dyspnoezeichen
(z.B. thorakale Einziehungen)
Atemfrequenzstörung
($<$30/min, $>$50/min)
Stridor

Bauchorgane

Meteorismus
Nabelveränderungen
Hernie re/li
Lebervergrößerung
Milzvergrößerung
andere path. Resistenzen
Anus abnorm

Geschlechtsorgane

Hodenhochstand re/li
andere Anomalien
(z.B. Hypospadie, Epispadie,
Klitorishypertrophie)

Skelettsystem

Schädel
(**bitte** Schädelumfang aus
U1 in Diagramm **eintragen**)
Mikrozephalie
Makrozephalie
auffällige Kopfform
Fontanelle geschlossen
oder vorgewölbt

*Hals/Brustkorb/
Wirbelsäule*
Struma
Schlüsselbeinbruch
Fehlhaltung
Deformierung
Spaltbildung

Hüftgelenke
Ortolani-Zeich. pos. re/li
and. Dysplasiezeich. re/li

Gliedmaßen
abn. Gelenkbeweglichkeit
Fehlbildungen
Fehlhalt. od. Deformierung
(z.B. Klumpfuß, Hackenfuß,
Sichelfuß)
Frakturen

Sinnesorgane

Augen
Motilitätsstörungen
(z.B. Nystagmus, Sonnen-
untergangsphänomen,
fehlende Pupillenreflexe)
Anomalien
(z.B. Katarakt, Mikro-/Makro-
Ophthalmie, Kolobom)

Mund
Lippen-Kiefer-Gaumen-
spalte
große Zunge

Nase
Nase undurchgängig re/li

Ohren
Fehlbildungen des
Ohres

**Motorik
und Nervensystem**

Hypotonie
(z.B. verminderter Beuger-
tonus, geringer Widerstand
gegen passive Bewegungen,
auffälliger Schulterzug-
reflex: beim langsamen
Hochziehen an den Händen
keine Armbeugung – im
Sitzen fehlt kurze Kopf-
balance)
Hypertonie
(z.B. verstärkter Widerstand
gegen passive Bewegung,
Opisthotonus)
Apathie
(z.B. schwacher Saugreflex,
unvollständige Moro-
Reaktion, pathologischer
Fluchtreflex: kein Zu-
rückziehen der Beine beim
Kneifen in die Fußsohle,
wimmerndes Schreien)
Übererregbarkeit
(z.B. starke Myoklonien,
,,Zittern" bei Moro-Reaktion,
schrilles Schreien, Bewe-
gungsunruhe)
konstante Asymmetrien von
Tonus, Bewegungen, Reflexen
Periphere Lähmungen (z.B.
Fazialis, Plexus brachialis)

---

bei der Hüftgelenksdysplasie ein deutliches Schnappen (Ortolani-Klick). Wegen der Verletzungsgefahr darf keinesfalls versucht werden, diesen Klick etwa bei der Abspreizhemmung gewaltsam auszulösen. Beim geringsten Verdacht auf Anomalien im Bereich der Hüften (Faltenasymmetrie, Abspreizhemmung, instabile Hüfte usw.) sollte durch Ultraschalluntersuchung (GRAF) eine Dysplasie des Hüftgelenkes bestätigt bzw. ausgeschlossen und gegebenenfalls ei-

ne Spreizschiene bzw. Spreizhöschen verordnet werden. Eine Röntgenuntersuchung des Hüftgelenkes ist insbesondere im Neugeborenenalter heute unnötig geworden.

Unter den

Neugeborenenreflexen

sind von besonderer Aussagekraft der *Moro-Umklammerungsreflex* (Abb. 3 a–c), der *Galant-Rückgratreflex* (Abb. 4 A, B) und die *Arm-*

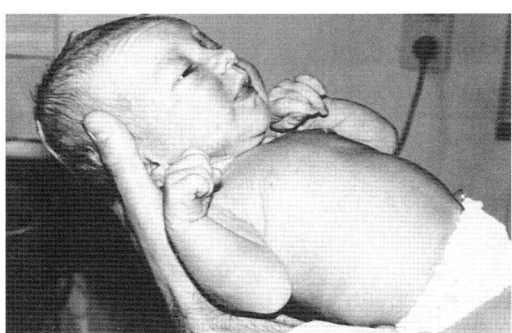

Abb. 3a Der Moro-Reflex wird ausgelöst durch plötzliches Senken des Kopfes

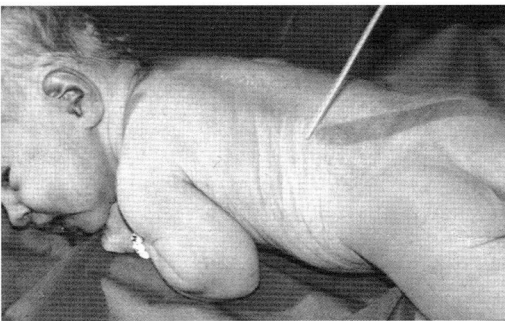

Abb. 4a Galantreflex links: Berühren neben der Wirbelsäule führt zu Abknicken des Rumpfes nach der gleichen Seite

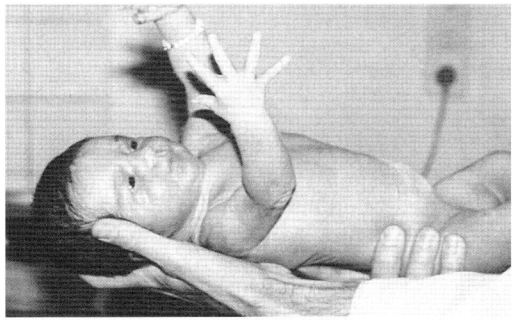

Abb. 3b Moro-Reflex, Phase 1: Arme werden abduziert, Finger gespreizt

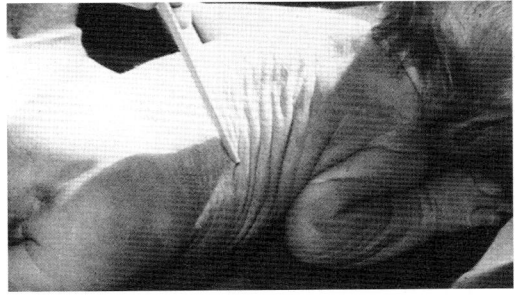

Abb. 4b Galantreflex: gleichartige Reaktion rechts

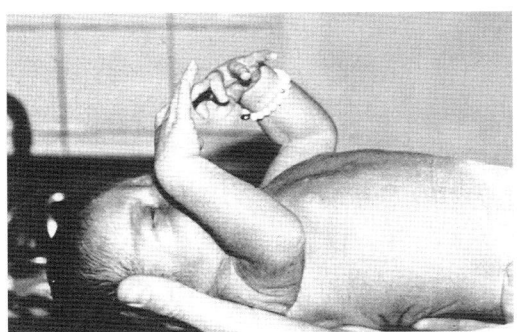

Abb. 3c Moro-Reflex, Phase 2: Arme werden seitengleich vor der Brust zusammengeführt

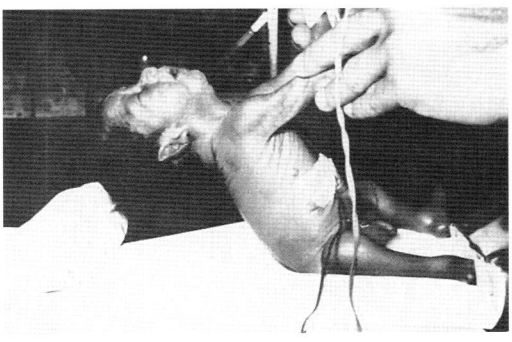

Abb. 5 Positive Armzugreaktion mit noch negativer Kopfkontrolle bei einem Frühgeborenen

zugreaktion (Abb. 5). Bei diesen Reflexen kommt es weniger auf die Auslösbarkeit, die fast immer gegeben ist, als auf Vollständigkeit und eventuelle Seitendifferenzen an. Der Moro-Reflex wird ausgelöst durch plötzliches Senken des Kopfes: dabei kommt es zunächst zu einer

Streckreaktion der Arme im rechten Winkel seitwärts zum Körper sowie zum Spreizen der Finger (Moro I, Abb. 3B), dann – beim reifen Neugeborenen – zu einem bogenförmigen Zusammenführen beider Arme vor der Brust (Moro II). Der Moro-Reflex läßt sich bis zum 4.

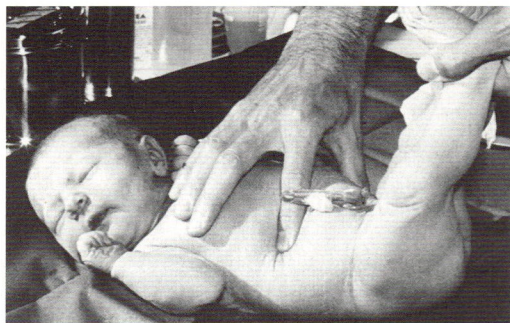

Abb. 6   Palpation der Bauchorgane: Durch Anheben der Beine wird die Bauchdecke entspannt

erector spinae kommt es zur gleichseitigen Abknickung des Rumpfes. Außer zerebralen Seitendifferenzen erlaubt dieser Reflex auf einfache und nicht schmerzhafte Weise das Erkennen einer angeborenen Skoliose. Die *Armzugreaktion* (Abb. 5) wird durch sachtes Hochziehen an den Händen ausgelöst. Sie erlaubt die Beurteilung des Muskeltonus und der Kopfkontrolle. Beim reifen Kind sollte eine leichte Flexion aus dem Ellenbogen erfolgen, beim gehaltenen Sitzen kann der Kopf für 2 bis 3 Sekunden gehalten werden. Abb. 6 zeigt die

Untersuchung der Bauchorgane.

Bei ihr hilft ein leichtes Anheben der Beine, die Bauchdecke zu entspannen. Zugleich erleichtert es die Beurteilung von Leber- und Milzgröße und der Nierenlagen. Beim gesunden Neugeborenen kann der Leberrand den Rippenbogen in der Medioklavikularlinie um 2,5 cm überragen. Eine tastbare Milz hingegen muß den Verdacht auf eine gesteigerte Hämatopoese oder eine Infektion des Kindes erwecken.

bis 6. Monat auslösen und erlaubt außer der Feststellung zerebraler Asymmetrien die präzise Diagnostik einer oberen (Erbschen) oder unteren (Klumpkeschen) Armplexusparese. Der *Galant-Reflex* wird durch paravertebrales Bestreichen der Haut mit einem Holzstäbchen ausgelöst. Durch homolaterale Kontraktion des M.

Ernährung und Stillen

Nach einer Phase fehlender Stillbereitschaft in den 70er Jahren werden heute die meisten Neugeborenen wieder natürlich ernährt. Über die

Vorteile des Stillens

in den ersten Monaten gibt es gar keinen Zweifel: Frauenmilch ist adaptiert, steril, einfach zu gewinnen und auch zu verabreichen, jederzeit vorrätig, billig und besonders leicht verdaulich. Stillen fördert die Mutter-Kind-Bindung und schützt das Kind vor Infektionen.

Der **Infektionsschutz** kommt vor allem durch das sekretorische IGA zustande, das sich in der Vormilch (Kolostrum) in hoher Konzentration befindet, den kindlichen Magen-Darm-Kanal intakt passiert und gegen enteropathogene Escherichia coli sowie darmwirksame Viren schützt. Der Infektionsschutz wird durch unspezifische Abwehrfaktoren in der Muttermilch (Lysozym, Laktoferrin) sowie durch zelluläre Bestandteile (Makrophagen, Granulozyten, Lymphozyten) zusätzlich unterstützt.

Die **leichte Verdaulichkeit** der Muttermilch beruht auf

– der feinen Gerinnung infolge eines niedrigen Anteils von Kasein am Milchprotein,

– dem hohen Gehalt an Lipase, die zur intestinalen Lipolyse beiträgt,

– dem Entstehen einer Bifidusflora, die das Wachstum von Escherichia coli verhindert.

Trotz der vielfältigen Vorteile des Stillens sollten weder Geburtshelfer noch Kinderarzt einen Fanatismus verbreiten oder die Mutter unter Erfolgsdruck setzen. Die Milchbildung ist eine vegetative Funktion, die eine gelöste und spannungsfreie Haltung voraussetzt. Die Stillberatung sollte Gelassenheit und Selbstvertrauen vermitteln, das Anlegen an der Brust mit einer erfahrenen Kinderkrankenschwester geübt, und der Mutter die in Abb. 7 dargestellten Phasen des *Saugreflexes* erklärt werden. Schon kurz nach der Entbindung kann *das erste Anlegen* erfolgen, weil dann der Saugreflex des Kindes besonders stark ist, und bei der Mutter die Ausschüttung von Prolaktin (LTH) aus dem Hypophysenvorderlappen angeregt wird. Während früher empfohlen wurde, das Kind 5mal täglich mit 4stündigen Abständen und einer Nachtpause von 8 Stunden anzulegen, wird heute das „*self demand feeding*" propagiert, bei dem das Kind selbst über die Häufigkeit und Menge seiner Mahlzeiten entscheidet. Jedoch sollte darauf geachtet werden, daß das Kind beim Füttern

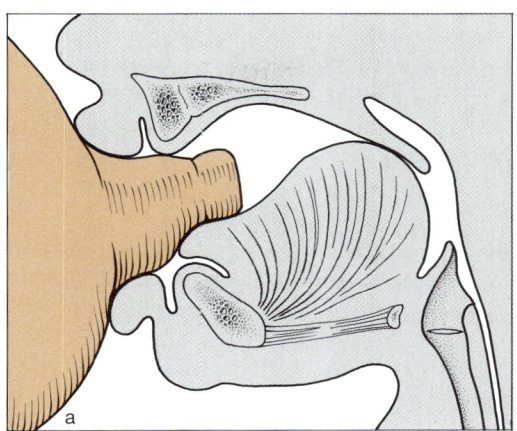

Abb. 7 a   Saugreflex. Das Kind erfaßt die Brustwarze und saugt. Die Lippen umgreifen mit ihrem Saugpolster den Warzenhof

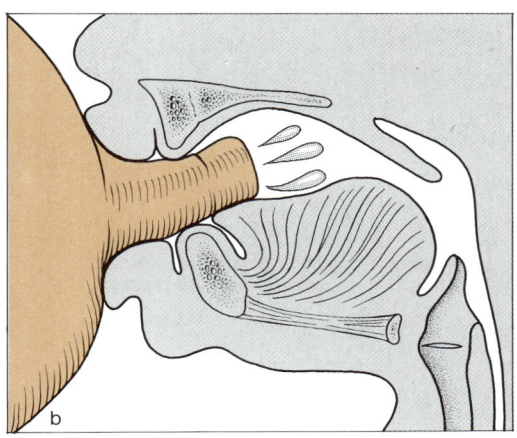

Abb. 7 b   Durch Zusammendrücken der kindlichen Kiefer wird die angesaugte Milch ausgedrückt. Nicht nur die Mamille, auch die Areola befindet sich im Mund des Kindes

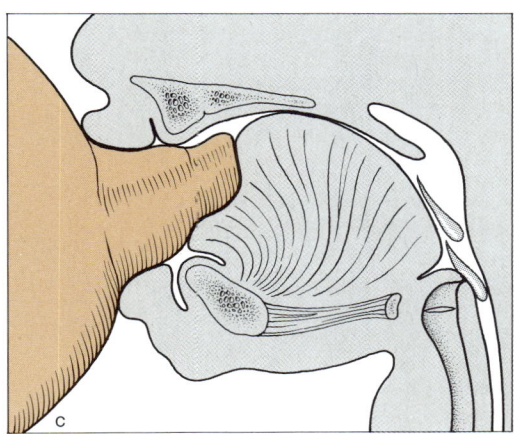

Abb. 7 c   Schlucken. Die Milch rinnt über den geschlossenen Kehldeckel in die Speiseröhre. Obwohl sich Atemwege (Atemfrequenz 50/min) und Nahrungsweg (Saugfrequenz 30/min) überkreuzen, kommt es praktisch nie zum Verschlucken

hungrig, trocken, weder zu warm, noch zu kalt bekleidet und bequem gehalten ist. In den ersten 5 Minuten wird die Hälfte bis 2 Drittel der Mahlzeit, nach 15 Minuten indessen nur noch wenig getrunken. Längere Stillzeiten überanstrengen die Mutter, können zu Rhagaden an der Brust führen und „verwöhnen" das Kind. Da sich beim „self demand feeding" die Mutter vom Kind nur kurz trennen kann, entsteht für manche Frauen eine nicht zu unterschätzende

Streß- und Frustrationssituation. Auch induziert die jederzeitige Verfügbarkeit der Mutter bei manchen Kindern eine Anspruchshaltung, die später zu Konflikten in der Familie führen kann.

Die Bestimmung einer ausreichenden

Stillmenge

erfolgt in der ersten Lebenswoche durch tägliches Wiegen des Kindes. Die „Produktionskontrolle" durch Wiegen des Kindes vor und nach dem Stillen ist meist sinnlos, da das Volumen der einzelnen Mahlzeiten sehr stark schwankt und die Mutter unter Leistungsdruck gesetzt wird. Bei reifen Neugeborenen ist eine

physiologische Gewichtsabnahme

bis zu ein Zehntel des Körpergewichtes in den ersten Lebenstagen normal. Keinesfalls sollten, wenn die Mutter den Wunsch hat zu stillen, in dieser Zeit Kuhmilchmischungen zugeführt werden. Allerdings besteht bei unreifen (≤ 37 Wochen), untergewichtigen (≤ 2500 g), übertragenen (≥ 41 Wochen) oder übergewichtigen (≥ 4000 g) Kindern die Gefahr einer Hypoglykämie (S. 512), die regelmäßige Blutzuckerbestimmung erfordert und der mit der Zufuhr von 5%iger Glukoselösung oder Tee-Traubenzucker-Lösung begegnet werden muß. Bei einem zu Hause gut zunehmenden („gedeihenden") Kind kann die Mutter ab der 2. Lebenswoche auf ein wöchentliches Wiegen übergehen.

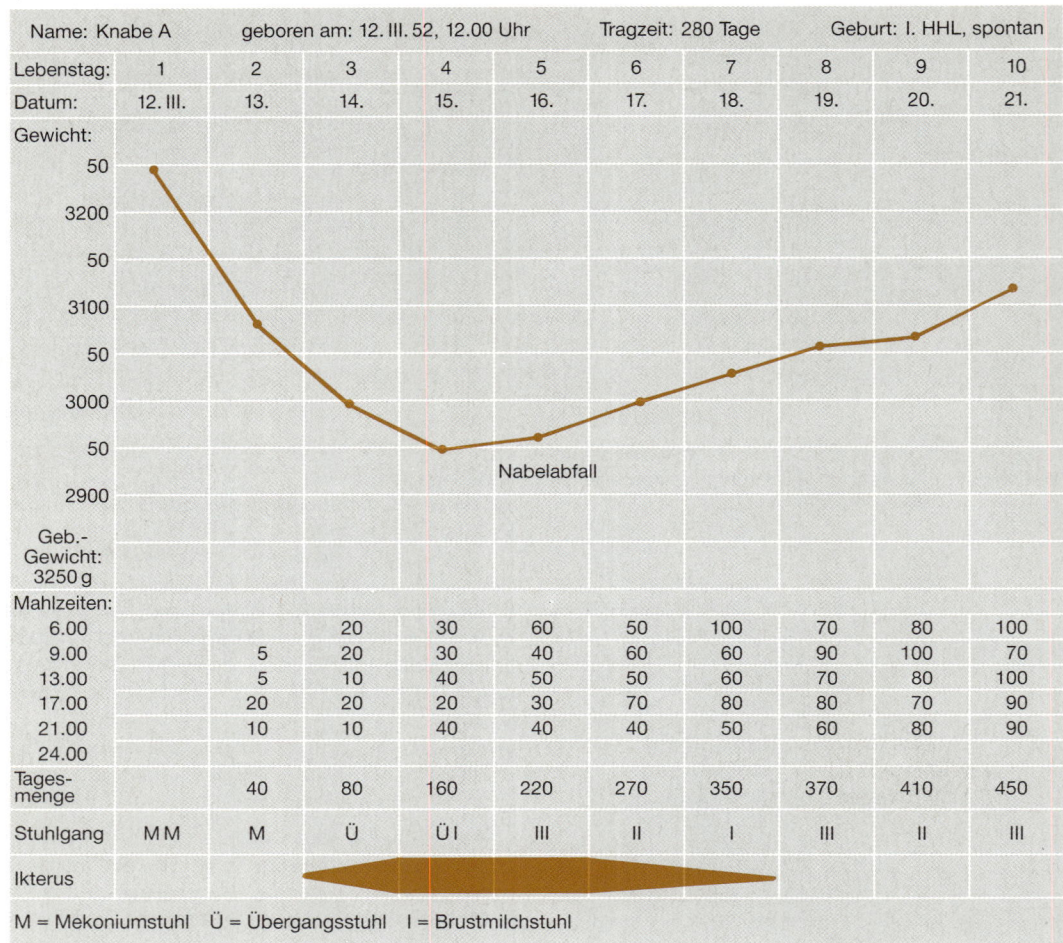

Abb. 8   Pflegeprotokoll, Nahrungsaufbau und normale Gewichtskurve eines reifen Neugeborenen

Abb. 8 zeigt Nahrungsmenge, Gewichtskurve und Pflegeprotokoll eines mit festen Zeiten gestillten gesunden Neugeborenen.

Bei guter Motivation, Vorbereitung und Betreuung können etwa 90% aller Frauen ihr Neugeborenes stillen.

Stillschwierigkeiten

ergeben sich bei schweren Erkrankungen der Mutter, bei der Mastitis sowie bei wenigen Medikamenten, die sich in der Muttermilch konzentrieren. Unreife, Erkrankung oder Verlegung des Kindes in die Kinderklinik dürfen keinesfalls ein Grund zum Abstillen sein: Muttermilch erleichtert gerade bei sehr kleinen Frühgeborenen den Nahrungsaufbau erheblich, verhindert die nekrotisierende Enterokolitis, und gibt der Mutter das Gefühl, auch etwas für ihr in der Kinderklinik liegendes Kind tun zu können. In diesem Fall sollte die Milch abgepumpt und (gekühlt) transportiert werden, in bestimmten Fällen kann auch die Mitaufnahme der Mutter in der Kinderklinik (Mutter-Kind-Einheit) erfolgen.

Jenseits des 4. Lebensmonats deckt Muttermilch allein den Nahrungsbedarf des Kindes nicht. In einer Zeit zunehmender Ideologisierung des Stillens ist es nötig, auch auf die **Grenzen des Stillens** hinzuweisen:

1. Muttermilch enthält wenig Eisen, wenig Vitamin K und wenig Vitamin D. Zur Verhinde-

Tabelle 8   Zusammensetzung von Säuglingsnahrungen

	Protein g%	Fett g%	Milch-zucker g%	Ca mg%	P mg%	Vitamin D E/100 ml	Osmola-rität mosm/l	Kalorien pro 100 ml
Kolostrum	2,7	1,9	5,3	31	14	–		54
Reife Frauenmilch	1,2	3,5	7,0	33	15	–	240	67
Adaptierte Nahrung	1,7	3,6	7,5	40	32	54	320	69
Frühgeborenennahrung	2,0	3,4	6,0 + 2,0 Malto-dextrin	55	30	65	250	70
Kuhvollmilch	3,3	3,5	4,8	125	95	–	380	66

rung einer Vitamin-K-Mangelblutung sollten alle Neugeborenen bei der Geburt Vitamin K erhalten. Alle gestillten Säuglinge sollten bis zum Ende des 1. Lebensjahres mit Vitamin D substituiert werden.

2. Zur Ernährung von Frühgeborenen muß die Muttermilch mit Protein, Kalzium und Phosphor angereichert werden.

3. Wegen der Möglichkeit einer Anreicherung von Insektiziden und polychlorierten Biphenylen sollten Mütter, die länger als 4 Monate stillen möchten, ihre Milch auf die Konzentration dieser Schadstoffe untersuchen lassen.

Da sich Kuhmilch und Frauenmilch ganz wesentlich voneinander unterscheiden, sind bei

künstlicher Ernährung

zur Herstellung von Säuglingsnahrungen Veränderungen an der Kuhmilch erforderlich, um diese für das Neugeborene verträglich und verdaulich zu machen. Keinesfalls darf eine sterilisierte Kuhvollmilch verwendet werden! Die Selbstherstellung der Nahrung (alte Regel: 2/3 Kuhmilch, 1/3 Wasser, Zusatz von 5% Zucker und 1% Maiskeimöl) ist wegen der Gefahr einer Kontamination mit pathogenen Keimen heute in den entwickelten Ländern weitgehend verlassen. Am gefahrlosesten ist die industriell

hergestellte *trinkfertige Flüssignahrung*. Bei der Herstellung der Neugeborenennahrung aus Milchpulver und abgekochtem Wasser besteht ebenfalls die Möglichkeit einer Kontamination der Nahrung, die dann zur Quelle von Durchfallerkrankungen werden kann. Bei den industriell hergestellten Fertignahrungen unterscheidet man „adaptierte" und „teiladaptierte" Nahrungen. Bei der **adaptierten Milch** (= an die Muttermilch angeglichene Milch) sollen in 100 ml trinkfertiger Nahrung enthalten sein: Protein 1,4–1,8 g (Zusatz von Molkeeiweiß), Fett 3,3–4,2 g, Kohlenhydrate 6,3–7,9 g (nur Laktose). Nichtadaptierte Nahrungen erhalten auch andere Kohlenhydrate, sind meist nicht billiger als adaptierte Nahrungen und können leicht zur Überfütterung des Säuglings führen, und zwar vor allem, wenn auch bei der künstlichen Ernährung das Prinzip des „self demand feeding" durchgeführt wird.

Als **Nahrungsmenge** während der ersten Lebensmonate sind 150 ml/kg/Tag genügend. Damit ist eine tägliche Gewichtszunahme von etwa 25 g (170–180 g/Woche) physiologisch (Tab. 8).

Bei der *Zubereitung der Flaschennahrung* sind strengste hygienische Regeln einzuhalten. Flaschen und Sauger müssen täglich desinfiziert werden (Auskochen oder Sterilisieren).

Ernährungsstörungen

Bei starker Gewichtsabnahme und ungenügender Flüssigkeitszufuhr in den ersten Lebenstagen kommt es, insbesondere bei hypotrophen oder übertragenen Neugeborenen,

leicht zu

Exsikkose und Durstfieber.

Dieses kann sich auch bei Neugeborenen entwickeln, bei denen eine Phototherapie ohne adäquate Flüssigkeitszufuhr (Infusion) durchgeführt wird. Die häufigste Ernährungsstörung ist die ausbleibende oder zu geringe Gewichtszunahme des Kindes, das

mangelhafte Gedeihen.

Als Ursachen kommen in Frage zu geringe oder übermäßige Nahrungszufuhr, Fehlernährung, Hypogalaktie der Mutter, aber auch Allgemeininfektionen oder schwere Organkrankheiten des Kindes, chronische Enteritis, Malabsorptionssyndrome und Vernachlässigung bzw. psychische Deprivation. Häufiger als Gedeihstörungen ist in der Bundesrepublik Deutschland allerdings die

Überfütterung

des Säuglings: Am Ende des ersten Lebensjahres ist fast ein Drittel der Säuglinge übergewichtig. Sie kommt zustande durch das Füttern von nichtadaptierter, kohlenhydrat- und kalorienangereicherter Nahrung oder durch „Zwiemilchernährung", dem Zufüttern von Nahrung bei einem gestillten Kind in der Annahme, die Muttermilch reiche nicht aus. Hier kann eine richtige Ernährungsberatung der Mutter und der Hinweis auf die im Vorsorgeheft abgedruckte normale Gewichtskurve bereits vorbeugend wirken. Der *Stuhl* eines gestillten Neugeborenen ist dünn, gelblich bis orange gefärbt, kann schollige feste Bestandteile enthalten und weist oft einen Wasserhof auf. Eine

Gastroenteritis

ist bei vollgestillten Neugeborenen selten. Sie kann im Rahmen septischer Allgemeininfektionen oder als Hospitalepidemie (Dyspepsie-Koli, Rotaviren) auftreten.

Häufiger ist eine

„Umstelldyspepsie"

beim abrupten Wechsel der Nahrung, insbesondere beim Wechsel von adaptierter auf nichtadaptierte Nahrung oder beim zu frühen Füttern von Fruchtsäften. Auch Fehlernährung oder einseitige Diät der stillenden Mutter (Zitrusfrüchte, Hülsenfrüchte, stark gewürzte Speisen, Abführmittel) kann beim gestillten Kind eine Dyspepsie auslösen. Häufig liegt einer Gastroenteritis des Neugeborenen eine

Soorinfektion

zugrunde. Sie ist an weißlichen Belägen im Mund und an schuppenden makulopapulösen Effloreszenzen im Perianalbereich erkennbar. Infektionsquelle der Soorinfektion sind fast immer mangelhaft sterilisierte Sauger oder Schnuller oder eine Soorkolpitis der Mutter.

Manche Kinder erbrechen kleine Nahrungsmengen, insbesondere nach den Mahlzeiten („Spucken"). Sofern sie dabei Gewicht zunehmen, keine Infektzeichen aufweisen und der Stuhlgang normal ist, besteht kein Grund zur Beunruhigung. Spucken kann ebenso wie eine Neigung zum Schluckauf durch Aufstoßen zwischen den Mahlzeiten gebessert werden. Immer pathologisch ist massives, blutiges oder galliges Erbrechen sowie Erbrechen im Strahl.

Pflege des gesunden Neugeborenen

Mit der Senkung der Säuglingssterblichkeit sind in den letzten Jahrzehnten die Anforderungen an die Pflege des Neugeborenen erheblich gestiegen. Sie sollte heute nur noch von examinierten und gut ausgebildeten *Kinderkrankenschwestern*, möglichst mit Erfahrung auch in der Pflege kranker Neugeborener, durchgeführt werden. Die Kinderkrankenschwester hat vor allem zwei **Aufgaben:**

– pflegerische und emotionale Unterstützung der Mutter beim Erlernen der Versorgung des Kindes, beim Stillen und beim Rooming-in;
– Pflege und Beobachtung des Neugeborenen mit dem Ziel, auftretende Anomalien und Krankheitszeichen frühzeitig zu entdecken.

Die Frühdiagnose einer Sepsis ist ganz überwiegend die Leistung einer sorgfältig beobachtenden Schwester.

Aus Gründen der Berufsausbildung und der Hygiene kann eine Versorgung von Mutter und Kind durch die gleiche Pflegekraft nicht mehr akzeptiert werden. Für je 8 gesunde Neugeborene benötigt die Entbindungsklinik eine Kinderkrankenschwester in jeder Schicht. Rooming-in spart keine Pflegekräfte ein. Das

Pflegepersonal

soll regelmäßig untersucht werden, einschließlich einer Röntgenkontrolle der Lunge und bakteriologischer Untersuchungen. Personen mit

Infekten der oberen Luftwege, mit Durchfallerkrankungen oder einem Herpes labialis sollten schon in der Prodromalzeit ihrer Infektion von der Pflege ausgeschlossen werden, um die Neugeborenen nicht zu gefährden. Das Tragen eines Mundschutzes verringert die Infektionsgefahr nicht wesentlich.

Kleine geschlossene

Pflegeeinheiten

(6–8 Neugeborene) sind zur Verhütung von Hospitalinfektionen geeigneter als große Babysäle und erlauben eine Pflege nach dem *Kohortensystem*: gleichzeitig geborene Kinder werden gleichzeitig entlassen, der Raum wird desinfiziert. Pro Bett muß mindestens 3 qm Fußbodenfläche zur Verfügung stehen, die Betten sollten von beiden Seiten zugänglich sein, der Abstand muß mindestens 60 cm betragen („Pferchungsschäden"). Genügend Nebenräume für Untersuchung des Kindes, Herstellung der Nahrung, Reinigung und Desinfektion der Pflegeartikel sowie für den Aufenthalt des Personals müssen vom Kinderzimmer getrennt sein.

In der Pflege des Neugeborenen gilt wie überall in der Medizin als oberstes Gesetz: Primum nil nocere! Je *einfacher* die Grundpflege, desto fehlerloser kann sie auch von den Müttern erlernt werden. Neue, scheinbar moderne Pflegetechniken werden ständig und oft aus kommerziellem Interesse vorgeschlagen und müssen vor ihrer Einführung sorgfältig und kritisch geprüft werden, um Schädigungen des Kindes zu vermeiden.

Der erste Abgang von

Mekonium

erfolgt meist schon in den ersten Lebensstunden. Mekonium besteht aus Galle, Pankreassekret und abgeschilferten Zellen, hat eine zähe oder klebrige Konsistenz, schwarzbraune bis schwarzgrüne Farbe und wird am 2.–3. Tag von Übergangsstuhl abgelöst. Der erste

Urinabgang

kann gleich nach der Geburt erfolgen, aber unter Umständen auch 24 Stunden auf sich warten lassen.

Trockenlegen und Reinigen

erfolgt vor den Mahlzeiten. Für das Entfernen von Stuhl und Reinigen des Gesäßes wird Zellstoff und Kinderöl verwendet. Bei Mädchen ist von vorn nach hinten zu reinigen, damit kein Stuhl in die Vagina gebracht wird. Das

Waschen des Kindes

wird unter fließendem Wasser vorgenommen, da stehendes Wasser oft mit Bakterien kontaminiert ist, und zwar mit einem sauberen Lappen und einer milden, alkalifreien Waschlotion. Gebadet wird das Neugeborene erst, wenn der Nabelschnurrest abgefallen und der Nabel völlig trocken ist, meist erst nach dem 12. Lebenstag, und zwar vor den Mahlzeiten. Das Eincremen des Gesäßes erfolgt mit weißer Vaseline ohne Zusatz von Medikamenten oder biologischen Komponenten. Puder ist in der Neugeborenenpflege unnötig und gefährlich (Talkumaspiration, Nabelgranulom). Zum

Wickeln

werden heute meist Einmalwindeln verwendet, die die Beine leicht spreizen, was die normale Entwicklung des Hüftgelenks fördert. Da der Plastiküberzug der Einmalwindeln eine feuchte Kammer entstehen läßt, werden hautempfindliche Kinder leicht wund. Häufigeres Trockenlegen und rechtzeitiger Übergang auf Stoffwindeln verhütet die Entstehung von Windeldermatitis und Superinfektion.

Die

Haut

des Neugeborenen trocknet nach Verschwinden der Vernix caseosa aus und schuppt häufig in den ersten Lebenstagen. Vorübergehend tritt oft ein *makulöses Erythema neonatorum* auf, bei manchen Kindern, besonders bei Ikterus und Phototherapie, kann es in ein *urtikarielles* oder *vesikuläres Exanthema toxicum* übergehen, welches von einer Staphylokokkeninfektion der Haut (Pemphigus neonatorum) unterschieden werden muß. Bei trockener Haut muß das Kind nach jedem Trockenlegen bzw. Waschen ganz eingeölt werden, sonst nur unter den Armen und am Hals.

Der

Nabel

wird mit einer sterilen Kompresse und Isopropylalkohol oder mit sterilen Einmaltupfern mit 70%igem Alkohol gereinigt. Die Nabelklemme wird in den ersten 24 Lebensstunden nicht entfernt. Der Nabelstumpf soll sauber und trocken gehalten werden. Nabelpflaster und Nabelbinden sind unnötig. Desinfektionsmittel wie jodhaltige Lösungen (Hypothyreose bei Resorption) und Quecksilber, Bor oder Farbstoffe enthaltende Lösungen (Resorption, Toxizität, Kanzerogenität) sind sogar gefährlich. Talkum-, Silikon- oder Silberpuder können Granulome verursachen. Bei nässendem Nabel sollte an einen

Ductus omphaloentericus bzw. Urachus

gedacht werden. Bei Infektionsverdacht sind ein Nabelabstrich und eine Blutkultur erforderlich. Jede

Nabelinfektion

muß wegen der Gefahr der Funikulitis, der Sepsis und der prähepatischen Pfortaderstenose durch systemische antibiotische Therapie bekämpft werden. Nur in Ausnahmefällen und auf ärztliche Verordnung ist eine Lokalbehandlung mit antibiotischem Puder zu verantworten. Ein

Nabelgranulom

kann auf ärztliche Verordnung mit einem Silbernitrat-Stift geätzt werden. Die

Augen

des Kindes werden von außen nach innen mit fließendem Wasser gereinigt. In den ersten Lebenstagen entwickelt sich oft ein harmloser Konjunktivalkatarrh als Folge der Credé-Prophylaxe mit Argentum nitricum. Bei dem Verdacht auf Konjunktivitis sind bakteriologische Untersuchung mit besonderem Transportmedium nötig, um auch Chlamydieninfektionen zu erkennen. Die

Ohrmuschel

des Kindes wird beim Waschen gereinigt. Hinter den Ohren ist manchmal Einölen von Nutzen. Das Reinigen des äußeren Gehörganges ist überflüssig und wegen der Verletzungsmöglichkeit gefährlich. Zur

Mundpflege

verwendet man am besten Wasser und sterile Tupfer, wegen der Aspirationsgefahr jedoch kein Glyzerin.

Atmung

Die bei der Geburt erforderliche Umstellung von plazentarem Gasaustausch auf Lungenatmung ist wohl der gefährlichste Moment im Leben eines Menschen. In einer dramatischen Sequenz wird innerhalb von wenigen Minuten

1. die Lungenflüssigkeit ausgepreßt,
2. die Lunge unter hohem Öffnungsdruck belüftet,
3. der Surfactant-Film an die Alveolenwand adsorbiert,
4. die Oberflächenspannung an der Luftwassergrenzfläche gesenkt,
5. das exspiratorische Residualvolumen gebildet,
6. der negative interstitielle Druck aufgebaut,
7. das Kapillarbett expandiert,
8. der Lungengefäßwiderstand gesenkt,
9. der Rechts-links-Shunt reduziert,
10. der arterielle Sauerstoffpartialdruck erhöht.

Als Auslöser für den „ersten", d. h. tiefen Atemzug, bei dem ein Unterdruck bis zu 100 cm H_2O

erreicht wird, werden respiratorische Azidose, Hypoxie, Kälte, Schwerkraft, akustische und visuelle Stimuli sowie Schmerz diskutiert. Sämtliche Phasen der perinatalen respiratorischen Adaptation können gestört sein, wobei sich insbesondere eine Geburtsasphyxie im Sinne eines Circulus vitiosus ungünstig auswirkt. Einige Besonderheiten der perinatalen Adaptation der Atmung sind in Tab. 9 zusammengefaßt. Die auch jenseits dieser Adaptation bestehenden erheblichen Unterschiede zwischen der Atmung des Neugeborenen und der des Erwachsenen sind in Tab. 10 dargestellt.

Bereits vor der Geburt macht jeder Fetus flache und langsame Atembewegungen und inhaliert zum Termin etwa 600 ml Fruchtwasser pro Tag. Schon aus diesem Grunde ist die früher oft gestellte Diagnose „Fruchtwasseraspiration" obsolet. Verbleibt – etwa nach einer Schnittentbindung – ein größeres Flüssigkeitsvolumen in der Lunge, so spricht man heute von

Tabelle 9   Perinatale respiratorische Adaptation

Regulation	Glomus caroticum unreif = geringe pO_2-Antwort Hauptatemantrieb in der 40. SSW ist der pCO_2
Morphologie	Bronchialaufzweigung + Alveolen-bildung 24. → 40. SSW Kapillarisierung 26. SSW
Surfactant	Lamellar bodies 24., PI 29., DPPC 34., PG 35. SSW Monolayer Adsorption = alveoläre Stabilität
Mechanik	Transpulmonaldruck bis 80 cm H_2O beim 1. Atemzug Atemwegswiderstand↑, Compliance ~
Ventilation	Normales Atemzeitvolumen durch Atemfrequenz↑ und Atemarbeit↑
Diffusion	Interstitium 1 μ → 0,2 μ. Ödemneigung. Flüssigkeitsgehalt 40 ml = 60% des Lungengewichtes
Perfusion	Verschlußzeit Foramen ovale Minuten, Ductus arteriosus Tage. Re-li-Shunt 90 → 20%. V̇/Q̇↑
Transport	Kritisch da HK 40 → 55% (26. → 40. SSW) Linksverschiebung der O_2-Dissoziationskurve

Flüssigkeitslunge, pulmonaler Maladaptation oder transitorischer Tachypnoe.

Diese Kinder haben eine beschleunigte Atmung mit sternalen Einziehungen und benötigen manchmal während der ersten Stunden Sauerstoff. Trotz der guten Prognose dieses Zustandes (die Lungenflüssigkeit wird während der ersten 12 Lebensstunden über die Lymphwege abtransportiert), ist die Verlegung des Kindes auf eine Neugeborenen-Intensivpflegestation unumgänglich, da es schwierig ist, die Flüssigkeitslunge von einem Atemnotsyndrom (Surfactant-Mangel) oder einer pulmonalen Infektion (B-Streptokokken-Pneumonie) abzugrenzen. Ein lebensbedrohliches Krankheitsbild ist die

Mekoniumaspiration,

die bei der Kombination von unvollständiger Geburtsüberwachung und mangelhafter Reanimationstechnik entstehen kann. Der über einen längeren Zeitraum asphyktische Fetus setzt Mekonium ins Fruchtwasser ab, welches sich grünlich verfärbt und erbsbreiartige Konsistenz annehmen kann. Wird dieses mekoniumhaltige Fruchtwasser nicht *vor* dem ersten Atemzug durch Absaugen bzw. Ausspülen aus den oberen Luftwegen entfernt, so kommt es zur Aspiration in die tiefen Atemwege. Der hohe Gehalt an Galle und Pankreassekret im Mekonium

Tabelle 10   Die Unterschiede der Atmung des Neugeborenen und des Erwachsenen

	Atemphysiologie	Neugeborene	Erwachsene
Compliance	C_{tot} (ml · cmH_2O^{-1} · kg^{-1})	1,3	1,4
Resistance	R_{tot} (cmH_2O · l^{-1} · sec^{-2})	68	5,5
Lungenperfusion	$\dot{Q}_p$ (l · min^{-1} · m^{-2})	4,5	5,0
Rechts-links-Shunt	$\dot{Q}_{R/L}$ (%)	20	5
funktionelle Residualkapazität	FRC (ml · kg^{-1})	30	34
Atemzugvolumen	VT (ml · kg^{-1})	6	5
Vitalkapazität	VC (ml · kg^{-1})	33	34
alveoläre Ventilation	$\dot{V}_A$ (ml · min^{-1} · kg^{-1})	135	50
Sauerstoff-Diffusionskapazität	D_{LO_2} (ml · min^{-1} · Torr^{-1} · m^{-2})	5	16
Sauerstoffverbrauch	$\dot{V}_{O_2}$ (ml · min^{-1} · kg^{-1})	6,5	3,5
arterieller Sauerstoff Partialdruck	p_aO_2 (mmHg)	72	87

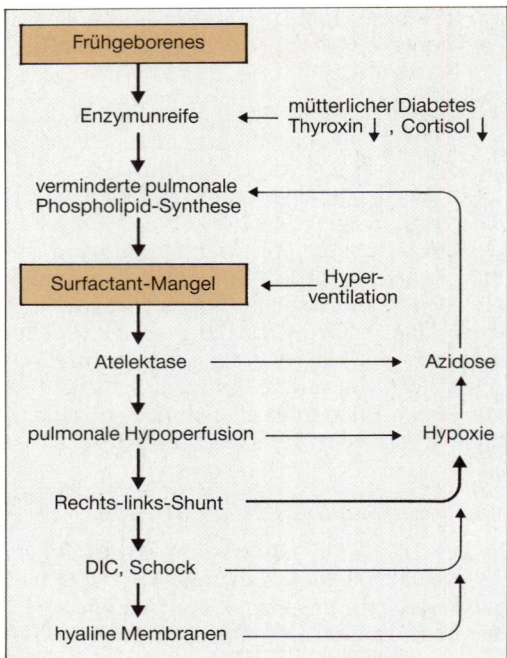

Abb. 9   Pathogenese des Atemnotsyndroms

tionsdiagnostik bei jeder Verfärbung des Fruchtwassers notwendig. Die gefürchtetste *Adaptationsstörung des Frühgeborenen* ist das

Atemnotsyndrom,

das aus der Unreife des pulmonalen Surfactant-Systems oft in Kombination mit einer Geburtsasphyxie entsteht. Abb. 9 stellt schematisch die *Pathogenese* dar: Die wichtigsten Surfactant-Phospholipide, Dipalmitoylphosphatidylcholin (Lezitin) und Phosphatidylglyzerol können in der normalen menschlichen Gestation erst ab der 35. Schwangerschaftswoche in den alveolären Typ-II-Zellen in ausreichendem Maß gebildet werden. Die durch den Surfactant-Mangel erhöhte Oberflächenspannung an der Alveolenwand führt zu Atelektase und pulmonaler Hypoperfusion. Geburtsasphyxie, Azidose und Unterkühlung verschlechtern im Sinne eines Circulus vitiosus die Bedingungen für die Phospholipidneusynthese. Der Einstrom von Plasmabestandteilen in die Alveolen führt zur Bildung pulmonaler hyaliner Membranen und zur weiteren Inaktivierung des Surfactant-Systems, so daß zuletzt eine globale Ateminsuffizienz mit Beeinträchtigung von Ventilation, Perfusion und Diffusion resultiert. Die Krankheit manifestiert sich mit Tachypnoe, Nasenflügelatmung, jugulären und sternalen Einziehungen während der Inspiration, stöhnendem oder „knorksendem" Geräusch während der Exspiration sowie mit zunehmender Zyanose bzw. Sauerstoffabhängigkeit. Das Atemnotsyndrom und seine Komplikationen (Pneumothorax, intraventrikuläre Blutung, bronchopulmonale Dysplasie) stellt die *Hauptursache der Neugeborenensterblichkeit* dar. Seine Prophylaxe und Behandlung ist eine der wichtigsten Aufgaben der modernen Perinatalmedizin.

richtet in der Lunge weit über die mechanische Verlegung der Atmung hinausgehende Schäden an. Die Therapie der Mekoniumaspiration ist schwierig, die Prognose ernst. Alle Anstrengungen müssen der Prävention gelten: rasche Beendigung der Geburt bei fetaler Asphyxie. Ist es zur Mekoniumaspiration gekommen, so ist das Hinzuziehen eines Neonatologen zur Inspektion der Atemwege mit einem Laryngoskop, Intubation und zur pulmonalen Lavage mit gewärmter physiologischer Kochsalzlösung, aber auch die postnatale Überwachung und Infek-

Kreislauf

Vor der Geburt ist der pulmonale Gefäßwiderstand 5mal so hoch wie nach der Geburt. Nur 5–10% des Herzzeitvolumens passieren pränatal die Lunge, es besteht ein physiologischer Rechts-links-Shunt von über 90%. Ein Drittel des fetalen Herzzeitvolumens perfundiert die Plazenta. *Mit dem Einsetzen der Atmung* nach der Geburt kehren sich die Kreislaufverhältnisse um: Der Lungengefäßwiderstand sinkt unter den Systemwiderstand, die entfaltete Lunge

füllt sich mit Blut. Durch den am 1. Lebenstag noch offenen Ductus arteriosus Botalli kommt es nun während der ersten Lebensstunden zum Links-rechts-Shunt (transitorische Zirkulation). Abb. 10 zeigt den fetalen Blutkreislauf. Der funktionelle *Verschluß des Foramen ovale*, kommt nach der Geburt dadurch zustande, daß durch das jetzt von der Lunge über die Lungenvenen zurückströmende Blut der Druck im linken Vorhof ansteigt. Der *Verschluß des Ductus arteriosus Botalli* erfolgt durch den Anstieg des Sauerstoffpartialdruckes und die verminderte Prostaglandin-Einwirkung. Ein

persistierender Ductus arteriosus

kommt insbesondere bei Frühgeborenen mit einem Atemnotsyndrom durch Hypoxie und durch eine vermehrte Prostaglandin-Bildung vor und kann zu einer pulmonalen Hyperperfusion mit erheblicher Atemstörung führen. Die

persistierende fetale Zirkulation

kann als Folge einer Geburtsasphyxie eintreten und stellt eine der bedrohlichen Störungen der postnatalen Adaptation dar. Hypoxie und Azidose erhöhen den pulmonalen Gefäßwiderstand (von Euler-Liliestrand-Reflex) über den Systemwiderstand: Es resultiert ein enormer Rechts-links-Shunt über einen offenen Ductus Botalli und intrapulmonale Shuntverbindungen sowie eine pulmonale Hypertension.

Einen

hypovolämischen Schock

sieht man bei Neugeborenen nach protrahierter Geburtsasphyxie (S. 519), etwa nach vorzeitiger Plazentalösung oder schweren Blutverlusten bei Placenta-praevia-Blutung oder subpartualen fetalen Blutungen. In leichteren Fällen zeigt sich die *Kreislaufzentralisation* an einer Zyanose von Händen, Füßen (Akrozyanose) und einem grauen Munddreieck. In schweren Fällen und bei chronischer Hypovolämie kommt es zur *Blutumverteilung:* Die zerebrale Perfusion wird noch aufrechterhalten, die Nierenperfusion ist vom systolischen Blutdruck abhängig; am meisten gedrosselt wird der Blutstrom zum Skelett und zum Mesenterialkreislauf (mesenteriales Hypoperfusionssyndrom): Es resultiert ein Krankheitsbild mit Tachykardie, geblähtem Abdomen, Ernährungsstörung und der Gefahr von nekrotisierender Enterokolitis und Darmperforation.

Nicht nur Atem- und Kreislauffunktion beeinflussen die Oxygenierung. Tab. 11 faßt die Faktoren zusammen, die die Sauerstofftransportkapazität beeinflussen. Ist diese eingeschränkt, so spricht man von *kritischem Sauerstofftransport*, der sich insbesondere am Gehirn auswirken wird, da dieses über 50% des Sauerstoffs verbraucht. Dabei kann sich die Beeinträchtigung mehrerer Faktoren katastrophal aufsummieren: als „Modell" für den kritischen Sauer-

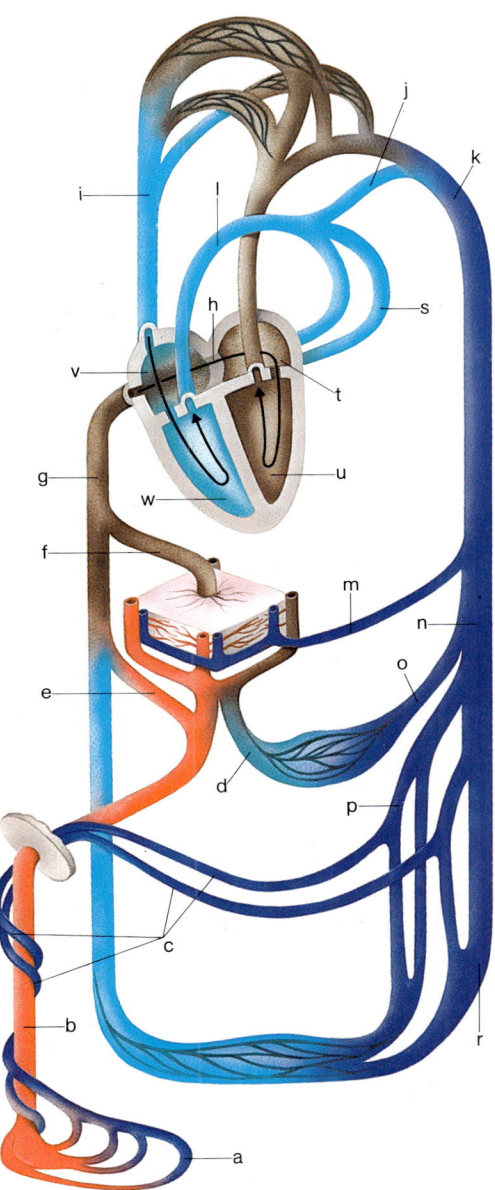

Abb. 10   Fetaler Blutkreislauf. a = Plazenta, b = V. umbilicalis, c = Aa. umbilicales, d = V. portae, e = Ductus venosus, f = V. hepatica, g = V. cava inferior, h = Foramen ovale, i = V. cava superior, j = Ductus arteriosus, k = Aorta, l = Truncus pulmonalis, m = a. hepatica communis, n = A. iliaca communis, o = A. mesenterica, p = A. iliaca interna, r = A. iliaca externa, s = Vv. pulmonales, t = linkes Atrium, u = linker Ventrikel, v = rechtes Atrium, w = rechter Ventrikel

Tabelle 11   Kritischer O_2-Transport

↓ Q	↑ Shunt
↓ p_aO_2	↑ $\dot{V}O_2$
↓ HK	↑ HbF
↓ Erythrozyten-Verformbarkeit	↑ Viskosität

stofftransport scheint das *Frühgeborene* von der Natur geradezu erfunden zu sein: Herzschlagvolumen, Hämatokrit und Erythrozytenverformbarkeit sind vermindert, Rechts-links-Shunt und Anteil an fetalem Hämoglobin sind erhöht.

Temperatur

Von der Geburt an muß das Neugeborene seine Körperkerntemperatur selbst regulieren. Dabei funktioniert die Thermoregulation wie beim Erwachsenen als ein vom Gehirn gesteuerter Regelkreis zwischen Wärmeproduktion und Wärmeabgabe. Allerdings findet die *Wärmeproduktion* des Neugeborenen nicht durch Muskelzittern, sondern ganz überwiegend im plurivakuolären Fettgewebe statt. Dieses „braune" Fettgewebe steht ganz im Dienste der Wärmeproduktion und wird auch bei Unterernährung nicht verbraucht. Seine Hauptmasse liegt zwischen den Scapulae, man findet es jedoch auch in den Axillen, perirenal, im Nacken und Mediastinum sowie diffus in der Muskulatur. Wird das Kind einer kühlen Umgebung ausgesetzt, so kommt es zu einer Steigerung von Durchblutung und Temperatur im braunen

Fettgewebe: Durch die Oxidation von Triglyzeriden in freie Fettsäuren und die sofortige Weiteroxidation in Glyzerol entsteht Wärme, die an das strömende Blut weitergegeben wird. Die Steigerung der Lipolyse führt zur Anhäufung von Azetyl-CoA und damit zur *metabolischen Azidose*, wodurch die „normale" postpartuale metabolische Azidose verstärkt oder verursacht wird. Abb. 11 zeigt den Zusammenhang von Wärmeproduktion und Wärmeabgabe sowie die wichtigsten Wege des Wärmeverlustes. Vermittler zwischen den Stätten der Wärmeproduktion und denen der Wärmeabgabe ist das strömende Blut. Beim Neugeborenen ist die im Vergleich zur Körpermasse ausgedehnte Körperoberfläche die Hauptvoraussetzung für einen schnellen und hohen postpartualen Wärmeverlust. Dieses Mißverhältnis vergrößert sich noch

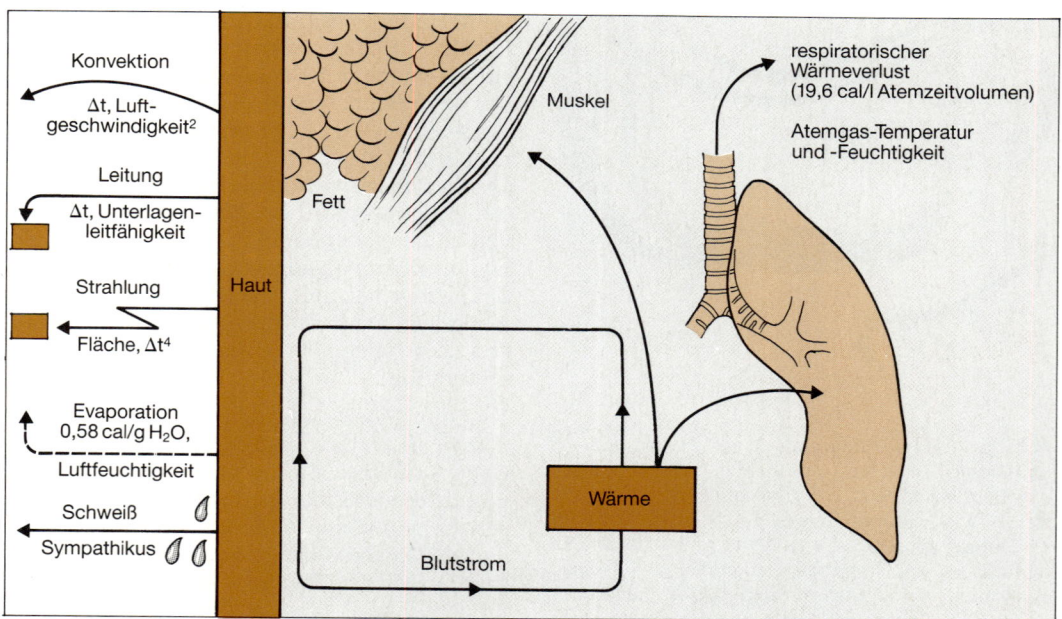

Abb. 11   Wärmeproduktion, Wärmetransport, Wege des Wärmeverlustes und Umgebungsfaktoren, die den Wärmeverlust steigern

bei Frühgeborenen und hypotrophen Neugeborenen, bei denen eine geringe Isolierung durch fehlendes subkutanes Fettgewebe hinzukommt.

Wichtigster Mechanismus des

Wärmeverlustes

ist die *Konvektion*. Sie ist eine Funktion von Umgebungstemperatur und Luftbewegung, mit deren Quadrat die Abkühlung zunimmt. Hier spielen mangelhaftes Einhüllen des Kindes, offene Türen und Fenster sowie blasende Klimaanlagen in manchem Kreißsaal eine unrühmliche Rolle. *Konduktion* (Wärmeleitung) findet dort statt, wo der Körper Kontakt zur Unterlage hat. Durch eine gut isolierende warme Unterlage kann die Konduktion fast auf Null gesenkt werden. Wärmeverluste durch *Strahlung* tritt in Räumen mit großen, kalten Fenstern oder kalten Wänden ein. Das Ausmaß der Wärmestrahlung ist in der 4. Potenz von der Temperaturdifferenz zu den umgebenden soliden Gegenständen oder Wänden abhängig. Die Evaporation umfaßt den Wärmeverlust durch Wasserverdunstung über die Atmung, insbesondere, wenn mit kalten und trockenen Gasen beatmet wird, und von der Haut, insbesondere, wenn das Neugeborene nach der Geburt nicht gleich abgetrocknet wird. Die *Folgen einer Unterkühlung* sind enorm: Das Absinken der Körpertemperatur führt zu einer Linksverschiebung der Sauerstoffdissoziationskurve, das heißt, der Sauerstoff wird fester an Hämoglobin gebunden und wird im Gewebe schlechter abgegeben. Gleichzeitig erfordert der gesteigerte Energieumsatz bei nicht-thermoneutraler Umgebungstemperatur einen bis dreifach erhöhten Sauerstoffverbrauch (BRÜCK). Es entsteht die katastrophale Situation einer verminderten Sauerstoffabgabe aus dem Blut bei gleichzeitig erhöhtem *Sauerstoffbedarf* im Gewebe. Zur Hypoxie gesellt sich die aus der Lipolyse und Hypoglykämie resultierende metabolische Azidose. Die Folgen sind in erster Linie am Zentralnervensystem und an der Lunge zu beobachten. Am Gehirn treten hypoxische Hirnerweichungen auf, an der Lunge ein sekundärer Surfactant-Mangel, unter dem die Hypoxie weiter eskaliert. Aber auch eine

Überwärmung

des Neugeborenen führt zu einem erhöhten Sauerstoffverbrauch. Sie sollte deshalb ebenfalls unbedingt vermieden werden. Sie kommt insbesondere zustande, wenn reife Neugeborene „zur Beobachtung" in einen Inkubator gelegt werden, der auf die für ein Frühgeborenes erforderliche Umgebungstemperatur eingestellt ist. Tab. 12 faßt die wichtigsten Temperaturregulationsstörungen beim Neugeborenen zusammen.

Thermolabilität,

das heißt Schwankungen der Körperkerntemperatur um mehr als $1°$, oder

Fieber,

beim Neugeborenen meistens in der Form einer geringen Temperaturerhöhung über $37,8°$, können wichtige Hinweissymptome auf eine Allgemeininfektion sein.

Tabelle 12   Temperaturregulationsstörungen beim Neugeborenen

Störung	Postpartual	Später
Hypothermie	Frühgeborenes Schock Asphyxie Wärmeverlust durch mangelhafte Reanimation	Frühgeborenes Schock Sepsis Wärmeverlust durch Luftzug oder zu kalte Umgebung
Hyperthermie	Fieber der Mutter zu starke Wärmezufuhr	Sepsis/Meningitis Hirnschädigung Dehydratation Wärmezufuhr durch Inkubator/Fototherapie Atemgasbefeuchter Sonnenbestrahlung

Stoffwechsel

Unter dem Einfluß plazentarer Östrogene treten beim Neugeborenen eine Reihe von

Schwangerschaftsreaktionen

auf. Labia minora und Klitoris sind geschwollen. Es findet sich ein Fluor vaginalis mit Farnkrautphänomen. Am 3.–5. Lebenstag kann durch den Entzug der plazentaren Hormone eine harmlose Vaginalblutung einsetzen. Bei vielen Mädchen und Knaben vergrößert sich die Brustdrüse während der ersten zwei Lebenswochen (Mastopathia neonatorum) und kann am Ende der ersten Lebenswoche sogar „Hexenmilch" produzieren. Die Talgdrüsen erweitern sich (Milien); es kann zu einer der Pubertätsakne ähnlichen Hautreaktion kommen. Die

Schilddrüse

ist, insbesondere bei Frühgeborenen, zunächst noch nicht in der Lage, normale Mengen von Thyroxin zu produzieren. Bei vielen Kindern, insbesondere bei hypotrophen Neugeborenen, Kindern diabetischer Mütter und nach schwerer Geburtsasphyxie, besteht während der ersten Lebenstage ein

temporärer Hypoparathyreoidismus.

Zusammen mit der beim Neugeborenen erhöhten Serumkalzitoninkonzentration begründet er das erhebliche Risiko mancher Kinder für die Entwicklung einer *Hypokalzämie*. Sie geht mit erhöhter neuromuskulärer Erregbarkeit, schrillem Schreien, Zittrigkeit oder Krämpfen einher. Die Frühform der neonatalen Hypokalzämie kommt innerhalb der ersten drei Lebenstage und meist bei Frühgeborenen oder nach Geburtsasphyxie vor. Die Spätform tritt gegen Ende der ersten Lebenswoche auf und ist mitverursacht durch eine Ernährung mit Milch von hohem Phosphorgehalt oder durch eine Verminderung des Magnesiums im Serum. Besonders störanfällig ist die

Glukoseregulation

des Neugeborenen. Glukose ist das wichtigste Substrat des oxidativen Gehirnstoffwechsels und nahezu der einzige Nährstoff des Fetus. Nach der Geburt sistiert die Glukosezufuhr, der Blutzucker sinkt innerhalb von 2 Stunden auf Werte um 50 mg/dl ab. Gleichzeitig kommt es, teilweise unter dem Einfluß von Katecholaminen, zu einem Anstieg der Glukagon- und zu einer Verminderung der Insulininkretion. Dieser Vorgang aktiviert Lipolyse und initiiert Stoffwechselvorgänge vor allem in der Leber, die zur Glukoneogenese führen. Erst im Alter von 24–48 Stunden ist beim gesunden reifen Neugeborenen das Äquilibrium zwischen Glukoseverbrauch und Glukoneogenese stabil. Besonders störanfällig ist die Adaptation des Glukosestoffwechsels, wenn

1. das Neugeborene eine vermehrte *Insulinproduktion* hat, etwa bei Kindern diabetischer Mütter und bei Neugeborenen mit mehr als 4000 g Geburtsgewicht.
2. die *Glykogenreserven* des Kindes vermindert sind (Frühgeborene, hypotrophe Neugeborene, übertragene Neugeborene), insbesondere, wenn während der ersten Tage bis zum Einsetzen der Milchproduktion keine Glukose zugeführt wird.

In beiden Situationen besteht die Gefahr einer

Hypoglykämie

des Neugeborenen, definiert als Absinken des Blutzuckers unter 30 mg/dl. Sie kann völlig asymptomatisch bleiben, aber auch zu neuromuskulärer Überregbarkeit, Tremor, Tachypnoe, Krämpfen und auch zu Hypotonie, Apnoen, Blässe, Zyanose, Koma und bleibenden Hirnschäden führen. Wegen der Häufigkeit und der deletären Folgen der Hypoglykämie muß heute die postpartuale Blutzuckerüberwachung mindestens der oben genannten gefährdeten Neugeborenen, besser aller Neugeborenen, gefordert werden. Sie erfolgt einfach und schnell mittels Blutzuckerteststäbchen und sollte, wenn das Kind seiner Gefährdung wegen nicht ohnehin in die Kinderklinik verlegt werden muß, mindestens im Alter von 2, 6, 12 und 24 Stunden durchgeführt werden. Bei hypotrophen Neugeborenen < 2500 g sowie bei übertragenen und dystrophen Kindern mit reduziertem Turgor soll im Alter von 4 Stunden eine *Frühfütterung* mit adaptierter Nahrung oder mit Glukoselösung zur Prävention der Hypoglykämie begonnen werden.

Ikterus

Bei fast jedem Neugeborenen entsteht in der ersten Lebenswoche ein vorübergehender Ikterus, welcher als physiologisch bezeichnet wird, wenn er beim reifen Kind eine Bilirubinkonzentration von 15 mg/dl (256 µmol/l) und beim Frühgeborenen 10 mg/dl (170 µmol/dl) nicht überschreitet. Jenseits dieser Werte spricht man vom

Icterus gravis.

Da das Bilirubin einen orangenen Farbton hat, kann das Erkennen des Ikterus insbesondere dann schwierig sein, wenn die Kinder plethorisch sind: Eine Gelbfärbung der Haut wird erst in einem anämisierten Hautareal sichtbar, etwa nach leichtem Fingerdruck auf die Stirn. Grundsätzlich unterscheidet sich der Bilirubinstoffwechsel des Neugeborenen nur quantitativ von dem des Erwachsenen. So läßt sich der Ikterus des Neugeborenen auch genau wie jeder andere Ikterus erklären. Abb. 12 zeigt den Bilirubinstoffwechsel und seine Besonderheiten beim Neugeborenen. Wenn wie bei Hämolyse oder bei der Resorption von Blutungen viele rote Blutkörperchen innerhalb von Stunden oder

Tagen zugrunde gehen, ist das Angebot an Bilirubin exzessiv erhöht. Das freie Bilirubin wird im Plasma zunächst an Albumin gebunden. Dies erklärt, warum beim Frühgeborenen mit seinem verminderten Albuminspiegel die Bilirubintoleranz so gering ist. Bei Plasmabilirubinkonzentrationen über 20 mg/dl (350 µmol/l) oder bei stark verminderter Albuminkonzentration kann das freie Bilirubin aufgrund seiner lipophilen Eigenschaften in die Gehirnzellen eindringen (Kernikterus) und diese bleibend schädigen.

Wie die Ikterusformen des Erwachsenen kann man auch die Gelbsucht des Neugeborenen einteilen in hämolytischen, hepatozellulären und cholostatischen Ikterus. Tab. 13 gibt eine Übersicht über die häufigsten, mit Ikterus einhergehenden Erkrankungen des Neugeborenen. Die praktisch wichtigste, in jedem Neugeborenenzimmer täglich vorkommende Differentialdiagnose ist die Abgrenzung des physiologischen Ikterus vom

Morbus haemolyticus.

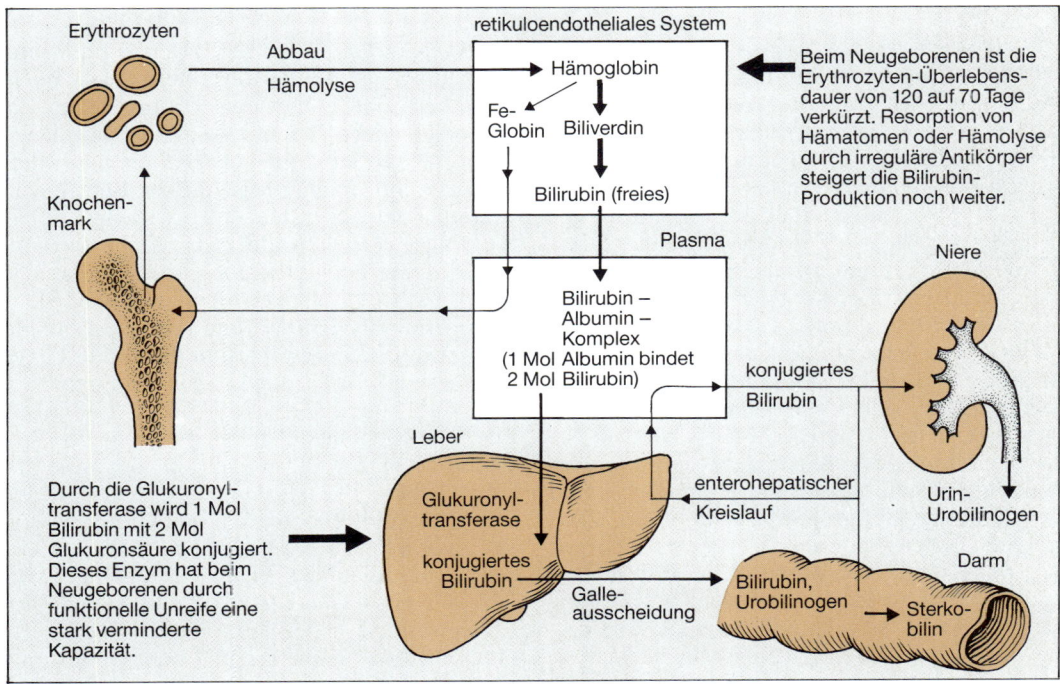

Abb. 12   Bilirubinstoffwechsel und Ursachen für den Neugeborenenikterus

Tabelle 13   Die häufigsten, mit Ikterus einhergehenden Erkrankungen des Neugeborenen

Diagnose	Beginn Tag	Bilirubinanstieg, andere Laborwerte	Besonderheiten
Icterus neonatorum	2.–3.	Dauer bis 8 Tage	oft verstärktes Neugeborenen-Erythem
Resorptionsikterus	1.–2.	Anstieg rasch, schwerer Ikterus möglich	protrahierter Geburtsverlauf, operative Entbindung, Hämatome (vor allem Kephalhämatom)
Morbus haemolyticus	bei Geburt, bis 4. Tag	Anstieg rasch, Hb fällt ab	Mutter rh oder irreguläre Antikörper Kind Coombs-Test positiv Mutter 0, Kind A oder B direkter Coombs-Test meist negativ
Kongenitale hämolytische Anämie	ab 3.	schwerer Ikterus, Anämie	Sphärozytose oder Enzymdefekte
Hämolyse durch Medikamente	ab 3.	schwerer Ikterus, Anämie	Sulfonamide synthetisches Vitamin K u.a.
Infektionen	2.–3.	konjugiertes Bilirubin, Blutbild, CRP	Hepatitis, Lues, Sepsis, Toxoplasmose, Listeriose, Röteln, Zytomegalie
Galaktosämie	2.–3.	konjugiertes Bilirubin, Hypoglykämie	Durchfälle, Urinzucker
Gallengangsatresie	ab 7.	nur konjugiertes Bilirubin	intra- und extrahepatische Formen

Da die früher häufige Rhesus-Inkompatibilität durch die Prophylaxe mit Immunoglobulin-Anti-D heute fast ausgestorben ist, sind meist andere Hämolyseformen zu diagnostizieren. Deshalb sollte heute bei *jedem* Neugeborenen – unabhängig von der Rhesus-Formel der Mutter – bei der Geburt außer der Blutgruppe des Kindes der direkte Coombs-Test im Nabelschnurblut bestimmt werden, der die Beladung der kindlichen Erythrozyten mit *irregulären Antikörpern* (etwa Anti-D, -E, -e, -C, -c, -Kell, -Duffy u.a.) anzeigt. Die häufigste Form des Morbus haemolyticus, die AB0-Sensibilisierung, kann durch einen negativen Coombs-Test jedoch nicht ausgeschlossen werden. Sie ist beim ikterischen Kind immer dann zu vermuten, wenn die Mutter die Blutgruppe 0 und das Kind die Blutgruppe A oder B hat. Zum diagnostischen Programm gehören die Kontrolle von Hämoglobin, Hämatokrit, Differentialblutbild und Retikulozyten beim Kind sowie der Nachweis von hämolysierenden Anti-A- bzw. Anti-B-Antikörpern im Serum der Mutter. Mit Blutaustauschtransfusion und Phototherapie stehen seit Jahrzehnten zwei effiziente *Behandlungsverfahren* für den Ikterus gravis zur Verfügung, so daß ein Kernikterus nicht mehr entstehen sollte. Die Grundvoraussetzung für eine erfolgreiche Therapie des Neugeborenenikterus ist, daß seine Ursache geklärt wird, daß Ausmaß und Gefährdungsgrad der Bilirubinerhöhung kontrolliert, und daß eventuelle Nebenwirkungen der Therapie überwacht werden. Die Aufgabe der Entbindungsabteilung besteht darin, pathologische von physiologischen Ikterusformen abzugrenzen, und das Neugeborene rechtzeitig zur Behandlung in die Kinderklinik einzuweisen. Insbesondere bei Hausgeburten und ambulanten Geburten können Lücken in der Überwachung auftreten, die zu einem Wiederauftreten der Bilirubinenzephalopathie geführt haben. Die *Phototherapie* wirkt in der Haut durch Photooxidation und Photoisomerisation unter der Einwirkung von weißem Licht oder von Blaulicht einer Wellenlänge von 425–475 nm. Dabei zerfällt das Bilirubinmolekül in wasserlösliche Mono- und Dipyrole, welche nicht hirntoxisch sind und ohne Glukoronidierung mit Galle und Harn ausgeschieden werden können. Nur im Ausnahmefall wird sich die

Durchführung der Phototheraphie in einer Entbindungsabteilung verantworten lassen. Sie setzt voraus

1. tägliche Betreuung durch einen neonatologisch geschulten Kinderarzt,
2. vollständige diagnostische Abklärung des Ikterus (einschließlich Coombs-Test und Antikörperbestimmung, konjugiertem Bilirubin, Differentialblutbild, Retikulozyten, Thrombozyten, Serumelektrolyten, Blutzucker und Galaktose) und der Nebenwirkungen der Phototherapie (gehäufte dünne Stühle, vermehrter transepidermaler Wasserverlust, Exsikkose, Elektrolytimbalanzen, verstärktes Neugeborenenexanthem).
3. Erfahrungen mit der Inkubatorpflege, der Thermoneutralpflege, der Infusionstherapie und der Monitorüberwachung.

Das Frühgeborene

Kinder, die vor der 38. Schwangerschaftswoche geboren werden, sind Frühgeborene, unabhängig vom Geburtsgewicht. Diese Kinder, etwa 5% aller Neugeborenen, sind hochgradig gefährdet: Durch sie entstehen in der Bundesrepublik Deutschland 2 Drittel der Säuglingssterblichkeit (S. 525) und ein großer Teil der perinatalen Hirnschäden. Störungen der perinatalen Adaptation können prinzipiell bei jedem Neugeborenen auftreten (s. Tab. 14). Sie sind beim Frühgeborenen jedoch regelmäßig zu erwarten: Tab. 15 listet die wichtigsten *Gefährdungen* des

Tabelle 14   Übersicht über die wichtigsten Adaptationsstörungen unreifer Kinder

Funktion	Ursache der Störung	Klinik
Atmung	Unreife des Atemzentrums Schwäche der Atemmuskulatur mangelhafte Kapillarisierung der Lungen	Schnappatmung Periodenatmung Asphyxien Aspiration Atelektasen hyaline Membranen
Herz und Kreislauf	zentrale Regulationsstörung Störungen der Kreislaufumstellung hypoxischer Myokardschaden	Rhythmusstörungen Herzinsuffizienz Zyanose
Thermoregulation	Unreife des Wärmezentrums unzureichende Wärmebildung mangelhaftes subkutanes Fettgewebe Nebenniereninsuffizienz	Unterkühlung Überhitzung Verbrennung
Ernährung	Unreife des Saug- und Schluckreflexes Unreife der Verdauungsleistung Fermentschwäche	Saugschwäche Erbrechen Aspiration Ernährungsstörungen
Blutgerinnung	Unreife der Leber Vitamin-K-Mangel Gefäßunreife	Blutungskrankheiten
Stoffwechsel	zentrale Regulationsstörung Organunreife Nebenniereninsuffizienz	Ödem, Sklerödem Hypoglykämie Azidose Exsikkose Icterus gravis et prolongatus
Blutbildung	Markinsuffizienz	Anämie
Immunologie	mangelhafte RES-Funktion mangelhafte Ausstattung mit Immunglobulinen Unreife der zellulären Abwehr	Infektbereitschaft

Tabelle 15   Frühgeborenes: Gefährdungen

Temperatur	Hypothermie
	Hypoxie, Azidose
Atmung	Surfactantmangel
	Apnoe-Anfälle
Zirkulation	Schock, Rechts-links-Shunt
Ernährung	Katabolismus
	Subileus, NEC
Stoffwechsel	Hypoglykämie
	Hypokalzämie
	Hypoproteinämie
	Ikterus, Anämie
Gerinnung	Hirnblutung
Ausscheidung	Ödeme, Elektrolytimbalanzen
Immunität	Pneumonie, Sepsis, Meningitis

Frühgeborenen auf. Das einzig Gute am Risiko eines Frühgeborenen ist seine *Kalkulierbarkeit:* Die Physiologie der Unreife und die Pathophysiologie des Frühgeborenen sind heute gut erforscht. Fast alle der in Tab. 15 dargestellten Gefährdungen lassen sich bei guter Vorbereitung und besonnenem Handeln vermeiden. Dies setzt allerdings voraus, daß die Versorgung des Kindes nicht im Stil eines Verkehrsunfalles, sondern in der Art einer geplanten Operation und durch ein besonders geschultes Team erfolgt. Insbesondere Geburten vor der 30. Schwangerschaftswoche, bei denen mit einem besonders gefährdeten, extrem untergewichtigen Kind von weniger als 1500 g Geburtsgewicht zu rechnen ist, sollten deshalb in einem *Perinatalzentrum* neben der Intensivstation für Neugeborene erfolgen. Nur wenn das nicht möglich ist,

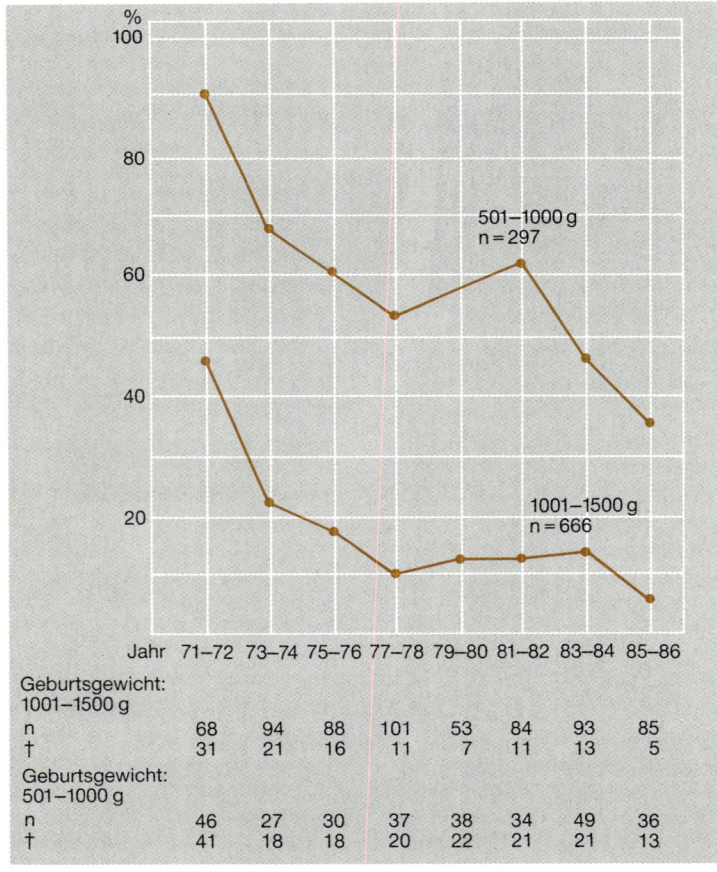

Jahr	71–72	73–74	75–76	77–78	79–80	81–82	83–84	85–86
Geburtsgewicht: 1001–1500 g								
n	68	94	88	101	53	84	93	85
†	31	21	16	11	7	11	13	5
Geburtsgewicht: 501–1000 g								
n	46	27	30	37	38	34	49	36
†	41	18	18	20	22	21	21	13

Abb. 13   Sterblichkeit sehr untergewichtiger Frühgeborener an der Universitäts-Kinderklinik Berlin, 1971 bis 1986

stellt die Primärversorgung des Kindes durch einen Neonatologen und der anschließende Inkubatortransport zur Intensivstation eine verantwortbare Notlösung dar. Reanimation und Behandlung des Frühgeborenen können nicht improvisiert werden (S. 520) und setzen besondere Schulung und Erfahrung voraus. Das Fehlen von Perinatalzentren, Regionalisierungsprogrammen und Weiterbildungsordnungen für Neonatologen in der Bundesrepublik Deutschland erklärt die vergleichsweise hohe Säuglingssterblichkeit in unserem Land (S. 525).

Abb. 13 zeigt den Rückgang der Sterblichkeit von sehr untergewichtigen Neugeborenen an der Universitäts-Kinderklinik Berlin. Als Maß für die Qualität der Versorgung gelten Sterblichkeit und Behindertenrate in der Gewichtsklasse 1000–1500 g. Beide sollten heute deutlich unter 10% liegen.

Postnatale Infektionen

Während der Geburt ist das Kind gegen bakterielle Infektionen ungeschützt: Immunglobuline fehlen fast vollständig, von der Mutter haben die Kinder lediglich IgG-Globuline als „Nestschutz" mitbekommen, die vorwiegend vor Virusinfektionen schützen. Erst mit 3 Monaten ist die Eigenbildung von Immunglobulinen ausgereift. Mit dieser schlechten Abwehrlage ist das Kind beim *vorzeitigen Blasensprung* besonders gefährdet durch mütterliche Darmkeime, pathogene Keime und Pilze in der Vagina sowie durch Hospitalkeime im Kreißsaal. Hinzu kommt, daß mit Beginn der Atmung und dem Abnabeln der Keimeintritt in Lunge und Blutbahn erleichtert wird. Für die Entstehung einer Amnioninfektion ist eine Blasensprungdauer über 24 Stunden vor der Geburt relevant. In etwa der Hälfte der Fälle führt ein Blasensprung über 24 Stunden zur Chorioamnionitis und bedeutet damit eine Infektionsgefährdung für Mutter und Kind (Tab. 16). Die häufigsten *Erreger* und die wichtigsten *Symptome* der postnatalen Infektion sind in Tab. 17 dargestellt. Besonders schwierig ist die *Frühdiagnose* der Infektion beim Neugeborenen: Es gibt weder ein einzelnes Symptom, noch einen einzelnen Labortest, die eine schwere Neugeboreneninfektion verläßlich anzeigen würden. Wichtigstes Symptom ist das von einer erfahrenen Kinderkrankenschwester gemeldete „schlechte Aussehen" des Neugeborenen. Trinkschwäche, Erbrechen und dünne Stühle können auf eine Infektion hinweisen. Verdächtig ist jede Zyanose, insbesondere die Akrozyanose, sowie jeder Neugeborenenikterus, insbesondere der spät auftretende und mit einer Erhöhung des konjugierten Bilirubins verbundene Ikterus. Ödeme, insbesondere das Sklerödem, und Blutungsneigungen können Warnsymptome einer Sepsis sein. Zwar zeigen infizierte Neugeborene so gut wie niemals das

Tabelle 16 Vorzeitiger Blasensprung: Gefahren für das Kind

1. Frühgeburt/ Unreife:	Atemnotsyndrom Ventrikelblutung Zerebralparese
2. Infektion/Sepsis:	Mekoniumaspiration konnatale Pneumonie B-Strep-Sepsis/ Meningitis
3. Oligohydramnie-Sequenz:	fetale Kompression Lungenhypoplasie Extremitätenfehl-stellung
4. Amnionstrang-Syndrom:	Extremitäten-amputation Schädeldeformierung

hohe Fieber älterer Säuglinge, sind jedoch häufig temperaturlabil. Geringfügige Temperaturerhöhungen, häufiger noch das Abfallen der Temperatur bei reifen Kindern oder eine durch äußere Faktoren unerklärte Thermolabilität können wichtige Hinweise auf eine Neugeboreneninfektion sein.

Tab. 18 faßt diejenigen Maßnahmen zusammen, die außer der sorgfältigen klinischen Beobachtung in der

Diagnostik und Überwachung infektionsgefährdeter Neugeborener

bewährt sind und die an jeder Frauenklinik durchgeführt werden können. Das ist vor allem das *Differentialblutbild:* Am ersten Lebenstag können zwar Leukozytenwerte bis 30 000 auftreten, Werte darüber, mehr noch Werte unter 5000, sind verdächtig. Treffsicherer als die Leukozytenzahl ist die *Linksverschiebung:* Suspekt ist eine Vermehrung der unreifen neutrophilen

Tabelle 17   Postnatale Infektionen

Symptome der Neugeboreneninfektion	Häufigste Erreger neonataler Infektionen	
„schlechtes Aussehen"	Grampositiv	B-Streptokokken
Trinkschwäche		Staph. aureus
Erbrechen		Enterokokken
dünne Stühle	Gramnegativ	E. coli
Zyanose (Akrozyanose)		Pseudomonas
Ikterus (spät, Verdin)		Klebsiellen
Ödeme (Sklerödem)	Anaerob	Bacteroides
Blutungsneigung		Peptokokken
Fieber > 38°		
Hypothermie < 36°	Pilze	Candida species
Temperaturschwankungen > 1°		

Tabelle 18   Infektionsverdacht

1. Diagnostik bei Geburt

BB-diff.	(Leukozyten > 30 000,
	< 5000, Stab > 6)
Thrombozyten	(< 100 000)
CRP	(> 0,6)
Bakteriologie	(Blutkultur, Nabelabstrich,
	Ohrabstrich)

2. Überwachung: 2stdl.

Puls	(> 150)
Atmung	(> 60)
Temperatur	(> 37,5, < 36,5)

Zellen auf mehr als 6% bzw. ein Anstieg des linksneutrophilen Index auf über 0,24. Ein Abfall der Thrombozyten erfolgt bei neonataler Infektion relativ spät. Eine der sichersten und an jeder Klinik einfach durchzuführenden serologischen Testes ist das C-reaktive Protein. Verdächtig ist ein Wert über 0,6 mg/dl. Allerdings kann uns das CRP im Frühstadium einer foudroyant verlaufenden Sepsis im Stich lassen. Weitere Informationen geben die Leukozytenelastase (Normbereich 0,6–1,2 mg/dl) und die mikroskopische Untersuchung eines Ausstriches vom kinderlichen Magensaft. Bakteriologische Untersuchungen sollten zum Zeitpunkt der Geburt beim vorzeitigen Blasensprung immer gemacht werden, und zwar in Form einer Blutkultur, eines Abstriches von Nabel und Plazenta und vom äußeren Gehörgang. Sämtliche Abstriche sollten sofort nach der Entnahme in ein mit Agar-Gel-Nährboden versehenes Röhrchen verbracht und in diesem zur Bakteriologie transportiert werden. Wird das Kind nicht in die Kinderklinik verlegt, so besteht erst recht Anlaß für ein sorgfältiges Überwachungsprogramm, wobei zunächst in zweistündlichen, später in vierstündlichen Abständen Puls, Atmung und Temperatur gemessen werden sollten.

Die gefährlichste Infektion des Neugeborenen, die

Frühform der B-Streptokokken-Infektion,

tritt beim vorzeitigen Blasensprung gehäuft auf. Hier spielt nicht die Besiedelung mit B-Streptokokken die Hauptrolle: 25% aller Frauen haben in der Spätschwangerschaft B-Streptokokken in der Vagina. Entscheidend ist vielmehr, daß ein Teil der Frauen nicht in der Lage ist, IgG-Antikörper gegen diese Erreger zu bilden. Dementsprechend wird dieser Antikörper auch nicht transplazentar auf den Fetus weitergegeben, so daß die Kinder mit einer partiellen Immuninkompetenz gegen B-Streptokokken geboren werden. Entsprechend schwer läuft die Infektion des Neugeborenen ab: Die Early-onset-Verlaufsform ähnelt beim Frühgeborenen einem Atemnotsyndrom bzw. einer Pneumonie mit Sterblichkeit bis zu 80%. Beim Reifgeborenen geht sie mit Kreislaufzentralisation, Verbrauchskoagulopathie und einer Sterblichkeit bis zu 60% einher. Da nur ein Bruchteil der mit B-Streptokokken besiedelten Neugeborenen erkrankt, ist die Untersuchung der mütterlichen Vaginalflora nur von eingeschränktem Wert. Eine hohe Infektionsgefahr scheint indes für die Kinder zu bestehen, deren Mütter B-Streptokokken im Urin ausscheiden. Das Vollbild der Sepsis zu erkennen, ist keine Kunst. Sind septischer Schock oder Verbrauchskoagulopathie bereits eingetreten, so kommt auch die Intensivtherapie in diesen Fällen häufig zu spät. Die

Kunst der Neugeborenenüberwachung besteht vielmehr darin, diese Zustände nicht eintreten zu lassen.

Geburtsasphyxie

Plazentarer Gasaustausch und fetale Kreislaufverhältnisse bedingen, daß das ungeborene Kind normalerweise bei einem Sauerstoffpartialdruck von 30 mmHg lebt. Unter der Geburt kommt es durch die normale Wehentätigkeit zu einer verminderten, wenngleich auch noch genügenden Sauerstoffversorgung. Asphyxie dagegen bedeutet Versagen des Gasaustausches in den Organen. Sie kommt als

fetale Asphyxie

insbesondere bei schwerer Erkrankung der

Mutter, bei übertragenen Kindern, bei Plazentainsuffizienz, bei vorzeitiger Plazentalösung oder bei der Placenta-praevia-Blutung sowie bei protrahierter Beckenendlage vor. Eine

neonatale Asphyxie

resultiert aus Störungen der pulmonalen Adaptation (S. 507) und kommt insbesondere bei Frühgeborenen, nach Schnittentbindungen sowie bei angeborenen Fehlbildungen und Erkrankungen des Kindes wie Herzvitien, Lungenhypoplasie und pränatalen Infektionen vor.

Tabelle 19   Geburtsasphyxie-Sequenz

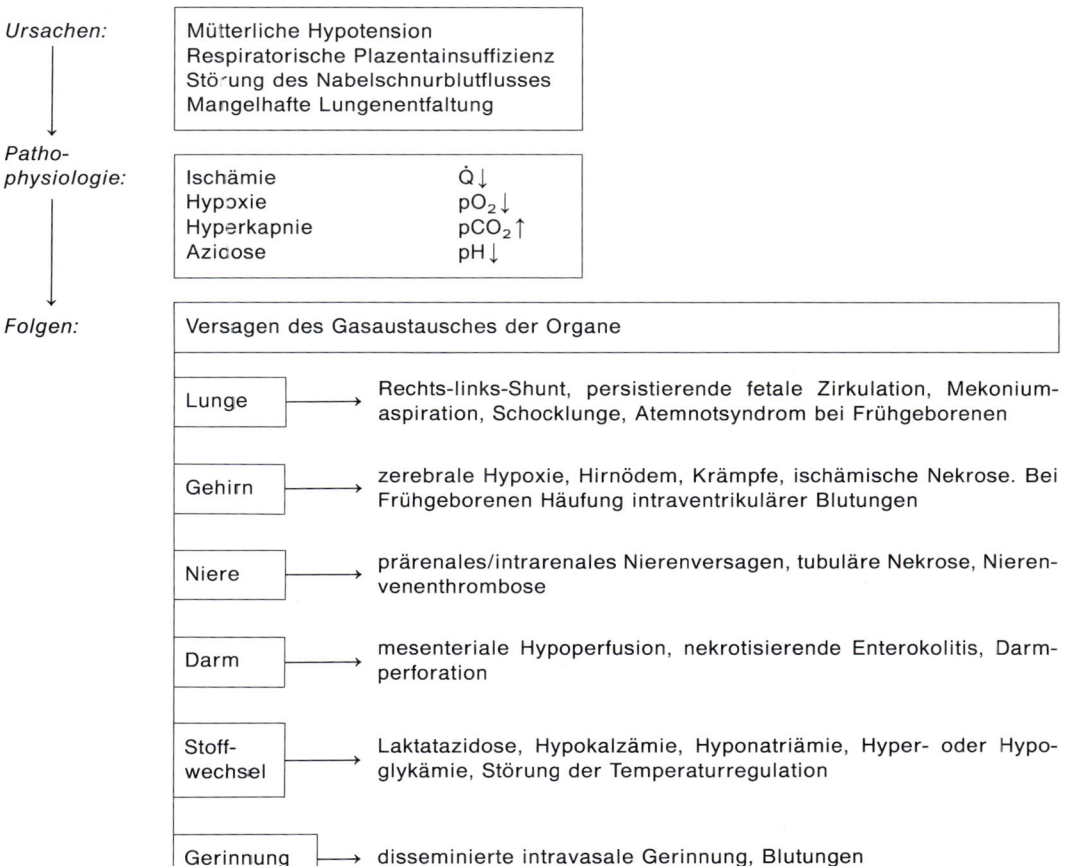

Ursachen:	Mütterliche Hypotension Respiratorische Plazentainsuffizienz Störung des Nabelschnurblutflusses Mangelhafte Lungenentfaltung
Patho- physiologie:	Ischämie $\dot{Q}\downarrow$ Hypoxie $pO_2\downarrow$ Hyperkapnie $pCO_2\uparrow$ Azidose $pH\downarrow$

Folgen: Versagen des Gasaustausches der Organe

Lunge	Rechts-links-Shunt, persistierende fetale Zirkulation, Mekonium-aspiration, Schocklunge, Atemnotsyndrom bei Frühgeborenen
Gehirn	zerebrale Hypoxie, Hirnödem, Krämpfe, ischämische Nekrose. Bei Frühgeborenen Häufung intraventrikulärer Blutungen
Niere	prärenales/intrarenales Nierenversagen, tubuläre Nekrose, Nierenvenenthrombose
Darm	mesenteriale Hypoperfusion, nekrotisierende Enterokolitis, Darmperforation
Stoffwechsel	Laktatazidose, Hypokalzämie, Hyponatriämie, Hyper- oder Hypoglykämie, Störung der Temperaturregulation
Gerinnung	disseminierte intravasale Gerinnung, Blutungen

Die Tab. 19 stellt die pathophysiologische Sequenz und die klinischen Folgezustände einer Geburtsasphyxie dar. Im Vordergrund steht das Zusammenwirken von Hypoxie, Laktatazidose durch anaerobe Glykolyse und von Organhypoperfusion. Im Frühstadium der Asphyxie sind Herzschlagvolumen und Blutdruck noch normal. Bei zunehmender Azidose kommt es nochmals zu respiratorischen Anstrengungen (Schnappatmung), bevor die Atmung ganz sistiert (terminale Apnoe). Eine

leichte („blaue") Asphyxie

hat meist 1-Minuten-Apgar-Werte von 4−6 und einen Nabelvenen-pH von 7,10−7,24. Eine

schwere („weiße") Asphyxie

liegt vor bei Apgar-Werten von 0−3 und einem Nabelvenen-pH < 7,10. Die Prognose von schwerer und lang dauernder Asphyxie ist ernst: Das Gehirn des Neugeborenen wird spätestens bei einer Apnoezeit von 10 Minuten oder bei einer Asystoliezeit von 5 Minuten geschädigt. Jedes Kind mit schwerer oder lang dauernder Asphyxie sollte postpartal in die Kinderklinik verlegt werden, um die Entstehung von Folgezuständen (Postasphyxie-Syndrom) in Grenzen zu halten.

Die

Reanimation eines asphyktischen Neugeborenen

soll unmittelbar neben dem Kreißsaal in einem warmen Raum stattfinden, in dem Klimaanlage und Ventilatoren ausgeschaltet sind und ein Reanimationstisch sowie die erforderliche Ausrüstung bereitsteht. In der *Reanimation des Frühgeborenen* kommt man meist mit wenigen Maßnahmen aus (Tab. 20). Wichtigstes Gebot ist, das Kind warm zu halten: Selbstverständlich erfolgt die Versorgung unter einem leistungsfähigen Wärmestrahler, das Kind wird mit gewärmten Tüchern eingehüllt und abgetrocknet, auch die gesamte weitere Versorgung erfolgt im geschlossenen Tuch (Ab. 14a und b). Wie bei jeder Reanimation müssen die *Luftwege* freigemacht werden, wobei zunächst nur Rachen und Nase abgesaugt werden sollen, da eine Ösophagussondierung zu diesem Zeitpunkt wegen der Gefahr des Vagusreizes zu vermeiden ist. Die künstliche *Beatmung* erfolgt zunächst nur mit Beutel und Maske. Man benötigt im Kreißsaal keinen Respirator, aber unbedingt eine erfahrene Assistenz mit Stethoskop, die dem Reanimie-

Tabelle 20   Kreißsaal-Reanimation des Frühgeborenen

1. Probleme vorhersehen (genaue Anamnese)
2. Frühzeitig anwesend sein
3. Ruhe und Übersicht bewahren
4. Ausrüstung kontrollieren (Wärmestrahler, Tücher, Sauerstoff, Beatmungsbeutel und -maske, Stethoskop, Absaugkatheter, Laryngoskop, Magill-Zange, Tuben)

5. WARMHALTEN (Strahler, Zudecken, Abtrocknen)
6. LUFTWEGE freimachen (Rachen und Nase absaugen)
7. AUSKULTIEREN (Herztöne links? Belüftung?)
8. BEATMUNG (zunächst nur mit Maske)
9. Vitamin-K-Injektion 1 mg

10. Intubation (Nasotrachealtubus 2,5 mm)
11. Epinephrin (0,01−0,03 mg/kg endotracheal)
12. Nabelvenenkatheter bei Schock (ZVD messen)
13. Volumenzufuhr (Serumkonserve/Notfallblut)
14. Naloxon 0,01 mg/kg (Morphi-Depression)
15. Pufferung (persistierende metabolische Azidose)

renden meldet, ob und wann beidseitige Lungenbelüftung erreicht ist. Wir bemühen uns, bei sehr unreifen Frühgeborenen auch dann die Lungen mechanisch zu entfalten, wenn die Kinder eigene Atemanstrengungen machen, weil von einem Frühgeborenen unter 1500 g die erforderliche Kraft von −80 cm H_2O nicht zu erwarten ist. Wie alle gefährdeten Neugeborenen benötigen auch Frühgeborene eine subkutane Injektion von *1 mg Vitamin K.* In der überwiegenden Mehrzahl aller Reanimationen benötigt man nur die Maßnahmen 5−9 der Tab. 20. Erst wenn das Kind aus der Hypoxie heraus ist, und die Ateminsuffizienz persistiert, also in der Regel nach 2−3 Minuten, wird nasotracheal *intubiert.* Abb. 15 zeigt die Technik der Intubation mit geradem Laryngoskopspatel, der ein Erfassen der Epiglottis und einen direkten Einblick in den Kehlkopf erlaubt. Nur in sehr seltenen Fällen, bei Herzstillstand oder Bradykardie, die auf Sauerstoffzufuhr nicht ansprechen, werden Katecholamine endotracheal eingesetzt. Bei weißer Asphyxie bzw. hämorrhagischem Schock wird ein Nabelvenenkatheter gelegt, und zwar nicht zum Puffern, sondern zur Messung des Zentralvenendrucks. Es erlaubt die gesteuerte Zufuhr von Volumen, wobei zur Therapie des hämorrhagischen Schocks Univer-

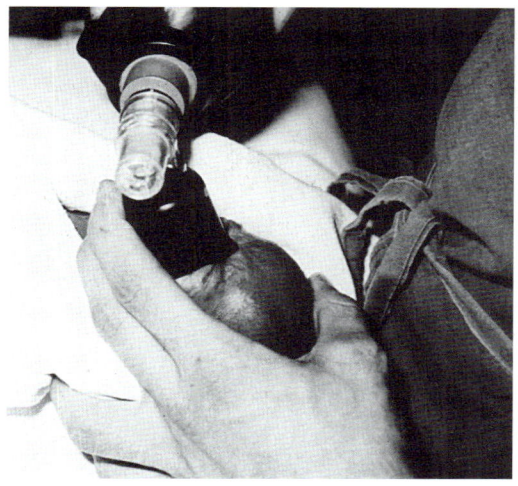

Abb. 14a Reanimation im Tuch, Phase 1: Beatmung mit Beutel und Maske. Die linke Hand des Reanimierenden dichtet die Maske ohne Druck ab, durch den Esmarch-Handgriff werden die Atemwege freigemacht

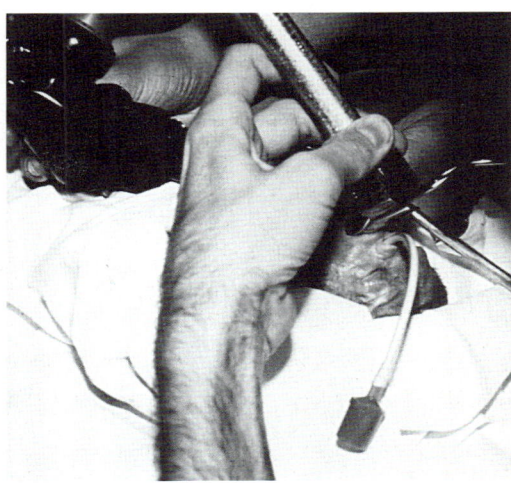

Abb. 14b Reanimation im Tuch, Phase 2: nasotracheale Intubation

salblut der Applikation von Serumkonserven vorzuziehen ist. Hat die Mutter kurz vor der Geburt noch Dolantin bekommen oder Heroin gespritzt, so kann die Ateminsuffizienz des Neugeborenen mit 0,01 mg/kg Naloxon beseitigt werden. Blindpufferung im Kreißsaal ist heute so gut wie vollständig verlassen; sie wird als eine Extremmaßnahme angesehen und nur noch in sehr seltenen Fällen verwendet. Externe *Herzmassage* mit bimanueller Umfassung des Brustkorbes ist im Kreißsaal fast nie erforderlich, soll aber unverzüglich eingesetzt werden, wenn trotz ausreichender Sauerstoffzufuhr eine Bradykardie persistiert.

Einige seltene Situationen benötigen **besondere Reanimationsmaßnahmen** (Tab. 21): Das ist zunächst der

Hydrops fetalis,

gekennzeichnet durch Höhlenergüsse, schwere Anämie, gesteigertes Kreislaufvolumen und Herzinsuffizienz. Nach der respiratorischen Reanimation ist das Legen eines Nabelvenenkatheters zur Zentralvenendruckmessung erforderlich. Eine Hämatokritbestimmung muß noch im Kreißsaal erfolgen. Meist muß zur Normalisierung des Zentralvenendrucks ein Aderlaß bzw. ein Teilaustausch mit einem Erythrozytenkonzentrat und eine Negativbilanz

durchgeführt werden. Aszites- und Pleurapunktionen müssen durchgeführt werden, wenn die Höhlenergüsse die Atmung beeinträchtigen. Auch beim

posthämorrhagischen Schock

ist ein Zentralvenenkatheter hilfreich, da er In-

Tabelle 21 Die besondere Reanimation des Neugeborenen

Hydrops fetalis	Nabelvenenkatheter, ZVD, HK, Aderlaß, Teilaustausch, Aszites-, Pleurapunktion
Hämorrhagischer Schock	Nabelvenenkatheter, ZVD, HK, Transfusion von 0 rh neg. lysinfreiem Frischblut
Fetales Transfusionssyndrom	Nabelvenenkatheter, ZVD, HK, Aderlaß/Hämodilution/Transfusion
Mekoniumaspiration	*keine* Atemstimulation, sofortige Intubation, pulmonale Lavage
Zwerchfellhernie	*keine* Beutelbeatmung, sofortige Intubation, offene Magensonde
Gastroschisis/ Omphalozele	*keine* Beutelbeatmung, offene Magensonde, steril und trocken abdecken

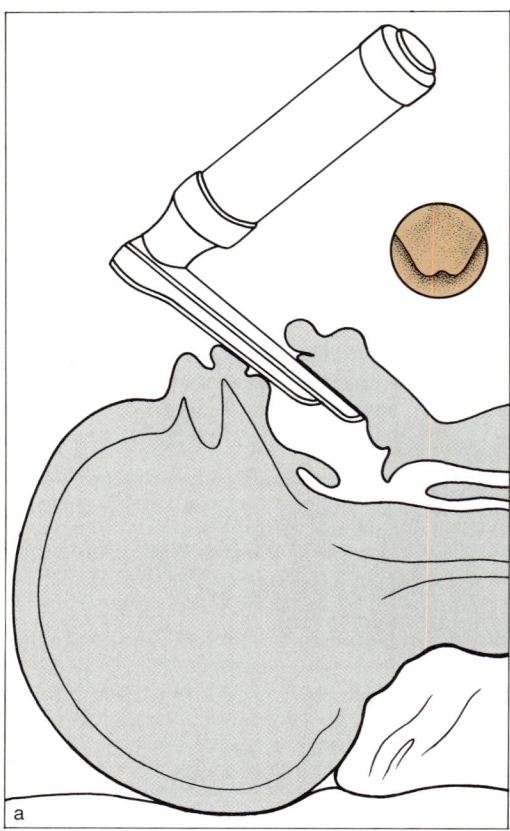

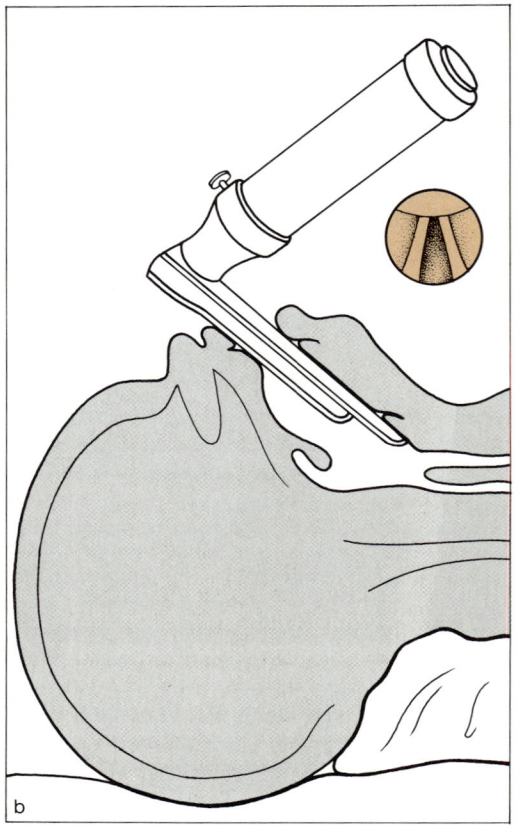

Abb. 15a   Intubation des Neugeborenen 1. Das Laryngoskop wird in den Mund eingeführt und über den Zungengrund so weit vorgeschoben, bis der Kehldeckel sichtbar wird

Abb. 15b   Intubation des Neugeborenen 2. Der Kehldeckel wird mit der Spitze des Laryngoskopes angehoben. Bei leichtem Druck auf den Kehlkopf von außen stellt sich jetzt die Stimmritze dar, so daß abgesaugt und anschließend der Tubus mit der Magill-Zange angeführt werden kann

formationen über die oft bemerkenswert hohen Blutvolumina gibt, die diesen Kindern transfundiert werden müssen. Zentralvenendruckmessung und Hämatokritbestimmung erlauben auch beim

fetofetalen Transfusionssyndrom

den stets schwer erkrankten Akzeptorzwilling fachgerecht zu behandeln und dem anämischen Zwilling gezielt Blut zuzuführen. Eine wichtige Ausnahme vom üblichen Vorgehen der Reanimation besteht bei der

Mekoniumaspiration

(S. 507): Hier muß unbedingt vor dem ersten Atemzug interveniert werden; ggf. soll man sich bemühen, den ersten Atemzug zu verhindern. Eine sofortige Intubation mit großer pulmonaler Lavage mit physiologischer Kochsalzlösung erlaubt, den Großteil des Mekonium aus den Luftwegen zu entfernen, bevor durch tiefere Belüftung das Mekonium in den Alveolarbereich hineingepreßt ist. Absolut verboten ist Beutelbeatmung. Die

Zwerchfellhernie

ist meist leicht an den rechts hörbaren Herztönen und am eingesunkenen Abdomen zu erkennen. Auch hier soll sofort intubiert werden und für den Transport eine offene Magensonde gelegt werden. Ebenfalls kontraindiziert ist die

Beutelbeatmung bei

Defekten der vorderen Bauchwand:

Diese sollten steril und trocken abgedeckt werden. Die früher verwendete Packung mit physiologischer Kochsalzlösung ist der Unterkühlungsgefahr wegen heute verlassen.

Die **häufigsten Fehler** bei der Reanimation des Neugeborenen sind:

– Informationsmangel: schlechte Kommunikation zwischen Gynäkologen und Pädiater,
– Vergeßlichkeit: Wärmestrahler, Ausrüstung, Stethoskopkontrolle,
– Panik: Blindpufferung, aggressive Beatmung, Pneumothorax,
– Auskühlung: Tücher, Türen, Aufdecken des Kindes,
– Verstärkung der Asphyxie: Ösophagussondierung, sofortiger Intubationsversuch.

Geburtsverletzungen

Nach Schulterdystokie, schwierigen Armlösungen und Zangenentbindungen kann es durch Überdehnung der Halsweichteile zu einer oberen (Erbschen) oder unteren (Klumpkeschen)

Armplexuslähmung

kommen, die durch den Moro-Reflex unterschieden werden können und einer krankengymnastischen Behandlung bedürfen. Die nach Zangenentbindungen zuweilen zu beobachtende

Fazialisparese

kommt eher durch Kompression und Ödem als durch Verletzung der Nerven zustande und hat meist eine gute Heilungstendenz.

Kleine Schnittverletzungen,

die bei Schnittentbindungen entstehen, sowie Kopfschwartenverletzungen durch Skalpelektroden sind harmlos, sofern eine Superinfektion vermieden werden kann. Nach protrahierten Geburten und besonders nach Gesichtslagen sieht man häufig

Stauungshämatome,

die meist harmlos sind, jedoch zu einem verstärkten Resorptionsikterus führen können. Die häufigste Blutung, das

Kephalhämatom,

ist eine Blutansammlung zwischen Knochen und Periost. Es überschreitet die Schädelnähte nie, kann jedoch doppelseitig über beiden Ossa parietalia auftreten. Es kommt meist nach Vakuumextraktion oder Forzepsentbindung, gelegentlich auch spontan zustande. Da die Blutung aus den zahlreichen Knochengefäßen durch den im Kephalhämatom entstehenden Druck si-

stiert, und da das zerfallene Blut einen idealen Nährboden für Bakterien abgibt, sollte ein derartiges Hämatom niemals punktiert werden. Es heilt innerhalb von 3–6 Wochen von einem Randwall aus spontan ab. Große Kephalhämatome können allerdings mit einer therapiebedürftigen Anämie einhergehen. *Nach Beckenendlage* finden sich häufig Stauungshämatome im Bereich der Genitalien. Durch den Bracht-Handgriff entsteht manchmal eine Verletzung im M. sternocleidomastoideus. Diese ist meist am 2.–3. Lebenstag als erbsgroße Verdickung des Muskels zu fühlen. Wird sie übersehen, so kann durch narbige Schrumpfung ein

muskulärer Schiefhals (Tortikollis)

entstehen.

Die bedeutendsten Geburtsverletzungen stellen die

intrazerebralen Blutungen

dar. Sie kommen insbesondere bei sehr unreifen Frühgeborenen, nach protrahierter Geburt und nach schwerer Asphyxie vor. Nach PAPILE werden sie in folgende Stadien eingeteilt:

1. *Subependymale Blutung:* häufig und harmlos.
2. *Intraventrikuläre Blutung:* Blutung aus dem subependymalen Marklager mit Einbruch in den Seitenventrikel. Auch hier ist die Prognose meist gut.
3. *Ventrikeltamponade:* Bei ihr kann sich ein posthämorrhagischer Hydrozephalus entwickeln.
4. *Ventrikeltamponade mit Parenchymeinbruch:* schlechte Prognose.

Auch ohne Geburtsverletzungen kann das Neugeborene eine Vielzahl von Blutungen in Form des **Morbus haemorrhagicus neonatorum** aufweisen. Hier ist insbesondere die

Melaena

wichtig, die typischerweise am 3.–5. Lebenstag auftritt und durch Mangel an Vitamin K mit dementsprechender Verminderung der hepatischen Gerinnungsfaktoren verursacht wird.

Überwachung und Verlegung

Jedes Neugeborene hat Anspruch auf die seinen Bedürfnissen angemessene ärztliche/medizinische Versorgung (RIEGEL). Diese beinhaltet einen verschiedenartigen Versorgungsaufwand an Pflege und Dienstleistungen sowie diagnostischen und therapeutischen Maßnahmen. Etwa 10% der Neugeborenen benötigen eine besondere pädiatrische Versorgung und müssen nach der Geburt in eine Kinderklinik verlegt werden. In Spezialkliniken für Risikogeburten (Perinatalzentren) kann dieser Anteil bis über 25% ansteigen. 2% aller Neugeborenen sind lebensbedrohlich krank und benötigen eine *Intensivbehandlung*. 5% weisen meist passagere Störungen der Anpassung auf, sind durch eine Risikobelastung gefährdet und benötigen eine *Intensivbeobachtung*. 3% der Neugeborenen, insbesondere Frühgeborene ohne vitale Störungen, benötigen eine Spezialpflege unter kinderärztlicher Aufsicht. Da die Verlegung eines Neu-

Tabelle 22   Überwachungsprogramm und Verlegungsindikation für gefährdete Neugeborene

Alle Neugeborenen bekommen nach Ankunft aus dem Kreißsaal die Temperatur gemessen und vor der ersten Mahlzeit den Magen sondiert. Bei besonderer Gefährdung müssen in den ersten 6–12 Lebensstunden Puls (Gefahr wenn > 180, < 100), Atmung (Gefahr wenn > 60) und Temperatur in 1–2stdl. Abstand gemessen werden (P-A-T)

Gefährdet durch:	Sind nach der Geburt:	Werden überwacht durch:	Werden verlegt bei:
1. Hypoglykämie „die großen"	Kinder diabetischer Mütter, Kinder $> 4000\,g$, Übertragungen, hypotrophe Neugeborene $< 2500\,g$, dystrophe mit reduz. Turgor	Dextrostix-screening nach 1, 2, 6, 12, 24 Stunden, Laborzucker bei Verdacht, Frühfütterung mit 4 Stunden	Diabetes immer alle $> 4500\,g$ Laborzucker $< 30\,mg\%$
2. Hypothermie „die kleinen"	Frühgeborene $< 37.$ SSW, alle Kinder $< 2500\,g$	P-A-T, Wärmestrahler, warme Tücher, Wärmebett, Inkubator	Temperatur $< 35,5°$
3. Anämie, Schock „die weißen"	vorzeitige Plazentalösung, Blutungen bei Geburt, große Kephalhämatome	P-A-T, Hämatokrit nach 1 und 6 Stunden	Tachykardie > 180 Hb $< 15\,g\%$, HK $< 45\%$
4. Atemstörungen „die blauen"	Frühgeborene $< 37.$ SSW, Zustand nach Sectio, Apgar < 7	P-A-T, Blutgase nach 1 Std., Blutbild	Tachypnoe, Apnoen, Hb $> 22\,g\%$, HK $> 70\%$
5. Ikterus „die gelben"	Rh- und AB0-Konstellation, Icterus praecox $> 7\,mg\%$ am 1. Tag	Blutgruppe, Coombs-Test, Bilirubin, bei Phototherapie: Blutbild, Bilirubin-diff., Gewichtskontrolle	Gesamtbilirubin $> 16\,mg\%$, direktes Bilirubin $> 1\,mg\%$, Coombs-Test positiv
6. Infektion „die schlecht aussehenden"	Blasensprung > 24 Stunden, grünes Fruchtwasser, Foetor, Fieber der Mutter	P-A-T, Blutbild mit Ausstrich, CRP, sorgfältigste klinische Beobachtung!	Leuko > 30000, < 6000, > 6 Stabkernige, CRP > 1, Auftreten von Infektionssymptomen (s. Tab. 17)

geborenen bei der Mutter stets großen Kummer und beim Frauenarzt manchmal Frustration verursacht, hat sie in der Vergangenheit häufig zu Kontroversen zwischen Pädiatern und Gynäkologen geführt. *Grundprinzipien* sollten sein:

- ein gesundes Neugeborenes gehört zu seiner *Mutter,*
- ein krankes Neugeborenes muß behandelt werden, *bevor* eine irreversible Organschädigung eingetreten ist.

Die Überwachungsmöglichkeiten der einzelnen Entbindungsabteilungen bestimmen die Verlegungsindikation. Eine Klinik mit ständiger pädiatrischer Betreuung wird etwa die Blutzuckerüberwachung bei einem hypotrophen Neugeborenen ebenso verantworten können wie die ursächliche Abklärung der Hypotrophie. Ein

Krankenhaus ohne die Möglichkeit zur jederzeitigen Bestimmung von Differentialblutbild und CRP wird jedes Kind mit dem Verdacht auf einen Infekt verlegen müssen. Tab. 22 stellt den Versuch eines Schemas zur Überwachung und Verlegung gefährdeter Neugeborener dar, wie es für die meisten Geburtskliniken in Deutschland zutreffen dürfte. Eine große Entbindungsabteilung mit Kinderklinik unter dem gleichen Dach wird weniger streng, eine kleine Geburtsklinik mit weitem Weg zur Kinderklinik sollte eher vorsichtiger sein.

Die **Verlegung eines Neugeborenen** erfolgt nur mittels eines Transportinkubators (34–35 °C). Bei vitalen Störungen des Kindes muß hierzu der Neugeborenennotarztdienst der zuständigen Kinderklinik angefordert werden.

Säuglingssterblichkeit

Die Bundesrepublik Deutschland hat im Vergleich zu anderen Ländern mit hochentwickeltem Gesundheitssystem eine relativ hohe Säuglingssterblichkeit und rangierte 1985 auf Platz 9 unter den 27 europäischen Staaten. Dabei gibt es auch innerhalb Deutschlands erhebliche Unterschiede zwischen den einzelnen Bundesländern (Tab. 23): Die niedrigste Sterblichkeit im ersten Lebensjahr haben Baden Württemberg und Bayern, die höchste Nordrhein-Westfalen und Berlin. Beachtet werden muß wegen unterschiedlicher Ursachen der **Zeitpunkt des Todes:**

Bei der *Sterblichkeit nach dem ersten Lebensmonat* (Nachsterblichkeit) spielen der plötzliche Kindstod, Infektionen und Ernährungsstörungen eine wichtige Rolle, Faktoren, die stark von der Sozialstruktur der Bevölkerung beeinflußt werden. Dagegen ist die *Sterblichkeit im ersten Lebensmonat* (Früh- und Spätsterblichkeit) zu drei Viertel durch sehr untergewichtige Frühgeborene verursacht. Daß es auch in der Frühsterblichkeit erhebliche und teilweise über Jahre konstante Differenzen zwischen den Bundesländern (Tab. 23) und den einzelnen Kreisen

Tabelle 23   Säuglingssterblichkeit im Bundesländer-Vergleich (1985)

	Lebend-geborene	Frühsterb-lichkeit (1.–7. Tag)	Spätsterb-lichkeit (8.–28. Tag)	Nachsterb-lichkeit (2.–12. Mon.)	Säuglings-sterblichkeit
Schleswig-Holstein	23 099	3,5	1,3	3,5	8,3
Hamburg	12 711	3,8	1,0	3,8	8,6
Niedersachsen	67 229	3,7	1,3	4,0	9,0
Bremen	5 294	2,6	1,2	5,2	9,0
NR-Westfalen	159 713	4,4	1,3	4,6	10,3
Hessen	49 682	4,0	1,2	4,1	9,3
Rheinland Pfalz	34 899	3,8	1,2	4,9	9,9
Baden-Württemberg	94 442	3,1	0,8	3,3	7,2
Bayern	111 365	3,5	1,1	3,2	7,8
Saarland	9 800	3,7	0,9	5,5	10,1
Berlin (West)	17 921	4,5	1,9	4,2	10,6
Bundesrepublik	586 155	3,7	1,2	4,2	9,1

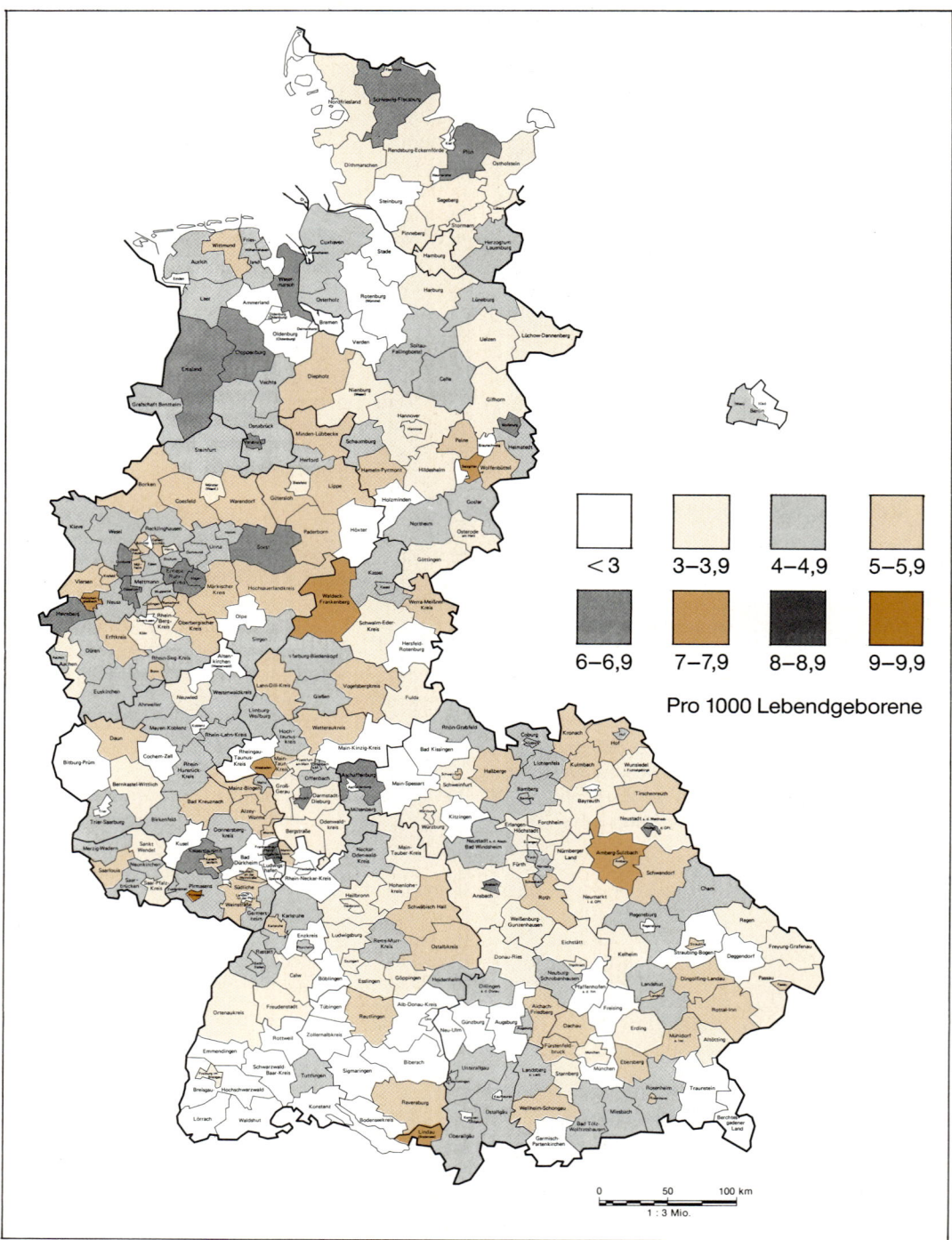

Abb. 16   Neonatale Frühsterblichkeit in den Kreisen der Bundesrepublik 1983–1985; 92 kreisfreie Städte, 236 Landkreise

(Abb. 16) gibt, läßt sich nur durch versorgungsstrukturelle Besonderheiten bzw. Lücken in der Versorgung der Frühgeborenen erklären: Unterschiede in der Schwangerenbetreuung, der Primärversorgung, des Transportes und in der personellen Ausstattung der Neugeborenen-Intensivstationen müssen regional analysiert werden, um Hinweise auf effizientere Formen der Frühgeborenenversorgung zu finden. Diesem Ziel dienen auch die in den meisten Bundesländern durchgeführten Perinatal- und Neonatalerhebungen. Hauptursache einer erhöhten Frühsterblichkeit ist der postpartuale Transport anpassungsgestörter Frühgeborener in eine entfernt liegende Kinderklinik. Unterschiede zwischen einzelnen Regionen lassen sich durch eine unterschiedliche Bereitschaft zum intrauterinen Transport, der Verlegung der Schwangeren mit drohender Frühgeburt in ein Perinatalzentrum, in dem sich die Neugeborenen-Intensivpflegestation neben dem Kreißsaal befindet, erklären.

Regionalisierung

Der diagnostische und therapeutische Apparat, der heute Frauenärzten und Kinderärzten in der Betreuung gefährdeter Neugeborener zur Verfügung steht, ist eindrucksvoll und in Abb. 17 schematisch dargestellt. Auch Kinderchirurgie, Anästhesiologie, Genetik, Pädopathologie und viele andere Fächer, die sich auf das Neugeborene konzentrieren, sind heute selbstverständlicher Bestandteil der Behandlung von Neugeborenen. Der schwache Punkt im System ist immer noch die *Transportlücke*, die Entfernung zwischen Kreißsaal und Intensivstation. Durch sie kommen zeitliche Verzögerungen in der Primärversorgung, Unterkühlungsrisiken und Transportschäden auf die Kinder zu. Nur wenn es gelingt, dieses schwache Glied in der Versorgung höchstgradig gefährdeter Neugeborener zu beseitigen, werden weitere nennenswerte Verbesserungen in der Neugeborenenversorgung möglich sein. Dazu müssen zwei *Voraussetzungen* erfüllt werden:

1. Große Entbindungsabteilungen und Kinderkliniken mit Neugeborenen-Intensivstationen müssen unter einem Dach zusammengeführt werden (*Perinatalzentrum*).
2. Bei hohem kindlichen Risiko, etwa bei drohender Geburt vor der 30. Schwangerschaftswoche, muß ein *intrauteriner Transport* erfolgen, d. h. die Verlegung der schwangeren Frau in eine Geburtsklinik mit integrierter Neonatologie.

Diese Organisationsform hat sich in den skandinavischen Ländern, den Niederlanden, der Schweiz, den USA und Kanada seit vielen Jahren bewährt. Sie reduziert im Vergleich zum

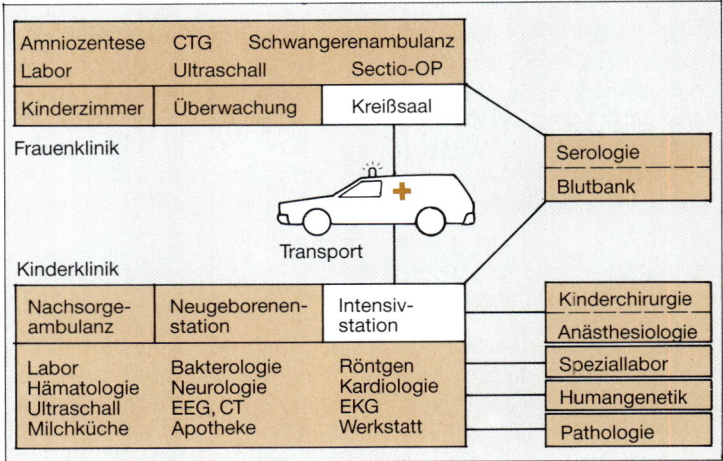

Abb. 17 Optimale Neugeborenenversorgung: eine Frage der Organisation

postpartualen Transport die Frühsterblichkeit auf die Hälfte, die Häufigkeit von intraventriku-lären Blutungen und bleibenden Behinderungen sogar auf ein Drittel.

Fehlbildungen

Die Mitteilung einer angeborenen Fehlbildung oder einer bleibenden Behinderung des Kindes an die Mutter erfolgt nach der Entbindung in einer besonders vulnerablen Phase. Sie setzt Ehrlichkeit, Einfühlungsvermögen und Erfahrung voraus. Es ist unvermeidbar, daß die Freude über die Geburt getrübt, die Wunschvorstellung der Eltern vom gesunden Kind zerstört wird. Keinesfalls jedoch darf eine Atmosphäre von Peinlichkeit aufkommen, in der die Mutter sich für ihr Kind schämen muß oder in der die Bindung an das Kind erstickt wird. Abwertende Ausdrücke, wie „Mißbildung", „Defektheilung", „Risikokind" usw. sollten vermieden werden. Ein fehlgebildetes oder behindertes Kind ist in besonderem Maß darauf angewiesen, von seinen Eltern angenommen und geliebt zu sein. Eine Trennung von Mutter und Kind soll nur erfolgen, wenn eine sofortige Behandlung oder Operation des Neugeborenen notwendig ist. Da sich die exakte Diagnose, das Behandlungsprogramm und auch die längerfristigen Folgen der Fehlbildung meist nicht vollständig abschätzen lassen, sollte sich der Arzt kurz nach der Geburt äußerste Zurückhaltung bezüglich prognostischer oder genetischer Beratung auferlegen.

2% aller Neugeborenen weisen *Fehlbildungen*, 3–5% lagebedingte *Fehlstellungen* auf. Die Mehrzahl der Fehlbildungen ist nicht vererbt, sondern entsteht durch äußere Einwirkungen auf die Frucht. Dabei ist nicht die Art der Schädigung (Virusinfektion, Blutung, Medikamente, Strahlung), sondern ihr Zeitpunkt für die Art der Fehlbildung entscheidend. Abb. 18 illustriert die „sensiblen Phasen" (TÖNDURY) für die Teratogenese und klassifiziert die resultierenden Erkrankungen nach dem Entstehungszeitraum. Die

Trisomie 21 (Down-Syndrom)

ist die häufigste der numerischen Chromosomenaberrationen und kommt bei jedem 700. Neugeborenen, bei einem Alter der Mutter > 40 Jahre mit einer Frequenz über 1% vor. Die häufigsten Symptome sind Hypotonie, schwacher Moro-Reflex, überstreckbare Gelenke, flaches Gesicht, Brachyzephalus, kurzer Hals und mongoloide Lidachse. Seltenere Symptome sind 4-Finger-Furche, Verkürzung der Metakarpalia, Sandalenlücke, Beckenhypoplasie und Kryptorchismus. Knapp die Hälfte der Kinder hat einen Herzfehler, meist einen Ventrikelseptumdefekt mit Vorhofseptumdefekt (atrioventrikulärer Kanal). Die Art des Herzfehlers determiniert die Lebenserwartung. Der Intelligenzquotient beträgt 25–50, bei einzelnen Kindern und optimaler Förderung auch über 50. Kinder mit Down-Syndrom sind meist freundlich und zufrieden und im Sozialverhalten weniger behindert als in der Intelligenz.

Die

Lippen-Kiefer-Gaumen-Spalten

können in unterschiedlicher Kombination ein- oder doppelseitig auftreten, finden sich bei jedem 600. Neugeborenen und können in Kombination mit anderen Fehlbildungen, z.B. einer Trisomie 13, auftreten. So gut wie niemals verursachen Spalten Atemstörungen, so daß die sofortige Verlegung des Kindes meist nicht angezeigt ist. Eltern, die im Kreißsaal nicht gut informiert wurden, oder deren Kind sofort verlegt wird, drängen oft auf baldige Beseitigung des Schönheitsfehlers. Ein optimales Rehabilitationsprogramm hat jedoch eine multidisziplinäre Behandlung und Geduld zur Voraussetzung. In der Kinderklinik wird zunächst nach assoziierten Fehlbildungen gesucht, und das Kind im Trinken mit einem Spezialsauger trainiert. Dabei kann ein vom Kieferchirurgen angepaßter Obturator helfen. Der operative Verschluß der Lippe erfolgt nach einigen Monaten, der der Gaumenspalte sehr viel später, da die spätere Sprachentwicklung Wachstum und Wölbung des Gaumens voraussetzt.

Atresien des Verdauungstraktes

können meist frühzeitig diagnostiziert und erfolgreich operiert werden. Häufig besteht als Warnzeichen ein Hydramnion. Die *Ösophagusatresie* ist kurz nach der Geburt daran zu erkennen, daß das Einführen der Magensonde nicht gelingt (Vorsicht: Eine zu dünne Sonde kann sich im oberen Blindsack aufrollen). Eine *Duodenal- oder Jejunalatresie* zeigt sich daran, daß der Magen bei der Geburt mehr als 10 ml Sekret enthält. Wird dies übersehen, so werden die Kinder durch ein aufgetriebenes Abdomen und Erbrechen nach den ersten Mahlzeiten auffällig. *Analatresien* werden bei der Erstuntersuchung oder beim Temperaturmessen entdeckt, hochsitzende Atresien durch die Entwicklung eines aufgetriebenen Abdomen oder Ileus am 2. Lebenstag.

Die Diagnose einer

Zwerchfellhernie

ist wegen der bestehenden oder drohenden Ateminsuffizienz immer ein Notfall. Der Verdacht entsteht durch rechts auskultierbare Herztöne und eingesunkene Bauchdecken. Keinesfalls darf die Reanimation dieser Kinder mit Beutel und Maske erfolgen, weil dadurch der im Thorax liegende Magen aufgeblasen und die Ateminsuffizienz verstärkt wird. Der Transport des intubierten Kindes mit liegender Magensonde und die unverzügliche Operation ist die einzige Chance, das Neugeborene zu retten.

Harnwegsobstruktionen

werden heute durch die Ultraschalldiagnostik meist pränatal vermutet. Zu viele sich anschließende Gespräche oder einander widersprechende Ratschläge an die Eltern erleichtern die Behandlung nicht. Die Abgrenzung gegenüber Zystennieren und die für eine erfolgreiche Operation erforderliche genaue röntgenologische Abklärung der Obstruktion (Urethralklappe/Ureterstenose/Ureterabgangsstenose) ist meist erst nach der Geburt möglich.

Hypospadien

sind häufig und meist harmlos. Eine Ultraschalluntersuchung muß wegen der Möglichkeit assoziierter Fehlbildungen der ableitenden Harnwege durchgeführt werden. Infravesikale Obstruktionen müssen vermutet werden, wenn die Miktion nicht im Strahl erfolgt.

Tabelle 24   Häufigkeit und Erkrankungsrisiko von Geschwistern bei den wichtigsten angeborenen Krankheiten

	Häufigkeit	Geschwister-Risiko	Erbgang
Achondroplasie	1:10000/3:100000	80% der Neumutationen	autosomal-dominant
AGS	1:5000	25%	autosomal-rezessiv
Anenzephalie	1:1200–1:700	6,5% für Neuralrohrdefekte	
Galaktosämie	1:40000	25%	autosomal-rezessiv
Herzfehler, angeboren	1:120	1–4%	verschieden
Hüftgelenksdysplasie	♂ 1:100 ♀ 1:180	♂ = 0%, ♀ = 6,9% ♂ = 0,5%, ♀ = 6,2%	
Hydrozephalus	1:1500–1:250	0,4%	
Hypothyreose	1:5000	25%	bei erblich bedingten Formen autosomal-rezessiv
Klumpfuß	0,6–2:1100	2–3%	multifaktoriell
Lippen-Kiefer-Gaumen-Spalte	1:600–1:700	Kinder von Spaltenträger: Risiko 4% Geschwister 17%	multigene Vererbung
Down-Syndrom (Trisomie 21)	1:600–1:700 (altersabhängig s. Text)	bei freier Trisomie: 1% Translokation: 5–15%	
Patau-Syndrom (Trisomie 13)	1:4000–1:9000	je nach Typ nur gering höheres Risiko	
Phenylketonurie	1:10000	25%	autosomal-rezessiv
Spina bifida	1:1000	5% wenn bei Eltern: 7%	

Die meisten

angeborenen Herzfehler

(Häufigkeit: 1% aller Neugeborenen) machen in den ersten Lebenstagen keine Probleme und fallen erst bei der Vorsorgeuntersuchung durch ein systolisches Geräusch auf. Dieses kann jedoch auch harmlos-akzidentell oder durch einen noch persistierenden Ductus ateriosus Botalli bedingt sein. Die Abklärung kann meist ambulant in einer kinderkardiologischen Spezialabteilung erfolgen. Schwere, in der Neugeborenenperiode schon relevante Herzfehler haben oft kein Herzgeräusch. Sie fallen durch Zyanose (Transposition der großen Gefäße), Herzinsuffizienz, d.h. Hepatomegalie, Blässe und Dyspnoe (hypoplastisches Linksherz) oder durch fehlende Femoralispulse (Aortenisthmusstenose) auf.

Neuralrohrdefekte,

wie die Spina bifida, sind oft mit einem Hydrozephalus kombiniert und gehören zu den schwersten angeborenen Fehlbildungen. Offene Spaltbildungen (Myelozelen, Myelomeningozelen) müssen der Infektionsgefahr wegen unverzüglich operiert werden. Prognose und Rehabilitationsprogramm richten sich weniger nach der Ausdehnung als nach der Höhe des Defektes (Querschnittslähmung).

Die Tab. 24 stellt die häufigsten *vererbten Fehlbildungen und Stoffwechselanomalien* nach Häufigkeit, Erbgang und Wiederholungsrate für Geschwister zusammen. In jedem Falle sollten die Eltern fachkompetent durch einen *Genetiker* beraten werden.

Schädigungen durch Medikamente

Zahlreiche Medikamente können das ungeborene Kind belasten. Dabei fallen die für das Entstehen von Fehlbildungen relevanten sensiblen Phasen (Abb. 18) unglücklicherweise in einen Zeitraum, in dem die Frau häufig noch gar nicht weiß, daß sie schwanger ist. Tab. 25 stellt einige typische neonatale Gefährdungszustände infolge häufig verwendeter Medikamente und Drogen zusammen.

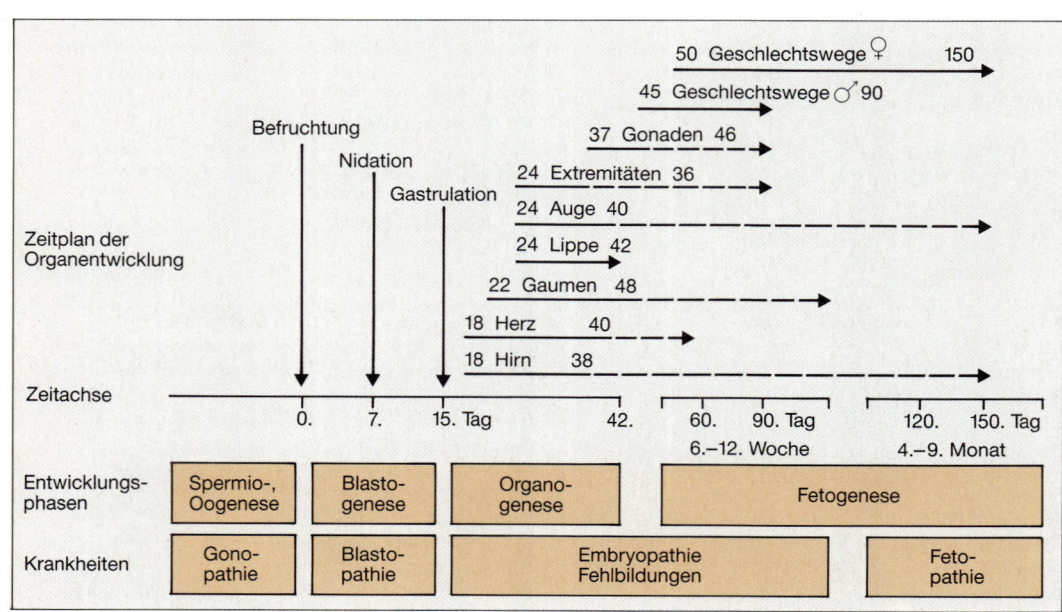

Abb. 18   Schematische Darstellung der Entstehungszeit von Fehlbildungen verschiedener Organe. Determination in Wochen bzw. Tagen

Tabelle 25   Schädigungen des Neugeborenen durch mütterliche Pharmaka

Medikament	Neonatale Gefährdung		
Alkohol	Mikrozephalus, Entwicklungsrückstand	Morphin	Entzugssyndrom, Atemdepression
Antidiabetika, orale	Hypoglykämie	Nikotin	Hypotrophie, Mikrozephalus
Antiepileptika	Blutungen (atypische Lokalisation)	Promethacin	Entzugssyndrom, Hyperexzitabilität
		Reserpin	Nasenschleimhaut-Obstruktion
Zytostatika	Fehlbildungen, Anämie	Sulfonamide	Hyperbilirubinämie, Kernikterus
Heroin	Entzugssyndrom, Hyperexzitabilität	Tetrazykline	Zahnschmelz-Verfärbungen
jodhaltige		Thalidomid	Dysmelie-Syndrom
Desinfektions-		Thyreostatika	Struma, Hypothyreose
mittel	Hypothyreose	Tokolytika	Hypokalzämie, Hypoglykämie

Tabelle 26   Die häufigsten vertikalen Infektionen

Infektion	Symptomatik beim Kind	Maßnahmen bei Geburt
Röteln	Katarakt, Glaukom, Taubheit, Myokarditis, Herzvitien, Thrombozytopenie, Exanthem	Kind isolieren, Serologie. IgM-Antikörper, keine spezifische Therapie möglich
Zytomegalie	90 % asymptomatisch. Niedriges Geburtsgewicht, Hepatosplenomegalie, Thrombozytopenie, Ikterus, Mikrozephalus	Serologie, Virusnachweis, keine Therapie möglich
Herpes genitalis	Herpesläsionen an Augen, Haut, Mundhöhle, Meningoenzephalitis, generalisiert-septische Form	Kaiserschnitt. Kind isolieren. Vidarabine-/Acyclovir-Therapie erwägen
Hepatitis B	Meist asymptomatisch. 10 % Ikterus mit 3–5 Monaten, oft chronische Hepatitis	HbsAG, HbeAG. Passive und aktive Immunisierung des Kindes möglichst kurz nach der Geburt
HIV	Meist asymptomatisch. Evtl. niedriges Geburtsgewicht, Mikrozephalus. Nach Jahren Entwicklung von AIDS	Nicht stillen. Virusisolierung
Lues	Makulopapulöses Exanthem, Desquamation, Rhinitis, Hepatosplenomegalie, Periostitis, Keratitis, Chorioretinitis	IgM-FTA-Abs-Test. Blutbild, CRP, bei Verdacht Penizillinbehandlung
Listeriose	Frühform mit Sepsis, Schock, Pneumonie. Spätform mit Meningitis	Erregernachweis (Mekonium), Behandlung mit Ampicillin
Tuberkulose	Oft asymptomatisch. Akute pulmonale Verlaufsform, Hepatosplenomegalie	Plazentahistologie. INH-Behandlung. BCG-Impfung, falls nicht infiziert
B-Streptokokken	Meist asymptomatisch. Frühform: Pneumonie, Sepsis, Schock. Spätform: Meningitis	Abstriche, Blutkultur, Blutbild, CRP, Überwachung. Antibiotika bei Symptomen
Toxoplasmose	Oft asymptomatisch. Niedriges Geburtsgewicht, Chorioretinitis, Krämpfe, Hydrozephalus, Hepatosplenomegalie	Serologie, spezifischer IgM-Test, Liquor-Eiweiß. Therapie mit Pyrimethamin und Sulfadiazin

Vertikale Infektionen

Infektionen, die von der Mutter auf das Kind übergehen, werden als vertikale Infektionen bezeichnet. Je nach Art des Erregers und Zeitpunkt der Erkrankung können sie sehr unterschiedliche oder einander ähnelnde Krankheitsbilder beim Kind verursachen. So kann bei der Rötelninfektion eine Embryopathie (Gregg-Syndrom), eine Fetopathie oder ein konnatales Rötelnsyndrom auftreten. Manche Erreger gehen nur im letzten Trimenon (Toxoplasmose) oder unter der Geburt (B-Streptokokken) auf das Kind über. Tab. 26 faßt die Symptomatik der häufigsten vertikalen Infektionen und der erforderlichen Maßnahmen bei und nach der Geburt zusammen.

Literatur

Avery, G.B.: Neonatology, Pathophysiology and Management of the Newborn, 3rd ed. Lippincott, Philadelphia 1987
Behrmann, R.E.: Neonatal/Perinatal Medicine, 4th ed. Mosby, Saint Louis 1987

Kassner, E.G.: Iatrogenic Disorders of the Fetus, Infant and Child, Vol. I + II. Springer, Berlin 1985
Milner, A.D., R.J. Martin: Neonatal and Pediatric Respiratory Medicine. Butterworths, London 1985
Nelson, N.M.: Current Therapy in Neonatal-Perinatal Medicine, Decker, Philadelphia 1985
Obladen, M: Neugeborenen-Intensivpflege, Grundlagen und Richtlinien, 4. Aufl. Springer, Berlin 1988
Oski, F.A., J.L. Naiman: Hematologic Problems in the Newborn, 3rd ed. Saunders, Philadelphia 1982
Remington, J.S., I.O. Klein: Infectious Diseases of the Fetus and Newborn Infant 2nd ed. Saunders, Philadelphia 1983
Roberton, N.R.C.: Textbook of Neonatology. Churchill, Livingstone, London, Edinburgh 1986
Saling, E.: Zustanddiagnose beim Neugeborenen – neues, dem Apgar-Score angepaßtes pH-Schema. Mitt. dtsch. Ges. Gynäkol. Geburtsh. 11 (1987) 23
Schaffer, A.J., M.E. Avery: Diseases of the Newborn, 5th ed. Saunders, Philadelphia 1984
Smith, D.W., K. Lyons: Recognizable Patterns of Human Malformation, Genetic, Embryologic and Clinical Aspects, 3rd ed. Saunders, Philadelphia 1982
Stave, U.: Perinatal Physiology, 2nd ed. Plenum, New York 1978
Thibeault, D.W., G.A. Gregory: Neonatal Pulmonary Care. Addison-Wesley, Menlo Park, California 1979
Volpe, J.J.: Neurology of the Newborn, 2nd ed. Saunders, Philadelphia 1987

Aufgaben

1. Welche Kriterien finden für den Apgar-Score Berücksichtigung?
2. Welche Möglichkeiten stehen zur Bestimmung des Gestationsalters beim Neugeborenen zur Verfügung?
3. Welche Untersuchungen vermögen die prognostisch wichtige Früherkennung der angeborenen Hüftdysplasie sicherzustellen?
4. Nennen Sie einige, für das Neugeborenenalter charakteristische Reflexe?
5. Welche Vorteile hat das Stillen für das Neugeborene?
6. Was verstehen wir unter der „physiologischen Gewichtsabnahme" beim Neugeborenen?
7. Wodurch entsteht bevorzugt beim unreifen Kind das Atemnotsyndrom?
8. Was verstehen wir unter einem persistierenden Ductus arteriosus?
9. Warum haben die Besonderheiten der Temperaturregulation beim Neugeborenen sorgfältige Beachtung zu finden?
10. Welche Gefahren sind bei einem Icterus gravis im Neugeborenenalter zu beachten?
11. Welche beiden typischen Verläufe sind Ihnen bei der B-Streptokokkeninfektion des Neugeborenen bekannt?
12. Nennen Sie die diagnostischen Kriterien, die zur Erkennung und prognostischen Bewertung einer postpartualen Asphyxie herangezogen werden!
13. Welche Lokalisation weist die Blutung beim Kephalhämatom im Gegensatz zum Stauungshämatom beim Caput succedaneum auf?
14. Bei welcher geburtsmechanischen Regelwidrigkeit kommt es zum muskulären Schiefhals?
15. Nennen Sie die wichtigsten und damit charakteristischen Symptome der Trisomie 21!
16. Wie kann eine Zwerchfellhernie unmittelbar nach der Geburt des Kindes erkannt werden?

19 Physiologie des Wochenbettes und der Laktation

R. Kaiser und G. Martius

Lernziel

Die diagnostischen und therapeutischen Probleme, mit denen sich der Lernende in diesem Kapitel auseinanderzusetzen hat, ergeben sich aus den biologischen Aufgaben, die der mütterliche Organismus während des Puerperium zu bewältigen hat:

1. Rückbildung der Schwangerschaftsveränderungen einschließlich der hormonellen Umstellung,
2. Heilung der Geburtswunden,
3. Laktation.

Die hierdurch für die Wöchnerin gegebene erhebliche und oftmals unterschätzte Belastung muß zugleich zu der Erkenntnis führen, daß die Grenzen zwischen Physiologie und Pathologie im Puerperium unscharf sind und so eine besondere Aufmerksamkeit von Arzt und Pflegerin erfordern.

Die Pathologie des Wochenbettes weist neben einer Reihe spezifischer Funktionsstörungen noch andere mehr oder weniger schwerwiegende Erkrankungen auf, die mit den biologischen Besonderheiten dieses Abschnitts der Fortpflanzungsvorgänge zusammenhängen. Dazu gehören vor allem Komplikationen am Gefäßsystem und Entzündungen an Genitale und Mamma.

Schließlich muß sich der Lernende in diesem Kapitel mit den Problemen der Laktation befassen. Nur dann ist er in der Lage, die natürliche Ernährung des Kindes zu fördern und zugleich in diesem Zusammenhang auftretende Gefährdungen von Mutter oder Kind zu vermeiden bzw. rechtzeitig zu erkennen, um sie fachgerecht behandeln zu können.

Das Wochenbett (Puerperium) beginnt mit der Ausstoßung der Plazenta und umfaßt den Zeitraum der Heilung der Geburtswunden und der Rückbildung der genitalen und extragenitalen Schwangerschaftsveränderungen. Verantwortlich für die Rückbildungsvorgänge, die Auswirkungen auf den gesamten Organismus der Wöchnerin haben, sind in erster Linie die endokrinen Vorgänge, die sich im Anschluß an die Ausstoßung der Plazenta einstellen. Die Uterusinvolution ist zudem von den Kontraktionen des Myometriums, den Nachwehen, abhängig (S. 311, 535).

Hormonale Umstellungen im Frühwochenbett

Unmittelbar nach der Entbindung befinden sich die **Proteo- und Steroidhormone der Plazenta** noch in erheblicher Konzentration im Organismus der Wöchnerin. Schon innerhalb der ersten Wochenbetttage werden sie weitgehend eliminiert. Für das

Choriongonadotropin (HCG)

zeigt sich bereits während des 1. Tages post partum eine stark abfallende Serumkonzentration (GEIGER; HAENEL u. Mitarb.), so daß HCG nach 3–4 Tagen gewöhnlich nur noch in Spuren vorhanden ist. Im Harn wird dieser Zustand erst 1–3 Tage später erreicht. – Die Aktivität des

humanen Chorionsomatotropins (HCS)

bzw. des

humanen Plazentalaktogens (HPL)

geht nach der Entbindung ebenfalls stark zurück. Auffallend ist jedoch, daß es in relativ geringer Konzentration über längere Zeit nachweisbar bleibt. Im kindlichen Organismus sinkt die Konzentration indessen schon innerhalb der ersten Stunden auf den Nullwert ab. – Die zum Zeitpunkt der Entbindung maximal stimulierte hypophysäre Prolaktinsekretion nimmt postpartual kontinuierlich ab. Dem entsprechend geht die Konzentration des

humanen Prolaktin (hPRL)

im mütterlichen Serum innerhalb der ersten Woche von 150–200 ng/ml (µg/l) auf 30 ng/ml zurück. Identische Konzentrationen sind im Serum des Kindes nachzuweisen (DEL POZO u. Mitarb.) (Abb. 1). Während der Stillperiode treten bei jedem Saugakt hPRL-Sekretionsspitzen auf, die für die Aufrechterhaltung der Laktation unerläßlich sind (Tab. 1, S. 543). – Die Konzentration der

Östrogene und des Progesterons

im Serum nimmt schon innerhalb des 1. Tages nach der Entbindung stark ab (Tab. 1, S. 543). Einen protrahierten Verlauf demonstriert die Ausscheidungskurve im Harn, und zwar sowohl für die Östrogene, von denen Östriol länger nachweisbar bleibt, als Östradiol und Östron, wie auch für das Pregnandiol, das wichtigste Abbauprodukt des Progesterons (KAISER) (s. Abb. 3).

An den **maternen extragenitalen endokrinen Drüsen** bildet sich die Schwangerschaftsveränderung innerhalb kurzer Zeit zurück. So werden im

Hypophysenvorderlappen

aus den Schwangerschaftszellen wieder chromophobe Hauptzellen. Die eosinophilen Zellen nehmen an Zahl zu, die basophilen Zellen bleiben konstant. – In der

Thyreoidea

wird der Kolloidgehalt, in der

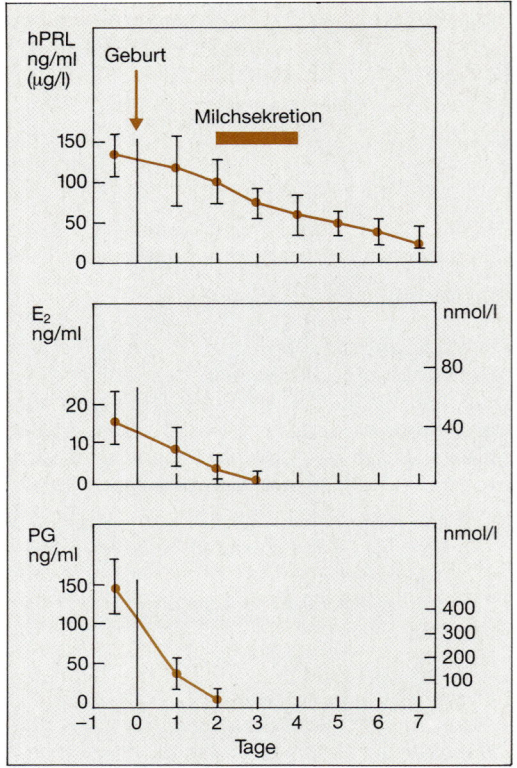

Abb. 1 Serumkonzentrationen von Prolaktin, Östradiol-17β (E$_2$) und Progesteron (PG) bei der Wöchnerin (nach *del Pozo* u. Mitarb.)

Nebennierenrinde

der Anteil der Zona fasciculata wieder geringer. Die Konzentrationen von 17-Hydroxykortikoiden, Aldosteron und 17-Ketosteroiden pendelt sich auf die Werte der Nichtschwangeren ein. Die in der Schwangerschaft beobachtete vermehrte Bindung von Steroidhormonen an Plasmaglobulin geht ebenfalls zurück.

Ovarialfunktion im Wochenbett

Die hohe Konzentration plazentarer Steroidhormone führt während der Gravidität zu einer weitgehenden Hemmung der

gonadotropen Funktion.

Diese wirkt während des Wochenbettes noch etwa 3–4 Wochen nach. Die Ovarialfunktion kommt deshalb nach der Entbindung erst allmählich wieder in Gang (BROWN). Auch bei Frauen, die nicht stillen, dauert es gewöhnlich einen Monat, bis das Follikelwachstum wieder einen mit dem normalen Zyklus vergleichbaren

Grad erreicht hat. Die *Ausbildung eines Reifefollikels* und die LH-bedingte Abgabe eines Eies findet vor der 6. Woche post partum nicht statt. Infolgedessen können auch frühestens um diese Zeit wieder *Konzeptionen* eintreten.

Bei Frauen, die ihre Stilltätigkeit beenden, beginnt nach der Normalisierung der *basalen Prolaktinproduktion* die Hypophyse mit der Wiederaufnahme ihrer gonadotropen Funktionen, wobei zunächst eine Zunahme der FSH-Sekretion einsetzt (SCHULZ u. Mitarb.).

SHARMAN fand unter 834 Wöchnerinnen vor dem Ende der 6. Woche keine Ovulation, bei voll laktierenden Frauen bis zur 30. Woche. Bei Blutungen vor Ablauf der 8. Woche besteht fast immer eine anovulatorische Ovarialfunktion und ein proliferierendes Endometrium (DUBRAUSZKY). Nur etwas über die Hälfte der ersten Zyklen sind bei nichtstillenden und etwa ein Fünftel bei stillenden Wöchnerinnen ovulatorisch (WILBRAND u. Mitarb.). Bei Frühgeburten verkürzt sich die postpartuale Amenorrhö.

Die Ovarialfunktion im Wochenbett ist also im wesentlichen von der Laktation abhängig, weist aber auch individuelle Charakteristika auf (SALBER u. Mitarb.). Wird die postpartuale physiologische Hyperprolaktinämie im Rahmen einer Laktationshemmung durch Prolaktininhibitoren beseitigt, ist mit einer vorzeitigen Zyklusnormalisierung zu rechnen (SCHULZ u. Mitarb.).

Bei voller Stilltätigkeit haben 80% der Wöchnerinnen eine

Stillamenorrhö

infolge der durch die Hyperprolaktinämie zustandekommenden Hemmung der gonadotropen Funktion des Hypophysenvorderlappens (Tab. 1, S. 543). Die Laktationsamenorrhö ist das Zeichen einer generativen Unterfunktion der Ovarien und bringt gewöhnlich eine temporäre Unfruchtbarkeit mit sich. Einen absoluten Schutz gegen eine neue Konzeption stellt das Stillen indessen nicht dar.

Genitale Involutionsvorgänge

Für die **Rückbildung des Uterus** sind zwei Faktoren verantwortlich:

a) Das *Nachlassen der hormonalen Stimulation* durch Wegfall der Plazentahormone. Dies hat eine Verminderung der Durchblutung und damit des Zellstoffwechsels zur Folge.
b) Die *Nachwehen* in Form von Dauerkontraktionen, auf die sich in den ersten Tagen oxytocinbedingte Einzelkontraktionen aufsetzen. Da die Stilltätigkeit die Ausschüttung von Oxytocin aus dem Hypophysenhinterlappen anregt, wird durch sie die Rückbildung gefördert.

Anhand des

Fundusstandes des Uterus

kann die Verkleinerung des Organes durch Palpation von außen kontrolliert und somit überwacht werden.

Die folgenden Befunde entsprechen der Norm:

– nach der Entbindung: Mitte zwischen Nabel und Symphyse,
– 1. Tag: 1 Querfinger unterhalb des Nabels,
– 2. Tag: 2 Querfinger unterhalb des Nabels,
– 3. Tag: 3 Querfinger unterhalb des Nabels,
– 8. Tag: 2 Querfinger über der Symphyse,
– 10. Tag: Symphysenhöhe.

Das

Uterusgewicht

beträgt im Verlauf des Wochenbettes:

– Nach der Entbindung: 1 kg
– nach 1 Woche: 0,5 kg
– nach 2 Wochen: 350 g
– nach 6 Wochen: 50 g

Die *Wand des Corpus uteri* verdickt sich bei gleichzeitiger Einengung des Kavums nach Ausstoßung der Plazenta zunächst von etwa 0,5 cm auf 3 cm. Das

uterine Gefäßsystem

erfährt eine Lumenverminderung mit teilweiser Abschnürung der Gefäße und mit Degenerationsvorgängen besonders an den Spiralarterien, so daß eine *Verminderung der Blutzufuhr* resultiert. Die nachfolgenden regressiven Veränderungen bewirken den Abbau eines großen Teils der Muskelmasse und auch der Bindegewebssubstanzen Kollagen und Elastin. Ein wesentlicher Zellverlust tritt indessen nicht ein, wie die unveränderten Kernzahlen zeigen

(Strauss). Die

Dezidua

stellt nach Ablösung der Plazenta und der Eihäute innerhalb der Spongiosaschicht eine große Wundfläche dar. Im Bereich des Endomyo-
metriums bildet sich durch Ansammlung von
Leukozyten und Fibrin eine Abwehrzone gegen
Infekte, während das Spongiosagewebe durch
enzymatische Vorgänge abgebaut und abgestoßen wird (Zilliacus; Vorherr). Die

Plazentahaftstelle

verkleinert sich durch Retraktion und Involution des Uterus bis zum Ende der 2. Puerperalwoche von Handtellergröße auf etwa 3–4 cm
Durchmesser. Die Blutstillung geschieht einerseits durch die Kontraktion des Myometriums,
wodurch die uteroplazentaren Gefäße abge-
drosselt werden, andererseits durch venöse
Thromben und eine schon in den ersten Stunden
beginnende fibrinoide Endoarteriitis mit nachfolgender Hyalinisierung und Endothelprolife-
ration. Dies führt zur Ischämie und damit zur
oberflächlichen Nekrose mit Schorfbildung, die
nach etwa 1 Woche abgestoßen wird. Erst jetzt
vermag die anlaufende Östrogenproduktion an
der Basalis, ausgehend von den Resten des Drü-
senepithels, eine Epithelisation auszulösen, die
im Bereich der Plazentahaftstelle am spätesten
abgeschlossen ist. Nach 2–3 Monaten sind die
Unterschiede zwischen Plazentahaftstelle und
den übrigen Teilen der Uterusinnenfläche ver-
wischt. Zurück bleiben histologisch nachweisbare vernarbte Bündel von kleinen Arterien als
Hinweis auf eine frühere Haftstelle (Anderson
u. Davis; Bachmeyer u. Stoll).

Das

Lochialsekret

besteht aus nekrotischem Deziduagewebe, Blut-
gerinnseln, Leukozyten, Serum und Lymphe.
Menge und Zusammensetzung entsprechen
dem Heilungsverlauf der uterinen Wunde. Sie
ändern sich im Verlauf des Wochenbettes in folgender Weise:

– 1. Woche: blutig (Lochia rubra),
– 2. Woche: braunrot (Lochia fusca),
– Ende der 2. Woche: gelb (Lochia flava),
– 3. Woche: hell (Lochia alba).

Die Lochien können aber auch bei gesunden Wöchnerinnen bis in die 3. und 4. Woche nach der Geburt
mehr oder weniger reichliche Blutbeimengungen aufweisen. Selbst in der 6. Woche kommt dies noch bei
10% der Wöchnerinnen vor. Die durchschnittliche
Menge des Lochialsekrets wird mit insgesamt 200 bis
500 g angegeben. Im Gegensatz zu früheren Vorstellungen sind Menge und Blutgehalt der Lochien bei
stillenden Müttern nicht geringer als bei nichtstillenden (Bernstine u. Bernstine).

Das

Cavum uteri

weist spätestens nach 24 Stunden eine Keimbesiedlung auf. Dabei überwiegen Staphylokokken, Streptokokken und – in den letzten Jahren
zunehmend – gramnegative Bakterien insbesondere in Form von Escherichia-coli-Stämmen, die
den nosokomialen Keimen („Hospitalflora")
zuzurechnen sind (Hirsch u. Niehues; Graeff;
Peter u. Moeseritz; Schultz). Die Bedeutung
der *Anaerobier* in ihrem Vorkommen bei gesunden und puerperal-infizierten Patientinnen
konnte erst in den letzten Jahren mit der verbesserten Nachweistechnik erkannt werden
(S. 553).

Die

Cervix uteri

hängt unmittelbar nach der Geburt schlaff am
Corpus uteri. Schon im Verlauf einer Woche erhält sie jedoch beinahe ihr normales Aussehen
und verschließt sich durch Rückgewinnung ihres Wandtonus (S. 73). Trotz des relativ geringen
Anteils von Muskelgewebe in der Zervix spielen
auch Kontraktionen dabei eine Rolle. Der *innere Muttermund* ist gewöhnlich um den
8. Wochenbettag verschlossen, während der *äußere Muttermund* noch für Fingerkuppe einleg-
bar bleibt. Oberflächliche Verletzungen und
Erosionen heilen oftmals erst im Spätwochenbett völlig ab, so daß eine Entscheidung über ein
evtl. notwendiges therapeutisches Vorgehen frühestens nach 4–5 Monaten getroffen werden
sollte.

Die

Parametrien

verkürzen sich im Wochenbett wieder. Da dies
nur relativ langsam erfolgt, ist der Uterus in den
ersten Wochen post partum besonders stark beweglich. Das mit unklaren Allgemeinbeschwer-
den einhergehende **Allen-Masters-Syndrom**
wird als Folge einer geburtstraumatischen Verletzung der Bandverbindungen angesehen und
ist auch später an der sog. Wackelportio erkennbar (Lawry).

Sehr bald nach der Entbindung kommt es durch die Auffüllung der umgebenden Venenplexus zu einer Verengung von

Introitus vaginae und Vagina.

Im weiteren Verlauf des Wochenbettes geht auch die Auflockerung des Gewebes zurück, die Kontraktilität im Bereich der Muskulatur verstärkt sich. Das *Vaginalepithel* wird wegen der nachlassenden Konzentration der Plazentahormone flacher. Der während der regressiven Phase außerordentlich vielgestaltige Vaginalabstrich enthält zahlreiche parabasale und intermediäre Zellen und kann daher Schwierig-

keiten bei der Beurteilung bereiten. Die Umwandlung in ein ausgereiftes Zellbild vollzieht sich bei nichtstillenden Frauen zwischen der 4. und 6. Woche post partum. Während des Stillens sind längere Zeit parabasale Zellen vorhanden, so daß auch von einem *Laktationsabstrich* gesprochen wird. Der **Keimgehalt der Vagina** wird durch die Entbindung wesentlich verändert. Das deutlichste Merkmal ist der Rückgang der Döderlein-Bakterien mit Zunahme anderer, meist apathogener Keime. Nach der 3. Woche wird der Keimgehalt geringer, um sich bis zur 6. Woche, der Zeit der ersten möglichen Ovulation, wieder zu normalisieren.

Extragenitale Veränderungen im Wochenbett

Der

Beckenboden

kräftigt sich im Wochenbett zunehmend. Häufig bleibt jedoch eine Verbreiterung des Hiatus genitalis und eine Schwächung des Diaphragma urogenitale zurück. – Die

Bauchmuskulatur

wird im Wochenbett, abgesehen von einer vielfach verbleibenden Rektusdiastase, zunehmend straffer.

An der

Blase

vermindert ein herabgesetzter Tonus zunächst den Miktionsdrang. Die Blasenkapazität ist erhöht. In Verbindung mit einem geburtsbedingten Ödem am Blasenhals führt dies relativ häufig zu *Entleerungsstörungen mit Harnretention*, die mit den graviditätsbedingten Veränderungen an den Ureteren die Neigung der Wöchnerin zu Infektionen der harnableitenden Organe erklärt. Mit der zunehmenden Tonuserhöhung normalisieren sich diese Funktionen. Die *Harnausscheidung* ist im Wochenbett erhöht, da reichlich Gewebswasser eliminiert wird. Das Sediment bleibt normalerweise frei von pathologischen Bestandteilen.

Der

Darm,

der schon während der Schwangerschaft in seiner Motorik vermindert ist, neigt nach der Geburt infolge der Lageveränderung nach der Ent-

leerung des Uterus, der Bettruhe und der verminderten Nahrungszufuhr zur *Obstipation*.

An der

Haut

stellt sich der frühere Turgor nach der verstärkten Transpiration im Wochenbett wieder ein. Aus den blauroten Striae der Schwangerschaft bilden sich weiße, glänzende, narbige Streifen. Die Pigmentierungen im Gesicht (Chloasma uterinum) und an den Brustwarzen blassen allmählich ab, während die Linea fusca in der Mittellinie des Abdomen noch längere Zeit bestehenbleibt.

Die

Körpertemperatur

zeigt im Wochenbett normalerweise keine Erhöhung. Durch resorptive Vorgänge sollten lediglich Temperaturen bis zu 37,5 °C rektal erklärt werden. Bei der axillaren Messung können sich in der Zeit des Milcheinschusses lokale Temperaturerhöhungen zeigen. Ein Frösteln unmittelbar nach der Geburt ist bei fehlender Temperaturerhöhung durch den Wärme- und Blutverlust zu erklären.

Das

Herz

erreicht im Wochenbett wieder die Normallage (S. 81). Akzidentelle Geräusche verschwinden. Die Herzaktion beträgt durchschnittlich 80 Schläge/min (1,33 Hz) und ist damit nicht verändert. – Die

Gefäße

benötigen zur Wiederherstellung ihres normalen Lumens mehrere Wochen. Etwa die Hälfte der Frauen, die geboren haben, weisen mehr oder weniger ausgedehnte Varizen auf.

Im

Blut

beträgt der Hämoglobingehalt nach einer Woche normalerweise wieder etwa 13 g% (130 g/l). Das *Blutvolumen* geht nach einer vorübergehenden Erhöhung von 15–30% kontinuierlich vor allem auf Kosten des Plasmas zurück. Schwangerschafts- und Geburtsleukozytose mit Werten bis 20 000 (20 · 10^9/l) und Schwangerschaftsthrombopenie gleichen sich innerhalb der ersten Woche des Puerperiums aus. Im Differentialblutbild findet man eine Linksverschiebung und Lymphozytose.

Die

Atmung

wird während des Wochenbetts durch die Tonuszunahme des Zwerchfells und die abdominale Entleerung leichter. Der Übergang von der mehr thorakalen zur überwiegend abdominalen Atmung ist deutlich.

Das

Körpergewicht

nimmt bei der Geburt durch die Entleerung des Uterus um etwa 5 kg ab. Während der 1. Puerperalwoche beträgt die durchschnittliche Gewichtsabnahme nochmals annähernd 5 kg. Hieran ist der Uterus mit etwa 1 kg beteiligt, während der übrige Gewichtsverlust im wesentlichen durch die Wasserausscheidung bedingt ist.

Im

Eiweißstoffwechsel

ist die Abnahme des Stickstoffgehaltes im Blut zu beobachten, nachdem in der Gravidität durch die eiweißaufbauende Wirkung der plazentaren Steroidhormone eine Stickstoffretention bestand (HELLER). Die Albuminfraktion steigt an, die Alpha- und Betaglobulinfraktionen sinken ab. Die *Blutkörperchensenkungsgeschwindigkeit* ist mit Maximalwerten bis zu 50 mm/h beschleunigt. – Die Veränderungen des

Fettstoffwechsels

bilden sich unterschiedlich schnell zurück. Die schwangerschaftsbedingte Lipämie verschwindet innerhalb des ersten Jahres post partum. Die Menge an freien Fettsäuren und Ketokörpern geht sofort zurück. Die Cholesterinkonzentration sinkt von etwa 300 mg% (7,8 mmol/l) auf subnormale Werte von 100 mg% (2,6 mmol/l) ab. – Im

Kohlenhydratstoffwechsel

wird die Glukosetoleranz im Wochenbett wieder größer als während der Gravidität. Lediglich am 1. Wochenbettag besteht noch eine schwangerschaftsähnliche Situation. Der Milchsäuregehalt im Blut geht auf normale Werte zurück.

Die

Psyche

ist zu Anfang des Wochenbettes gewöhnlich durch eine euphorische, manchmal hypomanische Stimmungslage charakterisiert, die evtl. eigene Gefährdungen und Beschwerden vorübergehend in den Hintergrund treten läßt. Der ausgeprägte Hormonentzug zwischen dem 3. und 5. Wochenbettag fördert aber dann nicht selten depressive Stimmungen, die inhaltlich durch nicht ausreichend motivierte Sorgen um das Kind charakterisiert sind. Diese sog. „Heultage" stellen ein hyperästhetisch-emotionelles Schwächesyndrom dar (WALDMANN).

Pflege der Wöchnerin

Die Wöchnerin bedarf in den ersten 8–10 Tagen einer spezifischen ärztlichen und pflegerischen Betreuung. Die folgenden Besonderheiten haben dabei Beachtung zu finden: Für die

Körperpflege

darf sich die Wöchnerin schon am 2. Tag post partum am Waschbecken waschen. Nach wenigen Tagen kann das Duschen erlaubt werden. *Baden* ist nach dem Rückgang des Wochenflusses nach etwa 2 Wochen gestattet. Die *Säuberung des äußeren Genitales* erfolgt durch Abspülen mit einer Desinfektions- bzw. Kamillenlösung, und zwar in Abhängigkeit von der

Stärke des Wochenflusses, anfangs aber mindestens 3mal pro Tag. Die Vorlagen dürfen aus hygienischen Gründen nur mit einer Pinzette entfernt werden.

Die

Involution des Uterus

wird durch die Palpation des Fundusstandes überprüft. In allen Zweifelsfällen vermag die Ultraschalldarstellung des Uterus auch hier gute Dienste zu leisten (KLUG) (Abb. 1, S. 548). Die *Heilung der Uteruswunde* kann anhand der Qualität und Quantität der Lochien überwacht werden (s. oben).

Eine sorgfältige

Pflege der Dammnaht

vermag die Beschwerden im Bereich einer Dammnaht wesentlich zu verringern. Neben mehrmaligem Abspülen am Tage (s. oben) können stärkere *Wundschmerzen* auch bei stillenden Frauen durch die Gabe eines Paraketamolpräparates (z. B. Benuron-Tabl., Fa. bene-Arzneimittel: 3mal 1–2 Tabl./Tag) vermindert werden. Die *Beseitigung des Nahtmaterials am Damm* auch bei resorbierbaren Fäden bedeutet eine deutliche Schmerzlinderung. Vom 5. Tag an sind Sitzbäder angezeigt.

Die verstärkte puerperale Diurese und die Neigung zur Harnverhaltung im Wochenbett machen es erforderlich, der

Blasenentleerung

besondere Beachtung zu schenken. Zu ihr ist die Wöchnerin auch bei fehlendem Harndrang anzuhalten. Bei einer *Harnverhaltung* sind Wärmeauflagen, die Verabreichung eines Cholinpräparates (z. B. Doryl, Merck) und evtl. eines Spasmolytikums angezeigt. Bleibt dies erfolglos, wird mit Hilfe der Ultrasonographie die Blasenfüllung überprüft. Bei stärkerer Blasenfüllung ist das Katheterisieren unumgänglich. Eine strenge Indikationsstellung ist erforderlich, da bereits ein einmaliges Katheterisieren die Frequenz der Blaseninfektionen auf das Doppelte ansteigen läßt.

Die

Darmregulierung

zur Behandlung der physiologischen puerperalen Obstipation beginnt am 2. Wochenbettag abends mit der Verabreichung eines Abführmittels (z. B. Dulcolax, Thomae; Agiolax, Madaus). Am 3. Tag läßt sich die Stuhlentleerung dann durch die Verabreichung eines abführenden Suppositoriums (z. B. Dulcolax-Supp., Thomae) oder eines Microklist (Pharmacia) zumeist leicht erreichen. Anderenfalls ist ein Einlauf angezeigt.

Eine wichtige pflegerische Aufgabe, die der Kreislaufanregung und damit der Thromboseprophylaxe, aber auch der Besserung des Befindens und der Restabilisierung der Bauch- und Beckenbodenmuskulatur dient, besteht in der

Frühmobilisierung und Gymnastik

schon in den ersten Tagen post partum. Die *Mobilisierung* der gesunden Wöchnerin erfolgt bereits 8 Std., bei einer Varikosis bereits 2 Std. nach der Entbindung, bei letzteren mit gewikkelten Beinen bzw. nach Anlegen eines Kompressionsstrumpfes. Im Anschluß an eine subpartual applizierte Periduralanästhesie ist die Patientin darauf aufmerksam zu machen, daß sie in den ersten Stunden das Bett nicht ohne Hilfe der Schwester verlassen darf. – Die *Wochenbettgymnastik* soll aus den folgenden **Übungen** bestehen:
– Atemübungen,
– Kreislaufübungen,
– Beckenbodenübungen,
– Bauch- und Rückenmuskelübungen.

Die Wöchnerin ist dazu anzuhalten, die am Vormittag unter Anleitung der Krankengymnastin ausgeführten Übungen am Nachmittag zu wiederholen und die Gymnastik nach der Entlassung aus der Klinik fortzusetzen.

Die erforderliche

Puls- und Temperaturkontrolle

– letztere durch die axilläre, evtl. auch durch die orale Messung – wird zweimal täglich vorgenommen. Nur bei bestehendem Fieber ist die rektale Temperaturkontrolle angezeigt. Fieber in den ersten zwei Tagen hat oftmals eine extragenitale Ursache. Später ist es eher genital bedingt.

Die

Ernährung der Wöchnerin

soll durch eine eiweiß- und vegetabilienreiche Kost erfolgen. Die Zufuhr von 1/2 l Milch ist in der Lage, den Mehrbedarf von ca. 500 kcal (2100 kJ) zu decken. Ein Verbot von Obst während des Stillens ist nicht gerechtfertigt (HILGARTH; CALLENSEE).

Bei jeder Wöchnerin soll vor der Entlassung aus der Klinik eine

Abschlußuntersuchung

auf dem gynäkologischen Untersuchungsstuhl vorgenommen werden. Bei ihr wird das innere Genitale bimanuell kontrolliert. Der Zustand der Zervix wird palpatorisch und durch die Spekulumeinstellung überprüft. Zudem werden die Mammae inspiziert. Über das anzuratende Verhalten der Wöchnerin nach der Entlassung sowie über die Pflege und Überwachung des Kindes wird ein Gespräch geführt. Es ist anzustreben, daß die Mutter bis zu ihrer Entlassung eine ausreichende Unterweisung in der Ernährung und Pflege ihres Kindes erfahren hat.

Sterilisation im Wochenbett

Äußert die Patientin im Verlauf der Gravidität den Wunsch nach Sterilisation, so kann die Unterbrechung der Tubenpassage bei einer notwendigen Schnittentbindung während der Operation, nach einer vaginalen Entbindung etwa vom 5. Wochenbettag an vorgenommen werden. Die hierdurch gegebenen Vorteile bestehen darin, daß die Patientin nicht erneut zu diesem Eingriff stationär aufgenommen werden muß, und daß der Krankenhausaufenthalt nur um wenige Tage verlängert wird.

Nach vaginaler Entbindung erfolgt zunächst zur Involutionsförderung eine Vorbehandlung bei stillenden Patientinnen durch den Syntocinon-Nasenspray, bei nicht-stillenden Frauen durch ein Sekale-Präparat über 2–3 Tage, um dann etwa am 6. Tag post partum die

laparoskopische Tubenkoagulation

von einem kleinen subumbilikalen Querschnitt aus vorzunehmen (S. 490). Die Versagerquote beträgt dabei 0,2–0,5%. KLAERKE u. Mitarb. berichten über ausreichende Ergebnisse mit der

laparoskopischen Clip-Technik

mit einer Schwangerschaftsrate von allerdings 1,55%. – Über die

Hysterektomie

als operatives Vorgehen zur „Sterilisation", z. B. in Form der „caesarean hysterectomy" wurde auf S. 491 berichtet.

Laktation

Die Laktation ist das Ergebnis von mehreren, nacheinander ablaufenden Funktionsvorgängen, die in folgender Weise eingeteilt werden können:

- *Mammogenese:* ovarielle Phase der Brustentwicklung (Abb. 2a),
- *Laktogenese:* plazentare Phase der Laktationsvorbereitung (Abb. 2b),
- *Galaktogenese:* plazentar-hypophysäre Phase der Laktationsauslösung,
- *Galaktopoese und Galaktokinese:* die mechanisch-neurohypophysäre Phase der Laktationserhaltung durch Brustentleerung (Abb. 2c).

Bereits im Fetalleben beginnt die

Mammogenese

mit einer nachfolgenden Ruhephase während der Kindheit. Die wichtigste Zeit für die Brustentwicklung betrifft dies die Pubertät bis zum Erreichen der vollen Geschlechtsreife (S. 21) (Abb. 2a). – Der Vorbereitung der späteren funktionellen Leistung des Mammaparenchyms dient während der Gravidität die

Laktogenese

(Abb. 2b). In dieser Zeit werden auch spezielle morphologische Substrate der Mammae aufgebaut (s. Kap. 4, S. 75). Maßgeblich daran beteiligt sind die steigenden Östrogen- und Gestagenkonzentrationen aus der fetoplazentaren Einheit (Abb. 14, 15, 16, S. 59, 60) sowie die vermehrte Bildung von Prolaktin im HVL (Abb. 6, S. 76). Die biologische Bedeutung des Prolaktins besteht in der Induktion der

Synthese von Milcheiweiß, Fett und Kohlenhydraten.

Nach der Bindung von Prolaktin an den mem-

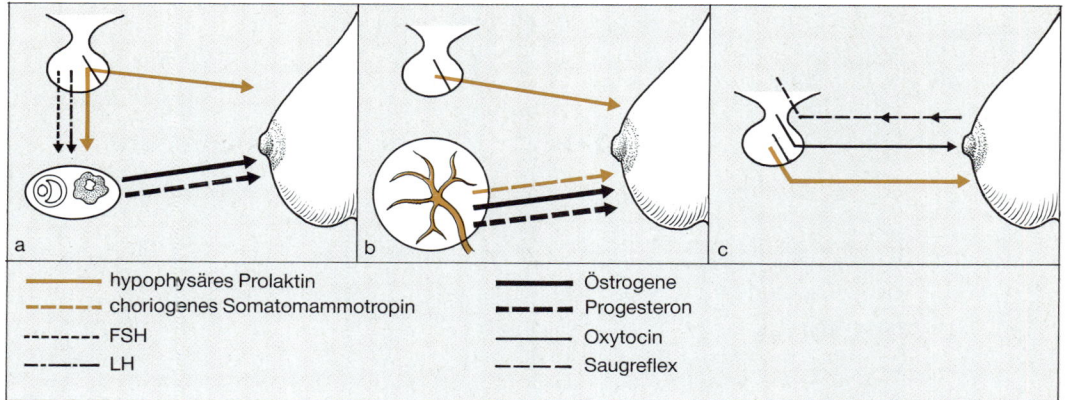

hypophysäres Prolaktin ——— (gold solid)
choriogenes Somatomammotropin - - - (gold dashed)
FSH --------
LH ---·---
Östrogene ——— (black solid)
Progesteron ——— (black dashed)
Oxytocin ———
Saugreflex - - - -

Abb. 2a   Hormonale Faktoren während der Mammogenese. Einwirkung von ovariellen Steroiden sowie hypophysärem Prolaktin

Abb. 2b   Hormonale Faktoren während der plazentaren Laktogenese. Einwirkung von plazentaren Steroiden sowie hypophysärem Prolaktin und plazentarem Somatomammotropin

Abb. 2c   Hormonale Situation bei der Galaktopoese und Galaktokinese. Einwirkung von hypophysärem Prolaktin und Oxytocin durch Milchabgabereflex

branständigen Rezeptor wird wie bei den Steroidhormonen der Hormon-Rezeptor-Komplex in die Zelle eingeschleust und im Golgi-Apparat konzentriert mit der Folge einer spezifischen funktionellen Aktivierung. Möglicherweise ist auch das choriogene Somatomammotropin (HCS) (S. 63) an der Brustentwicklung während der Schwangerschaft beteiligt. Dafür sprechen Beobachtungen einer weitgehend normalen Brustentwicklung bei hypophysektomierten Frauen, die durch eine Gonadotropinsubstitution schwanger wurden. – Eine eigentliche *Milchabgabe* findet während der Schwangerschaft nicht statt. Als Zeichen beginnender funktioneller Vorgänge bilden sich jedoch in den Milchgängen schon ab 2. Monat zunehmend Sekrettröpfchen, die Epithelien und

Kolostrumkörperchen

enthalten und sich auspressen lassen. Bei Frauen, die vorher keine Schwangerschaft durchgemacht haben, bedeutet dies ein wahrscheinliches Schwangerschaftszeichen. Differentialdiagnose zur Galaktorrhö bei Hyperprolaktinämie s. S. 550.

Klinisch machen sich die dargelegten Veränderungen während der Gravidität durch eine stärkere Vorwölbung der Brust, eine Verbreiterung der Basis und das Gefühl der Völle und Span-

nung bemerkbar. Es können bläuliche Striae an der Haut auftreten. Größe und Erektionsfähigkeit der Mamille nehmen zu, der Warzenhof wird stärker pigmentiert (sog. sekundärer Warzenhof).

Die Auslösung der Laktation, die

Galaktogenese,

beginnt bald nach der Ausstoßung der Plazenta. Voraussetzung ist die weitgehende Eliminierung von Östrogenen und Progesteron aus dem Organismus der Wöchnerin (DEL POZO; KAISER) (Abb. 1 u. 3). Ihr Bremseffekt fällt fort, so daß das Prolaktin nunmehr in der Lage ist, die Laktation zu induzieren. Da ein frühzeitiges Anlegen des Kindes die hypophysäre Prolaktinsekretion fördert, wird auf diese Weise auch das Einsetzen der Milchproduktion stimuliert.

Der Laktationsbeginn kündigt sich als relativ plötzliches Ereignis durch den

Milcheinschuß

am 3.–4. Wochenbettag an. Infolge der Ödematisierung und Hyperämie schwellen die Brüste stark an, die Haut ist gerötet bei zugleich verstärkter Venenzeichnung. Auch versprengte Drüsenpartien z. B. in der Axilla sind von diesen Veränderungen betroffen. Die eigentliche *Milchbildung* folgt diesem Ereignis allmählich.

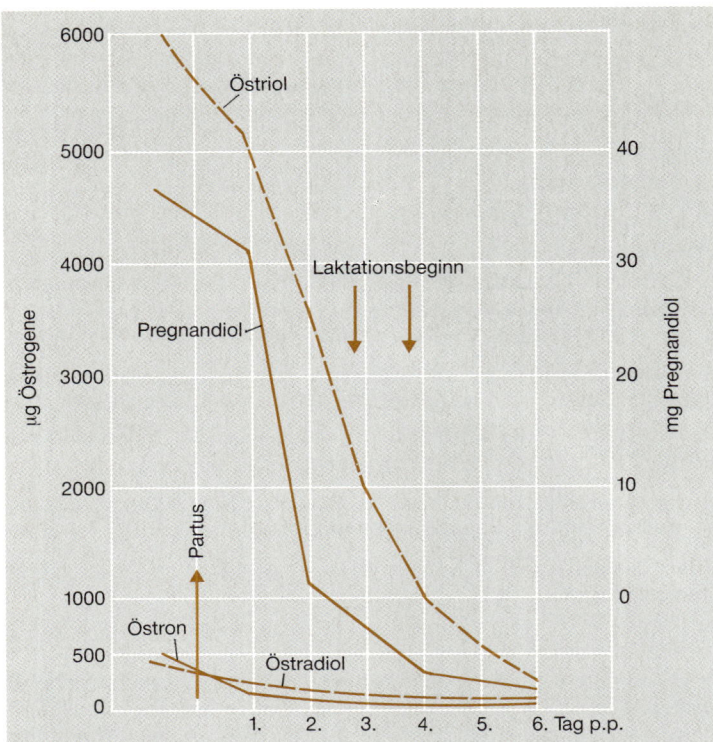

Abb. 3 Die Beziehung des Laktationsbeginns zur Östrogen- und Pregnandiolausscheidung im Harn. Entzug der Plazentasteroide als auslösender Faktor der Galaktogenese

Es beginnt zunehmend die Synthese der Milcheiweißkörper. Im vergrößerten Golgi-Feld werden Kaseingranula sichtbar (BÄSSLER). Das Milchfett entsteht in tropfiger Form. Hinzu kommen Glukose und Laktose. Aus dem vorher abgesonderten *Kolostrum* wird um den 5. Tag die transitorische oder *Übergangsmilch* mit starker Abnahme der kolostralen Zellelemente. Etwa ab dem 15. Tag wird die *reife Frauenmilch* gebildet. Kolostrum und reife Frauenmilch unterscheiden sich in ihrer Zusammensetzung wie folgt:

– **Kolostrum:** Trübe, gelbliche Flüssigkeit mit hohem spezifischen Gewicht von 1055 (sel. Dichte 1,055); sie beinhaltet phagozytierte Fettkörperchen (Kolostrumkörperchen) und andere Fettansammlungen (Halbmonde). Zuckeranteil (Laktose) 5%, Eiweißanteil (Kasein, Laktalbumin, Aminosäuren) 3,5%, Fettanteil 3%, Salzanteil 0,4%, Kaloriengehalt 570/l (2390 kJ/l).

– **Muttermilch:** Weiße Flüssigkeit mit kleinen und größeren Fetttröpfchen und einem spezifischen Gewicht von 1031 (sel. Dichte 1,031). Zuckeranteil 7%, Eiweißanteil 1,2%, Fettanteil 4,5%, Salzanteil 0,2%, Kaloriengehalt 650/l (2720 kJ/l). Dazu kommen außer Vitaminen und Fermenten auch Hormone, Spurenelemente und Immunkörper. Die Muttermilch ist nicht immer von gleichbleibender Qualität. Ihre Zusammensetzung variiert innerhalb von 24 Stunden und sogar während einer einzigen Brustmahlzeit.

Die Aufrechterhaltung der Milchsekretion aus den Drüsenzellen, die

Galaktopoese

(Abb. 2c), ist während der Stillperiode zunächst an den *Saugreflex* gebunden. Sie wird damit durch das Kind selbst gesteuert. Der von der Areola mammae ausgehende Saugreiz regt über einen afferenten nervösen Reflexbogen die Abgabe von *Oxytocin* an, das im Nucleus paraventricularis gebildet und in der Neurohypophyse gespeichert wird. Das chemisch aus 8 Aminosäuren zusammengesetzte Peptid Oxytocin erreicht auf dem Blutwege die Mammae und bewirkt durch Kontraktion der glatten Muskulatur eine Steigerung des Druckes in den Alveolen, Milchgängen und Sinus lactiferi. Der während des Saugaktes in der Mundhöhle des Kindes erzeugte negative Druck wäre allein zu gering, um von sich aus das Sekret zu gewinnen. Die aktive Entleerung der Brust durch Kontraktion von myoepithelialen Korbzellen, die

Galaktokinese,

hat im englischen Sprachraum die Bezeichnung *Milkejektion* oder *Milk-let-down*. Die Oxytocin-ausschüttung verursacht auch die während des Stillens einsetzenden Milchentleerungen aus der nichtstillenden Brust und die beim Saugakt auftretenden Uteruskontraktionen. Jede Stilltätigkeit fördert deshalb die Uterusrückbildung (S. 535). Prolaktin ist das für die Aufrechterhaltung der Laktation wesentliche Hormon. Mit jedem Stillakt kommt es durch den Saugreiz zu einem kurzfristigen, etwa 60 min dauernden Anstieg der Prolaktinsekretion (Tab. 1). Dadurch wird die Aufrechterhaltung der Milchproduktion gewährleistet.

Die

Milchproduktion

nimmt unter normalen Bedingungen bis zum 10. Neugeborenentag ständig zu. Der Milchbedarf der Säuglinge unterscheidet sich relativ wenig; lediglich bei erheblich untergewichtigen

Tabelle 1   Mittlere radioimmunologisch bestimmte Prolaktinkonzentration im Serum (nach *Friesen* u. Mitarb.)

	(ng/ml) (= µg/l)
Zyklus:	
Follikelphase	10
Corpus-luteum-Phase	11
Schwangerschaft:	
I. Trimester	25
II. Trimester	50
III. Trimester	134
Geburt:	207
Wochenbett:	
Vor dem Stillen	14
Nach dem Stillen (30′)	259
Nach dem Stillen (60′)	133

Kindern liegt die Trinkmenge unter der Norm (ROEMER). Die Durchschnittstagesmengen lassen sich bis zur Erreichung des Maximums von etwa 500 g täglich aus der *Finkelstein-Regel* errechnen: Lebenstag minus 1mal 50. Es ergeben sich dabei folgende Mengen:

2. Lebenstag 50 g,
3. Lebenstag 100 g,
4. Lebenstag 150 g,
5. Lebenstag 200 g,
6. Lebenstag 250 g,
7. Lebenstag 300 g,
8. Lebenstag 350 g,
9. Lebenstag 400 g,
10. Lebenstag 450 g.

Da der *Kalorienverlust* 80 kcal/100 ml (3350 kJ/l) Milch beträgt, benötigt eine stillende Wöchnerin etwa 2500–3000 Kalorien (10 470–12 560 kJ) täglich.

Die

postpartuale Involution

der laktierenden Mammae setzt ein, wenn keine vollständige Entleerung der Brust mehr erfolgt. Auf diesem Wege tritt während der Stillzeit bei einer Überproduktion bereits eine gewisse Anpassung an den Nahrungsbedarf des Säuglings auf. Wird das Stillen plötzlich oder allmählich durch Auslassen einzelner Mahlzeiten eingestellt, so beginnt der Umbau von der sezernierenden zur ruhenden Drüse. Charakteristisch für diesen Vorgang ist eine mehr oder weniger schmerzhafte Stauung sowie eine Desquamation und Nekrose der Epithelien. Die Rückbildung läuft ohne vorausgegangene Laktation, also beim sofortigen Abstillen, wesentlich rascher ab als nach stattgehabter Sekretion (S. 559).

Stilltechnik

Die Stilltechnik, in der die Wöchnerin in den ersten Tagen nach der Geburt sorgfältig unterrichtet werden muß, ist für den Erfolg der Brusternährung des Kindes von ausschlaggebender Bedeutung (SCHNEIDER). Vor Beginn wäscht sich die Wöchnerin die Hände mit Desinfektionslösung. Das Kind wird 5mal am Tag, und zwar zwischen 6 Uhr und 21 Uhr bzw. in Form des sog.

„self-demand-feeding"

jeweils bei einem beim Kind erkennbaren Nahrungsbedarf für 15 min angelegt. Während des Stillens muß die Nasenatmung freigehalten werden. Es darf kein Zug an der Warze ausgeübt werden. Die Haltung der Wöchnerin muß beim Stillen im Liegen wie im Sitzen bequem sein. Nach Abschluß jeder Brustmahlzeit werden Warzen und Warzenhof mit einem sterilen Läppchen von Milchresten gesäubert und eine Hautschutzsalbe (z. B. Bepanthen-Salbe, Roche) oder auch eine antibiotikahaltige Salbe (z. B. Tropoderm oder Ecomytrin, Troponwerke) mit einem sterilen Läppchen aufgelegt und der Stillbüstenhalter über einer sterilen Windel geschlossen.

Psychophysiologie des Stillens

Der **psychologischen Bedeutung des Stillens** ist lange Zeit nicht die erforderliche Beachtung geschenkt worden. Es besteht heute kein Zweifel daran, daß das Stillen nicht nur das Ziel der Nahrungszufuhr verfolgt, sondern auch das *Kontaktbedürfnis des Kindes* befriedigt (P. MÜLLER). Der enge Kontakt mit der Mutter stimuliert taktil, visuell, akustisch und olfaktorisch das Kind und prägt so in Form eines Lerneffektes dessen Bindungsverhalten.

Das Stillen führt so zu einem schnellen gegenseitigen Verstehen bei Mutter und Kind, sicherlich aber auch zu einem schnelleren verstehenden Verhalten des Kindes in seiner Umwelt. Einem frühzeitigen und ausreichend lang fortgesetzten Stillen kommt damit über der rein protektiven Wirkung im Bereich des Somatischen eine nicht zu unterschätzende Bedeutung für die spätere Entwicklung des Kindes zu. Es ist deshalb zu begrüßen, daß dem Stillen heute wieder mehr Aufmerksamkeit geschenkt wird. Die für die stillende Mutter wichtigen Bestimmungen des Mutterschutzgesetzes sind in § 7 enthalten (S. 582).

In Geburtskliniken besteht für Wöchnerinnen vielfach die Möglichkeit, in Stillgruppen Erfahrungen unter ärztlicher Leitung auszutauschen.

Medikamente und Stillen

Die Frage, ob ein von der Mutter während des Stillens eingenommenes Medikament eine Gefahr für das Kind bedeutet, ist vom Arzt auch heute oftmals schwierig zu beantworten. Weil das Wissen über die

Milchgängigkeit,

d. h. das Verhältnis zwischen Konzentration des Medikamentes im maternen Blut und der Konzentration in der Muttermilch, aber auch über die Wirkungen beim Kind noch mangelhaft ist. Neben der Milchgängigkeit gelten für die

potentielle pharmakogene Gefährdung des Kindes

die folgenden Abhängigkeiten:

– die sehr unterschiedliche Resorption der verschiedenen Medikamente aus dem kindlichen Magen-Darm-Trakt,
– der andersartige, zumeist eher verlangsamte Metabolismus des Pharmakons beim Kind im Vergleich zum Erwachsenen,
– die evtl. andersartige Wirkung eines Medikamentes bei dem unreifen und schnell wachsenden Kind,
– die evtl. verzögerte Elimination mit der Gefahr der Akkumulation (bei Hyperbilirubinämie z. B. Beladung des Serumalbumins durch unkonjugiertes Bilirubin!).

Unsere bis heute lückenhaften Kenntnisse der potentiellen pharmakogenen Schäden des Kindes während der Stillperiode machen dem Arzt bei jeder Medikamentengabe größte Zurückhaltung bzw. Vorsicht zur Pflicht (NARS; KUNZ u. SCHREINER; SCHNEIDER). Die Übersicht der Tab. 2 muß daher auch zweifellos als unvollständig und in vielen Punkten strittig gelten.

Pestizide in der Frauenmilch

An **Rückständen in der Frauenmilch** sind besonders die persistierenden *Organochlorverbindungen* wie β-Hexachlorcyclohexan (HCH), Hexachlorbenzol (HCB) und DDT zu beobachten. Da der Fettanteil in der Frauenmilch während der Stillzeit stark ansteigt, spielen die Rückstandskonzentrationen in bezug auf das Fett eine besondere Rolle. Auch bei Berücksichtigung dieser Erkenntnisse ergibt sich jedoch, daß der Nutzen des Stillens höher einzuschätzen ist als ein möglicherweise vorhandenes Gesundheitsrisiko durch die festgestellten Rückstände. Ganz besonders gilt dies für die ersten 3–4 Monate des Stillens. In den letzten Jahren sind die Rückstände insbesondere an chlororganischen Pestiziden deutlich zurückgegangen (SCHNEIDER).

Kontrazeption in der Laktationsperiode

Eine volle Stilltätigkeit schiebt den Zeitpunkt der ersten Ovulation nach der Geburt über Monate hinaus, so daß unter diesen Bedingungen in

Tabelle 2   Medikamente mit absoluter (abs) und relativer (rel) Kontraindikation während des Stillens (Zusammenstellung in Anlehnung an *P.W. Nars, J. Hüter* sowie *Kunz* u. *Schreiner*)

1. Antibiotika:

Tetrazykline (abs)
Chloramphenicol (abs)
Sulfonamide (abs)
Nalidixansäure (abs)
Streptomycin (rel)
Pyrimethamin (rel)
Metronidazol (rel)
Furantoin (rel)
Trimethoprim (rel)
Isoniacid (rel)
Erythromycin (rel)

2. Narkotika, Hypnotika, Psychopharmaka:

Bromide (abs)
Psychopharmaka (rel)
Phenytoin (rel)
Phenobarbital (rel)
Diazepam (rel)
Valproat (abs)

3. Analgetika, Antipyretika, Antirheumatika:

Opiate (rel)
Pethidin (rel)
Salizylate (rel)
Phenazetine (rel)
Indomethazin (abs)

4. Hormone:

ovarielle Steroide (rel)
Ovulationshemmer (rel)
orale Antidiabetika (abs)
Glukokortikosteroide (rel)
Thiourazil (abs)
radioaktives Jod (abs)

5. Weiteres:

Zytostatika (abs)
radioaktive Substanzen (abs)
Methamphetamine (abs)
Anthrachinone (abs)
Kumarine (abs)
Ergotamine (abs)
Reserpin (abs)
Atropin (rel)
Theophyllin (rel)
einige Diuretika (rel)

etwa 95% keine Konzeptionen stattfinden. Mit Beginn einer Zufütterung nehmen Stilldauer und Stillfrequenz gewöhnlich ab. Die durch den Saugreiz ausgelöste Erhöhung der Prolaktinkonzentration findet seltener statt und wird geringer. Die Wöchnerin sollte in dieser Phase individuell kontrazeptiv beraten werden. Dabei erweist sich eine

Gabe von Ovulationshemmern

als nicht unproblematisch. Einmal werden die synthetischen Östrogene und Gestagene in einer Größenordnung von etwa 0,1% in der Milch ausgeschieden. Dies bedeutet eine gewisse Belastung des Organismus des Säuglings, der für den Metabolismus dieser Hormone noch nicht vollwertig eingerichtet ist. Dabei spielen eine verminderte Proteinbindung und eine noch nicht voll entwickelte Nierenfunktion eine Rolle. Zum andern muß die Wöchnerin selbst mit einer *Abnahme der Milchsekretion* rechnen. Dies gilt nicht für die

Minipille

als empfehlenswertestes hormonales Kontrazeptivum zum zusätzlichen Schutz während der Stillperiode. Auch die

Intrauterinpessare

kommen zur Verhinderung einer neuen Schwangerschaft in Frage. Als Zeitpunkt für die Einlage eignet sich die 4.–6. Woche post partum, wenn der Uterus weitgehend rückgebildet ist, und deshalb mit einer Lageveränderung des Pessars nicht gerechnet werden muß.

Literatur

Bässler, R.: Neuere Aspekte der normalen und pathologischen Feinstruktur der Mamma. Hippokrates 7 (1968) 237

Bernstine, J. B., R. L. Berstine: Lochia. A quantitative study. West. J. Surg. 59 (1951) 312

Callensee, W.: Über den Einfluß von Obstverzehr auf die Zusammensetzung von Muttermilch und das Befinden des gestillten Säuglings. Pädiat. Prax. 34 (1986) 67

Geiger, W.: Methodik und Ergebnisse radioimmunologischer Bestimmungen von HCG, HCS, STH und TSH aus mütterlichen und kindlichen Körperflüssigkeiten während Schwangerschaft, Geburt und Wochenbett. Fortschr. Geburtsh. Gynäkol. 52 (1974)

Haenel, A.F., W. Hugentobler, S. Brunner: Der postpartale

HCG-Titer-Verlauf im mütterlichen Blut und seine klinische Relevanz. Z. Geburtsh. Perinatol. 190 (1986) 275

Hilgarth, M.: Über den Einfluß von Obstverzehr auf die Zusammensetzung von Muttermilch und das Befinden des gestillten Säuglings. Gynäkol. Prax. 11 (1987) 5

Hübscher, B.: Inkomplette Inversio uteri im Spätwochenbett bei Plazentapolyp. Geburtsh. u. Frauenheilk. 46 (1986) 475

Hüter, J.: Übergang von Medikamenten in die Muttermilch und Nebenwirkungen beim gestillten Kind. Thieme, Stuttgart 1970

Hüter, J.: Pharmakologie in der Perinatalmedizin. In Martius, G.: Hebammenlehrbuch, 4. Aufl. Thieme, Stuttgart 1983 (S. 141)

Kaiser, R.: Das Gelbkörperhormon und seine Beziehung zum Laktationsbeginn. Zbl. Gynäkol. 73 (1951) 898

Klaerke, M., J. E. B. Nielsen, K. Vilsgaard: Laparoscopic sterilization with the falope-ring technique in the puerperium. Acta obstet. gynecol. scand. 65 (1986) 65

Klug, P. W.: Die Bedeutung der Sonographie im frühen Puerperium. Geburtsh. u. Frauenheilk. 44 (1984) 425

Kunz, J., W. E. Schreiner: Pharmakotherapie während der Schwangerschaft und Stillperiode. Thieme, Stuttgart 1982

Mischel, W.: Physiologie und Pathologie der Laktation. In Schwalm, H., G. Döderlein: Klinik der Frauenheilkunde und Geburtshilfe, Bd. III. Urban & Schwarzenberg, München 1965

Müller, P.: Möglichkeiten des Geburtshelfers zur Intensivierung der Mutter-Kind-Beziehungen. Gynäkol. Prax. 4 (1980) 393

Nars, P. W.: Medikamente in der Stillperiode. Gynäkologe 15 (1982) 166

Niedner, K.: Physiologie und Pathologie des Wochenbettes. In Schwalm, H., G. Döderlein: Klinik der Frauenheilkunde und Geburtshilfe. Urban & Schwarzenberg, München 1968

Peters, F.: Prolaktin und Erkrankungen der Brust. Urban & Schwarzenberg, München 1986

Schneider, H. P. G.: Physiologie des Stillens. Aus Schindler, A. E.: Prävention in Gynäkologie und Geburtshilfe. terramed, Überlingen 1986 (S. 575)

Schulz, K.-D.: Prolaktin im Organismus der Frau. Geburtsh. u. Frauenheilk. 34 (1974) 475

Schulz, K. D. u. Mitarb.: The effect of prolactin inhibition on postpartal pituitary and ovarian function in women. IV. Europ. Sterility Congr. Kongreßband (S. 145)

Vorherr, H.: Das Wochenbett. Physiologie und Pathologie. In Käser, O., V. Friedberg, K. G. Ober, K. Thomsen, J. Zander: Gynäkologie und Geburtshilfe, 2. Aufl., Bd. II/2. Thieme, Stuttgart 1981 (S. 17.1)

Wechselberg, K., O. Puyn: Mutter und Kind heute. Bertelsmann, Gütersloh 1972

Wilbrand, U., J. H. Napp, J. Plotz: Die Ovarialfunktion während und nach der Laktation. Dtsch. med. Wschr. 81 (1956) 66

Zander, J.: Die Hormone der Plazenta. In Käser, O., V. Friedberg, K. G. Ober, K. Thomsen, J. Zander: Gynäkologie und Geburtshilfe. Thieme, Stuttgart 1967

Zilliacus, H.: Physiologie und Pathologie des Wochenbettes. In: Käser, O., V. Friedberg, K. G. Ober, K. Thomsen, J. Zander: Gynäkologie und Geburtshilfe. Thieme, Stuttgart 1967

Aufgaben

1. Nennen Sie die wichtigsten endokrinen Veränderungen im Frühwochenbett!
2. Wann ist bei der nicht-stillenden Wöchnerin mit der ersten Ovulation zu rechnen?
3. Wie kann die Laktationsamenorrhö ursächlich erklärt werden?
4. Anhand welcher Befunde läßt sich die uterine Involution im Wochenbett überprüfen?
5. Wann verschließt sich im Verlauf des Wochenbettes der innere Muttermund?
6. Wie ist das häufige Auftreten einer Harnverhaltung im Wochenbett zu erklären?
7. Welche Möglichkeiten zur Behandlung der puerperalen Harnverhaltung stehen Ihnen zur Verfügung?
8. Können Sie eine pathogenetische Aussage über die Depression im Frühwochenbett machen?
9. Wie erfolgt die Darmregulierung im Wochenbett?
10. Welche Ziele verfolgt die Wochenbettgymnastik?
11. Welches sind die auslösenden Mechanismen für die Galaktogenese und die Galaktopoese?
12. Welche psychologische Bedeutung kommt dem Stillen des Neugeborenen zu?
13. Kennen Sie die Finkelstein-Regel und welchem Zweck dient sie?
14. Welche Überlegungen spielen bei der Kontrazeption im Wochenbett eine Rolle?

20 Pathologie des Wochenbettes und der Laktation

R. Kaiser und G. Martius

Lernziel

Die Besprechung der Physiologie des Wochenbettes im vorstehenden Kapitel vermag die Grundlage zu bilden für das Verständnis der vielfältigen spezifischen Funktionsstörungen und Organläsionen, die nach der Entbindung die Patientin gefährden. Sie werden unter dem Begriff der „Wochenbetterkrankungen" den zufällig auftretenden, extragenitalen Regelwidrigkeiten, den sog. „Erkrankungen im Wochenbett" gegenübergestellt. Daß die letzteren indessen nicht unbeeinflußt von den biologischen Besonderheiten dieses Abschnittes der Fortpflanzungsvorgänge bleiben können, versteht sich von selbst.

Auf der Basis des Verständnisses der physiologischen Rückbildungsvorgänge hat der Lernende die pathologische Involution zu verstehen, um sie mit Hilfe der bereits dargestellten Überwachungsmethoden rechtzeitig erkennen zu können. Besondere Bedeutung erlangt die ärztliche und pflegerische Betreuung der Wöchnerin beim Auftreten von vaginalen Blutungen, die über das normale Maß hinausgehen. Sie können auch nach einer komplikationslos verlaufenden Entbindung die Wöchnerin innerhalb kürzester Zeit in einen lebensbedrohlichen Zustand bringen. Prognostisch besonderes Gewicht haben aber auch die puerperalen Infektionen, die nicht selten die Folge einer Erregeraquisition während der Gravidität oder sub partu sind. Beim Erkennen der Gefährdung der Wöchnerin wird insbesondere der junge Assistent mehr Verständnis für die prophylaktischen Aufgaben im Rahmen der Schwangerenvorsorge und der subpartualen Überwachung in Form der Vermeidung bzw. frühzeitigen Erkennung einer Übertragung von pathogenen Keimen aufbringen. Von den extragenitalen Erkrankungen ist ein Teil aus der Gravidität in das Wochenbett mit hinübergenommen. Auch hieran läßt sich die Bedeutung einer sorgfältigen Betreuung jeder Schwangeren erkennen.

Das Studium der Pathologie der Laktation führt den Lernenden zum Verstehen der Anlagefehler und der Dysfunktionen der Mammae sowie der Ursachen, der Symptomatik und des therapeutischen Vorgehens bei der Mastitis puerperalis. Diese zumeist im Rahmen des infektiösen Hospitalismus auftretende Erkrankung ist von großer klinischer Bedeutung, da sie häufig die Fortsetzung der natürlichen Ernährung des Kindes nicht zuläßt, zugleich aber auch nach erfolgter Abszedierung evtl. zu erheblichen narbigen und damit kosmetisch entstellenden Veränderungen an der Brust führt.

Rückbildungsstörungen

Rückbildungsstörungen sind durch einen Hochstand des Fundus uteri und ein Zuviel oder auch Zuwenig des Lochialflusses gekennzeichnet. Wir unterscheiden:

– Subinvolutio uteri,
– Lochialstauung (Lochiometra).

Die unkomplizierte oder auch einfache

Subinvolutio uteri puerperalis

ist häufig die Folge einer Überdehnung bzw. Wandschwäche des Organs nach Mehrlingsgraviditäten, Hydramnion oder einem protrahier-

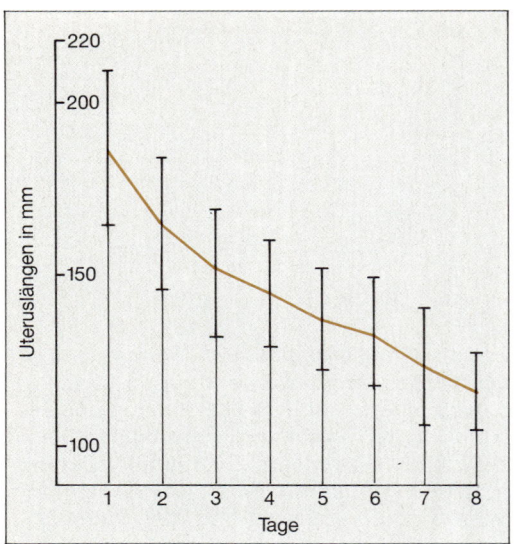

Abb. 1   Sonographische Längenmessung des Uterus in den ersten 8 Tagen nach der Entbindung (Normalwerte) (nach *Klug*)

Therapie besteht in der oralen Zufuhr von Sekalealkaloiden (z. B. Methergin-Drag., Sandoz; Ergotren-Drag., Merck: 3mal 1 Drag./Tag). Nur in ausgeprägten Fällen ist die intravenöse Verabreichung eines Kontraktionsmittels (z. B. Methergin, Sandoz; Syntometrin, Sandoz), bei stärkeren Blutungen in Kombination mit einem Fibrinolysehemmer (S. 433) angezeigt. Wegen des inzwischen nachgewiesenen prolaktinhemmenden Effektes der Mutterkornalkaloide werden diese bei stillenden Frauen nur begrenzt angewendet (J. MARTIUS u. Mitarb.; ARABIN). Bei leichten Involutionsstörungen sollte dem Oxytocin-Nasenspray zur uterinen Kontraktionsanregung der Vorzug gegeben werden.

Ist die Zervix infolge einer Verlegung des inneren Muttermundes durch Eihautreste oder Blutkoagel, aber auch durch einen Spasmus verschlossen, so daß die Lochien nicht abfließen können, so entsteht die

Lochialstauung mit Lochiometra.

Der Fundus uteri steht höher als zu erwarten, im Gegensatz zur Subinvolutio sind die Lochien spärlich oder fehlen. Im Ultraschallbild sind die Übergröße des Uterus und evtl. die Aufhebung des schon sehr frühzeitig entstehenden spaltförmigen Uteruskavum sowie intrauterin wabige Strukturen nachweisbar (KLUG). Die *Therapie* sollte – evtl. nach Vorbehandlung mit einem Spasmolytikum in Kombination mit Wärmeauflagen – bei stillenden Frauen in der wiederholten Anwendung des Syntocinon-Nasensprays bestehen (s. Subinvolutio uteri).

ten Geburtsverlauf. Der Fundus uteri steht höher als zu erwarten, die Lochien fließen reichlicher und sind vermehrt blutig. Eine sichere Beurteilung der Uterusgröße und damit auch pathologischer Involutionsvorgänge gelingt mittels der Ultraschalldarstellung des Uterus (KLUG), zumal sie die Uterusgröße über die Bestimmung der Organlänge metrisch ermöglicht, und zwar unabhängig von einem Hochstand des Organes bzw. der Blasenfüllung (Abb. 1). – Die

Blutungen

Verstärkte Blutungen treten vor allem in den ersten 14 Tagen des Wochenbettes auf. Die Häufigkeit beträgt etwa 0,5% (BACHMEYER u. STOLL). BETTZIECHE u. STEINBRÜCK geben an, daß 0,7% von 20180 Wöchnerinnen wegen sonst nicht zu beherrschender Blutung kürettiert werden mußten. Die wichtigsten *Ursachen* sind:

– unkomplizierte Subinvolutio,
– Retention von Plazentaresten oder Eihäuten,
– Endometritis puerperalis,
– Geburtsverletzungen,
– Funktionsstörungen des Endometrium.

In etwa 1% aller Entbindungen kommt es zur

partiellen Plazentaretention

mit der Gefahr der Bildung eines

Plazentapolypen

durch eine schalenförmige Anlagerung von Blutkoageln (ZILLIACUS) (S. 426). Sie haften fest an der Uteruswand und ragen frei in das Cavum uteri hinein. Schließlich werden sie in dem typischerweise noch klaffenden Muttermund tastbar bzw. sichtbar oder werden sogar in die Vagina geboren. Fast immer kommt es in der 2. Woche post partum zu vaginalen Blutungen. Die *Behandlung* besteht in der digitalen Austastung mit Ablösung des Polypen von der Wand

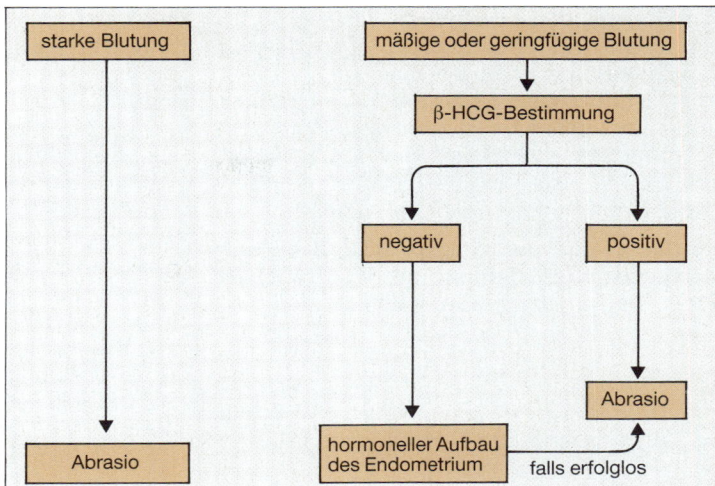

Abb. 2 Therapeutisches Vorgehen bei Blutungen im Wochenbett nach der 2. Woche in Abhängigkeit vom β-HCG-Titer (nach *Haenel* u. Mitarb.)

und anschließender Vakuumaspiration, die für das Endometrium schonender ist als die Anwendung der stumpfen Kürette (Abb. 2). Bei Temperaturerhöhung soll, wenn es die Blutung erlaubt, zunächst die Entfieberung abgewartet und während und nach der Ausräumung Oxytocin oder Methylergobasin (Methergin, Sandoz) intravenös verabreicht werden. Eine verstärkte Fibrinolyse läßt sich mit einem Fibrinolysehemmer beherrschen.

Nach **Abrasiones im Wochenbett** ist in einem hohen Prozentsatz mit bleibenden Schädigungen – Menstruationsstörungen, Bildung intrauteriner Synechien, sekundärer Sterilität – zu rechnen (SMID u. BEDÖ). Auch aus diesem Grunde ist es erforderlich, bereits bei dem geringsten Verdacht auf eine unvollständige Plazenta unmittelbar post partum die weitaus risikoärmere manuelle Revision des Uteruskavum vorzunehmen, um die verbleibenden Blutungen im Wochenbett möglichst medikamentös mit Kontraktionsmitteln und Ovarialhormonen behandeln zu können.

Bei den

endometriumbedingten Blutungen

handelt es sich um dysfunktionelle Blutungen infolge ungenügender Epithelisierungsvorgänge durch den postpartual vorhandenen Östrogenmangel. Vor allem im Spätwochenbett kommen alle Störungen im Aufbau des Endometriums vor, besonders die glandulär-zystische Hyperplasie bei einem Ausbleiben der Ovulation und der Corpus-luteum-Bildung (BACHMEYER u. STOLL). Zur *Therapie* sind von der 2. Woche post partum an Östrogene zur Unterstützung

der Epithelisation (40–60 µg Äthinylöstradiol, z. B. Progynon C, Schering, 2–3 Tabl./Tag) angezeigt. Ab der 3.–4. Woche hat sich ein vollständiger Zyklusaufbau – z. B. unter Verwendung eines Zweiphasenpräparates (Progylut, Schering; Nuriphasic, Nouripharma) – bewährt. Von der 4. Woche an lassen sich mit Ovulationshemmern nicht nur endometriumbedingte Blutungen erfolgreich behandeln; zugleich wird auf diese Weise bei nichtstillenden Frauen eine frühe Konzeption verhindert.

In etwa einem Drittel aller Blutungen besteht die Ursache in einer

Endometritis puerperalis.

Sie treten bevorzugt in der 2. Puerperalwoche auf und sind die Folge von infektionsbedingten Störungen der normalen Hyalinisierung im Bereich der Gefäße. Histologisch lassen sich reichlich offenstehende Spiralarterien nachweisen. Über die *Therapie* wird auf S. 554 berichtet.

In seltenen Fällen können auch

Zervix- und Vaginalverletzungen,

die in der Nachgeburtsperiode unversorgt geblieben sind, zu Blutungen im Wochenbett führen (S. 420).

Schließlich ist daran zu denken, daß eine

Inversio uteri

die Ursache vaginaler Blutungen im Wochenbett sein kann. Die Entstehung wird durch größere Plazentapolypen begünstigt (HÜBSCHER).

Ein Hinweis ist die erschwerte Tastbarkeit des Uterus durch die Bauchdecken. Die Diagnose wird durch die vaginale Untersuchung bestätigt. Für die notwendige *Reposition* kann bei einem tastbaren straffen Inversionsring entsprechend der Empfehlung von KASTENDIECK u. LEHMANN von der i.v. Tokolyse zu Beginn des Eingriffes erfolgreich Gebrauch gemacht werden.

Für die kausale und prognostische Bewertung insbesondere bei Blutungen im Wochenbett ab der 2. Woche post partum können

qualitative und evtl. quantitative HCG-Bestimmungen

eine Hilfe sein (HAENEL u. Mitarb.). Während bei lebensbedrohlichen Blutungen selbstver-

ständlich die sofortige Abrasio notwendig ist, ist es möglich, bei leichten bis mittelstarken Blutungen das therapeutische Vorgehen von dem Ergebnis der β-HCG-Bestimmungen abhängig zu machen: Bei einem HCG-Abfall innerhalb des regelrechten HCG-Regressionsverlaufes auf Werte von 0 bis zum Ende der 2. Woche ist es möglich, der Patientin zunächst die für die Wiederherstellung normaler Schleimhautverhältnisse im Cavum uteri nicht gleichgültige Abrasio zu ersparen. Die Behandlung kann zunächst hormonal erfolgen (s. unten). Bei einem Titerabfall außerhalb der normalen Regressionskurve bzw. bei einem positiven HCG-Test nach dem 14. Tag post partum ist indessen die Abrasio indiziert.

Postpartuale Hormonstörungen

Bei etwa 10% aller Frauen stellt sich auch nach komplikationslosen Entbindungen und mehr oder weniger langer Stillfähigkeit eine

Ovarialinsuffizienz

ein, ohne daß die Funktion anderer endokriner Drüsen in nennenswertem Umfang beeinträchtigt ist. Im Vordergrund der Symptomatik stehen *Amenorrhöen*, evtl. vergesellschaftet mit einer erheblichen Gewichtszunahme. Die Ovarialinsuffizienz ist meist zentraler Genese und geht von einer hypothalamischen Fehlfunktion aus. Ein normaler Zyklus stellt sich bei über der Hälfte dieser Frauen innerhalb von 2 Jahren nach der Geburt wieder ein (STAEMMLER).

Die postpartuale Ovarialinsuffizienz auf der Basis einer zentralen funktionellen Störung kann ihre Ursache in einer

Hyperprolaktinämie

haben. Findet sich neben der Amenorrhö gleichzeitig eine *Galaktorrhö*, so wird von einem

Chiari-Frommel-Syndrom

gesprochen. Dieser Begriff ist postpartualen Dysregulationen vorbehalten! Die hyperprolaktinämische Galaktorrhö-Amenorrhö erfordert stets die Einleitung einer differenzierten Diagnostik zum Ausschluß organischer Ursachen. In etwa 30% läßt sich ein Hypophysentumor als Ursache dieses Syndroms nachweisen. – **Therapeutisch** kann eine Substitution mit östrogenen und gestagenen Substanzen im Sinne der Zwei-

phasenmethode erwogen werden. Bei einer Hyperprolaktinämie werden die Prolaktinhemmer Bromocriptin (Pravidel) oder Lisurid (Dopergin) eingesetzt. Bei organischen Formen ist zwischen der medikamentösen und/oder der operativen Behandlung zu entscheiden. Bei normoprolaktinämischen Frauen mit Kinderwunsch kommen nach etwa 1 Jahr das zentralstimulierende Clomiphen (Dyneric-Merell) oder gonadotrope Hormone (Humegon, Organon; Pergonal, Serono) zur Ovulationsauslösung in Frage.

Der

postpartuale Hypopituitarismus (Sheehan-Syndrom)

stellt gegenüber diesen rein funktionellen Störungen eine schwere, allerdings sehr seltene Erkrankung dar. Sie tritt nach Entbindungen mit starkem Blutverlust und Kollaps auf, wobei es in der empfindlichen Adenohypophyse zu ischämischen Nekrosen kommt (SHEEHAN u. STANFIELD). Erst bei einem Ausfall von mehr als ¾ des Drüsengewebes zeigen sich deutliche endokrine Ausfallserscheinungen. Dabei stehen folgende Symptome im Vordergrund: Agalaktie, Adynamie, Hypoglykämie, Hypothermie, Hypotonie, Fettansatz, Pigmentverlust, Amenorrhö, Atrophie der Genitalorgane und der sekundären Geschlechtsmerkmale, Reduzierung der Achsel- und Schambehaarung, Libidoverlust und Wesensveränderungen (HUSSLEIN).

Der Ausfall der lebenswichtigen Funktionen

der Nebenniere, der Schilddrüse und des Ovariums erfordert eine genaue Diagnostik und Therapie. Hierzu gehören hormonanalytische Untersuchungen zur Bestimmung von Nebennierenrindenhormonen und Androgenen im Harn und im Plasma (17-Hydroxykortikoide und 17-Ketosteroide) und von Gonadotropinen sowie vaginalzytologische Untersuchungen der Östrogenaktivität und Grundumsatzbestimmungen.

Die *Behandlung* besteht in der Zufuhr der fehlenden Hormone. In erster Linie müssen die lebenswichtigen Steroide der Nebennierenrinde zugeführt werden. Erst in zweiter Linie folgen Thyreoideapräparate sowie Anabolika oder Substanzen mit einer Östrogenwirkung wie Äthinylöstradiol (Progynon C, Schering), konjugierte Östrogene (Presomen, Kali-Chemie) und Östradiolvalerianat (Progynova, Schering). Eine volle Substitution mit Östrogen-Gestagen-Präparaten im Sinne der Zweiphasenmethode (z. B. Progylut, Schering) kommt ebenfalls in Frage.

Gestationsbedingte Pelveopathie

(Beckenringlockerung, Osteomalazie, „Symphysenruptur")

Der Begriff des „Symphysenschadens" wird für verschiedene Krankheiten gebraucht, denen die Schmerzhaftigkeit der Beckenknochen, insbesondere der Symphyse, mit mehr oder weniger ausgeprägten statischen Beschwerden gemeinsam ist. *Pathogenetisch* müssen die folgenden Faktoren Berücksichtigung finden:

- endokrine Beckenringlockerung,
- Kalkstoffwechselstörungen,
- D-Hypovitaminose,
- Geburtstrauma.

Die

physiologische Beckenringlockerung,

die die Konfigurationsfähigkeit des Beckens unter der Geburt bewirkt, kann über das Ziel hinausschießen und besonders an den Iliosakralgelenken und der Symphyse zur statischen Insuffizienz führen. Die Bedeutung der endokrinen Veränderungen für die Pathogenese zeigt das Vorkommen der Beckenringlockerung in der Frühschwangerschaft.

Kalkstoffwechselstörungen können alimentär bedingt sein. In anderen Fällen sind sie die Folge von Resorptionsstörungen oder von schnell aufeinanderfolgenden Graviditäten im Sinne einer Erschöpfung. Ein latenter *Vitamin-D-Mangel* wird auf diese Weise manifest. Diese nicht seltenen Formen der *Osteomalazie* lassen anfangs röntgenologische Knochenveränderungen vermissen oder zeigen lokale Knochenumbaustörungen in Form der sog. schleichenden Frakturen. Die alkalische Phosphatase ist als Ausdruck der gesteigerten Osteoblastenaktivität erhöht, der Serumphosphor- und Serumkalziumspiegel sind leicht erniedrigt.

Das **Geburtstrauma** wurde als Ursache des Symphysenschadens bisher ohne Zweifel überbewertet. Bei schweren Zangenentbindungen mit frühzeitiger Abwinkelung zur Symphyse ist ein Kausalzusammenhang nicht abzulehnen (KRÄUBIG, KANE u. Mitarb.). Das Auftreten der Beschwerden bereits in den letzten Schwangerschaftswochen, das bei genauer Anamnese in über 50% zu eruieren ist, spricht gegen die geburtstraumatische Genese.

Die Erkrankung beginnt mit der Druckschmerzhaftigkeit des Beckenringes, insbesondere der Symphyse, der horizontalen Schambeinäste und der Iliosakralgelenke. Muskuläre Schmerzen als Folge reflektorischer Tendomyosen werden im Adduktorenbereich und in der Gesäßmuskulatur beobachtet. Das Herausheben der Beine aus dem Bett und das Gehen sind behindert. In schweren Fällen kommt es zum typischen Watschel- oder Entengang.

Therapeutisch führen Kalkpräparate, eine kombinierte Vitamin-D- und Fluor-Medikation und Höhensonnenbestrahlungen meist nur langsam zu einer Besserung der Beschwerden. Bei ausgesprochenen Symphysenschmerzen ist eine intrasymphysäre Kortisoninjektion angezeigt. Im Wochenbett trägt der Schlaufenverband (NAUJOKS) und später ein Hüftgürtel mit Trochanterpelotte zur Linderung der Beschwerden bei. Die Beschwerden halten dennoch oftmals über mehrere Wochen an. Bei der immer wieder folgenden zivilrechtlichen Auseinandersetzung hat der Gutachter zu beachten, daß die „Symphysenruptur" die Folge einer in der Gravidität eingetretenen, endokrinbedingten gesteigerten

Osteoblastenaktivität ist, so daß die Patientin mit einer Vorschädigung des Beckenringes zur Entbindung kommt. Eine ausschließliche geburtstraumatische Symphysenschädigung etwa durch eine „fehlerhafte Zangenextraktion" ist damit so gut wie nie zu akzeptieren.

Wochenbettpsychosen

Gestationspsychosen manifestieren sich am häufigsten während des Wochenbettes (PAULEI-KOFF; MÜHLBAUER). Wochenbettpsychosen sind damit etwa 10mal häufiger als Schwangerschaftspsychosen. In > 90% handelt es sich dabei um

endogene Psychosen.

In etwa 75% treten sie in den ersten 14 Tagen post partum auf, und zwar in ¾ der Fälle nach der ersten Entbindung (Abb. 3). Im Krankheitsverlauf gibt es allerdings immer wieder Überraschungen, indem als endogene Psychosen diagnostizierte Krankheiten ausheilen bzw. primär als

exogene Psychosen

gedeutete Krankheiten in eine Schizophrenie übergehen (JANSSEN u. DENKER). Die nosologische Einordnung erfolgt in die Gruppe atypischer phasischer Psychosen, die zeitweise verwirrtheits- oder schizophrenie-ähnliche Symptome bieten, aber zumeist eine günstige Prognose haben (MENTZOS). *Pathogenetisch* kommt den endokrinen Umstellungen eine auslösende Wirkung zu. Die *Symptomatik* ist vielfältig. Die besonders am 3.–4. Wochenbettag zu beobachtenden *amentiellen Formen* zeigen starke Erregungszustände mit paranoiden und halluzinatorischen Phänomenen. Die *manischen Kranken* erscheinen enthemmt, in ihrem Bewußtsein jedoch klar. Im Verlauf der 2. Woche

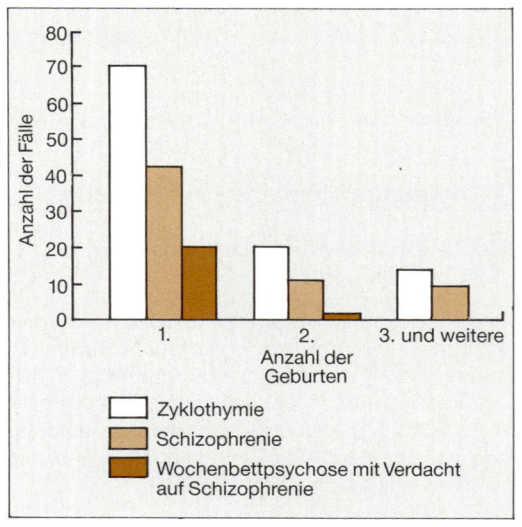

Abb. 3 Relative Häufigkeit der einzelnen Formenkreise bei Wochenbettpsychosen. Zusammenhang zwischen Erkrankung und Parität (*Huhn* u. *Drenk*)

treten die gravierendsten Psychosen auf, typische endogene *Depressionen* mit Schuldideen, Minderwertigkeitsgefühlen und nicht zu unterschätzender Suizidgefahr. Ein *Rezidiv* mit einer Frequenz von über 50% wird vor allem bei einer im Wochenbett ausgelösten, endogenen Psychose gesehen (GÖDTEL).

Puerperalfieber

Unter dem Begriff des „Puerperalfiebers" (Kindbett-, Wochenbettfieber) werden alle Infektionen dieser Gestationsphase zusammengefaßt, die ihren Ausgang von den Genitalorganen nehmen und bei denen Temperaturen rektal > 38,0 °C gemessen werden. Damit ist zugleich der Begriff des „extragenitalen Fiebers" im Wochenbett abgegrenzt.

Die **Geschichte** des Puerperalfiebers sollte auch beim Kliniker auf Interesse stoßen. Die Erkrankung hat es zu allen Zeiten und in allen Ländern gegeben. Als *Endemien* traten sie jedoch erst im 17. und besonders im 18. und 19. Jahrhundert mit der Einrichtung von Entbindungsanstalten und der Aufnahme des studentischen Unterrichts am Kreißbett auf. Aus dem Hôtel Dieu (Paris) berichtete 1788 ein Besucher, daß in schmalen Betten zwei oder drei Wöchnerinnen lagen, Sterbende neben Frischentbundenen, Fieberkranke neben Schwangeren. In einem Saal mit 67 Betten waren 175 Frauen untergebracht. Zeitweise starb jede dritte Frau am Kindbettfieber.

Aufsehenerregende Berichte mit vergleichenden Beobachtungen auf zwei Abteilungen, einer dem studentischen und einer dem Hebammenunterricht dienenden, hat **Semmelweis** (1818–1865) aus dem Wiener
Gratis-Gebärhaus in Wien publiziert. Im Jahre 1846
starben auf der ersten Abteilung 11,4%, auf der zweiten 2,7% der Wöchnerinnen. Den Beweis dafür, daß
die Erkrankung durch die Übertragung von „zersetz-
ten tierisch-organischen Stoffen" über die Hände der
Studenten ausgelöst wurde, brachte für SEMMELWEIS
im Jahre 1847 die tödliche Blutvergiftung des Ge-
richtsmediziners KOLLETSCHKA, der von einem Schüler bei einer Sektion verletzt worden war und bei dem
sich pathologisch-anatomisch die gleichen Erscheinungen fanden wie bei den verstorbenen Wöchnerinnen. Dies führte zunächst zu der Einführung der Hän-
de- und Instrumentendesinfektion mit Chlorwasser.
Die Sterblichkeit sank danach auf 1,27%, also auf
einen geringeren Wert als auf der dem Hebammenunterricht dienenden Abteilung.

Die *Häufigkeit der Todesfälle* an Puerperalfieber zeigte
trotz des wissenschaftlichen Kampfes von SEMMEL-
WEIS jedoch erst gegen Ende des 19. Jahrhunderts einen deutlichen Rückgang. Bei einer Gesamtmortalität
von 5‰ starben kurz vor der Jahrhundertwende in
Deutschland noch 2,5‰ Wöchnerinnen an einem
Kindbettfieber, um zu Beginn des ersten Weltkrieges
1‰, 1937 0,66‰ zu erreichen. Einen weiteren Rückgang brachte die Chemotherapie mit 0,08‰ tödlichen
Puerperalinfektionen in den Jahren 1949 und 1950.
Für das Jahr 1966 wurde für die Bundesrepublik eine
Häufigkeit von 2,8/100 000 Lebendgeborenen angegeben.

Puerperalinfektionen treten nach neueren Statistiken in einer **Häufigkeit** von 5–10% aller
Wöchnerinnen auf (NIEDNER; WILKEN u. Mitarb.; DISTLER u. Mitarb.). Dabei stellt die puerperale Infektion nach wie vor die häufigste, gestationsbedingte Todesursache dar (S. 567).
Nach Schnittentbindungen ist das Infektionsrisiko um das 8–10fache erhöht.

In der **Pathogenese** der puerperalen Infektionen
spielt die Übertragung

nosokomialer Keime

im Rahmen des Hospitalismus anläßlich diagnostischer und therapeutischer Maßnahmen
eine Rolle. Der verbesserte Keimnachweis der
letzten Jahre hat gezeigt, daß aerobe Staphylo-
und Streptokokken, aerobe gramnegative Keime wie Escherichia coli, aerobe Streptokokken
und anaerobe gramnegative Keime wie Bactero-
ides die größte Bedeutung haben (GRAEFF;
HIRSCH u. NIEHUES; GERSTNER u. Mitarb.; DIST-
LER u. Mitarb.; LANG u. Mitarb.). Seltener sind
Infektionen mit

Eigenkeimen,

die insbesondere von der Vagina, aber auch auf
dem Lymphweg aus den Nachbarorganen, selten hämatogen den Uterus erreichen. In den
letzten Jahren sind wir besonders auf die Bedeutung

latenter vaginaler Infektionen

als Ursache auch des Puerperalfiebers aufmerksam geworden. – Es sind dies die bakterielle Vaginose, die Chlamydia-trachomatis-Infektion,
die Besiedlung der Vagina mit B-Streptokokken
und die Mykoplasmainfektion. Einzelheiten
sind in dem Kap. 8, S. 200 dargestellt (HOYME;
PETERSEN; MINKOFF u. Mitarb.; CHRISTENSEN u.
Mitarb.; MOHOLI u. Mitarb.; LANG; G. u. J.
MARTIUS; u. a.).

Die **Prophylaxe** puerperaler Infektionen hat die
disponierenden Faktoren zu berücksichtigen
(HIRSCH u. NIEHUES). Die wichtigsten sind:

- protrahierte Geburtsverläufe,
- ein Zuviel insbesondere an diagnostischen
  Maßnahmen sub partu (vaginale Untersuchungen, intrauterine Überwachung des Kindes bzw. der Wehen u. a.),
- größere Blutverluste,
- Hämatome im Bereich der Operationswun-
  den,
- hypoxische Gewebsschäden (zu eng gelegte
  Nähte, Elektrokoagulation),
- Wund- oder Hohlraumdrainagen (Drain, Ka-
  theterismus, i. v. Zugang).

Zudem sind Schwestern und Ärzte immer wieder zur strengsten Beachtung der Asepsis anzuhalten. Kreißsäle einschließlich der Nebenräume sind in mindestens 14tägigen Abständen zu
desinfizieren.

Die **Lokalisationsform** der Puerperalinfektionen
ist abhängig von der Eintrittspforte der Erreger
und deren Ausbreitung. Bei der Infektion einer
Vulva- oder Dammverletzung entsteht das

Ulcus puerperale,

primär in Form der Schwellung und Rötung
z. B. der Dammnaht bei starker Schmerzhaftigkeit. Eine nachfolgende Abszeßbildung macht
die Entfernung des Nahtmaterials erforderlich.
Hat sich die Wunde unter Kamillenvorlagen,
später unter Sitzbädern gereinigt, so wird sie mit
nicht zu dicht gelegten, evtl. durchgreifenden
Nähten sekundär verschlossen.

Die Aszension der Erreger in das Cavum uteri

führt zur

Endometritis puerperalis

mit übelriechenden, eitrigen Lochien, einem hohen Fundusstand und dem typischen Kantenschmerz am Uterus. Der Zervikalkanal verschließt sich verspätet. Die Behandlung besteht in der Verabreichung von Kontraktionsmitteln, bei spärlichen Lochien in der zusätzlichen Gabe von Spasmolytika. Antiphlogistika, bei höheren Temperaturen Antibiotika und von der 2. Woche an auch Östrogene sind indiziert.

Eine fortschreitende Aszension führt zunächst zur Endosalpingitis, die bald auf die Muskulatur und die Serosa der Tube übergeht und damit zur

puerperalen Adnexentzündung

wird. Häufig verschließen sich die Tubenlumina gegen den Peritonealraum, es kommt zur Pyosalpinx. *Klinisch* ist die Erregeraszension in die Tuben durch das Auftreten hoher Temperaturen, einer Pulsbeschleunigung und einer Défense musculaire im Unterbauch entsprechend der umgrenzten Pelveoperitonitis charakterisiert. – Die *Behandlung* besteht in einer hochdosierten Antibiotikamedikation, der Verabreichung von Kontraktionsmitteln bei gleichzeitiger Spasmolyse und der sorgfältigen Blasen- und Darmregulierung. Im akuten Stadium können Kortikosteroide bei jungen Frauen zur Vermeidung von Adhäsionen mit nachfolgender sekundärer Sterilität beitragen.

Ohne erkennbaren Grund wird die extraperitoneale lymphogene Infektion der Parametrien in Form der

puerperalen Parametritis

heute nur selten beobachtet. Bei einer Abszeßbildung kommt es zur Kontinua und je nach Ausbreitungsrichtung zu Blasen- und Darmtenesmen. Die vaginale Palpation erlaubt schnell die Verifizierung der Erkrankung. Die *Behandlung* hat frühzeitig in der Gabe von Antibiotika und Antiphlogistika zu bestehen. Ein entstandener Abszeß wird dort inzidiert, wo er sich stellt, zumeist im seitlichen Scheidengewölbe, mit nachfolgender Drainage.

Eine schnelle Keimaszension mit hochpathogenen Keimen, aber auch die Ruptur einer Pyosalpinx sowie eine Dehiszenz im Bereich einer Sectionarbe führen zur

puerperalen Peritonitis.

Klinisch charakterisieren die diffuse Défense musculaire, der atonische Ileus, die trockene belegte Zunge, die verminderte abdominale Atmung, Übelkeit, Erbrechen und der schlechte Allgemeinzustand die bedrohliche Situation.

Die *Behandlung* muß antibiotisch in hoher Dosierung erfolgen. Die vitalen Funktionen wie Kreislauf, Atmung, Elektrolythaushalt, Blutgaswerte sowie Darm- und Nierenfunktion bedürfen der sorgfältigen Kontrolle und der notwendigen Korrekturen. Die Indikation zur chirurgischen Intervention wird in erster Linie von den Zeichen des Ileus bestimmt, wobei zu bedenken ist, daß die Antibiotikatherapie den Zeitpunkt für eine erforderliche Laparotomie zur Beseitigung z. B. einer rupturierten Pyosalpinx sowie von Darmadhäsionen schwerer erkennen läßt: Bei einem rezidivierenden Subileus sollte bei sonst gutem Allgemeinzustand mit dem Eingriff nicht zu lange gezögert werden.

Die

puerperale Sepsis

geht am häufigsten von einer septischen Endometritis, aber auch von einer Thrombophlebitis des kleinen Beckens aus. Bei beeinträchtigtem Allgemeinzustand treten rezidivierende Schüttelfröste, erhebliche Pulsbeschleunigungen und bedrohliche Kreislaufstörungen auf. In anderen Fällen stehen rheumatische Glieder- und Gelenkschmerzen, evtl. auch ein plötzlich auftretender Ikterus im Vordergrund. Bei einer Infektion mit hochvirulenten Keimen kann der Tod der Wöchnerin innerhalb weniger Stunden unter dem Bild des akuten Herz-Kreislauf-Versagens, bei Infektionen mit Erregern aus der Koligruppe unter dem Bild des Endotoxinschocks eintreten.

Die *Behandlung* hat, abgesehen von der hochdosierten und evtl. aufgrund der Resistenzprüfung zu korrigierenden Antibiotikamedikation vor allem mit Oxacillin und Mezlocillin (Optocillin), Gentamycin (Refobacin), Zephalosporinen (Mefoxitin u.a.) und den Anaerobierpräparaten Metronidazol (Clont, Flagyl), die vitalen Funktionen zu berücksichtigen (LANG u. Mitarb.). Die Überwachung von Herz und Kreislauf, der Elektrolyte und der Blutgaswerte gibt die Möglichkeit zu entsprechenden Korrekturen am besten auf dem Wege einer kontinuierlichen Infusions- und Transfusionstherapie. Die rechtzeitige

Hysterektomie

zur Entfernung der Infektionsquelle mit den toxinbildenden Keimen kann lebensrettend sein.

Von den **spezifischen puerperalen Infektionen** führt die

aszendierende Gonorrhö

heute relativ selten zum Wochenbettfieber. Typisch sind die in der 2. Woche post partum auftretende Endometritis und Salpingitis. Die Symptome entsprechen denen unspezifischer Infektionen. Der Erregernachweis gelingt aus dem Urethral- oder Zervixabstrich durch die Kultur. Nicht selten führt eine gonorrhoische Blennorrhö zur Erkennung latenter materner Infektionen. – Die *Behandlung* erfolgt mit Penizillin.

Eine Infektion mit dem Clostridium perfringens, der

puerperale Gasbrand,

kommt fast ausschließlich bei artifiziellen Aborten bzw. Frühgeburten vor. Charakteristisch ist die Tympania uteri bzw. die gasbildende Myometriuminfektion mit nachfolgender *Physometra*. Die toxische Hämolyse führt zur *Nürnberger Trias:* ikterisch-zyanotische Hautverfärbung, burgunderrote Serumfarbe, dunkler Urin. Der Tod tritt über ein toxisches Herz-Kreislauf-Versagen bzw. durch Urämie ein. – Die *Behandlung* erfolgt mit Ampicillin und hyperbarem Sauerstoff in der Überdruckkammer (ROEMER; STIEBLER u. Mitarb.). Auf die Uterusexstirpation kann unter diesen Umständen meist verzichtet werden.

Eine Infektion im Wochenbett mit dem Clostridium tetani, der

puerperale Tetanus,

stellt heute eine Seltenheit dar. Als erste Symptome sind der Trismus und Schluckbeschwerden charakteristisch. Bald setzt eine allgemeine muskuläre Tonuserhöhung ein. Eine Übersicht über die Symptomatik hat HIRSCH anhand von 13 Fällen gegeben. – *Therapeutisch* sind das Tetanusantitoxin (1mal 20 000 IE), Kortisonderivate (100 mg/Tag), Penizillin (20 Mill. IE/Tag), lytische Cocktails und bei generalisierten Krämpfen die Vollkurarisierung mit Dauerbeatmung über eine Tracheotomie angezeigt (WIEMERS u. EYRICH). Die Letalität ist mit 40% auch heute noch hoch.

Thrombose, Thrombophlebitis, Embolie

Die **Disposition** der Schwangeren zur Varikosis und damit zur Thrombose wurde bereits dargelegt und begründet (S. 81, 538). Die Entstehung einer Thrombose im Wochenbett wird zusätzlich durch die Bettruhe, die subpartuale Einschwemmung von thromboplastinhaltigem Material mit nachfolgender Hyperkoagulabilität und durch Endothelschäden an den Gefäßen begünstigt. Damit hat die klassische *Virchow-Trias* (Veränderungen des Blutes, der Blutströmung und der Gefäßwand) als pathogenetisches Prinzip auch für die Wochenbettthrombose volle Gültigkeit (RATH u. Mitarb.).

Bei der

oberflächlichen Thrombophlebitis

ist die betroffene, meist varikös veränderte Vene derb und druckempfindlich, die Umgebung gerötet. Allgemeinerscheinungen wie Fieber und Tachykardie fehlen. Die Behandlung besteht in der lokalen Anwendung heparinhaltiger Salben (z. B. Thrombophob-Salbe oder -Gel, Nordmark) und der Verordnung von Analgetika und Antiphlogistika. Die Mobilisierung wird, sofern der Prozeß nicht zu ausgedehnt ist, mit gewickelten Beinen oder einem Gummi- bzw. Emboliestrumpf fortgesetzt. Bei umschriebenen Knoten hat sich die Stichinzision mit Expression des Thrombus und anschließendem Kompressionsverband bewährt.

Für die so wichtige Frühdiagnose der

tiefen Beinvenenthrombose

sind subfebrile Temperaturen, ein treppenförmig ansteigender, sog. Kletterpuls (Mahler-Zeichen), die Payr-Druckpunkte, die Schmerzhaftigkeit des Gewebes beiderseits der Achillessehne sowie eine Verschlechterung des Allgemeinzustandes erste Hinweise. Sie können indessen auch zum Zeitpunkt des höchsten Embolierisikos fehlen (MARSCHALL). Das positive Lowenberg-Zeichen besteht in dem Auftreten von Schmerzen bei der Wadenkompression mittels der Blutdruckmanschette bei niedrigeren Druckwerten im erkrankten Bein im Vergleich zur gesunden Seite. Bei der kompletten Venenthrombose kann die Diagnose durch die Phlebographie und auch mittels der Doppler-Sonographie verifiziert werden. – Die

Beckenvenenthrombose

ist durch eine Druckschmerzhaftigkeit der Leistengegend bzw. der großen Beinvenen, eine Phlegmasia caerulea dolens mit Ödem und Lividität des Beines und die Füllung des Umgehungskreislaufes im Bereich der V. epigastrica superficialis charakterisiert. Auch nur einzelne dieser Symptome müssen unverzüglich Anlaß zu entsprechenden therapeutischen Maßnahmen sein.

Die *Behandlung* hat mit Rücksicht auf die Emboliegefahr und das postthrombotische Syndrom in der Verabreichung von Antikoagulantien zu bestehen. Heparin (z.B. Eleparon, Luitpold; Liquemin, Roche) wird nach einer Initialdosis von 25 000 IE in 4- bis 6stdl. Abständen bis zu 40 000 – 60 000 IE/Tag oder als Infusion gegeben. Für das Heparinoid Thrombocid (bene-Arzneimittel) beträgt die Dosis 3mal 200 mg/Tag, für das Calciparin (Nattermann) 1 Amp. s. c. 2mal/Tag. Bei Besserung der Symptome wird auf ein Cumarinpräparat (Marcumar, Roche; Sintrom, Geigy) übergegangen. Die Dosierung wird anhand der Thromboplastinzeit (20–30% der Normalzeit) kontrolliert. Eine Abkürzung der Erkrankung sowie eine Vermeidung des postthrombotischen Syndroms gelingt mit größerer Sicherheit durch die *Streptokinasebehandlung* (z.B. Streptase, Behring). Nach einer Initialdosis von 250 000 E zur Überwindung des Antistreptokinasetiters werden 100 000 E/Std. infundiert. Die Fortsetzung der Therapie richtet sich nach den Gerinnungswerten, dem klinischen Ergebnis und der Venographie. Die Nachbehandlung erfolgt überlappend mit Heparin (LUDWIG).

Eine Infektion der perivaskulären Lymphbahnen führt zur Periphlebitis und schließlich über die Infektion des Thrombus zur Endophlebitis und damit zum Vollbild der

Thrombophlebitis.

Allgemeinerscheinungen wie Puls- und Temperaturerhöhungen sind je nach Ausdehnung des Prozesses unterschiedlich ausgeprägt. Wird infiziertes thrombotisches Material in das Gefäßvolumen abgegeben, so kann dies die Ursache einer Wochenbettsepsis sein. – Die *Behandlung* entspricht der bei der oberflächlichen Thrombose. Bei ausgedehnten Prozessen vor allem im Bereich der tiefen Venen ist eine kombinierte Antikoagulantien-Antibiotika-Therapie angezeigt. Sie wird durch Antiphlogistika wie Voltaren 50 Drag., Geigy, Benuron-Tabl., bene-Arzneimittel, Felden 20 Tabs., Mack-Pfizer, u.a. evtl. mehrmals täglich, ergänzt.

Die

massive Lungenembolie

ist durch einen plötzlich auftretenden Schmerz im seitlichen Thoraxbereich, Dyspnoe, Kreislaufstörungen, Schweißausbruch und Todesangst charakterisiert. Sehr schnell kommt es zum Schock, der innerhalb kürzester Zeit zum Tod führen kann. Wird das Ereignis überlebt, so finden sich nach einigen Tagen die Zeichen der Infarktpneumonie mit Begleitpleuritis und hämorrhagischem Sputum.

Tabelle 1   Schema der Emboliebehandlung

I. Symptomatische Initialtherapie

1. Lagerung
Oberkörper hoch (nur bei schwerem Schock mit Blutdruckabfall flach mit erhöhten Beinen)

2. Sauerstoffzufuhr
Durch Maske oder Nasensonde, evtl. künstliche Beatmung nach Intubation

3. Beseitigung des Gefäßspasmus
Eupaverin (5 ml = 0,15 g langsam i.v.)
oder
Panthesin-Hydergin (1 Amp. = 4 ml i.m.)

4. Sedierung
Dolantin (2 ml = 100 mg i.m.)

5. Bei starkem Vagusreiz (Bradykardie)
Atropin (0,5 mg langsam i.v.)

6. Stützung des rechten Ventrikels
Novodigal, Lanicor (1–2 Amp. i.v. = 0,2–0,4 mg Digoxin)

7. Beim Schock
Solu-Decortin u.a. (50–100 mg i.v.)

II. Antikoagulantientherapie

1. Sofort
20 000 IE Heparin i.v. (bis 50 kg Gewicht; bei Übergewicht pro 15 kg jeweils 10 000 IE mehr bis max. 40 000 IE)

2. Dauertropfinfusion
40 000 IE Heparin in niedermolekularem Dextran oder Gelatine-Polymerisat (Haemaccel)

3. Bei Rezidiv, zunehmender pulmonaler Hypertension und fehlenden Kontraindikationen (z.B. frühes Wochenbett)
Streptokinasetherapie

Häufiger sind *latente embolische Schübe* als Symptom der progredienten tiefen Thrombose. Sonst nicht zu erklärende Pulserhöhungen, subfebrile Temperaturen, Dyspnoen, eine Verschlechterung des Allgemeinzustandes oder auch ein hämorrhagisches Sputum lenken den Verdacht auf eine Embolie. Weitere diagnostische Hinweise ergeben sich aus dem Lungenszintigramm. In etwa 25% der Fälle finden sich Zeichen des akuten Cor pulmonale im EKG.

Die *Behandlung* der Lungenembolie ist in der Tab. 1 zusammengefaßt. Das Therapieschema sollte auf allen operativen und Wochenstationen ausliegen, damit in jedem Fall das unverzügliche und richtige Handeln des diensthabenden Arztes sichergestellt ist.

Eine typische, wenn auch sehr seltene Wochenbettkomplikation stellt die

Sinusthrombose

dar (MENIÈRE 1828; LORINCZ u. MOORE). Am 3.–6. Wochenbettstag kommt es zu Kopfschmerzen, Übelkeit, Erbrechen und Fieber. Bald folgen psychische Veränderungen, die den Verdacht auf eine Wochenbettpsychose lenken können. Fokale oder generalisierte Krämpfe mit der Möglichkeit der Verwechslung mit einer

Eklampsie, eine spastische Hemiplegie und eine zunehmende Bewußtseinstrübung als Folge eines Hirnödems charakterisieren den weiteren Verlauf, der im übrigen von Ort und Ausdehnung des Prozesses (Sinus sagittalis superior, Sinus transversus, Sinus sigmoideus, Hirnvenen) bestimmt wird (HUHN; KOESTER; NIEDNER).

Die *Behandlung* ist zunächst symptomatisch, insbesondere antikonvulsiv. Thrombolyse und Antikoagulantien sind wegen der Blutungsgefahr risikoreich. Größere Bedeutung kommt ihnen im Hinblick auf die Rezidivgefahr nach Überwindung der akuten Symptome zu. Die Sterblichkeit beträgt 20–30%.

Bei plötzlich auftretenden Leibschmerzen mit brettharter Défense musculaire und einem paralytischen Ileus muß auch im Wochenbett an eine

Mesenterialvenenthrombose

gedacht werden. Die Prognose ist bei nicht rechtzeitiger Erkennung – z. B. durch die Douglaspunktion mit Gewinnung hämorrhagischer Flüssigkeit und durch Beachtung der röntgenologischen Symptome des Ileus – und wegen der deshalb zu spät ausgeführten Laparotomie ungünstig.

Erkrankungen der Harnorgane

Zystoskopische Untersuchungen nach der Entbindung zeigen oftmals eine Hyperämie und Ödembildung sowie petechiale Blutungen der Blasenschleimhaut mit Bevorzugung von Wöchnerinnen nach protrahierten und operativ beendeten Geburten (STOECKEL; MARTIN). Nach Sectio sind diese Veränderungen geringer ausgebildet. Damit ist erklärt, daß urologische Erkrankungen im Wochenbett keine Seltenheit darstellen.

Infolge eines Ödems im Bereich des Blasenausganges bzw. der Urethra, aber auch durch die puerperale Blasenatonie und einen reflektorischen Sphinkterkrampf bei Labien- und Dammverletzungen kommt es im Wochenbett häufig zur

Harnverhaltung

mit der Gefahr der aszendierenden Zystitis. Die *Behandlung* besteht zunächst in dem Abrieseln der Vulva mit warmer Flüssigkeit auf der Bettschüssel, dem Laufenlassen der Wasserleitung und, wenn möglich, dem Alleinlassen der Wöchnerin, sofern die Patientin nicht zur Toi-

lette gehen kann. Eine Blasentonisierung läßt sich mit einem Parasympathikomimetikum (Doryl, Merck: 3mal 1 Tabl./Tag; Ubretid, Lentia: 1 Tabl./Tag) erreichen. Die gleichzeitige Gabe eines Spasmolytikums (Spasmo-Cibalgin, Ciba; Spasmo-Urgenin, Madaus) hat sich bewährt.

Bleibt die Spontanmiktion aus, so ist der Füllungszustand der Blase ultrasonographisch zu kontrollieren. Erst bei einer deutlichen Restharnbildung ist die Entleerung mittels *Katheters* indiziert. Tritt ein Rezidiv der Miktionsstörung auf, so muß evtl. für 3–4 Tage ein Dauerkatheter eingelegt werden. Die erhöhte Gefahr der aszendierenden Infektion hat dabei Beachtung zu finden!

Die häufigste Ursache der

puerperalen Zystitis

ist neben der geburtstraumatischen Schädigung der Blasenschleimhaut (s. oben) die Restharnbildung bzw. das aus diesem Grunde erforderliche Katheterisieren. Die

Pyelonephritis puerperalis

ist indessen eine Erkrankung, die aus der Gravidität mitgebracht wurde und im Wochenbett erneut aufflammt. Die *Behandlung* erfolgt antibiotisch, am besten nach dem Austesten der Urinkeime, sowie durch die Gabe von Harndesinfizienzien und durch lokale Wärmeapplikationen.

Der unwillkürliche Harnabgang im Wochenbett, die

Harninkontinenz,

ist zumeist die Folge einer geburtstraumatischen funktionellen Störung des Blasenverschlusses. Die *Behandlung* besteht in einer intensiven Beckenbodengymnastik. Bei einer schon vor der Gravidität deutlichen und die Patientin belastenden Inkontinenz mit Zysto- und Rektozelenbildung hat sich die unmittelbar post partum ausgeführte operative Korrektur durch die vordere und hintere Plastik bewährt. Die Präparation ist leicht, die Heilung außergewöhnlich gut. Zudem bleibt der Patientin ein

weiterer Krankenhausaufenthalt erspart. Einzelheiten sind in den „Geburtshilflich-perinatologischen Operationen" (G. MARTIUS) dargestellt.

Die im Wochenbett erstmals auftretenden, heute seltenen

Fistelbildungen

können geburtstraumatisch oder als Folge einer Nekrose entstehen. Erstere treten vor allem nach entbindenden Operationen auf und führen unmittelbar nach der Entbindung zum unwillkürlichen Harnabgang. Die Nekrosefistel beruht auf einer Drucknekrose z. B. als Folge eines protrahierten Geburtsverlaufes bei tiefstehendem Kopf; die Inkontinenz tritt erst in der 2. Woche auf; ein erster Hinweis ist der blutige Urin.

Die **Behandlung** besteht zunächst in dem Einlegen eines Dauerkatheters für etwa 2–3 Wochen, da die Fisteln bei völliger Ruhigstellung der Blase eine gute Tendenz zur Spontanheilung haben (MARTIN). Eine operative Versorgung sollte frühestens 3 Monate post partum vorgenommen werden.

Pathologie der Laktation

Stillprobleme können als Folge von

Anlagefehlern der Mammae

auftreten. Sie sind in Morphologie und Lokalisation sehr unterschiedlich:

– *Angeborene Hemmungsmißbildungen:* Sie kommen als Fehlen der Brustdrüse oder in Form der Mikromastie, einer verkümmerten Brustanlage, vor.
– *Polymastie:* In der von der Axilla zur Leistenbeuge reichenden Milchleiste finden sich rudimentäre Mammae- bzw. Mamillenanlagen mit und ohne Anlage von Drüsengewebe.
– *Polythelia mamillaris et areolaris:* Es handelt sich um akzessorische Mamillen bzw. Areolae im Verlauf der Milchleiste.
– *Mammahypoplasie:* Hier liegt eine deutliche Unterentwicklung der Mammae vor, die insbesondere bei Leptosomen beobachtet wird. Die Einschätzung der zu erwartenden Galaktopoese ist indessen schwierig.
– *Mammahyperplasie:* An ihr sind seltener das Mammaparenchym, in erster Linie vielmehr das Fett- und Bindegewebe beteiligt. Auch

hier sollte die Prognose hinsichtlich der Milchbildung zurückhaltend gestellt werden.

Unter den **Dysfunktionen** kommt der ungenügenden Galaktopoese in Form der

Hypogalaktie

klinisch eine große Bedeutung zu. Eine konstitutionelle Minderleistung liegt vor, wenn trotz regelmäßiger und vollständiger Entleerungen der Brust die Milchproduktion nicht ausreichend ist. Zu funktionellen Beeinträchtigungen der Laktation kann es aber auch nach protrahierten Geburtsverläufen, operativen Entbindungen, bei Schmerzen sowie bei psychischen Belastungen im Wochenbett kommen. Eine *primäre Agalaktie* wird indessen bei < 1% aller Wöchnerinnen gesehen.

Nicht verwechselt werden mit der Hypogalaktie darf die

Schwerergiebigkeit der Mammae.

Das Kind kann bei ihr trotz eines guten Saugreizes und ausreichender Galaktopoese die Brust nicht oder nur unzureichend entleeren. Die Störung kann auf einer Hypoplasie der Warze beruhen, die das Kind nur schwer fassen kann. In diesen Fällen ist zur *Behandlung* die Verwendung eines Saughütchens angezeigt. Bei einer alleinigen Störung der Galaktokinese (S. 543) ist Oxytocin das Mittel der Wahl: es wird in Form eines Nasensprays (z. B. Syntocinon-Nasenspray, Sandoz) jeweils 5 min vor dem Anlegen appliziert (RICHTER u. PÖSCHEL). Die Ergebnisse sind besonders bei Primiparae günstig (WENNER). Sollte dennoch die Entleerung der Brust ungenügend sein, so wird nach dem Anlegen mit einer Milchpumpe nachgepumpt.

Um eine funktionelle Störung handelt es sich auch beim

schmerzhaften Milcheinschuß.

Zumeist am 3.–4. Tag post partum kommt es infolge einer verstärkten Hyperämie zu einer prallen schmerzhaften Schwellung der Mammae. Ist der Allgemeinzustand der Wöchnerin dadurch beeinträchtigt und führt die Schwellung der Brust zur Erschwerung des Anlegens des Kindes, so ist eine Behandlung mit Dopaminagonisten, d.h. Prolaktinhemmern, und zwar in Form von 1–2mal ½ Tabl. Bromocriptin (Pravidel, Sandoz) oder 1 Tabl. Lisurid (Dopergin, Schering) über 1–3 Tage sowie mit feuchtwarmen Umschlägen angezeigt. Ein Abpumpen ist bei der Hyperämie der Brust nicht effektiv und sollte daher unterbleiben.

Bei einem

verspäteten Milcheinschuß

wird das Kind bei gleichzeitigem Zufüttern regelmäßig angelegt. Auf diese Weise wird über den Saugreiz die Galaktopoese angeregt. Eine medikamentöse Unterstützung der Mammafunktion ist nicht bekannt.

Unter einer

Galaktorrhö

wird ein dauerndes oder auch schubweise auftretendes spontanes Abfließen der Milch verstanden. Ein leichtes Milchträufeln wird nicht selten während des Saugens des Kindes auf der Gegenseite bemerkt. Das ständige Feuchtsein im Bereich der Warze kann die Rhagadenbildung fördern, zu ekzematösen Hautveränderungen, aber auch zur Mastitis führen.

Besteht nach der Beendigung des Stillens weiterhin eine Galaktorrhö mit gleichzeitigen Störungen der Ovarialfunktion, so handelt es sich um eine funktionelle oder organische, behandlungsbedürftige

Hyperprolaktinämie.

Die häufigste Ursache sind *Medikamente*, die die Prolaktinsekretion stimulieren wie Tranquillizer, Neuroleptika, Psychopharmaka, Antihistaminika, Antihypertensiva, Antidepressiva oder auch Antiemetika. Aber auch endogene oder exogen zugeführte Östrogene können die Prolaktinkonzentration erhöhen. Bei Werten > 100 ng/ml liegt wahrscheinlich ein *Tumor* und zwar ein Kraniopharyngiom oder ein Prolaktinom vor.

Bei der therapeutischen Unterdrückung der Galaktopoese ist zwischen dem

primären und sekundären Abstillen

zu unterscheiden. Eine Indikation zum primären Abstillen ist nach Totgeburten, nach vorausgegangenen schweren Mastitiden, bei konsumierenden und infektiösen Erkrankungen der Mutter und bei der Einnahme milchgängiger, das Kind gefährdender Medikamente gegeben. Das sekundäre Abstillen wird bei eitrigen Mastitiden und evtl. bei nicht zu überwindenden funktionellen Laktationsstörungen erforderlich. Zur medikamentösen Laktationshemmung steht das Bromocriptin als Pravidel (Sandoz) bzw. das Lisurid als Dopergin (Schering) zur Verfügung (Abb. 4). Die Substanzen werden in einer Dosierung von 2mal 2,5 mg bzw. 2mal 0,2 mg über 10 Tage gegeben. Selten auftretende Nebenwirkungen wie Übelkeit und Schwindel lassen sich durch eine einschleichende Therapie mit allmählich ansteigender Dosierung beherrschen (BRANDAU, VARGA u. RADIELOVIC, GERSTNER u. Mitarb.).

Seit der Einführung der Prolaktinhemmer haben *synthetische Östrogene* und *Sexualsteroide* für die Laktationshemmung an Bedeutung verloren.

Physikalische Maßnahmen in Form des Hochbindens der Brust sowie in Form kalter Umschläge mit 20%igem Alkohol bzw. Eiswasser lindern ein Spannungsgefühl, das während des Abstillens auftritt. Bei der Verwendung der Prolaktinhemmer sind sie zumeist überflüssig.

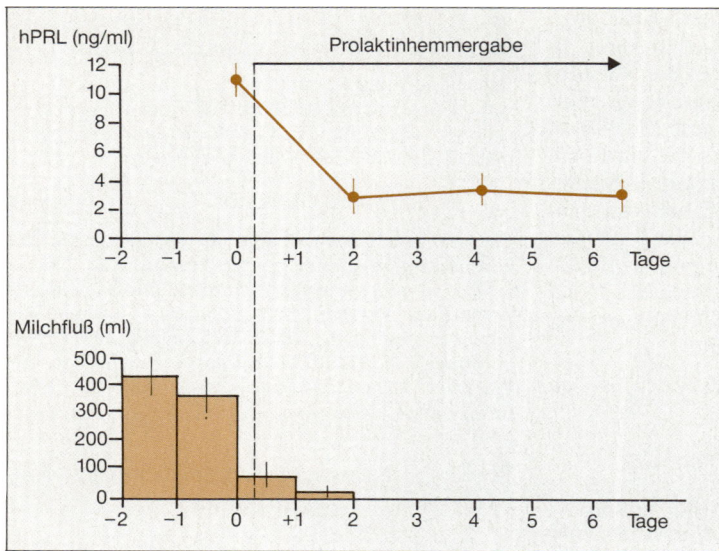

Abb. 4   Prolaktinkonzentration und Milchmenge bei Anwendung von Prolaktinhemmern zum sekundären Abstillen

Mastitis puerperalis

Pathogenetisch sind an der Entstehung vordergründig zwei Faktoren beteiligt, und zwar Rhagaden der Brustwarzen und die Übertragung pathogener Keime. *Rhagaden* in Form von Epitheldefekten im Bereich der Warze bzw. des Warzenhofes werden bei ca. 30% aller Wöchnerinnen beobachtet, und zwar bevorzugt bei blond- bzw. rothaarigen Frauen. Eine fehlerhafte Stilltechnik mit Überbeanspruchung der Warze begünstigt ihr Auftreten. Bei den *Erregern* handelt es sich fast ausschließlich um nosokomiale Keime, und zwar zumeist um den Staphylococcus aureus haemolyticus, der im Rahmen des Hospitalismus vom Pflegepersonal über den Nasen-Rachen-Raum des Kindes auf die Mutter übertragen wird (KNÖRR). Die Manifestation erfolgt am häufigsten zwischen dem 8. und 12. Tag post partum mit bevorzugter Lokalisation im lateralen bzw. lateral-kaudalen Segment der Mamma. Betroffen sind ca. 1% der Wöchnerinnen. In Abhängigkeit von der Eintrittspforte der Erreger können unterschieden werden:

– *interstitielle Mastitis* (Abb. 5): Bei ihr gelangen die Keime von den Rhagaden in das Zwischengewebe und führen dort zu einer Infektion nach Art der Bindegewebsphlegmone;
– *parenchymatöse Mastitis* (Abb. 6): Die Keime gelangen über die Milchgänge in die Brust und führen nach Aszension zur Galaktophoritis.

Der Entzündungsprozeß hält sich zunächst an den segmentären Bau der Mamma. Dementsprechend hat das Infiltrat eine Keilform mit zur Mamille gerichteter Keilspitze (s. Abb. 9). Die Haut darüber ist ödematös und gerötet. Unter ihr ist ein zunächst teigiges, später derbes Infiltrat zu tasten. Die erkrankte Brust ist vergrößert und wärmer als die gesunde Seite. Die Lymphknoten der Axilla schwellen an, die Lymphbahnen können entzündlich gerötet sein. Mit einer Beeinträchtigung des Allgemeinbefindens geht eine deutliche Temperaturerhöhung, evtl. mit einem Schüttelfrost einher. Durch Einschmelzung entsteht der

mastitische Abszeß

mit Fluktuation und zumeist mit einer Kontinua der Temperaturerhöhung. Bei einer Ausbreitung des entzündlichen Prozesses bis zur Pektoralisfaszie entsteht der

retromammäre Abszeß

(Abb. 7). Eine Sonderform der Mastitis puerperalis stellt die

Infektion der Montgomery-Drüse

dar (Abb. 8). Es handelt sich um eine Infektion

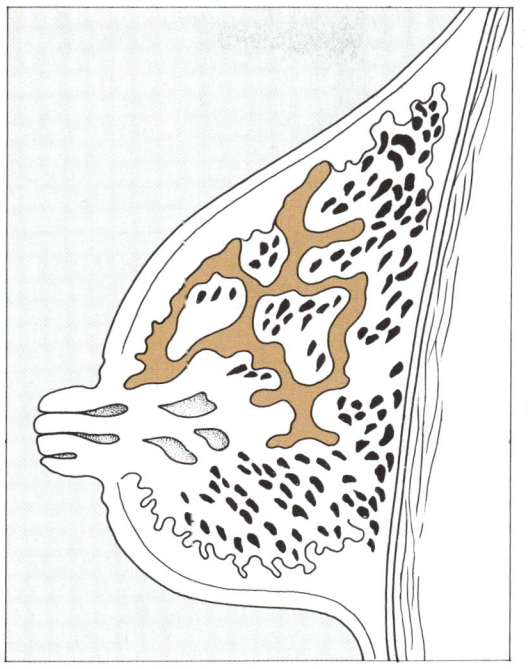

Abb. 5 Interstitielle Mastitis, ausgehend von einer infizierten Rhagade der Brustwarze

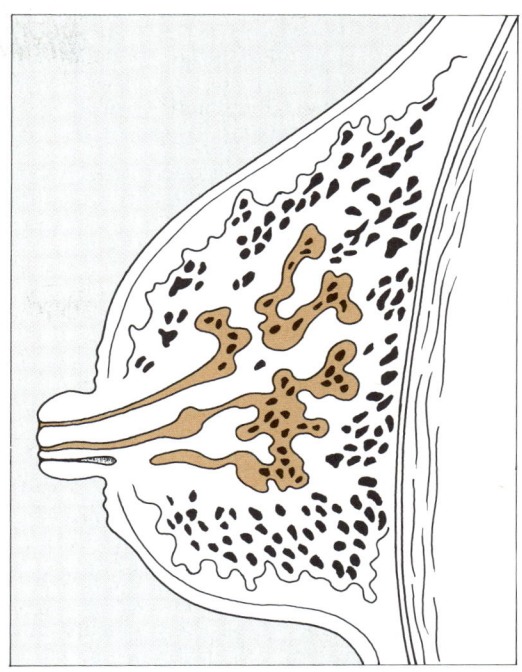

Abb. 6 Parenchymatöse Mastitis mit Galakto-phoritis

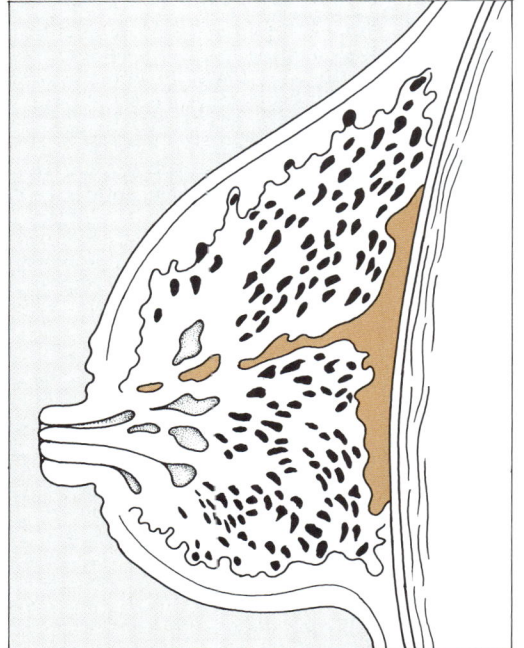

Abb. 7 Retromammärer Abszeß, der Faszie des M. pectoralis aufliegend

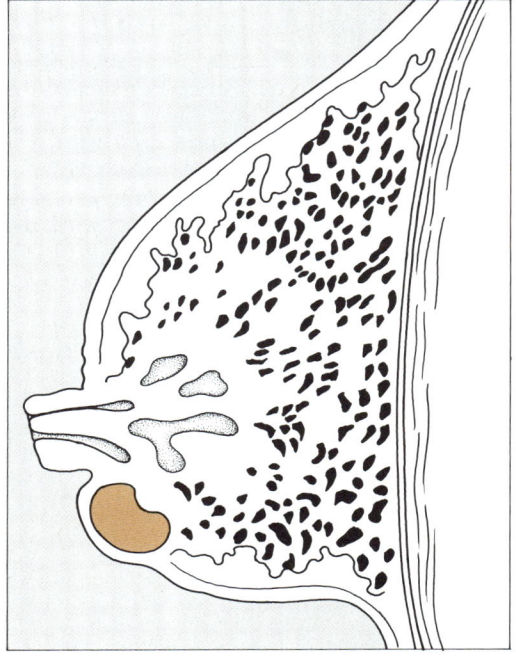

Abb. 8 Subareolärer Abszeß unterhalb der Brust-warze

einer Talgdrüse des Warzenhofes mit umschriebener, bis zu bohnengroßer, schmerzhafter Schwellung. Die Rötung der Haut ist als Folge der Pigmentierung undeutlich. Durch Einschmelzung entsteht der *Montgomery-Abszeß*.

Zur **Prophylaxe** der Mastitis puerperalis haben Ärzte und Pflegepersonal im wesentlichen zwei Dinge zu beachten:

– die Infektprophylaxe,
– die Verhütung von Rhagaden.

Die *Infektprophylaxe* ist der Bekämpfung des infektiösen Hospitalismus gleichzusetzen. Hierzu gehört die Desinfektion der Mütter- und Kinderbetten vor jeder Neubelegung und der Wöchnerinnenzimmer in regelmäßigen Abständen. Unter dem Personal müssen Keimträger, insbesondere Staphylokokkenträger rechtzeitig erkannt und bis zur Sanierung aus dem Stationsdienst eliminiert werden (HIRSCH). Nur so gelingt es, den beschriebenen Infektionsweg über das Pflegepersonal wirksam zu unterbrechen (KNÖRR). Zur Vermeidung einer Keimübertragung von den Lochien auf die Brust dürfen die Vorlagen von den Schwestern und den Wöchnerinnen nur mit einer Pinzette angefaßt werden. Regelmäßige Händedesinfektionen vor jedem Anlegen sollte für beide eine Selbstverständlichkeit sein!

Zur *Verhütung von Rhagaden*, die den Keimen als Eintrittspforte in die Brust dienen, sind die Regeln der Stilltechnik sorgfältig zu beachten. Zusätzlich können Salben mit einem Antibiotikumzusatz (z. B. Ecomytrin-Salbe mit Neomycinzusatz, Tropon) Verwendung finden. Sind dennoch Rhagaden entstanden, so wird die Stillzeit reduziert, die Brust nach jedem Anlegen trockengeföhnt oder sogar für ein oder zwei Mahlzeiten ruhiggestellt.

In der **Therapie** ist prognostisch insbesondere hinsichtlich der Dauer der Entzündung und der Entwicklung eines mastitischen Abszesses der *Zeitpunkt des Therapiebeginnes* von entscheidender Bedeutung. Er sollte in jedem Fall innerhalb der ersten 2–3 Tage nach dem Auftreten der ersten Symptome liegen. Wesentliche Veränderungen im therapeutischen Vorgehen hat die Einführung der

Prolaktinhemmer

gebracht (PETERS u. BRECKWOLDT). Diese als Dopaminagonisten wirksamen Stoffe führen zunächst zu einem Abschwellen und einer Volumenabnahme der Brust. Unter einer gleichzeitigen antiphlogistischen Therapie sinkt das Fieber in der Regel innerhalb von 12–24 Std. ab. Die Spontanschmerzen lassen im Verlauf von 1–2 Tagen nach, die Hautrötung innerhalb von 3 Tagen. Das entzündliche Infiltrat bildet sich innerhalb von 7 Tagen zurück. In mehr als 90% der Fälle führen diese Maßnahmen allein zum Erfolg. Das folgende *Dosierungsschema* hat sich bewährt: 3 Tage 7,5 mg Bromocriptin (3mal 1 Tabl. Pravidel), anschließend 11 Tage 5 mg (2mal 1 Tabl./Tag). Die antiphlogistische Wirkung wird durch *physikalische Maßnahmen* wie Alkohol- oder Eiswasserumschläge verstärkt. Das Kind darf wegen der Gefahr der Erregerübertragung nicht angelegt werden (KIRCHHOFF; PANDE). Eine zusätzliche

Antibiotikummedikation,

mit der wir früher möglichst in den ersten 6–8 Std. nach Krankheitsbeginn angefangen haben, wird erst erforderlich, wenn die Symptome der Infektion nicht innerhalb von 36 Std. zurückgegangen sind. Lediglich bei einem hochakuten Infektionsbeginn (hohes Fieber, Schüttelfrost, phlegmonöse Veränderungen im Bereich der Brust) ist auch heute die frühzeitig begonnene, hochdosierte, staphylokokkenwirksame Antibiotikumgabe angezeigt.

In **fortgeschrittenen Stadien** verzögern Antibiotika evtl. erheblich den Ablauf der Erkrankung. Zur Förderung der Einschmelzung des Infiltrates sind *Wärmeanwendungen* mit Hilfe von Kataplasmen oder Kurzwellen angezeigt. Die notwendige Inzision darf nicht zu früh, sondern erst

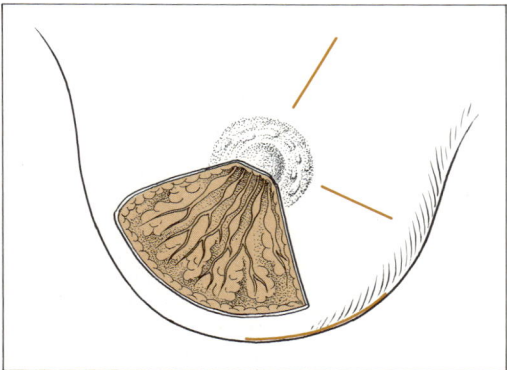

Abb. 9 Radiäre Inzision bei der abszendierenden Mastitis. Bardenheuer-Bogenschnitt beim retromammären Abszeß

nach einer guten Abgrenzung und Reifung des Abszesses mit eindeutiger Fluktuation vorgenommen werden. Die ausgiebige

radiäre Abszeßinzision

trägt der anatomischen Struktur der Mamma Rechnung, indem sie vor allem eine quere Durchtrennung der Milchgänge vermeidet. Verschleppte und schwere phlegmonöse Entzündungen machen große Inzisionen erforderlich. Hierbei müssen Mamille und Warzenhof geschont werden. Bewährt hat sich in diesen Fällen insbesondere aus kosmetischen Gründen der

Bardenheuer-Querschnitt

an der unteren Zirkumferenz der Mamma (Abb. 9). Er schafft besonders günstige Abflußverhältnisse und findet deshalb nicht nur bei retromammären Eiterungen, sondern auch bei größeren Abszessen der beiden unteren Brustquadranten Anwendung. Nach Ablassen des Eiters wird die Abszeßhöhle mit dem Finger ausgetastet, um etwa noch vorhandene Nebenabszesse stumpf zu eröffnen. Manchmal sind auch Gegeninzisionen erforderlich. Für die ersten Tage wird ein genügend dickes Drainagerohr eingelegt.

Literatur

Anderson, W. R., J. Davis: Placenta site involution. Amer. J. Obstet. Gynecol. 102 (1968) 23

Bachmeyer, H., P. Stoll: Blutungen im Wochenbett. Dtsch. med. Wschr. 85 (1960) 1798

Bässler, R.: Pathologie der Brustdrüse. Doerr, W., G. Seifert, E. Uehlinger, Bd. XI. Springer, Berlin 1978

Bettzieche, H., J. Steinbrück: Der Plazentarest als vermeintliche Ursache einer Blutung im Wochenbett. Geburtsh. u. Frauenheilk. 28 (1968) 776

Bickenbach, W., H. A. Hirsch: Der Staphylokokken-Hospitalismus und seine Bekämpfung in einer geburtshilflich-gynäkologischen Klinik. Münch. med. Wschr. 106 (1964) 1825

Brandau, H.: Hemmung und Unterdrückung der postpartalen Laktation. Med. Klin. 71 (1976) 267

Brown, J. B.: The urinary excretion of oestrogens during pregnancy, lactation and the re-establishment of menstruation. Lancet 1956/I, 704

Brumfitt, W., B. Davies, I. Rosser: Urethral catheter as a cause of urinary tract infection in pregnancy and puerperium. Lancet 1961/II, 1059

Christensen, K. K., P. Christensen, I. Hägerstand, V. Lindén, F. Nordbring, N. Svenningsen: The clinical significance of group B streptococci. J. perinat. Med. 10 (1982) 133

Colasson, F., C. Haller, J. Orget: Aspects actuels des psychoses aiguës du post-partum. Illustration par cinq observations récentes. Rev. franç. Gynécol. 76 (1981) 469

Distler, W., H. Albrecht, J. Morgenstern, J. Scheele, Th. Somville: Untersuchungen zur mütterlichen Morbidität und Mortalität unter der Geburt und im Wochenbett. Z. Geburtsh. Perinatol. 185 (1981) 280

Gerstner, G., S. Leodolter, M. Rotter: Mikrobiologie des Endometriums bei puerperalen Infektionen. Z. Geburtsh. Perinatol. 185 (1981) 276

Gerstner, G., R. Mick, E. Reinhold: Postpartale Laktationshemmung mit 2-Brom-α-Ergocryptin. Wien. med. Wschr. 22 (1978) 704

Gödtel, R.: Die Wochenbettpsychosen. Geburtsh. u. Frauenheilk. 38 (1978) 304

Graeff, H.: Infektionen in der Schwangerschaft, unter der Geburt und im Wochenbett. In Käser, O., V. Friedberg, K. G. Ober, K. Thomsen, J. Zander: Gynäkologie und Geburtshilfe, 2. Aufl., Bd. II/2. Thieme, Stuttgart 1981 (S. 16.1)

Graeff, H.: Peripartale Infektionen. Geburtsh. u. Frauenheilk. 42 (1982) 645

Haenel, A. F., W. Hugentobler, S. Brunner: Der postpartale HCG-Titer-Verlauf im mütterlichen Blut und seine klinische Relevanz. Z. Geburtsh. Perinatol. 190 (1986) 275

Hirsch, H.: Der puerperale Tetanus und seine Behandlung. Geburtsh. u. Frauenheilk. 21 (1961) 1179

Hirsch, H.: Bakteriologische Probleme in der Geburtshilfe. In Käser, O., V. Friedberg, K. G. Ober, K. Thomsen, J. Zander: Gynäkologie und Geburtshilfe, Bd. II. Thieme, Stuttgart 1967 (S. 1009)

Hirsch, H. A., U. Niehues: Peripartales Infektionsrisiko der Mutter: Eine Erfassung nosomomialer Infektionen. Geburtsh. u. Frauenheilk. 42 (1982) 651

Hübscher, B.: Inkomplette Inversio uteri im Spätwochenbett bei Plazentapolyp. Geburtsh. u. Frauenheilk. 46 (1986) 475

Huhn, A.: Die Hirnvenen- und Sinusthrombosen in Schwangerschaft und Wochenbett. In Bürger-Prinz, H., P. A. Fischer: Psychiatrie und Neurologie der Schwangerschaft. Enke, Stuttgart 1968 (S. 181)

Huhn, A., K. Drenk: Klinische Einordnung und Prognose der Wochenbettpsychosen. Neurol. Psychiat. 41 (1973) 363

Husslein, H.: Das Sheehan-Syndrom. Wien. klin. Wschr. 78 (1966) 205

Janssen, D., U. Denker: Emotionspsychosen in Schwangerschaft, Wochenbett und Stillzeit. Fortschr. Med. 82 (1964) 729

Kane, R., S. Erez, J. A. O'Leary: Symptomatische Symphysenläsion in der Schwangerschaft. Surg. Gynecol. Obstet. 124 (1967) 1033

Kastendieck, E., V. Lehmann: Manuelle Reposition bei Inversio uteri puerperalis nach i. v. Injektion des Tokolytikum Th 1165a. Z. Geburtsh. Perinatol. 178 (1974) 444

Klug, P. W.: Die Bedeutung der Sonographie im frühen Puerperium. Geburtsh. u. Frauenheilk. 44 (1984) 425

Knörr, K.: Staphylokokkeninfektion in Geburtshilfe und Gynäkologie. In Grün, L.: Staphylokokken in Klinik und Praxis. Wissenschaftl. Verlagsgesellschaft, Stuttgart 1964

Koester, H.: Die Sinusthrombose im Wochenbett. Zbl. Gynäkol. 82 (1960) 638

Lang, N., H. Werner, C. Krasemann: Die Rolle der Anaerobier im Wochenbett: klinische Bedeutung und Therapie. Geburtsh. u. Frauenheilk. 40 (1980) 671

Lang, V. O.: Foudroyante B-Streptokokken-Sepsis bei einem Neugeborenen mit Atemnotsyndrom. Gynäkol. Prax. 6 (1982) 255

Lawry, E. V.: Traumatic laceration of uterine supports. Further observations of the Allen-Masters syndrome. Amer. J. Obstet. Gynecol. 101 (1968) 315

Martin, K.: Geburtsverletzungen, Gynäkologe 4 (1971) 31

Martius, G., J. Martius: Blutungen und Fluor vaginalis in der Gravidität, Blutungen unter der Geburt, fetale Blutungen. In Martius, G.: Differentialdiagnose in Geburtshilfe und Gynäkologie, 2. Aufl., Bd. I. Thieme, Stuttgart 1987 (S. 70)

Martius, J., W. Loock, H. Brandau: Die Wirkung von Methylergometrin auf Prolaktinspiegel und Stilleistung im Wochenbett. Gynäkol. Prax. 7 (1983) 229

Meinert, J.: Die Inversio uteri puerperalis. Geburtsh. u. Frauenheilk. 44 (1984) 260

Mentzos, S.: Pathogenetische und nosologische Aspekte der Wochenbettpsychosen. In Bürger-Prinz, H., P. A. Fischer: Psychiatrie und Neurologie der Schwangerschaft. Enke, Stuttgart 1968

Minkoff, H. L., M. F. Sierra, G. F. Pringle, R. H. Schwarz: Vaginal colonization with Group B betahemolytic streptococcus as a risk factor for postcesarean section febrile morbidity. Amer. J. Obstet. Gynecol. 142 (1982) 992

Moholi, K., L. Salgó, L. Bodis: Das Vorkommen von B-Streptokokken bei Gebärenden. Zbl. Gynäkol. 104 (1982) 294

Pauleikhoff, B., Psychiatrische Erkrankungen. In Käser, O., V. Friedberg, K. G. Ober, K. Thomsen: Gynäkologie und Geburtshilfe. Thieme, Stuttgart 1967

Peters, F., M. Breckwoldt: Neue Aspekte bei der Behandlung der puerperalen Mastitis. Dtsch. med. Wschr. 102 (1977) 1754

del Pozo, E. u. Mitarb.: Prolactin measurements throughout the life cycle. Endocrine correlations. Proc. Meeting on „Prolactin and human Reproduction", Cernobbio 1976

Rath, W., H. Hölzl, W. Kuhn: Thromboembolische Erkrankungen in Schwangerschaft, Wochenbett und nach Kaiserschnitt. Prophylaxe und Therapie. Gynäkol. Prax. 6 (1982) 241

Richter, F., Th. Pöschel: Die Behandlung von Stillschwierig-keiten mit nasaler Oxytocin-Gabe. Dtsch. med. Wschr. 85 (1960) 1974

Roy, E. J., R. A. Harkness, M. G. Kerr: The concentration of oestrogens in maternal peripheral blood during and after Labour. J. Obstet. Gynaecol. Brit. Cwlth 70 (1963) 1034

Salber, E. J., J. J. Feldman, M. Hannigan: Duration of postpartum amenorrhoe in successive pregnancies. Amer. J. Obstet. Gynecol. 100 (1968) 24

Schneider, H. P. G., H. G. Bohnet: Die hyperprolaktinämische Ovarialinsuffizienz. Gynäkologe 14 (1981) 104

Sheehan, H. L., P. Stanfield: The pathogenesis of postpartum necrosis of the anterior lobe of the pituitary gland. Acta endocrinol. (Kbh.) 37 (1961) 479

Smid, I., T. Bedö: Kürettagen im Wochenbett und ihre Spätfolgen. Zbl. Gynäkol. 100 (1978) 916

Taubert, H. D., H. Kuhl: Kontrazeption mit Hormonen. Thieme, Stuttgart 1981

Varga, L., P. Radielovic: Postpartale Laktationshemmung durch 2-Br-Alpha-Ergokryptin. Geburtsh. u. Frauenheilk. 34 (1974) 882

Waldmann, H.: Psychiatrische Notfälle in der Schwangerschaft und im Wochenbett. Münch. med. Wschr. 115 (1973) 1039

Wiemers, K., K. Eyrich: Die Therapie des manifesten Tetanus. Dtsch. med. Wschr. 92 (1967) 1113

Wilken, H., H.-R. Kyank, R. Sudik: Peripartale und puerperale Infektionen im Spiegel des Zentralblattes für Gynäkologie 1878 bis 1978. Zbl. Gynäkol. 101 (1979) 369

Aufgaben

1. Was verstehen wir unter einer Subinvolutio uteri? Nennen Sie die wichtigsten Ursachen!

2. Wodurch kann es zu verstärkten vaginalen Blutungen im Wochenbett kommen?

3. Was ist ein Plazentapolyp?

4. Wodurch kommt es im Verlauf der Schwangerschaft zu einer Beckenringlockerung?

5. Welche Phänomene sprechen für eine Wochenbettpsychose?

6. Definieren Sie die Begriffe „Wochenbettfieber" und „Fieber im Wochenbett"!

7. Welches sind die charakteristischen Symptome einer Endometritis puerperalis?

8. Welches sind die wichtigsten Maßnahmen bei einer puerperalen Sepsis mit Endotoxinschock?

9. Was verstehen wir unter dem Begriff „Virchow-Trias" und hat dieser für die Entstehung der Thrombose im Wochenbett Gültigkeit?

10. Welche Ursachen kennen Sie für einen unwillkürlichen Harnabgang im Wochenbett?

11. Welchem therapeutischen Zweck dienen die Prolaktinhemmer?

21 Müttersterblichkeit und perinatale Sterblichkeit

G. Martius

Lernziel

Sowohl die Müttersterblichkeit als auch die perinatale Mortalität der Kinder sind Ausdruck der Gefährdung des Individuums im Verlauf der Fortpflanzung. Darüber hinaus geben sie uns einen Hinweis auf die Leistungsfähigkeit der Geburtshilfe. Der Gefährdungsgrad muß dem Geburtshelfer für seine Entscheidungen in der täglichen Praxis präsent sein. Zugleich bildet die Gefährdungsart die Basis für jegliche Art der Prophylaxe.

In diesem Kapitel wird dargestellt, auf welche Weise die Berechnung der Mütter- und Kindersterblichkeit erfolgt, womit zugleich die Definition dieser Begriffe gegeben wird. Die tabellarische Wiedergabe der Ergebnisse aus den letzten Jahren erlaubt eine Bewertung der Müttersterblichkeit und der perinatalen Sterblichkeit im internationalen Vergleich.

Kausal kommen bei den Müttersterbefällen der Infektion, der Verblutung und der EPH-Gestose die größte Bedeutung zu. Für die perinatalen Kinderverluste sind in erster Linie die Hypoxie und Azidose verantwortlich zu machen, die wiederum zumeist die Folge einer Plazentainsuffizienz darstellen. Auch wird auf die Belastung der perinatalen Sterblichkeit durch Kinder mit niedrigem Geburtsgewicht hingewiesen.

Die Möglichkeiten der Prophylaxe werden aufgezeigt. So wird es dem Lernenden nach dem Studium dieses Kapitels gelingen, die diagnostischen und therapeutischen Empfehlungen, wie sie für die Schwangerenvorsorge und die Geburtsleitung gegeben wurden, in ihrer Bedeutung besser zu verstehen.

Müttersterblichkeit

Nach Übereinkunft innerhalb der WHO werden Müttersterbefälle wie folgt **definiert**:

„Müttersterbefälle sind Sterbefälle Schwangerer, deren Tod auf Komplikationen im Zusammenhang mit einer Schwangerschaft, Entbindung oder dem Wochenbett ursächlich zurückzuführen ist. Die Wochenbettzeit umfaßt die 6 Wochen unmittelbar nach Ausstoßung der Frucht. Krankheiten des Wochenbettes sind solche, die während dieser Zeit von den weiblichen Geschlechtsorganen ausgehen oder in innerem Zusammenhang mit dem Wochenbett stehen."

Die

statistische Berechnung

der Müttersterblichkeit erfolgt auf 100 000 Lebendgeborene. Dieses Vorgehen hat sich als notwendig erwiesen, da die Gesamtzahl der Schwangeren als Bezugsgröße nicht bekannt ist, und in vielen Ländern exakte Angaben über die Frequenz der Totgeborenen fehlen.

Konform mit der Definition der WHO werden in der Bundesrepublik Deutschland bzw. in den Bundesländern nur jene Todesfälle als Müttersterbefälle berücksichtigt, bei denen Komplikationen ursächlich in Verbindung mit der Schwangerschaft, der Entbindung und dem Wochenbett aufgetreten sind. Beeinträchtigungen für die **internationale Vergleichbarkeit**, die vielfach angesprochen worden sind (HOSEMANN; JUNGMANN; MIKAT u. SCHENKEN), ergeben sich vor allem durch:

Tabelle 1   Müttersterblichkeit im internationalen Vergleich (Statistisches Bundesamt Wiesbaden)

	1974	1976 (pro 100 000 Lebend-geborene)	1978	1979	1980	1981	1982	1983	1984	1985
Schweden	7,7	4,1	6,4	1,0[a]	8,2	4,3	4,3	–	2,1	–
Niederlande	13,9	5,1	10,8	6,8	8,8	7,8	6,4	5,3	9,8	–
USA	14,7	12,3	9,6	9,7	9,2	8,5	7,9	8,0	–	–
Großbritannien[1]	14,0	13,5	10,5	0,11	0,11	0,09	0,07	0,09	0,09	0,07
DDR	20,1	22,0	21,1	–	–	–	12,5	15,8	18,4	–
Schweiz	11,8	8,1	18,2	11,1[b]	5,4	6,8	12,0	5,4	1,3	5,4
Frankreich	–	17,5	15,5	12,0	12,9	15,5	13,8	15,1	14,2	–
Österreich	19,5	21,8	15,2	12,8[b]	7,8	13,8[b]	16,9	11,1	4,5	6,9
Bundesrepublik Deutschland	**34,0**	**36,3**	**25,5**	**22,0**	**20,6**	**20,0**	**17,7**	**11,4**	**10,8**	**10,7**

[1]) ab 1979: je 1000 Lebendgeborene
[a]) ohne sonstige Komplikationen der Schwangerschaft, bei der Entbindung und im Wochenbett
[b]) ohne Fehlgeburt

Tabelle 2   Müttersterblichkeit in der Bundesrepublik Deutschland in den Jahren 1955 bis 1986 (Statistisches Bundesamt Wiesbaden)

Jahr	n	pro 100 000 Lebendgeborene
1955[1])	1257	156,7
1960	1030	106,3
1065	724	69,3
1970	420	51,8
1975	238	39,6
1976	219	36,3
1977	198	34,0
1978	147	25,5
1979	128	22,0
1980	128	20,6
1981	125	20,0
1982	110	17,7
1983	68	11,4
1984	63	10,8
1985	63	10,7
1986[2])	50	8,0

[1]) ohne Saarland
[2]) vorläufiges Jahresergebnis

1. die unterschiedliche Definition der Begriffe „Lebendgeburt" und „Totgeburt" sowie die unterschiedliche Berücksichtigung von Geborenen mit Geburtsgewichten unter 1000 g. Dies ist von Bedeutung, da die Müttersterblichkeit unter Zugrundelegung der Zahl der Lebendgeborenen berechnet wird;

2. die unterschiedlich sorgfältige Handhabung der behördlichen Geburtenmeldung, und zwar vor allem bei Totgeburten und frühen neonatalen Todesfällen.

In den europäischen Ländern beträgt die

Frequenz der Müttersterbefälle

heute etwa 10–15 Todesfälle pro 100 000 Lebendgeborene (Tab. 1). Seit Jahren sind in den Vergleichsstatistiken die guten Ergebnisse in Schweden auffallend. Die Konstanz dieser Werte sollte Veranlassung sein, als Ziel die „**erreichbare Müttersterblichkeit**" mit < 10/100 000 Lebendgeborene anzusetzen.

In der *Bundesrepublik Deutschland* betrug die Müttersterblichkeit im Jahre 1985 10,7 pro 100 000 Lebendgeborene (Tab. 2). Trotz der in den letzten Jahren zu erkennenden, deutlich abfallenden Tendenz ist sie damit nach wie vor zu hoch (MENDLING u. HEINRICH; DISTLER; DIETEL u. KEDING; GIBBS u. LOCKE).

Eine eindeutige Erklärung für dieses Phänomen kann bis heute nicht gegeben werden, zumal es sich sicherlich um eine vielschichtige Kausalität handelt. So ist die Inanspruchnahme der diagnostischen und prophylaktischen Maßnahmen im Rahmen der Schwangerenvorsorge in der Bundesrepublik vor allem im Vergleich zu den skandinavischen Ländern unzureichend (TIETZE u. Mitarb.), und zwar gerade durch die aufgrund ihrer sozialen Situation erhöht Gefährdeten (KOLLECK u. Mitarb.). Aber auch die im Vergleich zu anderen Ländern stärkere Dezentralisierung der Geburtshilfe wird als Ursache der noch unbefriedigenden Ergebnisse diskutiert (ROOTH).

Die Analyse der

Todesursachen

vermag dem Geburtshelfer Hinweise auf mögliche prophylaktische Maßnahmen zu geben (FIANU; DIETEL u. KEDING; EMMRICH u. WÖTZEL; MENDLING u. HEINRICH). Es ist beachtenswert, daß seit mehreren Jahrzehnten fast unverändert drei Komplikationen die materne Sterblichkeit bestimmen, und zwar die *Infektionen*, die *Gestosen* und die *Blutungen*. Für 1978 ergibt sich aufgrund der Todesursachenstatistik des „Statistischen Bundesamtes Wiesbaden" für 147 Müttersterbefälle die folgende Analyse:

Infektionen:	25,0%
Gestosen:	17,7%
Blutungen:	12,9%
sonstige Komplikationen:	34,7%
Interruptiones:	9,5%

Das vordergründige Ziel statistischer Mortalitäts- und Morbiditätskontrollen ist es, aus ihnen

prophylaktische Möglichkeiten

abzuleiten, die für die Zukunft eine weitere Verbesserung der Ergebnisse garantieren. Aus den wiedergegebenen Statistiken sowie aus entsprechenden Publikationen des In- und Auslandes lassen sich die folgenden Forderungen ableiten:

Die mit etwa einem Viertel an der Müttersterblichkeit beteiligten

maternen Infekttodesfälle

stellen für alle Geburtshelfer bzw. geburtshilflichen Kliniken auch heute eine ernste Mahnung dar, die Regeln der Asepsis im Kreißsaal und auf der Wochen- bzw. Neugeborenenstation sorgfältig zu beachten. Der nach wie vor bedeutsame „infektiöse Hospitalismus" macht es erforderlich, auch unabhängig von dem Auftreten peripartualer Infektionen den Kreißsaal, den Operationssaal einschließlich Nebenräume und die Wöchnerinnen- und Neugeborenenzimmer regelmäßig zu desinfizieren. In jedem Raum ausgehängte Desinfektionspläne erleichtern die erforderlichen Kontrollen. Diese wie alle weiteren Maßnahmen zur Vermeidung der Übertragung nosokomialer Keime müssen durch die Hygienekommission der Klinik überwacht werden. Es ist dabei zu bedenken, daß bei schweren Infektionen, die die Kreißende bzw. Wöchnerin während des Klinikaufenthaltes erreichen, mit einer Letalität von etwa 10% zu rechnen ist (HOFER u. HOCHULI). Zur Infektprophylaxe gehört auch der Verzicht auf alle unnötigen intravaginalen bzw. intrauterinen diagnostischen Maßnahmen prä- und subpartual. Die Abhängigkeit der maternen Infektmorbidität vom Umfang der invasiven subpartualen Überwachung wird übereinstimmend in der europäischen wie der amerikanischen Literatur aufgezeigt. Eine in dieser Hinsicht eindrucksvolle Statistik haben NIEDNER u. Mitarb. vorgelegt (Tab. 3).

Tabelle 3   Materne Infektmorbidität in Abhängigkeit vom Blasensprung und Maßnahmen zur Überwachung des Kindes (Prozentzahlen) (aus *Könnecke, J., W. Niedner, F. Wagner*: Zbl. Gynäk. 103 [1981] 963)

	1960−1962 (n = 89)	1968−1970 (n = 198)	1977−1978 (n = 370)
Blasensprung und geburtshilfliche Maßnahmen			
Blasensprung bzw. Blasensprengung	27,0	24,0	68,0
Amnioskopie	0	19,0	53,0
Mikroblutuntersuchung	0	0	53,0
intrauterine Überwachung	0	0	55,0
Infektmorbidität			
fieberhafte Verläufe	22,5	24,2	60,8
Sekundärheilungen	3,0	12,0	41,0
Puerperalsepsis	0	1,0	3,0
Infektmortalität	1,0	1,0	1,0
Gesamtzahl der infektiösen Komplikationen	27,0	31,0	73,0

Besondere Beachtung verdient in diesem Zusammenhang die in den letzten Jahren erfolgte Ausweitung der Indikation zur

Schnittentbindung.

Sie ist bei der deutlich höheren Infektmorbidität dieser Patientinnen nur unter den Bedingungen einer strengen Infektionsprophylaxe zu rechtfertigen. Die *Sectio-Mortalität* beträgt heute 0,5–1,5‰, womit sie um den Faktor 3–5 im Vergleich zur vaginalen Entbindung erhöht ist (HÜTER; BECK u. VUTUC; WELSCH u. KRONE). In der Statistik von BECK u. VUTUC, die 155 Todesfälle der Jahre 1975–1984 in Österreich erfaßt, war bei 42,5% eine Sectio caesarea vorausgegangen! Der Sectio-Mortalität, die alle in zeitlichem Zusammenhang mit der Schnittentbindung innerhalb von 42 Tagen verstorbene Mütter berücksichtigt, stellen WELSCH u. KRONE die *Sectio-Letalität* gegenüber, Todesfälle als direkte Folge von operationstechnischen oder anästhesiologischen Komplikationen. Sie ist mit knapp 0,2‰ oder 1 Todesfall auf 5000 Schnittentbindungen anzusetzen. Bekannt ist schließlich, daß die Infektgefährdung der Sectio-Patientin bei sekundärer Schnittentbindung eindeutig überhöht ist, statistische Befunde, die die Bedeutung der rechtzeitigen Indikationsstellung aufzeigen (ROTHE).

Der hohe Anteil der

EPH-Gestose einschließlich des HELLP-Syndroms

an den maternen Todesfällen (DADAK u. Mitarb.; DE DYCKER u. NEUMANN) läßt erneut die Notwendigkeit einer qualitativ und quantitativ guten Schwangerenvorsorge erkennen. Nur unter diesen Bedingungen kann die seit Jahren mit 10–20% unveränderte Beteiligung dieser Schwangerschaftserkrankung an der Müttersterblichkeit verringert werden.

Aber auch die

Verblutung

ist nach wie vor mit 10–20% an den maternen Todesfällen kausal beteiligt. Die Beherrschung dieser Todesursache macht zum einen die sorgfältige Beachtung der prophylaktischen und therapeutischen Maßnahmen bei Blutungen in der Gravidität und in der Nachgeburtsperiode erforderlich. Zum zweiten ist sie an die Sicherstellung und ständige Überprüfung der Therapie des posthämorrhagischen Schocks in jeder

geburtshilflichen Klinik gebunden. Es ist immer wieder darauf zu verweisen, daß der Anteil der als vermeidbar anzusehenden Verblutungstodesfälle übereinstimmend mit über 90% angegeben wird (HÜTER; LANE; DIETEL u. KEDING).

Einen auffallend hohen Anteil an der maternen Sterblichkeit haben weiterhin die

Thrombosen und Embolien

(DIETEL u. KEDING; EMMRICH u. WÖTZEL). An den Sterbefällen der Jahre 1973–1974 der Bundesrepublik waren sie mit 11,5% beteiligt. Als besonders gefährdet haben Wöchnerinnen mit einer Thromboseanamnese, mit Varikositäten bei gleichzeitiger Rückflußinsuffizienz sowie Patientinnen mit einem Übergewicht oder auch einem stärkeren postpartualen Blutverlust zu gelten. Nach einer Schnittentbindung ist mit einer 40fach erhöhten Emboliemortalität im Vergleich zu Spontangeburten zu rechnen (APPEL). In allen diesen Fällen ist die großzügige Handhabung der Thromboseprophylaxe die erforderliche Konsequenz.

Die

Uterusruptur

in allen pathogenetisch möglichen Formen (S. 421) ist auch heute eine der gefährlichsten Komplikationen für die Schwangere. Im Jahre 1973 starben in der Bundesrepublik noch 21 Frauen (= 7,2% der Todesursachen) an dieser Regelwidrigkeit. Bei Beachtung der Pathogenese und der sich daraus ergebenden prophylaktischen und therapeutischen Maßnahmen sollte diese Todesursache indessen weitgehend vermeidbar sein (FIANU).

Noch im Jahre 1978 wurden 9,5% der Müttersterbefälle als Folge eines

induzierten Abortes

ausgewiesen. Die Warnung von KIRCHHOFF vor einer Verharmlosung der Schwangerschaftsunterbrechung muß von uns deshalb nach wie vor ernstgenommen werden. Hieran ändert auch der Hinweis auf die bei Interruptiones niedrige Letalität im Vergleich zu ausgetragenen Graviditäten nichts. Es muß nach wie vor das Anliegen der Gynäkologen sein, Schwangerschaftsunterbrechungen insbesondere bei jungen Frauen durch eine rechtzeitige und gute kontrazeptive Beratung weitgehend zu vermeiden!

Nachdem amerikanische Statistiken schon vor

Jahren auf die Bedeutung von Anästhesie-Komplikationen mit nachfolgenden

Anästhesie-Todesfällen

für die materne Sterblichkeit hingewiesen haben, wobei deren Anteil mit etwa 15% angegeben wurde, fand diese Todesursache bei uns kaum Beachtung. Eine Umfrage an geburtshilflichen Kliniken in der Bundesrepublik von DICK u. Mitarb. konnte jetzt einen Anteil der anästhesiebedingten Todesfälle an der maternen Gesamtsterblichkeit von immerhin 6,4% aufzeigen. In der Statistik von MENDLING u. HEINRICH werden 4 tödliche Narkosezwischenfälle bei 35 maternen Todesfällen genannt. Zumeist handelt es sich um die Folge fehlerhafter Intubationen (RIPPMANN)

Verbesserungen der Geburtsleitung haben dazu geführt, daß die

extragenitalen Todesursachen

mehr und mehr in den Vordergrund getreten sind (EMMRICH u. WÖTZEL). Ihr Anteil beträgt heute etwa 40%. Ihrer Vermeidung haben vordergründig eine aufmerksame Erhebung der Anamnese und die sorgfältige Allgemeinuntersuchung jeder Schwangeren zu Beginn der Gravidität zu dienen. Bei lebensbedrohenden Erkrankungen ist rechtzeitig die Interruptio in Erwägung zu ziehen, um durch die zunächst vorzunehmende Behandlung später das Austragen einer Gravidität zu ermöglichen.

Bei der Besprechung der Bedeutung des

Alters der Schwangeren

für die Fortpflanzungsvorgänge wurde auf die erhöhte Gefährdung der jugendlichen und älteren Patientinnen hingewiesen (S. 125). Auch die Müttersterblichkeit zeigt eine Abhängigkeit vom Fortpflanzungsalter. So ist bekannt, daß bei der *jugendlichen Schwangeren* bis zum 24. Lebensjahr die Gestose die wichtigste Todesursache darstellt (LEWIS u. NASH, MUSSIO). *Nach dem 35. Lebensjahr* nimmt insbesondere als Folge der höheren Geburtenzahlen der Verblutungstod zu (GOECKE). Damit wird zugleich auf die mit der *Ordnungszahl der Geburt* steigende Gefährdung hingewiesen (FRIEDMAN u. SACHTLEBEN, ROUCHY u. CROISIEUX). Hier sei nur an das gehäufte Auftreten von Lage- und Poleinstellungsanomalien, der Placenta praevia und der Nachgeburtsstörungen bei der Mehr- und Vielgebärenden erinnert.

Die zahlreichen Statistiken der letzten Jahre, die den derzeitigen Stand und die Problematik der Frequenz und Pathogenese der Müttersterblichkeit zum Inhalt haben, führen zu den folgenden

Konsequenzen:

Das Bemühen aller an der Betreuung von Schwangeren, Gebärenden und Wöchnerinnen Beteiligten muß in der Bundesrepublik intensiviert werden, und zwar sowohl im diagnostischen und therapeutischen als auch im organisatorischen Bereich. Mit der letzten Forderung müssen sich sowohl die vorwiegend in der Schwangerenvorsorge tätigen niedergelassenen Gynäkologen als auch der klinische Geburtshelfer angesprochen fühlen. Alle Maßnahmen von seiten der Ärzte und Hebammen werden indessen eine nur ungenügende Effektivität besitzen, wenn die Schwangeren selbst nicht die auch von ihnen zu tragende Verantwortung für sich und ihr Kind vermehrt begreifen.

Perinatale Sterblichkeit

Als **Definition** der perinatalen Sterblichkeit hat nach Übereinkunft innerhalb der WHO heute die folgende Formulierung Gültigkeit: „*Die perinatale Sterblichkeit umfaßt alle vor, während und bis zum 7. Lebenstag nach der Geburt gestorbenen Kinder, die z. Z. der Geburt mehr als 1000 g gewogen haben*". Die statistische Berechnung erfolgt auf 1000 Geborene, d. h. auf Lebend- und Totgeborene, und wird in Promille angegeben.

In der **Bundesrepublik** wird der Berechnung der perinatalen Sterblichkeit die Anzeigepflicht des Personenstandgesetzes, und zwar seit dem 23. April 1979, in der folgenden Neufassung zugrundegelegt. Standesamtlich meldepflichtig sind nach § 29 der Verordnung:

1. *lebendgeborene Kinder*, unabhängig von Geburtsgewicht und -länge, bei denen nach der

Scheidung vom Mutterleib entweder das Herz geschlagen oder die Nabelschnur pulsiert oder die natürliche Lungenatmung eingesetzt hat;

2. *totgeborene Kinder* mit einem Geburtsgewicht von mindestens 1000 g.

Weitere Begriffe, die bei der Berechnung der Kindersterblichkeit zur Verwendung kommen und vor allem in Länderstatistiken ausgewiesen werden, sind die „Säuglingssterblichkeit" und die „fetoinfantile Sterblichkeit". Es sind damit zu unterscheiden:

– *perinatale Sterblichkeit:* Kinderverluste vor, während und nach der Geburt. Es finden Totgeborene ab 1000 g Geburtsgewicht und postnatale Todesfälle der lebendgeborenen Kinder bis einschließlich des 7. Lebenstages Berücksichtigung.

– *Totgeburtlichkeit:* Kinder, die ohne die Zeichen des Lebens (s. o.) geboren wurden, mit einem Geburtsgewicht ab 1000 g.

– *Postnatale Sterblichkeit (Neugeborenensterblichkeit):* Todesfälle vom Zeitpunkt der Geburt bis einschließlich des 7. Lebenstages.

– *Säuglingssterblichkeit:* Sterblichkeit der Lebendgeborenen (s. postnatale Sterblichkeit) einschließlich der Todesfälle bis zum Ende des 1. Lebensjahres.

– *Fetoinfantile Sterblichkeit:* Säuglingssterblichkeit einschließlich der Totgeborenen.

Die **Frequenz** der perinatalen Todesfälle weist eine vielfältige Abhängigkeit von unterschiedlichen Faktoren auf. Die wichtigsten von ihnen sind die soziale Struktur eines Landes bzw. im Bereich des Einzugsgebietes einer Klinik, Quantität und Qualität der Schwangerenvorsorge und damit auch der Aufklärung und Motivierung der Schwangeren, die diagnostischen und therapeutischen Möglichkeiten und auch Fähigkeiten des Geburtshelfers und schließlich die Versorgung des Kindes nach der Geburt durch den Pädiater. In Länder- und Klinikstatistiken werden die perinatalen Kinderverluste in den letzten Jahren mit 5‰ bis 1,5‰ angegeben. In der Bundesrepublik betrug sie im Jahre 1984 8,6‰ (Tab. 4). Hiermit befinden wir uns im europäischen Vergleich etwa in der Mitte der geburtshilflichen Leistungsfähigkeit. Für die

Säuglingssterblichkeit

ist beachtenswert, daß sie mit etwa 70% durch die neonatale Sterblichkeit, die postnatalen Kinderverluste bis zum 7. Lebenstag, belastet ist. Dies bedeutet, daß 2 von 3 Kindern, die das erste Lebensjahr nicht überleben, bereits in den ersten 7 Tagen nach der Geburt sterben. Eine vergleichbar hohe Sterbewahrscheinlichkeit findet sich erst bei den über 65jährigen wieder (LEUTNER).

In den letzten Jahren ist wiederholt die Frage diskutiert worden, ob der Zuwachs an perinatalen Überwachungs- und Therapiemöglichkeiten eine

Verbesserung der Ergebnisse

gebracht hat. Sie muß heute eindeutig positiv beantwortet werden. So haben inzwischen viele geburtshilfliche Kliniken über eine perinatale Mortalität < 10‰ berichten können (LECHNER u. Mitarb.; MEISTER u. STARK; KOBES u. Mitarb.; HOCHULI u. Mitarb.; RUTTENSTEINER u.

Tabelle 4   Perinatale Sterblichkeit, Säuglingssterblichkeit und fetoinfantile Sterblichkeit im europäischen Vergleich für das Jahr 1984 (Angaben des Statistischen Bundesamtes Wiesbaden)

Land	Perinatale Sterblichkeit	Säuglings- sterblichkeit	Fetoinfantile Sterblichkeit
	‰	‰	‰
Schweden	7,3	6,4	10,4
Dänemark	8,4	7,7	12,1
Niederlande	10,0	8,3	14,2
Bundesrepublik Deutschland	**8,6**	**9,6**	**14,0**
Großbritannien und Nordirland	10,2	9,6	15,3
Österreich	10,2	11,4	16,0
Frankreich	11,2	8,2	15,6
Italien	14,5	11,3	18,3
Ungarn	14,5	20,2	26,6

Tabelle 5   Beispiel einer klinischen geburtshilflichen Statistik (Geburtsh. Abt. d. Martin-Luther-Krankenhauses Berlin: 1967–1986)

	1967–1975	1976–1986	Gesamt
Zahl der Entbindungen	15 120	19 268	34 388
neugeborene Kinder	15 262	19 459	34 721
untergewichtige Kinder (< 2500 g)	6,03 %	5,86 %	5,94 %
Mehrlingsgeburten	0,70 %	0,90 %	0,81 %
Totgeburtlichkeit	0,41 %	0,24 %	0,31 %
postnatale Sterblichkeit	0,81 %	0,53 %	0,54 %
perinatale Sterblichkeit	**1,22 %**	**0,57 %**	**0,85 %**
perinatale Sterblichkeit der Untergewichtigen	14,00 %	8,86 %	8,64 %
perinatale Sterblichkeit der Reifgeborenen	0,40 %	0,36 %	0,38 %

GOLOB; G. MARTIUS). Entsprechende Werte wurden noch vor kurzem als nicht erreichbar angesehen. Die

erreichbare perinatale Sterblichkeit

ist unter optimalen diagnostischen und therapeutischen Bedingungen für die nahe Zukunft mit < 5‰ anzusetzen (HILLEMANNS u. Mitarb.).

Eindeutiger als an der perinatalen Sterblichkeit ist die Leistungsfähigkeit der Geburtshilfe bei der inzwischen niedrigen Verlustfrequenz an der

Frühmorbidität

erkennbar (S. 349). Die postnatalen Depressionen (Apgar-Wert < 5) haben mit einer Frequenz von 2–3 %, die Azidosen (pH-Wert im Nabelarterienblut < 7,20) mit einer Frequenz ≤ 5 % einen niedrigen Wert erreicht. Sie zeigen die inzwischen für das Kind erreichte größere Sicherheit während der Geburt.

Ein **Beispiel einer klinischen Statistik** gibt die Tab. 5 wieder. Sie demonstriert zum ersten die Minimalforderungen, die an die Darstellung der perinatalen Sterblichkeit einer geburtshilflichen Klinik zu stellen sind. Insbesondere sollten die Frühgeborenenfrequenz und die perinatale Sterblichkeit der Früh- und Reifgeborenen ausgewiesen werden, damit Kollektivunterschiede sichtbar werden. Nur dann läßt sich in etwa die geburtshilfliche Leistungsfähigkeit bewerten. Schließlich sollten wir uns bei der Angabe der „gereinigten perinatalen Sterblichkeit" an die meist gebrauchte Definition halten, nach der bei ihr lediglich Kinder mit Geburtsgewichten ≤ 1000 g und Kinder mit schweren, dem Leben nicht vereinbaren Fehlbildungen eliminiert werden (vgl. auch die Neuformulierung des § 29 des Personenstandgesetzes vom 23. April 1979, S. 569 und die „Vorschläge der Dtsch.

Ges. perinat. Med. zur Vereinheitlichung und Verbesserung der perinatal-medizinischen Dokumentation": Mitteilungen der Dtsch. Ges. Gynäkol. Geburtsh. Demeter-Verlag, Gräfelfing 3 [1979] 13).

Die Bemühungen der Geburtshelfer in Zusammenarbeit mit den Pädiatern um eine weitere Senkung der perinatalen Mortalität und Morbidität haben sich vordergründig an den

Todesursachen

zu orientieren. Die erforderlichen prophylaktischen und therapeutischen Maßnahmen ergeben sich aus der nachfolgenden pathogenetischen Darstellung (Tab. 6).

Unter den unmittelbaren Todesursachen stehen die

Hypoxie und Azidose

mit einem Anteil von etw 60 % ganz im Vordergrund. Der weitaus größte Teil dieser Todesfälle ist auf eine respiratorische Plazentainsuffizienz zurückzuführen, und zwar in der akuten Form bei vorzeitiger Lösung der Plazenta, häufiger in-

Tabelle 6   Anteil der Todesursachen an der perinatalen Sterblichkeit (Analyse von 253 perinatalen Todesfällen der Jahre 1967–1980)

Hypoxie und Azidose (einschl. der postnatalen Ateminsuffizienz)	60 %
Fehlbildungen	30 %
Infektionen	3–5 %
Blutungen	2–3 %
Unreife (als ausschließl. Todesursache)	5 %

folge einer nutritiv-chronischen Insuffizienz. Bei frühen postpartualen Todesfällen konnten SIMMA u. VOGEL sogar in 89% histologisch eine Plazentainsuffizienz verifizieren. Die *Ursachen* reichen dabei von der Endometriuminsuffizienz mit nachfolgender Implantationsstörung über die H-Gestose bis zur Übertragung. Von den präplazentaren Hypoxieursachen sind die Hypoplasia uteri und die hyperkinetische Wehenstörung einschließlich der Dauerkontraktion zu nennen, von den postplazentaren Ursachen die Nabelschnurkomplikationen und die fetale Anämie. Die Möglichkeiten der Hypoxieprophylaxe sind ohne weiteres abzuleiten, wobei bei der akuten intrapartualen Hypoxie der Beachtung der DD-Zeit erhebliche Bedeutung zukommt. Als bisher nicht wirklich gelöstes Problem bleibt die unzureichende Sicherheit in der Diagnostik der Plazentainsuffizienz, wie sie auch in dem Begriff der latenten Plazentainsuffizienz zum Ausdruck kommt.

In über 70% der perinatalen Todesfälle handelt es sich um Kinder mit einem

Geburtsgewicht ≤ 2500 g,

obwohl ihr Anteil an der Gesamtzahl der Entbindungen nur etwa 6% beträgt (MUTH u. LEHMANN; HUCH u. Mitarb.) (Tab. 5). In diesem Kollektiv sind 30–40% plazentogen retardierte Kinder, die sog. „small-for-date-babies", wodurch erneut die pathogenetische Bedeutung der Plazentainsuffizienz als Todesursache bestätigt wird. Zugleich wird die für die Reduzierung der perinatalen Kinderverluste so wichtige Prophylaxe und Therapie der Frühgeburt deutlich. Schließlich ist zu erkennen, daß die geburtshilflichen Maßnahmen durch die postnatale Betreuung der dystrophen wie der frühgeborenen Kinder durch den Pädiater ergänzt werden müssen. Daß die genannten Maßnahmen in den letzten Jahren zu einer deutlichen Verbesserung der

Überlebenschancen untergewichtiger Kinder

geführt haben, geht z. B. aus der Angabe von EWERBECK u. GRONECK hervor, nach der in der Gewichtsgruppe von 1000–1500 g bei entsprechender Geburtsleitung und bei guter pädiatrischer Intensivtherapie in 85–90% eine psychomotorisch unauffällige Entwicklung der Kinder zu erwarten ist. Die *perinatale Sterblichkeit der Untergewichtigen* hat unter den gleichen Bedingungen in letzter Zeit zu den folgenden, vor kurzem nicht als möglich angesehenen, niedrigen Werten geführt:

< 1000 g:	40 %	– 50 %
1010 g–1500 g:	5 %	–15 %
1510 g–2000 g:	2 %	– 4 %
2001 g–2500 g:	0,8 %	– 1,4 %

Die mit dem extrauterinen Leben nicht zu vereinbarenden schweren

angeborenen Fehlbildungen

sind als Todesursache in den letzten Jahren mit der Abnahme der vermeidbaren Todesfälle stärker in den Vordergrund gerückt. Während sie in den Jahren 1956–1961 (1. UFK. München) mit nur 9,3% an der perinatalen Sterblichkeit beteiligt waren, steht diese Todesursache heute mit einem Anteil von etwa 28% an zweiter Stelle (Tab. 6). An den antepartualen Todesfällen sind sie heute mit etwa 15%, an der subpartualen Sterblichkeit mit 14%, an den postpartualen Todesfällen mit fast 40% beteiligt. Die Notwendigkeit der pränatalen Diagnostik (S. 141) und der engen Zusammenarbeit des Geburtshelfers mit dem Pädiater bzw. dem Kinderchirurgen wird damit erneut bestätigt (CHRISTIAN).

In den vergangenen Jahren ist wiederholt über die

Möglichkeiten einer Verminderung der perinatalen Sterblichkeit

diskutiert worden, und zwar insbesondere in unserem Land, das maßgeblich an der Erarbeitung der prä- und subpartualen Überwachungsmethoden beteiligt war, und dennoch unbefriedigende Ergebnisse aufweist. Die diagnostischen und therapeutischen Empfehlungen entsprechen in vielem denjenigen, die zur Verminderung der Müttersterblichkeit genannt wurden (S. 567). Die Notwendigkeit einer weiteren Intensivierung der *Schwangerenvorsorge* geht aus dem relativ hohen Anteil der vorwiegend in die präklinische Verantwortung fallenden Totgeburten hervor (HOLZMANN u. SELBMANN). Auf die Notwendigkeit und Möglichkeiten einer „*bedarfsgerechten Reorganisation geburtshilflicher Abteilungen*" haben REIFFENSTUHL u. Mitarb. am Beispiel der Landesfrauenklinik Salzburg hingewiesen. Sie hat innerhalb von 7 Jahren zu einer Reduzierung der perinatalen Sterblichkeit von 24‰ auf 7‰ geführt. Schließlich hat der von ROOTH angestellte Vergleich der perinatalen Sterblichkeit in der Bundesrepublik und Schweden erneut das Problem der *Abtei-*

lungsgröße und der von ihr mitbestimmten Sterblichkeitszahlen aufgezeigt (s. auch die Statistik der anästhesiebedingten Todesfälle von DICK u. Mitarb.). Eine Geburtenfrequenz von mindestens 3 pro Tag wird für die Sicherstellung einer ausreichenden geburtshilflichen Erfahrung beim Personal für erstrebenswert bezeichnet.

Weiterhin zeigt die Tatsache, daß die Übersterblichkeit in der Bundesrepublik auffallend deutlich, und zwar mit einer zwei- bis dreifachen Überhöhung bei Kindern mit Geburtsgewichten zwischen 3000 g und 4000 g zu finden ist, während bei den untergewichtigen Kindern kaum Differenzen zu erkennen sind, daß weniger geburtsmedizinische, als organisatorische Probleme zu bewältigen sind (HUBER u. REINOLD; HILLEMANNS u. Mitarb.).

Mit großer Sorge muß uns in diesem Zusammenhang die in den letzten Jahren mancherorts aufgekommene **Empfehlung der Hausgeburt** erfüllen. Wie die ersten Erfahrungen zeigen, muß dies zu einer Verschlechterung der Ergebnisse führen, sofern die Hausgeburt statistisch relevante Bedeutung erlangt. Sicher ist inzwischen, daß die geburtshilfliche Situation in Holland nicht zur Begründung entsprechender Empfehlungen herangezogen werden kann. Dies zeigt der Rückgang der Hausgeburtshilfe in Holland in den letzten Jahren. Zugleich muß die hohe

Frequenz der prognostisch ungünstigen sekundären klinischen Geburtshilfe, aber auch die von ESKES monierte Unzuverlässigkeit der statistischen Erfassung perinataler Todesfälle zu denken geben (DE HAAN u. SMITS).

Die vorstehenden, für den Geburtshelfer bedeutsamen statistischen Angaben wären unvollständig, würden an dieser Stelle nicht Hinweise auf

Geburtenfrequenz und Fortpflanzungsverhalten der Bevölkerung

der letzten Jahrzehnte gegeben. Für die Bundesrepublik Deutschland ist die Zahl der Geburten von 1950 bis 1986 aus der Abb. 1 zu erkennen. Mit dieser Entwicklung sind wir mit 9 Geburten auf 1000 Einwohner inzwischen zum geburtenärmsten Land der Erde geworden! Die Verminderung um die Hälfte innerhalb von 14 Jahren geht erwartungsgemäß mit einer *Kollektivänderung* in den geburtshilflichen Kliniken einher. So hat die an dem Geburtenrückgang u.a. beteiligte Abnahme der Mehr- und Vielgebärenden einige für diese Patientinnen charakteristische Komplikationen wie die Placenta praevia, die Querlagen und die atonischen Nachgeburtsblutungen seltener werden lassen. Die relative Zunahme der Erstgebärenden, aber auch des Gebäralters, hat indessen z.B. zu einer Frequenzzunahme bei den Beckenendlagen – im eigenen Kollektiv auf 5–6% – geführt. Nach

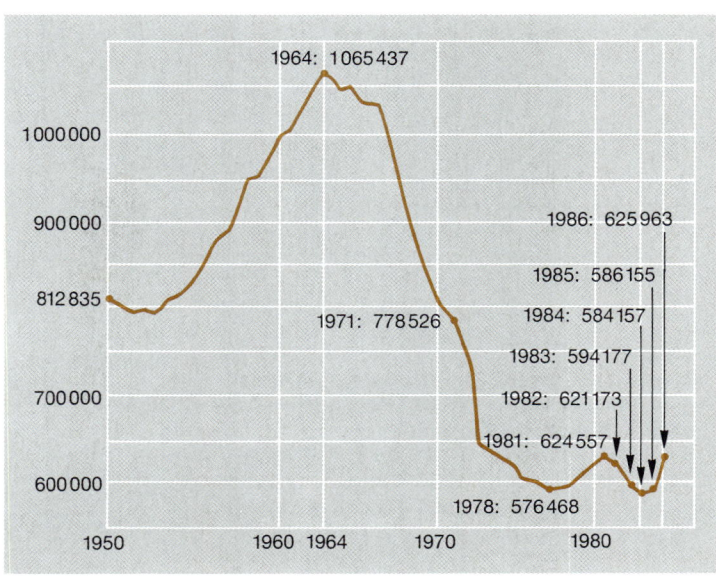

Abb. 1 Geburtenfrequenz in den Jahren 1950–1986 in der Bundesrepublik Deutschland und West-Berlin (Statistisches Bundesamt Wiesbaden)

Schätzung des Statistischen Bundesamtes (StBA 1985) ist für das Jahr 2000 mit 471 900, für das Jahr 2030 sogar nur noch mit 287 000 Lebendgeborenen in der Bundesrepublik zu rechnen. Es bedarf keiner Erläuterung, daß *das veränderte Fortpflanzungsverhalten auch die statistischen geburtshilflichen Ergebnisse beeinflußt.*

Literatur

Appel, W.: Die Therapie der thromboembolischen Erkrankungen in der Schwangerschaft und im Wochenbett. Gynäkologe 2 (1970) 189

Beck, A., C. Vutuc: Die Müttersterblichkeit in Österreich. Ber. Gynäkol. Geburtsh. 122 (1986) 870

Christian, W.: Fehlbildungen bei Neugeborenen. Fortschr. Med. 91 (1973) 1089

Dick, W., E. Traub, H. Baur, D. Konietzke: Anästhesiebedingte mütterliche Mortalität während der Geburt. Anästhesist 34 (1985) 481

Dietel, H., G. Keding: Müttersterblichkeit – auch heute noch ein Problem? Geburtsh. u. Frauenheilk. 36 (1976) 1

Dietel, H., G. Keding: Müttersterblichkeit – was brachte uns die Senkung? Geburtsh. u. Frauenheilk. 40 (1980) 487

Emmrich, P., E. Wötzel: Peripartale Mortalität im Sektionsgut des Pathologischen Instituts des Bereichs Medizin der Karl-Marx-Universität Leipzig von 1960–1982. Zbl. Gynäkol. 108 (1986) 291

Ewerbeck, H., P. Groneck: Das extrem unreife Frühgeborene – ein Dilemma für Geburtshelfer und Pädiater. Geburtsh. u. Frauenheilk. 43 (1983) 1. Sonderheft, S. 99

Fianu, St.: Maternal mortality in Sweden 1955–1974. Acta obstet. gynecol. scand. 57 (1978) 129

Friedman, E. A., M. R. Sachtleben: Prognostic significance of the labor pattern in multiparas. Amer. J. Obstet. Gynecol. 98 (1967) 466

Gibbs, C. E., W. E. Locke: Maternal deaths in Texas. 1969 to 1973. Amer. J. Obstet. Gynecol. 126 (1976) 687

de Haan, J., F. Smits: Home deliveries in the Netherlands, Present situation on sequelae. J. perinat. Med. 11 (1983) 3

Hillemanns, H. G., L. Quaas, M. Steiner: Perinatalmedizinische Möglichkeiten und Grenzen des geburtshilflichen Zentrums – eine Analyse der Ursachen perinataler Mortalität 1982–1985. Z. Geburtsh. Perinatol. 190 (1986) 215

Hochuli, E., J. Eberhard, O. Dubler: Fetales Monitoring im Rahmen der aktuellen geburtshilflichen Intensivüberwachung. Schweiz. med. Wschr. 106 (1976) 841

Hofer, U., E. Hochuli: Die schweren Infektionen in unserem geburtshilflich-gynäkologischen Patientinnengut inklusive Nosokomialinfekte (1972–1976). Geburtsh. u. Frauenheilk. 37 (1977) 168

Holzmann, K., H. Selbmann: Perinatale Mortalität versus Morbidität aus geburtshilflicher Sicht. Arch. Gynäkol. 228 (1979) 80

Huber, J., E. Reinold: Die perinatal verstorbenen Kinder in der 1. Universitäts-Frauenklinik Wien zwischen 1981 und 1983. Wien. med. Wschr. 135 (1985) 197

Huch, A., R. Huch, G. Duc, G. Rooth: Klinisches Management des „kleinen" Frühgeborenen (< 1500 g). Thieme, Stuttgart 1982

Hüter, J.: Die aktuelle mütterliche Sectio-Morbidität und -Mortalität in der BRD. Gynäkologe 8 (1975) 19

Kirchhoff, H.: Komplikationen beim legalen Schwangerschaftsabbruch. Med. Klin. 68 (1973) 1573

Kobes, A., J. Schüttauf, C. Vogel: Zur Entwicklung der Säuglingssterblichkeit und Totgeburtlichkeit im Bezirk Karl-Marx-Stadt. Dtsch. Gesundh.-Wes. 31 (1976) 433

Kollek, B., J. Korporal, A. Zink: Totgeburtlichkeit und Säuglingssterblichkeit ausländischer Kinder in West-Berlin. Gynäkologe 12 (1979) 181

Krause, W., C. Voitl, W. Voitl: Einfluß von Amnioskopie, Amniozentese und Mikroblutanalyse auf die perinatale Mortalität in den Jahren 1966–1970 an der Univ. Frauenklinik Jena. Zbl. Gynäkol. 95 (1973) 149

Krupski, I.: Häufigkeit von Hirnblutungen in der Perinatalperiode vor und nach Einsatz neuer Überwachungsmethoden. Geburtsh. u. Frauenheilk. 29 (1969) 58

Lechner, G., L. Hohenhauer, R. Bräutigam: Die perinatale Mortalität an der Landesfrauenklinik Linz 1972 bis 1974. Wien. med. Wschr. 125 (1975) 417

Leutner, R.: Gestorbene Säuglinge 1970 nach Körperlänge und Gewicht bei der Geburt sowie nach Todesursache. Mschr. Kinderheilk. 121 (1973) 559

Leutner, R.: Tendenzen der Säuglingssterblichkeit. Ärztl. Prax. 28 (1976) 1508

Leutner, R.: Lebend- und Totgeborene sowie gestorbene Säuglinge 1972 und 1973 nach Körperlänge und Gewicht bei der Geburt. Wirtschaft und Statistik (1976) 25

Maier, W.: Zur Frage des internationalen Vergleichs der perinatalen Sterblichkeit. Frauenarzt 15 (1974) 98

Martius, G.: Klinische Folgerungen. Arch. Gynäkol. 202 (1964) 391

Meister, H., G. Stark: Perinatale Mortalität kaum verändert. Ärztl. Prax. 27 (1975) 3620

Mendling, W., D. Heinrich: Die Müttersterblichkeit in der Rheinischen Landesfrauenklinik Wuppertal von 1917 bis 1979. Geburtsh. u. Frauenheilk. 41 (1981) 204

Moltz, L., K. Hanuszek: Zum Einfluß der Hypoxie auf die intrakranielle Blutung perinatal verstorbener Neugeborener. Zbl. Gynäkol. 95 (1973) 385

Mussio, T. J.: Primi gravidas under age 14. Amer. J. Obstet. Gynecol. 84 (1962) 442

Muth, H., H. Lehmann: Klinische Geburtshilfe und perinatale Sterblichkeit. Zbl. Gynäkol. 103 (1981) 334

Nolte, H.: Die lumbale und caudale Peridural- und Spinalanästhesie in der Geburtshilfe. Gynäkologe 9 (1976) 199

Ober, K. G.: Podiumsgespräch über Neuordnung der Geburtshilfe. Arch. Gynäkol. 204 (1967) 318

Reiffenstuhl, G., A. Staudach, K. Labacher: Analyse der perinatalen Mortalität und Konsequenzen. Zbl. Gynäkol. 104 (1982) 705

Rippmann, E. T.: Die mütterliche Mortalität der Jahre 1940–1963 im Frauenspital Basel. Gynaecologia (Basel) 160 (1965) 2

Rooth, G.: Konsequenzen für unsere Geburtshilfe aus dem schwedischen Beispiel. Ref. 2. Hamburger Symposion 4.–6. VI. 1982

Ruttensteiner, J., E. Golob: Die perinatale Mortalität 1969 bis 1979. Wien. med. Wschr. 132/1 (1982) 15

Simma, M., M. Vogel: Eine kyematopathologische Untersuchung perinataler Todesfälle. Z. Geburtsh. Perinatol. 191 (1987) 7

Tietze, K. W., H. Trull, U. Jaensch, E. Bartholomeyczik: Soziale Bedingungen der Inanspruchnahme von Schwangerenvorsorge. Gynäkologe 12 (1979) 143

Wagner, D.: Schwangerschaftsabbruch. Gesetzliche Grundlagen, Methoden, Komplikationen. Z. Allgemeinmed. 55 (1979) 1413

Aufgaben

1. Wie definiert der Geburtshelfer den Begriff der „Müttersterblichkeit"?
2. Wie hoch ist heute der Erwartungswert für die Müttersterblichkeit in der Bundesrepublik Deutschland?
3. Nennen Sie die wichtigsten Todesursachen der Müttersterbefälle!
4. Wie hoch schätzen Sie den Anteil der vermeidbaren Verblutungstodesfälle in der Geburtshilfe?
5. Welches ist die wirksame Möglichkeit, die extragenitalen Todesursachen im Verlauf der Gravidität zu vermindern?
6. Wie ist es zu erklären, daß Vielgebärende eine höhere Gefährdung aufweisen als Erstgebärende?
7. Definieren Sie den Begriff der „perinatalen Sterblichkeit" und stellen Sie ihn dem Begriff der „Säuglingssterblichkeit" gegenüber!
8. Wie erfolgt die Berechnung der perinatalen Sterblichkeit im Gegensatz zur Berechnung der Müttersterblichkeit?
9. Wie hoch liegt derzeit die perinatale Sterblichkeit unter optimalen geburtshilflichen Bedingungen?
10. Welche beiden Gefährdungsgruppen gehören zu den untergewichtigen Kindern?
11. Nennen Sie die 4 wichtigsten Todesursachen der perinatalen Sterblichkeit!
12. Welche diagnostischen Maßnahmen sind vordergründig für die Hypoxieprophylaxe von Bedeutung?
13. Welche Überlebenschance haben unter den heutigen geburtshilflichen und pädiatrischen Bedingungen Kinder mit einem Geburtsgewicht unter 1000 g?
14. Welche Konsequenzen haben wir aus der noch immer etwas überhöhten perinatalen Sterblichkeit in der Bundesrepublik zu ziehen?

22 Medikamente in der Schwangerschaft*

+ Medikamente, die nach derzeitigem Wissensstand in der Schwangerschaft risikolos angewandt werden können

(+) Medikamente, die nur nach Abwägung von Risiko und Nutzen in der Schwangerschaft angewandt werden dürfen

–– Medikamente, deren Anwendung in der Schwangerschaft immer kontraindiziert ist

---

Analgetika/Antirheumatika

Azetylsalizylsäure Aspirin, ASS ratiopharm	(+)	Im Tierversuch fasziale Spaltbildungen, beim Menschen keine erhöhte Fehlbildungsrate trotz umfangreicher Untersuchungen. Im 3. Trimenon kontraindiziert wegen potentieller Gerinnungsstörungen, tokolytischer Wirkung und vorzeitigem Verschluß des Ductus Botalli
Goldverbindungen	––	Im Tierversuch teratogen. Starke Nebenwirkungen
Metamizol Novalgin	(+)	Im 1. Trimenon kontraindiziert: vorz. Verschluß des Ductus Botalli. Agranulozytose des Neugeborenen?
Paracetamol Ben-u-ron, Paracetamol	+	
D-Penicillamin Metalcaptase	––	Im Tierversuch teratogen. Viele Nebenwirkungen!
Pethidin Dolantin	(+)	Atemdepression bei präpartualer Gabe (< 1 Stunde vor Geburt)

Antibakterielle Medikamente

Aminoglykoside
  Streptomycin Streptomycin
  Gentamicin Refobacin
  Tobramycin Gernebcin
	––	Akustikusschädigungen (bis zu 15%)

Chloramphenikol Paraxin, Chloramsaar	(+)	Im 3. Trimenon kontraindiziert: Gray-Syndrom des Neugeborenen
Clindamycin Sobelin	(+)	Sicherheit im 1. Trimenon nicht bewiesen

---

* Die Tabelle wurde von *Dr. M. Renk*, Geburtsh.-gynäk. Abt. des Martin-Luther-Krankenhauses Berlin, zusammengestellt.

Erythromyzin   +
  Erycinum, Erythrocin

Erythromyzinestolat   –– Cholestatische Hepatitis

Gyrasehemmer   –– Im Tierversuch irreversible Knorpelschädigung
  Ciprobay, Tarivid

Nalidixinsäure   –– Erhöhung des intrakraniellen Drucks beim
  Nogram   Neugeborenen, möglicherweise irreversible
                           Knorpelschädigung

Nitrofurantoin   (+) Kontraindiziert im 3. Trimenon: hämolytische
  Furadantin   Anämie des Neugeborenen möglich

Nitroimidazol u. Derivate   (+) Vorsicht im 1. Trimenon. Kanzerogen bisher
  Clont, Tiberal, Arilin   nur im Tierversuch

Penizillin   +

Spectinomyzin   +
  Stanilo

Sulfonamide   (+) Im 3. Trimenon kontraindiziert: Hämolyse und
                           Kernikterus. Wenn notwendig, nur kurzwirksa-
                           me Sulfonamide

Tetrazykline   –– Hemmung des Knochenwachstums, Gelbfär-
  Terramycin, Doxytablinen   bung der Zähne
  Terravenös, Klinomycin
  Vibramycin

Trimethoprim   (+) Folsäureantagonist, im Tierversuch teratogen
  in Bactrim, Eusaprim

Zephalosporine   +
  Panoral, Ceporexin
  Gramaxin, Claforan

Antiemetika/Antihistaminika

Dimenhydrinat   +
  Vomex A, Dramamine

Diphenhydramin   +   Durch prospektive Studien bei Schwangeren
  Sekundal D   gesichert

Doxylamin   +
  Hoggar N, Mereprine

Pheniramin   +
  Avil

Meclozin   (+) Augen- und Ohrfehlbildungen
  Bonamine

Antihypertensiva

Alphamethyldopa   + Medikament der 1. Wahl in der Schwanger-
  Presinol, Sembrina   schaft

Betablocker   (+) Intrauterine Wachstumsretardierung, neonata-
  Beloc, Dociton, Tenormin   le Hypoglykämie, Bradykardie und Atemde-
                           pression

Captopril   –– Keine Erfahrungen über Anwendung in der
  Lopirin   Schwangerschaft

Diazoxid Hypertonalum	(+)	Starke mütterliche Hypotonie, Hyperglykämie von Mutter und Fetus
Dihydralazin Nepresol	+	
Furosemid Lasix	––	Hämokonzentration, verschlechterte Plazentaperfusion. Elektrolytstörungen des Feten
Nifedipin	––	Keine Erfahrungen über Anwendung in der Schwangerschaft
Nitroprussidnatrium Nipride	––	Intrauteriner Tod durch Zyanidakkumulation
Reserpin Reserpin, Serpasil	(+)	Im 1. Trimenon Fehlbildungen möglich. Präpartual: Atemnot und Lethargie des Neugeborenen
Thiaziddiuretika	––	Thrombozytopenie des Neugeborenen. Verschlechterung der Plazentaperfusion
Triamteren Jatropur	––	Elektrolytstörungen des Feten

Antikoagulantien

Dikumarinderivate Marcumar, Sintrom	––	Warfarin-Embryopathie! ZNS-Störungen
Heparin Calciparin, Heparin-Na Liquemin	+	
Niedermolekulares Heparin	––	Bei kleinerer Molekülgröße Plazentagängigkeit und Blutungsgefahr des Feten? Bisher noch keine Erfahrungen in der Schwangerschaft

Antikonvulsiva

Karbamazepin Tegretal, Timonil	(+)	Mittel der Wahl bei Epilepsien?
Kombinationstherapie	––	Besonders hohes teratogenes Risiko!
Phenobarbital Luminal	+	In einer umfangreichen prospektiven Studie keine erhöhte Fehlbildungsrate. Gerinnungsstörfaktoren des Neugeborenen erniedrigt
Phenytoin Phenhydan, Zentropil	––	Fasziale Dysmorphie, fasziale Spaltbildung, Herzfehler, Hypoplasien der Extremitäten, retardierte geistige Entwicklung. Syndromfrequenz ca. 10%
Trimethadion Tridione	––	Trimethadion-Syndrom. Mikrozephalie, geistige Retardierung
Valproinsäure Ergenyl, Orfiril	(+)	Spina bifida in ca. 1%: Alpha-Fetoproteinbestimmung! Vereinzelt fasziale Dysmorphien

Antivirale Medikamente

Aciclovir Zovirax	––	Keine ausreichenden Erfahrungen. Im Tierversuch weder teratogen noch embryotoxisch

Antimykotika

Systemisch:

Griseofulvin	−− ⎤	Im Tierexperiment teratogen und embryoto-
Likuden M	⎥	xisch
Ketonazol	−− ⎥	
Nizoral	⎦	
Miconazol	(+)	Sicherheit nicht erwiesen

Lokal:

Daktar, Canesten, Tercospor	+	

Antiparasitäre Medikamente

Lindan	−−	Potentielle ZNS-Toxizität bei kutaner Resorp-
Jacutin		tion
Mebendazol	(+)	Im Tierversuch embryotoxisch und teratogen
Vermox		
Niclosamid	+	Wahrscheinlich sicher
Yomesan		
Pyrantelpalmoat	+	Nur geringe Resorption
Helmex		

Hormone

Allylestrenol	+	Keine Maskulinisierung
Gestanon		
Androgene und Gestagene mit	−−	Maskulinisierung des weiblichen Feten, nach
Androgeneffekt		der 12. SSW lediglich Klitorishypertrophie
Äthinylöstradiol	(+)	Kein negativer Effekt bekannt
Diäthylstilböstrol	−−	Vaginaladenosis mit möglicher maligner Entar-
		tung. Fertilitätsstörungen
Hydroxyprogesteron	+	Keine Maskulinisierung
Proluton, in Gravibinon		
Kortikosteroide	(+)	In der Frühschwangerschaft: Gaumenspalten-
Kortisonpräparate		bildung. Präpartual: Immunsuppression. Bei
		Dauertherapie möglichst Prednison oder Pred-
		nisolon (geringe Plazentagängigkeit)
Schilddrüsenhormon	+	
L-Thyroxin		

Psychopharmaka

Barbiturate	(+)	Präpartual: Atemdepression des Neugeborenen
Luminal		
Diazepam	(+)	Im 1. Trimenon fragliche Ursache für fasziale
Valium, Diazepam		Spaltbildungen. Präpartual: negative Auswir-
		kungen auf Muskeltonus, Wärmeregulation
		und Saugfähigkeit
Lithium	−−	Kropfbildung, Augenfehlbildung, Herz- und
		Gefäßfehlbildungen
Phenothiazine	(+)	Im 1. Trimenon fragliche Herz- und Gefäßfehl-
Atosil, Megaphen		bildungen. Präpartual: Icterus prolongatus

Trizyklische Antidepressiva Tofranil, Nortrilen	(+) Fragliche Fehlbildungen des ZNS und deren Extremitäten

Tokolytika

Alkohol	– – Sicher embryotoxisch und teratogen
Azetylsalizylsäure Aspirin, Aspisol	(+) Präpartual: Blutungsneigung, vorzeitiger Verschluß des Ductus Botalli. Beim Menschen bisher keine erhöhte Fehlbildungsrate, obwohl im Tierversuch fasziale Spaltbildungen aufgetreten sind
Beta-Sympathomimetika Partusisten, Ritodrine, Spiropent	+ Evtl. Verzögerung der Lungenreife
Magnesium Magnorbin, Mg 5-Sulfat	(+) Präpartual: Störung der neuromuskulären Überleitung, Muskelhypotonie und Atemdepression des Neugeborenen

Tuberkulostatika

Ethambutol Myambutol	(+) ⎤ Kombinationstherapie der Wahl in der Fetalperiode
Isoniazid Isozid, Neoteben	(+) ⎦ Fraglich teratogen
Rifampizin Rifa, Rifoldin	(+) Im Tierversuch in der Frühschwangerschaft teratogen. Möglichst vermeiden!

23 Anhang

Gesetz zum Schutze der erwerbstätigen Mutter (Mutterschutzgesetz – MuSchG)

In der Fassung der Bekanntmachung vom 18. April 1968

(BGBl. I S. 315/III 8052–1) zuletzt geändert durch Gesetz
vom 6. Dezember 1985 (BGBl. I S. 2154)

Erster Abschnitt. Allgemeine Vorschriften

§ 1. Geltungsbereich. Dieses Gesetz gilt
1. für Frauen, die in einem Arbeitsverhältnis stehen,
2. für weibliche in Heimarbeit Beschäftigte und ihnen Gleichgestellte (§ 1 Abs. 1 und 2 des Heimarbeitsgesetzes vom 14. März 1951 – Bundesgesetzbl. I S. 191 –), soweit sie am Stück mitarbeiten.

§ 2. Gestaltung des Arbeitsplatzes. (1) Wer eine werdende oder stillende Mutter beschäftigt, hat bei der Einrichtung und der Unterhaltung des Arbeitsplatzes einschließlich der Maschinen, Werkzeuge und Geräte und bei der Regelung der Beschäftigung die erforderlichen Vorkehrungen und Maßnahmen zum Schutze von Leben und Gesundheit der werdenden oder stillenden Mutter zu treffen.

(2) Wer eine werdende oder stillende Mutter mit Arbeiten beschäftigt, bei denen sie ständig stehen oder gehen muß, hat für sie eine Sitzgelegenheit zum kurzen Ausruhen bereitzustellen.

(3) Wer eine werdende oder stillende Mutter mit Arbeiten beschäftigt, bei denen sie ständig sitzen muß, hat ihr Gelegenheit zu kurzen Unterbrechungen ihrer Arbeit zu geben.

(4) Der Bundesminister für Arbeit und Sozialordnung wird ermächtigt, zur Vermeidung von Gesundheitsgefährdungen der werdenden oder stillenden Mütter oder ihrer Kinder durch Rechtsverordnung den Arbeitgeber zu verpflichten, Liegeräume für werdende oder stillende Mütter einzurichten und sonstige Maßnahmen zur Durchführung des in Absatz 1 enthaltenen Grundsatzes zu treffen.

(5) Unabhängig von den auf Grund des Absatzes 4 erlassenen Vorschriften kann die Aufsichtsbehörde in Einzelfällen anordnen, welche Vorkehrungen und Maßnahmen zur Durchführung des Absatzes 1 zu treffen sind.

Zweiter Abschnitt. Beschäftigungsverbote

§ 3. Beschäftigungsverbote für werdende Mütter. (1) Werdende Mütter dürfen nicht beschäftigt werden, soweit nach ärztlichem Zeugnis Leben oder Gesundheit von Mutter oder Kind bei Fortdauer der Beschäftigung gefährdet ist.

(2) Werdende Mütter dürfen in den letzten sechs Wochen vor der Entbindung nicht beschäftigt werden, es sei denn, daß sie sich zur Arbeitsleistung ausdrücklich bereit erklären; die Erklärung kann jederzeit widerrufen werden.

§ 4. Weitere Beschäftigungsverbote. (1) Werdende Mütter dürfen nicht mit schweren körperlichen Arbeiten und nicht mit Arbeiten beschäftigt werden, bei denen sie schädlichen Einwirkungen von gesundheitsgefährdenden Stoffen oder Strahlen, von Staub, Gasen oder Dämpfen, von Hitze, Kälte oder Nässe, von Erschütterungen oder Lärm ausgesetzt sind.

(2) Werdende Mütter dürfen insbesondere nicht beschäftigt werden
1. mit Arbeiten, bei denen regelmäßig Lasten

von mehr als 5 kg Gewicht oder gelegentlich Lasten von mehr als 10 kg Gewicht ohne mechanische Hilfsmittel von Hand gehoben, bewegt oder befördert werden. Sollen größere Lasten mit mechanischen Hilfsmitteln von Hand gehoben, bewegt oder befördert werden, so darf die körperliche Beanspruchung der werdenden Mutter nicht größer sein als bei Arbeiten nach Satz 1,

2. nach Ablauf des fünften Monats der Schwangerschaft mit Arbeiten, bei denen sie ständig stehen müssen, soweit diese Beschäftigung täglich vier Stunden überschreitet,

3. mit Arbeiten, bei denen sie sich häufig erheblich strecken oder beugen oder bei denen sie dauernd hocken oder sich gebückt halten müssen,

4. mit der Bedienung von Geräten und Maschinen aller Art mit hoher Fußbeanspruchung, insbesondere von solchen mit Fußantrieb,

5. mit dem Schälen von Holz,

6. mit Arbeiten, bei denen Berufserkrankungen im Sinne der Vorschriften über Ausdehnung der Unfallversicherung auf Berufskrankheiten entstehen können, sofern werdende Mütter infolge ihrer Schwangerschaft bei diesen Arbeiten in besonderem Maße der Gefahr einer Berufserkrankung ausgesetzt sind,

7. nach Ablauf des dritten Monats der Schwangerschaft auf Beförderungsmitteln,

8. mit Arbeiten, bei denen sie erhöhten Unfallgefahren, insbesondere der Gefahr auszugleiten, zu fallen oder abzustürzen, ausgesetzt sind.

(3) Die Beschäftigung von werdenden Müttern mit

1. Akkordarbeit und sonstigen Arbeiten, bei denen durch ein gesteigertes Arbeitstempo ein höheres Entgelt erzielt werden kann,

2. Fließarbeit mit vorgeschriebenem Arbeitstempo

ist verboten. Die Aufsichtsbehörde kann Ausnahmen bewilligen, wenn die Art der Arbeit und das Arbeitstempo eine Beeinträchtigung der Gesundheit von Mutter oder Kind nicht befürchten lassen. Die Aufsichtsbehörde kann die Beschäftigung für alle werdenden Mütter eines Betriebes oder einer Betriebsabteilung bewilligen, wenn die Voraussetzungen des Satzes 2 für alle im Betrieb oder in der Betriebsabteilung beschäftigten Frauen gegeben sind.

(4) Der Bundesminister für Arbeit und Sozialordnung wird ermächtigt, zur Vermeidung von Gesundheitsgefährdungen der werdenden oder stillenden Mütter und ihrer Kinder durch Rechtsverordnung[1]

1. Arbeiten zu bestimmen, die unter die Beschäftigungsverbote der Absätze 1 und 2 fallen,

2. weitere Beschäftigungsverbote für werdende und stillende Mütter vor und nach der Entbindung zu erlassen.

(5) Die Aufsichtsbehörde kann in Einzelfällen bestimmen, ob eine Arbeit unter die Beschäftigungsverbote der Ansätze 1 bis 3 oder einer vom Bundesminister für Arbeit und Sozialordnung gemäß Absatz 4 erlassenen Verordnung fällt. Sie kann in Einzelfällen die Beschäftigung mit bestimmten anderen Arbeiten verbieten.

§ 5. Mitteilungspflicht, ärztliches Zeugnis.

(1) Werdende Mütter sollen dem Arbeitgeber ihre Schwangerschaft und den mutmaßlichen Tag der Entbindung mitteilen, sobald ihnen ihr Zustand bekannt ist. Auf Verlangen des Arbeitgebers sollen sie das Zeugnis eines Arztes oder einer Hebamme vorlegen. Der Arbeitgeber hat die Aufsichtsbehörde unverzüglich von der Mitteilung der werdenden Mutter zu benachrichtigen. Er darf die Mitteilung der werdenden Mutter Dritten nicht unbefugt bekanntgeben.

(2) Für die Berechnung der in § 3 Abs. 2 bezeichneten Zeiträume vor der Entbindung ist das Zeugnis eines Arztes oder einer Hebamme maßgebend; das Zeugnis soll den mutmaßlichen Tag der Entbindung angeben. Irrt sich der Arzt oder die Hebamme über den Zeitpunkt der Entbindung, so verkürzt oder verlängert sich diese Frist entsprechend.

(3) Die Kosten für die Zeugnisse nach den Absätzen 1 und 2 trägt der Arbeitgeber.

§ 6. Beschäftigungsverbote nach der Entbindung.

(1) Wöchnerinnen dürfen bis zum Ablauf von acht Wochen nach der Entbindung nicht beschäftigt werden. Für Mütter nach Früh- und Mehrlingsgeburten verlängert sich diese Frist auf zwölf Wochen.

(2) Frauen, die in den ersten Monaten nach der Entbindung nach ärztlichem Zeugnis nicht voll leistungsfähig sind, dürfen nicht zu einer ihre Leistungsfähigkeit übersteigenden Arbeit herangezogen werden.

(3) Stillende Mütter dürfen mit den in § 4 Abs. 1 und Abs. 2 Nr. 1, 3, 4, 5, 6 und 8 sowie mit den in Abs. 3 Satz 1 genannten Arbeiten nicht

---

[1] Vgl. § 9 Druckluft V (Nr. **16**) und GefahrstoffVO (Nr. **15**)

beschäftigt werden. Die Vorschriften des § 4 Abs. 3 Satz 2 und 3 sowie Abs. 5 gelten entsprechend.

§ 7. Stillzeit. (1) Stillenden Müttern ist auf ihr Verlangen die zum Stillen erforderliche Zeit, mindestens aber zweimal täglich eine halbe Stunde oder einmal täglich eine Stunde freizugeben. Bei einer zusammenhängenden Arbeitszeit von mehr als acht Stunden soll auf Verlangen zweimal eine Stillzeit von mindestens fünfundvierzig Minuten oder, wenn in der Nähe der Arbeitsstätte keine Stillgelegenheit vorhanden ist, einmal eine Stillzeit von mindestens neunzig Minuten gewährt werden. Die Arbeitszeit gilt als zusammenhängend, soweit sie nicht durch eine Ruhepause von mindestens zwei Stunden unterbrochen wird.

(2) Durch die Gewährung der Stillzeit darf ein Verdienstausfall nicht eintreten. Die Stillzeit darf von stillenden Müttern nicht vor- oder nachgearbeitet und nicht auf die in der Arbeitszeitordnung[2] oder in anderen Vorschriften festgesetzten Ruhepausen angerechnet werden.

(3) Die Aufsichtsbehörde kann in Einzelfällen nähere Bestimmungen über Zahl, Lage und Dauer der Stillzeiten treffen; sie kann die Einrichtung von Stillräumen vorschreiben.

(4) Der Auftraggeber oder Zwischenmeister hat den in Heimarbeit Beschäftigten und den ihnen Gleichgestellten für die Stillzeit ein Entgelt von 75 vom Hundert eines durchschnittlichen Stundenverdienstes, mindestens aber 0,75 Deutsche Mark für jeden Werktag zu zahlen. Ist die Frau für mehrere Auftraggeber oder Zwischenmeister tätig, so haben diese das Entgelt für die Stillzeit zu gleichen Teilen zu gewähren. Auf das Entgelt finden die Vorschriften der §§ 23 bis 25 des Heimarbeitsgesetzes vom 14. März 1951 (Bundesgesetzbl. I S. 191) über den Entgeltschutz Anwendung.

§ 8. Mehrarbeit, Nacht- und Sonntagsarbeit.
(1) Werdende und stillende Mütter dürfen nicht mit Mehrarbeit, nicht in der Nacht zwischen 20 und 6 Uhr und nicht an Sonn- und Feiertagen beschäftigt werden. Das Verbot der Sonn- und Feiertagsarbeit gilt nicht für werdende und stil-

---

[2] Abgedruckt unter Nr. 1.

lende Mütter, die im Familienhaushalt mit hauswirtschaftlichen Arbeiten beschäftigt werden.

(2) Mehrarbeit im Sinne des Absatzes 1 ist jede Arbeit, die
1. von den im Familienhaushalt mit hauswirtschaftlichen Arbeiten und den in der Landwirtschaft Beschäftigten über 9 Stunden täglich oder 102 Stunden in der Doppelwoche,
2. von Frauen unter 18 Jahren über 8 Stunden täglich oder 80 Stunden in der Doppelwoche,
3. von sonstigen Frauen über 8½ Stunden täglich oder 90 Stunden in der Doppelwoche
hinaus geleistet wird. In die Doppelwoche werden die Sonntage eingerechnet.

(3) Abweichend vom Nachtarbeitsverbot des Absatzes 1 dürfen werdende Mütter in den ersten vier Monaten der Schwangerschaft und stillende Mütter beschäftigt werden
1. in Gast- und Schankwirtschaften und im übrigen Beherbergungswesen bis 22 Uhr,
2. in der Landwirtschaft mit dem Melken von Vieh ab 5 Uhr.

(4) Im Verkehrswesen, in Gast- und Schankwirtschaften und im übrigen Beherbergungswesen, in Krankenpflege- und in Badeanstalten, bei Musikaufführungen, Theatervorstellungen, anderen Schaustellungen, Darbietungen oder Lustbarkeiten dürfen werdende oder stillende Mütter, abweichend von Absatz 1, an Sonn- und Feiertagen beschäftigt werden, wenn ihnen in jeder Woche einmal eine ununterbrochene Ruhezeit von mindestens 24 Stunden im Anschluß an eine Nachtruhe gewährt wird.

(5) An in Heimarbeit Beschäftigte und ihnen Gleichgestellte, die werdende oder stillende Mütter sind, darf Heimarbeit nur in solchem Umfang und mit solchen Fertigungsfristen ausgegeben werden, daß sie von der werdenden Mutter voraussichtlich während einer achtstündigen Tagesarbeitszeit, von der stillenden Mutter voraussichtlich während einer 7¼ stündigen Tagesarbeitszeit an Werktagen ausgeführt werden kann. Die Aufsichtsbehörde kann in Einzelfällen nähere Bestimmungen über die Arbeitsmenge treffen; falls ein Heimarbeitsausschuß besteht, hat sie diesen vorher zu hören.

(6) Die Aufsichtsbehörde kann in begründeten Einzelfällen Ausnahmen von den vorstehenden Vorschriften zulassen.

Abschnitt 2a. Mutterschaftsurlaub

§§ 8a–8d. *(aufgehoben)*[3]

§ 9. Kündigungsverbot. (1)[4] Die Kündigung gegenüber einer Frau während der Schwangerschaft und bis zum Ablauf von vier Monaten nach der Entbindung ist unzulässig, wenn dem Arbeitgeber zur Zeit der Kündigung die Schwangerschaft oder Entbindung bekannt war oder innerhalb zweier Wochen nach Zugang der Kündigung mitgeteilt wird. Die Vorschrift des Satz 1 gilt nicht für Frauen, die von demselben Arbeitgeber im Familienhaushalt mit hauswirtschaftlichen, erzieherischen oder pflegerischen Arbeiten in einer ihre Arbeitskraft voll in Anspruch nehmenden Weise beschäftigt werden, nach Ablauf des fünften Monats der Schwangerschaft; sie gilt für Frauen, die den in Heimarbeit Beschäftigten gleichgestellt sind, nur, wenn sich die Gleichstellung auch auf den Neunten Abschnitt – Kündigung – des Heimarbeitsgesetzes vom 14. März 1951 (Bundesgesetzbl. I S. 191) erstreckt.

(2) Kündigt eine schwangere Frau, gilt § 5 Abs. 1 Satz 3 entsprechend.

(3) Die für den Arbeitsschutz zuständige oberste Landesbehörde oder die von ihr bestimmte Stelle kann in besonderen Fällen ausnahmsweise die Kündigung für zulässig erklären. Der Bundesminister für Arbeit und Sozialordnung wird ermächtigt, mit Zustimmung des Bundesrates allgemeine Verwaltungsvorschriften zur Durchführung des Satzes 1 zu erlassen.

(4) In Heimarbeit Beschäftigte und ihnen Gleichgestellte dürfen während der Schwangerschaft und bis zum Ablauf von vier Monaten nach der Entbindung nicht gegen ihren Willen bei der Ausgabe von Heimarbeit ausgeschlossen werden; die Vorschriften der §§ 3, 4, 6 und 8 Abs. 5 bleiben unberührt.

§ 9a. *(aufgehoben)*[3]

§ 10. Erhaltung von Rechten. (1)[3] Eine Frau kann während der Schwangerschaft und während der Schutzfrist nach der Entbindung (§ 6 Abs. 1) das Arbeitsverhältnis ohne Einhaltung einer Frist zum Ende der Schutzfrist nach der Entbindung kündigen.

(2) Wird das Arbeitsverhältnis nach Absatz 1 aufgelöst und wird die Frau innerhalb eines Jahres nach der Entbindung in ihrem bisherigen Betrieb wieder eingestellt, so gilt, soweit Rechte aus dem Arbeitsverhältnis von der Dauer der Betriebs- oder Berufszugehörigkeit oder von der Dauer der Beschäftigungs- oder Dienstzeit abhängen, das Arbeitsverhältnis als nicht unterbrochen. Dies gilt nicht, wenn die Frau in der Zeit von der Auflösung des Arbeitsverhältnisses bis zur Wiedereinstellung bei einem anderen Arbeitgeber beschäftigt war.

Vierter Abschnitt. Leistungen

§ 11. Arbeitsentgelt bei Beschäftigungsverboten. (1) Den unter den Geltungsbereich des § 1 fallenden Frauen ist, soweit sie nicht Mutterschaftsgeld nach den Vorschriften der Reichsversicherungsordnung[5] beziehen können, vom Arbeitgeber mindestens der Durchschnittsverdienst der letzten dreizehn Wochen oder der letzten drei Monate vor Beginn des Monats, in dem die Schwangerschaft eingetreten ist, weiter zu gewähren, wenn sie wegen eines Beschäftigungsverbots nach § 3 Abs. 1, §§ 4, 6 Abs. 2 oder 3 oder wegen des Mehr-, Nacht- oder Sonntagsarbeitsverbots nach § 8 Abs. 1, 3 oder 5 teilweise oder völlig mit der Arbeit aussetzen. Dies gilt auch, wenn wegen dieser Verbote die Beschäftigung oder die Entlohnungsart wechselt. Wird das Arbeitsverhältnis erst nach Eintritt der Schwangerschaft begonnen, so ist der Durchschnittsverdienst aus dem Arbeitsentgelt der ersten dreizehn Wochen oder drei Monate der Beschäftigung zu berechnen. Hat das Arbeitsverhältnis nach Satz 1 oder 3 kürzer gedauert, so ist der kürzere Zeitraum der Berechnung zugrunde zu legen. Zeiten, in denen kein Arbeitsentgelt erzielt wurde, bleiben außer Betracht.

(2) Bei Verdiensterhöhungen nicht nur vor-

---

[3] Die §§ 8a, 8b, 8c, 8d, 9a, 10 Abs. 1 Satz 2 und § 13 Abs. 3 wurden aufgehoben durch § 38 Nr. 1 BErzGG vom 6.12.1985; vgl. jetzt §§ 7, 15ff. BErzGG, abgedruckt unter Nr. 9a.

[4] Gem. Entscheidung des Bundesverfassungsgerichts vom 31.1.1980 (BGBl. I S. 147) ist § 9 Abs. 1 Satz 1 insoweit mit Artikel 6 Absatz 4 des Grundgesetzes unvereinbar, als diese Norm den besonderen Kündigungsschutz Arbeitnehmerinnen entzieht, die im Zeitpunkt der Kündigung schwanger sind, ihren Arbeitgeber hierüber unverschuldet nicht innerhalb zweier Wochen nach Zugang der Kündigung unterrichten, dies aber unverzüglich nachholen.

[5] Abgedruckt unter Nr. 9b.

übergehender Natur, die während oder nach Ablauf des Berechnungszeitraums eintreten, ist von dem erhöhten Verdienst auszugehen. Verdienstkürzungen, die im Berechnungszeitraum infolge von Kurzarbeit, Arbeitsausfällen oder unverschuldeter Arbeitsversäumnis eintreten, bleiben für die Berechnung des Durchschnittsverdienstes außer Betracht.

(3) Die Vorschriften der Absätze 1 und 2 finden keine Anwendung auf Frauen, die nicht dauernd von demselben Arbeitgeber im Familienhaushalt mit hauswirtschaftlichen Arbeiten in einer ihre Arbeitskraft voll in Anspruch nehmenden Weise beschäftigt werden.

(4) Der Bundesminister für Arbeit und Sozialordnung wird ermächtigt, durch Rechtsverordnung Vorschriften über die Berechnung des Durchschnittsverdienstes im Sinne der Absätze 1 und 2 zu erlassen.

§ 12. Sonderunterstützung für im Familienhaushalt Beschäftigte. (1) Im Familienhaushalt beschäftigte Frauen, deren Arbeitsverhältnis vom Arbeitgeber nach Ablauf des fünften Monats der Schwangerschaft durch Kündigung aufgelöst worden ist (§ 9 Abs. 1 Satz 2 Halbsatz 1), erhalten vom Zeitpunkt der Auflösung des Arbeitsverhältnisses an bis zum Einsetzen der Leistungen des Mutterschaftsgeldes eine Sonderunterstützung zu Lasten des Bundes. Als Sonderunterstützung wird das um die gesetzlichen Abzüge verminderte durchschnittliche kalendertägliche Arbeitsentgelt der letzten drei abgerechneten Kalendermonate, bei wöchentlicher Abrechnung der letzten dreizehn abgerechneten Wochen vor dem Zeitpunkt der Auflösung des Arbeitsverhältnisses gewährt. Hat das Arbeitsverhältnis kürzer gedauert, so ist der kürzere Zeitraum der Berechnung zugrunde zu legen. Einmalig gezahltes Arbeitsentgelt (§ 385 Abs. 1 a der Reichsversicherungsordnung) sowie Tage, an denen infolge von Kurzarbeit, Arbeitsausfällen oder unverschuldeter Arbeitsversäumnis kein oder ein vermindertes Arbeitsentgelt erzielt wurde, bleiben außer Betracht. Ist danach eine Berechnung nicht möglich, so ist das durchschnittliche kalendertägliche Arbeitsentgelt einer gleichartig Beschäftigten zugrunde zu legen. Die Sonderunterstützung beträgt mindestens 3,50 Deutsche Mark für den Kalendertag.

(2) Die Sonderunterstützung wird von der Krankenkasse gezahlt, bei der die im Familienhaushalt beschäftigte Frau versichert ist. Im Familienhaushalt beschäftigte Frauen, die nicht in der gesetzlichen Krankenversicherung versichert sind, wird sie von der Allgemeinen Ortskrankenkasse ihres Wohnortes gezahlt; *besteht am Wohnort keine Allgemeine Ortskrankenkasse, dann wird sie von der Landkrankenkasse gezahlt.*[6]

(3) die Vorschriften der §§ 200c und 200d der Reichsversicherungsordnung[7] gelten mit der Maßgabe entsprechend, daß der Bund den Kassen die nachgewiesenen Aufwendungen für die Sonderunterstützung in vollem Umfang erstattet.

§ 13. Mutterschaftsgeld. (1) Frauen, die in der gesetzlichen Krankenversicherung versichert sind, erhalten für die Zeit der Schutzfristen des § 3 Abs. 2 und des § 6 Abs. 1 Mutterschaftsgeld nach den Vorschriften der Reichsversicherungsordnung[7] oder des Gesetzes über die Krankenversicherung der Landwirte über das Mutterschaftsgeld.

(2) Frauen, die nicht in der gesetzlichen Krankenversicherung versichert sind, erhalten, wenn sie bei Beginn der Schutzfrist nach § 3 Abs. 2 in einem Arbeitsverhältnis stehen oder in Heimarbeit beschäftigt sind oder ihr Arbeitsverhältnis während ihrer Schwangerschaft vom Arbeitgeber zulässig aufgelöst worden ist, für die Zeit der Schutzfristen des § 3 Abs. 2 und des § 6 Abs. 1 Mutterschaftsgeld zu Lasten des Bundes in entsprechender Anwendung der Vorschriften der Reichsversicherungsordnung[5] über das Mutterschaftsgeld, höchstens jedoch insgesamt vierhundert Deutsche Mark. Das Mutterschaftsgeld wird diesen Frauen vom Bundesversicherungsamt gezahlt.

(3) *(aufgehoben)*[8]

§ 14. Zuschuß zum Mutterschaftsgeld. (1) Frauen, die Anspruch auf Mutterschaftsgeld nach § 200 Reichsversicherungsordnung, § 27 Gesetz über die Krankenversicherung der Landwirte oder § 13 Abs. 2 haben, erhalten für die Zeit der Schutzfristen des § 3 Abs. 2 und § 6 Abs. 1 von ihrem Arbeitgeber einen Zuschuß in Höhe des Unterschiedsbetrages zwischen 25 Deutsche Mark und dem um die gesetzlichen Abzüge verminderten durchschnittlichen kalendertäglichen Arbeitsentgelt. Das durchschnittli-

---

[5,7] Abgedruckt unter Nr. **9b.**

[6] Durch Gesetz vom 10.8.1972 (BGBl. I S. 1433) haben die Landkrankenkassen aufgehört zu existieren.

[8] Siehe Fn. 3.

che kalendertägliche Arbeitsentgelt ist aus den letzten drei abgerechneten Kalendermonaten, bei wöchentlicher Abrechnung aus den letzten dreizehn abgerechneten Wochen vor Beginn der Schutzfrist nach § 3 Abs. 2 zu berechnen. Einmalig gezahltes Arbeitsentgelt (§ 385 Abs. 1 a der Reichsversicherungsordnung) sowie Tage, an denen infolge von Kurzarbeit, Arbeitsausfällen oder unverschuldeter Arbeitsversäumnis kein oder ein vermindertes Arbeitsentgelt erzielt wurde, bleiben außer Betracht. Ist danach eine Berechnung nicht möglich, so ist das durchschnittliche kalendertägliche Arbeitsentgelt einer gleichartig Beschäftigten zugrunde zu legen.

(2) Frauen, deren Arbeitsverhältnis während ihrer Schwangerschaft oder während der Schutzfrist des § 6 Abs. 1 vom Arbeitgeber zulässig aufgelöst worden ist, erhalten den Zuschuß nach Absatz 1 zu Lasten des Bundes von der für die Zahlung des Mutterschaftsgeldes zuständigen Stelle.

(3)[9] Kann der Arbeitgeber seine Verpflichtung zur Zahlung des Zuschusses nach Absatz 1 für die Zeit nach Eröffnung des Konkursverfahrens oder nach rechtskräftiger Abweisung des Konkurseröffnungsantrages mangels Masse bis zur zulässigen Auflösung des Arbeitsverhältnisses wegen Zahlungsunfähigkeit nicht erfüllen, erhalten die Frauen den Zuschuß zu Lasten des Bundes von der für die Zahlung des Mutterschaftsgeldes zuständigen Stelle.

§ 15. Sonstige Leistungen der Mutterschaftshilfe. (1) Frauen, die in der gesetzlichen Krankenversicherung versichert sind, erhalten auch die sonstigen Leistungen der Mutterschaftshilfe nach den Vorschriften der Reichsversicherungsordnung oder des Gesetzes über die Krankenversicherung der Landwirte.

(2) Zu den sonstigen Leistungen der Mutterschaftshilfe gehören:
1. ärztliche Betreuung und Hilfe sowie Hebammenhilfe,
2. Versorgung mit Arznei-, Verband- und Heilmitteln,
3. Pauschbeträge für die im Zusammenhang mit der Entbindung entstehenden Aufwendungen,
4. Pflege in einer Entbindungs- oder Krankenanstalt sowie Hilfe und Wartung durch Hauspflegerinnen.

§ 16. Freizeit für Untersuchungen. Der Arbeitgeber hat der Frau die Freizeit zu gewähren, die zur Durchführung der Untersuchungen im Rahmen der Mutterschaftshilfe erforderlich ist. Ein Entgeltausfall darf hierdurch nicht eintreten.

§ 17. *(aufgehoben)*

---

[9] § 14 Abs. 3, angefügt durch BErzGG vom 6.12.1985, ist am 1. Januar 1986 mit der Maßgabe in Kraft getreten, daß die Rechtsänderung erstmalig für Fälle gilt, in denen die Voraussetzung für die Auszahlung des Zuschusses zu Lasten des Bundes im Sinne des § 14 Abs. 3 des Mutterschutzgesetzes nach dem 31. Dezember 1985 erfüllt wurde (vgl. § 41 BErzGG, abgedruckt unter Nr. 9 a).

Fünfter Abschnitt. Durchführung des Gesetzes

§ 18. Auslage des Gesetzes. (1) In Betrieben und Verwaltungen, in denen regelmäßig mehr als drei Frauen beschäftigt werden, ist ein Abdruck dieses Gesetzes an geeigneter Stelle zur Einsicht auszulegen oder auszuhängen.

(2) Wer Heimarbeit ausgibt oder abnimmt, hat in den Räumen der Ausgabe und Abnahme einen Abdruck dieses Gesetzes an geeigneter Stelle zur Einsicht auszulegen oder auszuhängen.

§ 19. Auskunft. (1) Der Arbeitgeber ist verpflichtet, der Aufsichtsbehörde auf Verlangen
1. die zur Erfüllung der Aufgaben dieser Behörde erforderlichen Angaben wahrheitsgemäß und vollständig zu machen,
2. die Unterlagen, aus denen Namen, Beschäftigungsart und -zeiten der werdenden und stillenden Mütter sowie Lohn- und Gehaltszahlungen ersichtlich sind, und alle sonstigen Unterlagen, die sich auf die zu Nummer 1 zu machenden Angaben beziehen, zur Einsicht vorzulegen oder einzusenden.

(2) Die Unterlagen sind mindestens bis zum Ablauf von zwei Jahren nach der letzten Eintragung aufzubewahren.

§ 20. Aufsichtsbehörden. (1) Die Aufsicht über die Ausführung der Vorschriften dieses Gesetzes und der auf Grund dieses Gesetzes erlassenen Vorschriften obliegt den nach Landesrecht zuständigen Behörden (Aufsichtsbehörden).

(2) Die Aufsichtsbehörden haben dieselben Befugnisse und Obliegenheiten wie nach § 139 b der Gewerbeordnung die dort genannten besonderen Beamten. Das Grundrecht der Unverletzlichkeit der Wohnung (Artikel 13 des Grundgesetzes) wird insoweit eingeschränkt.

Sechster Abschnitt. Straftaten und Ordnungswidrigkeiten

§ 21. Straftaten und Ordnungswidrigkeiten.
(1) Ordnungswidrig handelt der Arbeitgeber, der vorsätzlich oder fahrlässig

1. den Vorschriften der §§ 3, 4 Abs. 1 bis 3 Satz 1 oder § 6 Abs. 1 bis 3 Satz 1 über die Beschäftigungsverbote vor und nach der Entbindung,
2. den Vorschriften des § 7 Abs. 1 Satz 1 oder Abs. 2 Satz 2 über die Stillzeit,
3. den Vorschriften des § 8 Abs. 1 Satz 1 oder Abs. 3 bis 5 Satz 1 über Mehr-, Nacht- oder Sonntagsarbeit,
4. den auf Grund des § 4 Abs. 4 erlassenen Vorschriften, soweit sie für einen bestimmten Tatbestand auf diese Bußgeldvorschrift verweisen,
5. einer vollziehbaren Verfügung der Aufsichtsbehörde nach § 2 Abs. 5, § 4 Abs. 5, § 6 Abs. 3 Satz 2, § 7 Abs. 3 oder § 8 Abs. 5 Satz 2 Halbsatz 1,
6. den Vorschriften des § 5 Abs. 1 Satz 3 über die Benachrichtigung,
7. der Vorschrift des § 16 Satz 1 über die Freizeit für Untersuchungen oder

8. den Vorschriften des § 18 über die Auslage des Gesetzes oder des § 19 über die Einsicht, Aufbewahrung und Vorlage der Unterlagen und über die Auskunft

zuwiderhandelt.

(2) Die Ordnungswidrigkeit nach Absatz 1 Nr. 1 bis 5 kann mit einer Geldbuße bis zu fünftausend Deutsche Mark, die Ordnungswidrigkeit nach Absatz 1 Nr. 6 bis 8 mit einer Geldbuße bis zu tausend Deutsche Mark geahndet werden.

(3) Wer vorsätzlich eine der in Absatz 1 Nr. 1 bis 5 bezeichneten Handlungen begeht und dadurch die Frau in ihrer Arbeitskraft oder Gesundheit gefährdet, wird mit Freiheitsstrafe bis zu einem Jahr oder mit Geldstrafe bestraft.

(4) Wer in den Fällen des Absatzes 3 die Gefahr fahrlässig verursacht, wird mit Freiheitsstrafe bis zu sechs Monaten oder mit Geldstrafe bis zu einhundertachtzig Tagessätzen bestraft.

§ 22., 23. *(aufgehoben)*

Siebenter Abschnitt. Schlußvorschriften

§ 24. In Heimarbeit Beschäftigte. Für die in Heimarbeit Beschäftigten und die ihnen Gleichgestellten gelten

1. die §§ 3, 4 und 6 mit der Maßgabe, daß an die Stelle der Beschäftigungsverbote das Verbot der Ausgabe von Heimarbeit tritt,
2. § 2 Abs. 4, § 5 Abs. 1 und 3, § 9 Abs. 1, § 11 Abs. 1, § 13 Abs. 2 und 3, die §§ 14, 16, 19 Abs. 1 und § 21 Abs. 1 mit der Maßgabe, daß

an die Stelle des Arbeitgebers der Auftraggeber oder Zwischenmeister tritt.

§ 25. Geltung im Land Berlin. Dieses Gesetz und die auf Grund dieses Gesetzes erlassenen und noch zu erlassenden Rechtsverordnungen gelten auch im Land Berlin, sobald es gemäß Artikel 87 Abs. 2 seiner Verfassung die Anwendung dieses Gesetzes beschlossen hat.

Mutterschaftsrichtlinien

Richtlinien des Bundesausschusses der Ärzte und Krankenkassen über die ärztliche Betreuung während der Schwangerschaft und nach der Entbindung in der Neufassung vom 10. Dezember 1985

(Die Änderungen bzw. Ergänzungen gegenüber der bisher geltenden Fassung sind halbfett hervorgehoben.)

Die vom Bundesausschuß der Ärzte und Krankenkassen gemäß § 368 p Abs. 1 in Verbindung mit § 196 der Reichsversicherungsordnung (RVO) bzw. § 23 des Gesetzes über die Krankenversicherung der Landwirte (KVLG)* beschlossenen Richtlinien dienen der Sicherung einer nach den Regeln der ärztlichen Kunst zweckmäßigen, ausreichenden und wirtschaftlichen ärztlichen Betreuung (§ 182 Abs. 2 RVO bzw. § 13

* § 196 RVO und § 23 KVLG
(1) Die Versicherte hat während der Schwangerschaft und nach der Entbindung Anspruch auf ärztliche Betreuung und auf Hebammenhilfe. Zur ärztlichen Betreuung während der Schwangerschaft gehören insbesondere Untersuchungen zur Feststellung der Schwangerschaft, Vorsorgeuntersuchungen einschließlich der laborärztlichen Untersuchungen; das Nähere über die Gewähr für ausreichende und zweckmäßige ärztliche Betreuung sowie über die dazu erforderlichen Aufzeichnungen und Bescheinigungen während der Schwangerschaft und nach der Entbindung regelt der Bundesausschuß der Ärzte und Krankenkassen im Rahmen seiner Richtlinien (§ 368 p).

(2) Bei der Entbindung wird Hilfe durch eine Hebamme und, falls erforderlich, durch einen Arzt gewährt.

Abs. 2 KVLG und § 368 e RVO)** der Versicherten und ihrer Angehörigen während der Schwangerschaft und nach der Entbindung. Die Kosten trägt die Versichertengemeinschaft. Zum Zwecke der sinnvollen Verwendung der Gemeinschaftsmittel sollen die folgenden Richtlinien beachtet werden.

Allgemeines

1. Durch die ärztliche Betreuung während der Schwangerschaft und nach der Entbindung sollen mögliche Gefahren für Leben und Gesundheit von Mutter oder Kind abgewendet sowie Gesundheitsstörungen rechtzeitig erkannt und der Behandlung zugeführt werden.

Vorrangiges Ziel der ärztlichen Schwangerenvorsorge ist die frühzeitige Erkennung von Risikoschwangerschaften und Risikogeburten.

2. Zur notwendigen Aufklärung über den Wert dieser den Erkenntnissen der medizinischen Wissenschaft entsprechenden ärztlichen Betreuung während der Schwangerschaft und nach der Entbindung sollen Ärzte, Krankenkassen und Hebammen zusammenwirken.

3. Die an den kassenärztlichen Versorgung teilnehmenden Ärzte treffen ihre Maßnahmen der ärztlichen Betreuung während der Schwangerschaft und nach der Entbindung nach pflichtgemäßem Ermessen innerhalb des durch Gesetz bestimmten Rahmens. Die Ärzte sollen diese Richtlinien beachten, um den Versicherten und ihren Angehörigen eine nach den Regeln der ärztlichen Kunst zweckmäßige und ausreichende ärztliche Betreuung während der Schwangerschaft und nach der Entbindung unter Vermeidung entbehrlicher Kosten zukommen zu lassen.

** § 182 Abs. 2 RVO und § 13 Abs. 2 KVLG
Die Krankenpflege muß ausreichend und zweckmäßig sein; sie darf jedoch das Maß des Notwendigen nicht überschreiten.

§ 368 e RVO
Der Versicherte hat Anspruch auf die ärztliche Versorgung, die zur Heilung oder Linderung nach den Regeln der ärztlichen Kunst zweckmäßig und ausreichend ist (§ 182 Abs. 2 und § 13 Abs. 2 KVLG). Leistungen, die für die Erzielung des Heilerfolges nicht notwendig oder unwirtschaftlich sind, kann der Versicherte nicht beanspruchen, der an der kassenärztlichen Versorgung teilnehmende Arzt darf sie nicht bewirken oder verordnen; die Kasse darf sie nachträglich nicht bewilligen. Die Sätze 1 und 2 gelten bei Maßnahmen zur Früherkennung von Krankheiten und bei ärztlichen Maßnahmen nach den §§ 200 e und 200 f entsprechend.

4. Die Maßnahmen nach diesen Richtlinien dürfen nur diejenigen Ärzte ausführen, welche die vorgesehenen Leistungen auf Grund ihrer Kenntnisse und Erfahrungen erbringen können, nach der ärztlichen Berufsordnung dazu berechtigt sind und über die erforderlichen Einrichtungen verfügen. Sofern ein Arzt Maßnahmen nach Abschnitt A 5 sowie Einzelmaßnahmen nach Abschnitt B, C und D nicht selbst ausführen kann, sollen diese von solchen Ärzten ausgeführt werden, die über die entsprechenden Kenntnisse und Einrichtungen verfügen.

5. Die an der kassenärztlichen Versorgung teilnehmenden Ärzte haben darauf hinzuwirken, daß für sie tätig werdende Vertreter diese Richtlinien kennen und beachten.

6. Es sollen nur Maßnahmen angewendet werden, deren diagnostischer und vorbeugender Wert ausreichend gesichert ist; eine Erprobung auf Kosten der Versichertengemeinschaft ist unzulässig.

7. Ärztliche Betreuung im Sinne der §§ 196 RVO und 23 KVLG sind solche Maßnahmen, welche der Überwachung des Gesundheitszustandes der Schwangeren bzw. Wöchnerinnen dienen, soweit sie nicht ärztliche Behandlung im Sinne der §§ 182 RVO und 13 KVLG darstellen. Im einzelnen gehören zu der Betreuung:
a) Untersuchungen zum Zwecke der Feststellung der Schwangerschaft sowie Untersuchungen und Beratungen während der Schwangerschaft (s. Abschnitt A)
b) Frühzeitige Erkennung und besondere Überwachung von Risikoschwangerschaften – amnioskopische und kardiotokographische Untersuchungen, Ultraschalldiagnostik, Fruchtwasseruntersuchungen usw. – (s. Abschnitt B)
c) Serologische Untersuchungen auf Infektionen wie Lues und Röteln sowie bei gefährdeten Personen auf Hepatitis B und bei begründetem Verdacht auf Toxoplasmose und andere latente Infektionen, des weiteren blutgruppenserologische Untersuchungen während der Schwangerschaft (s. Abschnitt C)
d) Blutgruppenserologische Untersuchungen nach Geburt oder Fehlgeburt und Anti-D-Immunglobulin-Prophylaxe (s. Abschnitt D)
e) Untersuchungen und Beratungen der Wöchnerin (s. Abschnitt F)
f) Medikamentöse Maßnahmen und Verordnungen von Verband- und Heilmitteln (s. Abschnitt G)

g) Aufzeichnungen und Bescheinigungen (s. Abschnitt H)

A. Feststellung der Schwangerschaft, Untersuchungen und Beratungen sowie sonstige Maßnahmen während der Schwangerschaft

1. Die Feststellung der Schwangerschaft soll in der Regel durch die bimanuelle Untersuchung erfolgen. Ein immunochemischer Schwangerschaftsnachweis soll nur bei medizinischer Indikation durchgeführt werden.
Nach Feststellung der Schwangerschaft soll die Schwangere in ausreichendem Maße ärztlich untersucht und beraten werden.

2. Die erste Untersuchung nach Feststellung der Schwangerschaft sollte möglichst frühzeitig erfolgen. Sie umfaßt:
a) Die Familienanamnese, die Eigenanamnese, die Arbeits- und Sozialanamnese;
b) die Allgemeinuntersuchung, die gynäkologische Untersuchung und weitere diagnostische Maßnahmen: Blutdruckmessung, Feststellung des Körpergewichts, Untersuchung des Mittelstrahlurins auf Eiweiß, Zucker und Sediment, ggf. bakteriologische Untersuchungen (z. B. bei auffälliger Anamnese, Blutdruckerhöhung, Sedimentbefund), Hämoglobinbestimmung und – je nach dem Ergebnis dieser Bestimmung (bei weniger als 11,2 g pro 100 ml = 70% Hb) – Zählung der Erythrozyten.

3. Ergeben sich im Rahmen der Mutterschaftsvorsorge Anhaltspunkte für ein genetisch bedingtes Risiko, so ist der Arzt gehalten, die Schwangere über die Möglichkeiten einer humangenetischen Beratung und/oder humangenetischen Untersuchung aufzuklären.

4. Die nachfolgenden Untersuchungen sollen – unabhängig von der Behandlung von Beschwerden und Krankheitserscheinungen – im allgemeinen im Abstand von 4 Wochen stattfinden und umfassen:
Gewichtskontrolle, Blutdruckmessung, Untersuchung des Mittelstrahlurins auf Eiweiß, Zucker und Sediment, ggf. bakteriologische Untersuchungen (z. B. bei auffälliger Anamnese, Blutdruckerhöhung, Sedimentbefund), Hämoglobinbestimmung – im Regelfall ab 6. Monat, falls bei Erstuntersuchung normal –; je nach dem Ergebnis dieser Bestimmung (bei weniger als 11,2 g je 100 ml = 70% Hb) Zählung der Erythrozyten, Kontrolle des Standes der Gebärmutter, Kontrolle der kindlichen Herzaktionen, Feststellung der Lage des Kindes.
In den letzten zwei Schwangerschaftsmonaten sind im allgemeinen je zwei Untersuchungen angezeigt.

5. Es sollen zwei Ultraschalluntersuchungen (Sonographie) zur Beurteilung der Schwangerschaft (Entwicklung der Schwangerschaft, intrauteriner Sitz der Schwangerschaft, Abortivei, Kindslage, Mehrlinge, Placentasitz usw.) durchgeführt werden; diese Untersuchungen sollen möglichst in der 16. bis 20. Schwangerschaftswoche und in der 32. bis 36. Schwangerschaftswoche erfolgen. Über diesen Rahmen hinaus sind weitere Ultraschalluntersuchungen nur nach Abschnitt B 4 berechtigt.

6. Untersuchungen nach Nr. 4 können auf Grund einer ärztlichen Anordnung im Einzelfall auch von einer Hebamme im Umfang ihrer beruflichen Befugnisse (Gewichtskontrolle, Blutdruckmessung, Urinuntersuchung auf Eiweiß und Zucker, Kontrolle des Standes der Gebärmutter, Feststellung der Lage, Stellung und Haltung des Kindes, Kontrolle der kindlichen Herztöne sowie allgemeine Beratung der Schwangeren) durchgeführt und im Mutterpaß dokumentiert werden. Eine derartige Anordnung sollte der Arzt nur treffen, sofern für diese Aufgabe eine Hebamme zur Verfügung steht und aus medizinischer Sicht keine Bedenken gegen eine solche Beauftragung der Hebamme bestehen. Die Delegierung der Untersuchung an die Hebamme entbindet den Arzt nicht von der Verpflichtung zur Untersuchung des Urinsediments.

B. Erkennung und besondere Überwachung der Risikoschwangerschaften und Risikogeburten

1. Risikoschwangerschaften sind Schwangerschaften, bei denen auf Grund der Vorgeschichte oder erhobener Befunde mit einem erhöhten Risiko für Leben und Gesundheit von Mutter oder Kind zu rechnen ist. Dazu zählen insbesondere:

I. Nach Anamnese

a) Schwere Allgemeinerkrankungen der Mutter (z. B. an Niere und Leber oder erhebliche Adipositas)
b) Zustand nach Sterilitätsbehandlung, wiederholten Aborten oder Frühgeburten
c) Totgeborenes oder geschädigtes Kind
d) Vorausgegangene Entbindungen von Kin-

dern über 4000 g Gewicht, hypotrophen Kindern (small for date babies), Mehrlingen
e) Zustand nach Uterusoperationen (z. B. Sectio, Myom, Fehlbildung)
f) Komplikationen bei vorangegangenen Entbindungen (z. B. Placenta praevia, vorzeitige Lösung der Placenta, Rißverletzungen, Atonie oder sonstige Nachgeburtsblutungen, Gerinnungsstörungen, Krämpfe, Thromboembolie)
g) Erstgebärende unter 18 Jahren oder über 35 Jahre
h) Mehrgebärende über 40 Jahre, Vielgebärende mit mehr als 4 Kindern (Gefahren: Genetische Defekte, sog. Placenta-Insuffizienz, geburtsmechanische Komplikationen).

II. Nach Befund (jetzige Schwangerschaft)

a) EPH-Gestose (d. h. Blutdruck 140/90 oder mehr, Eiweißausscheidung 1‰ bzw. 1 g/24 Std. oder mehr. Ödeme oder Gewichtszunahme von mehr als 500 g je Woche im letzten Trimenon); Pyelonephritis (Keimzahlen über 100000 im Mittelstrahlurin).
b) Anämie unter 10 g/100 ml (g%)
c) Diabetes mellitus
d) Uterine Blutung
e) Blutgruppen-Inkompatibilität (Früherkennung und Prophylaxe des Morbus haemolyticus fetalis bzw. neonatorum)
f) Diskrepanz zwischen Uterus- bzw. Kindsgröße und Schwangerschaftsdauer (z. B. fraglicher Geburtstermin, retardiertes Wachstum, Riesenkind, Gemini, Molenbildung, Hydramnion, Myom)
g) Drohende Frühgeburt (vorzeitige Wehen, Zervixinsuffizienz)
h) Mehrlinge; pathologische Kindslagen
i) Überschreitung des Geburtstermins bzw. Unklarheit über den Termin.

2. Aus Riskikoschwangerschaften können sich Risikogeburten entwickeln. Bei folgenden Befunden ist mit einem erhöhten Risiko unter der Geburt zu rechnen:
a) Frühgeburt
b) Placenta praevia, vorzeitige Placentalösung
c) Jede Art von Mißverhältnis Kind/Geburtswege.

3. Bei Risikoschwangerschaften können häufigere als vierwöchentliche Untersuchungen (bis zur 32. Woche) bzw. häufigere als zweiwöchentliche Untersuchungen (in den letzten 8 Schwangerschaftswochen) angezeigt sein.

4. Bei Risikoschwangerschaften können neben den üblichen Untersuchungen noch folgende in Frage kommen:
a) Ultraschalluntersuchungen (Sonographie)
(Über Abschnitt A 5 hinausgehende Ultraschalluntersuchungen sind nur nach Maßgabe des Indikationskataloges nach Anlage 1 der Richtlinien angezeigt)
b) Kardiotokographische Untersuchungen (CTG)
(Kardiotokographische Untersuchungen können in der Schwangerenvorsorge nicht routinemäßig durchgeführt werden. Sie sind nur nach Maßgabe des Indikationskataloges nach Anlage 2 der Richtlinien angezeigt)
c) Amnioskopien
d) Fruchtwasseruntersuchungen nach Gewinnung des Fruchtwassers durch Amniozentese
e) Hormonanalysen bei Verdacht auf Placenta-Insuffizienz (z. B. Östrogenbestimmungen im Urin oder Plasma)

5. Von der Erkennung eines Risikomerkmals ab soll der Arzt die Betreuung einer Schwangeren nur dann weiterführen, wenn er die Untersuchungen nach Nr. 4 a) bis d) erbringen oder veranlassen und die sich daraus ergebenden Maßnahmen durchführen kann. Anderenfalls soll er die Schwangere einem Arzt überweisen, der über solche Möglichkeiten verfügt.

6. Der betreuende Arzt soll die Schwangere bei der Wahl der Entbindungsklinik unter dem Gesichtspunkt beraten, daß die Klinik über die nötigen personellen und apparativen Möglichkeiten zur Betreuung von Risikogeburten und/oder Risikokindern verfügt. Er soll die Risikoschwangere rechtzeitig, spätestens vier Wochen vor der zu erwartenden Geburt, in der Entbindungsklinik vorstellen, damit diese die erhobenen Befunde so früh wie möglich vorliegen hat.

C. Serologische Untersuchungen und Maßnahmen während der Schwangerschaft

1. Bei jeder Schwangeren sollte in einem möglichst frühen Zeitpunkt aus einer Blutprobe
a) der TPHA (Treponema-pallida-Hämagglutinationstest) als Lues-Suchreaktion, LSR,
b) der Röteln-Hämagglutinationshemmungstest (Röteln-HAH),
c) die Bestimmung der Blutgruppe und des RH-Faktors D,
d) ein Antikörper-Suchtest (AK) durchgeführt werden.

Zu a): Ist die Lues-Suchreaktion positiv, so sollen aus derselben Blutprobe die üblichen serologischen Untersuchungen auf Lues durchgeführt werden.

Zu b): Immunität und damit Schutz vor Röteln-Embryopathie für die bestehende Schwangerschaft ist anzunehmen, wenn spezifische Antikörper rechtzeitig vor Eintritt dieser Schwangerschaft nachgewiesen worden sind und der Befund ordnungsgemäß dokumentiert worden ist. Der Arzt ist gehalten, sich solche Befunde vorlegen zu lassen und sie in den Mutterpaß zu übertragen. Auch nach erfolgter Rötelnschutzimpfung ist der Nachweis spezifischer Antikörper zu erbringen und entsprechend zu dokumentieren. Liegen Befunde aus der Vorschwangerschaft vor, die auf Immunität schließen lassen (s. Abs. 2), so besteht Schutz vor einer Röteln-Embryopathie.

Liegen entsprechende Befunde nicht vor, so ist der Immunstatus der Schwangeren unverzüglich mittels des HAH-Tests zu bestimmen. Ein positiver Antikörpernachweis gilt ohne zusätzliche Untersuchungen als erbracht, wenn der HAH-Titer mindestens 1 : 32 beträgt. Bei niedrigeren HAH-Titern ist die Spezifität des Antikörpernachweises durch eine andere geeignete Methode zu sichern, für welche die benötigten Reagenzien staatlich zugelassen* sind. Bestätigt diese Untersuchung die Spezifität des Ergebnisses, kann auch dann Immunität angenommen werden. Im serologischen Befund ist wörtlich auszudrücken, ob Immunität angenommen werden kann oder nicht.

Wird Immunität erstmals während der laufenden Schwangerschaft festgestellt, kann Schutz von Röteln-Embryopathie nur dann angenommen werden, wenn sich aus der gezielt erhobenen Anamnese keine für diese Schwangerschaft relevanten Anhaltspunkte für Röteln-Kontakt oder eine frische Röteln-Infektion ergeben. Der Arzt, der die Schwangere betreut, ist deshalb gehalten, die Anamnese sorgfältig zu erheben und zu dokumentieren sowie Auffälligkeiten dem Serologen mitzuteilen. Bei auffälliger Anamnese sind weitere serologische Untersuchungen erforderlich (Nachweis rötelnspezifischer IgM-Antikörper und/oder Kontrolle des Titerverlaufs). Die weiterführenden serologischen Untersuchungen sind nicht notwendig, wenn innerhalb von 11 Tagen nach erwiesenem oder vermutetem Röteln-Kontakt spezifische Antikörper nachgewiesen werden.

---

* Zulassung der Reagenzien durch das Bundesamt für Sera und Impfstoffe (Paul-Ehrlich-Institut), Frankfurt

Schwangere, bei denen ein Befund vorliegt, der nicht auf Immunität schließen läßt, sollen aufgefordert werden, sich unverzüglich zur ärztlichen Beratung zu begeben, falls sie innerhalb der ersten vier Schwangerschaftsmonate Röteln-Kontakte haben oder an röteln-verdächtigen Symptomen erkranken. Auch ohne derartige Verdachtsmomente soll bei diesen Schwangeren in der 16. bis 17. Schwangerschaftswoche eine erneute Antikörper-Untersuchung gemäß Abs. 2 durchgeführt werden.

Wird bei einer Schwangeren ohne Immunschutz oder mit ungeklärtem Immunstatus Röteln-Kontakt nachgewiesen oder vermutet, so sollte der Schwangeren zur Vermeidung einer Röteln-Embryopathie unverzüglich Röteln-Immunglobulin injiziert werden. Die Behandlung mit Röteln-Immunglobulin ist aber nur sinnvoll bis zu sieben Tagen nach der Exposition.

Eine aktive Rötelnschutzimpfung soll während der Schwangerschaft nicht vorgenommen werden.

Zu c): Ergibt sich die Blutgruppe 0, so soll bei der im Rahmen der AB0-Bestimmung notwendigen Kontrolle der Serum-Eigenschaften auf Hämolysine geachtet werden. Der einsendende Arzt soll auf einen positiven Hämolysinbefund schriftlich aufmerksam gemacht werden. Weitere Untersuchungen zur Erkennung der AB0-Unverträglichkeit sind nicht indiziert – ausgenommen bei Verdacht auf bereits abgelaufene AB0-Unverträglichkeit (Anamnese, frühere AK-Befunde).

Ist bei Rh-(D-)negativen Blutproben das Merkmal C und/oder E vorhanden (positive Reaktion mit dem als zweiten Anti-D-Serum mitzuführenden Testserum Anti-CDE), so muß auf D^u untersucht werden.

Wird D^u nachgewiesen, so ist dieser Befund durch Feststellung des gesamten Rh-Untergruppen-Bildes zu sichern.

Die Bestimmung der Blutgruppe und des Rh-Faktors entfällt, wenn entsprechende Untersuchungsergebnisse bereits vorliegen und von einem Arzt bescheinigt wurden.

Zu d): Der Antikörpersuchtest wird mittels des indirekten Antiglobulintests gegen zwei Test-Blutmuster mit den Antigenen D, C, c, E, e, Kell, Fy und S durchgeführt. Bei Nachweis von Antikörpern sollen möglichst aus derselben Blutprobe deren Spezifität und Titerhöhe bestimmt werden.

Gegebenenfalls müssen in solchen Fällen auch das Blut des Kindesvaters und die Bestimmung weiterer Blutgruppen-Antigene der Mutter in die Untersuchung einbezogen werden. Eine schriftliche Erläuterung der Befunde an den überweisenden Arzt kann sich dabei als notwendig erweisen.

2. Ein weiterer Antikörper-Suchtest soll im 7. und 8. Schwangerschaftsmonat (25.–32. Schwangerschaftswoche) erfolgen. Bei positivem Antikörpersuchtest ist wie zu 1.d) zu verfahren.

3. Gehört die Schwangere einem Personenkreis an, der in bezug auf eine Infektion mit Hepatitis B als besonders gefährdet anzusehen ist (s. Anlage 4), so ist nach der 32. Schwangerschaftswoche, möglichst nahe am Geburtstermin, ihr Blut auf HBsAG zu untersuchen. Dabei ist eine immunchemische Untersuchungsmethode zu verwenden, die mindestens 5 ng/ml HBsAg nachzuweisen in der Lage ist. Ist das Ergebnis positiv, soll das Neugeborene unmittelbar post partum gegen Hepatitis B aktiv/passiv immunisiert werden.**

Die Untersuchung auf HBsAG entfällt, wenn Immunität (z. B. nach Schutzimpfung) nachgewiesen ist.

D. Blutgruppenserologische Untersuchungen nach Geburt oder Fehlgeburt und Anti-D-Immunglobulin-Prophylaxe

1. Bei jedem Kind einer Rh-negativen Mutter ist unmittelbar nach der Geburt der Rh-Faktor D unter Beachtung der Ergebnisse des direkten Coombstests zu bestimmen. Ist dieser Rh-Faktor positiv, so ist aus derselben Blutprobe auch die Blutgruppe des Kindes zu bestimmen. Ist das Neugeborene Rh-positiv und sind bei der Rh-negativen Mutter keine oder erst am Tage der Geburt schwache Antikörper gefunden worden, so soll der Wöchnerin innerhalb von 72 Stunden post partum Anti-D-Immunglobulin injiziert werden, um einen schnellen Abbau der insbesondere während der Geburt in den mütterlichen Kreislauf übergetretenen fetalen Rh-positiven Erythrozyten zu bewirken und die Bildung von Antikörpern zu verhindern.

2. Rh-negativen Frauen mit Fehlgeburt bzw. Schwangerschaftsabbruch sollte so bald wie möglich, jedoch innerhalb 72 Stunden post partum Anti-D-Immunglobulin injiziert werden. Entsprechende blutgruppenserologische Unter-

suchungen sind erforderlichenfalls durchzuführen.

E. Voraussetzungen für die Durchführung serologischer Untersuchungen

Die serologischen Untersuchungen nach den Abschnitten C und D sollen nur von solchen Ärzten durchgeführt werden, die über die entsprechenden Kenntnisse und Einrichtungen verfügen. Dieselben Voraussetzungen gelten für Untersuchungen in Instituten.

F. Untersuchungen und Beratungen der Wöchnerin

1. Eine Untersuchung soll innerhalb der ersten Woche nach der Entbindung vorgenommen werden. Dabei soll das Hämoglobin bestimmt werden.

2. Eine weitere Untersuchung soll etwa 6 Wochen, spätestens jedoch 8 Wochen nach der Entbindung durchgeführt werden. Die Untersuchung umfaßt: Allgemeinuntersuchung (falls erforderlich einschl. Hb-Bestimmung), Feststellung des gynäkologischen Befundes, Blutdruckmessung, Untersuchung des Mittelstrahlurins auf Eiweiß, Zucker und Sediment, ggf. bakteriologische Untersuchungen (z. B. bei auffälliger Anamnese, Blutdruckerhöhung, Sedimentbefund) sowie Beratung der Mutter.

G. Medikamentöse Maßnahmen und Verordnung von Verband- und Heilmitteln

Bei der letzten Mutterschaftsvorsorgeuntersuchung vor der Entbindung soll eine vaginale Soor-Prophylaxe (einmalige Gabe eines Antimykotikums) durchgeführt werden.

Andere medikamentöse Maßnahmen sowie die Verordnung von Verband- und Heilmitteln sind im Rahmen der Mutterschaftsvorsorge nur zulässig zur Behandlung von Beschwerden, die schwangerschaftsbedingt sind, aber noch keinen Krankheitswert haben. Vorbeugende medikamentöse Maßnahmen sind nur dann angezeigt, wenn sie nach den Regeln der ärztlichen Kunst im Einzelfall notwendig sind, um ernstliche Gefahren von Mutter und Kind abzuwenden.

H. Aufzeichnungen und Bescheinigungen

1. Nach Feststellung der Schwangerschaft stellt der Arzt der Schwangeren einen Mutterpaß (Anlage 3) aus, sofern sie nicht bereits einen Paß dieses Musters besitzt.

** HBsAG = Hepatitis B surface antigen

2. Das Ergebnis der Untersuchungen im Rahmen der ärztlichen Betreuung während der Schwangerschaft und nach der Entbindung **sowie die Ergebnisse der serologischen Untersuchungen sind vom Arzt in den Mutterpaß aufzunehmen.**

3. Die Befunde der ärztlichen Betreuung und der blutgruppenserologischen Untersuchungen hält der Arzt für seine Patientenkartei fest und stellt sie bei evtl. Arztwechsel dem anderen Arzt auf dessen Anforderung zur Verfügung, sofern die Schwangere dem zustimmt.

4. **Beim Anlegen eines weiteren Mutterpasses sind die Blutgruppenbefunde zu übertragen. Die Richtigkeit der Übertragung ist ärztlich zu bescheinigen.**

5. **Der Arbeitsausschuß Mutterschafts-Richtlinien des Bundesausschusses der Ärzte und Krankenkassen ist berechtigt, Änderungen am Mutterpaß vorzunehmen, deren Notwendigkeit sich aus der praktischen Anwendung ergibt, soweit dadurch der Mutterpaß nicht in seinem Aufbau und in seinem wesentlichen Inhalt verändert wird.**

I. Inkrafttreten

Die Richtlinien in der geänderten Fassung treten am Tage nach der Bekanntmachung im Bundesanzeiger* in Kraft.

Der neugefaßte Mutterpaß gemäß Anlage 3 soll zum 1. April 1986 eingeführt werden. Vorhandene Bestände des bisherigen Musters können längstens bis zum 30. Juni aufgebraucht werden.

Köln, den 10. Dezember 1985; Bundesausschuß der Ärzte und Krankenkassen
Der Vorsitzende, Dr. Matzke

Anlage 1 zu den Mutterschaftsrichtlinien (Abschnitt B 4 a)

Indikationen zur Ultraschalluntersuchung in der Schwangerschaft (Sonographie)

Über die regelmäßig durchzuführenden Ultraschalluntersuchungen in der 16. bis 20. Schwangerschaftswoche und in der 32. bis 36. Schwangerschaftswoche hinaus können unter den nachfolgend aufgeführten Voraussetzungen weitere Ultraschalluntersuchungen angezeigt sein, sofern der Befund durch andere klinische Untersuchungsmethoden nicht zu klären ist und eine der nachfolgend aufgeführten Indikationen vorliegt:

---

* Veröffentlichung Ende März vorgesehen

A. I. Trimenon

1. Verdacht auf gestörte intrauterine Frühschwangerschaft (z. B. bei liegendem IUP, Uterus myomatosus, Adnextumor, uteriner Blutung)

2. Nachweis einer intrauterinen Schwangerschaft bei zwingendem Verdacht auf extrauterine Schwangerschaft (EU)

3. Diskrepanz zwischen Uterusgröße und Gestationsalter

4. Schwangerschaftsgefährdende Unfälle und Verletzungen sowie Intoxikationen

B. II. Trimenon

5. Als notwendige Ergänzung zu anderen diagnostischen Maßnahmen (z. B. Amniozentese)

6. Bei Verdacht auf intrauterinen Fruchttod

C. III. Trimenon

7. Rh-Inkompatibilität (Placenta-Diagnostik)

8. Verdacht auf intrauterine Retardierung (z. B. EPH-Gestose)

9. Verdacht auf Hydramnion

10. Diabetes mellitus

11. Drohende Frühgeburt (vorzeitige Wehen, Zervixinsuffizienz)

12. Lageanomalien (nur nach Durchführung der zweiten Routineuntersuchung)

D. Unabhängig vom Schwangerschaftszeitraum

13. Uterine Blutung

Anlage 2 zu den Mutterschaftsrichtlinien (Abschnitt B 4 b)

Indikationen zur Kardiotokographie (CTG) während der Schwangerschaft

Die Kardiotokographie ist im Rahmen der Schwangerenvorsorge nur angezeigt, wenn eine der nachfolgend aufgeführten Indikationen vorliegt:

A. Indikationen zur erstmaligen CTG (ab der 28. SSW)

a) Auskultatorisch festgestellte Herztonalterationen
b) Verdacht auf vorzeitige Wehentätigkeit

B. Indikationen zur CTG-Wiederholung

CTG Alterationen

a) Anhaltende Tachykardie (> 160/Minute)

b) Bradykardie (< 100/Minute)

c) Dezeleration(en) (auch wiederholter Dip null)

d) Hypooszillation, Anoszillation

e) Unklarer Kardiotokogramm-Befund bei Verdacht auf vorzeitige Wehentätigkeit

f) Mehrlinge

g) Intrauteriner Fruchttod bei früherer Schwangerschaft

h) Verdacht auf Placenta-Insuffizienz nach klinischen oder biochemischem Befund

i) Verdacht auf Übertragung

j) Uterine Blutung

Medikamentöse Wehenhemmung

Anlage 4 zu den Mutterschafts-Richtlinien (Abschnitt C 3)

Untersuchung auf HBsAG* in der Schwangerschaft

Die Untersuchung auf HBsAg ist nur bei Schwangeren durchzuführen, die in bezug auf das Infektionsrisiko mit Hepatitis B einem besonders gefährdeten Personenkreis angehören.

Im folgenden sind die Personengruppen aufgeführt, die als besonders infektionsgefährdet gelten können. Schwangere, die Immunität (z. B. nach Schutzimpfung) nachweisen, gelten nicht mehr als Angehörige der besonders gefährdeten Personenkreise.

1. Personen, die durch ihre medizinische und zahnmedizinische Tätigkeit infektionsgefährdet sind, einschließlich derer in psychiatrischen Anstalten, und zwar:

   a) Beschäftigte, die bei ihrer Arbeit Kontakt mit Blut, Serum, Gewebsflüssigkeit usw.

---

* HBsAg = Hepatitis B surface antigen

haben, z. B. beim Blutabnehmen, beim Verbandwechsel, bei medizinischen Laboratoriumsarbeiten

   b) Beschäftigte, die kontaminierte, nicht wirksam desinfizierte Gegenstände reinigen oder entsorgen

   c) Beschäftigte in anderen Arbeitsbereichen, in denen ein besonders hohes Hepatitisrisiko besteht, unabhängig vom Kontakt gemäß a) oder b), z. B.

   – Dialysestationen (alle Beschäftigten)

   – medizinische Laboratorien (alle Beschäftigten)

   – OP-Einrichtungen (Behandlungs- und Pflegepersonal)

   – Intensivstationen (Behandlungs- und Pflegepersonal)

   – Infektionsabteilungen (Behandlungs- und Pflegepersonal)

2. Personen, die aus Hepatitis-B-Endemiegebieten stammen, oder Personen, die sich dort aufgehalten haben, sofern bei ihnen ein enger Kontakt zur einheimischen Bevölkerung bestanden hat

3. Personen, die regelmäßigen engen körperlichen Kontakt (wie er z. B. zwischen Familienmitgliedern üblich ist) mit Hepatitis-B-Viruspositiven (HBsAg oder HBeAg) Personen haben

4. Personen, denen häufig Blut oder Blutbestandteile übertragen werden

5. Patienten in psychiatrischen Anstalten oder vergleichbaren Einrichtungen mit erhöhtem Auftreten von Hepatitis-B-Infektionen

6. Dialysepatienten und Partner bei der Durchführung von Heimdialysen

7. Personen mit häufigem Wechsel der Sexualpartner

8. Drogenabhängige

9. Länger einsitzende Strafgefangene in Strafvollzugsanstalten mit erhöhter Häufigkeit von Hepatitis-B-Erkrankungen.

24 Sachverzeichnis

Martius
Lehrbuch der Geburtshilfe, 12. Auflage
ISBN 3 13 375312 6

Zur Verbesserung zukünftiger Auflagen ist Ihre Meinung über dieses Buch für uns von großem Interesse. Wir bitten Sie deshalb um Beantwortung der nachfolgenden Fragen (bitte gut lesbar ausfüllen, nicht mit Bleistift):

1. Wie ist das Thema behandelt?

   ☐ zu ausführlich

   ☐ zu kurz

   ☐ angemessen

2. Wie ist der Stoff aufbereitet?

	leicht verständlich	schwer verständlich	übersichtlich	unübersichtlich	didaktisch gut	weniger gut
Text						
Abbildungen						
Tabellen						
Gliederung						

3. Welches Kapitel hat Sie besonders angesprochen (warum)? _____

   _____

   _____

4. Welches Kapitel hat Ihnen am wenigsten zugesagt (warum)? _____

   _____

   _____

bitte wenden!

5. Bemerkungen, Kritik, Hinweise auf Fehler, Anregungen:

_____

_____

_____

_____

_____

_____

_____

_____

_____

_____

_____

Wir nehmen Sie gern in unsere Informationskartei auf.
Dazu bitten wir Sie um folgende Angaben:

Name, Vorname _____

Adresse _____

_____

Beruf (Studienfachrichtung) _____

Semesterzahl _____

Bitte trennen Sie dieses Blatt heraus und senden Sie es unfrei – Porto zahlt Empfänger – im Kuvert an:

Georg Thieme Verlag, Postfach 104853, D-7000 Stuttgart 10

Besten Dank für Ihre Bemühungen!